Neurogenética
na Prática Clínica

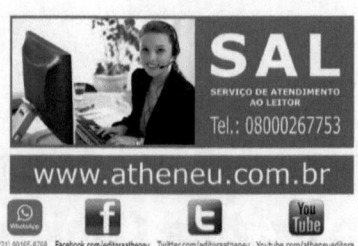

Neurogenética
na Prática Clínica

José Luiz Pedroso
Marcondes C. França Jr.
Sarah Teixeira Camargos
Orlando G. P. Barsottini
Fernando Kok

Atheneu

EDITORA ATHENEU

São Paulo — Rua Jesuíno Pascoal, 30
Tel.: (11) 2858-8750
Fax: (11) 2858-8766
E-mail: atheneu@atheneu.com.br

Rio de Janeiro — Rua Bambina, 74
Tel.: (21)3094-1295
Fax: (21)3094-1284
E-mail: atheneu@atheneu.com.br

CAPA: Equipe Atheneu

PRODUÇÃO EDITORIAL/DIAGRAMAÇÃO: Rosane Guedes

CIP-BRASIL. CATALOGAÇÃO NA PUBLICAÇÃO
SINDICATO NACIONAL DOS EDITORES DE LIVROS, RJ

P415n

Neurogenética na prática clínica / editores José Luiz Pedroso ... [et al.]. - 1. ed. - Rio de Janeiro : Atheneu, 2019.

    Inclui bibliografia
    ISBN 978-85-388-0989-0

    1. Neurologia. 2. Neurogenética. I. Pedroso, José Luiz.

19-56145
          CDD: 616.8
          CDU: 616.8-056.7

Vanessa Mafra Xavier Salgado - Bibliotecária - CRB-7/6644

26/03/2019   27/03/2019

PEDROSO, J. L.; FRANÇA JR., M. C.; CAMARGOS, S. T.; BARSOTTINI, O. G. P.; KOK, F.
Neurogenética na Prática Clínica

© *EDITORA ATHENEU – São Paulo, Rio de Janeiro, 2019*

Editores

José Luiz Pedroso
Professor Afiliado, Doutor do Departamento de Neurologia e Neurocirurgia da Universidade Federal de São Paulo (Unifesp). Pós-Doutorado em Neurologia pelo Departamento de Neurologia e Neurocirurgia da Unifesp. Vice-Coordenador do Ambulatório de Neurologia Geral e Ataxias do Departamento de Neurologia e Neurocirurgia da Unifesp. Membro Titular da Academia Brasileira de Neurologia (ABN)

Marcondes Cavalcante França Junior
Professor do Departamento de Neurologia da Universidade Estadual de Campinas (Unicamp). Pós-Doutorado em Neurogenética (Unicamp). Responsável pelos Setores de Doenças Neuromusculares e Neurogenética do Hospital de Clínicas da Unicamp

Sarah Teixeira Camargos
Professora Associada do Departamento de Clínica Médica da Faculdade de Medicina da Universidade Federal de Minas Gerais (UFMG). Coordenadora do Setor de Neurologia do Hospital das Clínicas da UFMG. Coordenadora do Ambulatório de Neurogenética do HC-UFMG. Membro Titular da Academia Brasileira de Neurologia (ABN)

Orlando G. P. Barsottini
Professor Livre-Docente do Departamento de Neurologia e Neurocirurgia da Escola Paulista de Medicina/Universidade Federal de São Paulo (EPM/Unifesp). Coordenador do Setor de Neurologia Geral e Ataxias da Disciplina de Neurologia Clínica da EPM/Unifesp. Coordenador do Programa de Residência em Neurologia do Departamento de Neurologia e Neurocirurgia da EPM/Unifesp

Fernando Kok
Professor-Associado de Neurologia Infantil da Faculdade de Medicina da Universidade de São Paulo (FMUSP). Título de Especialista em Neurologia Infantil pela Associação Brasileira de Neurologia (ABN), em Genética Médica pela Sociedade Brasileira de Genética Médica (SBGM) e em Patologia Clínica/Medicina Laboratorial pela Sociedade Brasileira de Patologia Clínica/Medicina Laboratorial (SBPC/ML). Pós-Doutorado em Neurogenética pela Johns Hopkins University, EUA. Coordenador do Programa de Especialização em Neurogenética da FMUSP. Diretor Médico da Mendelics Análise Genômica

Colaboradores

Acary Souza Bulle Oliveira
Professor Afiliado do Departamento de Neurologia e Neurocirurgia da Universidade Federal de São Paulo (Unifesp). Coordenador do Setor de Doenças Neuromusculares da Unifesp

Alberto Rolim Muro Martinez
Neurologista do Setor de Doenças Neuromusculares e Neurogenética do Hospital de Clínicas da Universidade Estadual de Campinas (Unicamp). Doutorado em Neurologia pela Faculdade de Ciências Médicas da Unicamp. Secretário do Departamento Científico de Moléstias Neuromusculares da Academia Brasileira de Neurologia (ABN)

Alexandre Torchio Dias
Doutor em Ciências pelo Programa de Patologia – Área de Citogenômica – pela Faculdade de Medicina da Universidade de São Paulo (FMUSP). Especialista em Genética Médica e Citogenética pelo Instituto de Assistência Médica do Servidor Público Estadual de São Paulo (IAMSPE). Especialista em Administração Hospitalar pelo Instituto de Pesquisa e Educação em Saúde de São Paulo – Universidade Cidade de São Paulo (IPESSP – UNICID). Bacharel em Ciências Biológicas – Modalidade Médica (Biomedicina) pela Universidade de Mogi das Cruzes (UMC). Membro da Sociedade Brasileira de Genética e da American Society of Human Genetics. Biomédico e Pesquisador no Laboratório de Citogênomica do LIM 03 do Departamento de Patologia da FMUSP. Coordenador Auxiliar do Curso de Biomedicina da UNIP. Professor Titular do Curso de Biomedicina da Universidade Paulista (UNIP). Jovem Docente Pesquisador e Orientador Permanente no Programa de Pós-Graduação – Mestrado e Doutorado – no IAMSPE. Professor do Instituto de Pesquisa e Educação em Saúde de São Paulo (IPESSP)

Ana Carolina Coan
Doutorado em Neurociências pela Universidade Estadual de Campinas (Unicamp). Título de Especialista em Neurologia Infantil, Neurologia e Neurofisiologia Clínica. Professora de Neurologia Infantil do Departamento de Neurologia da Unicamp

Ana Karolina Maia de Andrade
Médica Geneticista formada pela Universidade Federal de Alagoas (UFAL) e pelo Programa de Residência Médica do Hospital de Clínicas de Porto Alegre (HCPA). Mestranda do Programa de Pós-Graduação em Ciências Médicas pela Universidade Federal do Rio Grande do Sul (UFRGS)

Anderson Rodrigues Brandão de Paiva
Membro Titular da Academia Brasileira de Neurologia (ABN). Neurologista pelo Hospital das Clínicas da Universidade de São Paulo (HCFMUSP). Doutorando pelo Programa de Neurologia do HCFMUSP

Angela May Suzuki
Centro de Pesquisas sobre o Genoma Humano e Células-Tronco, Instituto de Biociências, Universidade de São Paulo (USP)

Carlos Frederico Martins Menck
Professor Titular do Instituto de Ciências Biomédicas da Universidade de São Paulo (USP). Membro da Academia Brasileira de Ciências, Academia de Ciências do Estado de São Paulo e The World Academy of Sciences. Recebeu indicação da Presidência da República como Membro da Ordem do Mérito Científico Nacional, Classe de Comendador (2007)

Carlos Roberto de Mello Rieder
Professor Adjunto de Neurologia do Departamento de Clínica Médica da Universidade Federal de Ciências da Saúde de Porto Alegre (UFCSPA). Doutor em Neurociências Clínicas pela University of Birmingham (Reino Unido). Vice-Presidente da Academia Brasileira de Neurologia (ABN). Diretor Técnico da Associação de Parkinson do Rio Grande do Sul (APARS). Orientador da Pós-Graduação em Ciências da Reabilitação da UFCSPA e Ciências Médicas da Universidade Federal do Rio Grande do Sul (UFRGS)

Carlos Roberto Martins Junior
Neurologista e Neurofisiologista Clínico pela Universidade Estadual de Campinas (Unicamp). Doutorado em Neurologia pela Faculdade de Ciências Médicas da Unicamp

Carolina Fischinger Moura de Souza
Presidente da Sociedade Brasileira de Genética Médica (SBGM). Médica Geneticista do Serviço de Genética Médica do Hospital de Clínicas de Porto Alegre (HCPA). Mestre e Doutora em Genética e Biologia Molecular. Especialista em Genética Médica, Genética Bioquímica e Patologia Clínica pela Associação Médica Brasileira (ABM). Coordenadora do Serviço de Informação sobre Erros Inatos do Metabolismo (SIEM) do HCPA

Célia Harumi Tengan
Médica Neurologista, Mestrado em Neurologia, Doutorado em Medicina pela Escola Paulista de Medicina/Universidade Federal de São Paulo (EPM/Unifesp). Professora Orientadora do Programa de Pós-Graduação em Neurologia/Neurociências e Responsável pelo Laboratório de Neurologia Molecular da EPM/Unifesp

Charles Marques Lourenço
Médico Geneticista. Especialista em Genética Clínica pela Sociedade Brasileira de Genética Médica (SBGM). Professor de Genética Clínica e Pesquisa Médica Aplicada na Faculdade de Medicina do Centro Universitário Estácio de Ribeirão Preto. Doutorado em Neurogenética pela Faculdade de Medicina de Ribeirão Preto da Universidade de São Paulo (FMRP-USP)

Chien Hsin Fen
Médica Neurologista e Fisiatra. Mestre e Doutora em Ciências pela Faculdade de Medicina da Universidade de São Paulo (FMUSP). Professora Colaboradora do Departamento de Ortopedia e Traumatologia da FMUSP

Cláudia F. R. Sobreira
Neurologista com Título de Especialista pela Academia Brasileira de Neurologia (ABN). Professora-Associada do Departamento de Neurociências e Ciências do Comportamento da Faculdade de Medicina de Ribeirão Preto da Universidade de São Paulo (FMRP-USP). Atuação no Campo das Doenças Neuromusculares e do Metabolismo Energético

Danielle de Paula Moreira
Centro de Pesquisas sobre o Genoma Humano e Células-Tronco, Instituto de Biociências, Universidade de São Paulo (USP)

Davi Mendes
Departamento de Microbiologia, Instituto de Ciências Biomédicas, Universidade de São Paulo

Denise Maria Christofolini
Graduada em Ciências Biológicas Modalidade Médica pela Universidade Federal de São Paulo (Unifesp). Mestrado e Doutorado em Morfologia pela Unifesp. Professora-Assistente da Disciplina de Saúde Sexual e Reprodutiva e Genética Populacional, Departamento de Saúde da Coletividade da Faculdade de Medicina do ABC. Responsável pelo Laboratório de Genética do Instituto Ideia Fértil de Saúde Reprodutiva

Edmar Zanoteli
Professor-Associado do Departamento de Neurologia da Faculdade de Medicina da Universidade de São Paulo (FMUSP). Coordenador do Grupo de Miopatias do Hospital das Clínicas da FMUSP

Egberto Reis Barbosa
Livre-Docente do Departamento de Neurologia da Faculdade de Medicina da Universidade de São Paulo (FMUSP). Coordenador do Grupo de Estudo de Distúrbios do Movimento da Divisão de Neurologia do Hospital das Clínicas da FMUSP

Elaine Lustosa-Mendes
Graduação pela Pontifícia Universidade Católica do Paraná (PUCPR). Residência em Genética Médica pela Faculdade de Ciências Médicas da Universidade Estadual de Campinas (FCM-Unicamp). Título de Especialista em Genética Médica pela Sociedade Brasileira de Genética Médica (SBGM). Mestrado em Genética pela Unicamp. Especialista em Revisão Sistemática e Metanálise pela Universidade de São Paulo (USP)

Elmano Henrique Torres de Carvalho
Mestre e Doutor em Neurologia pela Faculdade de Medicina de Ribeirão Preto da Universidade de São Paulo (FMRP-USP). Neurofisiologista Clínico e Membro da Equipe de Doenças Neuromusculares da Rede SARAH de Hospitais de Reabilitação, Belo Horizonte

COLABORADORES

Elza Márcia Targas Yacubian
Professora Adjunta Livre-Docente em Neurologia, Departamento de Neurologia e Neurocirurgia, Universidade Federal de São Paulo (Unifesp)

Évelin Aline Zanardo
Doutora em Ciências da Saúde pelo Programa de Patologia, Área de Concentração Citogenômica pela Faculdade de Medicina da Universidade de São Paulo (FMUSP). Mestra em Ciências da Saúde pelo Programa de Pediatria, Área de Concentração Citogenômica pela FMUSP. Especialista em Cultura Celular pelo Hospital das Clínicas da FMUSP. Biomédica pela Fundação Educacional de Fernandópolis

Fabiano de Oliveira Poswar
Graduação em Medicina pela Universidade Estadual de Montes Claros (Unimontes). Mestrado em Ciências da Saúde pela Unimontes. Residência Médica em Genética. Médica pelo Hospital de Clínicas de Porto Alegre (HCPA). Doutorado em Andamento em Genética e Biologia Molecular pela Universidade Federal do Rio Grande do Sul (UFRGS). Médico Neurogeneticista no HCPA

Fabíola Paoli Monteiro
Graduada em Medicina pela Universidade Estadual de Campinas (Unicamp). Médica Geneticista, Especialista em Genética Médica, pela Unicamp. Mestre em Ciências Médicas – Área de Concentração Genética pela Unicamp. Médica Geneticista do Laboratório Diagnóstico Mendelics Análise Genômica

Fernanda Teresa de Lima
Médica Geneticista Clínica. Chefe do Setor de Oncogenética da Disciplina de Ginecologia da Disciplina de Mastologia da Escola Paulista de Medicina da Universidade Federal de São Paulo (EPM-Unifesp). Responsável pelo Ambulatório de Oncogenética do Instituto de Oncologia Pediátrica – Grupo de Apoio ao Adolescente e à Criança com Câncer – Unifesp. Médica do Centro de Aconselhamento Genético do Hospital Israelita Albert Einstein (HIAE). Docente da Faculdade Israelita de Ciências da Saúde Albert Einstein

Flavia Balbo Piazzon
Graduada em Medicina pela Faculdade de Medicina de Marília (Famema). Pediatra e Geneticista pela Escola Paulista de Medicina da Universidade Federal de São Paulo (EPM-Unifesp). Doutorado em Patologia e Genética pela FMUSP. Título de Especialista pela Sociedade Brasileira de Genética Médica (SBGM). Consultora de Erros Inatos do Metabolismo da APAE de São Paulo. Médica Colaboradora do Ambulatório de Doenças Neurometabólicas do Instituto da Criança (HC-FMUSP). Tem experiência na área de Pediatria, Neonatologia e Genética Médica, com ênfase em Erros Inatos do Metabolismo e Triagem Neonatal

Flávia Cristina de Lima Pinto
Neurologista e Neurologista Infantil. Mestranda em Neurologia Infantil pela Escola Paulista de Medicina da Universidade Federal de São Paulo (EPM-Unifesp).

Flavio Moura Rezende Filho
Doutor em Neurologia pela Universidade Federal de São Paulo (Unifesp). Médico Assistente do Setor de Neurologia Geral e Ataxias da Unifesp. Médico Assistente do Setor de Cefaleias da Unifesp

Francisco Eduardo Costa Cardoso
Neurologista. Professor Titular do Departamento de Clínica Médica, Setor de Neurologia, Faculdade de Medicina da Universidade Federal de Minas Gerais (UFMG)

Giovana S. Leandro
Departamento de Microbiologia, Instituto de Ciências Biomédicas, Universidade de São Paulo (USP)

Helena Fussiger
Graduação em Medicina pela Pontifícia Universidade Católica do Rio Grande do Sul (PUCRS). Residência em Neurologia Clínica pela PUCRS. Mestre em Saúde da Criança e do Adolescente Aplicada a Genética Médica e Neurogenética pela Universidade Federal do Rio Grande do Sul (UFRGS)

Hélio Afonso Ghizoni Teive
Professor-Associado de Neurologia da Universidade Federal do Paraná (UFPR). Coordenador do Setor de Distúrbios do Movimento, Serviço de Neurologia, Departamento de Medicina Interna, Hospital de Clínicas, UFPR, Curitiba

Henrique Ballalai Ferraz
Professor Adjunto Livre-Docente de Neurologia da Escola Paulista de Medicina da Universidade Federal de São Paulo (EPM-Unifesp)

Henrique Soares Dutra Oliveira
Neurologista Titular da Academia Brasileira de Neurologia (ABN). Mestrando em Anormalidades do Movimento pela Universidade Federal de Minas Gerais (UFMG)

Ingrid Faber
Neurologista e Doutora em Neurociências pela Universidade Estadual de Campinas (Unicamp). Médica Neurofisiologista do Hospital Universitário de Brasília (HUB-UnB). Membro Titular da Academia Brasileira de Neurologia (ABN) e da Sociedade Brasileira de Neurofisiologia Clínica (SBNC). Especialista em Doenças Neuromusculares e Neurogenéticas

Iscia Lopes Cendes
Professora Titular de Genética Médica. Departamento de Genética Médica. Faculdade de Ciências Médicas (FCM) da Universidade Estadual de Campinas (Unicamp)

Jonas Alex Morales Saute
Professor Adjunto do Departamento de Medicina Interna da Faculdade de Medicina da Universidade Federal do Rio Grande do Sul (UFRGS). Professor Permanente do Programa de Pós-Graduação em Medicina, Ciências Médicas (UFRGS). Doutor em Medicina, Ciências Médicas pela UFRGS. Residência Médica em Neurologia pelo Hospital de Clinicas de Porto Alegre (HCPA). Capacitação em Neurogenética pelo Serviço de Genética Médica (HCPA). Médico Geneticista pela Sociedade Brasileira de Genética Médica (SBGM). Membro do Programa Jovens Lideranças Médicas da Academia Nacional de Medicina. Coordenador do Ambulatório de Genética das Doenças Neuromusculares do HCPA

Juliana Maria Ferraz Sallum
Oftalmologista e Geneticista. Título de Especialista, Mestrado e Doutorado em Oftalmologia pela Universidade Federal de São Paulo (Unifesp) e Johns Hopkins University. Professora Afiliada do Departamento de Oftalmologia da Unifesp

Juliana Secchin Argemiro
Setores de Neurogenética e Neuropatias Periféricas, Departamento de Neurociências e Ciências do Comportamento, Faculdade de Medicina de Ribeirão Preto da Universidade de São Paulo (FMRP-USP)

Laura Bannach Jardim
Médica Especialista em Neurologia e Genética Médica. Doutora em Ciências Médicas. Professora Titular do Departamento de Medicina Interna da Universidade Federal do Rio Grande do Sul (UFRGS). Pesquisadora do Conselho Nacional de Desenvolvimento Científico e Tecnológico (CNPq). Investigadora Principal do Grupo de Pesquisa em Neurogenética da UFGRS. Coordenadora do Setor de Neurogenética do Serviço de Genética Médica do Hospital de Clínicas de Porto Alegre (HCPA)

Laura Maria de Figueiredo Ferreira Guilhoto
Assistente Doutora do Departamento de Neurologia e Neurocirurgia da Universidade Federal de São Paulo (Unifesp)

Leandro Tavares Lucato
Livre-Docente pelo Departamento de Radiologia e Oncologia da Faculdade de Medicina da Universidade de São Paulo (FMUSP). Coordenador do Grupo de Neurorradiologia Diagnóstica do Instituto de Radiologia do Hospital das Clínicas da Universidade de São Paulo (InRad/HC-FMUSP). Coordenador da Neurorradiologia do Centro de Diagnósticos Brasil (CDB)

Leonel Tadao Takada
Neurologista e Doutor em Ciências pelo Departamento de Neurologia da Faculdade de Medicina da Universidade de São Paulo (FMUSP). Médico Assistente do Grupo de Neurologia Cognitiva e do Comportamento e do Centro de Referências em Distúrbios Cognitivos (CEREDIC) do Hospital das Clínicas da FMUSP

Leslie Domenici Kulikowski
Livre-Docente pelo Departamento de Patologia da Faculdade de Medicina da Universidade de São Paulo (FMUSP). Professora Orientadora do Departamento de Patologia e do Departamento de Pediatria da FMUSP. Doutorado e Mestrado em Ciências (Morfologia e Genética) pela Escola Paulista de Medicina da Universidade Federal de São Paulo (EPM-Unifesp) com aperfeiçoamento em Citogenética Molecular – Case Western Reserve University, School of Medicine, Cleveland – EUA. Coordenadora do Laboratório de Citogenômica (HC-FMUSP)

Letícia Sauma
Graduada em Medicina pela Universidade Federal de Minas Gerais (UFMG). Título de Especialista em Pediatria e em Neurologia Infantil. Pós-Graduanda da Faculdade de Ciências Médicas, Departamento de Neurologia da Universidade Estadual de Campinas (Unicamp)

Ligia Pereira Castro
Departamento de Microbiologia, Instituto de Ciências Biomédicas, Universidade de São Paulo (USP)

Livia Luz
Departamento de Microbiologia, Instituto de Ciências Biomédicas, Universidade de São Paulo (USP)

Lucas Lopes Resende
Médico do Instituto de Radiologia do Hospital das Clínicas da Universidade de São Paulo (InRad/HC-FMUSP)

Marcelo Masruha Rodrigues
Professor Adjunto de Neurologia Infantil da Disciplina de Neurologia Clínica do Departamento de Neurologia e Neurocirurgia da Escola Paulista de Medicina da Universidade Federal de São Paulo (EPM-Unifesp). Coordenador da Residência Médica em Neurologia Infantil da EPM-Unifesp. Pós-Doutorado em Neurologia pela EPM-Unifesp. Orientador do Programa de Pós-Graduação em Neurologia e Neurociências da Unifesp. Presidente da Sociedade Brasileira de Neurologia Infantil (SBNI) (Biênio 2014-2015)

Maria Augusta Montenegro
Professora da Disciplina de Neurologia Infantil do Departamento de Neurologia da Universidade Estadual de Campinas (Unicamp)

Maria Isabel Melaragno
Professor Titular. Disciplina de Genética. Departamento de Morfologia e Genética Escola Paulista de Medicina da Universidade Federal de São Paulo (EPM-Unifesp)

Maria Rita Passos-Bueno
Doutorado em Ciências Biológicas, Área Genética Humana, Universidade de São Paulo (USP). Professora Titular de Genética Humana desde 2007 pelo Instituto de Biociências, USP. Coordenadora do Laboratório de Pesquisa em Genética do Desenvolvimento. Coordenadora do Serviço de Aconselhamento Genético em Transtorno do Espectro Autista junto ao Centro de Pesquisa sobre o Genoma Humano e Células-Tronco (USP)

Marilisa Mantovani Guerreiro
Professora Titular da Disciplina de Neurologia Infantil do Departamento de Neurologia da Universidade Estadual de Campinas (Unicamp)

Marina C. Gonsales
Pesquisadora de Pós-Doutorado em Fisiopatologia Médica da Faculdade de Ciências Médicas da Universidade Estadual de Campinas (FCM-Unicamp). Bióloga pela FCM-Unicamp. Mestre e Doutora pela Fisiopatologia Médica da FCM-Unicamp

Michele Patricia Migliavacca
Médica Geneticista com Título pela Sociedade Brasileira de Genética Médica (SBGM). Doutora em Ciências pelo Departamento de Anatomia e Morfologia da Universidade Federal de São Paulo (Unifesp). Médica Geneticista da Associação de Pais e Amigos dos Excepcionais (APAE-SP). Consultora em Genética dos Laboratórios DASA

Mônica Santoro Haddad
Médica Assistente do Hospital das Clínicas da Faculdade de Medicina da Universidade de São Paulo (HCFMUSP). Grupo de Distúrbios de Movimento. Membro Titular da Academia Brasileira de Neurologia (ABN)

Patricia Maria de Carvalho Aguiar
Neurologista. Mestre em Neurologia. Doutora em Ciências. Pós-Doutorado em Medicina Molecular. Colaboradora do Setor de Transtornos do Movimento da Universidade Federal de São Paulo (Unifesp). Neurologista e Pesquisadora no Hospital Israelita Albert Einstein (HIAE)

Paulo Alberto Otto
Professor Titular Aposentado, Departamento de Genética e Biologia Evolutiva, Instituto de Biociências, Universidade de São Paulo (USP)

Paulo José Lorenzoni
Professor Adjunto do Departamento de Clínica Médica da Universidade Federal do Paraná (UFPR). Neurologista do Hospital de Clínicas da UFPR

Pedro José Tomaselli
Setores de Neurogenética e Neuropatias Periféricas, Departamento de Neurociências e Ciências do Comportamento, Faculdade de Medicina de Ribeirão Preto da Universidade de São Paulo (FMRP-USP)

Regina Célia Mingroni Netto
Graduada em Ciências Biológicas no Instituto de Biociências da Universidade de São Paulo (USP). Professora Livre-Docente Associada do Departamento de Genética e Biologia Evolutiva do Instituto de Biociências da USP

Renata Barreto Tenório
Médica-Residente em Genética Médica no Hospital das Clínicas de Porto Alegre (HCPA)

Ricardo Nitrini
Professor de Neurologia da Faculdade de Medicina da Universidade de São Paulo (FMUSP). Diretor do Grupo de Neurologia Cognitiva e do Comportamento (GNCC) e do Centro de Referência em Distúrbios Cognitivos (CEREDIC) do Hospital das Clínicas da FMUSP. Editor-Chefe de Dementia & Neuropsychologia

Rita de Cássia Carvalho Leal
Setores de Neurogenética e Neuropatias Periféricas, Departamento de Neurociências e Ciências do Comportamento, Faculdade de Medicina de Ribeirão Preto da Universidade de São Paulo (FMRP-USP). Universidade Católica de Pernambuco (UCP)

Roberto Giugliani
Médico do Serviço de Genética Médica do Hospital de Clínicas de Porto Alegre (HCPA). Professor Titular do Departamento de Genética da Universidade Federal do Rio Grande do Sul (UFRGS). Diretor do Centro Colaborador da Organização Mundial da Saúde (OMS) para o Desenvolvimento de Serviços de Genética Médica na América Latina. Coordenador do Instituto Nacional de Genética Médica Populacional (INAGEMP). Editor-Chefe do Journal of Inborn Errors of Metabolism and Screening. Pesquisador IA do Conselho Nacional de Desenvolvimento Científico e Tecnológico (CNPq). Membro da Academia Brasileira de Ciências (ABC) e da Academia Sul-Rio-Grandense de Medicina

Rosana Herminia Scola
Professora Adjunta da Disciplina de Neurologia da Universidade Federal do Paraná (UFPR). Neurologista e Neurofisiologista Clínico do Hospital de Clínicas da UFPR

Rubens Paulo Araújo Salomão
Pós-Graduando do Setor de Neurologia Geral e Ataxias da Universidade Federal de São Paulo (Unifesp)

Salmo Raskin
Formado em Medicina pela Universidade Federal do Paraná (UFPR). Especialista em Pediatria pela UFPR e *Fellow* em Genética Médica pela Vanderbilt University, EUA. Doutor em Genética pela UFPR. Professor Titular das Faculdades de Medicina da Positivo. Diretor do Centro de Aconselhamento e Laboratório Genetika, Curitiba

Tauana Bernardes Leoni
Neurologista e Neurofisiologista Clínica pela Universidade Estadual de Campinas (Unicamp). Pós-Graduanda do Setor de Doenças Neuromusculares e Neurogenética da Faculdade de Ciências Médicas da Unicamp

Vera de Freitas Ayres Meloni
Formação em Medicina. Título de Especialista em Pediatria pela Sociedade Brasileira de Pediatria (SBP). Título de Especialista em Genética Médica pela Sociedade Brasileira de Genética Médica (SBGM). Doutorado em Ciências pela Disciplina de Morfologia e Genética da Universidade Federal de São Paulo (Unifesp)

Veridiana Munford
Departamento de Microbiologia, Instituto de Ciências Biomédicas, Universidade de São Paulo (USP)

Viviane Maria Vedana
Médica Neurologista do Hospital São Lucas da Pontifícia Universidade Católica do Rio Grande do Sul (PUCRS)

Wilson Marques Júnior
Professor Titular de Neurologia da Faculdade de Medicina de Ribeirão Preto da Universidade de São Paulo (FMRP-USP). Responsável pelo Setor de Neurogenética do Hospital das Clínicas da FMRP-USP

Dedicatória

"Aos nossos pacientes,
de onde emana todo o saber."

Os Editores

Apresentação

> *"Em minha arqueologia das palavras, busco, incessante, seus vestígios. Em momento de graça, infrequentíssimos, poderei apanhá-los."*
>
> Carla Madeira em uma alusão a
> Adélia Prado em "A Natureza da Mordida"

Neurogenética: neurologia, genes e ética. A junção da neurologia com a unidade fundamental e o caráter, a moral e a natureza. A fusão de três áreas aparentemente distintas.

A interdisciplinaridade transcende a arte: a elétrica e a mecânica se fizeram mecatrônica, que, por sua vez, se uniu a matemática, gerando o computador. As fibras ópticas e os satélites se uniram ao computador e transformaram-se em internet. A ciência se uniu a tecnologia da informação e o genoma humano foi mapeado. Alan Turing, Watson, Crick, Sanger, Venter, Carpentier e Doudna, entre outros, decodificaram o tempo e o transformaram em uma grande máquina do conhecimento. Estamos na revolução da informação.

A complexidade do maquinário biológico e de toda sua rede de influências e variáveis torna as mediações necessárias. Para tal empreendimento, tentamos reunir estudiosos de temas específicos em genética e em neurologia com a finalidade de aludirmos as intercessões, tentando encobrir algumas arestas.

Passamos dos princípios da genética, do diagnóstico às doenças neurológicas de base hereditária, culminando em terapias gênicas e aconselhamento genético.

Há de se dizer que as serendipidades cerceiam os cientistas: Mojica se embrenhou nas arqueias e abriu as portas para a edição gênica. Aldous Huxley previu o mundo editado em *Brave New World*. Concordamos, sr. Huxley: o céu não é o limite, mas a ética, sim.

Com essa visão em mente, criamos o livro *Neurogenética na Prática Clínica*, e tentamos englobar de forma ampla os temas mais comuns na área da neurogenética. Assim, são abordados: explicações básicas e conceitos em genética, além das técnicas laboratoriais para o diagnóstico genético (cariótipo, *microarray* cromossômico, exames moleculares dedicados, sequenciamento do exoma e painéis de genes). Dividimos as seções de acordo com as grandes áreas da Neurologia: distúrbios do movimento, epilepsias, doenças neuromusculares, demências, doenças cerebrovasculares, leucodistrofias, doenças mitocondriais, oftalmologia e genética, deficiência auditiva, suscetibilidade genética a câncer, facomatoses, doenças neurogenéticas tratáveis e erros inatos do metabolismo. Com todo o desenvolvimento da genética, incluindo técnicas recentes de tratamento, também abordamos o tema terapia gênica. São ao todo 35 capítulos, distribuídos por 16 seções.

Como o próprio título do livro diz, *Neurogenética na Prática Clínica*, a obra é direcionada para a prática clínica diária. Dessa maneira, traz informações essenciais para neurologistas, neuropediatras, geneticistas, biomédicos e biólogos que trabalham na área da Genética e da Neurologia. Também transforma um tema complexo em uma leitura dinâmica e interessante para os residentes e pós-graduandos em formação nas áreas descritas acima. Ótima leitura!

Os Editores

Prefácio

Todos sabíamos que os avanços da genética ocorridos ao longo do século passado, cujo evento emblemático foi a descoberta da dupla hélice de DNA por Watson e Crick, em 1953, iriam algum dia impactar a ciência médica.

Levamos, porém, algum tempo para termos ideia da dimensão e da profundidade dessa mudança, que ficou clara apenas no raiar do século 21, com a finalização do mapeamento do genoma humano em 2003, marco que desencadeou uma torrente de aplicações da genética nas ciências da saúde.

Passamos a ter, nos últimos anos, ferramentas úteis não só para identificar, precisamente, condições antes agrupadas a partir de critérios clínicos, às vezes subjetivos, como para fazer diagnósticos pré-sintomáticos e estimar riscos objetivos para ocorrência de determinadas patologias.

Mais além do diagnóstico, as novas tecnologias estão permitindo a modificação da mensagem genética, de modo a trazer novas expectativas para pacientes atingidos por doenças até então progressivas e incuráveis.

Poucas especialidades vêm sendo tão afetadas por esses avanços quanto a Neurologia. Nesse contexto, a iniciativa de José Luiz Pedroso, Marcondes Cavalcante França Junior, Sarah Teixeira Camargos, Orlando G. P. Barsottini e Fernando Kok, de editar um livro que apresente essa nova disciplina, que é a neurogenética, e a insira na prática clínica do médico neurologista, é não só oportuna quanto necessária.

Certamente, não foi uma tarefa fácil reunir a contribuição de mais de 70 autores, reconhecidos especialistas nos temas que abordam. O conteúdo foi organizado em 35 capítulos, partindo dos princípios básicos da genética, passando pelas estratégias diagnósticas e enveredando pelas aplicações nas diversas áreas da neurologia, incluindo distúrbios do movimento, epilepsias, doenças neuromusculares, problemas da cognição e do comportamento, doenças cerebrovasculares e leucodistrofias.

Áreas mais específicas como as relacionadas com a visão e com a audição, e a suscetibilidade ao câncer, também foram incluídas, assim como as doenças mitocondriais. Atenção especial também foi dada ao grupo crescente das doenças passíveis de tratamento, e também à área emergente da triagem em grupos de risco e mesmo em recém-nascidos.

Como não poderia deixar de ser, as novidades da terapia gênica, bem como o papel do aconselhamento genético e as implicações éticas de todos esses avanços na neurogenética, também fazem parte deste compêndio.

Este livro tem a ousadia de abordar, de modo abrangente, as implicações da genética para a neurologia, e também o pragmatismo necessário para fazer essa abordagem de um modo prático e útil, se projetando como uma obra indispensável para o neurologista atualizado ler e consultar.

Roberto Giugliani

Sumário

SEÇÃO 1. Princípios Básicos em Genética, *1*

1. Princípios Básicos em Genética, *3*
   Leslie Domenici Kulikowski

SEÇÃO 2. Estratégias Diagnósticas em Doenças Genéticas, *9*

2. Cariótipo, *11*
   Maria Isabel Melaragno
   Vera de Freitas Ayres Meloni

3. *Microarray* Cromossômico, *19*
   Évelin Aline Zanardo
   Alexandre Torchio Dias
   Leslie Domenici Kulikowski

4. Exames Moleculares Personalizados, *29*
   Salmo Raskin
   Elaine Lustosa-Mendes

5. Sequenciamento de Nova Geração: Painéis de Genes e Exoma, *35*
   Michele Patricia Migliavacca
   Fernando Kok

6. Bioquímica Genética, *43*
   Carolina Fischinger Moura de Souza
   Fabiano de Oliveira Poswar
   Roberto Giugliani

7. Raciocínio Diagnóstico em Neurogenética, 55
   Jonas Alex Morales Saute
   José Luiz Pedroso
   Marcondes Cavalcante França Junior
   Sarah Teixeira Camargos

SEÇÃO 3. Distúrbios de Movimento, 75

8. Coreias, 77
   Francisco Eduardo Costa Cardoso
   Mônica Santoro Haddad
   Sarah Teixeira Camargos

9. Distonias, 87
   Henrique Soares Dutra Oliveira
   Sarah Teixeira Camargos

10. Doença de Parkinson, 101
    Patricia Maria de Carvalho Aguiar
    Carlos Roberto de Mello Rieder
    Henrique Ballalai Ferraz

11. Ataxias, 115
    José Luiz Pedroso
    Rubens Paulo Araújo Salomão
    Orlando G. P. Barsottini

12. Paraparesias Espásticas, 135
    Ingrid Faber
    Carlos Roberto Martins Junior
    Marcondes Cavalcante França Junior

13. Outros Distúrbios do Movimento (neurodegeneração com acúmulo cerebral de ferro, doença de Wilson, tiques e mioclonias), 149
    Hélio Afonso Ghizoni Teive
    Egberto Reis Barbosa
    Chien Hsin Fen

SEÇÃO 4. Epilepsia, *171*

14. Encefalopatias Epilépticas, *173*
   Iscia Lopes Cendes
   Marilisa Mantovani Guerreiro
   Ana Carolina Coan
   Maria Augusta Montenegro
   Marina C. Gonsales
   Letícia Sauma

15. Epilepsias Mioclônicas Progressivas, *187*
   Elza Márcia Targas Yacubian
   Laura Maria de Figueiredo Ferreira Guilhoto

SEÇÃO 5. Doenças Neuromusculares, *201*

16. Doenças do Neurônio Motor, *203*
   Tauana Bernardes Leoni
   Alberto Rolim Muro Martinez
   Acary Souza Bulle Oliveira
   Marcondes Cavalcante França Junior

17. Neuropatias, *215*
   Juliana Secchin Argemiro
   Rita de Cássia Carvalho Leal
   Pedro José Tomaselli
   Wilson Marques Júnior

18. Miopatias, *231*
   Edmar Zanoteli

19. Síndromes Miastênicas Congênitas, *255*
   Paulo José Lorenzoni
   Rosana Herminia Scola

SEÇÃO 6. Cognição e Comportamento, *273*

20. Deficiência Intelectual, *275*
   Fabíola Paoli Monteiro

21. Autismo, *297*
   Maria Rita Passos-Bueno
   Danielle de Paula Moreira
   Angela May Suzuki

22. Demências, *307*
    Leonel Tadao Takada
    Ricardo Nitrini

SEÇÃO 7. Doenças Cerebrovasculares, *321*

23. Doenças Cerebrovasculares, *323*
    Helena Fussiger
    Viviane Maria Vedana

SEÇÃO 8. Leucodistrofias, *351*

24. Leucodistrofias da Criança, *353*
    Flávia Cristina de Lima Pinto
    Marcelo Masruha Rodrigues

25. Leucodistrofias do Adulto, *415*
    Anderson Rodrigues Brandão de Paiva
    Lucas Lopes Resende
    Leandro Tavares Lucato

SEÇÃO 9. Doenças Mitocondriais, *445*

26. Doenças Mitocondriais, *447*
    Célia Harumi Tengan
    Cláudia F. R. Sobreira

SEÇÃO 10. Oftalmologia, *465*

27. Oftalmologia, *467*
    Flavio Moura Rezende Filho
    Juliana Maria Ferraz Sallum

SEÇÃO 11. Deficiência Auditiva, *513*

28. Deficiência Auditiva, *515*
    Regina Célia Mingroni Netto
    Paulo Alberto Otto

SEÇÃO 12. Suscetibilidade Genética a Câncer, *533*

29. Neurofibromatose e Esclerose Tuberosa, *535*
    Fernanda Teresa de Lima

30. Deficiências em Reparo de DNA e Processos Neurodegenerativos, *551*
   Giovana S. Leandro
   Ligia Pereira Castro
   Davi Mendes
   Livia Luz
   Carlos Frederico Martins Menck
   Veridiana Munford

SEÇÃO 13. Doenças Neurogenéticas Passíveis de Tratamento, *569*

31. Doenças Neurogenéticas Passíveis de Tratamento, *571*
   Charles Marques Lourenço
   Roberto Giugliani
   Carolina Fischinger Moura de Souza

SEÇÃO 14. Rastreamento de Doenças Genéticas, *587*

32. Triagem Neonatal, *589*
   Flavia Balbo Piazzon
   Denise Maria Christofolini

33. Rastreamento de Heterozigotos em Populações de Risco, *595*
   Flavia Balbo Piazzon
   Denise Maria Christofolini

SEÇÃO 15. Novos Tratamentos em Neurogenética – Nucleotídeos Sintéticos, Terapia Gênica e Edição Genômica, *601*

34. Novos Tratamentos em Neurogenética – Nucleotídeos Sintéticos, Terapia Gênica e Edição Genômica, *603*
   Alberto Rolim Muro Martinez
   Elmano Henrique Torres de Carvalho
   Marcondes Cavalcante França Junior

SEÇÃO 16. Aconselhamento Genético em Neurogenética, *613*

35. Aconselhamento Genético em Neurogenética, *615*
   Renata Barreto Tenório
   Ana Karolina Maia de Andrade
   Fabiano de Oliveira Poswar
   Laura Bannach Jardim

Índice Remissivo, *639*

SEÇÃO 1

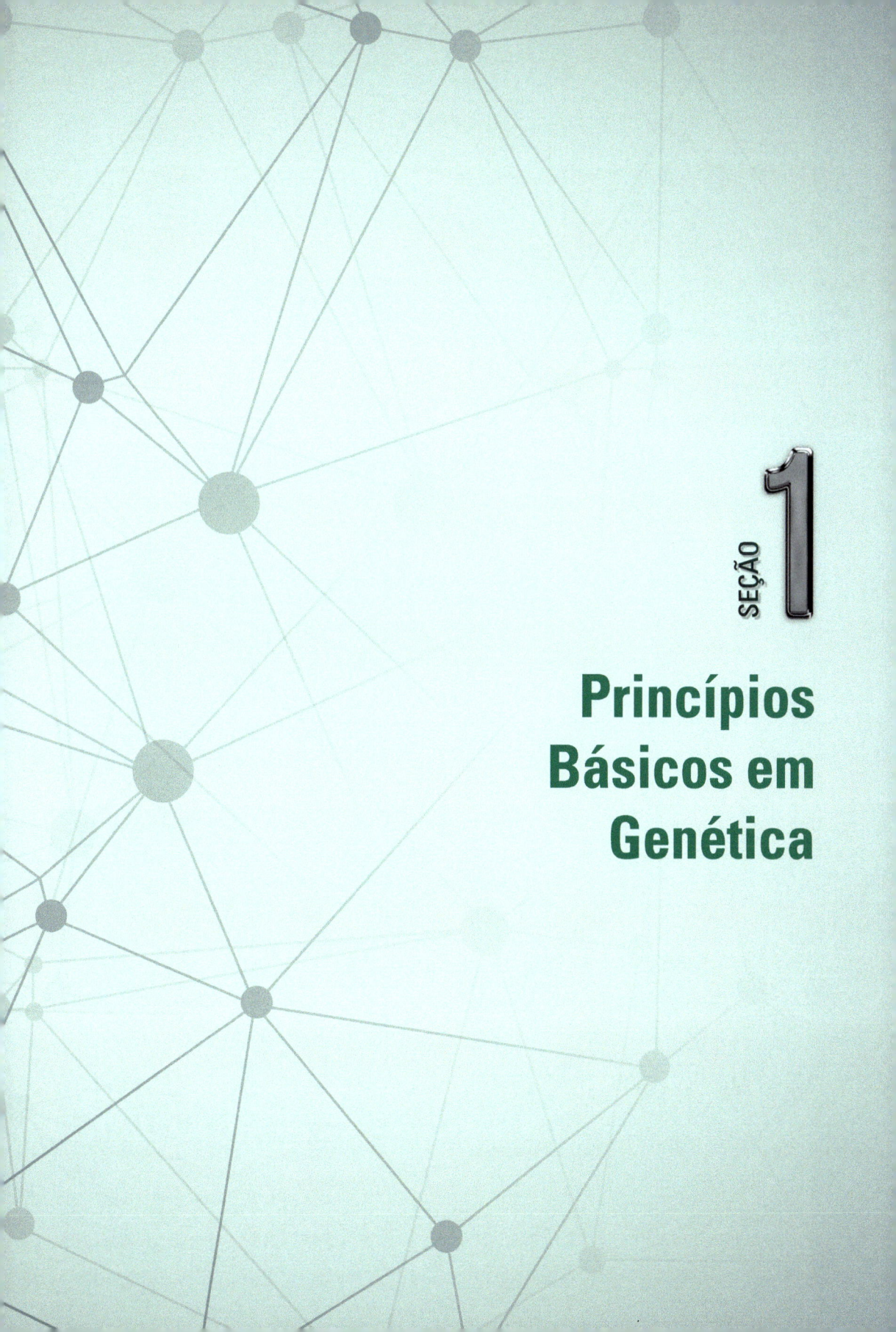

Princípios Básicos em Genética

Princípios Básicos em Genética 1

Leslie Domenici Kulikowski

Introdução

Os geneticistas há muito dedicam suas energias à compreensão, ao diagnóstico e ao tratamento de doenças que apresentam padrões de herança mendeliana. No entanto, nem sempre esse padrão é claro, ou seja, ligado a um único gene.

A associação do genótipo com a diversidade fenotípica nas doenças humanas sempre representou um desafio. Aproximadamente metade dos pacientes com fenótipos mendelianos não tem uma conclusão diagnóstica. Victor McKusick mostrou, por meio de uma minuciosa catalogação, que a lista de distúrbios genéticos não é pequena e nem está totalmente baseada em evidências genéticas irrefutáveis; a grande maioria baseia-se em observações clínicas.[1]

Assim, muitas doenças e síndromes mendelianas não estão completamente elucidadas.[2,3]

Embora existam muitos exemplos bem sucedidos de identificação de entidades clínicas associadas a mutações únicas em doenças mendelianas, esse nem sempre é o caso. Uma análise quantitativa cuidadosa dos padrões de herança inexiste para a grande maioria desses quadros raros, restando ainda muitos fenótipos sindrômicos para serem decifrados.[4-6]

Os fenótipos clínicos com padrões de herança mendeliana, sem dúvida, contribuíram diretamente para a identificação de genes. No entanto, existem ainda muitas anormalidades que apresentam recidiva familiar e têm nitidamente um componente genético, mas não apresentam padrões de segregação mendelianos regulares.[2,7]

A heterogeneidade e a penetrância incompleta, por exemplo, sugerem que a distinção clássica entre doenças mendelianas e doenças genéticas complexas nem sempre é absoluta; assim, desde a década de 1970, a pesquisa clínica compilou e disponibilizou extensos catálogos de mutações que causam fenótipos mendelianos e de *loci* de suscetibilidade que contribuem para doenças complexas, como as da base de dados OMIM (Mendelian Inheritance in Man – http://www.omim.org/) e o GWAS (Genome-Wide Association Studies Catalogue – https://www.ebi.ac.uk/gwas/).[6]

Nos últimos anos, a busca pelos genes das doenças mendelianas por meio de métodos citogenômicos vem produzindo muito mais do que uma longa e abrangente lista de genes e mutações associadas à doença.

O sucesso na descoberta e elucidação da função dos elementos promotores e reguladores tecido-específicos, que quando alterados modificam a expressão gênica, foi promissor para identificar fenótipos clínicos causados por mutações não codificantes como, por exemplo, listados no projeto ENCODE (Encyclopedia of DNA Elements – NIH).[5,8,9]

A partir de 2009, a introdução dos métodos citogenômicos de triagem do genoma revelou a importância da variação do número de cópias e das anormalidades na dosagem gênica para o fenótipo clínico e, desde então, tornou-se mais aceito que a variabilidade genética humana é causada por alterações estruturais no genoma, e não apenas por mudanças de pares de bases do DNA (Figura 1.1).[10]

O conhecimento de que a função do gene pode ser alterada por uma anormalidade estrutural, resultar em um fenótipo clínico e ser transmitida, ajudou a moldar o conceito de "doença genômica".

As doenças genômicas são, de fato, condições clínicas resultantes de rearranjos genômicos submicroscópicos que envolvem preferencialmente as variações no número de cópias genômicas, CNVs (*copy number variations*), às variantes de nucleotídeo simples, SNVs (*single-nucleotide variants*).[11]

Nesse contexto, o estudo das doenças genômicas trouxe à tona o papel essencial desempenhado pela arquitetura do DNA, especialmente pelas CNVs e pela presença de sequências repetidas, denominadas LCRs (*low copy repeats*), na manutenção da estabilidade genômica.

Em humanos, as CNVs estão envolvidas em diferentes situações clínicas, tais como neuropatias, hipertensão, obesidade, daltonismo, infertilidade, quadros comportamentais incluindo autismo e esquizofrenia, bem como suscetibilidade ao HIV, desenvolvimento de lúpus, psoríase, entre outras.[5,11]

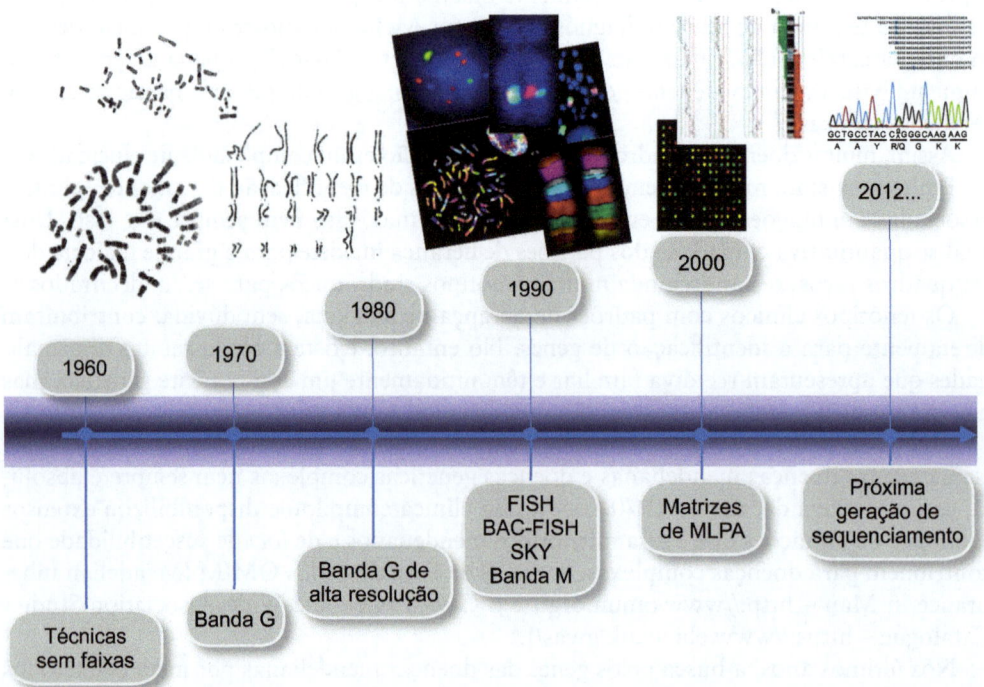

FIGURA 1.1. Técnicas citogenômicas ao longo dos anos. (Fonte: ver referências.)

O fenótipo clínico associado pode variar dependendo dos genes e da região genômica envolvida e pode resultar de mecanismos distintos, incluindo efeitos de dosagem de genes, interrupção de genes e efeitos de posição ou a identificação de fatores epigenéticos.[12,13]

Portanto, ficou evidente que a competência para delinear a arquitetura genômica e relacioná-la ao fenótipo está diretamente atrelada ao avanço das tecnologias de investigação do DNA.

Ao longo dessa década, a citogenômica aprimorou intensamente a resolução da análise do DNA, contribuindo de forma relevante e positiva para o sucesso da prática médica.

Diagnóstico nas doenças genéticas

O número de cromossomos humanos, 46,XX ou 46,XY, foi determinado, em 1956, pelo trabalho de Tjio e Levan.[14] Pouco tempo depois, as anormalidades cromossômicas, como as trissomias dos cromossomos 21, 13 e 18 (47,XY,+21; 47,XY,+13 e 47,XY,+18) comumente decorrentes de não disjunção, foram ligadas a fenótipos clínicos reconhecíveis: as síndromes de Down, Patau e Edwards, respectivamente.

Posteriormente, a implementação das técnicas citogenéticas de bandamento, que distingue alterações de 5 a 10 Mb, permitiu uma maior resolução e, consequentemente, o reconhecimento de alterações relevantes do genoma humano como, por exemplo, a descrição das translocações cromossômicas envolvidas no câncer e a caracterização do cromossomo Philadelphia (Ph), por Nowell e Hugerford em 1960, ou, mais tarde, a cariotipagem de material de abortos, que mostrou que mais da metade dos abortos espontâneos são devidos a aneuploidias.[15-17]

Desde então, diferentes tipos de anormalidades cromossômicas foram clinicamente descritas, ainda que seus mecanismos moleculares de formação não estivessem claros.[18]

À medida que o diagnóstico citogenético tornou-se acessível, muitas famílias com indivíduos afetados por síndromes ou defeitos congênitos puderam ser aconselhadas sobre a possibilidade de recorrência, e então realizar suas futuras escolhas reprodutivas.[18]

Nitidamente, a análise cromossômica expandiu-se além dos cariótipos com bandas G (Giemsa) com o advento da hibridação *in situ* por fluorescência (FISH). A FISH agrega a capacidade de diagnosticar deleções e duplicações cromossômicas submicroscópicas, menores que 0,5,[19,20] permitindo a localização de rearranjos intracromossômicos com maior acurácia que o bandamento G.

A FISH, junto com a reação em cadeia da polimerase (PCR), se tornaram as principais tecnologias da primeira era da citogenética moderna[23] e, dessa forma, os testes moleculares começaram a ultrapassar a citogenética tradicional.

No início da década de 1990, as novas abordagens moleculares contribuíram diretamente para o reconhecimento de síndromes lócus-específicas. Por exemplo, as microdeleções intersticiais que ocorrem em regiões cromossômicas peculiares, como na síndrome de Miller-Dieker (17p13) ou na síndrome velocardiofacial/de DiGeorge (22q11.2).[24,25]

A partir de 2012, a técnica molecular de MLPA (*multiplex ligation-dependent probe amplification*), baseada na hibridação simultânea e amplificação por reação em cadeia da polimerase PCR de mais de 45 sondas diferentes em uma única reação, foi amplamente utilizada para superar as limitações do cariótipo tradicional e detectar as alterações submicroscópicas ou crípticas.[33-35]

A MLPA também é utilizada para diagnosticar pacientes que apresentam quadros dismórficos e/ou atraso de desenvolvimento, com suspeita clínica para alterações subteloméricas, pois a técnica permite a avaliação de todos os subtelômeros humanos em uma única reação. Empregando dois kits específicos (P070 e P036), Novo-Filho e colaboradores descreveram a relevância das CNVs presentes nos subtelômeros do cromossomo 4 envolvendo os genes *PIGG*, *TRIML2* e *FRG1* em pacientes com atraso de desenvolvimento.[41]

No entanto, foi somente após o sequenciamento de um genoma haploide humano de referência que as ferramentas de análise do genoma completo se tornaram disponíveis e permitiram a caracterização detalhada de variantes estruturais patogênicas.[42,43]

Nos últimos anos, a análise utilizando os métodos de *arrays* se consolidou como o principal meio de avaliação genética para neonatos e lactentes com características dismórficas ou desvios cognitivos, principalmente quando não há uma hipótese clínica específica. Vários estudos investigaram a capacidade diagnóstica dos *arrays* para pacientes com deficiência intelectual inexplicada, anomalias congênitas múltiplas e quadros do espectro autista.

Outra tecnologia que revolucionou a genética médica foi a implementação do sequenciamento paralelo de alto rendimento, também conhecido como sequenciamento de nova geração (NGS), na prática clínica laboratorial.

A NGS tem sido aplicada com sucesso em diversos estudos para mapear detalhadamente os pontos de quebra e/ou identificar os mecanismos de formação de rearranjos nas doenças genômicas, mas, ao mesmo tempo, o sequenciamento invadiu a rotina clínica dos laboratórios, principalmente com a utilização de painéis com a capacidade de sequenciar grupos de genes focados em uma doença específica.[55,56,58]

Conclusão

É um consenso entre os geneticistas que o domínio conjunto das tecnologias citogenômicas apresenta um grande potencial para esclarecer todas as anormalidades na arquitetura genômica capazes de perturbar a organização estrutural do DNA e produzir consequências funcionais com alto impacto clínico, sendo provável que a estratégia de aplicação conjunta de métodos forneça, em breve, um roteiro para a compreensão de fenótipos mendelianos não resolvidos. O conjunto desses dados tem uma importante aplicabilidade na área da Neurociência e na abordagem diagnóstica e terapêutica das doenças neurogenéticas.[3]

REFERÊNCIAS BIBLIOGRÁFICAS

1. McKusick VA. Mendelian Inheritance in Man and its online version, OMIM. Am J Hum Genet. 2007; 80(4):588-604.
2. Chakravarti A. Genomic contributions to Mendelian disease. Genome Res. 2011; 21(5):643-4.
3. Aneichyk T, Hendriks WT, Yadav R, Shin D, Gao D, Vaine CA, et al. Dissecting the Causal Mechanism of X-Linked Dystonia-Parkinsonism by Integrating Genome and Transcriptome Assembly. Cell. 2018; 172(5):897-909 e21.
4. Stenson PD, Mort M, Ball EV, Howells K, Phillips AD, Thomas NS, et al. The Human Gene Mutation Database: 2008 update. Genome Med. 2009; 1(1):13.
5. Chong JX, Buckingham KJ, Jhangiani SN, Boehm C, Sobreira N, Smith JD, et al. The Genetic Basis of Mendelian Phenotypes: Discoveries, Challenges, and Opportunities. Am J Hum Genet. 2015; 97(2):199-215.
6. Spataro N, Rodriguez JA, Navarro A, Bosch E. Properties of human disease genes and the role of genes linked to Mendelian disorders in complex disease aetiology. Hum Mol Gen. 2017; 26(3):489-500.
7. Kulikowski LD, Duarte AJS. Citogenômica Aplicada à Prática Médica. Atheneu. 2013; p. 112.
8. Cooper DN, Chen JM, Ball EV, Howells K, Mort M, Phillips AD, et al. Genes, mutations, and human inherited disease at the dawn of the age of personalized genomics. Hum Mutat. 2010; 31(6):631-55.
9. Kellis M, Wold B, Snyder MP, Bernstein BE, Kundaje A, Marinov GK, et al. Defining functional DNA elements in the human genome. Proc Natl Acad Sci USA. 2014; 111(17):6131-8.

10. Lupski JR. Genomic disorders ten years on. Genome Med. 2009; 1(4):42.
11. Carvalho CM, Zhang F, Lupski JR. Evolution in health and medicine Sackler colloquium: Genomic disorders: a window into human gene and genome evolution. Proc Natl Acad Sci USA. 2010; 107(Suppl 1): 1765-71.
12. Zhang F, Carvalho CM, Lupski JR. Complex human chromosomal and genomic rearrangements. Trends Genet. 2009; 25(7):298-307.
13. Schuch V, Utsumi DA, Costa TV, Kulikowski LD, Muszkat M. Attention Deficit Hyperactivity Disorder in the Light of the Epigenetic Paradigm. Front Psychiatry. 2015; 6:126.
14. Tjio JH, Levan A. The Chromosome Number of Man. Hereditas. 1956; 42(1-2):1-6.
15. Kajii T, Oama K, Niikawa N, Ferrier A, Avirachan S. Banding analysis of abnormal karyotypes in spontaneous abortion. Am J Hum Genet. 1973; 25(5):539-47.
16. Boue J, Bou A, Lazar P. Retrospective and prospective epidemiological studies of 1500 karyotyped spontaneous human abortions. Teratology. 1975; 12(1):11-26.
17. Carr DH, Gedeon MM. Q-banding of chromosomes in human spontaneous abortions. Can J Genet. 1978; 20(3):415-25.
18. Trask BJ. Human cytogenetics: 46 chromosomes, 46 years and counting. Nat Rev Genet. 2002; 3(10):769-78.
19. Langer PR, Waldrop AA, Ward DC. Enzymatic synthesis of biotin-labeled polynucleotides: novel nucleic acid affinity probes. Proc Natl Acad Sci USA. 1981; 78(11):6633-7.
20. Langer-Safer PR, Levine M, Ward DC. Immunological method for mapping genes on Drosophila polytene chromosomes. Proc Natl Acad Sci USA. 1982; 79(14):4381-5.
21. Torres LC, Kulikowski LD, Ramos PL, Sugayama SM, Moreira-Filho CA, Carneiro-Sampaio M. Disruption of the CREBBP gene and decreased expression of CREB, NFkappaB p65, c-JUN, c-FOS, BCL2 and c-MYC suggest immune dysregulation. Hum Immunol. 2013; 74(8):911-5.
22. Christofolini DM, Piazzon FB, Evo C, Mafra FA, Cosenza SR, Dias AT, et al. Complex small supernumerary marker chromosome with a 15q/16p duplication: clinical implications. Mol Cytogenet. 2014; 7:29.
23. Saiki RK, Scharf S, Faloona F, Mullis KB, Horn GT, Erlich HA, et al. Enzymatic amplification of beta-globin genomic sequences and restriction site analysis for diagnosis of sickle cell anemia. Science. 1985; 230(4732):1350-4.
24. Stankiewicz P, Beaudet AL. Use of array CGH in the evaluation of dysmorphology, malformations, developmental delay, and idiopathic mental retardation. Curr Opin Genet Dev. 2007; 17(3):182-92.
25. Belangero SIN, Bellucco FTS, Kulikowski LD, Christofolini DM, Cernach MCSP, Melaragno MI. 22q11.2 deletion in patients with conotruncal heart defect and del22q syndrome phenotype. Arq Bras Cardiol. 2009; 92(4):307-11.
26. Sharp AJ, Cheng Z, Eichler EE. Structural variation of the human genome. Annu Rev Genomics Hum Genet. 2006; 7:407-42.
27. Nogueira SI, Hacker AM, Bellucco FT, Kulikowski LD, Christofolini DM, Cernach MC, et al. Deletion 22q11.2: report of a complex meiotic mechanism of origin. Am J Med Genet A. 2007; 143A(15):1778-81.
28. Knight SJ, Regan R, Nicod A, Horsley SW, Kearney L, Homfray T, et al. Subtle chromosomal rearrangements in children with unexplained mental retardation. Lancet. 1999; 354(9191):1676-81.
29. de Vries BB, Bitner-Glindzicz M, Knight SJ, Tyson J, MacDermont KD, Flint J, et al. A boy with a submicroscopic 22qter deletion, general overgrowth and features suggestive of FG syndrome. Clin Genet. 2000; 58(6):483-7.
30. Kulikowski LD, Bellucco FT, Nogueira SI, Christofolini DM, Smith Mde A, de Mello CB, et al. Pure duplication 1q41-qter: further delineation of trisomy 1q syndromes. Am J Med Genet A. 2008; 146A(20): 2663-7.
31. Kulikowski LD, Yoshimoto M, da Silva Bellucco FT, Belangero SI, Christofolini DM, Pacanaro AN, et al. Cytogenetic molecular delineation of a terminal 18q deletion suggesting neo-telomere formation. Eur J Med Genet. 2010; 53(6):404-7.
32. Guilherme RS, Hermetz KE, Varela PT, Perez AB, Meloni VA, Rudd MK, et al. Terminal 18q deletions are stabilized by neotelomeres. Mol Cytogenet. 2015; 8:32.
33. Schouten JP, McElgunn CJ, Waaijer R, Zwijnenburg D, Diepvens F, Pals G. Relative quantification of 40 nucleic acid sequences by multiplex ligation-dependent probe amplification. Nucleic Acids Res. 2002; 30(12):e57.
34. Shen Y, Wu BL. Designing a simple multiplex ligation-dependent probe amplification (MLPA) assay for rapid detection of copy number variants in the genome. J Genet Genomics. 2009; 36(4):257-65.
35. Jennings LJ, Yu M, Fitzpatrick C, Smith FA. Validation of multiplex ligation-dependent probe amplification for confirmation of array comparative genomic hybridization. Diagnostic Molecular Pathology. Amer J Surg Pathol, part B. 2011; 20(3):166-74.

36. De Vries BB, Winter R, Schinzel A, van Ravenswaaij-Arts C. Telomeres: a diagnosis at the end of the chromosomes. J Med Genet. 2003; 40(6):385-98.
37. Koolen DA, Nillesen WM, Versteeg MH, Merkx GF, Knoers NV, Kets M, et al. Screening for subtelomeric rearrangements in 210 patients with unexplained mental retardation using multiplex ligation dependent probe amplification (MLPA). J Med Genet. 2004; 41(12):892-9.
38. Kirchhoff M, Bisgaard AM, Bryndorf T, Gerdes T. MLPA analysis for a panel of syndromes with mental retardation reveals imbalances in 5.8% of patients with mental retardation and dysmorphic features, including duplications of the Sotos syndrome and Williams-Beuren syndrome regions. Eur J Med Genet. 2007; 50(1):33-42.
39. Dutra RL, Honjo RS, Kulikowski LD, Fonseca FM, Pieri PC, Jehee FS, et al. Copy number variation in Williams-Beuren syndrome: suitable diagnostic strategy for developing countries. BMC Res Notes. 2012; 5:13.
40. Zanardo EA, Dutra RL, Piazzon FB, Dias AT, Novo-Filho GM, Nascimento AM, et al. Cytogenomic assessment of the diagnosis of 93 patients with developmental delay and multiple congenital abnormalities: The Brazilian experience. Clinics. 2017; 72(9):526-37.
41. Novo-Filho GM, Montenegro MM, Zanardo EA, Dutra RL, Dias AT, Piazzon FB, et al. Subtelomeric Copy Number Variations: The Importance of 4p/4q Deletions in Patients with Congenital Anomalies and Developmental Disability. Cytogenet Genome Res. 2016; 149(4):241-6.
42. Lander ES, Linton LM, Birren B, Nusbaum C, Zody MC, Baldwin J, et al. Initial sequencing and analysis of the human genome. Nature. 2001; 409(6822):860-921.
43. Venter JC, Adams MD, Myers EW, Li PW, Mural RJ, Sutton GG, et al. The sequence of the human genome. Science. 2001; 291(5507):1304-51.
44. Bumgarner R. Overview of DNA microarrays: types, applications, and their future. Curr Protoc Mol Biol. 2013; 22:22.
45. Dutra RL, Piazzon FB, Zanardo EA, Costa TV, Montenegro MM, Novo-Filho GM, et al. Rare genomic rearrangement in a boy with Williams-Beuren syndrome associated to XYY syndrome and intriguing behavior. Am J Med Genet A. 2015; 167A(12):3197-203.
46. Feenstra I, Vissers LE, Orsel M, van Kessel AG, Brunner HG, Veltman JA, et al. Genotype-phenotype mapping of chromosome 18q deletions by high-resolution array CGH: an update of the phenotypic map. Am J Med Genet A. 2007; 143A(16):1858-67.
47. Lyle R, Bena F, Gagos S, Gehrig C, Lopez G, Schinzel A, et al. Genotype-phenotype correlations in Down syndrome identified by array CGH in 30 cases of partial trisomy and partial monosomy chromosome 21. Eur J Hum Genet. 2009; 17(4):454-66.
48. Bejjani BA, Shaffer LG. Application of array-based comparative genomic hybridization to clinical diagnostics. J Mol Diagn. 2006; 8(5):528-33.
49. Shaffer LG, Beaudet AL, Brothman AR, Hirsch B, Levy B, Martin CL, et al. Microarray analysis for constitutional cytogenetic abnormalities. Genet Med. 2007; 9(9):654-62.
50. Manning M, Hudgins L, Professional P, Guidelines C. Array-based technology and recommendations for utilization in medical genetics practice for detection of chromosomal abnormalities. Genet Med. 2010; 12(11):742-5.
51. Lo JO, Shaffer BL, Feist CD, Caughey AB. Chromosomal microarray analysis and prenatal diagnosis. Obstet Gynecol Surv. 2014; 69(10):613-21.
52. Gijsbers AC, Lew JY, Bosch CA, Schuurs-Hoeijmakers JH, van Haeringen A, den Hollander NS, et al. A new diagnostic workflow for patients with mental retardation and/or multiple congenital abnormalities: test arrays first. Eur J H Genet. 2009;17(11):1394-402.
53. Miller DT, Adam MP, Aradhya S, Biesecker LG, Brothman AR, Carter NP, et al. Consensus statement: chromosomal microarray is a first-tier clinical diagnostic test for individuals with developmental disabilities or congenital anomalies. Am J Hum Genet. 2010; 86(5):749-64.
54. Armour CM, Dougan SD, Brock JA, Chari R, Chodirker BN, DeBie I, et al. Practice guideline: joint CCMG-SOGC recommendations for the use of chromosomal microarray analysis for prenatal diagnosis and assessment of fetal loss in Canada. J Med Genet; 2018.
55. Hwang MY, Moon S, Heo L, Kim YJ, Oh JH, Kim YJ, et al. Combinatorial approach to estimate copy number genotype using whole-exome sequencing data. Genomics. 2015; 105(3):145-9.
56. Hehir-Kwa JY, Pfundt R, Veltman JA. Exome sequencing and whole genome sequencing for the detection of copy number variation. Expert Rev Mol Diagn. 2015; 15(8):1023-32.
57. Heather JM, Chain B. The sequence of sequencers: The history of sequencing DNA. Genomics. 2016; 107(1):1-8.
58. Hong CS, Singh LN, Mullikin JC, Biesecker LG. Assessing the reproducibility of exome copy number variations predictions. Genome Med. 2016; 8(1):82.

SEÇÃO 2

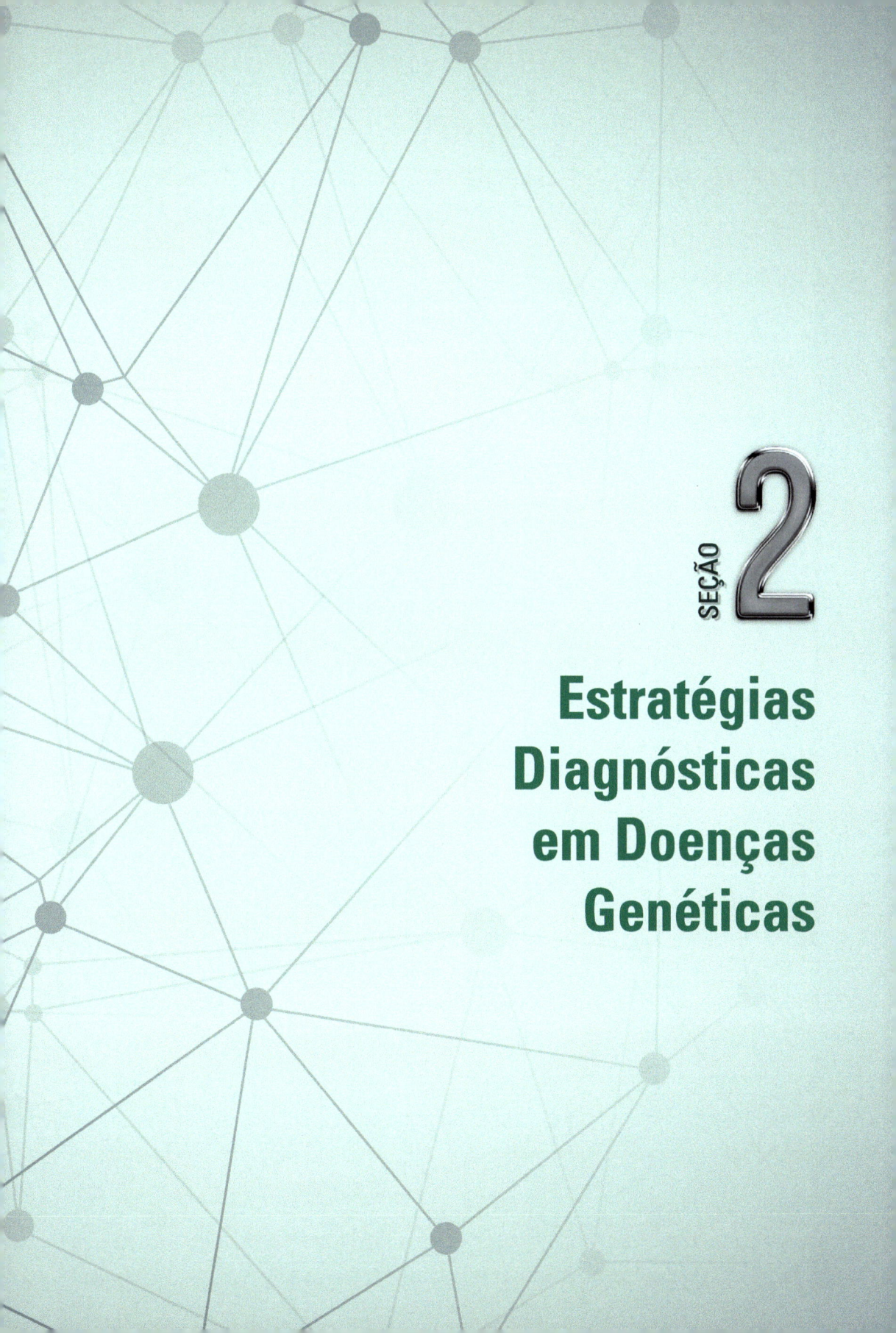

Estratégias Diagnósticas em Doenças Genéticas

Cariótipo 2

Maria Isabel Melaragno
Vera de Freitas Ayres Meloni

O exame do cariótipo

O cariótipo tem sido o exame mais utilizado para a detecção de alterações cromossômicas, as quais são responsáveis por várias síndromes genéticas. Dessa forma, o exame do cariótipo é indicado em situações com um quadro clínico sugestivo de uma cromossomopatia, como nos casos de anomalias congênitas múltiplas, associadas a atraso do desenvolvimento neuropsicomotor e/ou deficiência intelectual, entre outros.

Denomina-se cariótipo a constituição cromossômica de um indivíduo que pode ser verificada quando os 46 cromossomos estão organizados aos pares, de acordo com o tamanho, forma e padrão de bandas. Assim, pelo exame do cariótipo é possível identificar alterações do número de cromossomos bem como alterações evolvendo a estrutura desses.

Métodos de obtenção do cariótipo

O cariótipo é realizado a partir da análise dos cromossomos de células que estão na fase da divisão celular denominada metáfase, quando os cromossomos estão no máximo de sua compactação, permitindo uma melhor identificação desses.

O método mais utilizado para a realização do cariótipo é o da cultura de linfócitos do sangue periférico,[1] pela facilidade tanto de obtenção do material quanto do cultivo das células. Resumidamente, segue as seguintes etapas: 1) coleta de sangue (cerca de 3-5 mL) por meio de punção venosa do antebraço em tubo contendo anticoagulante; 2) adição do sangue a meio de cultura contendo soro fetal bovino e um mitógeno, conhecido como fito-hemaglutinina; 3) cultivo das células a 37 °C por cerca de 72 horas; 4) adição de colchicina, para se inibir a formação das fibras do fuso e obtenção de maior porcentagem de células em metáfase; 5) preparação cromossômica utilizando-se uma substância hipotônica (KCl) e depois uma solução fixadora (metanol e ácido acético); 6) gotejamento do material fixado em lâminas de microscopia; e 7) coloração dos cromossomos.

A técnica de coloração mais utilizada é a de bandamento G² que resulta em um padrão de faixas transversais claras e escuras ao longo dos cromossomos, conhecidas como bandas, sendo que essas apresentam um padrão característico para cada par cromossômico.

O cariótipo pode ser obtido não somente a partir de linfócitos do sangue periférico como também de outras células e tecidos, como fibroblastos da pele e células da medula óssea, em material obtido em diagnóstico pré-natal (células fetais do líquido amniótico, das vilosidades coriônicas ou do sangue do cordão umbilical) ou, ainda, de diferentes tecidos de material de aborto ou de células tumorais.[3]

Análise do cariótipo

A análise cromossômica é efetuada em microscópio óptico, sob aumento de 1.000 vezes, podendo o cariótipo ser realizado com o auxílio de sistema de análise de imagens e de softwares para a organização dos cromossomos, e posterior documentação do cariótipo.

É recomendada a análise de 20 células, uma vez que pode haver artefatos técnicos ou mosaicismo cromossômico. Os cromossomos em geral são analisados com nível de resolução de cerca de 550 bandas por lote haploide, para reconhecimento das bandas e sub-bandas cromossômicas, segundo ideograma padrão.

Dessa forma, é possível identificar e organizar cada um dos 22 pares de cromossomos autossomos, bem como o par de cromossomos sexuais. Os cromossomos autossomos, presentes igualmente em ambos os sexos, são os pares cromossômicos numerados de 1 a 22. O par de cromossomos sexuais é constituído por dois cromossomos X na mulher e por um cromossomo X e um Y nos homens. Assim, o cariótipo feminino é representado como 46,XX, e o masculino, como 46,XY.

Os pares de cromossomos autossomos são constituídos por dois cromossomos homólogos, enquanto o par de cromossomos sexuais é constituído por cromossomos com diferentes constituições genéticas, uma vez que o cromossomo Y é um cromossomo muito menor que o cromossomo X e com poucos genes, a maioria deles relacionados com a formação do testículo e diferenciação do sexo.

Os pares de cromossomos são organizados no cariótipo de acordo com o tamanho, forma e padrão de bandas. Os cromossomos metafásicos são constituídos por duas cromátides unidas pelo centrômero. O centrômero divide o cromossomo em dois braços: o chamado braço curto, representado pela letra "p", e o braço longo, representado pela letra "q". De acordo com a proporção dos tamanhos dos braços curtos e longos, os cromossomos são classificados em metacêntricos (centrômero dividindo os dois braços de tamanhos semelhantes), submetacêntricos (braço curto um pouco menor que o longo) e acrocêntricos (braço curto bem pequeno).

De acordo com as normas do Sistema Internacional de Nomenclatura de Citogenética Humana,[4] os cromossomos são divididos em regiões, bandas e sub-bandas, de forma a ser possível o registro de alterações em sua estrutura. As bandas são numeradas a partir do centrômero em direção às extremidades dos braços cromossômicos (Figura 2.1).

O cariótipo de indivíduos com alterações cromossômicas

O exame do cariótipo permite a identificação das alterações cromossômicas tanto numéricas como as estruturais.

Pode haver alteração do número de cromossomos, como nas trissomias e monossomias, quando há cromossomos em excesso ou em falta, respectivamente.

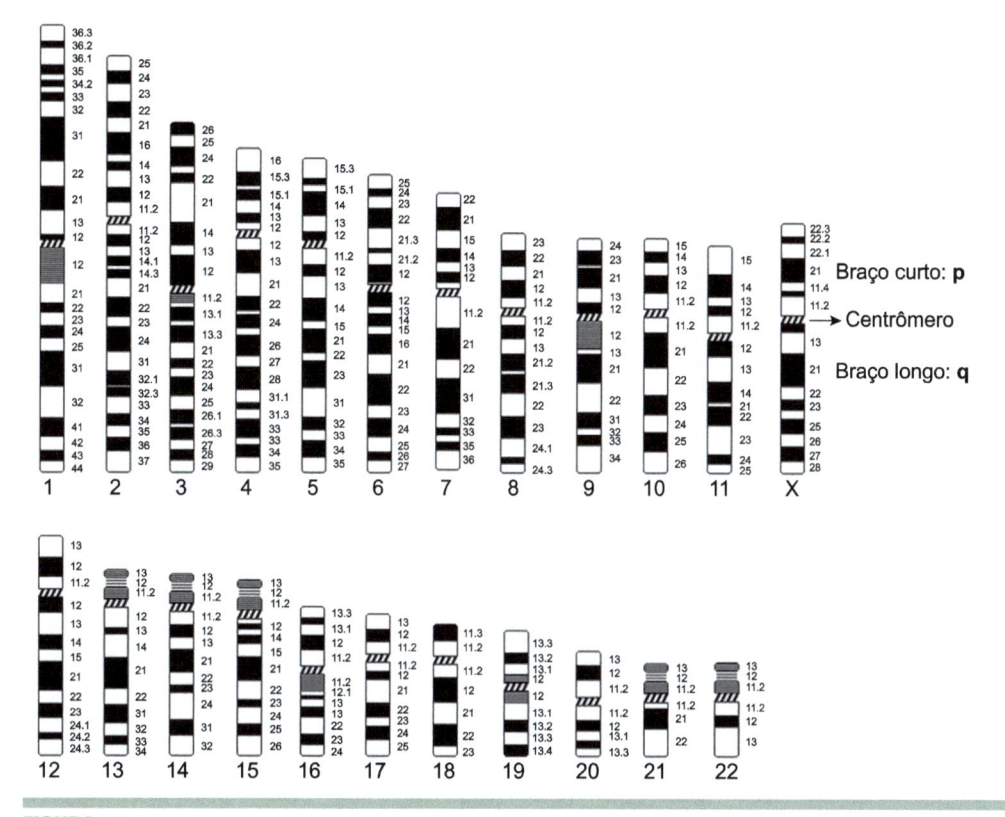

FIGURA 2.1. Ideograma dos cromossomos humanos normais mostrando o padrão de bandas G com resolução de cerca de 550 bandas, de acordo com o ISCN.[4] Como exemplo, o centrômero e os braços curto (p) e longo (q) estão indicados no cromossomo X. (Fonte: ISCN, 2016.)

Em contraste com as alterações numéricas, cujas trissomias e monossomias completas nos recém-nascidos estão restritas a poucos autossomos, a variedade de alterações estruturais é enorme. As alterações cromossômicas estruturais resultam de quebras cromossômicas seguidas de reconstituição em uma forma anormal e podem envolver um único cromossomo (como nas deleções), ou dois ou mais cromossomos (como nas translocações).

As alterações cromossômicas estruturais podem ser equilibradas, quando não há perda nem ganho de material, ou não equilibradas, quando há material cromossômico em falta ou em excesso, resultando em monossomias e/ou trissomias parciais.

Os indivíduos com alterações cromossômicas equilibradas, em geral, apresentam fenótipo normal, mas têm risco aumentado para prole com alteração não equilibrada, com consequente comprometimento fenotípico e abortamento.

Nomenclatura citogenética

Os cariótipos normais, bem como os com alterações cromossômicas, são descritos nos laudos de acordo com normas internacionais estabelecidas pelo Sistema Internacional de Nomenclatura de Citogenética Humana.[4]

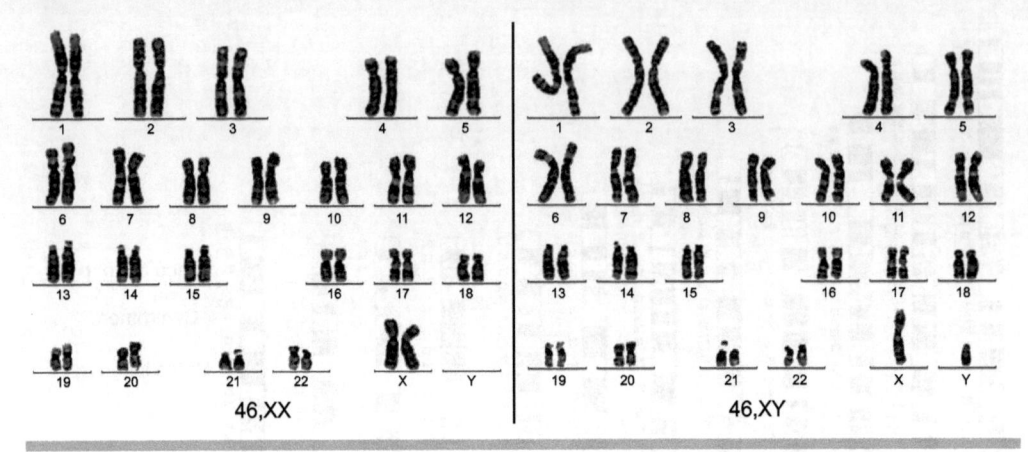

FIGURA 2.2. Cariótipos normais feminino (46,XX) e masculino (46,XY) mostrando os pares cromossômicos autossômicos (pares 1 a 22) e o par de cromossomos sexuais. (Fonte: ver referências.)

O registro de um cariótipo é dado primeiramente pelo número total de cromossomos, seguido por uma vírgula e pela especificação dos cromossomos sexuais. Assim, os cariótipos feminino e masculino normais são designados, respectivamente, como 46,XX e 46,XY (Figura 2.2).

Nas alterações cromossômicas numéricas, os cromossomos extras ou em falta são especificados após os sinais "+" ou "-", respectivamente. Assim, um cariótipo 47,XY,+21 (Figura 2.3) indica trissomia do cromossomo 21, isto é, três cromossomos 21. Esses sinais não são necessários no caso de alterações do número de cromossomos sexuais, como no cariótipo 45,X, que representa uma monossomia do cromossomo X e no cariótipo 47,XXY, em que há um cromossomo sexual extra.

Trissomias de somente alguns autossomos podem ser viáveis, como a trissomia do cromossomo 21 (cariótipo 47,XX ou XY,+21) que resulta na síndrome de Down; a trissomia do cromossomo 13 (cariótipo 47,XX ou XY,+13) que resulta na síndrome de Patau, e a trissomia do cromossomo 18 (cariótipo 47,XX ou XY,+18) que resulta na síndrome de Edwards. Diferentes trissomias dos cromossomos sexuais podem ser observadas, como a 47,XXY que determina a síndrome de Klinefelter, a síndrome do triplo X (cariótipo 47,XXX) e a síndrome do duplo Y (cariótipo 47,XYY).

Quando há mosaicismo cromossômico, isto é, quando há duas ou mais linhagens celulares com cariótipos distintos, as diferentes linhagens são registradas separadas por uma barra diagonal e com o número de células analisadas de cada linhagem entre colchetes. Assim, um cariótipo 47,XY,+21[24]/46,XY[16] indica uma trissomia do cromossomo 21 em mosaico, a partir da análise de 40 células, sendo 16 delas com cariótipo normal.

Nas alterações cromossômicas estruturais, o registro do cariótipo deve conter: 1) o total de número de cromossomos; 2) os cromossomos sexuais; 3) a abreviatura, entre parênteses, do tipo de alteração estrutural verificada, tais como deleção (del), duplicação (dup), isocromossomo (i), inversão (inv), translocação (t) e cromossomos derivados de translocações (der); 4) o número do cromossomo (ou cromossomos) envolvido(s) na alteração (ou letra, no caso dos cromossomos X e Y); e 5) a banda (ou respectivas bandas, separadas por ponto e vírgula) em que ocorreu a quebra.

A seguir, alguns dos tipos mais frequentes de alterações cromossômicas estruturais, com exemplos:

| A 47,XY,+21 | B 46,XY,del(5)(p13) | C 46,XX,t(6;14)(p21;q32) |

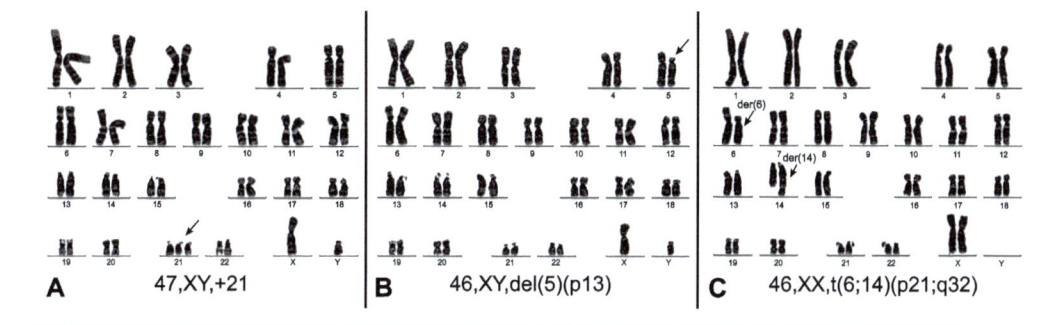

FIGURA 2.3. Exemplos de cariótipos com alterações. **(A)** Cariótipo masculino 47,XY,+21, com trissomia do cromossomo 21 (seta indicando os três cromossomos 21); **(B)** Cariótipo 46,XY,del(5)(p13), mostrando o cromossomo 5 com deleção (seta), com perda de material de 5pter até 5p13; **(C)** Cariótipo 46,XX,t(6;14)(p21;q32), mostrando a translocação equilibrada entre o braço curto do cromossomo 6 e o braço longo do cromossomo 14, com as setas indicando os cromossomos derivados da translocação. (Fonte: ver referências.)

- Deleção (representada por "del"): quando há perda de material cromossômico. Exemplo: cariótipo 46,XY,del(5)(p13), que indica um indivíduo do sexo masculino, com uma deleção do braço curto do cromossomo 5, com ponto de quebra na banda 5p13, resultando em monossomia parcial de 5pter (região terminal do braço curto) até a banda 5p13 (Figura 2.3);
- Duplicação (representada por "dup"): presença de um segmento extra no cromossomo, resultando em trissomia parcial do segmento cromossômico a mais. Exemplo: 46,XX,dup(1)(q22q25), que indica uma duplicação do segmento entre as bandas 1q22 e 1q25. Quando há a presença de material cromossômico adicional de origem desconhecida, ligado a algum cromossomo ou banda cromossômica, é utilizada a abreviatura "add". Exemplo: cariótipo 46,XX,add(19)(p13.3), que indica a presença de material adicional, de origem desconhecida, ligado à banda 19p13.3;
- Translocação recíproca (representada por "t"): troca de partes entre cromossomos. Quando a troca se dá entre dois cromossomos, esse tipo de rearranjo é conhecido como translocação recíproca. Exemplo: cariótipo 46,XX,t(6;14)(p21;q32), que indica uma translocação equilibrada entre os cromossomos 6 e 14 com pontos de quebra nas bandas 6p21 e 14q32, respectivamente (Figura 2.3). Esse indivíduo com uma translocação equilibrada tem um risco aumentado de gerar prole com uma translocação não equilibrada, quando esta receber um dos cromossomos resultantes da translocação. Esses cromossomos são denominados derivados ("der"), recebendo o número do cromossomo com o centrômero. Por exemplo, o cariótipo 46,XX,der(14)t(6;14)(p21;q32)mat indicaria que o indivíduo recebeu o derivado do cromossomo 14 da translocação t(6;14) materna, resultando em monossomia de 14q32 até 14qter concomitante à trissomia parcial de 6pter até 6p21;
- Translocações robertsonianas (representadas por "rob" ou "der"): fusão de braços longos de cromossomos acrocêntricos com perda de seus braços curtos. Exemplo: cariótipo 45,XX,der(14;21)(q10;q10), que indica uma translocação robertsoniana entre os cromossomos 14 e 21, considerada equilibrada, uma vez que a perda de braços curtos de cromossomos autossomos acrocêntricos não acarreta efeito fenotípico. Por outro lado, o cariótipo 46,XY,der(14;21)(q10;q10),+21 indica uma trissomia 21 por translocação.

As alterações cromossômicas podem ser esporádicas, ditas *de novo* (do latim, representado por "dn"), ou herdadas. As alterações herdadas muitas vezes são decorrentes de uma alteração equilibrada presente em um dos pais. Nesses casos, especifica-se a origem: materna ("mat") ou paterna ("pat").

Limitações do exame do cariótipo

O exame de cariótipo permite detectar as alterações cromossômicas com perda ou ganho de material ou com mudança de local de segmentos cromossômicos, mas somente quando envolvem pelo menos 3 a 10 Mb de tamanho.[5-6] Dessa forma, várias alterações que estão abaixo desse nível de resolução não podem ser identificadas pelo cariótipo de rotina por bandamento G, como no caso das microdeleções e microduplicações. Outra dificuldade é a identificação da origem de cromossomos marcadores (cromossomos não caracterizáveis por bandamento G, de tamanho menor que um cromossomo 20) ou da origem cromossômica de material adicional.[5-6]

Assim, é necessário outros métodos citogenéticos ou moleculares, por exemplo a técnica de hibridização *in situ* fluorescente (FISH – *fluorescence in situ hybridization*), de MLPA (*multiplex ligation-dependent probe amplification*) (ver Capítulo 4) e *microarray* cromossômico (ver Capítulo 3). Este último exame tem sido apregoado como devendo ser o primeiro exame a ser realizado em casos de atraso no desenvolvimento e/ou anomalias congênitas e deficiência intelectual com suspeita de alteração cromossômica, deixando-se o exame do cariótipo para síndromes cromossômicas bem caracterizadas, como, por exemplo, as síndromes de Down e de Patau.[7] De qualquer modo, em algumas situações, é necessária a associação de diferentes técnicas de citogenômica, incluindo o cariótipo, para uma melhor caracterização da alteração.[6]

Indicações para o exame do cariótipo

Algumas condições específicas são indicação inicial de rotina para a avaliação cromossômica. Dentre as mais importantes destacamos:

1. Restrição de crescimento intrauterino e pós-natal associada a alteração do desenvolvimento neuropsicomotor;
2. Características fenotípicas típicas de síndromes cromossômicas, como, por exemplo, as da síndrome de Down, síndrome de Edwards, síndrome de Patau, síndrome de Klinefelter, síndrome do miado de gato, entre outras: dentre essas síndromes conhecidas, incluem-se os casos que apresentam amenorreia primária como a síndrome de Turner. Nesses casos, a clínica já é sugestiva, na maioria das vezes, e o cariótipo por bandamento G oferece a confirmação diagnóstica;
3. Casal com história de abortamento precoce de repetição (2 a 3, ou mais) ou infertilidade:[8,9] nesses casais, observam-se em torno de 3 a 6% de casos com alteração cromossômica, sendo mais frequente a presença de rearranjo cromossômico equilibrado. Alterações cromossômicas numéricas constituem a causa mais importante de abortamento antes da 10ª semana de gestação. Pelo menos de 50 a 60% de todos os abortamentos estão associados a alteração cromossômica, sendo a mais frequente a trissomia, seguida de polissomia e monossomia X.[9] O estudo cromossômico do material do aborto e da mola hidatiforme é importante para a orientação de risco de repetição para o casal, e primordial para a definição de risco para malignização no caso de mola;

4. Natimorto e morte neonatal: as causas da natimortalidade são heterogêneas e na maior parte dos casos ficam sem definição diagnóstica, mas observam-se alterações cromossômicas em cerca de 7,5% dos natimortos;[10]
5. Genitália atípica: nesses casos o estudo cromossômico deve ser o primeiro exame a ser realizado, pois indicará o sexo biológico, auxiliando o início da investigação quanto à caracterização do distúrbio do desenvolvimento sexual, para posterior orientação diagnóstica e terapêutica;
6. Diagnóstico pré-natal: o estudo cromossômico, em geral realizado a partir de células obtidas de amniocentese, tem sido indicado em casos de idade materna avançada, nascimento prévio de criança com alteração cromossômica e presença de rearranjo cromossômico equilibrado em um dos genitores. O exame do cariótipo também é importante para a confirmação de triagem pré-natal positiva, como no caso de alteração ultrassonográfica fetal sugestiva de malformação congênita, triagem bioquímica alterada e, mais recentemente, quando o NIPT (*non-invasive prenatal testing*) for sugestivo de alteração cromossômica. O teste NIPT consiste em triagem pré-natal não invasiva pelo estudo do DNA fetal livre no sangue materno, sendo realizado por técnicas de sequenciamento de nova geração;
7. Avaliação de tumores: todas as neoplasias possuem alterações genéticas, sendo que a maioria apresenta alterações cromossômicas variadas e visíveis pelo estudo cromossômico por bandamento G. Apesar da introdução de novas técnicas para a avaliação das alterações cromossômicas nas neoplasias, como a técnica de FISH e de *microarray* cromossômico, a análise citogenética clássica ainda é importante para o diagnóstico das neoplasias hematológicas e também de tumores sólidos. Essas alterações podem caracterizar ou refinar o diagnóstico histopatológico, fornecer informação prognóstica e auxiliar nas decisões terapêuticas. A "Mitelman Database of Chromosome Aberrations and Gene Fusions in Cancer"[11] pode ser útil na avaliação das alterações genéticas no câncer. Muitas alterações cromossômicas são descritas em neoplasias do sistema nervoso central, especialmente nas que se manifestam na infância, por exemplo nos gliomas, astrocitomas, ependimomas, tumores do plexo coroide e também nos tumores embrionários. A análise citogenética do tumor sólido fornece informações, valiosas aos patologistas e oncologistas, importantes para refinar o diagnóstico e definir intervenções terapêuticas para os pacientes;[12]
8. Esclarecimento de resultados não definidos pelo exame de *microarray* cromossômico: em cerca de 20% dos casos de *array* anormal (tais como as trissomias resultantes de translocações robertsonianas, certos cromossomos marcadores, cromossomos em anel, rearranjos complexos e presença de material genômico extra), estudos citogenéticos adicionais são necessários para a melhor caracterização dos rearranjos e interpretação dos resultados. Além disso, é importante ressaltar que o estudo por *microarray* pode não detectar certas anormalidades, tais como rearranjos cromossômicos equilibrados (como translocações, inversões) e mosaicismos baixos,[5-6] sendo importante o exame do cariótipo.

REFERÊNCIAS BIBLIOGRÁFICAS

1. Moorhead PS, Nowell PC, Mellman WJ, et al. Chromosome preparations of leukocytes cultured from human peripheral blood. Exp Cell Res. 1960; 20:613-6.
2. Sanchez O, Escobar JI, Yunis JJ. A simple G-banding technique. Lancet. 1973; 2:269.
3. Rooney DE. Human Cytogenetics: constitutional analysis. A Practical Approach. 3 ed. Oxford University Press; 2011.

4. ISCN. An International System for Human Cytogenomic Nomenclature. McGowan-Jordan J, Simons A, Schmid M (eds.). Karger: Basel, 2016.
5. Bi W, Borgan C, Pursley AN, et al. Comparison of chromosome analysis and chromosomal microarray analysis: what is the value of chromosome analysis in today's genomic array era? Genet Med. 2013; 15:450-7.
6. Martin CL, Warburton D. Detection of chromosomal aberrations in clinical practice: From karyotype to genome sequence. Annu Rev Genomics Hum Genet. 2015; 16:309-26.
7. Miller DT, Adam MP, Aradhya S, et al. Consensus statement: chromosomal microarray is a first-tier clinical diagnostic test for individuals with developmental disabilities or congenital anomalies. Am J Hum Genet. 2010; 86:749-64.
8. Hogge WA, Byrnes AL, Lanasa MC, et al. The clinical use of karyotyping spontaneous abortions. Am J Obstet Gynecol. 2003; 189:397-402.
9. Rai R, Regan L. Recurrent miscarriage. Lancet. 2006; 368:601-11.
10. Sahlin E, Gustavsson P, Liedén A, et al. Molecular and Cytogenetic Analysis in Stillbirth: Results from 481 Consecutive Cases. Fetal Diagn Ther. 2014; 36:326-32.
11. Mitelman Database of Chromosome Aberrations and Gene Fusions in Cancer, 2018. Mitelman F, Johansson B, Mertens F (eds.). Disponível em: http://cgap.nci.nih.gov/Chromosomes/Mitelman.
12. Gersen SL, Keagle MB. The Principles of Clinical Cytogenetics. 3 ed. New York: Springer; 2013.

Microarray Cromossômico 3

Évelin Aline Zanardo
Alexandre Torchio Dias
Leslie Domenici Kulikowski

Introdução

Com o desenvolvimento tecnológico dos métodos de investigação citogenômica, a medicina personalizada tem à sua disposição ferramentas cada vez melhores para avaliar o genoma completo, permitindo a elucidação de quadros clínicos indefinidos associados a variantes genômicas numéricas e/ou estruturais complexas.[1,4] Fenotipicamente, essas variações podem estar relacionadas a alterações clínicas específicas,[1,4] incluindo deficiência intelectual, malformações congênitas, atraso do desenvolvimento neuropsicomotor, déficit no crescimento, dismorfismos faciais, entre outras.[2,3]

Estima-se que variantes genômicas estejam presentes em 8,1% das gestações, representando uma das principais causas de mortalidade em estágios precoces do desenvolvimento fetal. Ainda, essas anormalidades são detectadas em aproximadamente 50% dos abortos espontâneos, 6% entre os natimortos e 0,8% nos nascidos vivos,[2,4] sendo imprescindível sua inequívoca identificação.

Assim, a diversidade das anormalidades genômicas representa um desafio constante para o diagnóstico. Nesse sentido, o emprego adequado dos testes moleculares é crucial para identificação de variações no genoma e para a compreensão genótipo-fenótipo.[1]

Dentre as variações genômicas estão as CNVs (*copy number variation*), que inclui deleções e duplicações, as quais variam de aproximadamente 50 pares de bases a muitas megabases de DNA.[5-7] Essas variações podem ser patogênicas ou benignas; no entanto, uma parte delas ainda é considerada de significado incerto, sendo conhecidas como VUS ou VOUS (*variant of uncertain significance*).

A literatura sugere que mais de 12% do genoma de qualquer indivíduo é composto por alterações em número de cópias, ou seja, indivíduos normais e saudáveis também são portadores de CNVs.[7-10] Até o presente momento, já foram descritas mais de 100.000 CNVs, únicas no genoma, sendo que a maioria delas são classificadas como variantes benignas.[7]

As variantes genômicas, classicamente, estão relacionadas com doenças neurodegenerativas, neurológicas e de distúrbios comportamentais, como nas síndromes cromossômicas (síndrome de Down, síndrome de Patau, síndrome de Edwards), nas síndromes de microdeleções e microduplicações (síndrome de Prader-Willi e Angelman, síndrome de Williams, espectro da deleção 22q), nas distrofias musculares (Duchenne e Becker) e no autismo e demais síndromes relacionadas a distúrbios do neurodesenvolvimento.[7-17]

Além das variantes genômicas de etiologia pontual (SNV – *single nucleotide variants*) ou de segmentos genômicos (CNVs), os fatores epigenéticos também influenciam no neurodesenvolvimento, como no transtorno do espectro autista, nas síndromes Prader-Willi e Angelman e na síndrome de Beckwith-Wiedemann.[7-17]

Métodos de detecção das CNVs, estudo de metilação e expressão gênica

Existe grande disponibilidade de métodos que avaliam o genoma humano, detectando a presença de variantes raras numéricas e estruturais e/ou anormalidades epigenéticas com efeitos significativos no fenótipo clínico.[8,11]

A análise microscópica dos cromossomos isolados de linfócitos do sangue periférico por bandamento G tem sido utilizada para identificar desequilíbrios genéticos ao longo dos últimos anos, como as aneuploidias e os grandes rearranjos cromossômicos estruturais, incluindo as translocações, as deleções e as duplicações. No entanto, a técnica de cariotipagem não tem capacidade para detectar anormalidades menores que 5 Mb[12-15] e um número considerável de fenótipos clínicos causados por rearranjos cromossômicos submicroscópicos permanecem subdiagnosticados.[3]

Dentre as anormalidades cromossômicas, estima-se que aproximadamente 70% dos portadores de malformações congênitas associadas à deficiência cognitiva tenham aneuploidias de cromossomos inteiros, como as trissomias do 13, 18 e 21, e/ou aneuploidias dos cromossomos sexuais. Outros 12% dos pacientes carregam deleções e duplicações parciais, terminais ou intersticiais. Pouco mais de 8% das alterações encontradas são microdeleções, como a síndrome velocardiofacial/de DiGeorge (del 22q11) e as síndromes de Angelman e Prader-Willi (del 15q11). Os 10% restantes são causados por translocações equilibradas, inversões, inserções ou casos de mosaicismo.[16]

Os rearranjos submicroscópicos têm sido relatados em pacientes com o cariótipo clássico aparentemente normal e fenótipo clínico inexplicável,[17] sendo que as regiões subteloméricas estão frequentemente alteradas em pacientes com deficiência intelectual.[14]

Para superar as limitações do cariótipo tradicional e detectar as alterações submicroscópicas ou crípticas foram desenvolvidas técnicas citogenômicas,[18] como a técnica de hibridação *in situ* por fluorescência (FISH – *fluorescent in situ hibridization*) e a técnica de amplificação de múltiplas sondas dependentes de ligação (MLPA – *multiplex ligation-dependent probe amplification*).[14,15] Esses métodos investigam um número limitado e específico de regiões do genoma, diagnosticando principalmente as síndromes de microdeleções/microduplicações mais comuns e as alterações de regiões subteloméricas.[15]

Já a técnica de triagem genômica por *array* é bem mais abrangente, possibilitando a análise de milhares de alvos genômicos ao mesmo tempo.[14] Assim, é possível caracterizar mais adequadamente as alterações genômicas, definindo ponto de quebra e classificando novas variantes como benignas ou patogênicas. Ainda, a técnica de *array* possibilita a avaliação do perfil de metilação relacionado às doenças de *imprinting* e os painéis de expressão gênica relacionados ao neurodesenvolvimento.

Novo-Filho e colaboradores, em 2016, demonstraram em um estudo utilizando *arrays* e MLPA que pacientes com atraso no desenvolvimento neuropsicomotor apresentavam variações no número de cópias de segmentos genômicos patogênicos em regiões subteloméricas, em especial no cromossomo 4, envolvendo os genes *ADRA2C*, *CPLX1*, *CRMP1*, *HTT*, *PDE6B*, *SORCS2*, *SPON* e *WFS1*, responsáveis pelo desenvolvimento e função do sistema nervoso.[30]

Análise cromossômica por *array* (CMA – *chromosomal microarray analysis*)

O *array* genômico (Figura 3.1) revolucionou a investigação cromossômica, devido ao aumento rápido da sensibilidade e resolução, conseguida por meio da utilização de clones cada vez menores e subsequente melhor cobertura. A análise dos cromossomos por *array* tornou a detecção de variantes e rearranjos estruturais muito mais refinada.[28]

Com alta resolução, os testes de *array* permitem realizar uma varredura completa no genoma, em busca de regiões com deleções, duplicações, perda de heterozigosidade e com dissomia uniparental. O experimento consiste na hibridação do material do paciente nas lâminas ou chips de *array* e, por intensidade do sinal fluorescente, é capaz de determinar essas alterações quantitativamente, sendo normalmente solicitado na rotina diagnóstica como teste de CGH *array*, SNP *array*, teste de *microarray* cromossômico, ou ainda, teste de triagem genômica quantitativa.[23-28]

Como consequência da adoção do *array*, nos laboratórios acadêmicos e clínicos surgiram novos conhecimentos sobre a estrutura do genoma humano, que vão muito além das alterações visíveis microscopicamente, maiores que 3 Mb, como as aneuploidias, os rearranjos intra e intercromossômicos ou os heteromorfismos citados anteriormente.[28]

A tecnologia do *array*, aperfeiçoada na década de 1990 simultaneamente por diferentes grupos, possibilitou a identificação de novas síndromes de microrrearranjos e revelou os primeiros casos de rearranjos complexos concomitantes.[20-28]

As diversas plataformas de *array* disponíveis (*oligoarray*, SNP *array*, *bead array*, BAC *array* e CGH *array*) são hoje amplamente empregadas para finalidade diagnóstica em laboratórios de rotina clínica, ou aplicadas à pesquisa científica. No geral, os *arrays* agregam a habilidade para a detecção de ganhos e perdas de segmentos genômicos, mosaicismo (> 30%), aneuploidias, regiões de homozigosidade (ROH – *regions of homozygosity*) e dissomia uniparental (UPD – *uniparental disomy*).[4,19]

A reavaliação da correlação cariótipo-fenótipo, usando a CGH *array* (*comparative genomic hybridization with microarrays*) por exemplo, permitiu refinar o mapa da região crítica de diferentes síndromes, estreitando as regiões genômicas relacionadas a características clínicas específicas, como na síndrome da deleção 18q: associando a microcefalia a região genômica em 18q21.33, e associando a atresia aural congênita a região 18q22.3 (46); ou como na síndrome de Down, estreitando a região crítica mínima entre 3,8 a 4,4 Mb em HSA214.[4-7]

O *array* começou a ser utilizado amplamente em pesquisa científica, aplicado à caracterização do perfil genético de tumores, à descoberta de genes, na compreensão de modificações epigenéticas e em estudos da conformação da cromatina. A partir daí, todos os resultados puderam ser diretamente correlacionados com as coordenadas genômicas e a expressão gênica.[13]

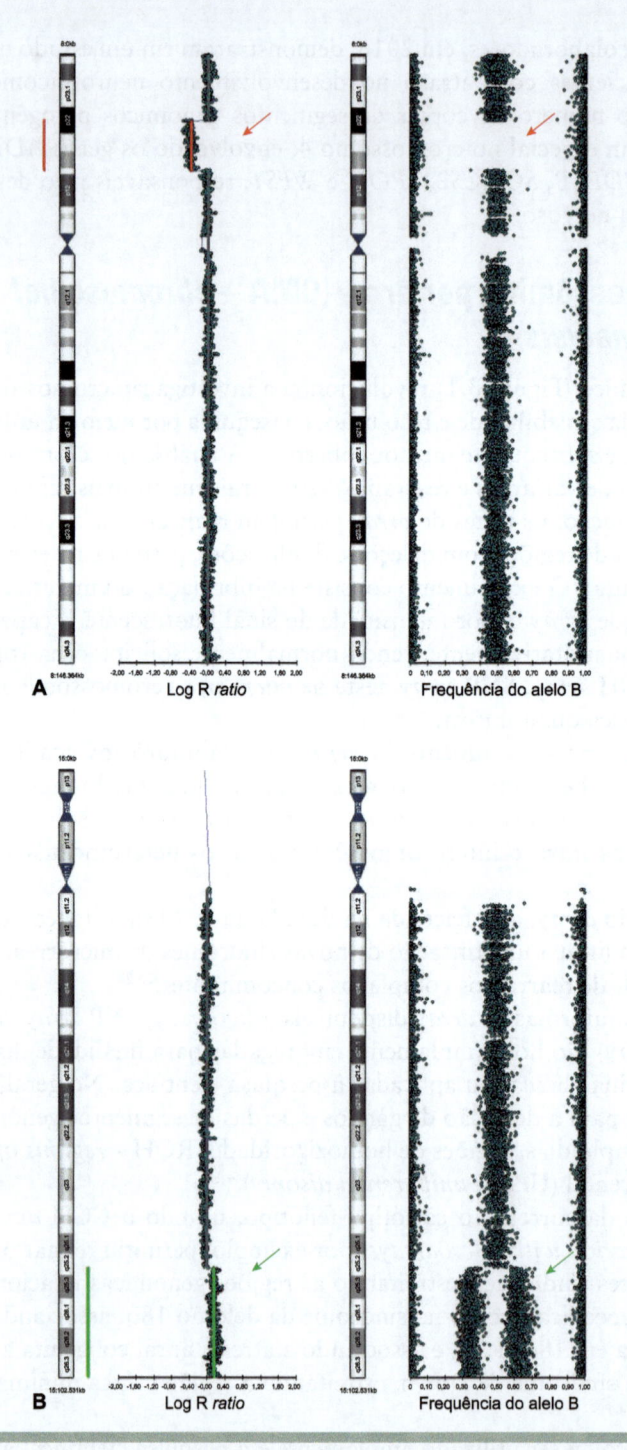

FIGURA 3.1. Resultado da técnica *array*. **(A)** Indicada pelas setas, está representada uma deleção, sendo que no gráfico Log R *ratio* as sondas estão deslocadas para a esquerda e no gráfico Frequência do alelo B as sondas apresentam dois padrões de dispersão; **(B)** Indicada pelas setas, está representada uma duplicação, sendo que no gráfico Log R *ratio* as sondas estão deslocadas para a direita e no gráfico Frequência do alelo B as sondas apresentam quatro padrões de dispersão. (Fonte: ver referências.)

Outra perspectiva relevante que surgiu para a utilização do *array* genômico foi a aplicação na rotina diagnóstica, que inicialmente foi direcionada para a detecção de anormalidades tumorais e, logo após, para a investigação de desequilíbrios cromossômicos não detectados pelo cariótipo em bandamento G, e aos poucos vem substituindo as análises citogenéticas convencionais.[13-20]

Em 2007, o American College of Medical Genetics and Genomics publicou diretrizes recomendando o uso clínico da análise cromossômica por *microarrays* (CMA – *chromosomal microarray analysis*), diante das várias vantagens sobre a FISH e a cariotipagem tradicional para a detecção de diversas doenças genômicas.[25]

Claramente, existe uma melhor chance para a conclusão do diagnóstico empregando a CMA, pois esse método permite a triagem simultânea de centenas de milhares de *loci* para possíveis regiões duplicadas ou deletadas, o que não é possível utilizando a FISH ou métodos citogenéticos clássicos.

A literatura já afirma que o *array* genômico é capaz de detectar perdas e ganhos genômicos em cerca de 20% das translocações aparentemente balanceadas previamente analisadas pela cariotipagem tradicional.[28,29]

Além disso, essa metodologia também permite identificar mosaicismo (> 30%), aneuploidias, regiões de perda de heterozigosidade (LOH – *loss of heterozygosity*) (Figura 3.2) e dissomia uniparental (UPD – *uniparental disomy*),[10,14,23] sendo que todas essas alterações afetam o quadro fenotípico, uma vez que podem alterar os níveis de transcrição, a sequência, a estrutura e a função de diferentes genes.[24]

No dia a dia do laboratório clínico, o *array* pode aumentar a taxa de detecção de desequilíbrios sutis e diagnosticar pacientes com fenótipo clínico sem etiologia conhecida.[14]

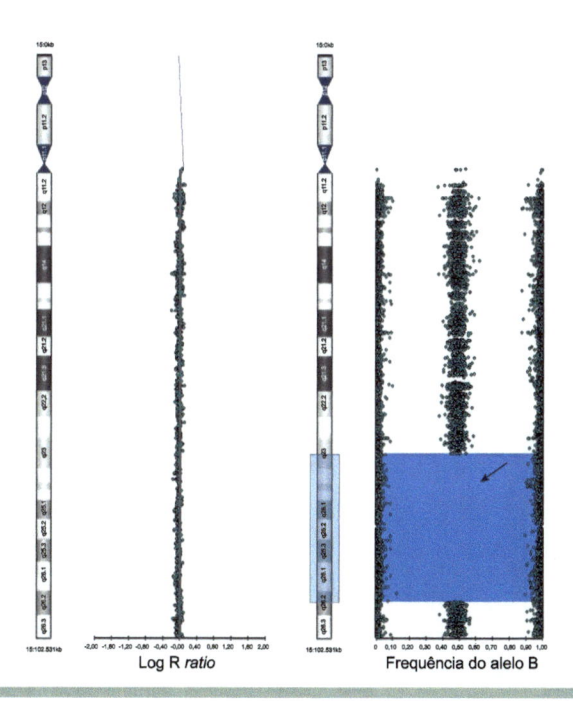

FIGURA 3.2. Resultado da técnica *array*. Na figura, indicada pela área cinzenta e seta, está representada uma região de perda de heterozigosidade (região de LOH), sendo que no gráfico Log R *ratio* as sondas estão localizadas na linha média representando duas cópias e no gráfico Frequência do alelo B as sondas apresentam dois padrões de dispersão indicando uma homozigosidade na região. (Fonte: ver referências.)

O *array* genômico não identifica translocações equilibradas ou inversões sem perdas de material genômico; o teste revela apenas as coordenadas genômicas das CNVs deletadas ou duplicadas.[14-20]

É importante ressaltar que o teste de *array* gera uma grande quantidade de informações que precisam ser analisadas com auxílio da bioinformática e de bancos de dados do genoma. Dessa forma, para a realização do teste de *array* é indispensável o empenho de profissionais altamente capacitados para avaliar adequadamente os resultados e confeccionar um laudo informativo de significância clínica.[14]

O maior desafio da técnica de *array* está relacionado à análise e à classificação das alterações encontradas, ou seja, quais alterações são significantes e estão relacionadas com o fenótipo do paciente. Um exemplo de diagnóstico da rotina laboratorial do *array* pode ser visto na Figura 3.3.

Como comentado antes, de maneira geral, há três interpretações e classificações para as CNVs: as possivelmente benignas ou polimórficas, as patogênicas ou clinicamente relevantes, e as de significado clínico incerto – VUS (*variants of uncertain clinical significance*). Essas denominações são atribuídas de acordo com as características das CNVs, como, por exemplo, se é herdada ou ocorre *de novo*, se está presente em um indivíduo igualmente afetado ou saudável, se é uma região que apresenta muitos ou poucos genes, se é uma deleção ou duplicação, seu tamanho, entre outras características (Figura 3.4).[25-27]

As CNVs consideradas benignas são alterações que podem ocorrer em regiões com poucos genes, porém elas devem ser do mesmo tipo (ganho ou perda) e observadas em mais de 1% dos indivíduos considerados normais ou relatadas no banco de dados de variantes benignas pelo menos três vezes, em distintas referências. Além disso, também podem ser alterações herdadas de um dos pais, quando este não apresenta alterações clínicas.

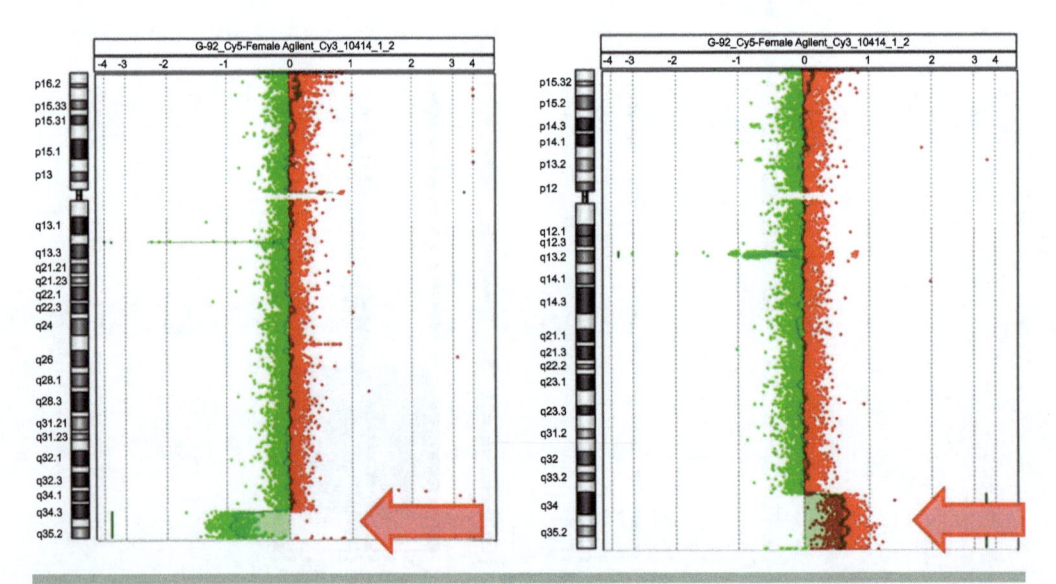

FIGURA 3.3. Imagem do teste de CGH *array* (Agilent 180K) evidenciando uma deleção de tamanho de 10,8 Mb no braço longo do cromossomo 4 e uma duplicação concomitante de tamanho 20 Mb no braço longo do cromossomo 5. O paciente apresenta atraso de desenvolvimento neuropsicomotor. Os genes envolvidos na alteração estrutural observada nesse paciente foram encontrados nos bancos de dados do genoma como sendo associados a diferentes processos neurológicos.[30] (Fonte: ver referências.)

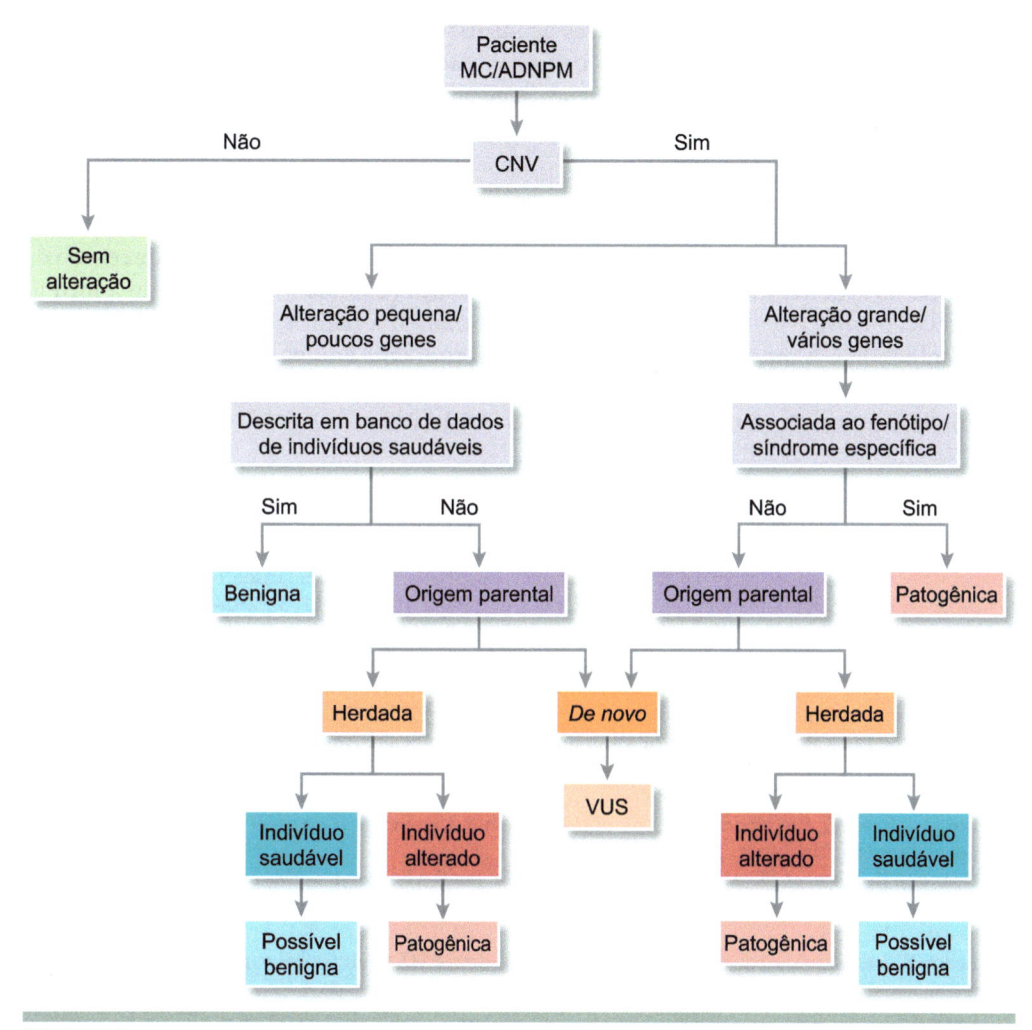

FIGURA 3.4. Fluxograma da classificação das CNVs. As alterações de número de cópias são classificadas como benignas, patogênicas ou VUS, de acordo com as características da sua localização e conteúdo genômico. MC/ADNPM, malformações congênitas/atraso do desenvolvimento neuropsicomotor; CNV, variação do número de cópias; VUS, variantes de significado clínico incerto. (Fonte: ver referências.)

Já as CNVs classificadas como patogênicas são as alterações que foram previamente descritas associadas a uma síndrome de microdeleção/microduplicação específica. Elas estão relacionadas às grandes alterações e regiões ricas em genes, e já foram relatadas em pacientes fenotipicamente alterados ou são herdadas de um dos pais que apresentam fenótipo clínico relevante.

E a última categoria para interpretação das CNVs são as VUS, as quais envolvem alterações em genes que não apresentam uma função bem estabelecida. Essas CNVs são alterações já descritas em pacientes considerados normais e em pacientes fenotipicamente alterados, ou alterações que não foram descritas previamente.[25-28]

Vale ressaltar que a presença de alterações benignas e VUS estão relacionadas com o aumento da densidade do *array* utilizado para o diagnóstico; assim, *array*s que possuem um maior número de sondas são capazes de identificar um maior número de microalterações, determinando o ponto de quebra dessas alterações com uma maior exatidão. Porém, a presença de regiões que envolvem genes sem uma função estabelecida ou regiões que ainda não possuem genes descritos até o momento também irão aumentar.[25,27,29]

Conclusão

A utilização das técnicas de análise genômica possibilitou uma melhor compreensão da influência da arquitetura do DNA com quadros clínicos complexos, permitindo a inequívoca relação entre o genótipo e o fenótipo, propiciando a realização do aconselhamento genético familiar. A interação clínico-laboratorial com uma equipe multiprofissional especializada é fundamental para a condução do teste molecular, corroborando para a elucidação diagnóstica no atendimento médico personalizado.

REFERÊNCIAS BIBLIOGRÁFICAS

1. Marenne G, Rodríguez-Santiago B, Closas MG, Pérez-Jurado L, Rothman N, Rico D, et al. Assessment of copy number variation using the Illumina Infinium 1M SNP-array: a comparison of methodological approaches in the Spanish bladder cancer/EPICURO study. Hum Mutat. 2011; 32(2):240-8.
2. Vasconcelos B, Albano LM, Bertola DR, Sbruzzi I, Honjo RS, Moreira M, et al. Anormalidades cromossômicas nos pacientes atendidos em serviço de genética. São Paulo: Pediatria. 2007; 29(1):26-32.
3. Vissers LE, de Vries BB, Veltman JA. Genomic microarrays in mental retardation: from copy number variation to gene, from research to diagnosis. J Med Genet. 2010; 47(5):289-97.
4. Kulikowski LD. Citogenômica aplicada à prática médica. São Paulo: Atheneu; 2013.
5. Emanuel BS, Saitta SC. From microscopes to microarrays: dissecting recurrent chromosomal rearrangements. Nat Rev Gent. 2007; 8(11):869-83.
6. Lee C, Iafrate AJ, Brothman AR. Copy number variations and clinical cytogenetic diagnosis of constitutional disorders. Nat Genet. 2007; 39:S48-54.
7. Connolly JJ, Glessner JT, Almoguera B, Crosslin DR, Jarvik GP, Sleiman PM, et al. Copy number variation analysis in the context of electronic medical records and large-scale genomics consortium efforts. Front Genet. 2014; 5:51.
8. Redon R, Ishikawa S, Fitch KR, Feuk L, Perry GH, Andrews TD, et al. Global variation in copy number in the human genome. Nature. 2006; 444:444-54.
9. Kozlowski P, Jasinska AJ, Kwiatkowski DJ. New applications and developments in the use of multiplex ligation-dependent probe amplification. Electrophoresis. 2008; 29(23):4627-36.
10. Edelmann L, Hirschhorn K. Clinical utility of array CGH for the detection of chromosomal imbalances associated with mental retardation and multiple congenital anomalies. Ann N Y Acad Sci. 2009; 1151:157-66.
11. Alkan C, Coe BP, Eichler EE. Genome structural variation discovery and genotyping. Nat Rev Genet. 2011; 12(5):363-76.
12. Trask BJ. Human cytogenetics: 46 chromosomes, 46 years and counting. Nat Rev Genet. 2002; 3:769-78.
13. Shaffer LG, Bejjani BA. Medical applications of array CGH and the transformation of clinical cytogenetics. Cytogenet Genome Res. 2006; 115(3-4):303-9.
14. Gijsbers AC, Lew JY, Bosch CA, Schuurs-Hoeijmakers JH, van Haeringen A, den Hollander NS, et al. A new diagnostic workflow for patients with mental retardation and/or multiple congenital abnormalities: test array first. Eur J Hum Genet. 2009; 17(11):1394-402.
15. Hochstenbach R, van Binsbergen E, Engelen J, Nieuwint A, Polstra A, Poddighe P, et al. Array analysis and karyotyping: workflow consequences based on a retrospective study of 36,325 patients with idiopathic developmental delay in the Netherlands. Eur J Med Genet. 2009; 52(4):161-9.
16. Rauch A, Hoyer J, Guth S, Zweier C, Kraus C, Becker C, et al. Diagnostic yield of various genetic approaches in patients with unexplained developmental delay or mental retardation. Am J Med Genet A. 2006; 140(19):2063-74.
17. Rosenberg C, Knijnenburg J, Bakker E, Vianna-Morgante AM, Sloos W, Otto PA, et al. Array-CGH detection of micro rearrangements in mentally retarded individuals: clinical significance of imbalances present both in affected children and normal parents. J Med Genet. 2006; 43:180-6.

18. Shaffer LG, Bejjani BA. A cytogeneticist's perspective on genomic microarrays. Hum Reprod Update. 2004; 10(3):221-6.
19. Manning M, Hudgins L. Array-based technology and recommendations for utilization in medical genetics practice for detection of chromosomal abnormalities. Genet Med. 2010; 12(11):742-5.
20. Siggberg L, Ala-Mello S, Linnankivi T, Avela K, Scheinin I, Kristiansson K, et al. High-resolution SNP array analysis of patients with developmental disorder and normal array CGH results. BMC Med Genet. 2012; 13:84.
21. Salman M, Jhanwar SC, Ostrer H. Will the new cytogenetics replace the old cytogenetics? Clin Genet. 2004; 66(4):265-75.
22. Bruno DL, Ganesamoorthy D, Schoumans J, Bankier A, Coman D, Delatycki M, et al. Detection of cryptic pathogenic copy number variations and constitutional loss of heterozygosity using high resolution SNP microarray analysis in 117 patients referred for cytogenetic analysis and impact on clinical practice. J Med Genet. 2009; 46(2):123-31.
23. Fan YS, Ouyang X, Peng J, Sacharow S, Tekin M, Barbouth B, et al. Frequent detection of parental consanguinity in children with developmental disorders by a combined CGH and SNP microarray. Mol Cytogenet. 2013; 6(1):38.
24. Stankiewicz P, Beaudet AL. Use of array CGH in the evaluation of dysmorphology, malformations, developmental delay, and idiopathic mental retardation. Curr Opin Genet Dev. 2007; 17(3):182-92.
25. Miller DT, Adam MP, Aradhya S, Biesecker LG, Brothman Ar, Carter NP, et al. Consensus statement: chromosomal microarray is a first-tier clinical diagnostic test for individuals with developmental disabilities or congenital anomalies. Am J Hum Genet. 2010; 86:749-64.
26. Hanemaaijer NM, Sikkema-Raddatz B, van der Vries G, Dijkhuizen T, Hordijk R, van Essen AJ, et al. Pratical guidelines for interpreting copy number gains detected by high-resolution array in routine diagnostic. Eur J Hum Genet. 2012; 20:161-5.
27. Vermeesch JR, Brady PD, Sanlaville D, Kok K, Hastings RJ. Genome-wide arrays: quality criteria and platforms to be used in routine diagnostics. Hum Mutat. 2012; 33:906-15.
28. Koolen DA, Pfundt R, de Leeuw N, Hehir-Kwa JY, Nillesen WM, Neefs I, et al. Genomic microarrays in mental retardation: a practical workflow for diagnostic applications. Hum Mutat. 2009; 30:283-92.
29. Vallespín E, Palomares Bralo M, Mori MÁ, Martín R, García-Miñaúr S, Fernández L, et al. Customized high resolution CGH-array for clinical diagnosis reveals additional genomic imbalances in previous well-defined pathological samples. Am J Med Genet A. 2013; 161A:1950-60.
29. Novo-Filho GM, Montenegro MM, Zanardo EA, Dutra RL, Dias AT, Piazzon FB, et al. Subtelomeric Copy Number Variations: The Importance of 4p/4q Deletions in Patients with Congenital Anomalies and Developmental Disability. Cytogenet Genome Res. 2016; 149(4):241-6.

Exames Moleculares Personalizados 4

Salmo Raskin
Elaine Lustosa-Mendes

Método de Sanger

A determinação da sequência de DNA é uma das ferramentas mais fundamentais de biologia molecular. O método de sequenciamento de segmentos do DNA desenvolvido por Sanger e colaboradores em 1977[1] mantém-se ainda como o mais utilizado, mesmo em tempos de sequenciamento de nova geração (NGS).[2]

O princípio do método baseia-se na capacidade da DNA polimerase copiar uma fita de DNA a partir do molde na presença de um *primer* iniciador. Durante a síntese, o desoxidonucleotídeo adicionado à cadeia é complementar ao nucleotídeo do DNA modelo. A tecnologia desse método aproveita o fato de que as polimerases de DNA incorporam um terminador de cadeia 2'-3'-didesoxinucleotídeo monofosfato (ddNMP) na posição complementar apropriada ao invés de um desoxinucleotídeo monofosfato.[2,4]

Um grande número de moléculas de fita complementar estão sendo copiadas simultaneamente. As reações de extensão de cadeia se continuam até que um ddNTP seja incorporado. Entretanto, caso não haja essa incorporação, não será possível a adição do próximo nucleotídeo; então, a reação de alongamento da cadeia será interrompida naquele sítio.[3,4]

São realizadas quatro reações independentes e em cada uma haverá fragmentos de DNA de diferentes tamanhos. As reações são individualmente submetidas a eletroforese em quatro corridas de gel de poliacrilamida-ureia. A leitura da sequência primária se dá pelo padrão de bandas das quatro corridas, pois cada banda é constituída por fragmentos de mesmo comprimento.[4]

Para o sequenciamento automático, os nucleotídeos são marcados com quatro fluorocromos com diferentes didesoxinucleotídeos. Não se faz mais necessária a separação em quatro reações, pois ao passar pelo feixe de laser os fluorocromos emitem uma luz que é detectada por um fotomultiplicador e a informação é processada com auxílio de um computador,[3] como demonstrado na Figura 4.1.

Por sua capacidade de produzir sequências longas e baixo custo, a técnica permanece como padrão-ouro, por exemplo, para sequenciamento de genes candidatos e confirmação

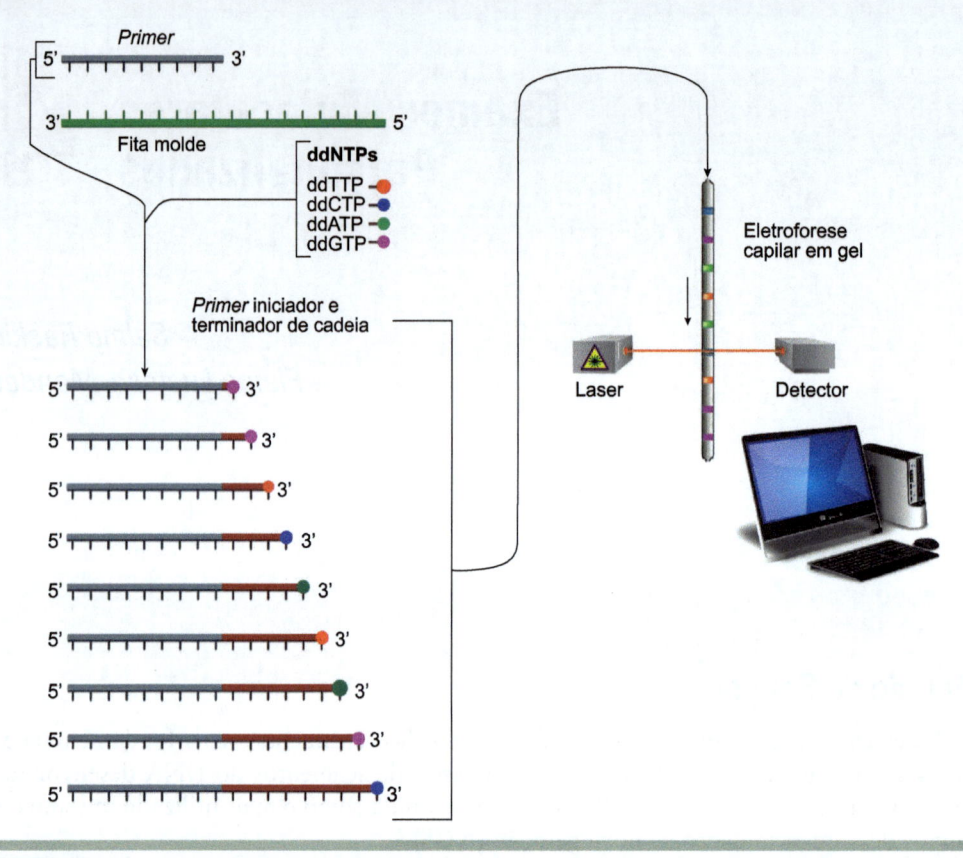

FIGURA 4.1. Representação de sequenciamento pela técnica de Sanger. (Fonte: Adaptada de Estevez J.[1])

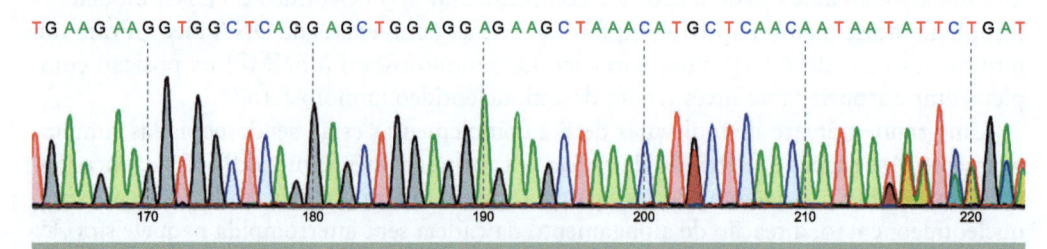

FIGURA 4.2. Imagem de cromatografia do sequenciamento pela técnica Sanger, cada par de base sequenciado está representado por um pico. (Fonte: ver referências.)

de resultados encontrados por NGS.[3] A Figura 4.2 demonstra uma cromatografia; observe que cada pico representa um diferente par de base sequenciado.

Método de hibridização *in situ* por fluorescência de cromossomos (FISH)

A técnica de hibridização *in situ* por fluorescência de cromossomos (FISH) foi desenvolvida por Bauman e colaboradores em 1980. Ela consiste na utilização de sondas

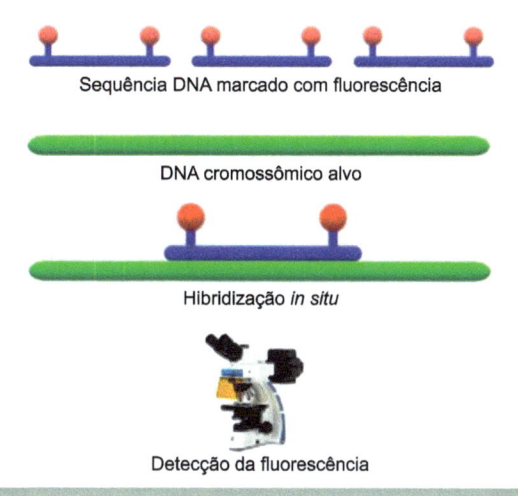

FIGURA 4.3. Representação das etapas da hibridação *in situ* com fluorescência (FISH). (Fonte: ver referências.)

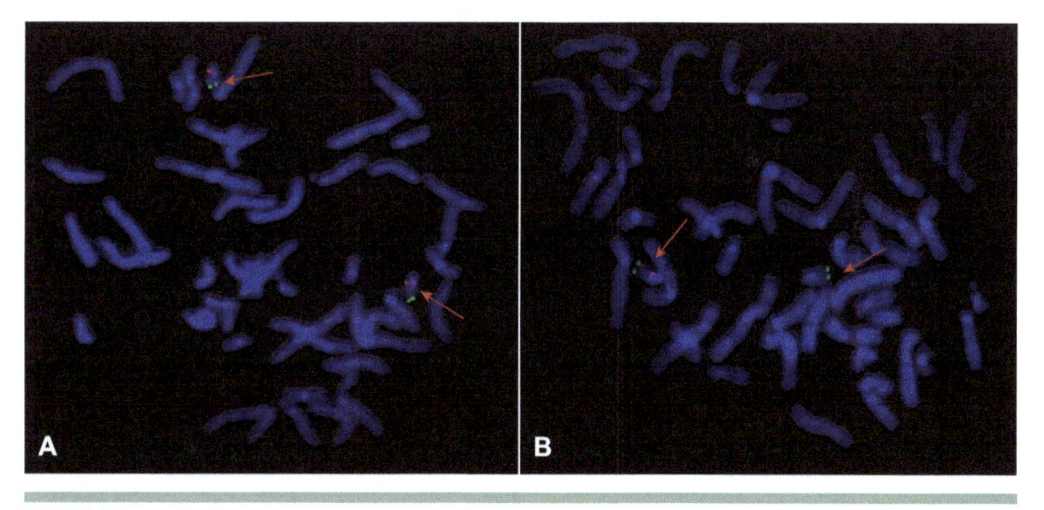

FIGURA 4.4. Imagem de técnica de hibridação *in situ* com fluorescência (FISH) em indivíduo sem deleção **(A)** e com deleção cromossômica **(B)**. (Fonte: Imagem gentilmente cedida pela Dra. Ilária Cristina Sgardioli.)

(sequência de oligonucleotídeos complementares) de DNA marcadas com fluorescência que pareará com bases complementares (hibridização) de uma sequência-alvo de DNA correspondente de um cromossomo específico (Figura 4.3).[5,6]

Esse método é utilizado para identificar anomalias cromossômicas como microdeleções, microduplicações e rearranjos complexos, porém para empregá-lo deve-se ter a suspeita da região de interesse em investigação previamente.[6] A Figura 4.4 evidencia o local em que ocorre a hibridização com o cromossomo de interesse, sendo a sonda marcada com um corante fluorescente; já em caso de deleção não se observa a sonda fluorescente.

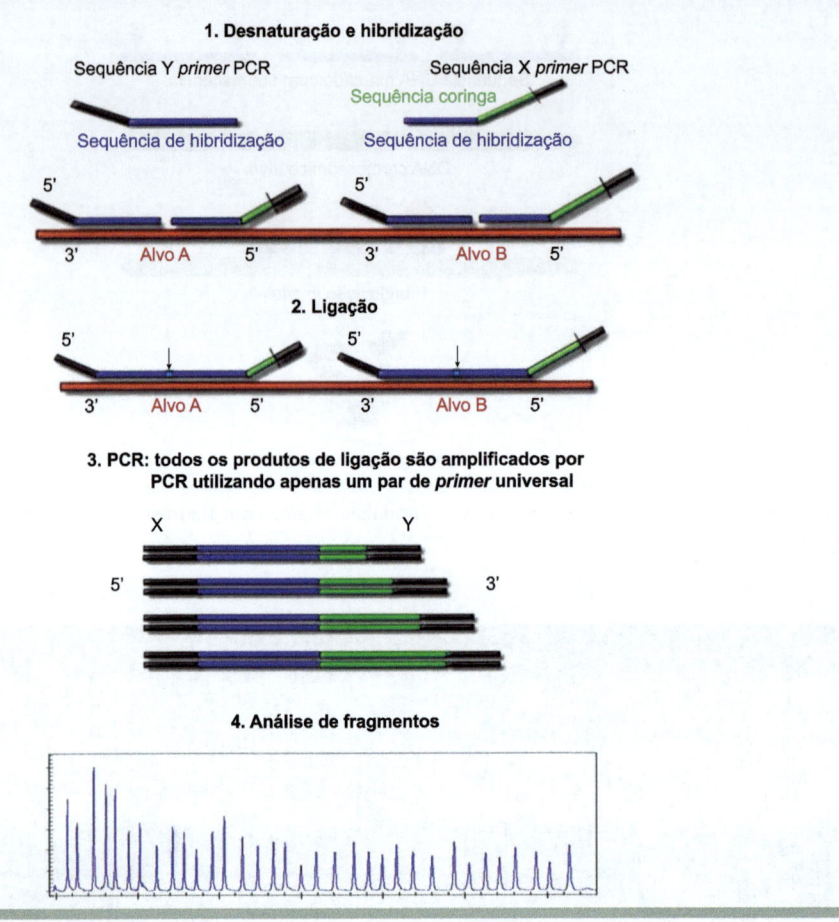

FIGURA 4.5. Representação esquemática da técnica *multiplex ligation-dependent probe amplification* (MLPA). (Fonte: imagem gentilmente cedida pela Dra. Carolina Rodrigues Lincoln de Carvalho.)

Método *multiplex ligation-dependent probe amplification* (MLPA)

A técnica de MLPA foi descrita por Schouten e colaboradores em 2002. Consiste na hibridização da amostra de DNA por sondas e posterior amplificação dos produtos de ligação por PCR, utilizando um par de *primers* universal. Os fragmentos originados são separados e lidos em aparelho de eletroforese capilar, para a quantificação relativa de cópias gênicas (Figura 4.5). Empregando esse método é possível detecção de deleções, duplicações envolvendo um ou mais éxons dos genes ou regiões cromossômicas analisados,[7] como representado na Figura 4.6.

O método é de importante aplicação, visto que deleções e duplicações não são adequadamente detectadas pelas técnicas de sequenciamento, seja por Sanger ou NGS. Ressalta-se seu emprego como padrão-ouro em situações que sabidamente o tipo de mutação mais frequentemente encontrada é deleção ou duplicação, como, por exemplo, na análise molecular do gene da distrofina, mutado em casos de distrofia muscular de Duchenne.[7,8]

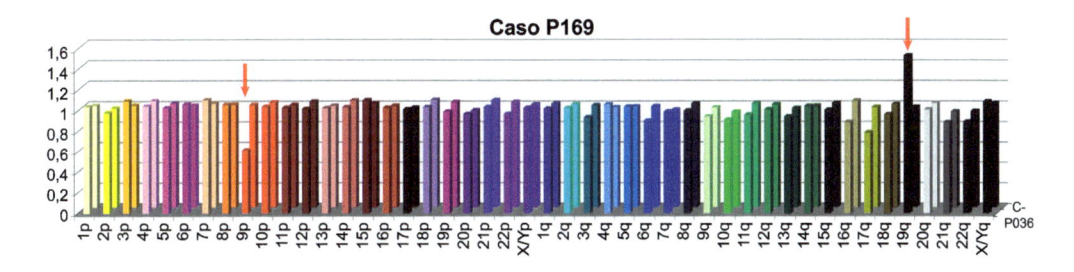

FIGURA 4.6. Representação gráfica do resultado de *multiplex ligation-dependent probe amplification* (MLPA) em indivíduo com deleção no braço curto do cromossomo 9 e duplicação no braço longo do cromossomo 19. (Fonte: Imagem gentilmente cedida pela Dra. Carolina Rodrigues Lincoln de Carvalho.)

REFERÊNCIAS BIBLIOGRÁFICAS

1. Estevez J. Disponível em: https://commons.wikimedia.org/wiki/Special:RecentChangesLinked?hidebots=1&translations=filter&hidecategorization=1&hideWikibase=1&target=File%3ASanger-sequencing.svg&limit=50&days=7&uselang=pt-br&urlversion=2. Acessado em: 28 set 2018
2. Sanger F, Nicklen S, Coulson AR. DNA sequencing with chain-terminating inhibitors. Proc Natl Acad Sci USA. 1977 dez; 74(12):5463-7.
3. Smith LM, Fung S, Hunkapiller MW, Hunkapiller TJ, Hood LE. The synthesis of oligonucleotides containing an aliphatic amino group at the 5' terminus: synthesis of fluorescent DNA primers for use in DNA sequence analysis. Nucleic Acids Res. 1985 abr 11; 13(7):2399-412.
4. van Dijk EL, Auger H, Jaszczyszyn Y, Thermes C. Ten years of next-generation sequencing technology. Trends Genet. 2014 set; 30(9):418-26. doi: 10.1016/j.tig.2014.07.001. Epub 2014 Aug 6.
5. Bauman JG, Wiegant J, Borst P, van Duijn P. A new method for fluorescence microscopical localization of specific DNA sequences by in situ hybridization of fluorochrome labelled RNA. Exp Cell Res. 1980 ago; 128(2):485-90.
6. Ratan AZ, Bin Zaman S, Mehta V, Haidere MF, Runa NJ, Akter N. Application of Fluorescence In Situ Hybridization (FISH) Technique for the Detection of Genetic Aberration in Medical Science. Cureus. 2017 jun; 9(6):e1325. Published online 2017 Jun 9. doi:10.7759/cureus.1325.
7. Schouten JP, McElgunn CJ, Waaijer R, Zwijnenburg D, Diepvens F, Pals G. Relative quantification of 40 nucleic acid sequences by multiplex ligation-dependent probe amplification. Nucleic Acids Res. 2002 jun 15; 30(12):e57.
8. Juan-Mateu J, Gonzalez-Quereda L, Rodriguez MJ, Baena M, Verdura E, et al. DMD Mutations in 576 Dystrophinopathy Families: A Step Forward in Genotype-Phenotype Correlations. PLoS One. 2015 ago 18; 10(8):e0135189. doi: 10.1371/journal.pone.0135189. eCollection 2015.

Sequenciamento de Nova Geração: Painéis de Genes e Exoma

Michele Patricia Migliavacca
Fernando Kok

Introdução

Frederick Sanger, em 1977, descreveu o uso de didesoxinucleotídeos terminais que impediam a incorporação de novos nucleotídeos, permitindo a leitura de fragmentos e o sequenciamento do DNA. Essa tecnologia foi aperfeiçoada para sequenciar dados em maior escala e aplicada ao Projeto Genoma Humano, que levou 13 anos para sequenciar o genoma humano ao custo estimado de 2,7 bilhões de dólares.[1]

Esse escalonamento na magnitude do sequenciamento teve seu desdobramento no aumento crescente do número de genes descobertos e relacionados a uma doença genética, e na abordagem da investigação de novos genes. A abordagem convencional incluía a clonagem posicional e a análise de ligação que demanda a averiguação de diversas gerações de uma família afetada por uma doença mendeliana. Por exemplo, é necessário estudar de 6 a 12 indivíduos afetados dentro de uma família com herança sugestiva de doença autossômica dominante. Uma vez que essas doenças conferem uma grande desvantagem reprodutiva, o estudo por essas técnicas acaba sento muito limitado.

Nesse contexto, o sequenciamento de nova geração (SNG) pode ser utilizado para a investigação de variantes candidatas quando não se têm disponíveis grandes famílias.[2] A Figura 5.1 ilustra a proporção de descobertas realizadas pelas abordagens convencionais, como a análise de ligação, e por sequenciamento de nova geração. Nota-se uma inversão na utilização da abordagem convencional pelo SNG a partir do ano de 2010, que coincide com o período de publicação dos primeiros estudos utilizando SNG para investigar doenças mendelianas.

Sequenciamento de nova geração

O sequenciamento de nova geração (SNG – *next generation sequencing*) permite sequenciar em um único experimento milhões de pares de bases simultaneamente. Do ponto de vista clínico, é possível analisar ao mesmo tempo centenas de genes ou mesmo um genoma completo.

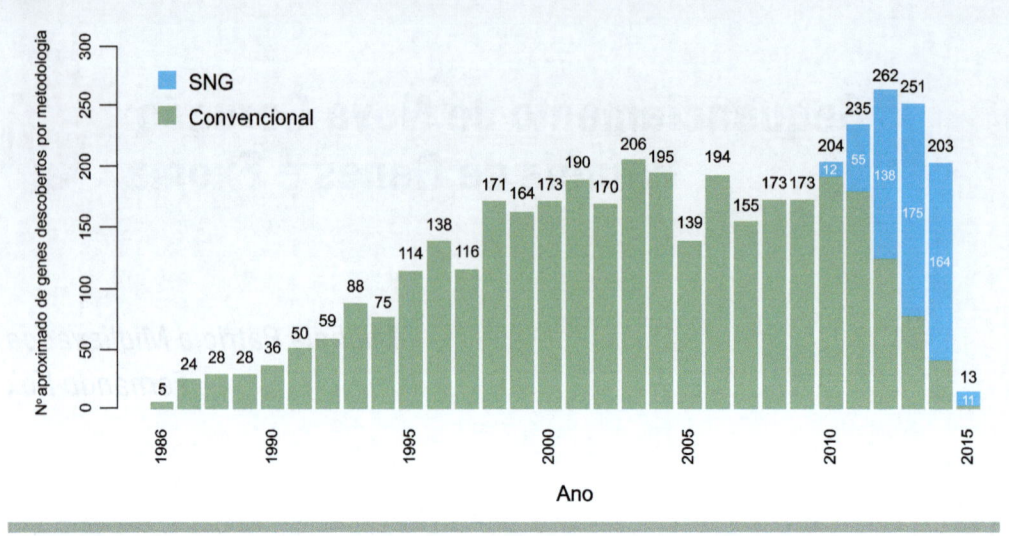

FIGURA 5.1. Contribuição da metodologia convencional e do sequenciamento de nova geração na associação de genes até então sem fenótipo com um determinado quadro clínico. (Fonte: Extraída e modificada de Chong, 2015.[3])

As plataformas de SNG utilizam uma biblioteca de pequenos fragmentos de DNA, randomicamente fragmentados e ligados covalentemente aos adaptadores. Os adaptadores são sequências universais conhecidas e específicas para cada plataforma e têm como objetivo amplificar os fragmentos e ancorá-los na superfície onde será realizado o sequenciamento. A etapa de amplificação ocorre em uma superfície sólida, que pode ser uma microesfera ou uma célula de fluxo, contendo sequências de adaptadores complementares àquelas ligadas aos fragmentos de DNA de interesse.

A amplificação é necessária para produzir um sinal de cada fragmento capaz de ser detectado pelo sistema óptico da plataforma. O tamanho do fragmento de leitura é uma função da razão sinal/ruído; portanto, existe uma limitação inerente ao tamanho, permitindo sequenciar apenas pequenos fragmentos (menores que os utilizados pelo método de Sanger).

Os pequenos fragmentos são mais difíceis de alinhar a um genoma complexo e repetitivo como o genoma humano, que contém 3 bilhões de pares de bases com aproximadamente 48% de conteúdo repetitivo. Uma estratégia utilizada para aumentar a confiança no alinhamento desses pequenos fragmentos é a leitura pareada do fim do fragmento (*paired end read*). Essas leituras são pareadas uma contra as outras, aumentado a confiança do local do mapeamento e alinhamento ao genoma de referência.[4]

O exoma representa menos de 2% do genoma completo, portanto é necessária uma etapa de seleção dessas regiões, uma vez que a fragmentação do DNA genômico é randômica. Existem alguns métodos de seleção ou captura dessas regiões que diferem de uma plataforma para outra. Podemos utilizar iscas de DNA ou RNA, complementares aos adaptadores, que utilizam a avidez das moléculas de biotina e estreptavidina para separar as regiões de interesse, ou um conjunto de *primers* específicos para as regiões codificadoras seguido de amplificação apenas das regiões de interesse.

Após a seleção dos fragmentos de interesse, estes podem ser sequenciados na plataforma de escolha. As reações de sequenciamento acontecem sempre em série e seguindo a mesma ordem: adição de um nucleotídeo, detecção do nucleotídeo incorporado e lavagem para incorporação de um novo nucleotídeo. Dependendo da plataforma, a detecção

```
                    Variantes no exoma
                       ≈ 20.000

                   Variantes raras
                      ≈ 5.000

                  Variantes não
                    sinônimas
                    ≈ 1.000
```

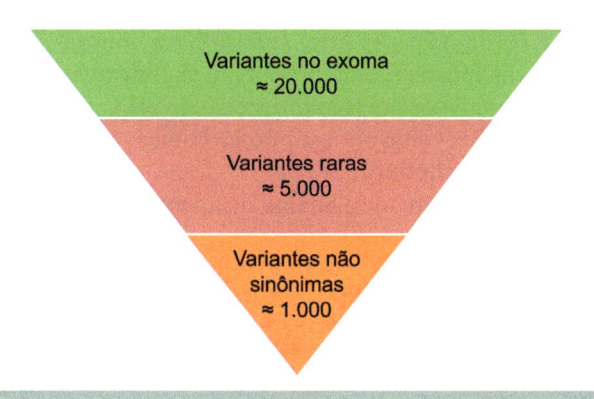

FIGURA 5.2. Aplicação de filtros para variantes candidatas. (Fonte: Extraída e modificada de Demkow e Ploski, 2016.[6])

do nucleotídeo ocorre por emissão de uma fluorescência característica, por uma mudança de pH ou voltagem.

Os dados gerados desse sequenciamento passam por uma série de etapas de bioinformática para então serem interpretados. O exoma de um indivíduo apresenta cerca de 20.000 variantes quando comparado à sequência genômica de referência do National Center for Biotechnology Information (NCBI), um banco de dados públicos de sequências de nucleotídeos e proteínas administrado pela Biblioteca Nacional de Medicina. Mais de 10.000 dessas variantes levam a uma substituição não sinônima com consequente troca de um aminoácido ou variante de sentido trocado (*missense*), parada de leitura prematura (*stop codon*), alteração do sítio de *splicing* ou pequenas deleções e inserções (*indels*).

A Figura 5.2 ilustra as etapas de filtragem das variantes. Dependendo da etnia do probando, 90% dessas variantes podem ser encontradas em bancos de dados como o dbSNP, 1.000 Genomes Project e outros bancos de dados internos. Presumindo que variantes comuns na população provavelmente não são causadoras de doenças mendelianas, tais variantes devem ser excluídas da análise. Da mesma forma, variantes provavelmente benignas são filtradas fora da análise.[5]

Depois da exclusão de variantes comuns e benignas, apenas as variantes com potencial patogênico são consideradas. Para doenças com herança autossômica dominante, cada gene candidato deve mostrar pelo menos uma mudança em heterozigose por indivíduo, enquanto para doenças com herança autossômica recessiva, os genes candidatos devem apresentar alteração em homozigose ou em heterozigose composta.

Painéis genômicos na prática clínica

O reconhecimento do fenótipo em um indivíduo pode ser dificultado pelas variações existentes dentro de uma mesma doença, pois com a exceção de alguns casos clássicos, a maioria dos pacientes apresentam manifestações atípicas ou sobreposição de fenótipos. Além disso o grande número de doenças, fenótipos amplos e incompletos e a heterogeneidade genética acabam por dificultar o diagnóstico. Por sua vez, mutações de ponto sem sentido, de sentido trocado e de sítio de *splicing* podem acarretar diferentes fenótipos da mesma doença e a penetrância da doença também pode ser alterada pela combinação de mais de dois alelos.

Enquanto a combinação de heredograma, análise bioquímica e estudos patológicos podem levar a um correto diagnóstico, uma proporção significativa de pacientes ainda ficam sem um diagnóstico definitivo. O rápido progresso do sequenciamento de nova geração e de ferramentas de análise revolucionou a prática clínica, acarretando uma mudança no paradigma: genótipo para o fenótipo.

A abordagem com painéis subentende a análise de apenas um grupo de genes presentes no exoma que podem ser agrupados por fenótipos que apresentam sobreposição. A quantidade de genes pode variar para cada painel e indicação parte de uma suspeita clínica de um grupo de doenças, como, por exemplo, erros inatos do metabolismo ou suspeita de síndrome com predisposição ao câncer hereditário.

Os painéis permitem que o grupo de genes selecionado seja analisado com uma cobertura melhor que em um sequenciamento do exoma, pois o volume de dados sequenciados é menor e as regiões já sabidamente difíceis de sequenciar podem ser analisadas por metodologias alternativas, como o sequenciamento de Sanger.

O exoma na prática clínica

O sequenciamento do exoma tornou-se técnica e economicamente viável devido aos recentes avanços dos métodos de captura com alta eficiência oferecendo novas possibilidades para a pesquisa das doenças mendelianas, sendo rapidamente aplicado para a descoberta de novas variantes causais e genes candidatos para diversas doenças mendelianas como a síndrome de Kabuki (OMIM147920), síndrome de Miller (OMIM 263750) e síndrome de Fowler (OMIM 225790). Variantes *de novo* também foram identificadas em casos esporádicos, o que não seria possível sem o sequenciamento do exoma.[7]

A demonstração inicial por Sarah B. Ng e colaboradores,[8] em 2009, do sequenciamento em larga escala e sequenciamento do exoma completo de 12 indivíduos, com sua possível utilização para desvendar os fenótipos aparentemente herdados com um padrão mendeliano sem genes conhecidos, pode ser considerada o início de uma revolução na genética humana.[5]

Os autores utilizaram uma elegante estratégia para elucidar a seguinte pergunta: o sequenciamento do exoma poderia ser utilizado para identificar a variante responsável por um fenótipo mendeliano? Para responder essa pergunta, os pesquisadores fenotiparam pacientes com uma mesma doença mendeliana com a base molecular já conhecida, a síndrome de Freeman-Sheldon (OMIM 193700) ou artrogripose distal tipo 2, uma doença autossômica recessiva rara causada por mutações no gene *MYH35*, e realizaram o sequenciamento do exoma de quatro pacientes não relacionados. O primeiro passo foi selecionar a partir das 25.000 variantes obtidas do sequenciamento do exoma do primeiro paciente aquelas que estavam localizadas em regiões codificadoras ou de sítio de *splicing* e que também apresentavam impacto funcional na proteína. Dessa forma, a quantidade de variantes diminuiu drasticamente para algumas centenas. O próximo passo foi sequenciar o segundo paciente com o mesmo fenótipo e priorizar as variantes com perda de função presente em ambos; assim conseguiram diminuir o número de variantes e, subsequentemente, com a adição dos dados do terceiro e quarto paciente, até a identificação de um gene em comum, o gene *MYH35*, já conhecido por causar a síndrome de Freeman-Sheldon. Essa abordagem comprovou a possibilidade de utilizar o sequenciamento do exoma na investigação das doenças mendelianas.

Em 2010, Sobreira e colaboradores[9] propuseram uma nova pergunta: seria possível identificar por meio do sequenciamento do genoma a causa de uma doença genética sem base molecular conhecida? Para responder essa segunda pergunta, os pesquisadores selecionaram uma família com diversos pacientes afetados com metacondromatose, uma doença rara caracterizada pela presença de múltiplos encondromas e lesões do tipo osteocondroma. A abordagem utilizada foi realizar o SNP *array* dos membros afetados da família e com esses dados realizar a análise de ligação. Seis regiões do genoma foram identificadas como candidatas e a análise do sequenciamento do genoma foi focada nessas regiões, o que possibilitou a identificação de uma variante com perda de função no gene *PTPN11*. Esse gene foi sequenciado em outra família não relacionada e também afetada por metacondromatose e uma outra variante com perda de função foi encontrada no mesmo gene; dessa forma, estabeleceu-se a etiologia da doença. Essa abordagem demonstra como a genômica combinada com a genética clássica oferece uma poderosa ferramenta de investigação de doenças mendelianas.

No total, os fenótipos mendelianos compõem apenas uma fração das doenças humanas. Porém, as malformações congênitas constituem uma fração substancial das causas de morte no primeiro ano de vida, sendo que a cada ano mais de 3 milhões de crianças menores de 5 anos morrem devido a uma malformação ao nascimento. Além do sofrimento emocional, estima-se que cada criança com uma doença genética custe, para o sistema de saúde, em torno de 5 milhões de dólares ao longo da sua vida.

O diagnóstico dessas crianças continua a ser um desafio; no ambulatório de genética clínica geral, a taxa de diagnóstico ainda é de aproximadamente 50%. Uma pesquisa realizada para identificar o tempo despendido para o diagnóstico de oito doenças raras, incluindo fibrose cística e síndrome do X frágil, demonstrou que 25% das famílias esperam entre 5 e 30 anos para um diagnóstico e que este estava errado em até 40% dos casos.[10]

As indicações clínicas para o sequenciamento do exoma podem ser separadas em três grupos:
1. Paciente com um fenótipo compatível com uma doença mendeliana descrita no OMIM, porém sem gene conhecido até o momento;
2. Paciente com fenótipo compatível com uma doença mendeliana descrita no OMIM que apresenta heterogeneidade de lócus, sendo que os genes conhecidos já foram testados e o resultado foi negativo;
3. Paciente com fenótipo sindrômico sem diagnóstico, porém com padrão de herança ou outra evidência que sugira tratar-se de uma doença mendeliana.

O diagnóstico molecular para muitas doenças mendelianas ainda é restrito e as taxas de diagnóstico podem variar muito entre os fenótipos, dependendo da heterogeneidade genética. A crescente disponibilidade do uso clínico do sequenciamento do exoma é sem dúvida uma esperança para aumentar as possibilidades de diagnóstico, mesmo com resolutividade entre 40-50%. Ainda assim, representa um aumento substancial quando comparado a outras ferramentas diagnósticas, como o cariótipo (com taxa de diagnóstico de 5%) e o *array* genômico (com taxa de diagnóstico entre 15 e 20%). Estudos da eficácia diagnóstica do exoma demonstraram que o sucesso depende dos progressos recentes em descobertas de novos genes relacionados às doenças. Assim, faz-se necessária a contínua pesquisa das bases moleculares das doenças mendelianas.

Interpretação das variantes

Atualmente, as variantes são classificadas considerando-se os critérios de interpretação sugeridos por Richards e colaboradores, 2015.[14] De acordo com as evidências de cada variante, elas podem ser classificadas como: patogênica, provavelmente patogênica, benigna, provavelmente benigna e variante de significado incerto – VUS (*variant of uncertain significance*).

A classificação das variantes reflete o conhecimento científico atual e, portanto, é dinâmica. Karbassi e colaboradores, em 2015,[15] apresentaram dados referentes à reclassificação de variantes, sendo que uma variante de significado clínico incerto apresentou 13,5% de chance ser reclassificada como patogênica e 19,5% de ser reclassificada como benigna. A possibilidade de reanálise dos dados deve ser aventada quando um diagnóstico molecular definitivo não foi obtido.

Limitações do sequenciamento de nova geração

Cada plataforma apresenta um modelo de erro específico e compreender cada modelo possibilita uma melhora na qualidade do sequenciamento. A plataforma Illumina apresenta um modelo de erro que é crescente com a adição de novos nucleotídeos. Quando um erro ocorre, ele é predominantemente uma substituição, ou seja, um nucleotídeo incorreto é incorporado, o que ocorre de forma randômica. A porcentagem de erro é de aproximadamente 0,5% (1 erro a cada 200 pb). Fontes de ruído incluem falha na sincronia, por desbloqueio incompleto dos ciclos anteriores e fluorescência residual ou por quebra incompleta dos marcadores. Na plataforma Ion Torrent, o ruído se acumula pela dessincronização. Esse efeito é especialmente pronunciado em regiões com múltiplas bases de mesma identidade, chamadas homopolímeros, pois essas regiões acabam por saturar o pHmetro. Coincidentemente, o modelo de erro da plataforma Ion Torrent é maior para inserções e deleções que são mais prevalentes em regiões homopoliméricas, de forma não randômica. Erros de substituição também podem ocorrer, mas em uma frequência muito baixa. No geral, a taxa de erro é de aproximadamente 1% (1 erro a cada 100 pb).[4]

Além dos erros provenientes da química utilizada, existem dificuldades em sequenciar fragmentos obtidos de amplificação, pois podem ocorrer erros introduzidos pela polimerase logo no início da construção da biblioteca que podem ser identificados como variantes verdadeiras. A amplificação preferencial de alguns fragmentos também pode levar a pouca representatividade de outros fragmentos no momento da leitura, e consequentemente uma variante pode ser erroneamente interpretada como falsa. As modificações do DNA, como a metilação, também acabam diluídas durante o processo de amplificação, impossibilitando a análise desse dado.[4]

Outra limitação do exoma se revela na sua própria descrição, pois as regiões não codificadoras não são analisadas. Assim, variantes patogênicas em regiões intrônicas distantes dos éxons ou regulatórias não serão identificadas. Outra diferença entre o sequenciamento do genoma e do exoma é a captura, pois nem todos os éxons estão incluídos na captura, e esta nem sempre ocorre de forma uniforme entre os fragmentos.

Em SNG, a identificação de deleções e duplicações, CNVs (variações do número de cópias maiores que 1 kb) e translocações pode ser realizada com a utilização de softwares específicos; porém, há limitações decorrentes do tamanho dos fragmentos, da cobertura e da captura não uniforme.

A identificação de expansões de repetições de nucleotídeos, tal como ocorre nas doenças de Huntington, em várias ataxias espinocerebelares e na síndrome do X frágil, não pode ser realizada pelas atuais plataformas de NGS, que obtêm sequências curtas e que não podem ser resolvidas pelos protocolos de bioinformática.

Doenças cujo mecanismo molecular principal é decorrente de perda de expressão do material genético de um dos genitores, tal como ocorre nas síndromes de Prader-Willi, Angelman e Beckwith-Wiedemann, também necessitam técnicas dedicadas para o seu diagnóstico.

No momento da análise dos dados do exoma, todas as limitações da técnica devem ser levadas em consideração.

Perspectivas futuras

A aplicação clínica do sequenciamento do exoma e sequenciamento do genoma despertou um crescente interesse em como esses exames podem guiar decisões relacionadas à saúde. Da mesma forma que qualquer outra inovação dentro da área da saúde, levanta questões sobre acessibilidade e custo para a sociedade como um todo. O rápido sequenciamento do genoma (*rapid whole genome sequencing* – rWGS) proporciona um diagnóstico rápido, possibilitando intervenções precisas que diminuem a morbidade e mortalidade de crianças com doenças genéticas, bem como a tomada de decisões paliativas.[12]

Uma outra estratégia que se tem mostrado eficaz na identificação de variantes genéticas decorrentes de eventos mutacionais *de novo* (isto é, não herdada dos genitores) é a realização de exoma de trios (genitores + propósito). Isso é particularmente útil quando se trata de doenças muito raras, após o sequenciamento do exoma do caso índice ter se mostrado inconclusivo. Sabe-se que a cada nova geração existe em média uma variante não sinônima ou que leva à perda de função em região codificante (PMID 22914163), o que faz com que a identificação de variante com estas características a torne uma forte candidata a ser responsável pelo quadro clínico.

O uso de aplicativos como GeneMatcher (https://www.genematcher.org/) possibilita a aproximação de pesquisadores que identificaram, por exemplo, mutações *de novo* em gene até o presente não associado a qualquer fenótipo, o que permite a formação de consórcios informais e a rápida formação de uma casuística. O mesmo pode se aplicar na investigação de famílias consanguíneas nas quais se identifica variante rara em homozigose em gene sem fenótipo conhecido.

Uma nova geração de sequenciadores de nova geração está a caminho, e deverá ser capaz de produzir leituras de longos trechos contínuos de DNA. Com isso, problemas atuais como identificação de CNVs, expansões de repetições, translocações e inversões poderá ser resolvido.

A meta-análise de 37 estudos de crianças com suspeita de uma doença genética demonstrou a superioridade diagnóstica do rWGS quando comparado com o sequenciamento do exoma e a análise cromossômica por *microarray*.[13] Até o momento, o sequenciamento do exoma (WES) foi muito mais utilizado que o sequenciamento do genoma (WGS), principalmente pelo seu alto custo. O sequenciamento do exoma cobre quase todos os éxons conhecidos e algumas centenas de nucleotídeos na região intrônica nas bordas dos éxons, ou seja, aproximadamente 2% do genoma; enquanto o sequenciamento do genoma cobre todos os éxons e 90% do genoma, que no entanto é cheio de regiões repetidas e sobre o qual se tem muito menos informações a respeito da variabilidade na população. Por não haver um processo de captura (separação dos éxons do restante do genoma) as regiões estão representadas de forma mais uniforme, permitindo a análise dessas alterações que são muitos difíceis de analisar pelo exoma. Até o momento, apenas sete estudos foram publicados demonstrando a utilidade clínica do sequenciamento do genoma, sendo necessário estudos randomizados com controles para verificar os determinantes diagnósticos dos desfechos ideais para crianças com doenças genéticas raras.

REFERÊNCIAS BIBLIOGRÁFICAS

1. Volkerding KV, Dames SA, Durtschi JD. Next-Generation Sequencing: From Basic Research to Diagnosis. Clin Chem. 2009; 55(4):641-58.
2. Kuhlenbaumer G, Hullmann J, Appenzeller S. Novel Genomic Techniques Open New Avenues in the Analysis of Monogenic Disorders. Hum Mutat. 2010; 32:144-51.
3. Chong JX, Buckingham KJ, Jhangiani SN, Boehm C, Sobreira N, Smith JD, et al. The Genetic basis of mendelian Phenotypes: discoveries, challenges and opportunities. Am J Hum Genet. 2015; 97:199-215.
4. Mardis ER. Next-Generation DNA Sequencing Methods. Annu Rev Genomics Hum Genet. 2008; 9:387-402.
5. Robinson PN, Krawitz P, Mundlos S. Strategies for exome and genome sequence data analysis in disease-gene discovery projects. Clin Genet. 2011; 80:127-32.
6. Demkow U, Ploski R. Clinical Applications for Next-Generation Sequencing. London: Elsevier; 2016.
7. Ku CS, Naidoo N, Pawitan Y. Revisiting Mendelian disorders through exome sequencing. Hum Genet. 2011; 129:351-70.
8. Ng SB, Turner EH, Robertson PD, Flygare SD, Bigham AW, Lee C, et al. Targeted Capture and Massively Parallel Sequencing of Twelve Human Exomes. Nature. 2009; 461:272-6.
9. Sobreira NL, Cirulli ET, Avramopoulos D, Wohler E, Oswald GL, Stevens EL, et al. Whole-Genome Sequencing of a single proband together with linkage analysis identifies a Mendelian disease gene. PloS Genet. 2010; 6(6):e1000991.
10. Eurordis – Rare Diseases Europe. Survey of the delay in diagnosis for 8 rare diseases in Europe (Eurordis-Care2). Eurordis fact sheet; 2007. Disponível em: http://www.eurordis.org/IMG/pdf/Fact_Sheet_Eurordiscare2.pdf.
11. Abel HJ, Duncavage EJ. Detection of structural DNA variation from next generation sequencing data: a review of informatics approaches. Cancer Genet. 2014; 206:432-40.
12. Farnaes L, Hildreth A, Sweeney NM, Clark MM, Chowdhury S, Nahas S, et al. Rapid whole-genome sequencing decreases infant morbidity and cost of hospitalization. NPJ Genom Med. 2018; 3:10.
13. Clark MM, Stark Z, Farnaes L, Tan TY, White SM, Dimmock D, et al. Meta-analysis of the diagnostic and clinical utility of genome and exome sequencing and chromosomal microarray in children with suspected genetic diseases. NPJ Genom Med. 2018; 3:16.
14. Richards S, Aziz N, Bale S, Bick D, Das S, Gastier-Foster J, et al; ACMG Laboratory Quality Assurance Committee. Standards and Guidelines for the interpretation of sequence variants: a joint consensus recommendation of the American College of Medical Genetics and Genomics and the Association for Molecular Pathology. Genet Med. 2015; 17(5):405-24.
15. Karbassi I, Maston GA, Love A, et al. A Standardized DNA Variant Scoring System for Pathogenicity Assessments in Mendelian Disorders. Human Mutation. 2016; 37(1):127-34. doi:10.1002/humu.22918.

Bioquímica Genética 6

Carolina Fischinger Moura de Souza
Fabiano de Oliveira Poswar
Roberto Giugliani

Introdução

Os erros inatos do metabolismo (EIM) são doenças causadas por alterações em genes que afetam o funcionamento normal de enzimas, transportadores ou cofatores envolvidos em vias metabólicas de síntese ou degradação de moléculas necessárias para o funcionamento do organismo. Todos os sistemas corporais podem ser afetados por tipos específicos de EIM e uma grande proporção dessas condições tem manifestações neurológicas. Os EIM são doenças raras, havendo condições com frequência muito baixa (por exemplo, atrofia muscular espinhal e epilepsia mioclônica progressiva, com prevalência abaixo de um caso em 1 milhão) e outras bem mais comuns (como a fenilcetonúria, com um caso em 12.000 nascimentos). Embora individualmente raros, os EIM compreendem um grupo de mais de 600 diferentes doenças, responsáveis por cerca de 10% do total de doenças genéticas, com uma frequência conjunta estimada superior a um caso para cada 1.000 nascimentos.

Embora representem apenas cerca de 10% das doenças genéticas, o reconhecimento dos EIM é especialmente importante, uma vez que esse grupo de doenças inclui a maior parte das condições que possuem tratamento específico. Em muitas situações, como nos casos que cursam com um fenótipo de intoxicação (defeitos do ciclo da ureia e alguma aminoacidopatias, por exemplo), o diagnóstico precoce tem um alto impacto clínico, considerando os efeitos deletérios do distúrbio metabólico, especialmente no sistema nervoso central.

De maneira geral, os EIM podem ser divididos em dois grandes grupos: os EIM relacionados com moléculas pequenas, como as aminoacidopatias, as acidemias orgânicas, as doenças do ciclo da ureia e as doenças do metabolismo energético; e os relacionados a moléculas complexas, como as doenças lisossomais, peroxissomais e os defeitos congênitos da glicosilação (Tabela 6.1). Tal distinção, embora imperfeita, auxilia bastante na estratégia diagnóstica diante de um caso específico, como será abordado posteriormente neste capítulo.

TABELA 6.1. Classificação dos EIM em dois grupos principais

	EIM de moléculas pequenas	EIM de moléculas grandes
Curso	Agudo, intermitente ou crônico	Crônico e progressivo
Regressão neurológica	Pouco frequente (a não ser após "crises")	Frequente
Fatores desencadeantes	Estados catabólicos	Geralmente não se identifica
Manifestações mais frequentes	Semelhantes a "intoxicação" ou "falta de energia" (hipoglicemia, acidose metabólica, hiperlaticacidemia, coma)	Acúmulo de substrato (organomegalia, miocardiopatia, achados histopatológicos)
Miopatia	Frequente	Pouco frequente
Malformação cerebral	Pode ocorrer	Pode ocorrer
Dismorfias faciais	Pouco frequentes	Frequentes
Tratamentos específicos	Dieta, suplementação vitamínica, transplante hepático	Reposição enzimática, transplante de células-tronco hematopoéticas

Estratégias para o diagnóstico bioquímico

Alguns EIM podem ser suspeitados com base nos achados laboratoriais de rotina, mesmo inespecíficos. A confirmação do diagnóstico, entretanto, requer exames especializados, destacando-se, entre eles, a identificação de uma redução significativa da atividade da enzima que se supõe deficiente. Em alguns casos, o diagnóstico bioquímico é possível por meio da determinação do acúmulo de um substrato, não sendo necessária a medida da atividade da enzima. Quando a análise dos metabólitos ou a avaliação da atividade enzimática são inconclusivas ou inespecíficas, a realização de análises genético-moleculares pode ser importante para o estabelecimento do diagnóstico definitivo.

Testes qualitativos

Certos testes qualitativos permitem, a um baixo custo, a investigação de alguns dos EIM mais comuns (Tabela 6.2). Tais testes utilizam-se principalmente de reações bioquímicas inespecíficas ou análises cromatográficas qualitativas, e requerem um treinamento específico do profissional responsável por sua interpretação. Embora tais testes possam ser úteis como passo inicial na investigação, é necessário ressaltar que em muitos casos os testes apresentam baixa acurácia e o desconhecimento de suas limitações pode levar o médico a excluir precocemente uma boa hipótese diagnóstica diante de um resultado normal. Um diagnóstico de uma aminoacidopatia, por exemplo, pode ser descartado ao se confiar apenas no resultado normal de uma cromatografia de aminoácidos em papel ou em camada delgada, uma vez que falsos-negativos com esses testes qualitativos não são raros. Portanto, uma vez que exista acesso a procedimentos mais acurados, os testes qualitativos em urina tendem a não ter mais indicação na prática clínica.

Análises quantitativas

Frequentemente, a dosagem de metabólitos é feita por meio de técnicas que permitem a identificação de diversos compostos em uma única amostra. Entre essas técnicas, incluem-se a cromatografia gasosa (CG) para ácidos orgânicos, a cromatografia

TABELA 6.2. Testes qualitativos utilizados para triagem de erros inatos do metabolismo

Exame	EIM no qual resulta alterado
Teste de Benedict	Doenças do metabolismo de glicídios
Teste de cloreto férrico	Fenilcetonúria
Teste da dinitrofenil-hidrazina	Acidúrias orgânicas
Teste do cianeto-nitroprussiato	Cistinúria/homocistinúria
Teste da p-nitroanilina	Acidúria metilmalônica
Teste do brometo de CTMA	Mucopolissacaridose
Teste do azul de toluidina	Mucopolissacaridose
Teste de Watson-Schwartz	Porfirias agudas
Teste do nitroprussiato de prata	Homocistinúria
Teste de Millon	Tirosinemia
Teste do sulfito	Deficiência do cofator molibdênio
Cromatografia de aminoácidos	Aminoacidopatias
Cromatografia de oligossacarídeos e de sialo-oligossacarídeos	Gangliosidose GM1 Doença de Sandhoff Doença de Tay-Sachs α-manosidose β-manosidose Fucosidose Sialidose (mucolipidose I) Aspartilglicosaminúria Galactosialidose
Cromatografia de Saicar	Deficiência da adenilsuccinato liase
Cromatografia de glicídios	Galactosemia Intolerância à frutose Síndrome de Fanconi (tubulopatia renal)
Isoeletrofocalização da transferrina	Defeitos congênitos da glicosilação

EIM, erro inato do metabolismo; CTMA, cetiltrimetilamônio.

líquida de alto desempenho (HPLC) para aminoácidos e a espectrometria de massas *in tandem* (TMS ou MS/MS) para análise de acilcarnitinas e aminoácidos.[1-3] Além disso, técnicas fluorimétricas ou colorimétricas podem quantificar metabólitos específicos como glicosaminoglicanos totais, homocisteína, 7-deidrocolesterol, ácido siálico, entre outros (Tabela 6.3).

Medida da atividade enzimática

A medida da atividade de uma enzima é fundamental para o diagnóstico de diversos erros inatos do metabolismo. Na maioria dos casos, a técnica consiste na extração das proteínas enzimáticas de um determinado material biológico (p. ex., plasma, sangue total, leucócitos, eritrócitos, fibroblastos ou hepatócitos) para medida da sua atividade *in vitro* com a utilização de um substrato especial, que ao ser degradado pela enzima endógena resulta na liberação de um substrato fluorimétrico ou colorimétrico, cuja quantidade se correlaciona com atividade da enzima. Por exemplo, a dosagem da alfa-L-iduronidase (relacionada à mucopolissacaridose tipo I) pode ser feita utilizando o substrato

TABELA 6.3. Análises quantitativas para investigação diagnóstica de erros inatos do metabolismo

Exame	Material de análise	EIM associado
Analise de ácidos orgânicos na urina	Urina	Doenças mitocondriais, acidemias orgânicas, aminoacidopatias, intoxicações
Dosagem quantitativa de aminoácidos	Urina, sangue, LCR e sangue em papel-filtro	Aminoacidopatias, acidemias orgânicas, doença de neurotransmissores
VLCFA	Sangue	Doença dos peroxissomos (adrenoleucodistrofia, síndrome de Zellweger)
Dosagem de ácido fitânico	Sangue	Doença de Refsum
Dosagem de ácido pristânico	Sangue	Deficiência de AMACR
Dosagem de colestanol	Sangue	Xantomatose cerebrotendínea
Dosagem de PBG e δ-ALA	Urina	Porfirias agudas
Dosagem de porfirinas	Urina	Porfirias
Dosagem de guanidinoacetato e creatina	Urina	Deficiência de creatina
Dosagem de ácido orótico	Urina	Defeitos do ciclo da ureia
Dosagem de ácido siálico	Urina	Sialidose, sialúria, doença do armazenamento do ácido siálico
Dosagem de glicosaminoglicanos	Urina	Mucopolissacaridoses
Perfil de acilcarnitinas	Sangue em papel filtro	Defeitos de betaoxidação de ácidos graxos, acidemias orgânicas

EIM, erro inato do metabolismo; LCR, líquido cefalorraquidiano; PBG, porfobilinogênio; δ-ALA, ácido delta-aminolevulínico; AMACR, α-metilacil-CoA racemase; VLCFA, ácidos graxos de cadeia muito longa.

4-metilumbeliferil-α-L-iduronídeo que, ao ser processado pela enzima alfa-L-iduronidase, resulta na liberação de metilumbeliferona, cuja fluorescência é quantificada no espectrofluorômetro. Nesse exemplo, a atividade da enzima em leucócitos é expressa em nanomoles de metilumbeliferona degradados por hora por mg de proteína (nmol/h/mg proteína).[4] Uma enzima de referência (p. ex., β-galactosidase) é utilizada com o objetivo de avaliar a integridade da amostra biológica (caso as duas enzimas tenham atividade baixa, a integridade da amostra deve ser questionada).

Em certos casos, embora a atividade enzimática permita o estabelecimento do diagnóstico definitivo, há dificuldade para realizar esse exame, que para muitas situações está disponível apenas em poucos centros.

A determinação da atividade enzimática em diversos casos é suficiente para o diagnóstico de um EIM específico. Em outros casos, porém, mais de uma doença pode resultar na deficiência de uma enzima específica. Por exemplo, o achado de uma deficiência de iduronato sulfatase (IDS) pode ser associado ao diagnóstico de mucopolissacaridose tipo II ou a uma outra condição em que há deficiência simultânea de várias sulfatases (deficiência múltipla de sulfatases, DMS), em que há deficiência de IDS e também de outras sulfatases (como a arilsulfatase A, entre outras).

Em alguns casos, o EIM podem se dever a um defeito em um cofator ou proteína ativadora de uma enzima. Nesse contexto, ensaios enzimáticos realizados *in vitro* podem nesses casos ter resultados normais, enquanto *in vivo* a função da enzima está bastante prejudicada.

Um exemplo desse padrão é o que ocorre na deficiência da saposina C, uma causa rara de doença de Gaucher em que o gene da enzima glicosilceramidase está normal, mas ela não exerce sua função por não ter um ativador, codificado por outro gene, funcionante.[5]

Muita atenção quando se observa uma atividade enzimática baixa, pois há casos de pseudodeficiência que não está relacionada ao fenótipo ou que pode mascarar o diagnóstico. As pseudodeficiências consistem em uma baixa atividade enzimática observada durante a determinação laboratorial, mas que não chega a causar alterações clínicas. Por exemplo, um achado de baixa atividade isolada da enzima arilsulfatase A (ASA), após exclusão de deficiência de outras sulfatases, ainda não é suficiente para se estabelecer o diagnóstico de leucodistrofia metacromática (MLD), sendo necessário identificar o acúmulo do metabólito presente nos pacientes com essa doença (sulfatídios) para que seja excluída a hipótese de pseudodeficiência. Assim, nesse caso, além da baixa atividade de ASA é necessário quantificar os sulfatídios urinários para se confirmar um diagnóstico de MLD. Adicionalmente, há certas deficiências enzimáticas em que não há um ensaio confiável que possa ser usado para fins diagnósticos, como ocorre, por exemplo, na determinação da atividade enzimática da aspartoacilase, que não é útil para o diagnóstico da doença de Canavan.[6] Nesses casos, o diagnóstico em geral repousa na análise de metabólitos, usualmente em combinação com testes genéticos.

É importante ressaltar a importância de avaliar o tipo de material e as condições de conservação e transporte das amostras biológicas para análises bioquímicas, uma vez que alguns metabólitos e enzimas são lábeis. Embora a determinação da atividade enzimática sempre seja feita utilizando outra enzima como referência, certas enzimas podem ser mais sensíveis às condições de transporte do local da coleta ao laboratório executor (Tabela 6.4).

Algoritmos para investigação de EIM

Utilizando-se dos recursos laboratoriais anteriormente apresentados, a estratégia para se confirmar a suspeita de um EIM é diferente, dependendo se a suspeita é de uma doença do grupo de moléculas pequenas ou do grupo de moléculas complexas. Essas alternativas estão resumidas nos fluxogramas apresentados nas Figuras 6.1 e 6.2. Em ambos os casos, deve-se ressaltar que, quando a análise dos metabólitos ou a avaliação da atividade enzimática são inconclusivas ou inespecíficas, a realização de testes moleculares pode ser importante para o estabelecimento do diagnóstico definitivo. Além disso, com a expansão do uso do sequenciamento genético, os exames bioquímicos têm sido, em alguns caos, realizados em etapa posterior à análise molecular, como forma de se confirmar o impacto funcional das alterações genéticas identificadas.

Exames bioquímicos na investigação de fenótipos neurológicos

Nesta seção, apresentamos alguns dos principais erros inatos do metabolismo que podem se apresentar com sinais ou sintomas neurológicos para exemplificar a aplicação dos exames bioquímicos na área de neurogenética.

Leucodistrofias

Diferentes condições genéticas manifestam-se com acometimento primário da substância branca do sistema nervoso central, com ou sem manifestação no sistema nervoso periférico, sendo classificadas como leucodistrofias. Uma parte significativa das condições

TABELA 6.4. Exemplos de enzimas cujas atividades podem ser medidas com fins diagnósticos

Material	Enzima deficiente	Diagnóstico
Tecido hepático	Frutose-1,6-difosfatase	Deficiência de frutose-1,6-difosfatase
	Glicose-6-fosfatase	Glicogenose tipo I
Hemácias	Galactose-1-fosfato-uridil transferase	Galactosemia (tipo I ou clássica)
Plasma	α-iduronidase	Mucopolissacaridose tipo I
	α-galactosidase A	Doença de Fabry
	Arilsulfatase A	Leucodistrofia metacromática
	β-glicuronidase	Mucopolissacaridose tipo VII
	Hexosaminidases A e B	Doença de Sandhoff
	Hexosaminidase A	Doença de Tay-Sachs
	Iduronato sulfatase	Mucopolissacaridose tipo II
	α-N-acetilgalactosaminidase	Doença de Schindler
	N-acetilglicosaminidase	Mucopolissacaridose tipo III B
	Quitotriosidase (↑)	Doenças lisossômicas
Leucócitos/ fibroblastos	Acetil-CoA glicosaminida N-acetiltransferase	Mucopolissacaridose III C
	α-fucosidase	Fucosidose
	α-glicosidase	Doença de Pompe
	α-manosidase	Manosidose
	α-galactosidase A	Doença de Fabry
	Arilsulfatase A	Leucodistrofia metacromática
		Mucossulfatidose
	Arilsulfatase B	Mucopolissacaridose VI
		Mucossulfatidose
	Arilsulfatase C	Ictiose ligada ao X
	β-galactosidase	Gangliosidose GM1
		Mucopolissacaridose IVB, galactosialidose
	β-glicosidase	Doença de Gaucher
	β-manosidase	β-manosidose
	Esfingomielinase	Doença de Niemann-Pick A ou B
	Galactocerebrosidase	Doença de Krabbe
	Galactose-6-sulfatase	Mucopolissacaridose IV A
	Heparan-sulfamidase	Mucopolissacaridose III A
	N-acetilglicosamina-6-sulfatase	Mucopolissacaridose III D
	Neuraminidase	Sialidose, galactosialidose

atualmente classificadas como leucodistrofias[7] são EIM, tornando a investigação metabólica uma parte importante da confirmação da suspeita clínica nesses casos.

A doença de Canavan é causada pela deficiência da enzima aspartoacilase. Entretanto, como citado anteriormente, os ensaios bioquímicos para avaliação da atividade da

CAPÍTULO 6 | BIOQUÍMICA GENÉTICA

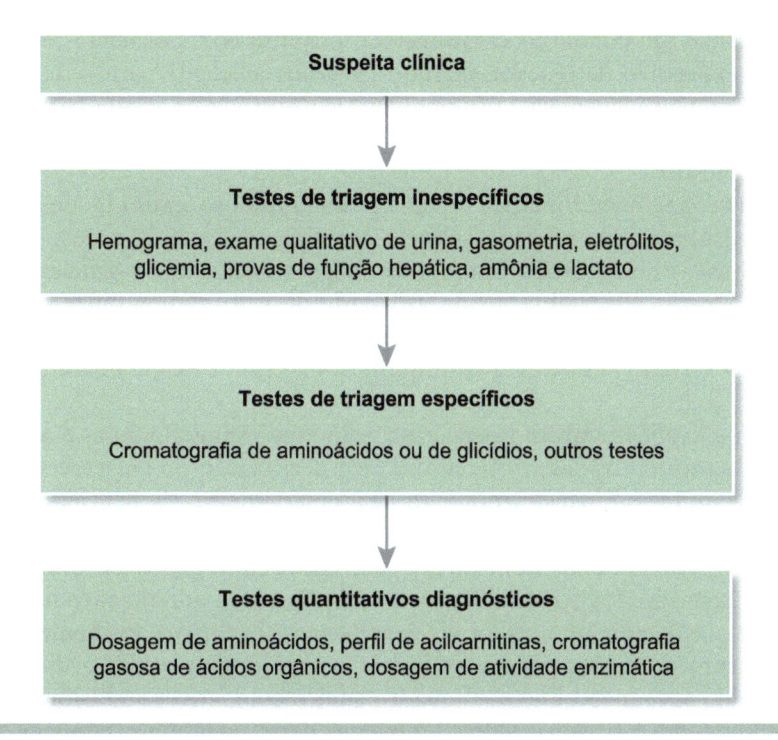

```
┌─────────────────────────────┐
│      Suspeita clínica       │
└─────────────┬───────────────┘
              ▼
┌─────────────────────────────────────────────────────┐
│         Testes de triagem inespecíficos             │
│ Hemograma, exame qualitativo de urina, gasometria,  │
│ eletrólitos, glicemia, provas de função hepática,   │
│ amônia e lactato                                    │
└─────────────┬───────────────────────────────────────┘
              ▼
┌─────────────────────────────────────────────────────┐
│          Testes de triagem específicos              │
│ Cromatografia de aminoácidos ou de glicídios,       │
│ outros testes                                       │
└─────────────┬───────────────────────────────────────┘
              ▼
┌─────────────────────────────────────────────────────┐
│        Testes quantitativos diagnósticos            │
│ Dosagem de aminoácidos, perfil de acilcarnitinas,   │
│ cromatografia gasosa de ácidos orgânicos,           │
│ dosagem de atividade enzimática                     │
└─────────────────────────────────────────────────────┘
```

FIGURA 6.1. Avaliação bioquímica de EIM de moléculas pequenas.

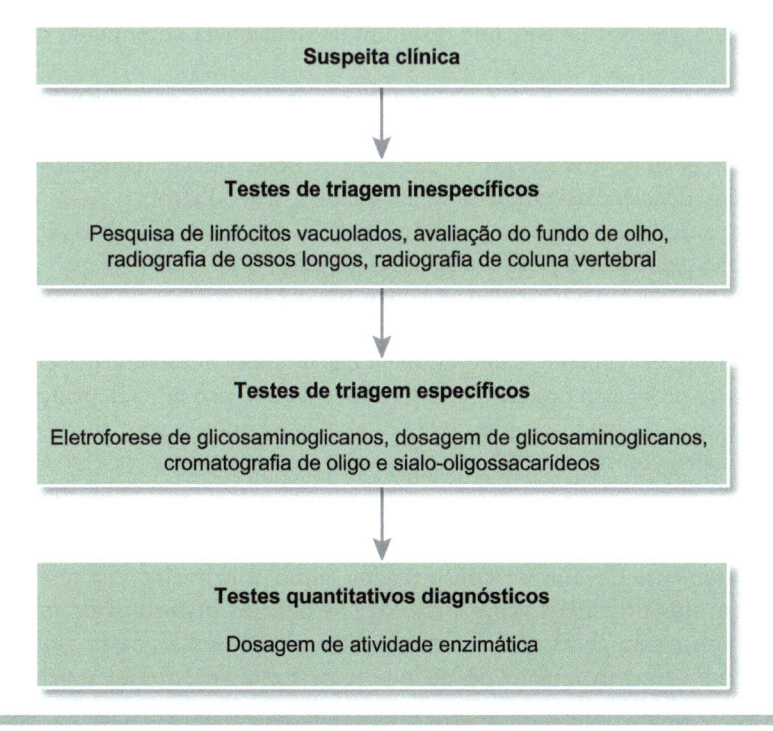

```
┌─────────────────────────────┐
│      Suspeita clínica       │
└─────────────┬───────────────┘
              ▼
┌─────────────────────────────────────────────────────┐
│         Testes de triagem inespecíficos             │
│ Pesquisa de linfócitos vacuolados, avaliação do     │
│ fundo de olho, radiografia de ossos longos,         │
│ radiografia de coluna vertebral                     │
└─────────────┬───────────────────────────────────────┘
              ▼
┌─────────────────────────────────────────────────────┐
│          Testes de triagem específicos              │
│ Eletroforese de glicosaminoglicanos, dosagem de     │
│ glicosaminoglicanos, cromatografia de oligo e       │
│ sialo-oligossacarídeos                              │
└─────────────┬───────────────────────────────────────┘
              ▼
┌─────────────────────────────────────────────────────┐
│        Testes quantitativos diagnósticos            │
│ Dosagem de atividade enzimática                     │
└─────────────────────────────────────────────────────┘
```

FIGURA 6.2. Avaliação bioquímica de EIM de moléculas grandes.

aspartoacilase não são confiáveis como método diagnóstico.[6] Considera-se o achado de um aumento expressivo de n-acetilaspartato na urina suficiente para o diagnóstico nas formas de apresentação neonatal ou infantil. Além disso, o n-acetilaspartato pode ser identificado na ressonância magnética de crânio com espectroscopia de prótons, auxiliando no diagnóstico.

A leucodistrofia metacromática é uma esfingolipidose causada pela deficiência da enzima arilsulfatase A, responsável pela degradação dos sulfatídios. Por se tratar de uma sulfatase, o diagnóstico bioquímico exige a exclusão da deficiência múltipla de sulfatases, com a determinação da atividade de pelo menos outra enzima dessa classe. Além disso, por estar frequentemente associada a pseudodeficiência, a identificação de uma excreção aumentada de sulfatídios na urina é exigida para o diagnóstico definitivo.

A doença de Krabbe também pertence ao grupo das esfingolipidoses e se deve à deficiência da galactocerebrosidase, responsável pela degradação do galactocerebrosídio. O diagnóstico bioquímico é usualmente feito pela determinação da deficiência da enzima específica.

As doenças peroxissomais também são um importante grupo de EIM que podem se apresentar como leucodistrofias. Entre elas, destaca-se a adrenoleucodistrofia ligada ao X, em que o acometimento cerebral é praticamente exclusivo dos homens hemizigotos. Um aumento de ácidos graxos de cadeia muito longa permite o diagnóstico em um indivíduo do sexo masculino com quadro clínico compatível ou história familiar de adrenoleucodistrofia. Por outro lado, o aumento desse metabólito também ocorre em outros contextos, como nas doenças da biogênese dos peroxissomos (*i.e.*, síndrome de Zellweger, adrenoleucodistrofia neonatal e doença de Refsum infantil). Essas condições se apresentam em idade mais precoce e estão associadas a manifestações hepáticas, retinianas e dismorfismos faciais, que resultam da deficiência combinada da função dos peroxissomos.

Tanto a adrenoleucodistrofia ligada ao X como as doenças da biogênese dos peroxissomos resultam da deficiência de proteínas não enzimáticas. Entretanto, os peroxissomos também contêm enzimas envolvidas no processo de betaoxidação de ácidos graxos peroxissomais, cujas deficiências também se associam a leucodistrofia, incluindo a enzima D-bifuncional, a acil-CoA oxidase peroxissomal e a tiolase SCPX, que são codificadas, respectivamente, pelos genes *HSD17B4*, *ACOX1* e *SCP2*.

Em certos casos, a espectroscopia por ressonância magnética pode auxiliar no diagnóstico de uma leucodistrofia de origem metabólica. É o caso não só da síndrome de Canavan, citada anteriormente, como também das doenças mitocondriais em que um aumento expressivo de lactato pode se limitar ao sistema nervoso central, principalmente em regiões dos núcleos da base. Os principais EIM classificados como leucodistrofias estão resumidos na Tabela 6.5.

Distúrbios do movimento

Embora raramente devam ser considerados como a primeira hipótese em adultos, os EIM são um dos principais grupos etiológicos para os distúrbios de movimento em crianças.[8] De um modo geral, os EIM que podem se apresentar dessa maneira têm herança autossômica recessiva, idade de início precoce e estão associados a achados clínicos adicionais, incluindo mais de um tipo de distúrbio do movimento. Algumas das principais condições desse grupo estão descritas na Tabela 6.6.

TABELA 6.5. Principais erros inatos do metabolismo classificados como leucodistrofias

EIM	Exames bioquímicos sugestivos	Diagnóstico bioquímico	Gene(s)
Adrenoleucodistrofia ligada ao X	Aumento dos níveis de VLCFA	Aumento de VLCFA em indivíduo do sexo masculino e quadro clínico compatível	ABCD1
Leucodistrofia metacromática	Aumento da excreção urinária de sulfatídios	Deficiência de arilsulfatase A, com aumento de sulfatídios e exclusão de deficiência de múltiplas sulfatases	ARSA
Doença de Krabbe	–	Deficiência de galactocerebrosidase	GALC
Doença de Canavan	Aumento de n-acetilaspartato na urina ou na espectroscopia por ressonância magnética	Aumento da excreção de N-acetilaspartato na urina	ASPA
Doenças mitocondriais	Aumento de lactato no sangue ou na espectroscopia por ressonância magnética	–	NDUFS2, TIMMDC1, TMEM126B, entre outros
Síndrome de Sjögren-Larsson	–	Deficiência de aldeído graxo desidrogenase	ALDH3A2
Fucosidose	Padrão alterado característico na cromatografia de oligossacarídeos na urina	Deficiencia de α-fucosidase	FUCA1
Xantomatose cerebrotendinosa	Aumento de colestanol no sangue	Deficiência de esterol 27-hidroxilase	CYP27A1
Distúrbios de armazenamento de ácido siálico	Aumento de ácido siálico livre na urina	–	SLC17A5
Distúrbios da biogênese dos peroxissomos	Aumento de VLCFA, aumento de ácido di e tri-hidroxicolestanoico, baixos níveis de plasmalógenos eritrocitários	Diagnóstico bioquímico possível nas situações em que há deficiências de enzima peroxissomal específica	PEX1, PEX2, PEX3, entre outros
Deficiência de enzima específica da betaoxidação de ácidos graxos peroxissomal	Aumento de VLCFA, plasmalógenos eritrocitários normais	Deficiência da proteína D-bifuncional, deficiência de acil-CoA oxidase 1 ou deficiência da proteína carreadora de esterol 2 (tiolase peroxissomal)	HSD17B4, ACOX1, SCP2

VLCFA: ácidos graxos de cadeia muito longa.

Distúrbios neuromusculares

A função dos neurônios motores, dos nervos periféricos e dos miócitos depende da integridade não só de proteínas estruturais, mas também de diversas vias metabólicas. A contração muscular envolve grande consumo de ATP, estando afetada globalmente em doenças mitocondriais. A energia gerada pelo glicogênio é importante principalmente no início da atividade física, mas após certo tempo, os lipídeos são a fonte predominante. Desse modo, doenças relacionadas à quebra do glicogênio tendem a afetar o início da atividade física, porém com melhora com a atividade sustentada (fenômeno *second wind*).

TABELA 6.6. Principais erros inatos do metabolismo que se apresentam como distúrbios do movimento

Distúrbio	EIM	Achados clínicos adicionais	Achados bioquímicos sugestivos	Diagnóstico bioquímico	Gene(s)
Distonia	Distonias responsivas a levodopa	Deficiência intelectual (em alguns casos)	Aumento de fenilalanina no sangue após teste de sobrecarga, alteração dos níveis liquóricos de 5-HIAA, HVA e pterinas	Deficiência de enzimas específicas	*GCH1*, *PTS*, *SPR*, *TH*
	Síndrome de Lesch-Nyhan	Deficiência intelectual, nefrolitíase	Aumento de ácido úrico sérico	Deficiência de hipoxantina-guanina fosforribosil transferase	*HPRT*
	Gangliosidose GM1 tipo III	Anomalias esqueléticas	Alteração da cromatografia de oligossacarídeos urinários	Deficiência de β-galactosidase	*GLB1*
	Deficiência de GLUT-1	Deficiência intelectual, característica intermitente	Baixa glicorraquia e da relação líquor/plasma de glicose	–	*SLC2A1*
Ataxia	Doença de Niemann-Pick tipo C	Paralisia do olhar conjugado vertical	Aumento de oxiesteróis no sangue	–	*NPC1*, *NPC2*
	Ataxia espinocerebelar recessiva tipo 7	Hiper-reflexia	–	Deficiência de tripeptidil peptidase	*TPP1*
	Doenças mitocondriais	Oftalmoparesia, perda auditiva, neuropatia periférica	Aumento de lactato no sangue	Não disponível	*MTTK*, *SDHA*, *COQ2*, entre outros
	Doença da urina em xarope de bordo intermitente	Confusão mental nos episódios de ataxia intermitente	Aumento de aminoácidos de cadeia ramificada (leucina, valina e isoleucina) no sangue e urina	Aumento de aminoácidos de cadeia ramificada com aumento de aloisoleucina e/ou cetoácidos correspondentes	*BCKDHA*, *BCKDHB*, *DBT*
Mioclonia	Lipofuscinoses ceroides neuronais	Epilepsia, regressão neurológica, perda visual	Não disponíveis	Baixa atividade enzimática (tipos 1, 2, 10 e 13)	*PPT1*, *MFSD8*, *CLN8*, entre outros
	Doenças mitocondriais	Epilepsia, miopatia, neuropatia periférica	Aumento de lactato no sangue	Não disponível	*MTTK*, *MTTL1*, *MTTH*, *POLG*, entre outros
	Sialidose tipo I	Ataxia, hiper-reflexia	Alteração da cromatografia de sialiloligossacarídeos na urina, dosagem de ácido siálico na urina	Atividade enzimática de neuramidase diminuída (com β-galactosidase normal)	*NEU1*
	Epilepsia mioclônica progressiva 8	Declínio cognitivo	–	Deficiência de ceramida sintase 1	*CERS1*
Tremor	Doença de Wilson	Cirrose hepática, distonia, discinesia orofacial	Aumento da excreção de cobre urinário, atividade baixa de ceruloplasmina	–	*ATP7B*

5-HIAA: ácido 5-hidroxi-indoleacético; HVA: ácido homovanílico.

TABELA 6.7. Principais erros inatos do metabolismo que se apresentam como distúrbios neuromusculares

Distúrbio neuromuscular	EIM	Achados clínicos adicionais	Achados bioquímicos sugestivos	Diagnóstico bioquímico	Gene(s)
Paraparesia espástica	Deficiência de arginase	Declínio cognitivo	Aumento da arginina, hiperamonemia, aumento de ácido orótico	Atividade enzimática de arginase em eritrócitos reduzida	*ARG1*
	Deficiência de biotinidase	Crises convulsivas, hipotonia, atraso de desenvolvimento, alterações respiratórias, perda auditiva e visual	Aumento de ácidos beta-hidroxi-isovalérico, láctico, beta-hidroxipropiônico e metilcítrico. Aumento de beta-metilcrotonilglicina, hiperamonemia leve	Deficiência de biotinidase	*BTD*
	Paraparesia espástica hereditária tipo 5A	Pura ou complicada por neuropatia, atrofia muscular distal ou leucopatia	Aumento de oxiesteróis	–	*CYP7B1*
Miopatia	Miopatias mitocondriais	Epilepsia, miopatia, neuropatia periférica	Aumento de lactato	–	*MTTK, MTTL1, MTTH*, entre outros
	Distúrbios da betaoxidação de ácidos graxos	Retardo de crescimento, cardiomiopatia, hipoglicemia hipocetótica	Aumento de ácidos dicarboxílicos na urina, alteração de acilcarnitinas	Aumento persistente do padrão específico de acilcarnitinas	*ACADS, SLC22A5, CPT2*, entre outros
	Glicogenoses musculares	Rabdomiólise após exercício	Aumento de creatinoquinase	Deficiência enzimática em leucócitos ou músculo	*GAA, PFKM, PYGM, PHKA1*
	Síndrome de Barth	Retardo de crescimento, cardiomiopatia dilatada	Aumento de ácidos 3-metilglutacônico, MGA e 2-etildacrílico	–	*TAZ*
Doença do neurônio motor inferior	Atrofia muscular espinhal com epilepsia mioclônica progressiva	Epilepsia mioclônica	–	Deficiência de ceramidase ácida lisossomal	*ASAH1*
Neuropatia periférica	Doença de Refsum	Retinite pigmentosa e surdez	Aumento do ácido fitânico	Deficiência de fitanoil-CoA hidroxilase ou receptor de PTS2	*PHYH, PEX7*

MGA: ácido 3-metil-glutárico; PTS2: sinal de endereçamento de peroxissomo tipo 2.

Por outro lado, doenças da betaoxidação de ácidos graxos comprometem principalmente a atividade prolongada e a fase de recuperação.

Os neurônios motores podem ser danificados pelo acúmulo de substratos tóxicos e defeitos no metabolismo de lipídeos. Diversas das condições citadas nas leucodistrofias também afetam os neurônios motores ou os nervos periféricos. Os principais erros inatos do metabolismo que se apresentam como distúrbios neuromusculares estão resumidos na Tabela 6.7.

Considerações finais

Embora os EIM representem uma pequena proporção entre as doenças genéticas em geral e entre as condições com as quais os neurologistas usualmente se defrontam, esse grupo de distúrbios tem sua importância amplificada pelo fato de que muitos deles têm tratamento específico, o qual exige sua correta identificação. Diversas ferramentas bioquímicas estão disponíveis para investigar pacientes com suspeita de EIM, avaliação cada vez mais frequentemente complementada por análises genéticas confirmatórias. Situações em que essa sequência é invertida (testes genéticos iniciais seguidos de confirmação bioquímica posterior) vêm ocorrendo de forma crescente, realçando a importância de uma avaliação integrada que considere os aspectos clínicos, neurofisiológicos, exames de neuroimagem, testes bioquímicos e análises moleculares para se chegar a um diagnóstico preciso. Além de abrir o caminho para o tratamento, disponível para muitas situações, a identificação de um diagnóstico preciso permite a tomada de medidas preventivas para a família como um todo (aconselhamento genético, identificação de portadores, diagnóstico pré-natal ou pré-implantacional etc.) que podem multiplicar seus benefícios para um número grande de indivíduos.

REFERÊNCIAS BIBLIOGRÁFICAS

1. Carpenter KH, Wiley V. Application of tandem mass spectrometry to biochemical genetics and newborn screening. Clin Chim Acta. 2002 ago; 322(1-2):1-10.
2. Hommes FA. Techniques in diagnostic human biochemical genetics: a laboratory manual. New York: Wiley-Liss. 1991; p. 646.
3. Bremer HJ. Disturbances of amino acid metabolism: clinical chemistry and diagnosis. Baltimore: Urban & Schwarzenberg. 1981; p. 525.
4. Hopwood JJ, Muller V, Smithson A, Baggett N. A fluorometric assay using 4-methylumbelliferyl alpha-L-iduronide for the estimation of alpha-L-iduronidase activity and the detection of Hurler and Scheie syndromes. Clin Chim Acta Int J Clin Chem. 1979 mar 1; 92(2):257-65.
5. Vaccaro AM, Motta M, Tatti M, Scarpa S, Masuelli L, Bhat M, et al. Saposin C mutations in Gaucher disease patients resulting in lysosomal lipid accumulation, saposin C deficiency, but normal prosaposin processing and sorting. Hum Mol Genet. 2010 ago 1; 19(15):2987-97.
6. Matalon R, Kaul R, Michals K. Canavan disease: biochemical and molecular studies. J Inherit Metab Dis. 1993; 16(4):744-52.
7. Vanderver A, Prust M, Tonduti D, Mochel F, Hussey HM, Helman G, et al. Case definition and classification of leukodystrophies and leukoencephalopathies. Mol Genet Metab. 2015 abr; 114(4):494-500.
8. Eggink H, Kuiper A, Peall KJ, Contarino MF, Bosch AM, Post B, et al. Rare inborn errors of metabolism with movement disorders: a case study to evaluate the impact upon quality of life and adaptive functioning. Orphanet J Rare Dis. 2014 dez; 9(1). Disponível em: http://ojrd.biomedcentral.com/articles/10.1186/s13023-014-0177-6. Acessado em 10 mar 2018.

Raciocínio Diagnóstico em Neurogenética

7

Jonas Alex Morales Saute
José Luiz Pedroso
Marcondes Cavalcante França Junior
Sarah Teixeira Camargos

A neurogenética clínica pode ser considerada como um campo de atuação da neurologia, neuropediatria e genética médica, dedicada ao diagnóstico, tratamento e acompanhamento de indivíduos e famílias com condições genéticas (monogênicas ou genômicas) em que a manifestação principal será relacionada a alterações no desenvolvimento ou será secundária a degeneração ou disfunção do sistema nervoso central, periférico ou de ambos. É importante diferenciar a neurogenética clínica do termo neurogenética, o qual tem significado mais amplo, sendo entendido como a ciência que estuda a variação genética que traz repercussões nas funções neurológicas. A neurogenética, portanto, engloba a neurogenética clínica e o estudo de doenças multifatoriais ou poligênicas.[10,11] A Figura 7.1 diferencia os mecanismos principais das condições monogênicas das doenças multifatoriais/poligênicas.

Considerações iniciais sobre o estudo da neurogenética clínica

A neurologia é considerada por muitos estudantes de medicina, médicos e seus professores como umas das especialidades médicas mais difíceis e complexas. Essa imagem, associada ao estigma reproduzido quase diariamente nas enfermarias, inclusive por parte dos neurologistas, da falta de tratamentos específicos para a maior parte das condições neurológicas, contribui para afastar o estudante do aprofundamento e especialização nesse campo fascinante de atuação. A genética clínica, de modo similar, também é rechaçada por muitos estudantes e profissionais por motivos similares; mas talvez o cenário seja ainda mais adverso, devido à organização dos currículos dos principais cursos de medicina no Brasil e fora, que colocam a genética apenas como disciplina do currículo básico, não havendo quase nenhum contato posterior ao longo do curso com a especialidade genética médica. Tal cenário explica facilmente a imagem distorcida de que o médico geneticista seria um profissional de laboratório que realizaria apenas exames complementares e que não teria atuação clínica. Esse panorama intimidativo no campo da neurologia e genética médica é muitas vezes ampliado pela postura dos professores e preceptores que

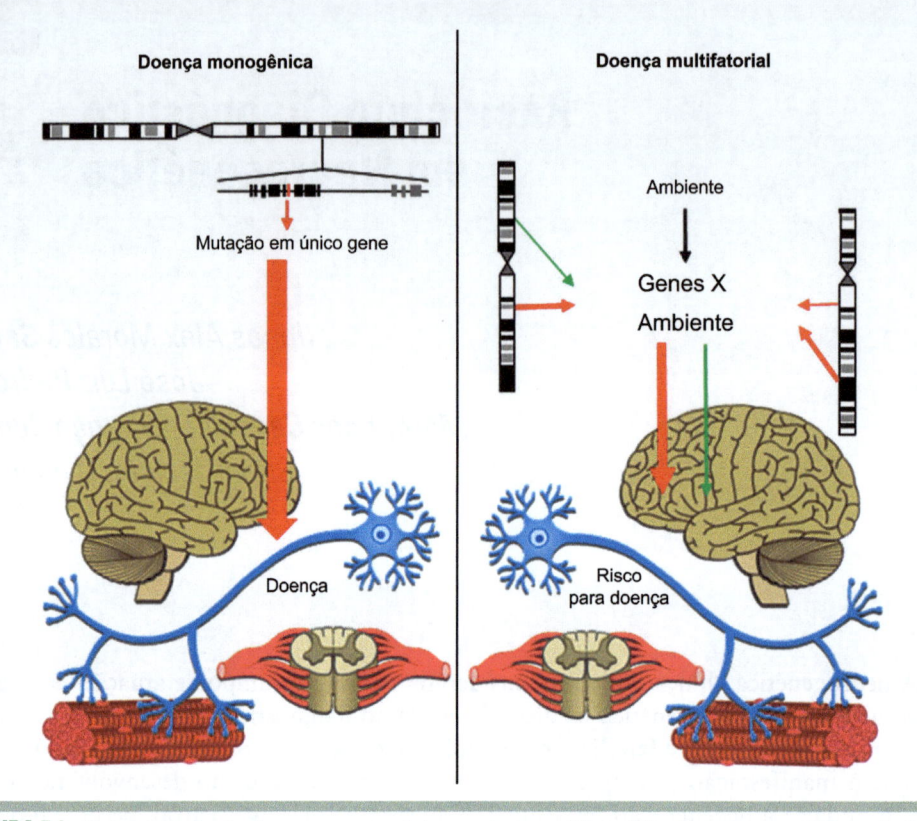

FIGURA 7.1. Fisiopatologia de doenças monogênicas *versus* multifatoriais. As setas pontilhadas indicam variantes em genes que conferem proteção, e as setas cinzentas indicam variantes em genes que conferem risco a uma dada condição. A espessura das setas indica o tamanho do efeito da variante sobre o desenvolvimento do fenótipo.

se distanciam do aluno ao exaltarem a complexidade e dificuldade das áreas e, portanto, ao exaltarem suas capacidades cognitivas de lidarem com síndromes de tamanha complexidade, mas que deixam de apresentar os princípios básicos do método clínico de raciocínio diagnóstico,[21] que poderiam auxiliar na superação da maioria das dificuldades de compreensão dessas áreas do conhecimento. Podemos imaginar, portanto, o cenário assustador que o estudante de medicina ou o médico residente encontrará ao deparar-se pela primeira vez com o termo neurogenética clínica.

O objetivo do presente capítulo é propor uma organização do raciocínio diagnóstico aplicável à neurogenética clínica, a qual, a partir deste ponto, será referida apenas como neurogenética. Esperamos, com este capítulo, aproximar o leitor dessa área de atuação. Despretensiosamente, também buscamos apresentar essa forma de organização do raciocínio diagnóstico de modo que possa ser utilizada também em futuros modelos que porventura venham a utilizar ferramentas computacionais avançadas para essa tarefa.

Classificação das doenças neurogenéticas

Antes de iniciarmos a elaboração de hipóteses diagnósticas em neurogenética, necessitamos entender primeiro como essas doenças são agrupadas. Uma das classificações mais

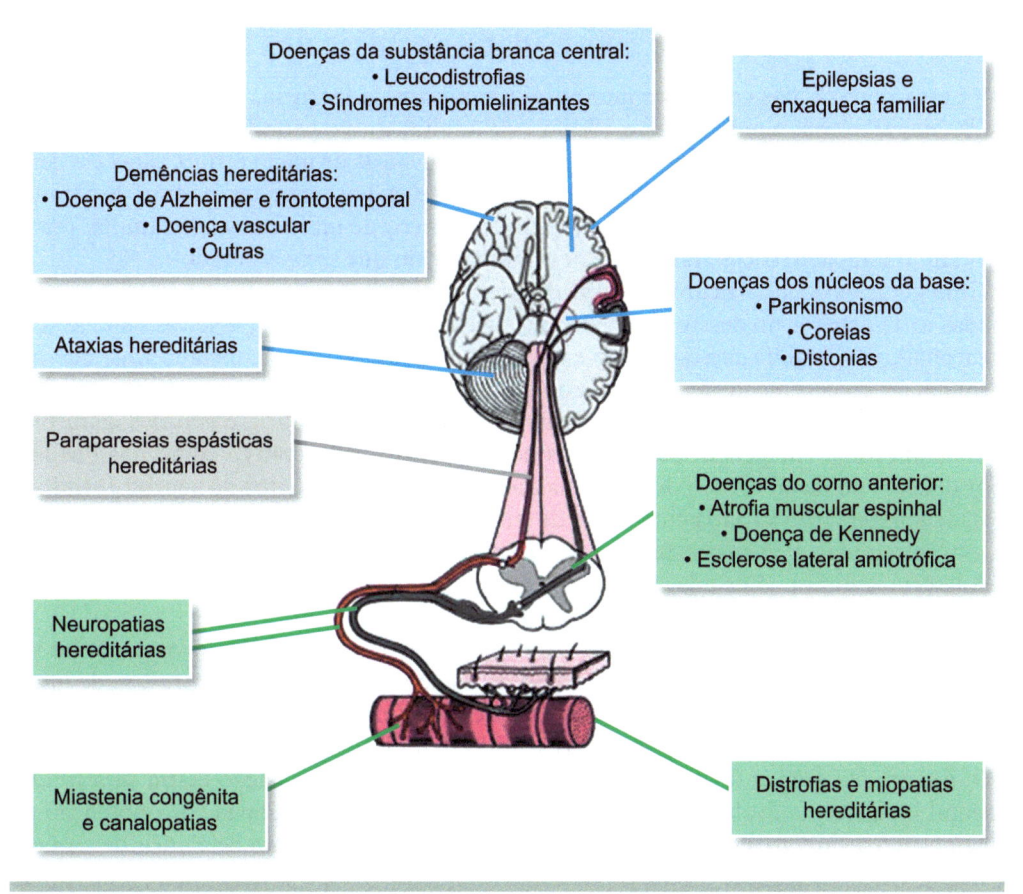

FIGURA 7.2. Classificação das doenças neurogenéticas.

práticas das doenças neurogenéticas seguirá o diagnóstico topográfico como principal definidor dos grupos de condições. A Figura 7.2 tenta simplificar um pouco essa classificação, ao mostrar que as doenças genéticas que afetam, como topografia principal, os músculos são chamadas (intuitivamente) de miopatias hereditárias ou de distrofias musculares; já as condições em que múltiplos nervos periféricos serão o maior alvo do processo patológico serão chamadas neuropatias hereditárias, e assim por diante.

O maior desafio para que essa classificação seja útil no processo diagnóstico será a coleta adequada da anamnese e a realização de exame neurológico detalhado (em geral focado na queixa principal do paciente) e sua interpretação. Em alguns casos, será necessária a solicitação de exames complementares, como a eletroneuromiografia, ou exames de neuroimagem, como ressonância magnética encefálica ou muscular, para um refinamento ou confirmação do diagnóstico topográfico (sem necessariamente ter implicações ainda na definição causal da condição). A realização adequada desse processo será o passo inicial, fundamental para a adequada classificação e elaboração das hipóteses diagnósticas a seguir. Conhecimentos do exame neurológico focado de acordo com os principais grupos de condições e topografias serão dados ao longo de praticamente todos os capítulos deste livro e serão fundamentais na correta interpretação da topografia envolvida.

Classificação de acordo com a idade de início dos sintomas

Cerca de 90% das condições monogênicas iniciam na infância, e apenas ao redor de 10% iniciarão após a puberdade, e 1% na vida adulta, após o período reprodutivo.[19] Apesar de haver um menor número de condições monogênicas de início tardio, estas em geral são mais prevalentes na população geral, e muitas delas, por terem um padrão de herança autossômico dominante e afetarem um grande número de indivíduos por família, representam um impacto social, familiar e pessoal maior do que seria esperado.

Em geral, as doenças neurogenéticas de início congênito ou na infância estarão relacionadas a: 1) defeitos no desenvolvimento do sistema nervoso (p. ex., defeitos de migração neuronal), em geral de curso estático e não progressivo; 2) doenças metabólicas, que podem iniciar precocemente de modo agudo com sinais de intoxicação, ou envolver quadros intermitentes associados a episódios de maior demanda metabólica, como nos distúrbios do metabolismo energético, ou ainda, podem ter curso degenerativo como nas doenças por defeitos no metabolismo de moléculas complexas;[23] e 3) defeitos de neurotransmissores, de apresentação variada com sinais de encefalopatia, epilepsia e síndromes piramidais e extrapiramidais.[14] A maior parte das doenças de início tardio ou de início a partir da adolescência estará associada a neurodegeneração como mecanismo principal, em geral apresentando curso lentamente progressivo.

Apesar de ter uma utilidade prática com relação ao profissional que na maioria das vezes atenderá inicialmente esses pacientes (se de início infantil, neuropediatras; se de início adulto, neurologistas) a classificação das doenças neurogenéticas de acordo com a faixa etária, na opinião dos autores, fará mais sentido se utilizada junto com o curso da condição dentro dos grupos de diagnósticos topográficos. Essa informação etária será fundamental inclusive na avaliação do rendimento das técnicas moleculares para obtenção de diagnóstico definitivo. Por exemplo, hoje sabemos que o rendimento de painéis de sequenciamento de nova geração (NGS) ou do sequenciamento completo do exoma (WES) difere de acordo com a faixa etária para uma mesma síndrome/topografia, apresentando maior rendimento nos casos de ataxia de início infantil ou de hipoplasia cerebelar[20,24] quando comparado às ataxias hereditárias de início tardio.[7,9] Note que, nesse caso, iniciamos pela classificação em doenças hereditárias que envolvem as vias cerebelares (ataxias hereditárias) e apenas depois dividimos pela faixa etária, a fim de buscar informações sobre qual a resolutividade das provas diagnósticas serão solicitadas para identificar qual a condição específica do paciente.

Raciocínio diagnóstico em neurogenética clínica *versus* raciocínio diagnóstico em neurologia

O raciocínio diagnóstico em neurologia, em geral, é dividido na seguinte ordem: diagnóstico sindrômico, que consiste no reconhecimento dos sinais e sintomas que compõem as diferentes síndromes neurológicas (síndrome motora piramidal, extrapiramidal etc.); seguido do diagnóstico topográfico ou anatômico (em geral tenta-se encontrar apenas um local de lesão que explique os sinais e sintomas do paciente); e, por fim, o diagnóstico etiológico, em que o curso da apresentação clínica, informações demográficas do paciente e epidemiológicas darão as pistas principais para identificação da causa subjacente (causas vasculares, infecciosas, neoplásicas, degenerativas, iatrogênicas, congênitas, imunes, funcionais etc.[5,21] No caso das doenças neurogenéticas, ou no caso de uma avaliação solicitada para o neurogeneticista, o processo será um pouco distinto. A primeira distinção é que a ordem do processo já estará invertida, ou seja, parte-se do pressuposto que já houve a suspeição de uma condição genética como base etiológica ou que é necessário descartar uma condição genética; portanto, o processo inicia-se enviesado a partir do diagnóstico etiológico. Mesmo que se faça um grande esforço mental e se consiga manter a ordem do raciocínio da neurologia clássica, quando de fato estivermos frente a um paciente com uma condição neurogenética será muito frequente a simultaneidade de síndromes neurológicas e de topografias distintas em um único paciente ou família. Lembre-se que muitas das proteínas que estão afetadas pela mutação causal dessas condições terão expressão ubíqua, ou terão uma maior expressão ou atividade em múltiplos tecidos e populações celulares, sendo frequente o envolvimento simultâneo de múltiplos sistemas neurológicos, bem como o envolvimento extraneurológico (sistêmico). Cabe ressaltar que, apesar do viés cognitivo associado à etiologia genética, sempre devemos ter em mente que causas tratáveis (no sentido de que haja medidas mais específicas que modifiquem o curso da doença), sejam elas adquiridas (p. ex., deficiência de vitamina B12, hipotireoidismo, infecções, síndromes de desregulação imunológica) ou genéticas (p. ex., algumas doenças metabólicas, ataxia por deficiência de vitamina E, polineuropatia amiloidótica familiar, distrofia muscular de Duchenne, atrofia muscular espinhal etc.) devem ser as primeiras a ser descartadas, seguindo o mesmo princípio utilizado na neurologia geral.[21]

Dessa forma, para organizar o raciocínio diagnóstico em neurogenética, sugerimos uma abordagem diferente da neurologia clássica e iniciamos respondendo às seguintes perguntas:
1. Qual a síndrome neurológica principal? Ex.: motora piramidal, motora de 2º neurônio, motora cerebelar, motora parkinsoniana etc.
2. Há síndromes neurológicas coadjuvantes? Se sim, quais? Ex.: motora piramidal, motora de 2º neurônio, motora cerebelar, motora parkinsoniana etc.
3. Há acometimento de outros órgãos e tecidos (em especial achados não usuais)? Se sim, quais? Ex.: visceromegalia, ictiose, telangiectasias, acalasia, xantomas, cardiopatia, catarata, retinopatia etc.
4. O curso clínico da condição é compatível com uma doença neurogenética? Lembre-se que a maior parte das condições neurogenéticas de início após a infância tem curso degenerativo, ou seja, lentamente progressivo e de início insidioso. Já as condições que alteram o desenvolvimento do sistema nervoso tendem a apresentar curso estático. São raras as exceções a essa regra de curso clínico, e muitas dessas condições terão um curso de apresentação estereotipado que pode auxiliar na suspeita diagnóstica (p. ex., distonia-parkinsonismo de início rápido associada a mutações no gene *ATP1A3*).[3]
Seguindo ou sendo antecedido pela definição do padrão de herança.
5. Qual o padrão de herança provável? Ex.: autossômica dominante, autossômica recessiva, ligada ao X, mitocondrial, esporádica. Ver a Tabela 7.1 para mais detalhes e Figura 7.3 para exemplos dos diferentes padrões de herança.

Em geral, a resposta à pergunta 1 definirá a classificação ou grupo de condições que estará relacionada ao fenótipo do paciente, e as demais perguntas auxiliarão no estabelecimento do diagnóstico específico, como veremos a seguir.

Organização do raciocínio diagnóstico em neurogenética

Após o processo descrito acima, iremos organizar o raciocínio diagnóstico em achados "positivos", ou seja, que estão presentes no paciente ou familiares afetados, e achados "negativos", que estão ausentes no paciente ou familiares afetados. Entre os achados

TABELA 7.1. Coleta da história familiar

Os Capítulos 1 (Princípios Básicos em Genética) e 35 (Aconselhamento Genético) abordam os principais padrões de herança e a importância da história familiar no processo diagnóstico e de aconselhamento genético. Aqui cabe uma ressalva sobre a importância de "ganhar tempo" e orientar a investigação com uma obtenção detalhada da história familiar. As perguntas a seguir são fundamentais na obtenção dessa história:

1. **Há recorrência familiar?**
   A recorrência de quadros semelhantes e pouco usuais na mesma família é uma pista fundamental para o diagnóstico de condições genéticas (p. ex., pai e filho com história de doença de Alzheimer de início próximo dos 50 anos). Ao encontrar recorrência, tentar coletar informações sobre o maior número possível de familiares acometidos. Por vezes, será necessário examinar esses familiares para confirmar a confiabilidade da informação. Lembrar que o histórico familiar de quadros de doenças comuns, como cefaleia, hipertensão arterial, diabetes *mellitus* e demência de início tardio deve ser valorizado com bastante parcimônia; não tendo, na maioria das vezes, relevância para modificar a suspeita diagnóstica.

2. **Há consanguinidade?**
   Ao coletar o histórico, atente para casamentos consanguíneos na família do probando (que podem sugerir uma herança autossômica recessiva) e tente definir o grau de parentesco.

3. **Isolados geográficos?**
   O local de nascimento do probando, seus pais e avós também pode ser de relevância para o diagnóstico, tanto pela possibilidade de haver alguma forma de condição mais frequente naquela região (p. ex., efeitos fundadores da doença de Machado Joseph no Sul do Brasil,[26] da polineuropatia amiloidótica familiar no Rio de Janeiro[6] e de famílias com esclerose lateral amiotrófica relacionada ao gene *VAPB* na Região Sudeste,[4,18] como por revelar potencial consanguinidade distante desconhecida.

4. Possibilidade de recorrência oculta?
   - *Falecimento precoce do genitor:* atentar para a idade de falecimento dos pais. Lembrar que o falecimento precoce de um dos genitores (antes da idade prevista de manifestar a doença) pode ocultar o histórico familiar da condição. Na experiência dos autores, é frequente o distanciamento do lado da família relacionado ao indivíduo falecido precocemente, motivado em geral pela contexto traumático da perda precoce.
   - *Paternidade duvidosa:* a paternidade duvidosa também pode ocultar o histórico familiar. Devemos ter em mente a possibilidade de paternidade duvidosa e, caso haja posterior confirmação de uma condição genética em que esse cenário seja possível, o assunto deverá ser abordado de forma cuidadosa, no momento e condições propícias. Lembre-se que a paternidade duvidosa não é de interesse médico por si só, e sua busca pode gerar conflitos familiares.

Todos os dados acima irão auxiliar no estabelecimento do provável mecanismo de herança. Entretanto, salientamos que a ausência desses fatores não excluirá a possibilidade de condições genéticas por diversos motivos (p. ex., mutações *de novo*, penetrância incompleta, heterozigose composta para doenças recessivas etc.). Deve-se, portanto, evitar falar que história familiar é negativa e, sim, informar as respostas das perguntas acima.

"positivos" e "negativos" devem entrar informações de anamnese e exame físico e de exames paraclínicos de imagem e laboratoriais que não sejam confirmatórios, mas que auxiliem em uma melhor caracterização fenotípica. Importante ressaltar que a lista aqui não precisa ser extensa, mas sim focada na apresentação principal do paciente, considerando dados que são relevantes, tanto quando presentes quanto ausentes. Em geral, os achados positivos principais, somados a um achado positivo específico (caso exista) serão os responsáveis pela formulação das hipóteses diagnósticas, e os achados negativos servirão para descartar diagnósticos diferenciais ou reduzir marcadamente suas probabilidades. Aqui, cabe a ressalva de que esse método continuará a ser útil, ou se tornará ainda mais útil, com o advento de algoritmos diagnósticos computacionais melhores que os disponíveis atualmente, servindo como uma forma de entrada de dados que possibilitará

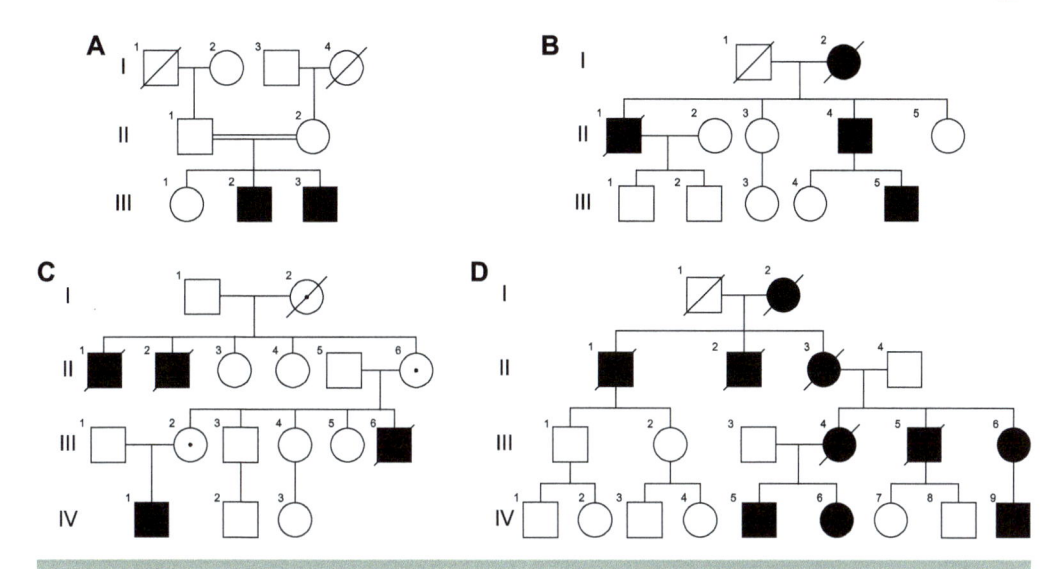

FIGURA 7.3. Exemplos de heredogramas dos padrões de herança. **(A)** Autossômica recessiva; **(B)** Autossômica dominante; atente para a transmissão da condição (símbolo preenchido de preto) de um homem para outro homem (II-4 para III-5) que define esse padrão de herança; **(C)** Ligada ao X (os pontos indicam mulheres portadoras); **(D)** Mitocondrial, com transmissão exclusivamente materna.

as listagens de diagnósticos diferenciais e de exames que possam elucidar o caso. Mesmo que o uso de novas tecnologias computacionais diagnósticas tornem-se uma realidade na prática clínica, é pouco provável que na neurogenética elas substituam o papel crítico do clínico na correta realização da anamnese, história familiar e exame físico e sua interpretação.

Uma ferramenta atualmente disponível que ajuda a exercitar esse modelo de diagnóstico e que muitas vezes pode, de fato, auxiliar no diagnóstico diferencial de doenças neurogenéticas é o SimulConsult, uma plataforma on-line de acesso livre curada por pesquisadores da Harvard Medical School e disponível no site https://simulconsult.com/. Nas Tabelas 7.2 e 7.3 estão descritos exemplos de como o raciocínio diagnóstico pode ser realizado pelo clínico com ou sem auxílio de plataformas como a citada. É importante frisar que não temos qualquer conflito de interesse relacionado a esse site, e que existem outros sites e programas com funções semelhantes (p. ex., Oxford Medical Databases: London Neurogenetics Database etc.), e que certamente serão desenvolvidas outras ferramentas no futuro com objetivos semelhantes, ainda mais acuradas e que poderão ser utilizadas de acordo com a preferência do usuário.

Hipóteses diagnósticas e solicitação de exames confirmatórios

Para a formulação das hipóteses diagnósticas iniciaremos com a organização dos achados "positivos" e "negativos", como já vimos, e após perguntaremos:
1. Qual a síndrome neurológica principal do paciente? Ou seja, trata-se de um quadro de deficiência intelectual, ataxia cerebelar, paraparesia espástica, distonia etc.? Esse passo é fundamental, pois ele orientará o estudo do caso e dos possíveis diagnósticos diferenciais.

TABELA 7.2. Caso clínico 1

Caso clínico: homem de 21 anos refere início de alteração do equilíbrio ao redor dos 15 anos de idade, com curso progressivo desde então, necessitando atualmente do auxílio de bengalas para deambular. Negava quadros semelhantes em sua família ou história de consanguinidade dos pais. No exame físico, encontra-se ataxia de marcha e de membros, bem como se percebe disartria. O acompanhamento do olhar não é suave e ocorre em sacadas. A força é levemente reduzida nos membros inferiores, os reflexos miotáticos profundos são abolidos distalmente e apresenta sinal de Babinski bilateralmente. A sensibilidade vibratória é reduzida nos membros inferiores.

Organização do raciocínio clínico: os dados positivos seriam ataxia cerebelar (talvez sensitiva também), redução de força, reflexos abolidos distalmente, presença do sinais de Babinski e hipopalestesia. O quadro de ataxia sem dúvida lhe pareceu o fenótipo principal e, portanto, você inicia com a hipótese de uma ataxia cerebelar. Ao seguir, o modelo que apresentamos, você adicionalmente classifica como síndromes coadjuvantes os sinais de neuropatia periférica (arreflexia, redução de reflexos) e possivelmente de envolvimento do cordão posterior, e uma síndrome motora piramidal (sinal de Babinski e paresia), que parece estar, em parte, oculta pela neuropatia periférica. Com base nesses dados, com a informação de que é uma condição crônica com ao menos 6 anos de evolução, que o início ocorreu na adolescência e que é um caso isolado, pode-se realizar a hipótese de uma ataxia cerebelar hereditária, possivelmente recessiva. Ao revisar o Capítulo 11 (Ataxias) você verifica que a ataxia de Friedreich é a forma mais comum de ataxia hereditária autossômica recessiva e que o paciente apresenta sua tríade clínica de ataxia, arreflexia e sinal de Babinski, mas que existe uma forma semelhante de ataxia, que é a ataxia por deficiência de vitamina E (AVED), uma condição tratável, e outras formas mais raras que mimetizam o quadro. Ou seja, você define que há uma hipótese principal, mas ela não é específica e não é uma condição com tratamento específico. Você opta por solicitar um exame confirmatório, a dosagem da vitamina E (afinal doenças tratáveis devem sempre ser consideradas primeiro), e os exames de caracterização fenotípica, ecocardiograma e teste de tolerância à glicose, que podem ter alterações na ataxia de Friedreich, e dosagem da alfafetoproteína e do perfil lipídico, exames de baixo custo e que dão importantes pistas para o diagnóstico das ataxias hereditárias. O resultado da dosagem de vitamina E e dos demais exames laboratoriais foram normais; entretanto o ecocardiograma demonstrou sinas de miocardiopatia hipertrófica. A presença de miocardiopatia hipertrófica associada ao quadro clínico do paciente é suficientemente específica para ataxia de Friedreich e deve sugerir solicitação de exame confirmatório. Com esses dados você solicitou a análise molecular específica para a ataxia de Friedreich, a qual detectou expansões GAA em homozigose no gene *FXN*, confirmando o diagnóstico.

Continua

2. Há uma suspeita diagnóstica principal? Ou, em outras palavras, existem achados ou achado no paciente específicos o suficiente para sugerirem uma única ou poucas etiologias genéticas prováveis?
   - Sim. Caso haja uma suspeita principal, deve-se idealmente partir para um teste de confirmação diagnóstica. Aqui também podemos pensar que a probabilidade pré-teste (para novos exames) é muito alta e que apenas um teste confirmatório ou que seja capaz de excluir a condição terá alguma utilidade diagnóstica;
   - Não. Há apenas a definição do grupo de doenças. Revisar as apresentações clínicas principais desse grupo e se há algum achado de exame clínico ou paraclínico que não foram avaliados e que poderiam auxiliar.
     a) Se houver algum achado mais específico não avaliado, considerar marcar reavaliação do paciente e de seus familiares afetados, ou solicitar o exame paraclínico que possa auxiliar na melhor caracterização fenotípica. Caso essa avaliação resultar em uma suspeita diagnóstica principal, solicitar o teste de confirmação diagnóstica;
     b) Se a caracterização clínica detalhada não for específica ou houver múltiplas causas prováveis, considerar solicitar exames que avaliem múltiplos genes ou regiões, simultaneamente.

CAPÍTULO 7 | RACIOCÍNIO DIAGNÓSTICO EM NEUROGENÉTICA

TABELA 7.2. Caso clínico 1 (continuação)

Ferramentas informáticas: note que, pelo SimulConsult, aos colocarmos os achados iniciais do paciente, a suspeita principal é de ataxia de Friedreich e em segundo lugar a AVED, e o programa sugere alguns exames complementares, mas que não sugere o ecocardiograma. Na imagem seguinte, ao adicionarmos apenas a informação da miocardiopatia hipertrófica, vemos que o único diagnóstico com alta probabilidade é a ataxia de Friedreich, sendo sugerida a realização do exame molecular confirmatório.

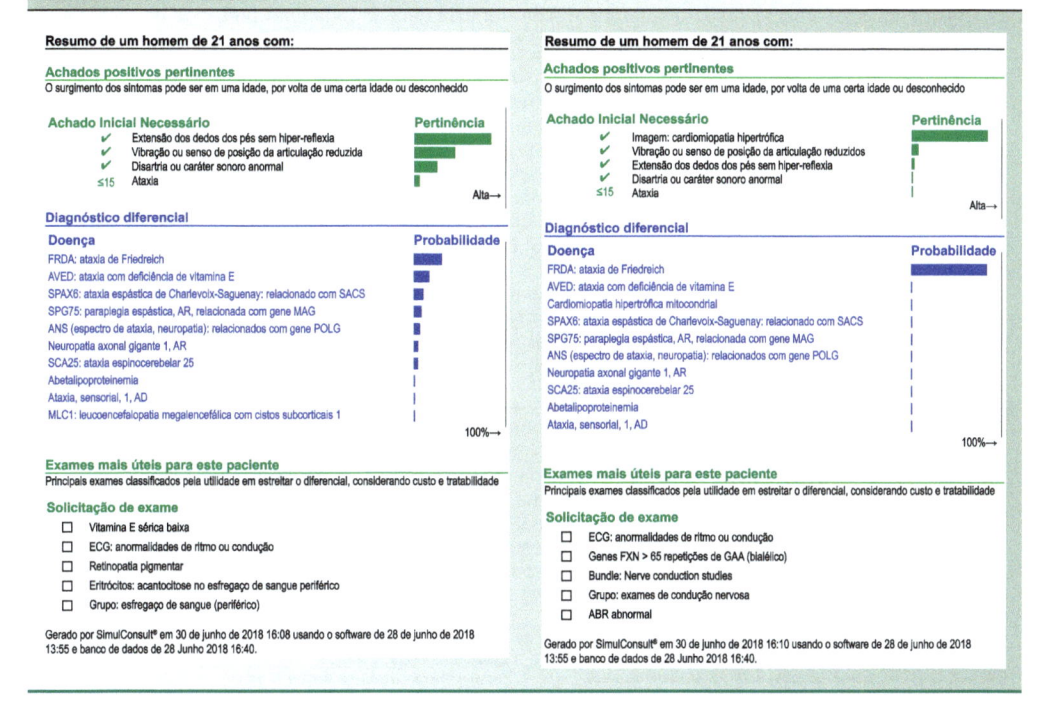

3. Tenho conhecimentos básicos de genética suficientes para explicar de maneira adequada o teste que solicitarei, bem como possíveis implicações previamente à sua realização? E tenho conhecimentos suficientes para interpretar o laudo do teste na maioria dos cenários?
   - Sim para as três perguntas: solicite o exame;
   - Não para qualquer uma das três perguntas: considere referenciar para outro especialista que melhor atenda aos requisitos acima. Esse campo é complexo e, por isso, o trabalho multiprofissional e entre múltiplas especialidades é altamente recomendado, mesmo que você já seja um especialista. Não se esqueça que o objetivo principal do atendimento é auxiliar o paciente e sua família e não o de acertar um diagnóstico difícil sozinho.
4. Qual o custo e qual o tempo médio para obtenção dos resultados do teste a ser solicitado? Em artigo recente de Sarah Bowdin e colaboradores foram realizadas recomendações para a integração da genômica na prática clínica[2] e um dos pontos considerados de informação básica pelos autores, pelo menos no contexto dos Estados Unidos, foi a questão do custo dos exames, exigindo conhecimentos de se o exame é coberto pelo seguro saúde, ou de qual seria o custo do exame caso o mesmo fosse pago diretamente pelo paciente ou por sua família. Na opinião dos autores, no

TABELA 7.3. Caso clínico 2

Caso clínico: mulher de 39 anos é encaminhada para avaliação por quadro de quedas e fraqueza nas pernas desde os 25 anos de idade. Na consulta, ela refere também alteração na fala (fala anasalada) e dificuldade de deglutição desde a infância, tendo realizado diagnóstico de acalasia, com necessidade de correção cirúrgica há 10 anos. Sua irmã apresentava quadro similar, também com acalasia corrigida cirurgicamente. Negavam outros casos na família ou consanguinidade parental. No exame físico se encontrava marcha espástica com espasticidade moderada e leve fraqueza distal nos membros inferiores. Apresentava também hiper-reflexia generalizada com presença do sinal de Babinski bilateralmente.

Organização do raciocínio clínico: os dados positivos seriam paraparesia espástica, acalasia, alteração da fala e recorrência familiar. O quadro neurológico principal sem dúvida é a paraparesia espástica – inclusive foi o que motivou o encaminhamento, porém a presença de acalasia precoce em duas irmãs é uma informação nada usual, que poderia sugerir algum diagnóstico específico. A recorrência sugere fortemente a etiologia genética. Ao revisar sobre formas genéticas de acalasia você encontra a síndrome do triplo A, uma síndrome autossômica recessiva caracterizada por acalasia, insuficiência adrenal e alacrimia em que, posteriormente, foram descritos achados neurológicos como parte do fenótipo da condição. No retorno da paciente você questiona sobre a possibilidade de alacrimia e se surpreende com a notícia de que a paciente e sua irmã nunca choraram, nem mesmo na infância, mas que negam olho seco. Você solicita exames de função adrenal que foram normais. Diante da suspeita da síndrome do triplo A e sabendo que existem outras duas formas mais raras de acalasia familiar (genes *GMPP1* e *TRAPPC11*), você solicita o sequenciamento do gene *AAAS* que demonstra mutações bialélicas, confirmando o diagnóstico.

Ferramentas informáticas: note que pelo SimulConsult, aos colocarmos os achados iniciais da paciente, a suspeita principal seria da síndrome de alacrimia e acalasia associada a deficiência intelectual relacionado ao gene *GMPPA* (possivelmente, pois o programa valoriza mais sintomas neurológicos para essa síndrome) e que a síndrome do triplo A viria em segundo lugar. Ao colocarmos os dados de alacrimia e função adrenal normal, a probabilidade da condição inicialmente sugerida ficou ainda maior. Caso fosse seguida a sugestão do programa, iniciaríamos com o sequenciamento do *GMPP1* e, sendo negativo, procederíamos a análise do *AAAS*.

contexto brasileiro, essa informação torna-se de igual relevância tanto em consultas privadas quanto em consultas do Sistema Único de Saúde. Muitas vezes, os pacientes preferirão pagar por um exame que não estaria disponível no SUS ou convênio, ou acionarão o Estado ou plano de saúde na tentativa de que o mesmo arque com esse gasto. Para que o paciente e sua família estejam o mais informados possível sobre essas questões, será fundamental discutir abertamente com os mesmos sobre a necessidade do exame e sobre os eventuais custos envolvidos. Uma postura de isenção sobre discutir valores, coberturas, disponibilidade dos exames por parte do profissional, em geral contribuirá apenas para aumentar a desinformação sobre a condição (que na maioria das vezes já é rara e pouco conhecida), com potenciais repercussões negativas para o paciente. Sabemos também que há diferenças regionais no Brasil sobre a solicitação de exames não previstos no SUS em instituições públicas e que, portanto, essa discussão não poderá ser aplicada em todos os contextos de modo igual. Consideramos que as implicações sobre custos e tempo de espera do resultado para testes genômicos e testes focados (gene único, mutação familiar) são basicamente as mesmas. As Tabelas 7.4 e 7.5 mostram um exemplo de como podemos avaliar esse ponto de modo racional na solicitação de exames.

5. Qual o impacto do resultado para o paciente e sua família? Nem sempre um exame genético confirmatório será necessário assistencialmente, como nos casos em que o diagnóstico clínico, bem como as informações do heredograma, podem ser

TABELA 7.4. Caso clínico 4

Caso clínico: mulher de 46 anos é encaminhada para avaliação de quadro de demência rapidamente progressiva. Início do quadro com sintomas depressivos que se seguiram por alterações em memória e linguagem (afasia global) proeminentes com marcado prejuízo das atividades de vida diária, já não obedecendo mais a comandos após 6 meses do início do quadro. No exame físico, apresentava, além das alterações cognitivas, hiper-reflexia difusa, associada a espasticidade e sinais de Hoffmann e Babinski bilateralmente. Realizou ressonância magnética de crânio que demonstrou sinais de leucodistrofia de predomínio frontal, com algumas zonas de restrição na sequência de difusão (DTI) na substância branca. Curiosamente, o irmão mais novo da paciente apresentou quadro semelhante há alguns anos, estando atualmente acamado. O diagnóstico prévio do irmão havia sido de doença de Marchiafava-Bignami. Ao solicitarmos os exames de neuroimagem do irmão, ficou claro que o padrão de leucodistrofia era similar; porém, no exame do irmão os achados eram mais graves com importante comprometimento do esplênio do corpo caloso, também com zonas de restrição na DTI. O pai deles havia falecido precocemente aos 50 anos e a mãe, com 79 anos, não tinha sintomas semelhantes. Negavam outros casos na família.

Organização do raciocínio clínico: os dados positivos seriam demência rapidamente progressiva, recorrência familiar (herança recessiva ou dominante, oculta pelo falecimento precoce do pai ou por penetrância incompleta), leucodistrofia de predomínio frontal, envolvimento do corpo caloso e restrição à difusão. Foi iniciada investigação de leucodistrofias metabólicas, com exclusão de leucodistrofia metacromática e o envolvimento similar de homens e mulheres argumentava contrariamente ao diagnóstico da variante frontal da adrenoleucodistrofia. Ao revisar a literatura, a hipótese principal que explicaria os achados da paciente seriam a leucoencefalopatia do adulto com esferoides axonais e glia pigmentar causada por mutações de ponto no gene *CSF1R*,[13] e mais recentemente por mutações no gene *AARS*.[16]

Decisão do exame a ser solicitado: ao ser avaliado o custo do sequenciamento do gene *CSF1R* em diferentes laboratórios, ficou claro que este era maior que o custo de painel de NGS para genes associados a leucodistrofias que incluía os genes *CSF1R*, *AARS* e *GFAP*, este último relacionado à doença de Alexander do adulto, um diagnóstico diferencial possível que ainda não teria sido descartado. Ao conversar com a família, optou-se pela realização do painel de genes, o qual, após poucas semanas, identificou mutação patogênica em heterozigose no gene *CSF1R*, confirmando o diagnóstico de leucoencefalopatia do adulto com esferoides axonais e glia pigmentar, uma condição autossômica dominante. Foi realizado aconselhamento genético e oferecido teste pré-sintomático para familiares em risco.

TABELA 7.5. Discussão pré-clínica em neurogenética

No Hospital de Clínicas de Porto Alegre temos realizado há muitos anos, no contexto da preceptoria dos residentes em genética médica, e mais recentemente de neurologia, o modelo de discussão pré-clínica dos casos atendidos ambulatorialmente. Ou seja, alguns dias antes do atendimento do paciente e de sua família, o médico que realizará a consulta revisa a história clínica do paciente e faz a organização do raciocínio diagnóstico e apresenta esses dados em reunião com os preceptores. Nos casos sem diagnóstico etiológico específico, serão discutidos quais dados adicionais poderiam auxiliar na redução do número de hipóteses diagnósticas, bem como serão definidos quais seriam os exames mais adequados para prosseguir à investigação. Lembre-se que a investigação diagnóstica em geral é complexa e que, muitas vezes, os pacientes já realizaram muitas avaliações e exames complementares, tanto externos quanto internos, na instituição de saúde. A revisão detalhada do caso, em geral, auxilia a otimizar o processo investigativo e na escolha mais racional dos exames complementares a serem solicitados a seguir. O objetivo final será o de realizar uma abordagem custo/tempo efetiva, de acordo com o melhor julgamento clínico, contexto e preferências das famílias. Esse modelo pode ser aplicado também no atendimento individual público ou privado, com a revisão do caso previamente ao atendimento, já levando a um direcionamento da investigação diagnóstica.

suficientemente acurados. Ou seja, além de informar questões sobre o custo e potencial resolutividade (e geração de incertezas do exame) a ser solicitado, será importante conversar sobre o momento da solicitação e qual será o possível impacto da confirmação ou exclusão do diagnóstico em questão. Lembre-se que, caso a principal hipótese diagnóstica não tenha tratamento modificador no momento da solicitação, sempre é possível aguardar para a confirmação diagnóstica em momento mais oportuno. O custo dos testes genéticos tem reduzido ao longo dos anos, bem como a sua disponibilidade tem aumentado tanto no contexto de atenção pública quanto privada. Por outro lado, a confirmação diagnóstica, em geral, permitirá um aconselhamento genético mais acurado e os potenciais benefícios relacionados ao mesmo (ver Capítulo 35 – Aconselhamento Genético em Neurogenética), bem como possibilitará em alguns casos a participação em ensaios clínicos que avaliem novos tratamentos e estejam em fase de recrutamento. Lembre a si próprio e ao paciente que, mesmo que não haja tratamento modificador, sempre haverá alguma forma de tratamento e que este em geral não dependerá da etiologia específica, mas sim da caracterização clínica dos sintomas, a qual já foi feita por você ao longo de toda a avaliação.

6. Você já descartou causas tratáveis para essa condição? Nunca esqueça de condições esporádicas e genéticas tratáveis! Salientamos que, com o advento dos exames genômicos na prática clínica, cada vez mais nos deparamos com apresentações diferentes dos fenótipos classicamente descritos nas condições genéticas, ou seja, uma apresentação atípica pode ser tão frequente ou mesmo mais frequente que a dita apresentação clássica de dada condição. Ex.: a paraparesia espástica tipo 7 (SPG7) foi descrita inicialmente como uma forma pura de paraparesia espástica familiar; após o conhecimento do gene e de séries maiores de famílias com a condição, ficou evidente que a apresentação mais comum não era a inicial, mas sim uma forma de paraparesia espástica complicada por ataxia. Mais recentemente, esse gene foi associado a formas de ataxia cerebelar autossômica recessiva e dominante[25] e mesmo a formas de neuropatia óptica de início precoce.[17] Ou seja, um cenário similar pode ocorrer para condições genéticas tratáveis e, dessa forma, mesmo que não sejam as hipóteses mais prováveis, devem ser as primeiras a serem pesquisadas, salvo em situações em que outra suspeita diagnóstica for muito alta.

7. A Figura 7.4 resume o passo a passo da elaboração de hipóteses e solicitação de exames confirmatórios. No caso da solicitação de exames genômicos sem hipótese

Organização do raciocínio diagnóstico em achados positivos e negativos

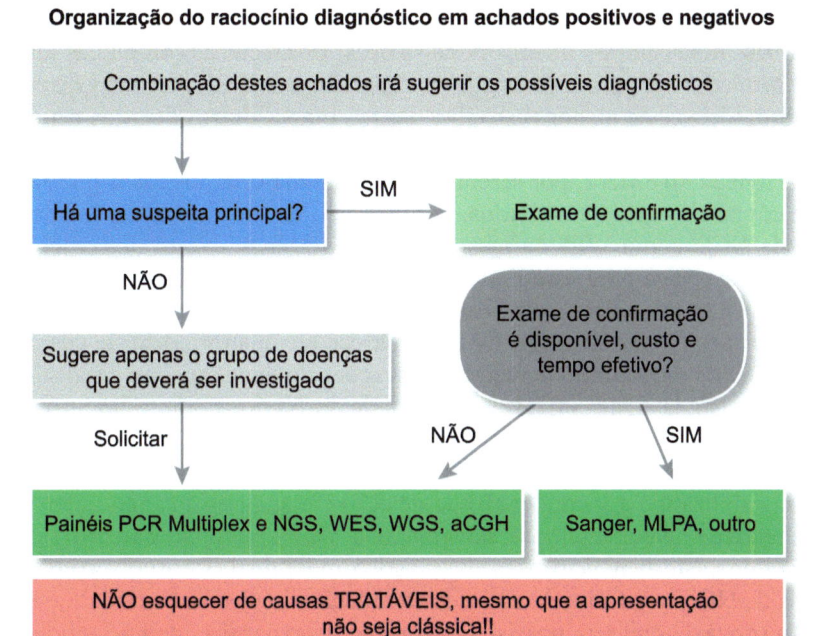

```
Combinação destes achados irá sugerir os possíveis diagnósticos
                        │
                        ▼
        ┌─────────────────────────┐    SIM
        │  Há uma suspeita        │ ────────▶  Exame de confirmação
        │  principal?             │
        └─────────────────────────┘                    │
                │ NÃO                                  ▼
                ▼                         ┌──────────────────────────┐
   ┌────────────────────────────┐         │  Exame de confirmação    │
   │ Sugere apenas o grupo de   │         │  é disponível, custo e   │
   │ doenças que deverá ser     │         │  tempo efetivo?          │
   │ investigado                │         └──────────────────────────┘
   └────────────────────────────┘             NÃO │        │ SIM
            │ Solicitar                           ▼        ▼
            ▼                                              
  Painéis PCR Multiplex e NGS, WES, WGS, aCGH   Sanger, MLPA, outro

  NÃO esquecer de causas TRATÁVEIS, mesmo que a apresentação
                    não seja clássica!!
```

FIGURA 7.4. Modelo de organização de hipóteses diagnósticas e solicitação de exames em neurogenética. aCGH, hibridização genômica comparativa baseada em microarranjos; MLPA, amplificação de sondas dependente de ligação; NGS, sequenciamento de nova geração; WES, sequenciamento completo do exoma; WGS, sequenciamento completo do genoma.

específica (aCGH – hibridização genômica comparativa baseada em microarranjos, WES, painéis de genes) o conhecimento do rendimento diagnóstico por grupo de condições e custo norteará a ordem de solicitação dos exames. Pistas como um padrão de herança sugestivo de doença monogênica (consanguinidade, herança dominante ou ligada ao X), em geral, favorecerão exames que avaliam alterações em nível gênico (WES ou painéis) em detrimento de exames que avaliam microdeleções/duplicações como aCGH, mesmo que, classicamente, alguns autores sugiram uma investigação padronizada para todos os pacientes (p. ex., deficiência intelectual).

Conhecimento sobre mecanismos de mutações e exames moleculares

Em capítulos anteriores deste livro foram discutidos os princípios básicos em genética (Capítulo 1) e os principais exames diagnósticos que podemos solicitar (Capítulos 2 a 5). Aqui não iremos repetir o que já foi discutido, mas tentaremos tornar esse conhecimento mais prático. No caso apresentado na Tabela 7.2, a suspeita principal era de ataxia de Friedreich. Ao revisarmos o Capítulo 11 (Ataxias), veremos que essa condição é causada em cerca de 90% dos casos por expansão em homozigose do trinucleotídeo GAA no íntron 1 do gene *FXN*. Ou seja, caso inadvertidamente optemos pela realização do WES para o diagnóstico do paciente, o exame solicitado não será capaz de confirmar o diagnóstico, pois a mutação está em região intrônica e porque as expansões de trinucleotídeos ainda não são corretamente identificadas pelas plataformas atuais de NGS. Com o conhecimento da base molecular da doença pode-se optar por técnicas como PCR longo ou *triplet repeat primed PCR* para a detecção da expansão envolvida, técnicas disponíveis em diversos laboratórios e de menor custo. Do mesmo modo, outras doenças neurogenéticas frequentes como a distrofia muscular de Duchenne (DMD) e atrofia muscular espinhal (AME) relacionada ao *SMN1*, por serem causadas na maioria dos casos por variações de número de cópias dos genes envolvidos, também não seriam detectadas em exames convencionais de NGS, como WES ou mesmo painéis de genes, exceto nos casos em que se realize análise específica para essa finalidade. Apesar de estudos recentes mostrarem que o NGS pode ser um teste diagnóstico inicial para DMD,[28] a realização do *multiplex ligation-dependent probe amplification* (MLPA) parece ter melhor perfil de custo-benefício como teste inicial, conseguindo detectar duplicações do gene, que em geral são perdidas pelo NGS. No caso da AME-*SMN1*, a dificuldade do NGS está tanto no fato de ser uma deleção de éxon inteiro do gene quanto no fato de haver um gene parálogo, praticamente idêntico ao *SMN1*, chamado *SMN2*, gerando erros de alinhamento dos dados do sequenciamento, inviabilizando a identificação da deleção em análises que não sejam específicas para esta finalidade.[8] Nesse exemplo, novamente o MLPA ou qPCR parecem técnicas com melhor perfil de custo-benefício para diagnóstico individual. Contudo, com a evolução das técnicas de NGS (ver Capítulo 5) e com a redução do custo associada a essa tecnologia, é muito provável que seja possível a detecção de expansões de nucleotídeos,[1,15] bem como sejam resolvidos os problemas de alinhamento de genes parálogos e pseudogenes, havendo tendência de uma solicitação cada vez maior de WES e de sequenciamento completo do genoma (WGS) como exames iniciais, porém com análises focadas de acordo com as hipóteses principais.

Interpretação dos resultados de exames genéticos

Após termos realizado a organização do raciocínio diagnóstico em achados positivos e negativos, e termos elaborado a lista de hipóteses diagnósticas, estaremos aptos a escolher os exames mais adequados para confirmação/exclusão dos diagnósticos. Ao escolhermos o exame, após discussão conjunta com o paciente sobre custos e implicações de resultados e após termos realizado o aconselhamento pré-teste, finalmente dentro de algumas semanas a alguns meses (dependendo do teste a ser realizado e do laboratório executor) receberemos o tão esperado resultado. Focaremos, nessa seção, na interpretação de alterações gênicas, ou seja, de variantes causais de condições monogênicas. Segundo diretrizes do American College of Medical Genetics and Genomics (ACMG) de 2015,[22] as variantes devem ser classificadas em patogênicas, provavelmente patogênicas, de significado incerto (VUS), provavelmente benignas e benignas. A categoria de maior controvérsia e que irá gerar mais dúvidas de interpretação será a de VUS. No caso das variantes provavelmente patogênicas e provavelmente benignas, a chance da classificação da alteração ser verdadeira (patogênica ou benigna) é maior que 90%, o que é considerado suficientemente forte para confirmar ou refutar um diagnóstico. Foge ao escopo do capítulo fazer uma descrição detalhada da forma de classificação das variantes, sendo sugerida a leitura integral do artigo de Richards e colaboradores para tal.[22] Nos interessa apenas a menção de que existem critérios considerados muito fortes, fortes, moderados e de suporte para essa classificação, e que a sua combinação definirá em qual categoria a variante será enquadrada. Salientamos que é bem possível que esses critérios sejam atualizados em poucos anos e, dessa forma, sugere-se ao leitor que sempre revise se novas diretrizes de classificação de variantes, de sociedades como o ACMG ou outras iniciativas, estão disponíveis. A seguir, veremos uma sugestão de como podemos iniciar uma análise de variantes e de como podemos lidar com o resultado de uma VUS.

O ponto de partida para a análise das variantes em geral será a busca de sua frequência na população; para isso podem ser usadas bases de dados internacionais como Exome Aggregation Consortium (ExAC, disponível em http://exac.broadinstitute.org/), que disponibiliza dados de WES de cerca de 60 mil indivíduos não relacionados de estudos populacionais ou de doenças específicas multifatoriais; Genome Aggregation Database (gnomAD, disponível em http://gnomad.broadinstitute.org/) que disponibiliza dados de WES de cerca de 123 mil indivíduos não relacionados e de WGS de cerca de 15 mil indivíduos não relacionados de estudos populacionais ou de doenças específicas multifatoriais; a base de dados 1.000 Genomes; e bases nacionais como o Brazilian Initiative on Precision Medicine (BIPMED, disponível em http://www.bipmed.org/). É importante salientar que a base ExAC foi disponibilizada em outubro de 2014, e o gnomAD, 2 anos depois, sendo frequente que anteriormente a essas datas os pesquisadores considerassem como um dos critérios de patogenicidade a ausência de determinada variante em uma população de cerca de 100 indivíduos de controle. Com a disponibilidade dessas grandes bases dados tornou-se frequente a reclassificação de variantes consideradas anteriormente como patogênicas e registradas em bases como o Human Gene Mutation Database em variantes benignas. A Tabela 7.6 apresenta um exemplo desse cenário.

Após conhecermos a frequência alélica, avaliaremos o tipo da variante encontrada. Salientamos que, o dado de maior força para classificação de patogenicidade de variantes será a presença de uma variante nula (mutações sem sentido, por mudança de matriz de

TABELA 7.6. Revisão de variantes

Durante a investigação de um caso isolado de um paciente com suspeita de distrofia muscular do tipo cinturas foi encontrada a variante c.479C>G (p.Ala160Gly) no gene *CAPN3* (transcrito *NM_000070.2*, associado à distrofia muscular de cinturas tipo 2A, LGMD2A) em heterozigose. Essa variante foi previamente classificada como patogênica e está registrada na base HGDM com o código CM041734. Quando revisamos a literatura sobre a LGMD2A, uma doença autossômica recessiva, vemos que não é infrequente que seja encontrada apenas uma variante patogênica quando realizado o sequenciamento das regiões codificantes do *CAPN3* (a outra variante poderia ser intrônica ou uma deleção/duplicação e não ter sido detectada pela técnica empregada) tornando esse diagnóstico muito provável. Entretanto, ao buscarmos essa variante na base ExAC, vemos que sua frequência alélica geral é de 0,004, mas que na população africana a frequência da variante é de 5% (frequência corrigida de 4,6%) e que existem 13 indivíduos homozigotos para a variante em cerca de 10 mil africanos. No gnomAD, as frequências são similares, com 24 indivíduos homozigotos para a variante. Lembre-se que, nenhum dos bancos usados no ExAC ou gnomAD é de distrofias musculares e, dessa forma, podemos considerar os critérios fortes de benignidade (ACMG 2015) BS1 em que a frequência alélica é maior que a esperada para a doença (para mais detalhes sobre esse critério recomendamos a leitura do artigo de Whiffin e colaboradores de 2017)[29] e BS2 observada em homozigose em indivíduos saudáveis (ou sem a clínica da condição). Ao revisarmos a referência original vemos que o artigo é de 2004 e que não havia análise funcional relacionada. Ao buscarmos no CLINVAR (https://www.ncbi.nlm.nih.gov/clinvar) vemos que entre 2013 e 2018 a variante foi relatada 8 vezes, em 3 delas sendo classificada como provavelmente benigna e em 5 delas como benigna. A presença dos critérios BS1 e BS2 já permitiria a classificação da variante como benigna e os dados do CLINVAR corroboram com a classificação, preenchendo o critério de probabilidade BP6. Ao avaliarmos a predição de patogenicidade *in silico* da variante, vemos que o MutationTaster e o SIFT sugerem que a variante seja patogênica e o GERP++ indica que a variante é altamente conservada. Já o Poly-Phen2 considera a variante como tolerada e o M-CAP não avalia a variante, pois considera apenas variantes com frequência alélica < 1%. Nesse caso não pontuaríamos o item PP3, pois há discordância de predição entre algoritmos; contudo, mesmo que considerássemos a patogenicidade por análise *in silico*, ainda assim a variante seria classificada como benigna pelos critérios BS1 e BS2 citados acima. Dessa forma, devemos descartar a variante como causal e outras condições devem ser buscadas para o diagnóstico do paciente.

leitura – *frameshift* – e em sítios canônicos de *splicing*) relacionada a uma condição em que a perda de função é o mecanismo fisiopatológico causal. O sítio canônico de *splicing* está localizado 1-2 nucleotídeos antes do início ou após o término de um determinado éxon. Mutações que possam alterar o sítio de *splicing*, mas que não estejam nessas posições, receberão pontuação de predição de alteração de *splicing*, no item PP3. Esse item, PP3, é um item de suporte para a classificação de patogenicidade da variante, ou seja, tem um peso fraco para essa determinação. É nesse item que pontuarão os diferentes algoritmos *in silico* de predição de patogenicidade. Diversos algoritmos podem ser utilizados para esse fim; entre eles citamos SIFT (disponível em http://sift.jcvi.org), PolyPhen-2 (disponível em http://genetics.bwh.harvard.edu/pph2), CADD (http://cadd.gs.washington.edu), MutationTaster (disponível em http://www.mutationtaster.org), M-CAP (disponível em http://bejerano.stanford.edu/mcap/) para variantes de troca de sentido; Human Splice Finder 3.1 (disponível em http://www.umd.be/HSF3/) e ESE Finder (disponível em http://rulai.cshl.edu/) para predição de sítio de *splicing*; e GERP++ para predição de conservação do nucleotídeo (disponível em http://mendel.stanford.edu/SidowLab/downloads/gerp/). No artigo de Richards e colaboradores[22] há uma lista mais completa dos algoritmos que podem ser utilizados. Ressaltamos que se costuma dar um peso excessivo para o resultado de predição de patogenicidade *in silico* e isso pode levar a classificações equivocadas; ver a discussão na Tabela 7.6.

Se, após realizarmos a classificação segundo os critérios atuais de 2015, a variante for considerada uma VUS, precisamos lembrar que existem algumas informações que podem ajudar a mudar essa classificação para o lado de patogenicidade ou de benignidade. Uma delas, mas que é pouco prática assistencialmente (exceto no caso de algumas formas de distrofias musculares), seria a chamada análise funcional. Para essa análise é necessário estabelecer em modelo *in vitro* ou *in vivo* se a variante encontrada causa ou não dano ao gene ou ao produto do gene envolvido. Apesar de a análise funcional gerar a evidência de maior força de patogenicidade ou benignidade dos critérios que abordaremos, as duas estratégias mais factíveis na prática clínica, na opinião dos autores, são: 1) a busca em base de dados específica de variantes da condição ou do gene em questão, a qual pode ser mais informativa que bases genéricas (p. ex., Leiden Muscular Dystrophy pages *versus* Human Gene Mutation Database para variantes em distrofias musculares), bem como o contato com especialistas internacionais na condição, que pode revelar a informação de outros casos com a mesma variante ainda não relatados na literatura; e 2) a análise de segregação, que buscará a variante encontrada em outros familiares afetados e em familiares que não apresentam sintomas. A ausência da alteração em familiar com a mesma síndrome clínica é uma forte evidência de benignidade da variante; já a presença em múltiplos familiares afetados poderá tornar-se evidência forte de patogenicidade.[22] Existem sistemas semelhantes de classificação para microdeleções e microduplicações.[12]

Revisando as hipóteses diagnósticas

Caso, após a investigação, as provas diagnósticas resultarem negativas, considere refazer o processo diagnóstico do início. Muitas vezes será necessário coletar a história novamente, com perguntas abertas, e revisar de forma mais ampla o exame físico a fim de confirmar ou modificar o diagnóstico sindrômico inicial e toda a organização do raciocínio que vem a seguir (p. ex., um tremor pode ter sido considerado como sinal de ataxia ou a fadiga pode ter sido interpretada como sinal de fraqueza muscular). Mesmo que todo o processo tenha sido realizado de modo adequado, um número considerável de pacientes não terá seu diagnóstico final determinado. Como os exames genéticos são relativamente recentes e como as técnicas genômicas, que estão revolucionando o diagnóstico e a descoberta de novas condições, são mais recentes ainda, é possível que a condição do paciente de fato seja monogênica, mas que sua base genética ainda não tenha sido descrita.

Contudo, também é possível que alguns atalhos tenham ocorrido no processo do raciocínio diagnóstico, ocasionados por vieses cognitivos, sendo importante conhecê-los para tentar evitá-los.[21] Veremos alguns desses vieses cognitivos a seguir:

1. Ordenamento das informações: a ordem de apresentação das informações influencia nosso processo de tomada de decisão; dessa forma, ao ordenar uma lista de problemas ou de hipóteses diagnósticas tendemos a valorizar mais as informações e hipóteses listadas primeiramente. O peso excessivo dado a esse ordenamento pode levar a erros no processo diagnóstico.
2. Ancoramento heurístico: nesse caso, a hipótese principal é considerada tão forte que o clínico não consegue elaborar hipóteses alternativas ou não permite mudanças na hipótese principal com o surgimento de novos fatos.
3. Impacto de diagnósticos recentes: o diagnóstico recente de alguma condição aumentará a chance de considerar esse diagnóstico como provável para o caso em avaliação. É comum ouvirmos diversos colegas falarem que uma doença rara em geral vem aos pares. Cuidado, pois essa frase é falaciosa e apenas implica que ao detectarmos uma condição rara em dado paciente estaremos mais atentos a ela no período que virá logo a seguir. Isso pode ser positivo e levar a uma diagnóstico correto, ou pode induzir distorções na elaboração das diferentes hipóteses diagnósticas e nos pesos dados a elas, levando também por vezes à solicitação de exames desnecessários. Em geral, tendemos a lembrar apenas dos nossos acertos, e esquecer dos casos que foram negativos.
4. Heurística representativa: ocorre quando perdemos a perspectiva da frequência da condição na população e utilizamos outros fatores para nortear nossas hipóteses. É bem possível que cometamos esse erro frequentemente em neurogenética, pois em nossa avaliação geralmente partiremos do pressuposto de que o tratamento de condição genética neurológica é provável, e essas condições são muito mais raras na população que doenças multifatoriais comuns. De qualquer modo, esse tipo de viés deve ser relativizado ou melhor contextualizado, pois na situação citada o cenário populacional seria o da prevalência do diagnóstico de uma condição neurogenética entre os encaminhamentos realizados para essa especialidade. Certamente, a prevalência de condições neurogenéticas nesse contexto será marcadamente maior que a prevalência na população geral.
5. Obediência cega: acontece quando damos valor excessivo à autoridade de terceiros (p. ex., não permitimos, ou não nos permitem, mudar a hipótese diagnóstica principal, se ela foi realizada por um profissional mais experiente do que nós) ou ao resultado de exames diagnósticos. Nesse último caso podemos citar como exemplos a postura de organizar as hipóteses diagnósticas com base em resultados de eletroneuromiografia, mesmo que estes sejam conflitantes com o diagnóstico topográfico do exame neurológico; e confiar cegamente na confirmação do diagnóstico por análise molecular, mesmo quando a evolução do quadro no tempo contradisser o diagnóstico realizado. Os autores já viram alguns casos de erros em diagnóstico molecular, seja na coleta do exame, seja por trocas de amostras no laboratório, ou por erros inerentes à tecnologia utilizada ou à interpretação de seus resultados. Esses erros só foram descobertos com a observação clínica ao longo do tempo e porque houve contestação de que o quadro do paciente não seria melhor explicado pela condição que supostamente teria confirmação molecular.

O papel do seguimento clínico nos casos sem diagnóstico definitivo

Ao longo do capítulo vimos a importância da organização e sistematização do raciocínio diagnóstico em neurogenética. Entretanto, sabemos que, mesmo seguindo esse modelo, um número razoável de pacientes não chegará a um diagnóstico definitivo e, se ao revisitarmos nossas hipóteses (ou se algum colega o fizer) não encontrarmos hipóteses alternativas ainda não descartadas, a principal informação virá do seguimento clínico, que poderá levar meses ou mesmo anos.

A busca de condições tratáveis como passos iniciais da investigação ajudará não apenas a evitarmos atrasos na instituição do tratamento eficaz no caso da confirmação diagnóstica, mas também ajudará ao retirar a necessidade de urgência no estabelecimento do diagnóstico final. Assim, precisamos deixar claro ao paciente que muitas vezes o diagnóstico específico não irá mudar o seu tratamento e que as medidas de tratamento sintomático que já estão sendo realizadas independem da definição etiológica. Também vale reforçar para o paciente (e para nós mesmos) que muitas condições neurológicas comuns não têm exames diagnósticos de certeza que possam ser utilizados na prática clínica para confirmar o diagnóstico definitivo (p. ex., doença de Parkinson idiopática, doença de Alzheimer, enxaqueca etc.) e que o diagnóstico provável dessas condições é realizado com base nos sinais e sintomas clínicos e, muitas vezes, com exames de exclusão de outras causas. Certamente, ao finalizarmos a investigação de um paciente com suspeita de condição neurogenética teremos realizado o diagnóstico sindrômico principal e conseguiremos estabelecer em qual grupo de condições se encaixa a apresentação do paciente. Ou seja, também teremos um diagnóstico clínico provável, assim como no caso das doenças multifatoriais, apenas não teremos a confirmação da alteração genética causal específica. Ter um exame diagnóstico (confirmatório) disponível clinicamente e que seja o padrão-ouro para o diagnóstico na verdade é um privilégio de quem trabalha com neurogenética clínica e em pesquisas em neurogenética.

Em outras palavras, não diremos ao paciente que ele não tem diagnóstico, mas sim que a causa do diagnóstico dele (seja qual for a apresentação) ainda não foi encontrada; isso ocorre na hipertensão arterial, diabetes *mellitus*, doença de Parkinson etc., e iremos propor seu seguimento clínico.

Entretanto, salientamos que na maioria das vezes tentaremos chegar ao diagnóstico definitivo. A confirmação do diagnóstico etiológico (independentemente de haver ou não tratamento específico) em geral oferece algum conforto para o paciente ou familiar, pois a angústia de estar seguindo um caminho errado ou perdendo tempo para iniciar um tratamento seria mitigada pelo diagnóstico definitivo. Além disso, com o diagnóstico definitivo teremos informações mais acuradas para realizarmos adequadamente o aconselhamento genético, e para darmos informações prognósticas, educacionais e de reabilitação.[27]

Conclusão

Esperamos que a leitura deste capítulo permita a organização do raciocínio diagnóstico em neurogenética, resultando em uma elaboração mais racional de hipóteses e em maior resolutividade e eficiência da investigação diagnóstica. Acreditamos que o capítulo pode aproximar as diferentes especialidades que atuam na área, ao tranquilizar o neurologista e o neuropediatra na solicitação de múltiplos exames paraclínicos que sirvam para uma melhor caracterização do fenótipo, e não necessariamente para a confirmação diagnóstica, e ao auxiliar o médico geneticista a manter raciocínio diagnóstico similar ao de doenças genéticas extraneurológicas, e informá-lo sobre a necessidade de conhecer o exame neurológico dos principais grupos de condições ou topografias antes de iniciar o processo investigativo. Salientamos que, além de estarmos vivenciando uma revolução nos aspectos diagnósticos das condições genéticas nos últimos anos com o advento do NGS e do aCGH, também estamos vivendo uma era de revolução nos tratamentos modificadores dessas condições, em alguns casos inclusive com a descrição de tratamentos mutação-específicos. Nesse cenário, é bem provável que nos próximos anos haja uma importância ainda maior da confirmação do diagnóstico molecular das doenças neurogenéticas para o estabelecimento do plano terapêutico. Espera-se também que as técnicas de reprodução assistida, como o diagnóstico pré-implantacional, que dependem do diagnóstico molecular prévio da condição familiar, e que podem ser uma das opções dos casais em risco de terem filhos afetados pela mesma condição, tenham performances ainda melhores, com menores custos e com maior acesso, em especial na atenção pública à saúde, nos diferentes países.

REFERÊNCIAS BIBLIOGRÁFICAS

1. Bahlo M, Bennett MF, Degorski P, et al. Recent advances in the detection of repeat expansions with short-read next-generation sequencing. F1000Res. 2018 jun 13; 7.
2. Bowdin S, Gilbert A, Bedoukian E, et al. Recommendations for the integration of genomics into clinical practice. Genet Med. 2016 nov; 18(11):1075-84.
3. Brashear A, Sweadner KJ, Cook JF, et al. ATP1A3-Related Neurologic Disorders. 2008 Feb 7 [Updated 2018 Feb 22]. In: Adam MP, Ardinger HH, Pagon RA, et al. (eds.). GeneReviews [Internet]. Seattle, WA: University of Washington, Seattle; 1993-2018. Disponível em: https://www.ncbi.nlm.nih.gov/books/NBK1115/.
4. Chadi G, Maximino JR, Jorge FMH, et al. Amyotroph Lateral Scler Frontotemporal Degener. 2017 mai; 18(3-4):249-55.
5. Chaves MLF. Raciocínio Diagnóstico em Neurologia. In: Chaves MLF, Finkelsztejn A, Stefani MA. Rotinas em Neurologia e Neurocirurgia. Artmed; 2008.
6. Cruz MW. Regional differences and similarities of familial amyloidotic polyneuropathy (FAP) presentation in Brazil. Amyloid. 2012 jun; 19(Suppl 1):65-7.
7. Coutelier M, Coarelli G, Monin ML, et al. A panel study on patients with dominant cerebellar ataxia highlights the frequency of channelopathies. Brain. 2017 jun 1; 140(6):1579-94.
8. Feng Y, Ge X, Meng L. The next generation of population-based spinal muscular atrophy carrier screening: comprehensive pan-ethnic SMN1 copy-number and sequence variant analysis by massively parallel sequencing. Genet Med. 2017 ago; 19(8):936-44.
9. Fogel BL, Lee H, Deignan JL, et al. Exome sequencing in the clinical diagnosis of sporadic or familial cerebellar ataxia. JAMA Neurol. 2014 out; 71(10):1237-46.
10. Fogel BL. Genetic and genomic testing for neurologic disease in clinical practice. Handb Clin Neurol. 2018; 147:11-22.
11. Geschwind DH. Evolving views of human genetic variation and its relationship to neurologic and psychiatric disease. Handb Clin Neurol. 2018; 147:37-42.
12. Kearney HM, Thorland EC, Brown KK, et al. American College of Medical Genetics standards and guidelines for interpretation and reporting of postnatal constitutional copy number variants. Genet Med. 2011 jul; 13(7):680-5.
13. Konno T, Yoshida K, Mizuno T, et al. Clinical and genetic characterization of adult-onset leukoencephalopathy with axonal spheroids and pigmented glia associated with CSF1R mutation. Eur J Neurol. 2017 jan; 24(1):37-45.
14. Kurian MA, Gissen P, Smith M, Heales S Jr, Clayton PT. The monoamine neurotransmitter disorders: an expanding range of neurological syndromes. Lancet Neurol. 2011 ago; 10(8):721-33.
15. Liu Q, Zhang P, Wang D, Gu W, Wang K. Interrogating the "unsequenceable" genomic trinucleotide repeat disorders by long-read sequencing. Genome Med. 2017 jul 18; 9(1):65.
16. Lynch DS, Zhang WJ, Lakshmanan R, et al. Analysis of Mutations in AARS2 in a Series of CSF1R-Negative Patients With Adult-Onset Leukoencephalopathy With Axonal Spheroids and Pigmented Glia. JAMA Neurol. 2016 dez 1; 73(12):1433-9.

17. Marcotulli C, Leonardi L, Tessa A, et al. Early-onset optic neuropathy as initial clinical presentation in SPG7. J Neurol. 2014 set; 261(9):1820-1.
18. Nishimura AL, Mitne-Neto M, Silva HC, et al. A mutation in the vesicle-trafficking protein VAPB causes late-onset spinal muscular atrophy and amyotrophic lateral sclerosis. Am J Hum Genet. 2004 nov; 75(5):822-31.
19. Nussbaum RL, McInnes RR, Willard HF. Thompson & Thompson Genetics in Medicine. 8 ed. Elsevier; 2015.
20. Ohba C, Osaka H, Iai M, Yamashita S, et al. Diagnostic utility of whole exome sequencing in patients showing cerebellar and/or vermis atrophy in childhood. Neurogenetics. 2013 nov; 14(3-4):225-32.
21. Ropper AH, Samuels MA, Klein JP. Approach to the Patient with Neurologic Disease. In: Adams and Victor's Principle of Neurology. 10 ed. McGraw-Hill education; 2014.
22. Richards S, Aziz N, Bale S, et al. Standards and guidelines for the interpretation of sequence variants: a joint consensus recommendation of the American College of Medical Genetics and Genomics and the Association for Molecular Pathology. Genet Med. 2015 mai; 17(5):405-24.
23. Saudubray JM, Sedel F, Walter JH. Clinical approach to treatable inborn metabolic diseases: an introduction. J Inherit Metab Dis. 2006 abr-jun; 29(2-3):261-74.
24. Sawyer SL, Schwartzentruber J, Beaulieu CL, et al. Exome sequencing as a diagnostic tool for pediatric-onset ataxia. Hum Mutat. 2014 jan; 35(1):45-9.
25. Synofzik M, Schüle R. Overcoming the divide between ataxias and spastic paraplegias: Shared phenotypes, genes, and pathways. Mov Disord. 2017 mar; 32(3):332-45.
26. Souza GN, Kersting N, Krum-Santos AC, et al. Spinocerebellar ataxia type 3/Machado-Joseph disease: segregation patterns and factors influencing instability of expanded CAG transmissions. Clin Genet. 2016 ago; 90(2):134-40.
27. Tifft CJ, Adams DR. The National Institutes of Health undiagnosed diseases program. Curr Opin Pediatr. 2014 dez; 26(6):626-33.
28. Wei X, Dai Y, Yu P, et al. Targeted next-generation sequencing as a comprehensive test for patients with and female carriers of DMD/BMD: a multi-population diagnostic study. Eur J Hum Genet. 2014 jan; 22(1):110-8.
29. Whiffin N, Minikel E, Walsh R, et al. Using high-resolution variant frequencies to empower clinical genome interpretation. Genet Med. 2017 out; 19(10):1151-8.

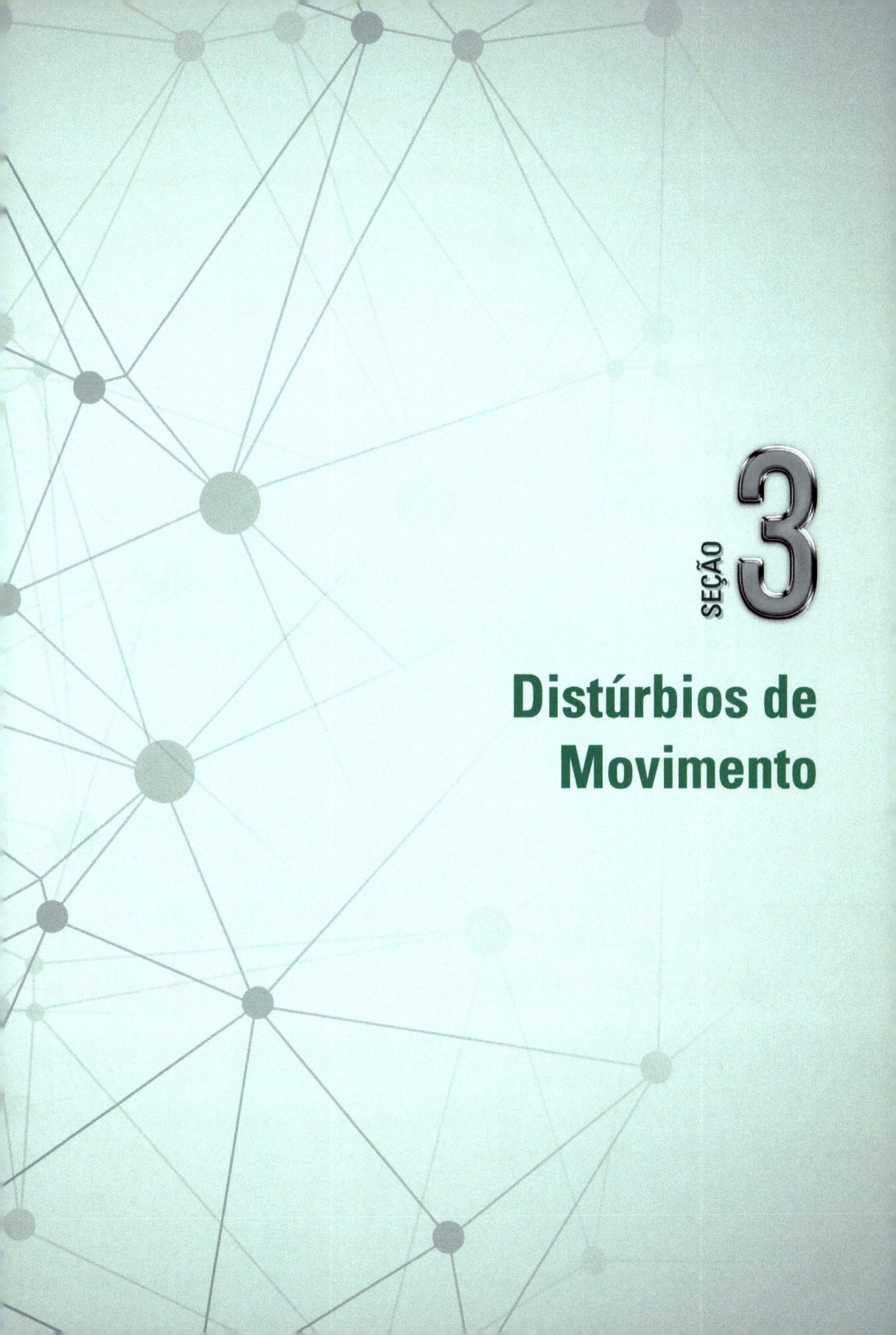

SEÇÃO 3
Distúrbios de Movimento

Coreias 8

Francisco Eduardo Costa Cardoso
Mônica Santoro Haddad
Sarah Teixeira Camargos

Introdução

O termo coreia deriva da palavra grega *choreia* e significa dança. Coreia pode ser definida como movimento anormal resultante de contrações musculares breves e abruptas ao acaso, que resultam em fluxo contínuo e imprevisível de movimentos anormais.[1]

Utilizando o já clássico modelo de conexões dos núcleos da base, introduzido pelos estudos de Alexander, DeLong, Young e Penney, coreia pode ser resultado de bloqueio da atividade do núcleo subtalâmico. A consequência desse fenômeno é a redução da excitação do globo pálido medial e da parte reticular da substância negra. Como essas duas áreas exercem efeito inibitório sobre o excitatório do tálamo ventrolateral, em coreia ocorre aumento da excitação do córtex motor. Há também evidências de que o modelo se aplica à coreia da doença de Huntington (DH), ainda que de modo um pouco mais complexo: nos estágios iniciais da enfermidade, há degeneração seletiva dos neurônios espinhosos médios do corpo estriado que se projetam para o globo pálido lateral. Como essas células expressam encefalina e GABA, nessa situação em DH há desinibição do globo pálido lateral que, por sua vez, sendo gabaérgico, produzirá bloqueio da atividade do núcleo subtalâmico.[2]

Diversas situações e enfermidades podem resultar nesse movimento anormal. Tais causas podem ser agrupadas nas categorias genéticas e não genéticas. As causas não genéticas podem ser subdivididas em autoimunes, vasculares, secundária a drogas, endócrino-metabólicas, infecciosas e tumorais, como mostra a Tabela 8.1.[3] Este capítulo irá se concentrar nas diversas causas de coreias de origem genética.

Epidemiologia das coreias hereditárias

A prevalência de coreias de origem genética pode variar de acordo com a área geográfica. A DH, por exemplo, é muito pouco frequente no Leste da Ásia e em negros africanos.[4]

As diferenças de prevalência podem ser relacionadas a taxas de mutação nova na DH. Mutação nova ou *de novo*, geralmente deriva de expansão de alelo intermediário (27 a 35 expansões CAG) em grande parte proveniente da linhagem paterna. Um estudo recente

TABELA 8.1. Causas de coreia

Causas hereditárias

Autossômicas dominantes
- Doença de Huntington
- Doenças semelhantes a Huntington: HDL1, HDL2, HDL4/SCA17
- Ataxias espinocerebelares (SCA1, SCA2, SCA3, SCA7, SCA8, SCA14, SCA17, SCA27)
- DRPLA
- Neuroferritinopatia
- Coreia hereditária benigna
- Discinesia relacionada a ADCY5
- C9ORF72
- POLG (dominante ou recessiva)
- Deficiência de GLUT1
- Mutações em PRRT2

Autossômica recessiva
- Coreia-acantocitose
- POLG
- Ataxia de Friedreich
- Doença de Wilson
- Ataxia – apraxia ocular tipos 1 e 2
- Ataxia-telangiectasia
- PKAN
- EIM (fenilcetonúria, acidemia glutárica tipo 1, acidúria metilglutacônica tipo 3)

Ligada ao X recessivo
- Neuroacantocitose
- Lesch-Nyhan
- Síndrome de Rett

Mitocondrial
- Síndrome de Leigh
- MELAS
- Atrofia hereditária óptica de Leber

Causas não hereditárias

Vascular
- Doença cerebrovascular
- Doença de Moyamoya
- Coreia pós-*pump*
- Hipóxia perinatal
- Policitemia *vera*

Imunomediadas
- Coreia de Sydenham
- Coreia lúpica, síndrome antifosfolípide, síndrome de Sjögren
- Coreia *gravidarum*
- Doença celíaca
- Encefalopatia autoimune (anticorpos anti-LGI1, CASPR2 e anti-NMDA)
- Síndrome paraneoplásica (anti-Hu e anti-CRMP5; câncer de pulmão, mama, rim, linfoma)

Drogas/toxinas/medicamentos
- Mercúrio, cocaína, crack, anfetaminas, anticoncepcionais orais, lítio

Infecciosas
- HIV, sífilis, encefalopatia viral, *Mycoplasma*, *Legionella*, *Varicella*, herpes simples

Metabólica
- Hipertireoidismo, hiperglicemia não cetótica, hipoparatireoidismo, uremia, encefalopatia hepática, degeneração hepatolenticular adquirida

Lesão expansiva intracraniana
- Tumores
- Hematoma subdural

EIM: erros inatos do metabolismo; MELAS: encefalomiopatia mitocondrial, acidose láctica e episódios semelhantes a acidente cerebrovascular.

demonstrou que a diferença na prevalência populacional é associada a frequência de alelo intermediário na população além do haplótipo A1.[5]

Fenocópias de DH ocorrem em aproximadamente 1% dos casos. Desses casos, aproximadamente 2,8% são diagnosticados geneticamente e são chamados doença de Huntington-*like* (HDL) ou doenças semelhantes a Huntington. As etiologias mais identificadas como HDL são mutações em *C9ORF72*, SCA17, HDL tipo 2 (gene *Junctophilin*) e ataxia de Friedreich.[6] Em populações com alta proporção de descendentes africanos a causa identificável mais comum é o HDL tipo 2.[7]

Avaliação das coreias

Nas coreias hereditárias é importante ter em mente que nem sempre encontra-se uma grande evidência de história familiar positiva; há de se levar em consideração os casos de herança recessiva ou mitocondrial, não paternidade, doenças com penetrância reduzida, adoção ou morte prematura dos pais, além das mutações *de novo* que podem ocorrer em alguns genes.

A história clínica do paciente pode nortear a etiologia da coreia. A idade de início torna algumas causas improváveis e, ao mesmo tempo, algumas podem ter o fenótipo dependente da idade de início. Com relação à distribuição corporal, a maioria das coreias é generalizada; alguns casos podem ter um padrão de envolvimento focal que pode permanecer ou sofrer generalização nos anos subsequentes. A evolução do movimento anormal pode ser uma pista para o diagnóstico: algumas coreias melhoram com a idade, outras têm progressão ao longo do tempo e, ainda, algumas têm padrão paroxístico. Outros movimentos anormais podem associar-se a coreia (ataxia, distonia, mioclonia e parkinsonismo) além de também presença de manifestações neurológicas/sistêmicas como crises convulsivas, alterações de motricidade ocular, deterioração cognitiva, mudança de comportamento e neuropatia periférica.

Coreias genéticas

Doença de Huntington (MIM-143100)

O protótipo de coreia genética é a DH, possivelmente a forma mais comum de coreia degenerativa no adulto. Trata-se de doença autossômica dominante caracterizada por movimentos anormais, declínio cognitivo e alterações comportamentais.

O defeito genético é uma expansão anormal de um microssatélite de três nucleotídeos (CAG) no primeiro éxon no gene *HTT* (huntingtina) localizado no braço curto do cromossomo 4. Nos indivíduos não portadores do defeito genético, o número de repetições CAG é de 35 ou menos. Expansões acima de 40 repetições causam DH com penetrância completa. Entre 36 e 39 repetições, temos a chamada zona de penumbra, nas quais a penetrância é incompleta, mas mesmo assim muito alta. Entre 27 e 35 repetições CAG temos um alelo dito intermediário, sendo que o indivíduo com esse alelo não terá o fenótipo de DH, mas poderá gerar um filho com uma expansão acima de 36 e, portanto, com a expressão fenotípica da doença, especialmente na linhagem paterna, em decorrência da instabilidade do número de repetições CAG durante a espermatogênese.[8] A prevalência na população da Europa, América do Norte e Austrália é de aproximadamente 5 a 7 por 100.000. Algumas regiões do globo como a Tasmânia e o lago de Maracaibo apresentam uma prevalência muito maior da doença, relacionada a efeitos fundadores, ao passo que no Japão a prevalência é dez vezes menor (0,5 por 100.000) e diminua em outras áreas da Ásia e África.[8] Como explicitado anteriormente, essas diferenças de frequência em diferentes populações podem ser derivadas da frequência de alelos intermediários na população branca.[5]

A consequência da mutação é a formação de uma proteína com uma expansão anormal do trato de glutamina (aminoácido codificado pela trinca de nucleotídeos CAG). Há na proteína mutada (mHtt), presumivelmente, um ganho de função tóxica. A huntingtina está presente em vários tecidos, incluindo cérebro. Sabe-se que a proteína é muito importante para o desenvolvimento embrionário, mas sua exata função está ainda por ser estabelecida.[9] Ela está associada a vesículas e microtúbulos, portanto, ligada a transporte neuronal, ancoramento do citoesqueleto, tráfico vesicular e transporte das mitocôndrias.[10]

A proteína mutante forma agregados intranucleares contendo mHTT, ubiquitina, sinucleína e outras proteínas; porém, como isso leva a neurodegeneração, permanece não estabelecido. Há hipóteses envolvendo desregulação transcricional, excitotoxicidade, alterações no metabolismo energético, proteostase, transporte axonal e transmissão sináptica.[11]

Embora a huntingtina se expresse em qualquer tecido e se apresente difusamente no sistema nervoso central, o *striatum* é a estrutura que apresenta perda neuronal mais proeminente, com comprometimento maior do caudado e, em menor intensidade, do putâmen, seguido pelo córtex cerebral com a perda dos neurônios espinhosos médios nas camadas II, IV e V.[2]

Estudos de volumetria cerebral em indivíduos portadores assintomáticos (Predict-HD) revelam atrofia estriatal e de substância branca, principalmente dos lobos frontais, iniciada em torno de 15 anos antes da idade estimada de doença diagnosticável clinicamente.[12]

Quadro clínico

Habitualmente, a DH inicia-se entre a quarta ou quinta década de vida, porém pode iniciar-se em qualquer faixa etária, sendo chamada DH juvenil quando se inicia antes dos 20 anos de idade (e nesse caso, em geral, se apresenta como uma forma rígida acinética da doença, conhecida como variante de Westphal). A forma juvenil conta com aproximadamente 10% dos casos e a manifestação clínica dominante é a de parkinsonismo. A fase pré-manifesta da doença pode ser dividida em assintomática e prodrômica, sendo que na prodrômica o paciente tem alterações sutis de coordenação, alterações de movimento ocular e mudança de comportamento, como apatia ou irritabilidade. O quadro clínico é dominado por uma síndrome coreica associada a outras alterações motoras (bradicinesia, tiques, distonia, mioclonia, alterações de motricidade ocular extrínseca, distúrbios de equilíbrio e marcha, disartria, disfagia, entre outras) e alterações mentais (distúrbios psiquiátricos, envolvendo transtornos do humor e psicoses, e declínio cognitivo, evoluindo para demência). Alterações na movimentação ocular extrínseca são proeminentes em DH. Inicialmente, há uma redução da velocidade das sacadas e posteriormente tanto as sacadas quanto a fixação estão acometidas. O transtorno cognitivo inicia-se com alentecimento mental, dificuldade na resolução de problemas e disfunção executiva frontal. As mudanças no comportamento podem surgir na fase prodrômica e caracterizam-se por irritabilidade, depressão, distúrbios nas relações sociais, depressão, apatia, ansiedade ou mesmo psicose e sintomas obsessivos-compulsivos. Perda de peso e caquexia são comuns. A evolução é invariavelmente fatal em período que varia de 15 a 20 anos, quase sempre por complicações clínicas, como infecção urinária, pneumonia ou quedas.[13,14]

Infelizmente, não há, até o momento, tratamento curativo ou tratamento modificador da doença. O tratamento visa controlar os sintomas indesejáveis para o paciente. A coreia pode ser controlada com agentes antagonistas dopaminérgicos com alta afinidade por receptores D2. Entre as drogas que podem ser utilizadas, destacamos a olanzapina e a risperidona, mas frequentemente na evolução do quadro necessitamos dos neurolépticos típicos, tal como o haloperidol, para um controle mais satisfatório. Trabalhos recentes confirmam a eficácia da tetrabenazina no controle dos movimentos coreicos com nível de evidência IA. Por ser um depletor pré-sináptico reversível de dopamina, tem menos potencial de impregnação que os depletores pós-sinápticos e não há relatos de discinesia tardia. Porém, pelo mesmo motivo, eleva muito o risco de depressão com efeitos adversos, o que deve ser monitorizado de forma amiúde caso se opte por usar essa medicação, sobretudo nessa população com alto risco de suicídio.

Não há estudos controlados de qualidade para o tratamento de depressão nos pacientes com DH. A depressão costuma responder aos antidepressivos clássicos como inibidores seletivos de recaptação de serotonina, antidepressivos tricíclicos ou inibidores duais. Não há estudos adequados sobre o uso de drogas no tratamento da demência do paciente com DH.[1-3]

Doenças semelhantes a DH (Huntington-*like*)

A terminologia doença Huntington-*like* (DHL) foi descrita após a averiguação em alguns estudos nos quais havia a ausência da expansão CAG no gene *HTT*. Foi aventada a hipótese de erro metodológico na detecção da expansão, ou então fenocópias.[15] A Tabela 8.2 mostra alguns aspectos importantes dessas doenças.

Do ponto de vista clínico, a HDL2 é a grande mimetizadora de DH. Algumas características de HDL não raramente podem ocorrer e nortear o diagnóstico. HDL1 e HDL3 são extremamente raras, sendo que a HDL3 tem seu início na infância.

HDL4 é também classificada como SCA17. Embora seja identificada como uma causa comum de fenocópia de DH, conta com menos de 1% como causa de HDL. Outros fenótipos são doença de Parkinson-*like*, Creutzfeldt-Jakob *disease-like* e Alzheimer *disease-like*. A heterogeneidade clínica é ampla mesmo dentro de uma mesma família com pacientes com mesmo número de repetições CAG. Assim como a DH, na HDL4 ou SCA17 o número de expansões CAG correlaciona-se inversamente com a idade de início dos sintomas.[16] Outras ataxias espinocerebelares autossômicas dominantes (SCA1, SCA2, SCA3 e SCA7) e mesmo algumas recessivas como ataxia de Friedreich, ataxia-telangiectasia ou ataxia apraxia-ocular podem ocasionalmente manifestar-se com coreia.[17]

O gene da C9ORF72 foi descrito, em 2011, em pacientes com demência frontotemporal associada à esclerose lateral amiotrófica. Tal gene parece ser responsável por aproximadamente 50% dos casos familiares de esclerose lateral amiotrófica familiar.[18] Dessa maneira, quando possível, a avaliação de pacientes acometidos na mesma família e a eventual constatação de um fenótipo mais proeminente de ataxia, degeneração frontotemporal ou doença do neurônio motor, pode ser decisiva para nortear o diagnóstico. Diante do extenso diagnóstico diferencial das coreias de causa genética, sugerimos como regra prática de abordagem diagnóstica que em pacientes adultos, com quadros coreicos crônicos e progressivos (com ou sem história familiar), seja inicialmente solicitado o teste molecular para DH. Naqueles em que esse teste é negativo, ou seja, não se demonstra a expansão de trinucleotídeos CAG (maior que 36 repetições), abrimos a chave para outros diagnósticos, que genericamente podem ser chamados fenocópias para DH. Isso ocorre em aproximadamente 2 a 7% dos casos com fenótipo típico de DH. Nesses casos, apenas em 2,8% dos casos consegue-se outro diagnóstico conhecido, por meio de testes genéticos mais dificilmente

TABELA 8.2. Características clínicas e genéticas das HDL

Doença	Gene	Mutação	Herança	Manifestação clínica
HDL-1 (MIM-603218)	PRPN	Expansão de octanucleotídeo	AD	O início dos sintomas ocorre entre 20-40 anos com disartria e incoordenação. Há também coreia, rigidez, alterações cognitivas e de comportamento. Estudos anatomopatológicos mostram atrofia cerebral, perda neuronal nos núcleos da base, placas fibrilares no córtex e leve degeneração espongiforme
HDL2 (MIM-606438)	JPH3	Expansão CAG-CTG	AD	Quadro clínico muito semelhante a DH. Início entre 30-40 anos. A imagem revela atrofia de *striatum* e atrofia cerebral. Instabilidade na transmissão materna. Quase sempre em indivíduos com ancestralidade africana. Estudos anatomopatológicos mostram degeneração estriatal com agregados nucleares
HDL3 (MIM-604802)	Mapeada em 4p15.3	?	AR	Poucas famílias descritas. Início dos sintomas entre 3 a 5 anos. Apresentam coreia, distonia, ataxia, desequilíbrio e espasticidade, além de declínio cognitivo e crises convulsivas
HDL4 (SCA17) (MIM-607136)	TDP	Expansão CAG	AD	Idade de início muito variável, média de 23 anos. Antecipação é infrequente. A manifestação mais comum é ataxia seguida de demência e alteração psiquiátrica. Pode ocorrer distonia, parkinsonismo, coreia e crises convulsivas. A imagem por RM mostra atrofia de caudado e cerebelo, além de ocasional hiperintensidade no putâmen. Estudos anatomopatológicos mostram agregados nucleares no córtex, núcleos da base, ponte e núcleo denteado
C9ORF72	C9ORF72	Expansão de hexanucleotídeo	AD	Classicamente descrita como fenótipo de demência frontotemporal associado a esclerose lateral amiotrófica. Na coorte "fenocópia de DH" a média de idade foi de 43 anos. Os pacientes tinham coreia, distonia, mioclonia, tremor e parkinsonismo. Além desses, sintomas de alteração cognitiva e comportamental estavam presentes. Ainda não foi descrita a correlação de número de CAG/fenótipo. A penetrância pode ser incompleta. As imagens por RM mostram atrofia cerebral e de lobos frontais. Estudos anatomopatológicos mostram inclusões neuronais imunorreativas para ubiquitina

AD: autossômica dominante; AR: autossômica recessiva.

obtidos.[6,18] Esses pacientes podem ter algum subtipo de HDL ou alguma outra forma de coreia genética. O teste preditivo para DH, embora disponível, nunca deve ser pedido sem antes discutirem-se todos os aspectos éticos e sociais envolvidos na questão.

Atrofia dentato-rubro-pálido-luisiana – ADRPL (MIM-125370)

A ADRPL é doença autossômica dominante causada por expansão CAG no gene *ATN1* (atrofina 1) e é mais frequente em indivíduos de origem japonesa; no entanto, já foi descrita em outras etnias. No Brasil, há casos anedóticos.[20,21] Assim como a DH, pode ocorrer antecipação intergeração principalmente associada a transmissão paterna. Indivíduos normais possuem de 8 a 25 expansões e os afetados de 49 a 88. Nos alelos expandidos a penetrância é completa. Há o fenômeno de antecipação aparentemente um pouco maior com relação a transmissão paterna (semelhante a DH). A idade de início pode variar de 1 a 72 anos, com a média de idade de 30 anos. A apresentação clínica inclui coreia e mioclonias, além de ataxia e demência. Há variabilidade fenotípica de acordo com a idade; antes dos 20 anos o quadro é de ataxia, mioclonia, epilepsia e deterioração intelectual. Comumente o quadro é semelhante a epilepsia mioclônica progressiva, mas outras formas de epilepsia podem ocorrer. Após 20 anos o quadro é de coreoatetose, demência e alteração psiquiátrica. Após os 40 anos a apresentação de ataxia pode ser rara. Ataxia e alteração cognitiva parecem ser universais independente da idade. A imagem por ressonância magnética mostra atrofia no mesencéfalo, ponte (tipicamente no tegmento pontino) e cerebelo. Pode haver hipersinal na substância branca, pálido, tálamo, mesencéfalo e ponte, principalmente. A alteração neuropatológica consiste na degeneração combinada dos sistemas dentado-rubral e pálido-luisiano. Os neurônios mostram inclusões intranucleares.[22]

Coreia hereditária benigna (MIM-118700)

A coreia hereditária benigna (CHB) é uma doença autossômica dominante, cuja mutação encontra-se no gene *NKX2-1* que codifica o fator 1 de transcrição tireoidiano (TITF-1). O fenótipo é variável e a idade de início dos sintomas ocorre geralmente antes dos 5 anos de idade (idade de início na infância tardia e adolescência já foi descrita). Classicamente, há uma hipotonia no primeiro ano de vida, além de um atraso no desenvolvimento motor (especialmente na marcha). A coreia é generalizada e piora com estresse. Outros distúrbios de movimento podem associar a coreia, ou apresentar-se de forma isolada como mioclonia, distonia, ataxia, tremor de membros superiores, tiques e *drop attack*.[23] A disartria é comum em várias séries de casos. Há também relato de dificuldade de aprendizado e até retardo mental. Alterações psiquiátricas como depressão, apatia, psicose, transtorno obsessivo-compulsivo, transtorno de hiperatividade e déficit de atenção podem ser parte do espectro da doença. A combinação de envolvimento cerebral, tireoidiano e pulmonar caracterizada por sintomas respiratórios como falha respiratória neonatal (evoluindo para doença intersticial pulmonar, doença obstrutiva, infecções de repetição e câncer de pulmão), hipotireoidismo congênito e sintomas neurológicos como coreia, ataxia de tronco, atraso motor e hipotonia, caracterizam a síndrome cérebro-pulmão e tireoide. A hipótese é que essa síndrome seja um espectro fenotípico contínuo com a de coreia hereditária benigna.[24]

A coreia pode responder a levodopa ou tetrabenazina. A coreia começa na infância e costuma melhorar com o passar dos anos até a puberdade ou no início da idade adulta. A mioclonia pode ser o sintoma incapacitante do adulto. Pode haver, ocasionalmente, resolução completa da coreia.

Coreia relacionada ao gene *ADCY5* (MIM-606703)

O gene *ADCY5* foi descrito associado a um fenótipo, em 2012, por meio de análise por exoma em uma família autossômica dominante com discinesia e "mioquimia facial" (FDFM – *familial dyskinesia with facial myokymia* MIM-600923). Os pacientes apresentavam espasmos (antes considerados mioquimias) periorbitais e periorais além de movimentos coreicos e distônicos em face, pescoço e membros superiores. Os movimentos eram exacerbados por ansiedade.[25] Posteriormente foram descritos pacientes com hipotonia, atraso do desenvolvimento motor, além de coreia, mioclonia e distonia sem espasmos faciais. Assim como a família inicialmente descrita, o quadro apresenta-se na infância ou adolescência e tende estabilizar-se na idade adulta.

Há uma sobreposição com a coreia hereditária benigna e alguns pacientes com esse fenótipo e negativos para o gene *NKX2-1* na verdade tinham mutações para *ADCY5*.[26] Alguns autores sugerem sintomas cardinais da discinesia associada ao gene *ADCY5*: hipotonia axial, coreia facial ou distonia, discinesia paroxística noturna, dores relacionadas ao movimento, flutuações dramáticas na frequência e gravidade dos sintomas, alteração cognitiva leve ou ausente, imagem por ressonância magnética normal e ausência de progressão. As discinesias persistem no sono e ocasionalmente pioram na sonolência, sendo essa uma característica única da doença.[27,28]

Neuroacantocitose (coreocantocitose, MIM-200150 e síndrome de McLeod, MIM-300842)

O termo neuroacantocitose engloba vários fenótipos: coreoacantocitose autossômica recessiva, a síndrome de McLeod ligada ao X, a HDL2, neurodegenerações associadas a pantotenato quinase (NAPK), e outras. Abordaremos aqui os fenótipos de coreoacantocitose e síndrome de McLeod.

Coreocantocitose (MIM-200150)

A coreocantocitose é doença autossômica recessiva causada por mutações no gene *VPS13A* que codifica a proteína coreína. Em geral, afeta adultos jovens (média de 30 anos), evoluindo com grave incapacidade em poucos anos. Os sintomas cognitivos e comportamentais estão quase universalmente presentes e muitas vezes precedem os sintomas motores. Os sintomas psiquiátricos comuns são o transtorno obsessivo-compulsivo, psicose e agressividade. A coreia está comumente associada a distonia e tiques (inclusive vocais). Na coreoacantocitose há uma distonia típica em protrusão da língua especialmente observada na alimentação, além de automutilação de língua e lábios que pode aparecer de forma precoce, ajudando assim no diagnóstico.[2] Há, como em DH, um alentecimento das sacadas, sendo essas hipométricas. Os pacientes podem também apresentar parkinsonismo, demência e crises convulsivas (tipicamente de lobo temporal). As crises podem ser a primeira manifestação ou anteceder os sintomas em vários anos. Em fases avançadas pode haver queda da cabeça e extensão axial.[29] Há frequentemente neuropatia periférica axonal com consequente arreflexia, fraqueza e atrofia distal. A miopatia com elevação da creatinoquinase é observada na maioria dos pacientes.[2,29] Os acantócitos no sangue periférico podem estar ausentes em estádios precoces da doença. A imagem por RM mostra atrofia da cabeça do caudado e putâmen. O estudo anatomopatológico mostra perda celular e gliose no caudado, putâmen e globo pálido, assim como substância negra e tálamo.

Síndrome de McLeod (MIM-300842)

A doença de McLeod é doença recessiva ligada ao X causada por mutações no gene *XK* que codifica o antígeno do sistema do grupo sanguíneo Kell. Acomete homens (algumas mulheres heterozigotas foram descritas manifestando-se como coreia, alteração comportamental e declínio cognitivo de início tardio) que apresentam-se com coreia e alteração comportamental e cognitiva de caráter progressivo. A média de idade de início é entre 30 e 40 anos. Pode haver neuropatia sensitivo-motora axonal e fraqueza muscular, além de miopatia e crises convulsivas. Do ponto de vista hematológico, há ausência de expressão do antígeno Kx eritrocitário e expressão enfraquecida de antígenos do grupo sanguíneo Kell. Ocorre acantocitose no sangue periférico e hemólise compensada. Em 60% dos pacientes ocorre cardiomiopatia dilatada e fibrilação atrial.[1-3]

Neuroferritinopatia (MIM-60159)

Neuroferritinopatia é uma neurodegeneração com acúmulo intracerebral de ferro autossômica dominante de penetrância completa causada por mutações em *FTL*, o gene que codifica a proteína da cadeia leve da ferritina. A idade de início é entre 13 e 63 anos de idade, com a média de idade em torno dos 40 anos. Caracteristicamente, os pacientes têm quadro focal ou segmentar de coreia que se generaliza ao longo dos anos. Pode haver assimetria em alguns casos. Alguns pacientes apresentam uma distonia orofacial desencadeada pela fala que pode levar a disartrofonia. A hiperatividade do *frontalis* e a discinesia orolingual é comum. Outros distúrbios do movimento que podem ocorrer são ataxia, parkinsonismo e espasticidade.[1-3] Assim como na DH, alterações cognitivas (demência frontotemporal ou subcortical) e comportamentais (labilidade emocional e desinibição), podem ocorrer de forma mais sutil no início da doença. A ferritina sérica é baixa. Há aumento de sinal nas sequências ponderadas em T2 nos núcleos denteados, caudado, pálido e putâmen, substância negra e núcleo rubro. Posteriormente, há degeneração cística com cavitações no caudado e putâmen.[30]

REFERÊNCIAS BIBLIOGRÁFICAS

1. Cardoso F. Autoimmune choreas. J Neurol Neurosurg Psychiatr 2017; 88(5):412-7.
2. Haddad M, Cardoso F. Coreia. In: Neto JP, Takayanagui O. Tratado de Neurologia da Academia Brasileira de Neurologia. São Paulo: Elsevier; 2013.
3. Cardoso F, Seppi K, Mair KJ, Wenning GK, Poewe W. Seminar on choreas. Lancet Neurol. 2006; 5:589-602.
4. Pringsheim T, Wiltshire K, Day L, Dykeman J, Steeves T, Jette N. The incidence and prevalence of Huntington's disease: a systematic review and meta-analysis. Mov Disord. 2012; 27(9):1083-91.
5. Kay C, Collins JA, Wright GEB, Baine F, Miedzybrodzka Z, Aminkeng F, et al. The molecular epidemiology of Huntington disease is related to intermediate allele frequency and haplotype in the general population. Am J Med Genet B Neuropsychiatr Genet. 2018; 177(3):346-57.
6. Hensman Moss DJ, Poulter M, Beck J, Hehir J, Polke JM, Campbell T, et al. C9orf72 expansions are the most common genetic cause of Huntington disease phenocopies. Neurology. 2014; 82(4):292-9.
7. Wild EJ, Mudanohwo EE, Sweeney MG, Schneider SA, Beck J, Bhatia KP, et al. Huntington's disease phenocopies are clinically and genetically heterogeneous. Mov Disord. 2008; 23(5):716-20.
8. Walker FO. Huntington's disease. Lancet. 2007; 369(9557):218-28.
9. Nasir J, Floresco SB, O'Kusky JR, Diewert VM, Richman JM, Zeisler J, et al. Targeted disruption of the Huntington's disease gene results in embryonic lethality and behavioral and morphological changes in heterozygotes. Cell. 1995; 81(5):811-23.
10. Harjes P, Wanker EE. The hunt for huntingtin function: interaction partners tell many different stories. Trends Biochem Sci. 2003; 28(8):425-33.
11. Duan W, Jiang M, Jin J. Metabolism in HD: still a relevant mechanism? Mov Disord. 2014; 29:1366-74.

12. Aylward EH, Nopoulos PC, Ross CA, Langbehn DR, Pierson RK, Mills JA, et al. Longitudinal change in regional brain volumes in prodromal Huntington disease. J Neurol Neurosurg Psychiatry. 2011; 82(4):405-10.
13. Cardoso F. Huntington Disease and Other Choreas. Neurol Clin. 2009; 27:719-36.
14. Haddad MS. Doença de Huntington. In: Bottino CMC, Laks J, Blay SL (eds.). Demência e Transtornos Cognitivos em Idosos. Guanabara-Koogan. 2006; p. 227-37.
15. Andrew SE, Goldberg YP, Kremer B, Squitieri F, Theilmann J, Zeisler J, et al. Huntington disease without CAG expansion: phenocopies or errors in assignment? Am J Hum Genet. 1994; 54:852-63.
16. Stevanin G, Brice A. Spinocerebellar ataxia 17 (SCA17) and Huntington's disease-like 4 (HDL4). Cerebellum. 2008; 7:170-8.
17. Pedroso JL, de Freitas ME, Albuquerque MV, Saraiva-Pereira ML, Jardim LB, Barsottini OG. Should spinocerebellar ataxias be included in the differential diagnosis for Huntington's diseases-like syndromes? J Neurol Sci. 2014; 347:356-8.
18. Renton AE, Majounie E, Waite A, Simón-Sánchez J, Rollinson S, Gibbs JR, et al. A hexanucleotide repeat expansion in C9orf72 is the cause of chromosome 9p21-linked ALS-FTD. Neuron. 2011; 72:257-68.
19. Wild EJ, Mdanohwo EE, Sweeney MG, Schneider SA, Beck J, Bathia KP, et al. Huntington's disease phenocopies are clinically and genetically heterogeneous. Mov Dis. 2008; 23(5):716-22.
20. Braga-Neto P, Pedroso JL, Furtado GV, Gheno TC, Saraiva-Pereira ML, Jardim LB, et al. Dentatorubro-Pallidoluysian Atrophy (DRPLA) among 700 Families with Ataxia in Brazil. Cerebellum. 2017; 16(4):812-16
21. de Souza PV, Batistella GN, Pinto WB, Oliveira AS. Teaching Neuroimages: Leukodystrophy and progressive myoclonic epilepsy disclosing DRPLA. Neurology. 2016; 86(6):e58-9.
22. Veneziano M, Frontali L. DRPLA. Genereviews. Disponível em: https://www.ncbi.nlm.nih.gov/books/NBK1491/. Acessado em: 5 mai 2017.
23. Peall KJ, Kurian MA. Benign Hereditary Chorea: An Update. Tremor Other Hyperkinet Mov. 2015; 5:314.
24. Peall KJ, Lumsden D, Kneen R, Madhu R, Peake D, Gibbon F, et al. Benign hereditary chorea related to NKX2.1: expansion of the genotypic and phenotypic spectrum. Dev Med Child Neurol. 2014; 56(7):642-8.
25. Chen YZ, Matsushita MM, Robertson P, et al. Autosomal dominant familial dyskinesia and facial myokymia: single exome sequencing identifies a mutation in adenylyl cyclase 5. Arch Neurol. 2012; 69:630-5.
26. Mencacci NE, Erro R, Wiethoff S, Hersheson J, Ryten M, Balint B, et al. ADCY5 mutations are another cause of benign hereditary chorea. Neurology. 2015; 85(1):80-8.
27. Chen DH, Méneret A, Friedman JR, Korvatska O, Gad A, Bonkowski ES, et al. ADCY5-related dyskinesia: Broader spectrum and genotype-phenotype correlations. Neurology. 2015; 85(23):2026-35.
28. Chang FC, Westenberger A, Dale RC, Smith M, Pall HS, Perez-Dueñas B, et al. Phenotypic insights into ADCY5-associated disease. Mov Disord. 2016; 31(7):1033-40.
29. Velayos Baeza A, Dobson-Stone C, Rampoldi L, Bader B, Walker RH, Danek A, et al. Chorea-acanthocytosis. Genereviews. Disponível em: https://www.ncbi.nlm.nih.gov/books/NBK1387/. Acessado em 5 mai 2017.
30. McNeill A, Birchall D, Hayflick SJ, Gregory A, Schenk JF, Zimmerman, et al. T2* and FSE MRI distinguishes four subtypes of neurodegeneration with brain iron accumulation. Neurology. 2008; 70:1614-9.

Distonias 9

Henrique Soares Dutra Oliveira
Sarah Teixeira Camargos

Introdução

A palavra distonia é oriunda da língua grega e significa tônus muscular alterado. Oppenheim denominou o fenômeno, em 1911, ao descrevê-lo em uma série de crianças: "o tônus muscular era hipotônico em uma ocasião e em outra se tornava espasmo muscular tônico, geralmente, mas não exclusivamente, elicitado em movimentos voluntários".[1] Por muito tempo a distonia foi tida como um fenômeno psiquiátrico. Com o passar do tempo, várias evidências confirmaram a natureza orgânica da distonia: o mecanismo hereditário, a eficácia limitada da psicoterapia, boa resposta à talamotomia ou palidotomia e, finalmente, o início da distonia após lesões cerebrais em macacos. Em 2013, uma comissão da Movement Disorder Society, Dystonia Medical Research Foundation, Dystonia Coalition e European Dystonia Cooperation in Science and Technology elaborou a nova definição e classificação de distonia (Tabela 9.1).

Distonia, nos termos atuais, é um distúrbio de movimento caracterizado por contrações musculares sustentadas ou intermitentes, causando movimentos anormais. A distonia é frequentemente iniciada ou piorada por ação voluntária e pode ser associada a um transbordamento da ativação muscular.[2] Os movimentos distônicos são tipicamente padronizados, torcionais e pode haver tremor associado. Quando as contrações musculares são sustentadas, caracteristicamente produzem posturas anormais e torcionais; ao passo que as contrações, quando intermitentes, provocam movimentos irregulares (*jerky*) e similares ao tremor (*tremorlike*).[3] A postura distônica tipicamente promove a flexão ou torção de um segmento corporal ao longo de seu maior eixo longitudinal. Movimentos distônicos, por sua vez, são irregulares e sustentados em seu pico, mas por vezes são entremeados a atividade regular, por movimentos similares ao tremor, chamados tremor distônico. Costumeiramente, a distonia suscita alterações que são previsíveis, envolve uma ou mais regiões, e seu padrão estereotipado, na maioria das vezes, permite o diagnóstico clínico com certa precisão. No entanto, várias condições (como doenças neuromusculares, espasmos, crises tônicas etc.) podem produzir posturas anormais que induzem o clínico ao erro (Tabela 9.2).

TABELA 9.1. Classificação das distonias de acordo com o Consenso de 2013[2]

Eixo I: características clínicas

Idade de início
- Lactente (0-2 anos)
- Infância (3-12 anos)
- Adolescência (13-20 anos)
- Adulto jovem (> 20 anos)
- Adulto tardio (> 40 anos)

Distribuição corporal
- Focal
- Segmentar
- Multifocal
- Generalizado (com ou sem envolvimento das pernas)
- Hemidistonia

Padrão temporal
- Curso
  - Estático
  - Progressivo
- Variabilidade
  - Persistente
  - Ação específica
  - Diurna
  - Paroxística

Características associadas
- Distonia isolada ou combinada a outros distúrbios do movimento
  - Distonia isolada
  - Distonia combinada
- Outras manifestações neurológicas ou sistêmicas

Eixo II: etiologia

Patologia do sistema nervoso central
- Evidência de neurodegeneração
- Evidência de lesão estrutural (estática)
- Sem evidência de neurodegeneração ou lesão estrutural

Hereditária ou adquirida
- Hereditária
  - Autossômica dominante
  - Autossômica recessiva
  - Ligada ao X
  - Mitocondrial
- Adquirida
  - Perinatal
  - Infecção
  - Tóxica
  - Neoplásica
  - Psicogênica
  - Vascular
  - Injúria cerebral

Idiopática
- Esporádica
- Familial

TABELA 9.2. Confundidores mais comuns das distonias

Variável	Condição	Armadilhas	Pistas diagnósticas
Outros distúrbios do movimento	Tremor	Tremor associado à distonia	Tremor ocorre em outras regiões não acometidas pela distonia e não há preferência direcional do movimento
	Coreia	Movimentos oscilatórios e rítmicos	Imprevisível
	Mioclonia	Movimentos súbitos e irregulares assemelhando-se ao tremor distônico	ENMG compatível com mioclonia
	Tiques	Tique distônico	Frequentemente associado a sensações de premonitório e alívio após movimentação. Variável com o tempo
Doenças sistêmicas	Síndrome de Sandifer	Postura de opistótono, envolvendo especialmente o pescoço, dorso e membros superiores	Espasmos dolorosos ocorrendo após alimentação. Vídeo-EEG confirma
	Síndrome da pessoa rígida	Rigidez e espasticidade axial sobreposta por espasmos musculares causados por disparos contínuos de nervos periféricos	ENMG: unidade motora com atividade contínua e morfologia normal
	Artrite reumatoide, artrite idiopática juvenil, artrite reumatoide juvenil	Subluxação atlantoaxial anteroposterior não traumáutica	Rigidez, limitação funcional do movimento e sinais flogísticos articulares
Ortopédica	Subluxação atlantoaxial	Diminuição na amplitude do movimento e aumento de tônus muscular em decorrência de deslocamento articular e desalinhamento rotacional atlantoaxial	Raios X: distância entre o aspecto anterior do processo odontoide e o aspecto posterior do arco anterior do atlas > 3 mm
	Torcicolo muscular congênito	Encurtamento unilateral do músculo esternocleidomastóideo identificado ao nascimento ou após	Ultrassonografia de pescoço confirma a existência de uma massa cervical ou da hipertrofia do músculo esternocleidomastóideo
Distúrbios periféricos (músculos, ligamentos, vasos e ossos)	Síndrome de Isaacs (neuromiotonia)	Câimbras, rigidez e dificuldade de relaxamento muscular	ENMG: descargas complexas e agrupadas de unidades motoras
	Miopatia	Miopatia proximal com ptose cefálica	Fraqueza de musculatura cervical paraespinhal que acarreta em deformidade corrigível ("queixo no peito")
	Massa em região nucal/lesão ligamentar	Lesão ocupante de espaço causando desvio cervical	Abaulamento cervical

Continua

TABELA 9.2. Confundidores mais comuns das distonias (continuação)

Variável	Condição	Armadilhas	Pistas diagnósticas
Distúrbios periféricos (músculos, ligamentos, vasos e ossos) (cont.)	Fístula arteriovenosa em junção craniocervical (ou alça vascular alongada e dilatação da artéria vertebral)	Compressão do nervo acessório, irritação meníngea e alterações no suprimento ósseo afetando o complexo nuclear vestibular e causando torcicolo	RM evidencia malformação vascular em topografia de junção craniocervical. Outros sintomas podem surgir após o torcicolo: cefaleia, sonolência papiledema e sinais de vias longas
	Síndrome de Grisel	Subluxação da articulação atlantoaxial resultante de frouxidão ligamentar inflamatória secundária a processo infeccioso	Raios X identifica a subluxação. Sinais radiculares e medulares podem ocorrer
Patologias do sistema nervoso central	Epilepsia	Contrações tônicas intermitentes	EEG demonstrando descargas epileptiformes
	Siringomielia e tumores intramedulares	Movimentos irregulares e bruscos em região cervical e em dorso	RM evidenciando acometimento de região central da medula. Nível sensitivo suspenso. Fraqueza muscular
	Malformação de Arnold-Chiari	Postural intermitente e inusitada da região cervical	Geralmente associado a sintomatologia de disfunção de fossa posterior (p. ex., nistagmo para baixo)
	Tumor de fossa posterior	Inclinação ou desvio intermitente da cabeça associado a cefaleia e vômitos	Outros sinais localizatórios ou sugestivos de aumento de pressão intracraniana. Torcicolo pode ser o primeiro sinal de um tumor do sistema nervoso central. Neuroimagem revela o diagnóstico
Distúrbio óculo-vestibular	Paralisia do troclear/ paralisia do reto lateral/torcicolo vestibular	Postura anormal da cabeça adotada adaptativamente para melhora da acuidade visual e manutenção da visão binocular	Desvio dos olhos e estrabismo

Ademais, os movimentos distônicos fásicos podem ser facilmente confundidos com tremores de outras etiologias ou mioclonias, e vice-versa. Portanto, é de extrema importância que o examinador procure por outras manifestações clínicas que suportem o diagnóstico dessa condição, a citar, especialmente, os fenômenos de espelhamento e transbordamento e os truques sensoriais (gestos antagonistas) detalhados a seguir.[4]

O tremor distônico é, por definição, aquele que se manifesta no local acometido pela distonia. Pode ser rítmico ou irregular com alguns espasmos. Aproximadamente 30% dos pacientes com distonia apresentam tremor distônico. O transbordamento da ativação muscular supracitado refere-se à extensão da contração muscular para áreas adjacentes à região primária quando a postura distônica atinge seu pico.[5] O transbordamento é a representação clínica do comprometimento da inibição normal presente na distonia. O truque sensorial, também chamado gesto antagonista, refere-se a estímulos sensoriais, em sua maioria táteis, na região distônica que produzem uma melhora significativa da distonia. Já o espelhamento caracteriza-se pelo aparecimento de movimento distônico no membro afetado induzido por uma tarefa (escrever, sequência de dedos, movimentos de piano) realizada no membro homólogo não afetado.

Geralmente, a relação no segmento corporal onde se inicia a distonia obedece a um gradiente craniocaudal: blefaroespasmo (58 anos), distonia oromandibular (53 anos), disfonia espasmódica (46 anos), distonia cervical (45 anos), distonia de antebraço e mão (35 anos) e distonia distal da perna (20 anos).[6] Em geral, a distonia distal da perna começa na infância com inversão e flexão plantar do tornozelo e se propaga em sentido rostral. Entretanto, a distonia distal da perna pode, ocasionalmente, ocorrer em pacientes adultos sem a inversão do pé. O local de início da distonia pode ser gene-específico.[7] Como exemplo, a distonia relacionada ao gene *THAP1* usualmente inicia nos braços e no pescoço, de forma que a distonia relacionada ao gene *TOR1A* frequentemente se manifesta de início nas pernas.

A distonia pode disseminar-se a partir do sítio inicial acometido. O risco para dispersão rostral é maior em pacientes com envolvimento inicial da perna. Em contraposição, nas distonias de início tardio, o risco para disseminação é maior para blefaroespasmo.[8]

Sistemas de classificação para distonia evoluíram desde os primeiros modelos da década de 1980. Em 2013, um novo consenso propôs uma classificação, vigente até os dias atuais, que categoriza a distonia em dois eixos não sobrepostos (Tabela 9.1). O aspecto racional por trás dessa nova classificação é que não existe nenhuma correspondência inequívoca entre fenomenologia e etiologia, e que a categorização fenomenológica já é algo bem consolidado, ao passo que a compreensão dos mecanismos etiológicos está em constante evolução.[2]

Tradicionalmente, os mecanismos fisiopatológicos atribuídos como modelo explicativo para distonia envolvem os núcleos da base e suas conexões.[9] As evidências para suportar tais fatos são robustas e já revisadas em diversas oportunidades e englobam modelos animais,[10] protótipos genéticos[11] e bioquímicos,[12] estudos de imagem[13] e a eficácia dos dispositivos de estimulação cerebral profunda no globo pálido interno.[14]

A despeito da forte associação entre distonia e os núcleos da base, suas correlações não são absolutas.[15] Existem muitos pacientes com distonia que não apresentam lesões que acometem os núcleos da base e suas conexões.[16] Mesmo em determinadas situações nas quais existem lesões estruturais evidentes nos núcleos da base potencialmente causadoras de distonia, o início das manifestações clínicas comumente ocorre meses ou anos após a injúria, o que implica que a perda de função relacionada à lesão em si não é causa direta da distonia.[17] Outro fator que desafia o conceito de que a distonia é exclusivamente oriunda da disfunção dos núcleos da base é proveniente dos estudos de imagem moderna.[18] Os achados mais consistentes apontam para anormalidades não limitadas a essa região; estas ocorrem no córtex cerebral, cerebelo, tálamo e mesencéfalo. Diversos estudos de distonia em seres humanos revelaram, de forma consistente, pelo menos três achados em comum: 1) perda da inibição de circuitos intracorticais; 2) comprometimento na integração sensitivo-motora; e 3) desarranjo na plasticidade neural.[19]

Nos últimos anos, houve grandes esforços na tentativa de melhor entender a participação de outras regiões cerebrais na fisiopatologia da distonia. Em especial, o cerebelo foi alvo de muitas pesquisas.[20,21] O acúmulo de evidências recentes, junto com a limitação do paradigma dos núcleos da base para explicar de maneira satisfatória os mecanismos que envolvem a distonia, alavancou o conceito atual de que essa condição seja um distúrbio que acomete uma complexa rede e conexões neurais (*network disorder*).[22]

Os desafios contemporâneos são desenvolver um modelo para compreender as interações fisiológicas de como as diferentes regiões cerebrais podem contribuir para diferentes formas de distonia, se distonias distintas podem ser subdivididas em subgrupos a depender de como essas regiões são afetadas, e se existe uma via final comum para todas as distonias.[23]

Epidemiologia das distonias

Estima-se que a prevalência de distonia generalizada idiopática e hereditária esteja entre 0,3 e 11 casos/100 mil habitantes, enquanto a da distonia primária focal estaria entre 3 e 30 casos/100 mil habitantes.[24] Em uma meta-análise, a prevalência da distonia foi descrita como 16 por 100 mil habitantes.[25] Há história familiar positiva em aproximadamente 20% dos casos.[26]

Ainda assim, o número de casos existentes de distonia idiopática na população não é conhecido em sua totalidade.[27] Apenas estimativas de prevalência mínima podem ser esboçadas por meio de estudos metodologicamente amparados em serviços de referência.[28] Nessas estimativas, distonia idiopática, distonia de início tardio em particular, pode ser considerado o terceiro distúrbio do movimento mais frequente após tremor essencial e parkinsonismo.

Não obstante, há evidências sugerindo que se procurarmos adequadamente (por exame de indivíduos participantes de estudo ou por meio de questionários validados do que simplesmente revisando prontuários médicos) a sensibilidade para detectar distonia aumenta, expandindo assim a possibilidade que essa condição seja muito mais frequente do que se imagina.[29] A compreensão de quão frequente é a distonia idiopática é crucial para expandir nosso conhecimento sobre a afecção.

Genes relacionados a distonias isoladas e combinadas

Mais de 200 genes têm sido descritos em pacientes com distonia, em sua maioria formas generalizadas e de início na infância. Desses, há a distonia isolada, na qual a única manifestação da doença é a distonia (podendo haver também tremor), a distonia combinada, em que a distonia coexiste com outro distúrbio de movimento (mioclonia, parkinsonismo ou coreia) e a distonia complexa, na qual a distonia é um dos sintomas de uma série de sintomas que concomitantes.[11] A Movement Disorder Society recomenda uma nova nomenclatura para classificação de distúrbios de movimento hereditários no qual há um gene muito provavelmente envolvido na doença. Para um gene ser atribuído a um prefixo de distúrbio de movimento, o fenótipo (p. ex., distonia no caso de DYTs) deve ser uma característica proeminente da doença. Quando houver mais de um distúrbio de movimento proeminente e esses distúrbios do movimento geralmente coexistirem em um indivíduo, um prefixo duplo deve ser atribuído (p. ex., DYT/PARK-*ATP1A3*). Além dessas recomendações, sugere-se que se substitua o número do sufixo (p. ex., DYT-1) pelo(s) gene(s) responsável(is) (p. ex., DYT1 se tornaria DYT-*TOR1A*). Outro elemento importante dessa categorização é a orientação para aumentar o limiar de evidências antes de se atribuir a associação de casualidade entre um gene e um fenótipo. Para isso, existem quatro pontos fundamentais que devem ser cumpridos com o intuito que se estabeleça de maneira segura a relação de casualidade, sendo estes: 1) presença da variante em múltiplos indivíduos afetados e sem parentesco; 2) evidência de segregação ou associação estatística entre a variante e a doença; 3) a variante deve ser conservada através de diferentes espécies; e 4) a variante deve ser capaz de antever alterações bioquímicas do produto gênico e, de preferência, ser confirmada por meio de estudos funcionais em tecidos humanos ou por modelos celulares e animais bem estabelecidos.[30]

O advento dos sequenciadores de nova geração impulsionou uma revolução no campo da pesquisa genética. Nos últimos anos, em especial, com as ferramentas de sequenciamento exômico e genômico completo, testemunhou-se uma "epidemia" de novas causas genéticas identificadas.

As técnicas genéticas que utilizam de sequenciamento paralelo numeroso são conhecidas pela alcunha de sequenciamento de nova geração. Entre essas modalidades, temos: o sequenciamento de todo o genoma (*whole-genome sequencing* – WGS), o sequenciamento das regiões codificadoras (éxons) de cada gene (*whole-exome sequencing* – WES) ou a modalidade alvejando genes causadores de doenças específicas (*target resequencing* – TRS). Pormenores técnicos de cada um desses métodos fogem ao escopo desta revisão, mas podem ser encontrados de forma detalhada em outras fontes.[31]

É importante reconhecer que, com essas novas tecnologias (em especial WGS e WES), informações a respeito de vários genes se tornarão mais acessíveis, incluindo aspectos não relevantes ou relacionados à dúvida diagnóstica em questão. Espera-se que em um futuro próximo, com a disseminação do uso de tecnologia de sequenciamento de nova geração, tanto em pesquisa clínica como em método diagnóstico, o número de genes associados a distonia cresça de forma ainda mais expressiva. Entretanto, é necessário que haja confirmação independente da relação causal entre a variante gênica e o fenótipo clínico, uma vez que em vários dos genes recentemente descritos como relacionados à distonia, existe uma alta ocorrência de suas variantes na população geral.[32]

A distonia é um protótipo apurado nesse contexto, na qual os sequenciadores de nova geração não foram apenas úteis no reconhecimento de novas variantes patogênicas, mas também serviram para compreensão dos mecanismos de doença e nas bases fisiopatológicas dessa condição. Em particular, a identificação de novos genes relacionados a distonia impactou não somente os sistemas de classificação e nomenclatura, mas também reiterou conhecimentos de mecanismos de doença previamente apreendidos.[33]

Após quase 20 anos de pesquisa da genética no campo da distonia, um número considerável de formas monogênicas causadoras de distonia já foram descritas, fornecendo desse modo valiosas informações a respeito dos mecanismos fisiopatológicos envolvidos. Até muito pouco tempo atrás, esses achados eram restritos a formas raras, normalmente generalizadas e de início na infância. O advento do sequenciamento de nova geração acelerou de sobremaneira a descoberta de novos genes, levando à identificação de genes causadores das formas mais comuns de distonia (distonia focal/segmentar de início na idade adulta). Ademais, os estudos de associação genômica passaram a identificar possíveis genes associados a fatores de risco para o desenvolvimento de distonia de início em idade adulta. Desse modo, semelhante a outras condições complexas, como a doença de Parkinson, a base genética da distonia pode ser entendida como um contínuo de frequências de mutação e tamanhos de efeito variando de condições monogênicas raras com penetrância completa (todos os portadores da mutação se tornarão afetados), formas monogênicas mais comuns com penetrância reduzida (alguns portadores da mutação não manifestarão a doença) até fatores de suscetibilidade genética que aumentam a possibilidade de desenvolver distonia, mas que são, todavia, insuficientes ou não obrigatórios para sua ocorrência.[34]

Existem duas abordagens possíveis para identificar as causas pouco frequentes, mas crescentes, de distonias potencialmente tratáveis. A estratégia tradicional envolve delinear síndromes clínicas que correspondem a doenças conhecidas e, em seguida, direcionar os testes de diagnóstico para esses distúrbios específicos. Essa abordagem provavelmente continuará a ser usada por especialistas que estão familiarizados com as muitas síndromes e, especialmente, para pacientes que apresentam fenótipos clínicos clássicos. O WGS ou WES fornecem outra abordagem para diagnosticar muitos desses casos. Essas estratégias capturam até mesmo síndromes clínicas atípicas e podem ser mais fáceis de serem aplicadas para clínicos que não se especializem em distonia ou neurogenética. Muito provavelmente, alguma combinação dessas duas estratégias será mais útil.[35]

Estudos em pacientes brasileiros mostraram que as mutações mais frequentes até então são as nos genes *THAP* e *PRKRA*, sendo que a mutação no geme *TOR1A* é infrequente.[36,37] As mutações em *TUBB4* são pouco frequentes também; porém, recentemente, foram confirmadas em outras famílias, incluindo pacientes brasileiros.[38]

A Tabela 9.3 descreve os genes já "consagrados" como causadores de distonia isolada ou combinada. A Figura 9.1 mostra um fluxograma diagnóstico das distonias hereditárias. A primeira via (1) seria a da distonia isolada, a segunda (2) combinada e a terceira (3) paroxística.

A Tabela 9.4 explora alguns dos últimos genes recentemente descritos como relacionados a distonia. Ressaltamos que muitos deles são formas de distonia complexas (nas quais a distonia está no contexto de um amplo fenótipo englobando outros sintomas além dos distúrbios de movimento) ou combinadas.

Discinesias paroxísticas

As discinesias paroxísticas são definidas por episódios intermitentes e recorrentes de distúrbios do movimento hipercinéticos como coreia, distonia, balismo ou a combinação deles. Entre os episódios, o exame neurológico geralmente é normal. As discinesias paroxísticas são classificadas de acordo com o seu fenômeno desencadeante (cinesiogênica, não cinesiogênica e induzida por esforço). De acordo com a nova classificação, os distúrbios de movimento paroxísticos hereditários devem receber o prefixo PXMD e o gene relacionado após. A seguir, relacionamos as formas mais comuns.

Discinesia paroxística cinesiogênica
PxMD-PRRT2, MIM128200

- Nomenclaturas prévias: EKD1 – *episodic kinsiogenic dyskinesia*, DYT10.
- Desencadeante: movimento súbito.
- Modo de herança: autossômica dominante de penetrância incompleta.
- Média de idade de apresentação: nove anos.
- Quadro clínico: sintomas precipitados por movimentos repentinos. Caracteriza-se por ataques de distonia e coreia de duração curta (menos de um minuto). Durante os ataques, a consciência nunca é prejudicada. Há maior número de pacientes do sexo masculino, alta prevalência de enxaqueca e crises epilépticas afebris na infância e remissão com a idade.
- Tratamento: boa resposta a anticonvulsivantes.

Discinesias paroxísticas não cinesiogênicas
PxMD-PNKD, PxMD-MR1, MIM 118800

- Nomenclaturas prévias: DYT8 ou PNKD1 – *paroxysmal non kinesiogenic dyskinesia*.
- Desencadeante: álcool, cafeína, fadiga, calor, fome, estresse, esforço, ovulação e menstruação.
- Modo de herança: autossômico dominante com penetrância de 98%.

TABELA 9.3. Distonias isoladas e combinadas, genes e manifestações clínicas

Gene Local, proteína MIM	Herança Penetrância Mutação	Função	Tipo: isolada/combinada Idade de início (média) Manifestações clínicas
DYT-*TOR1A* 9q 34.11, torsina MIM 1281000	Autossômica dominante Penetrância: 30% p.302delGlu	Membro da família AAA de ATPases. Regula a organização do envelope nuclear, retículo endoplasmático (e reciclagem de vesículas). Protege contra o estresse oxidativo e a apoptose, funcionando como uma chaperona	Isolada (anteriormente, *DYT1*) 4-43 anos (média 13) Distonia focal, multifocal, segmentar e generalizada. Geralmente, manifesta-se na infância ou adolescência em um membro, e após espalha para outros membros e para os músculos axiais, tornando-se generalizada. Tipicamente poupa os músculos da laringe e do crânio. A generalização ocorre dentro de um tempo médio de 3 anos
DYT-*THAP1* 8p11.21, proteína contendo domínio THAP MIM 602629	Autossômica dominante Penetrância: 60% Mais de 100 mutações	Regulador de transcrição de ligação ao DNA que regula, entre outros, a proliferação celular, o ciclo celular e a progressão dos processos proapoptóticos	Isolada (anteriormente, *DYT6*) 5-38 anos (média 19) Focal, multifocal, segmentar e generalizada. Uma grande proporção tem seu início nos músculos cranianos ou cervicais, e aqueles que apresentam sintomas nos membros, mais tarde podem desenvolver distonia craniana ou cervical. A maioria dos pacientes tem envolvimento dos músculos da laringe. Os membros inferiores são raramente afetados
DYT-*ANO3* 11p14.2, anoctamina 3 MIM 615034	Autossômica dominante Penetrância: 80% Diversas mutações	Proteína transmembranar e canais de cloreto ativados por cálcio. Modula a excitabilidade neuronal e é altamente expressa no corpo estriado	Isolada (anteriormente *DYT24*) 4-58 (média 24) Distonia focal e segmentar de início tardio. Distonia cervical, cãimbra do escrivão, distonia de membro superior, disfonia espasmódica, blefaroespasmo
DYT-*GNAL* 18p11.21, proteína ligadora ao nucleotídeo guanina MIM 615073	Autossômica dominante Penetrância: 80% Aproximadamente 30 mutações	Codifica uma subunidade alfa estimulatória da proteína G (Gαolf), que é altamente expressa nos núcleos da base. Envolvimento na transdução de sinal	Isolada (anteriormente *DYT25*) 7-54 (média 31) Distonia segmentar de início no adulto. Distonia craniocervical. Pode apresentar-se como focal, segmentar e generalizada
DYT-*TUBB4* 19p13.3, 4A beta tubulina MIM 128101	Autossômica dominante Rara, poucas mutações descritas	A tubulina (alfa e beta) é a parte principal dos microtúbulos, um importante componente do citoesqueleto. Tubulina 4A é encontrada preferencialmente em neurônios	Isolada (anteriormente *DYT4*); distonia sibilante 13 a 37 anos Distonia pura focal, segmentar, generalizada; disfonia laríngea progredindo para distonia generalizada e uma peculiar marcha atáxica de "cavalinho de pau". A disfonia laríngea adutora é responsiva ao álcool. Geralmente, os pacientes têm corpo magro, face fina, bochechas ocas, língua bradicinética e sintomas psiquiátricos

Continua

TABELA 9.3. Distonias isoladas e combinadas, genes e manifestações clínicas (continuação)

DYT/PARK-*GCH1* 14q22.1-22.2, GTP ciclo-hidrolase I MIM 128230	Autossômica dominante Penetrância: 35% Mais de 100 mutações	A GCH1 é uma enzima envolvida na conversão de GTP em tetra-hidrobiopterina, um cofator para a tirosina hidroxilase (TH) e síntese de dopamina	Combinada (anteriormente *DYT5a*). Conhecida como doença de Segawa ou distonia dopa-responsiva 1-15 anos (média 6) Distonia focal, segmentar e generalizada. Comumente começa na infância com disfunção da marcha (distonia do pé), que em vários anos se espalha para outras extremidades. Afeta mais mulheres que homens e há flutuação diurna, além de uma resposta marcante e sustentada a baixas doses terapêuticas de levodopa. Pode ser combinada com parkinsonismo, paraparesia espástica e atetose
DYT/PARK-*TH* 14q22.1-22.2, tirosina hidroxilase MIM 128230	Autossômica recessiva	A tirosina hidroxilase é responsável pela conversão de fenilalanina em dopamina	Combinada (anteriormente *DYT5b*). Conhecida como doença de Segawa recessiva Primeiro ano de vida Encefalopatia, hipotonia, atraso motor e da fala, insuficiência autonômica, parkinsonismo, distonia generalizada, ataxia, flutuação diurna e boa resposta à levodopa
DYT-*ATP1A3* 19q13.2, alfa 3 sódio potássio ATPase MIM128235	Autossômica dominante Baixa penetrância Aproximadamente 20 mutações	A ATP1A3 é responsável pelo transporte de cátions através das membranas e pela manutenção do gradiente iônico via hidrólise de ATP	Combinada (anteriormente *DYT12*); distonia-parkinsonismo de início abrupto 14-45 anos Desenvolvimento agudo (de minutos a 30 dias) e propagação de distonia craniana com envolvimento bulbar (gradiente rostrocaudal) além de parkinsonismo após um evento estressante. O parkinsonismo é representado por bradicinesia e instabilidade postural sem tremor. Progressão atinge o seu pico em uma semana (até um mês) e depois estabiliza sem alívio de sintomas. Não há resposta a agentes dopaminérgicos
DYT-*PRKRA* 2q31.2, proteína quinase R, ativada por RNA de fita dupla MIM 612067	Autossômica recessiva P222L	Regular a atividade da proteína quinase R desempenha um papel central nas vias celulares de resposta ao estresse	Combinada (anteriormente *DYT16*) Distonia de início na infância (7-18 anos) Distonia segmentar e generalizada com envolvimento laríngeo. Parkinsonismo (raro) sem tremor
DYT-*SGCE* 7q21.3 – épsilon sarcoglicana MIM 159900	Autossômica dominante *Imprinting* materno Aproximadamente 80 mutações	Provavelmente proteína transmembrana; sua função em grande parte é desconhecida	Combinada (anteriormente *DYT11*); distonia mioclônica 1 a 18 anos (média 6) Distonia focal e segmentar. A distonia precede a mioclonia em geral. A mioclonia predomina no membro superior e é geralmente responsiva ao álcool. Alta incidência de sintomas psiquiátricos (depressão, ansiedade, comportamento obsessivo-compulsivo, transtorno de atenção e hiperatividade)
DYT/PARK-*TAF1* Xq13.1, fator 1 associado a proteína de ligação a TATA BOX MIM 314250	Ligada ao X recessivo	O TAF1 faz parte da maior subunidade do fator de transcrição IID. Liga-se ao DNA fazendo-se necessário para a transcrição mediada pela RNA-polimerase II da maior parte dos genes que codificam proteínas em células eucarióticas	Combinada (anteriormente *DYT3*); distonia-parkinsonismo tipo filipino "Lubag" 12 a 64 anos (média 39) A distonia é focal, segmentar e generalizada. Locais menos frequentes são os membros, a língua, a faringe e a laringe. Em geral, a distonia dá lugar a um parkinsonismo responsivo à dopa nos estágios posteriores da doença. A mioclonia, o tremor e a coreia foram descritos anedoticamente. Raramente a mulher pode ser afetada em um fenótipo menos grave com idade de início mais tardia devido a um fenômeno de inativação do X

TABELA 9.4. Genes descritos recentemente como causadores de distonias

Gene Local, proteína MIM	Herança Penetrância Mutações	Função	Tipo: isolada/combinada/complexa Idade de início (média) Manifestações clínicas
KMT2B 19:35,717,817, histona metiltransferase lisina-específica 2B MIM 606834	Autossômica dominante (16%) Penetrância reduzida 84% dos casos são *de novo* Diversas mutações	Envolvida na metilação da histona H3. Esse é um importante regulador epigenético envolvido na expressão e transcrição gênica, considerado essencial para o desenvolvimento normal e para manutenção das funções neurais	Complexa (anteriormente, *DYT28*) Início na infância (idade média: 7 anos) Distonia de início em membros inferiores com disseminação generalizada para região craniocervical e envolvimento laríngeo. Outros achados incluem: comorbidades psiquiátricas (TOC, TDAH), mioclonia, espasticidade, epilepsia, surdez neurossensorial, sintomas bulbares, dismorfismos faciais, alterações cutâneas. Estima-se que possa representar 10% dos casos de distonia de início na infância
VAC14 16q22.1-q22.2, proteína de sustentação do complexo de proteína quinase PIKfyve MIM 604632	Autossômica recessiva Mutações bialélicas no gene VAC14 envolvendo 4 diferentes mutações	O complexo PIKfyve é responsável pela síntese de fosfatidilinositol 3,5-bifosfonato, um importante componente da membrana celular	Complexa (degeneração estriatonigral de início na infância – SNDC) Início na infância (idade média: 3 anos) Distonia de instalação e progressão rápida associada a regressão nos marcos do desenvolvimento neuropsicomotor
GNAO1 16q13, subunidade alfa de complexo de transdução de sinal da proteína G herométrica Go MIM 139311	Autossômica dominante Mutações *de novo*	Proteína ligadoras a nucleotídeos de guanina estão relacionados a moduladores ou transdutores de vários sistemas de sinalização transmembrana	Combinada (distúrbio do neurodesenvolvimento associado a distúrbios do movimento – NEDIM) Início na infância Atraso nos marcos do desenvolvimento, hipotonia, movimentos hipercinéticos (coreia, atetose, distonia generalizada) que podem ter como gatilhos insultos agudos e aumento de temperatura corporal. Alguns podem evoluir com epilepsia
GNB1 1p36.33, subunidade beta 1 da proteína G MIM 616973	Autossômica dominante Mutações *de novo* (9 diferentes já identificadas – notadamente localizadas nos éxons 6 e 7)	Subunidades beta de proteínas G são importantes reguladores das subunidades alfa, participando da transdução de sinais de receptores e de moléculas efetoras	Complexa Início na infância Distonia generalizada, atraso no desenvolvimento neuropsicomotor, hipotonia e epilepsia
CHOR/DYT-ADCY5 3q21.1, adenilato ciclase 5 MIM 600293	Autossômica dominante Penetrância parece ser completa Diversas mutações; algumas *de novo*	A adenilato ciclase 5 é uma enzima específica do estriado, responsável pela conversão de ATP em AMPc, um importante mensageiro secundário intracelular crucial para diversas vias moleculares	Combinada Idade média de início: 2,5-19 anos Mioquimia facial, distonia cranial e em membros, coreia e discinesia paroxísticas. Há relatos de atraso no desenvolvimento neuropsicomotor
TBCD 17q25.3, cofator D de dobradura da tubulina MIM 617193	Autossômica recessiva Identificadas 15 mutações distintas	TBCD codifica uma proteína chaperona específica de tubulina que parece ser necessária para montagem do heterodímero alfa-beta tubulina. Acredita-se que seja importante para proliferação de células corticais e para migração radial (em ratos)	Complexa Início na infância (1-2 anos) Distonia generalizada, microcefalia adquirida, atraso nos marcos do desenvolvimento, epilepsia. Atrofia de corpo caloso é uma marca

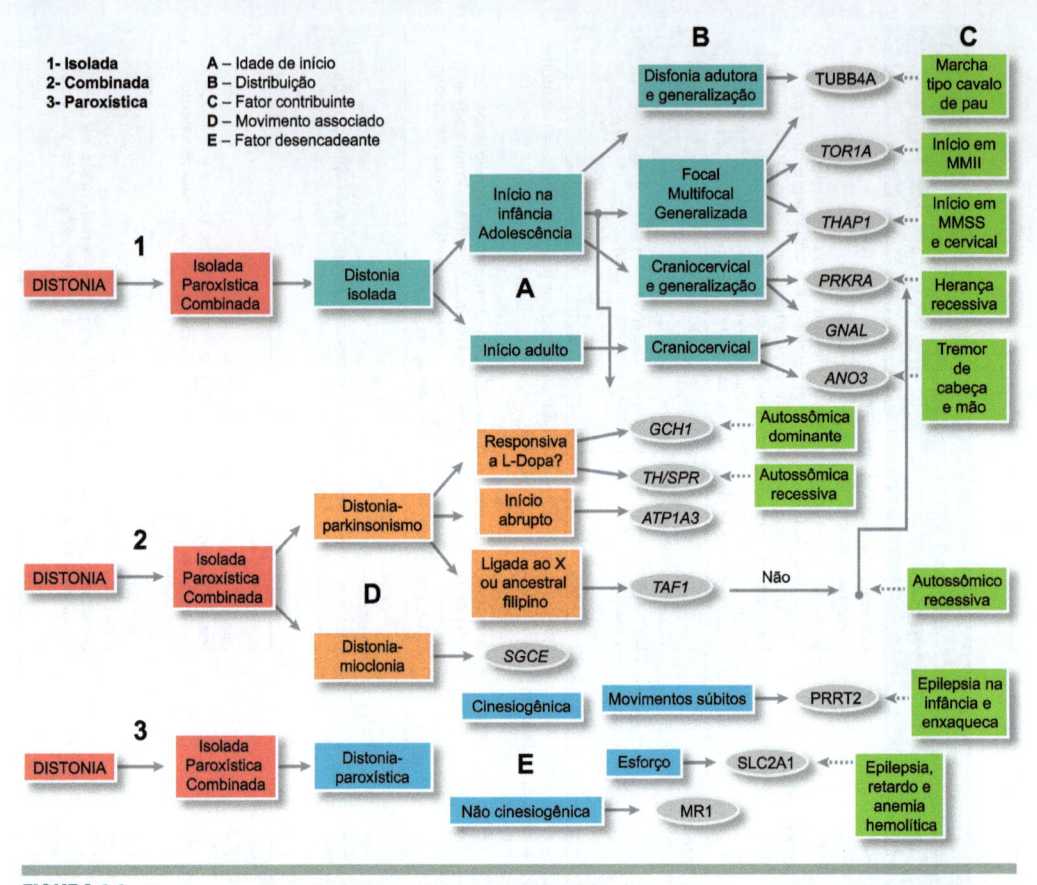

FIGURA 9.1. Fluxograma diagnóstico das distonias hereditárias.

- Média de idade de apresentação: 4 anos.
- Quadro clínico: ataques de coreia e distonia generalizada com vários episódios por dia variando de menos de 30 minutos a várias horas. Há benefício com o sono. A maioria dos pacientes tem os ataques diminuídos com a idade e durante a gravidez.
- Tratamento: clonazepam ou diazepam.

Discinesias paroxísticas induzidas por esforço
PxMD-SLC2A1, MIM 612126

- Nomenclaturas prévias: DYT18/DYT9 ou *paroxysmal exercise (exertion)-induced dyskinesia*, deficiência de GLUT1.
- Desencadeante: exercício prolongado (15 a 60 minutos) como jejum, privação de sono e estresse.
- Modo de herança: autossômico dominante com penetrância reduzida.
- Média de idade de apresentação: 12 anos.
- Quadro clínico: ataques de distonia e coreoatetose induzida pelo exercício e afetando os membros exercitados. Os ataques normalmente duram entre 10 e 40 minutos. Pode haver retardo mental leve, epilepsia (ausência da infância) e anemia hemolítica.
- Tratamento: dieta cetogênica.

É importante salientar que a não disponibilidade do teste genético não norteia o tratamento clínico, uma vez que ainda não dispomos de ferramentas de edição gênica. O custo do exame pode impactar nas finanças da família sem necessariamente trazer um benefício para o paciente. Contudo, em cenário de pesquisa, o estudo dos genes, as diversas manifestações clínicas advindas de suas mutações e a análise de função podem trazer informações relevantes para a construção do conhecimento embasando tratamentos futuros.

REFERÊNCIAS BIBLIOGRÁFICAS

1. Lanska DJ. Chapter 33: the history of movement disorders. Handb Clin Neurol. 2010; 95:501-46.
2. Albanese A, Bhatia K, Bressman SB, Delong MR, Fahn S, Fung VS, et al. Phenomenology and classification of dystonia: a consensus update. Mov Disord. 2013; 28(7):863-73.
3. Shanker V, Bressman SB. Diagnosis and Management of Dystonia. CONTINUUM: Lifelong Learning in Neurology. 2016; 22(4):1227-45.
4. Albanese A, Lalli S. Is this dystonia? Mov Disord. 2009; 24(12):1725-31.
5. Hallett M. Pathophysiology of writer's cramp. Hum Mov Sci. 2006; 25(4-5):454-63.
6. LeDoux MS. The Genetics of Dystonias. Adv Genet. 2012; 79:35-85.
7. Van Gerpen JA, LeDoux, MS, Wszolek ZK. Adult-onset leg dystonia due to a missense mutation in THAP1. Mov Disord. 2010; 25:1306-7.
8. Weiss EM, Hershey T, Karimi M, Racette B, Tabbal SD, Mink RC, et al. Relative risk of spread of symptoms among the focal onset primary dystonias. Mov Disord. 2006; 21:1175-81.
9. Bhatia KP, Marsden CD. The behavioral and motor consequences of focal lesions of the basal ganglia in man. Brain. 1994; 117:859-76.
10. Wilson BK, Hess EJ. Animal models for dystonia. Mov Disord. 2013; 28(7):982-9.
11. Lohmann K, Klein C. Update on the genetics of dystonia. Curr Neurol Neurosci Rep. 2017; 17:26.
12. Maltese M, Martella G, Madeo G, et al. Anticholinergic drugs rescue synaptic plasticity in DYT1 dystonia: role of M 1 muscarinic receptors. Mov Disord. 2014; 29:1655-65.
13. Draganski B, Schneider SA, Fiorio M, Klöppel S, Gambarin M, Tinazzi M, et al. Genotype-phenotype interactions in primary dystonias revealed by differential changes in brain structure. Neuroimage. 2009; 47:1141-7.
14. Moro E, LeReun C, Krauss JK, Albanese A, Lin JP, Walleser Autiero S, et al. Efficacy of pallidal stimulation in isolated dystonia: a systematic review and meta-analysis. Eur J Neurol. 2017; 24(4):552-60.
15. Neychev VK, Gross RE, Lehéricy S, Hess EJ, Jinnah HA. The functional neuroanatomy of dystonia. Neurobiol Dis. 2011; 42(2):185-201.
16. Marsden CD, Obeso JA, Zarranz JJ, Lang AE. The anatomical basis of symptomatic dystonia. Brain. 1985; 108:463-83.
17. Scott BL, Jankovic J. Delayed-onset progressive movement disorders after static brain lesions. Neurology. 1996; 46:68-74.
18. Troiano AR, Stoessl AJ. Neuroimaging in dystonia. In: Stacey MA (ed.). Handbook of Dystonia. New York: Informa Healthcare. 2008; p. 93-106.
19. Quartarone A, Hallett M. Emerging concepts in the physiological basis of dystonia. Mov Disord. 2013; 28(7):958-67.
20. Prudente CN, Hess EJ, Jinnah HA. Dystonia as a network disorder: What is the role of the cerebellum? Neuroscience. 2014; 260:23-35.
21. Shakkottai VG, Batla A, Bhatia K, Dauer WT, Dresel C, Niethammer M, et al. Current Opinions and Areas of Consensus on the Role of the Cerebellum in Dystonia. Cerebellum. 2017; 16(2):577-94.
22. Schirinzi T, Sciamanna G, Mercuri NB, Pisani A. Dystonia as a network disorder. Curr Opin Neurol. 2018; 31(4):498-503.
23. Jinnah HA, Berardelli A, Comella C, DeFazio G, DeLong MR, Factor S. The focal dystonias: Current views and challenges for future research. Mov Disord. 2013; 28(7):926-43.
24. Defazio G, Abbruzzese G, Livrea P, Berardelli A. Epidemiology of primary dystonia. Lancet Neurol. 2004; 3(11):673-8.
25. Steeves TD, Day L, Dykeman J, Jette N, Pringsheim T. The prevalence of primary dystonia: a systematic review and meta-analysis. Mov Disord. 2012; 27:1789-96.
26. Williams L, McGovern E, Kimmich O, Molloy A, Beiser I, Butler JS, et al. Epidemiological, clinical and genetic aspects of adult onset isolated focal dystonia in Ireland. Eur J Neurol. 2017; 24(1):73-81.

27. Defazio G. The epidemiology of primary dystonia: current evidence and perspectives. Eur J Neurol. 2010; 17:9-14.
28. Butler AG, Duffey PO, Hawthorne MR, Barnes MP. An epidemiologic survey of dystonia within the entire population of Northeast England over the past nine years. In: Fahn S, Hallett MK, DeLong MR (eds.). Dystonia 4. Adv Neurol. Philadelphia: Lippincott, Williams and Wilkins. 2004; 94:95-9.
29. Martino D, Aniello MS, Masi G, Lamberti P, Lucchese V, Lamberti S, et al. Validity of Family History Data on Primary Adult-Onset Dystonia. Arch Neurol. 2004; 61(10):1569.
30. Marras C, Lang A, van de Warrenburg BP, Sue CM, Tabrizi SJ, Bertram L, et al. Nomenclature of genetic movement disorders: Recommendations of the International Parkinson and Movement Disorder Society task force. Mov Disord. 2017; 32(5):724-5.
31. Keogh MJ, Daud D, Chinnery PF. Exome sequencing: how to understand it. Pract Neurol. 2013; 13(6): 399-407.
32. Van Egmond ME, Kuiper A, Eggink H, Sinke RJ, Brouwer OF, Verschuuren-Bemelmans CC, et al. Dystonia in children and adolescents: a systematic review and a new diagnostic algorithm. J Neurol Neurosurg Psychiatry. 2015; 86(7):774-81.
33. Domingo A, Erro R, Lohmann K. Novel Dystonia Genes: Clues on Disease Mechanisms and the Complexities of High-Throughput Sequencing. Mov Disord. 2016; 31(4):471-7.
34. Lohmann K, Klein C. Genetics of dystonia: what's known? What's new? What's next? Mov Disord. 2013; 28:899-905.
35. Jinnah HA, Teller JK, Galpern WR. Recent developments in dystonia. Curr Opin Neurol. 2015; 28(4): 400-5.
36. Silva-Junior FP, dos Santos CO, Silva SM, Barbosa ER, Borges V, Ferraz HB, et al. Novel THAP1 variants in Brazilian patients with idiopathic isolated dystonia. J Neurol Sci. 2014; 344(1-2):190-2.
37. Dos Santos CO, da Silva-Júnior FP, Puga RD, Barbosa ER, Azevedo Silva SMC, Borges V, et al. The prevalence of PRKRA mutations in idiopathic dystonia. Parkinsonism Relat Disord. 2018; 48:93-6.
38. Camargos S, Dos Santos C, Silva Junior F, et al. Novel TUBB4A variants in idiopathic dystonia. Mov Disord. 2017; 32(Suppl. 2):s170.

Doença de Parkinson 10

Patricia Maria de Carvalho Aguiar
Carlos Roberto de Mello Rieder
Henrique Ballalai Ferraz

O interesse em genética da doença de Parkinson (DP) foi despertado a partir de 1997 com a descrição da primeira mutação diretamente relacionada ao quadro clínico da doença.[1] Entretanto, por muito tempo, a influência da genética na DP foi negligenciada pela maior parte dos estudos, apesar de desde há muito tempo terem sido descritas famílias com vários indivíduos com o diagnóstico. Em 1981, Duvoisin e colaboradores fizeram um estudo transversal em 12 indivíduos com DP que tinham um gêmeo monozigótico e nenhum dos gêmeos era concordante para a doença. Na Finlândia, um outro estudo com 32 gêmeos (mono e dizigóticos) mostrou que apenas um par era concordante para DP.[2] Esses estudos ressaltavam que a genética não tinha um papel relevante na etiopatogenia e que fatores ambientais eram decisivos para a produção da doença. Por outro lado, o parkinsonismo de início precoce sempre esteve associado a formas familiares.[3,4]

Nos últimos 20 anos, numerosos estudos confirmaram que fatores genéticos contribuem para a complexa patogênese da DP. Mutações altamente penetrantes que produzem formas raras e monogênicas da doença foram descobertas em genes como *SNCA*, *Parkin*, *DJ-1*, *PINK1*, *LRRK2* e *VPS35*. Variantes únicas com penetrância incompleta em *LRRK2* e *GBA* demonstraram ser fortes fatores de risco para DP em determinadas populações. Além disso, mais de 20 variantes comuns com tamanhos de efeitos pequenos agora são reconhecidos para modular o risco para DP.[5,6]

Mutações em três genes, *SNCA* (*PARK1*, codificando α-sinucleína), *LRRK2* (*PARK8*, codificando dardarina) e *VPS35* (codificando a *vacuolar protein sorting 35*) demonstraram causar formas autossômicas dominantes de DP. As mutações em outros seis genes, *PINK1* (*PARK6*; *PTEN-induced kinase 1*), *DJ-1* (*PARK7*), *Parkin* (*PARK2*), *ATP13A2* (*PARK9*), *FBXO7* e *PLA2GB* são as principais causas de DP e/ou parkinsonismo de herança autossômica recessiva.[6]

As mutações nesses genes, com exceção de *LRRK2*, causam DP somente em um pequeno subgrupo de pacientes. Todas as formas monogênicas conhecidas de DP combinadas explicam apenas cerca de 30% dos casos familiares e 3-5% dos casos esporádicos.[6]

A seguir, discutiremos as principais formas genéticas relacionadas com a DP. Para fins clínicos dividimos em quatro grupos: 1) formas autossômicas dominantes; 2) formas de

DP típica de herança autossômica recessiva; 3) formas de DP com características atípicas de herança autossômica recessiva; e 4) formas genéticas que predispõem DP.

Formas autossômicas dominantes: genes *SNCA, LRRK2* e *VPS35*
Gene da α-sinucleína (*SNCA*)

Por ter sido o primeiro gene a ter uma mutação descrita associada a pacientes com doença de Parkinson, tornou-se um dos mais estudados até hoje.[1] Já foram descritas diferentes variações genéticas, desde *missense* de um nucleotídeo (SNP) a multiplicações do gene tipo selvagem, incluindo a mutação *missense* (A53T) descrita na publicação original.[1] A mutação ou a multiplicação da SNCA são responsáveis pela produção de parkinsonismo, usualmente de início precoce, com rápido aparecimento de flutuação motora relacionada à levodopa, além de uma maior prevalência de sintomas não motores associados quando comparada à DP idiopática, não genética.[7]

A descoberta da mutação, em 1997, permitiu que se descobrisse o papel da α-sinucleína, a proteína sintetizada a partir do gene, na DP. Logo depois da descrição da mutação, descobriu-se que os corpúsculos de Lewy, marcadores anatomopatológicos da DP, eram ricos em agregados de α-sinucleína, o que suscitou a possibilidade de que agregados dessa proteína estariam intimamente ligados ao processo neurodegenerativo do neurônio dopaminérgico na substância negra do mesencéfalo.[8]

O papel exato da α-sinucleína selvagem ainda não está completamente esclarecido, mas há evidências suficientes para atribuir-se a ela o papel de regular a liberação de neurotransmissor no terminal dopaminérgico.[9]

Embora seja a primeira mutação a ser descrita em casos de parkinsonismo familiar, não é muito prevalente na população. As primeiras descrições foram constituídas por famílias gregas e italianas. A mutação foi descrita em outros lugares do planeta, como Coreia e em outros lugares da Europa.[10] No Brasil, as mutações clássicas da SNCA não têm sido encontradas entre os parkinsonismos de início precoce.[11-13] Uma exceção é o caso de um indivíduo de 60 anos de idade nascido na Bolívia com DP com história familiar que apresentou mutação *missense* no lócus pE46K.[14]

Suspeita-se que a mutação ou a duplicação/triplicação da SNCA é lesiva ao neurônio dopaminérgico porque a proteína formada (mutada ou em grande quantidade) agrega-se em forma de oligômeros e fibrilas não suficientemente clareadas pelo lisossoma e pelo sistema ubiquitina-proteassoma celular. Esse acúmulo geraria toxicidade para o ambiente intracelular, produzindo, em última instância, morte neuronal.[10] Pacientes com duplicação da SNCA têm uma manifestação clínica mais parecida com a da DP idiopática, enquanto a triplicação leva a formas mais agressivas de doença. Animais com a mutação da SNCA podem manifestar corpúsculos de Lewy generalizados no córtex e no tronco cerebral, assumindo uma característica anatomopatológica mais parecida com a dos pacientes com demência com corpos de Lewy.[15] Estudo da Genome-Wide Association (GWA) revelou polimorfismos dentro do *SNCA* que podem estar associados a um maior risco de desenvolvimento de DP idiopática sem que necessariamente produzam parkinsonismo autossômico dominante.[16]

Gene *LRRK2/PARK8* (proteína quinase 2 rica em repetições de leucina)

O gene *PARK8*, ou gene da dardarina (proteína quinase 2 rica em repetições de leucina – *leucine-rich repeat kinase 2* – LRRK2), embora inicialmente descrito em famílias japonesas,[17] as mutações desse gene apresentam distribuição universal. As mutações no gene *LRRK2* são agora reconhecidas como a causa mais frequente de DP familiar, sendo a frequência de mutações LRRK2 nas formas de DP familiar de aproximadamente 4%.[18,19] Apesar de um grande número de mutações do *LRRK2* terem sido relatadas como causa da DP, ainda resta um grande número de mutações sem comprovação de efeito patológico. Até o momento, mais de 100 mutações *missense* e *nonsense* foram relatadas, mas patogenicidade comprovada foi encontrada somente em uma pequena minoria delas (p.R-1441C/G/H, p.Y1699C, p.S1761R, p.I2012T, p.G2019S, e p.I2020T).[6]

A mutação LRRK2 mais frequente é G2019S, detectada em ≈ 1% dos casos esporádicos e ≈ 3-6% dos casos de DP familiar nos países do Sul da Europa e da América do Norte.[19] A presença dessa mutação pode ser ainda maior em certos grupos, como pacientes portugueses (≈ 10%), pacientes com DP de ascendência judaica asquenaze (≈ 20%) e pacientes árabes nômades do Norte da África (≈ 40%).[19]

Embora condicione DP autossômica dominante, o gene *LRRK2* apresenta penetrância incompleta, o que permite que muitos indivíduos de uma família sejam portadores, porém não venham a desenvolver a doença durante seu tempo de vida. A penetração relacionada à idade estimada foi de 28% aos 59 anos, 51% aos 69 e 74% aos 79 anos. Das restantes mutações patogênicas do *LRRK2*, R1441G é a segunda mais comum.[19]

O quadro clínico da DP associado às mutações no gene *LRRK2* usualmente se assemelha com o padrão de DP esporádica, com idade de início variável, tanto entre as famílias quanto entre membros da mesma família. A idade de início pode ser variável e começar tanto antes dos 45 anos como mais tardiamente. A média de início está em torno dos 60 anos de idade.[20] Outras características da DP associada ao gene *LRRK2* são um início preferencial no membro inferior, resposta à levodopa sustentada mesmo ao longo de muitos anos, ausência de discinesias limitantes e sem presença de manifestações atípicas. A presença de tremor intenso nas famílias de origem basca deu origem ao nome "dardarina" para a proteína codificada pelo gene *LRRK2*, derivado da palavra basca *dardara*, que significa tremor.[20]

Distonia é mais prevalente na DP com a mutação G2019S e tende a emergir mais cedo no curso da doença. Ao examinar as escalas de gravidade da doença, tais como presença de discinesias, frequência de quedas e taxa de progressão, o parkinsonismo ligado ao *LRRK2* parece ser menos grave quando comparado à DP idiopática.[18]

Os achados neuropatológicos desses pacientes também são similares aos da DP idiopática, ou seja, é observada perda neuronal com gliose na substância negra e presença de corpos de Lewy e neuritos de Lewy positivos para α-sinucleína tanto na substância negra quanto no lócus *ceruleus*.[21] Entretanto, alguns pacientes apresentam imuno-histoquímica positiva para proteína tau, sob a forma de emaranhados neurofibrilares,[21,22] e há casos sem formação de corpos de Lewy.[23] Nos casos em que não foram identificados corpos de Lewy, houve a detecção dos chamados corpos de Marinesco (inclusões intranucleares eosinofílicas positivas para ubiquitina) nos neurônios dopaminérgicos da substância negra.[22,23]

VPS35 (*vacuolar protein sorting 35*)

Em 2011, dois estudos independentes relataram uma causa monogênica da DP de início tardio em uma família austríaca, bem como de indivíduos de origem suíça.[24,25] Usando técnicas de *next generation sequencing*, ambos os grupos identificaram a mutação D620N no gene *VPS35* como a causa subjacente de uma forma autossômica dominante de DP. As mutações VPS35 são uma causa rara de DP que contabiliza apenas cerca de 1% do parkinsonismo familiar e 0,2% da DP esporádica. Além disso, várias trocas de base diferentes já foram identificadas, mas sua patogenicidade permanece desconhecida.[19,26]

O quadro clínico associado é semelhante ao observado na DP idiopática típica, com idade média de início em torno de 53 anos, progressão lenta e uma boa resposta à levodopa. As características cognitivas ou psiquiátricas não parecem proeminentes.[26] No entanto, os detalhes clínicos desses casos ainda são limitados.

Formas genéticas autossômicas recessivas: genes *Parkin, DJ-1, PINK1, DNAJC6*

Mutações nos genes: *PARK2* (gene da parkina), *PINK1* (*PARK6*; quinase 1 induzida por *PTEN*), *DJ-1* (*PARK7*) são descritos como os principais causadores de parkinsonismo autossômico recessivo (AR). As mutações nesses genes causam parkinsonismos de início precoce em um pequeno grupo de pacientes. Todas as formas monogênicas conhecidas de DP combinadas explicam apenas cerca de 20% da DP de início precoce e menos de 3% de DP de início tardio, embora essa proporção varie de acordo com grupo étnico.[6]

Entre as formas de herança recessiva, mutações da parkina representam 8,6% dos casos de DP de início precoce (< 50 anos), seguida do *PINK1* (3,7%) e *DJ-1* (0,4%). Quando analisada uma idade de início mais precoce (< 30 anos), cerca de 30% dos casos apresentam mutações em um desses três genes.[27]

Gene da parkina (*PARK2*)

Foi a segunda mutação a ser descrita, depois do gene da SNCA e, depois, revelou ser muito mais prevalente que a primeira. É, possivelmente, a forma mais frequente de parkinsonismo familiar com início entre 40 e 50 anos de idade. Manifesta-se com parkinsonismo indistinguível do DP idiopático, embora tenha uma evolução mais benigna com menos comprometimento cognitivo, mas com flutuações motoras associadas à levodopaterapia e discinesias muito precoces. O parkinsonismo decorrente da mutação do gene da parkina responde por cerca de 10 a 20% dos casos de parkinsonismo de início precoce em diversas regiões do planeta.[28] Há duas características clínicas peculiares a essa forma de parkinsonismo: a concomitância de distonia na fase inicial de manifestações clínicas e a quase completa ausência de demência mesmo nos indivíduos com longo tempo de doença.[29]

A parkina é um proteína celular envolvida no processo de ubiquitinização de proteínas, ou seja, o não funcionamento adequado da parkina resultaria em um processo de degradação proteica deficiente.[30] Mais especificamente, a parkina atuaria na sinapse dopaminérgica regulando a atividade excitatória inibitória. Com a disfunção da parkina, o processo degenerativo se iniciaria na sinapse para só no final atingir o corpo neuronal.[31] Curiosamente, embora o quadro clínico do parkinsonismo associado à mutação do gene da parkina seja virtualmente indistinguível em muitos aspectos do parkinsonismo idiopático, não está associado a corpúsculos de Lewy nos neurônios dopaminérgicos, embora inclusões celulares possam conter α-sinucleína.[32]

A maior parte das mutações descritas localiza-se nos éxons 1-3, que codifica um domínio importante para a estabilidade da proteína.[10] É necessária a homozigoze para o desenvolvimento dos sintomas, mas formas heterozigotas compostas também têm sido descritas, especialmente como um fator de risco para o desenvolvimento de parkinsonismo idiopático.[33]

PTEN-*induced putative kinase* – gene da proteína PINK1 (*PARK6*)

O gene do lócus *PARK6* foi identificado como causador de DP, em 2001, em uma extensa família siciliana consanguínea.[34] A proteína foi identificada em 2004, e é denominada

PINK1 ou fosfatase e tensina (PTEN) quinase 1 putativa homóloga-induzida.[35] Essa proteína localiza-se no interior das mitocôndrias e a presença de mutações prejudica sua função, de forma a desencadear uma maior taxa de apoptose induzida pelo estresse oxidativo em culturas celulares.[36] Além disso, PINK1 fosforila a proteína parkina para regular mitofagia das mitocôndrias danificadas.[37]

As mutações do *PINK1* foram associadas à DP de início precoce em várias famílias, mas também em 2-4% dos casos de DP esporádicos, sendo a segunda causa mais comum de DP de forma autossômica recessiva. Entre pacientes com baixa idade de início e com história familiar de DP com padrão de herança autossômico recessivo, e já excluídos para mutações nos genes *PARK2* e *PARK7*, a detecção de mutações homozigóticas ou heterozigóticas compostas no gene *PINK1* pode chegar a 20%.[38] Entre indivíduos com idade de início tardia, embora rara, também podem estar presentes mutações em até 0,8% dos casos.[39]

Do ponto de vista clínico, os pacientes que apresentam DP associada a mutações no gene *PINK1* apresentam um início precoce de sintomas, com progressão lenta e resposta excelente à levodopa. O início pode ser simétrico, com melhora com o sono e distonias no início do quadro, semelhante ao fenótipo da DP associada a mutações no gene da parkina.[40] Pode apresentar manifestações clínicas idênticas a DP típica. Indivíduos portadores de mutações heterozigóticas compostas tendem a apresentar uma idade de início mais tardia.[39] Características atípicas como distonia proeminente, problemas cognitivos e psiquiátricos também podem estar presentes.[19]

A neuropatologia da DP ligada a PINK1 foi descrita em um paciente espanhol em que se observou perda neuronal na SN *pars compacta* e LB, e neurite aberrante nos núcleos reticulares do tronco encefálico, SN *pars compacta* e núcleo *basalis* de Meynert.[35]

DJ-1 (PARK7)

As mutações do gene *Daisuke-Junko-1* (*DJ-1*) como causa AR de DP foram identificadas, em 2001, em uma família holandesa e uma pequena família consaguínea italiana.[41,42] Desde então, várias novas mutações de *DJ-1* foram descritas em pacientes com DP de início precoce. No entanto, essas mutações são raras e podem ser encontradas apenas em 1% dos casos de DP de início precoce.[43]

Embora a função da proteína DJ-1 não seja totalmente conhecida, é provável que tenha múltiplas funções relacionadas com a etiopatogênese da DP. Um papel importante parece o de atuar como uma chaperona, auxiliando no processo de conformação proteica e na degradação proteica pelo proteassoma, sendo ativada pela presença de reações oxidativas no citoplasma. Essa atividade de chaperona possuiria capacidade de inibir a agregação de α-sinucleína, que se pensa ser um evento-chave na formação dos corpos de Lewy.[6] Sendo assim, DJ-1 parece ter um papel na proteção das células contra o estresse oxidativo. DJ-1 parece também ter importância na neurotransmissão e sinalização de dopamina.[44-46] Além disso, sugere-se que o *DJ-1* possa estar envolvido na regulação transcricional de genes neuroprotetores ou antiapoptóticos.[47] A descoberta de dois irmãos com doença de Parkinson de início precoce (*early onset Parkinson's disease* – EOPD) que possui mutações heterozigóticas em *DJ-1* e *PINK1* levou à sugestão de que essas duas proteínas interagem para proteger a célula da apoptose induzida pelo estresse oxidativo.[48]

O fenótipo clínico dos pacientes com *DJ-1* é idêntico ao parkinsonismo relacionado com *Parkin* e *PINK1*, com início dos sintomas geralmente em torno dos 30 anos, boa resposta ao tratamento com levodopa, progressão lenta e, muitas vezes, distonia focal, como blefaroespasmo. Fenótipos atípicos já foram descritos, incluindo uma família do sul da

Itália com uma doença complexa, caracterizada por uma esclerose lateral amiotrofica e parkinsonismo-demência e de início precoce.[42,43] Achados neuropatológicos do parkinsonismo relacionado ao *DJ-1* permanecem desconhecidos.

DNAJC6

Mutações do gene *DNAJC6* inicialmente estão associadas com formas de parkinsonismo juvenil, tanto atípico como típico. As mesmas foram previamente descritas em duas famílias consanguíneas com parkinsonismo juvenil atípico. Em 2012, foi relatada mutação homozigótica em dois irmãos de uma família palestina e 1 ano após foi mapeada uma mutação homozigótica em uma família turca.[49,50] Clinicamente, em ambas as famílias, o parkinsonismo era de características atípicas pois aparecia na infância (idade < 11 anos), seguido de rápida deterioração em 10 anos para um estado dependente, com pouca ou nenhuma resposta ao tratamento com levodopa. Os sinais piramidais, a distonia, as convulsões e o atraso mental foram características proeminentes.

No entanto, novas mutações no gene *DNAJC6* foram descritas em 2015, associadas com DP de início precoce mas com características típicas. O fenótipo clínico descrito para esses pacientes foi bastante diferente dos primeiros casos relatados: desenvolveram parkinsonismo em sua terceira a quinta década de vida, com uma progressão mais lenta da doença e uma boa resposta à terapia dopaminérgica.[51] Uma família era descendente holandesa e a outra era de ascendência brasileira. Os pacientes apresentaram características típicas da DP, incluindo bradicinesia, tremor em repouso, rigidez, instabilidade postural e boa resposta à levodopa, embora algumas discinesias sejam induzidas por levodopa. Paciente da família brasileira apresentou melhora marcada após implante DBS.

O motivo dessa variabilidade fenotípica pode estar relacionada com uma atividade residual da proteína auxilina, que é codificada pelo gene *DNAJC6*. Auxilina é uma proteína associada a clatrina, expressa predominantemente em terminais nervosos, o que também reforça o conceito de que o tráfico de vesículas seja uma característica importante na patogênese de DP. Até a data, nenhuma neuropatologia foi relatada.[52]

Outras formas genéticas associadas predominantemente a DP "atípica"

As formas mais raras, recessivamente herdadas de DP com características atípicas, são causadas por mutações em três genes: *ATP13A2* (ATPase tipo 13A2), *PLA2G6* (fosfolipase A2, grupo VI) e *FBXO7*.[6]

ATP13A2 (PARK9)

As mutações no gene *ATP13A2* causam a síndrome de Kufor-Rakeb. Kufor-Rakeb é o nome de uma vila jordaniana onde, em 1994, essa doença foi descrita pela primeira vez em cinco filhos de um casamento consanguíneo. Essa forma de parkinsonismo é caracterizada por uma menor resposta à levodopa e características atípicas adicionais, tais como distonia e paralisia supranuclear. Outras características também foram relatadas, como sacadas oculares retardadas, alucinações visuais, comportamento agressivo e espasmos distônicos e polimioclônicos.[53-55] Inúmeras mutações diferentes, falhas e deleções no gene *ATP13A2* foram identificadas, até o momento, em pelo menos 11 famílias acometidas. A gravidade fenotípica é altamente variável entre os pacientes e parece estar relacionada ao tipo de mutação.[6]

ATP13A2 codifica 1.175 aminoácidos da proteína ATP13A2 que provavelmente desempenhem um papel na dinâmica do endossoma-lisossoma[56] e na proteção mitocondrial,[57] bem como na proteção de células de toxicidade induzida por metal (Mn_2^+ e Zn_2^+).[58] Esses estudos também indicam que ATP13A2 está presente em corpos de Lewy de pacientes com DP[56] e a expressão aumentada de ATP13A2 resgataria neurônios do acúmulo de α-sinucleína.[58] Alguns pacientes têm evidência neurorradiológica de deposição de ferro nos gânglios basais, indicando que a patogênese de *PARK9* pode ser considerada entre as síndromes de neurodegeneração com acumulação de ferro cerebral.[53]

PLA2G6 (PARK14)

As mutações no gene *PLA2G6* causam parkinsonismo responsivo a levodopa com distonia. A acumulação de ferro do cérebro é encontrada na maioria, mas não em todos os indivíduos afetados. As mutações do *PLA2G6* também foram associadas à neurodegeneração com acumulação de ferro cerebral e síndrome de Karak, que são formas de neurodegeneração infantil.[59-61] Modelos com *Drosophila* mostraram que *knockout* para *PLA2G6* está relacionado com neurodegeneração e disfunção mitocondrial. Fibroblastos de um paciente com mutação *PLA2G6* também mostraram, similarmente, disfunções mitocôndriais.[62] Embora mutações no *PLA2G6* sejam raras, elas podem servir como um interessante modelo para formas graves de neurodegeneração.[6]

Com relação às características clínicas, a mesma costuma ocorrer em torno da terceira década e é caracterizada pelo início subagudo de distonia com parkinsonismo combinado com sinais piramidais, anormalidades da movimentação ocular, declínio cognitivo e manifestações psiquiátricas. O aparecimento precoce de discinesias induzidas pela levodopa é um achado comum. A neuroimagem pode mostrar acúmulo cerebral de ferro com um padrão distinto do observado na PKAN, daí a designação NBIA.[19,63]

FBXO7 (PARK15)

PARK15, também conhecida como síndrome de parkinsonismo-piramidalismo, é causada por mutações no gene *FBXO7* e é uma causa rara de parkinsonismo juvenil. Os primeiros casos identificados com a mutação foram de uma família iraniana com um quadro de início juvenil e com herança autossômica recessiva.[64] Os indivíduos afetados nessa família apresentavam inicialmente um quadro de paraplegia espástica de início precoce e posteriormente parkinsonismo dopa-responsivo. Deformidades do tipo equinovaro podem ser observadas desde a infância. O sinal de Babinski e espasticidade, muitas vezes restritos aos membros inferiores, são inicialmente unilaterais e tornam-se bilaterais no curso da doença. A paraplegia ocorre em torno dos 30 anos e os sintomas de parkinsonismo são mais tardios.

FBXO7 codifica uma proteína (F-caixa única 7) que interage diretamente com a parkina e a PINK1 na função mitocondrial e na mitofagia. Estudos ainda demonstram que FBXO7 auxilia na translocação da parkina para as mitocôndrias em resposta ao estresse celular.[65,66]

Genes predisponentes para a DP

Além dos principais genes, condicionantes para DP, outros genes estão associados ao aumento do risco de desenvolvimento de DP, sendo denominados genes predisponentes ou de suscetibilidade. O principal gene de suscetibilidade para DP conhecido é o gene da glicocerebrosidase, ou glicosilceramidase (*GBA*). Esse gene codifica uma enzima lisossômica que tem como substrato o glicocerebrosídeo, fazendo a hidrólise desse substrato em glicose e ceramida.[67]

Gene *GBA* (gene da glicocerebrosidase)

Mutações homozigóticas do gene que codifica a enzima lisossomal glucocerebrosidase (*GBA*) resultam na doença de Gaucher (DG), a doença lisossômica de depósito mais comum. Essa condição pode afetar os sistemas nervoso, esquelético, hepatoesplênico, pulmonar e hematológico com diferentes graus de gravidade. Sua prevalência é maior na população de judeus asquenazes.

O fenótipo parkinsoniano, embora raro, foi observado em pacientes portadores de DG.[68] Além disso, foi identificada em alguns portadores dessa condição a presença de corpos de Lewy nos neurônios das camadas hipocampais.[69] Foi com a observação clínica de que familiares de pacientes com DG apresentavam mais risco do que o esperado da DP que levantou-se a suspeita sobre o papel de mutações de *GBA* na DP. Por meio de um grande estudo, conduzido por Aharon-Peretz e colaboradores, em 2004, que demonstrou-se uma forte associação entre mutações heterozigótica do *GBA* e DP.[67] Esse estudo, realizado em uma população de judeus asquenazes mostrou que essas mutações aumentam o risco de DP em sete vezes. Até o presente, mutações no gene *GBA* são o fator de risco genético identificado mais comum para DP.[70] Em uma análise multicêntrica, a razão de chance de mutações de *GBA* em pacientes com DP em comparação com controles é superior a 5. Além disso, estima-se que a penetrância de DP em portadores da mutação *GBA* aos 80 anos, sob um modelo dominante, seja de cerca de 29,7%.[71]

Devido à elevada estimativa de penetrância de DP em portadores de mutações do *GBA*, chegou-se a sugerir que a mesma fosse considerada como uma forma causal dominante de DP.[71] No entanto, realizando-se uma meta-análise, observou-se uma grande variedade ao redor do mundo e que há muitas diferenças entre as variadas mutações de *GBA* quanto a risco e a idade de início da DP.[72] Algumas mutações são consideradas mais "patogênicas" que outras. Portadores de mutações graves do *GBA* possuem de 3 a 4 vezes maior risco de DP e desenvolvem sintomas 5 anos antes dos que portam mutações leves do *GBA*.[72]

Aspectos moleculares e perspectivas de novos tratamentos

Embora as formas familiares de DP não sejam comuns, os estudos genéticos trouxeram enormes contribuições para a identificação dos mecanismos fisiopatológicos que levam à neurodegeneração, mesmo nas formas esporádicas da doença, que são a maioria. Hoje sabemos que distúrbios na degradação proteica e uma maior suscetibilidade ao estresse oxidativo são os mecanismos centrais envolvidos nesse processo. Aqui daremos ênfase para mecanismos moleculares dos três principais genes (*SNCA*, *Parkin* e *LRRK2*), sempre tendo em mente que o estudo de formas genéticas mais raras, como *DJ-1*, *PINK1*, *VSP35* etc. poderá gerar novos tratamentos, mesmo para pessoas que não apresentam mutações nos mesmos, como foi o caso do gene *SNCA*, que veremos a seguir.

Logo após a descoberta do gene da α-sinucleína (*SNCA*), identificou-se que essa proteína é um dos principais componentes dos corpúsculos de Lewy.[8] Sua função ainda não está totalmente esclarecida, mas sabemos que ela está envolvida no tráfego de vesículas pré-sinápticas, interage com proteínas do citoesqueleto, complexo de Golgi e lipídeos de membrana. A α-sinucleína existe na forma monomérica, oligomérica e de fibrilas, sendo que as duas últimas tendem a formar agregados. Uma das grandes descobertas sobre a fisiopatologia da DP foi a identificação de que essa proteína pode ser transmitida célula a célula, em um padrão príon-*like*. Em parte, isso poderia explicar o padrão anatomopatológico de evolução descrito por Braak, sugerindo que o contato direto e a transmissão transneuronal são fatores importantes na progressão da doença de Parkinson. As formas monoméricas e oligoméricas do citoplasma são exocitadas e podem ser capturadas por células vizinhas, por meio de um mecanismo de semeadura. A secreção para o meio extracelular é feita pelo neurônio em condições normais; porém, situações em que ocorre disfunção mitocondrial, lisossomal, proteassomal ou aumento do estresse oxidativo podem levar ao aumento dessa secreção, principalmente das formas oligoméricas patológicas. Estas ativam células da glia e receptores *toll-like* 2 desencadeando um processo inflamatório, o qual contribui para a toxicidade celular. No envelhecimento, e também no caso de mutações genéticas, ocorre diminuição da capacidade de processamento proteico nos sistemas de autofagia e ubiquitina-proteassoma. Logo, haveria um maior acúmulo das formas patológicas da α-sinucleína e propagação das mesmas para o meio extracelular, mantendo um ciclo vicioso. Estudos pré-clínicos em animais transgênicos mostraram que a imunização ativa com α-sinucleína recombinante, ou a utilização de um anticorpo monoclonal com o epítopo correspondendo à porção carboxila dessa proteína, foram capazes de reduzir os agregados e de melhorar o fenótipo. Recentemente, os primeiros ensaios clínicos em humanos começaram a ser realizados, utilizando uma vacina com o objetivo de aumentar o *clearance* da α-sinucleína extracelular. Se eficaz, essa nova droga poderá conferir o tão esperado efeito neuroprotetor, impedindo ou diminuindo a velocidade de progressão da DP, o que seria um grande diferencial para o tratamento.

Parkin é uma ubiquitina-E3 ligase. Na presença de desacopladores mitocondriais, sabemos que ela se desloca do citoplasma preferencialmente para as mitocôndrias danificadas, e é responsável pela eliminação seletiva das mesmas por mitofagia. Parkin funcionaria como um mecanismo de controle de qualidade mitocondrial, juntamente com PINK1. Alterações do metabolismo energético podem estar relacionadas à DP por alguns mecanismos: excesso de estresse oxidativo causado por agentes externos, como toxinas ambientais ou deficiências internas, e falha no *clearance* mitocondrial por mitofagia. São inúmeros os substratos que interagem com Parkin, sendo que a maioria deles contribui para a homeostase mitocondrial. Mutações no gene *Parkin* levam à perda da função proteica e estão relacionadas ao aumento da produção de espécies reativas de oxigênio, diminuição do processamento de proteínas mitocondriais no sistema lisossomal e proteassomal, levando à morte neuronal. Dessa forma, para mutações no gene *Parkin* o ideal seria encontrar maneiras de proteger a mitocôndria contra danos causados pelo estresse oxidativo.

LRRK2 é uma proteína bastante complexa, que possui vários domínios, dentre os quais um domínio quinase e outro GTPase, o que traz dificuldades para os estudos de função. Diversos trabalhos demonstraram funções no tráfego de vesículas, síntese proteica, regulação da resposta imunológica, autofagia e atuação em várias vias de sinalização. A mutação mais comum no gene *LRRK2* é a G2019S, que confere ganho de função à proteína, a qual possui inúmeros substratos. Inibidores seletivos da LRRK2 vêm sendo desenvolvidos e encontram-se em fase de testes pré-clínicos. Pelo fato de LRRK2 ser uma proteína ubíqua e com inúmeras funções, o ideal será identificar quais vias estão diretamente comprometidas pela mutação G2019S e utilizar as mesmas como alvo terapêutico, de maneira mais seletiva.

Nossa expectativa é de que, em breve, o conhecimento da genética trará modificações substanciais na forma como tratamos a DP. Olhando o cenário de uma perspectiva histórica, levou-se mais de 150 anos da primeira descrição da doença, feita por James Parkinson em 1817, até o aparecimento da levodopa na década de 1960. Passados mais de 50 anos, a levodopa ainda é o padrão-ouro para o tratamento, mas não atende de forma adequada às necessidades dos pacientes na fase avançada, e não modifica o curso da doença. Hoje, com menos de duas décadas da descoberta do primeiro gene da DP e com avanço tecnológico substancial, identificamos moléculas-alvo para novas terapias, com grande potencial de modificar o curso da doença e conferir a almejada neuroproteção.

Testes genéticos

Nos últimos anos, algumas empresas vêm oferecendo testes genéticos diretamente ao consumidor, sem a necessidade de uma requisição médica. Essa prática tem ocasionado inúmeros problemas, inclusive do ponto de vista ético. A grande maioria das empresas não oferece aconselhamento genético, ou o faz de forma inadequada, o que dá margem a interpretações incorretas. Qualquer solicitação de teste genético deve ser cuidadosamente considerada, tendo em vista aspectos de risco-benefício, interpretação correta do método empregado, o conhecimento de suas limitações (nenhum método possui acurácia de 100%), e aspectos relacionados à penetrância genética (muitos genes têm penetrância incompleta, e não é possível predizer se e quando um portador de mutação desenvolverá a doença). No que diz respeito às limitações, os genes mais investigados, *Parkin* e *LRRK2*, são de difícil testagem, por serem muito grandes e, principalmente no caso do *Parkin*, requererem outras técnicas de investigação além do sequenciamento, como a dosagem gênica para a investigação de grandes rearranjos. Se por um lado a popularização e queda no custo de métodos de sequenciamento em larga escala, como o exoma ou painéis de genes, facilitou o acesso ao diagnóstico, por outro lado, trouxe uma série de implicações éticas, pela falta de conhecimento para interpretação dos resultados por parte de alguns profissionais que solicitam esses exames de forma desnecessária.

Até o momento, o resultado do teste genético não modifica condutas terapêuticas, de forma que a solicitação do mesmo, se necessária, deve ser feita de forma extremamente criteriosa, pesando custo x risco x benefício. Hoje em dia, a maior indicação tem sido na investigação de formas familiares, para esclarecimento diagnóstico e aconselhamento genético. Nos casos esporádicos, o teste não está indicado. Dentro do contexto de pesquisa científica, após aprovação por um comitê de ética em pesquisa, os testes podem ser efetuados gratuitamente em pacientes e familiares (exceto em menores de idade assintomáticos), desde que seja providenciado o aconselhamento genético. Dessa forma, o estudo genético ajuda na caracterização clínica e contribui para o avanço do conhecimento da fisiopatologia molecular da DP. Os testes genéticos virão a ter maior aplicabilidade clínica uma vez que tratamentos sintomáticos ou preventivos específicos estejam disponíveis no mercado.

REFERÊNCIAS BIBLIOGRÁFICAS

1. Polymeropoulos MH, Lavedan C, Leroy E, Ide SE, Dehejia A, Dutra A, et al. Mutation in the alpha-synuclein gene identified in families with Parkinson's disease. Science 1997; 276:2045-7.
2. Martilla RJ, Kaprio J, Koskenvuo M, Rinne UK. Parkinson's disease in a nationwide twin cohort. Neurology. 1988; 38:1217-9.
3. Barbeau A, Pourcher E. New data on the genetics of Parkinson's disase. Can J Neurol Sci. 1982; 9:53-60.

4. Quinn N, Critchley P, Marsden CD. Young onset Parkinson's disease. Mov Disord. 1987; 2:73-91.
5. Bonifati V. Genetics of Parkinson's disease – state of the art, 2013. Parkinsonism Relat Disord. 2014; 20:S23-8.
6. Hernandez DG, Reed X, Singleton AB. Genetics in Parkinson disease: Mendelian vs. non-Mendelian inheritance. J Neurochem. 2016; 139(Suppl 1):59-74.
7. Kasten M, Klein C. The many faces of alpha-synuclein mutations. Mov Disord. 2013; 697-701.
8. Spillantini MG, Schimidt ML, Lee VM. Alpha-synuclein in Lewy bodies. Nature 1997; 388:839-40.
9. Abeliovitch A, Schimitz Y, Farinas I, et al. Mice lacking alpha-synuclein display functional deficits in the nigrostriatal dopamine system. Neuron. 2000; 25:239-52.
10. Domingo A, Klein C. Genetics of Parkinson's disease. Handb Clin Neurol. 2018; 147:211-27.
11. Teive HA, Raskin S, Iwamoto FM, et al. The G209A mutation in the alpha-synuclein gene in Brazilian families with Parkinson's disease. Arq Neuropsiquiatr. 2001; 59:722-4.
12. Camargos ST, Dornas LO, Momeni P, Lees A, Hardy J, Singleton A, et al. Familial Parkinsonism and early onset Parkinson's disease in a Brazilian movement disorders clinic: phenotypic characterization and frequency of SNCA, PRKN, PINK1, and LRRK2 mutations. Mov Disord. 2009; 24:662-6.
13. Moura KC, Junior MC, de Rosso AL, et al. Exon dosage variations in Brazilian patients with Parkinson's disease: analysis of SNCA, PARKIN, PINK1 and DJ-1 genes. Dis Mark. 2012; 32:173-8.
14. Pimentel MM, Rodrigues FC, Leite MA, et al. Parkinson disease: α-synuclein mutational screening and new clinical insight into the p.E46K mutation. Parkinsonism Relat Disord. 2015; 21:586-9.
15. Luk KC, Lee VMY. Modeling Lewy pathology propagation in Parkinson's disease. Parkinsonism Relat Disord. 2014; 20:S85-S87.
16. Nalls MA, Pankratz N, Lill CM, et al. Large-scale meta-analysis of genome-wide association data identifies six new risk loci for Parkinson's disease. Nat Genetics. 2014; 46:989-93.
17. Funayama M, Hasegawa K, Kowa H, Saito M, et al. A new locus for Parkinson's disease (PARK8) maps to chromosome 12p11.2-q13.1. Ann Neurol. 2002; 51(3):296-301.
18. Healy DG, Falchi M, O'Sullivan SS, et al. Phenotype, genotype, and worldwide genetic penetrance of LRRK2-associated Parkinson's disease: a case-control study. Lancet Neurol. 2008; 7:583-90.
19. Ferreira M, Massano J. An updated review of Parkinson's disease genetics and clinicopathological correlations. Acta Neurol Scand. 2017; 135(3):273-84.
20. Khan NL, Jain S, Lynch JM, Pavese N, Abou-Sleiman, et al. Mutations in the gene LRRK2 encoding dardarin (PARK8) cause familial Parkinson's disease: clinical, pathological, olfactory and functional imaging and genetic data. Brain. 2005; 128(Pt 12):2786-96.
21. Gilks WP, Abou-Sleiman PM, Gandhi S, Jain S, et al. A common LRRK2 mutation in idiopathic Parkinson's disease. Lancet. 2005; 365(9457):415-6.
22. Zimprich A, Biskup S, Leitner P, Lichtner P, Farrer M, et al. Mutations in LRRK2 cause autosomal-dominant parkinsonism with pleomorphic pathology. Neuron. 2004; 44(4):601-7.
23. Gaig C, Martí MJ, Ezquerra M, Rey MJ, Cardozo A, Tolosa E. G2019S LRRK2 mutation causing Parkinson's disease without Lewy bodies. J Neurol Neurosurg Psychiatry. 2007; 78(6):626-8.
24. Vilariño-Güell C, Wider C, Ross OA, et al. VPS35 mutations in Parkinson disease. Am J Hum Genet. 2011; 89:162-7.
25. Zimprich A, Benet-Pagès A, Struhal W, et al. A mutation in VPS35, encoding a subunit of the retromer complex, causes late-onset Parkinson disease. Am J Hum Genet. 2011; 89:168-75.
26. Sharma M, Ioannidis JPA, Aasly JO, et al. A multi-centre clinico-genetic analysis of the VPS35 gene in Parkinson disease indicates reduced penetrance for disease-associated variants. J Med Genet. 2012; 49:721-6.
27. Kilarski LL, Pearson JP, Newsway V, Majounie E, et al. Systematic review and UK-based study of PARK2 (parkin), PINK1, PARK7 (DJ-1) and LRRK2 in early-onset Parkinson's disease. Mov Disord. 2012 out; 27(12):1522-9.
28. Klein C, Lohmann-Hedrich K. Impact of recent genetic findings in Parkinson's disease. Curr Opin Neurol. 2007; 20:453-64.
29. Grunewald A, Kasten M, Ziegler A, et al. Next generation phenotyping using the Parkin example: time to catch up with genetics. JAMA Neurol. 2013;70:1186-91.
30. Shimura H, Hattori N, Kubo Si, et al. Familial Parkinson disease gene product, parkin, is a ubiquitin-protein ligase. Nat Genet. 2000; 25(3):302-5.
31. Sassore J, Serratto G, Valtorta F, Silani V, Passafaro M, Ciammola A. The synaptic function of parkin. Brain. 2017; 140:2265-71.
32. Sasaki S, Shirata A, Yamane K, Iwata M. Parkin-positive autosomal recessive juvenile Parkinsonism with alpha-synuclein-positive inclusions. Neurology. 2004; 63(4):678-82.

33. Huttenlocher J, Stefansson H, Steinberg S, et al. Heterozygote carriers for CNVs in PARK2 are at increased risk of Parkinson's disease. Hum Mol Genet. 2015; 24(19):5637-43.
34. Valente EM, et al. Localization of a novel locus for autosomal recessive early-onset parkinsonism, PARK6, on human chromosome 1p35-p36. Am J Hum Genet. 2001; 68(4):895-900.
35. Valente EM, Abou-Sleiman PM, Caputo V, Muqit MM, et al. Hereditary early-onset Parkinson's disease caused by mutations in PINK1. Science. 2004; 304(5674):1158-60.
36. Narendra DP, et al. PINK1 is selectively stabilized on impaired mitochondria to activate Parkin. PLoS Biol. 2010; 8(1):e1000298.
37. Kane LA, et al. PINK1 phosphorylates ubiquitin to activate Parkin E3 ubiquitin ligase activity. J Cell Biol. 2014; 205(2):143-53.
38. Hatano Y, Sato K, Elibol B, Yoshino H, Yamamura Y, Bonifati V, et al. PARK6-linked autosomal recessive early-onset parkinsonism in Asian populations. Neurology. 2004; 63(8):1482-5.
39. Rogaeva E, Johnson J, Lang AE, Gulick C, Gwinn-Hardy K, et al. Analysis of the PINK1 gene in a large cohort of cases with Parkinson disease. Arch Neurol. 2004; 61(12):1898-904.
40. Bonifati V, Rohé CF, Breedveld GJ, et al. Italian Parkinson Genetics Network. Early-onset parkinsonism associated with PINK1 mutations: frequency, genotypes, and phenotypes. Neurology. 2005; 65(1):87-95.
41. Bonifati V, Rizzu P, Van Baren MJ, et al. Mutations in the DJ-1 gene associated with autosomal recessive early-onset parkinsonism. Science. 2003; 299:256-9.
42. Annesi G, Savettieri G, Pugliese P, et al. DJ-1 mutations and parkinsonism-dementia-amyotrophic lateral sclerosis complex. Ann Neurol. 2005; 58:803-7.
43. Abou-Sleiman PM, Healy DG, Quinn N, Lees AJ, Wood NW. The role of pathogenic DJ-1 mutations in Parkinson's disease. Ann Neurol. 2003; 54:283-6.
44. Menzies FM, Yenisetti SC, Min KT. Roles of Drosophila DJ-1 in survival of dopaminergic neurons and oxidative stress. Curr Biol. 2005; 15(17):1578-82. [PubMed: 16139214].
45. Martinat C, et al. Sensitivity to oxidative stress in DJ-1-deficient dopamine neurons: an ES-derived cell model of primary Parkinsonism. PLoS Biol. 2004; 2(11):e327.
46. Takahashi-Niki K, et al. Reduced anti-oxidative stress activities of DJ-1 mutants found in Parkinson's disease patients. Biochem Biophys Res Commun. 2004; 320(2):389-97.
47. Xu J, et al. The Parkinson's disease-associated DJ-1 protein is a transcriptional co-activator that protects against neuronal apoptosis. Hum Mol Genet. 2005; 14(9):1231-41.
48. Tang B, et al. Association of PINK1 and DJ-1 confers digenic inheritance of early-onset Parkinson's disease. Hum Mol Genet. 2006; 15(11):1816-25.
49. Edvardson S, Cinnamon Y, Ta-Shma A, et al. A deleterious mutation in DNAJC6 encoding the neuronal-specific clathrin-uncoating Co-chaperone auxilin, is associated with juvenile parkinsonism. PLoS One. 2012; 7:4-8.
50. Köroğlu Ç, Baysal L, Cetinkaya M, Karasoy H, Tolun A. DNAJC6 is responsible for juvenile parkinsonism with phenotypic variability. Parkinsonism Relat Disord. 2013; 19:320-4.
51. Olgiati S, Quadri M, Fang M, et al. DNAJC6 mutations associated with early-onset Parkinson's disease. Ann Neurol. 2015; 65:1353-7.
52. Lill CM. Genetics of Parkinson's disease. Mol Cell Probes. 2016; 30(6):386-96.
53. Bruggemann N, et al. Recessively inherited parkinsonism: effect of ATP13A2 mutations on the clinical and neuroimaging phenotype. Arch Neurol. 2010; 67(11):1357-63.
54. Ramirez A, Heimbach A, Gründemann J, et al. Hereditary parkinsonism with dementia is caused by mutations in ATP13A2, encoding a lysosomal type 5 P-type ATPase. Nat Genet. 2006; 38:1184-91.
55. Santoro L, Breedveld GJ, Manganelli F, et al. Novel ATP13A2 (PARK9) homozygous mutation in a family with marked phenotype variability. Neurogenetics. 2011; 12:33-9.
56. Dehay B, et al. Loss of P-type ATPase ATP13A2/PARK9 function induces general lysosomal deficiency and leads to Parkinson disease neurodegeneration. Proc Natl Acad Sci USA. 2012; 109(24):9611-6.
57. Grunewald A, et al. ATP13A2 mutations impair mitochondrial function in fibroblasts from patients with Kufor-Rakeb syndrome. Neurobiol Aging. 2012; 33(8):1843 e1-7.
58. Gitler AD, et al. Alpha-synuclein is part of a diverse and highly conserved interaction network that includes PARK9 and manganese toxicity. Nat Genet. 2009; 41(3):308-15.
59. Morgan NV, et al. PLA2G6, encoding a phospholipase A2, is mutated in neurodegenerative disorders with high brain iron. Nat Genet. 2006; 38(7):752-4.
60. Paisan-Ruiz C, et al. Characterization of PLA2G6 as a locus for dystonia-parkinsonism. Ann Neurol. 2009; 65(1):19-23.
61. Sina F, et al. R632W mutation in PLA2G6 segregates with dystonia-parkinsonism in a consanguineous Iranian family. Eur J Neurol. 2009; 16(1):101-4.

62. Kinghorn KJ, et al. Loss of PLA2G6 leads to elevated mitochondrial lipid peroxidation and mitochondrial dysfunction. Brain. 2015; 138(Pt 7):1801-16.
63. Miyajima H, Chinnery PF, Mcneill A, Schenk JF. T2 and FSE MRI distinguishes four subtypes of neurodegeneration with brain iron accumulation. Neurology. 2010; 70:1614-9.
64. Shojaee S, et al. Genome-wide linkage analysis of a Parkinsonian-pyramidal syndrome pedigree by 500 K SNP arrays. Am J Hum Genet. 2008; 82(6):1375-84.
65. Burchell VS, et al. The Parkinson's disease-linked proteins Fbxo7 and Parkin interact to mediate mitophagy. Nat Neurosci. 2013; 16(9):1257-65.
66. Zhou ZD, et al. F-box protein 7 mutations promote protein aggregation in mitochondria and inhibit mitophagy. Hum Mol Genet. 2015; 24(22):6314-30.
67. Aharon-Peretz J, Rosenbaum H, Gershoni-Baruch R. Mutations in the glucocerebrosidase gene and Parkinson's disease in Ashkenazi jews. N Engl J Med. 2004; 351(19):1972-7.
68. Neudorfer O, Giladi N, Elstein D, Abrahamov A, et al. Occurrence of Parkinson's syndrome in type I Gaucher disease. QJM. 1996; 89(9):691-4.
69. Tayebi N, Walker J, Stubblefield B, Orvisky E, et al. Gaucher disease with parkinsonian manifestations: does glucocerebrosidase deficiency contribute to a vulnerability to parkinsonism? Mol Genet Metab. 2003; 79(2):104-9.
70. Sidransky E, Samaddar T, Tayebi N. Mutations in GBA are associated with familial Parkinson disease susceptibility and age at onset. Neurology. 2009; 73(17):1424-5.
71. Anheim M, Elbaz A, Lesage S, et al. Penetrance of Parkinson disease in glucocerebrosidase gene mutation carriers. Neurology. 2012; 78:417-20.
72. Gan-Or Z, Kilarski LL, Marder K, Bressman S. Differential effects of severe *vs.* mild GBA mutations on Parkinson disease. Neurology. 2015; 84:880-7.

Ataxias 11

José Luiz Pedroso
Rubens Paulo Araújo Salomão
Orlando G. P. Barsottini

O termo ataxia significa incoordenação motora ou perda do equilíbrio. As ataxias podem ocorrer por alterações do cerebelo (ataxia cerebelar), vias sensitivas, tais como nervos periféricos e funículo posterior da medula (ataxia sensitiva), tálamo (ataxia talâmica) e conexões cerebelares (tronco cerebral, lobos frontais). A ataxia cerebelar se deve ao envolvimento das estruturas cerebelares. Representa uma síndrome caracterizada pelos seguintes sinais neurológicos: ataxia de marcha (base alargada), dismetria, disdiadococinesia, disartria, hipotonia, reflexos pendulares, anormalidades do movimento ocular (nistagmo e alteração das sácades) e tremor de ação.

As ataxias cerebelares podem ser classificadas em hereditárias ou esporádicas. As formas esporádicas são divididas em adquiridas ou neurodegenerativas. As ataxias hereditárias se caracterizam por grande heterogeneidade clínica e genética, e são divididas em: autossômicas recessivas, autossômicas dominantes (também denominadas ataxias espinocerebelares – SCAs), mitocondriais, ligadas ao X, congênitas e episódicas. Na Tabela 11.1, incluímos a classificação das ataxias hereditárias, ataxias adquiridas e ataxias degenerativas. Neste capítulo, abordaremos as ataxias hereditárias.

TABELA 11.1. Classificação das principais formas de ataxias (genéticas e não genéticas)

Ataxias hereditárias
- Ataxias espinocerebelares autossômicas dominantes (SCAs)
- Ataxias hereditárias autossômicas recessivas
- Ataxias mitocondriais
- Ataxias episódicas
- Ataxias congênitas
- Ataxias ligadas ao X

Ataxias esporádicas
- Degenerativas (atrofia de múltiplos sistemas forma cerebelar – MAS; e ILOCA (*idiopathic late onset cerebellar ataxia* – ataxia cerebelar de início tardio idiopática)
- Adquiridas (deficiência de vitaminas – B12, B1; tóxicas: medicamentosa, álcool; infecciosas: sífilis, HIV; estruturais: vascular, tumor; autoimune: paraneoplásica, doença celíaca, relacionada ao anti-GAD)

A prevalência das ataxias hereditárias tem sido muito pouco estudada. De modo geral, têm prevalência entre 1 e 17,8 casos por 100 mil pessoas em diferentes estudos publicados. A ataxia autossômica recessiva mais comum é a ataxia de Friedreich, ao passo que a SCA mais comum é a SCA3 ou doença de Machado-Joseph. As ataxias congênitas, ligadas ao X, episódicas e mitocondriais são doenças mais raras.

Ataxias espinocerebelares autossômicas dominantes (SCAs)

As ataxias espinocerebelares autossômicas dominantes (SCAs) são um grupo heterogêneo de doenças neurodegenerativas causadas por diversos tipos de mutações genéticas e com patogênese complexa. Clinicamente, são caracterizadas por ataxia cerebelar, disartria e nistagmo, podendo estar associadas a sintomas piramidais ou extrapiramidais, oftalmoplegia e comprometimento cognitivo. O início dos sintomas, em geral, ocorre durante a terceira ou quarta década de vida.

Existem 48 tipos de SCAs descritas até o momento. A SCA mais comum é a SCA3 ou doença de Machado-Joseph. Outras formas comuns na população brasileira incluem: SCA1, SCA2, SCA6, SCA7 e SCA10. Pacientes com SCA6 em geral têm origem japonesa. Em raras situações, as SCAs podem ter início na infância. A presença de história familiar positiva com vários familiares acometidos (herança autossômica dominante) sugere diagnóstico, devendo ser solicitado o teste genético para confirmar a suspeita.

O quadro clínico pode guiar o teste genético. Comercialmente, está disponível um painel genético que cobre as SCAs mais comuns. Por tratar-se na maioria das vezes de doenças por expansão de trinucleotídeos, o sequencimaneto de exoma não está indicado; o que torna mais valiosa a caracterização clínica para escolha do teste genético. A Tabela 11.2 mostra a correlação clínica e as dicas diagnósticas com as SCAs mais comuns, como guia para o teste genético.

Na Tabela 11.3, estão incluídas todas as SCAs descritas até o momento, com fenótipo e caracterização genética.

A atrofia dentato-rubro-pálido-luisiana (DPRLA – *dentatorubral-pallidoluysian atrophy*) é uma doença autossômica dominante que cursa com graus variados de ataxia, demência, epilepsia e coreia, e pode estar incluída no grupo das SCAs. É causada por mutações no gene *ATN1*. Outra forma de ataxia autossômica dominante é a ADCADN

TABELA 11.2. Correlação clínica e as dicas diagnósticas com as SCAs mais comuns como guia para o teste genético

Subtipo de SCA	Sinais clínicos mais comuns que podem guiar o teste genético
SCA1	Sinais piramidais proeminentes
SCA2	Oftalmoparesia e neuropatia/arreflexia patelar
SCA3	Início precoce: parkinsonismo e distonia Idade adulta: ataxia pura Início tardio: ataxia e neuropatia Sinal de Collier ou retração palpebral (Figura 11.1)
SCA6	Início tardio, ataxia pura, descendência japonesa
SCA7	Perda visual (retinopatia) e oftalmoparesia
SCA10	Epilepsia (embora muitos casos possam se apresentar com ataxia pura)

Ataxia presente em todos os casos. Disartria e nistagmo presentes na maioria dos pacientes.

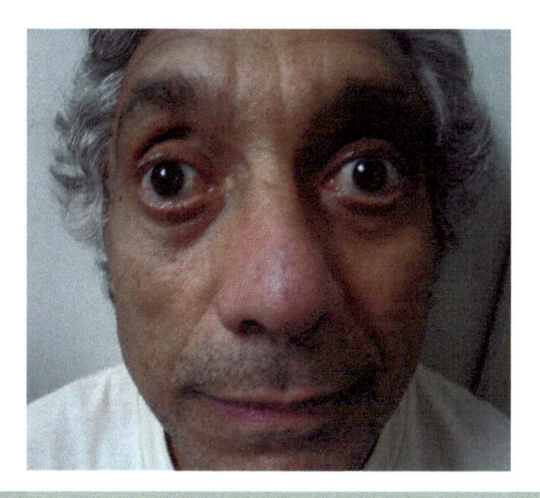

FIGURA 11.1. Sinal de Collier ou retração palpebral, tipicamente observado em pacientes com ataxia espinocerebelar do tipo 3 ou doença de Machado-Joseph. (Imagem autorizada pelo paciente.)

(*autosomal dominant cerebellar ataxia with deafness and narcolepsy*), causada por mutações no gene *DNMT1* e que cursa com ataxia, surdez e narcolepsia.

Embora não haja tratamento específico, a definição do tipo de SCA é importante pelos motivos a seguir: aconselhamento genético, planejamento familiar (há viabilidade de realização do diagnóstico genético pré-implantacional), inclusão em projetos de pesquisas e desejo da família e do paciente.

Vários estudos clínicos com objetivo de retardar o processo neurodegenerativo das SCAs já foram realizados. Drogas avaliadas incluem: riluzol, colinérgicos, lamotrigina, zolpiem, agonista do receptor da nicotina e ativador de canais de potássio na tentativa de tratar a doença; contudo os resultados foram em sua grande maioria negativos. O tratamento sintomático deve ser instituído para amenizar sintomas de espasticidade e parkinsoniano que podem melhorar com levodopa e agonista dopaminérgicos além de reabilitação fisioterápica.

Ataxias autossômicas recessivas

As ataxias autossômicas recessivas compõem um grupo diverso de doenças neurodegenerativas que geralmente têm instalação crônica e progressiva, com história de consanguinidade frequente. A doença pode se apresentar com uma síndrome cerebelar pura até uma apresentação com neuropatia sensitivo-motora, distúrbio oftalmológico, transtorno do movimento, epilepsia, alteração cognitiva, anormalidades ósseas e cutâneas, entre outras. Em geral, as ataxias autossômicas recessivas têm início na infância, embora formas de início no adulto possam ocorrer.

As ataxias autossômicas recessivas mais comuns incluem: ataxia de Friedreich, a ataxia por deficiência de vitamina E, a ataxia-telangiectasia, a ataxia com apraxia ocular e a ataxia espástica autossômica recessiva de Charlevoix-Saguenay (ARSACS). A Tabela 11.4 apresenta os dados genéticos das principais formas de ataxias autossômicas recessivas. Com o do sequenciamento de última geração por meio do exoma, muitos genes foram descritos na última década. Dessa forma, existem muitas formas raras de ataxias recessivas, as quais não serão abordadas neste capítulo, considerando a ausência dessas doenças em nossa população e sua baixa frequência no mundo.

TABELA 11.3. SCAs descritas até o momento, com descrição dos aspectos clínicos e genéticos. Todas apresentam ataxia e graus variados de nistagmo e disartria

Subtipo de SCA	Quadro clínico	Gene/lócus
SCA1	• Sinais piramidais • Neuropatia	*ATXN1*
SCA2	• Oftalmoparesia • Neuropatia • Arreflexia patelar • Demência e parkinsonismo	*ATXN2*
SCA3	• Sinais piramidais e extrapiramidais (distonia e parkinsonismo) • Alteração de sácades, retração palpebral, nistagmo • Neuropatia, amiotrofia, fasciculações e mioquimia	*ATXN3*
SCA4	• Neuropatia • Perda auditiva	16q22.1
SCA5	• Início precoce	*SPTBN2*
SCA6	• Início tardio • Ataxia pura • Mais comum em descendentes de japoneses	*CACNA1A*
SCA7	• Perda visual (retinopatia) • Oftalmoparesia	*ATXN7*
SCA8	• Reflexos exaltados • Disfunção cognitiva	*ATXN8*
SCA9		Não atribuído
SCA10	• Epilepsia	*ATXN10*
SCA11	• Formas mais leves	*TTBK2*
SCA12	• Tremor de ação • Reflexos exaltados e parkinsonismo podem ocorrer • Disfunção cognitiva	*PPP2R2B*
SCA13	• Déficit intelectual leve • Baixa estatura	*KCNC3*
SCA14	• Mioclonias	*PRKCG*
SCA15	• Ataxia pura	*ITPR1*
SCA16	• Tremor cefálico	*ITPR1*
SCA17	• Coreia, distonia, mioclonia e epilepsia (graus variados) • Demência	*TBP*
SCA18	• Neuropatia/arreflexia patelar	7q22-q32
SCA19/22	• Mioclonias • Reflexos exaltados • Déficit cognitivo (raramente)	*KCND3*
SCA20	• Disfonia • Reflexos exaltados • Bradicinesia	11q12
SCA21	• Déficit cognitivo	*TMEM240*
SCA23	• Distúrbios da movimentação ocular • Alterações na sensibilidade profunda	*PDYN*
SCA25	• Neuropatia sensitiva	*SCA25*

Continua

TABELA 11.3. SCAs descritas até o momento, com descrição dos aspectos clínicos e genéticos. Todas apresentam ataxia e graus variados de nistagmo e disartria (continuação)

Subtipo de SCA	Quadro clínico	Gene/lócus
SCA26	• Alteração de sácades	EEF2
SCA27	• Tremor • Discinesias • Déficit cognitivo	FGF14
SCA28	• Oftalmoparesia • Ptose • Reflexos exaltados	AFG3L2
SCA29	• Dificuldade de aprendizado	ITPR1
SCA30	• Reflexos exaltados	4q34.3-q35.1
SCA31	• Início tardio • Perda auditiva • Mais comum em asiáticos	BEAN1
SCA34	• Lesões de pele (eritroqueratodermia)	ELOVL4
SCA35	• Reflexos exaltados	TGM6
SCA36	• Fasciculações • Atrofia da língua • Reflexos exaltados	NOP56
SCA37	• Oftalmoparesia vertical	1p32
SCA38	• Início tardio • Neuropatia	ELOVL5
SCA40	• Início tardio • Sinais piramidais	CCDC88C
SCA41	• Ataxia pura	TRPC3
SCA42	• Alteração de sácades • Sinais piramidais leves	CACNA1G
SCA43	• Neuropatia • Alteração de sácades • Tremor	MME
SCA44	• Alteração de sácades • Sinais piramidais • Perda auditiva (raramente)	GRM1
SCA45	• Ataxia pura	FAT2
SCA46	• Alteração de sácades • Neuropatia	PLD3
SCA47	• Ataxia pura • Raramente atraso global do desenvolvimento	PUM1
SCA48	• Déficit cognitivo	STUB1

Ataxia de Friedreich

A ataxia de Friedreich é a forma mais frequente de ataxia autossômica recessiva, causada por expansão anormal do trinucleotídeo GAA (guanina-adenina-adenina) no gene *FXN*, localizado no cromossomo 9q21.11 e que codifica a síntese da frataxina. A doença afeta o sistema nervoso central (ataxia cerebelar com nistagmo e disartria) e periférico

TABELA 11.4. Tabela resumida de ataxias cerebelares autossômicas recessivas

Doença	Gene	Achados clínicos e de neuroimagem
Ataxia de Friedreich	FXN	Idade de início: de 12 a 18 anos Ataxia cerebelar e sensitiva progressiva, neuropatia periférica, arreflexia, disartria e sinais piramidais (sinal de Babinski), déficit de fixação ocular Outros: escoliose, pés cavos, diabetes *mellitus* e miocardiopatia
Ataxia espástica de Charlevoix-Saguenay	SACS	Idade de início: de 1 a 5 anos Ataxia cerebelar progressiva, sinais piramidais, espasticidade e neuropatia periférica sensitivo-motora com amiotrofia distal, pés cavos e hipermielinização da retina Ressonância magnética (RM) de crânio: atrofia do vérmis cerebelar superior e estrias na ponte
Ataxia-telangiectasia	ATM	Idade de início: de 2 a 3 anos Ataxia cerebelar, apraxia oculomotora, coreoatetose, teleangiectasias na conjuntiva ocular e pavilhão auricular Imunodeficiência em graus variados e aumento do risco de câncer (leucemia e linfoma) são condições associadas à doença Marcador laboratorial: aumento de alfafetoproteína no sangue Ressonância magnética (RM) de crânio: atrofia do cerebelo
Ataxia com apraxia oculomotora tipo 1	APTX	Idade de início: de 2 a 10 anos Ataxia cerebelar, apraxia oculomotora e neuropatia periférica; coreia e distonia podem ser encontrados Ressonância magnética (RM) de crânio: mostra atrofia cerebelar Eletroneuromiografia: polineuropatia motora axonal Marcador laboratorial: nível baixo de albumina
Ataxia com apraxia oculomotora tipo 2	STX	Início: adolescência (de 8 a 25 anos de idade) Ataxia cerebelar, neuropatia periférica, apraxia oculomotora Ressonância magnética (RM) de crânio: atrofia cerebelar Marcador laboratorial: nível sérico elevado de alfafetoproteína
Ataxia com apraxia oculomotora tipo 3	PIK3R5	Forma rara. Foi descrita em uma família da Arábia Saudita
Ataxia com apraxia oculomotora tipo 4	PNKP3	Descrita em famílias portuguesas e brasileiras. Quadro clínico semelhante à ataxia com apraxia oculomotora tipo 1 Marcador laboratorial: nível sérico elevado de alfafetoproteína
Ataxia relacionada com o gene *SYNE1*	SYNE1	Ataxia recessiva de início tardio (média de 30 anos) Em geral ataxia pura; doença do neurônio motor pode ocorrer Imagem do crânio mostra atrofia cerebelar
Deficiência da vitamina E	Gene codifica TTP1	Idade de início: de 4 a 18 anos. Ataxia sensitiva e cerebelar Ressonância magnética (RM) de crânio: normal Tratamento: reposição contínua de vitamina E (> 1.000 mg/dia)
Xantomatose cerebrotendínea	CYP27	Início: infância Ataxia cerebelar, sinais extrapiramidais, epilepsia, alterações psiquiátricas e demência Outros: catarata juvenil, xantomas nos tendões, aterosclerose precoce e diarreia crônica Ressonância magnética (RM) de crânio: hipersinal nos núcleos denteados e alterações da substância branca Tratamento: administração do ácido desoxicólico

Continua

TABELA 11.4. Tabela resumida de ataxias cerebelares autossômicas recessivas (continuação)

Doença	Gene	Achados clínicos e de neuroimagem
Doença de Refsum	PHYH	Início: antes dos 20 anos Ataxia cerebelar, polineuropatia periférica, surdez neurossensorial, retinite pigmentar Outros: anormalidades esqueléticas, iquitiose, miocardiopatia e arritmia RM de crânio: normal. LCR: proteína > 100 mg/dL Tratamento: restrição dietética do ácido fitânico e plasmaférese
Doença de Niemman-Pick tipo C	NPC1 NPC2	Idade de início: de 2 a 30 anos Oftalmoplegia supranuclear vertical, distonia, ataxia, demência. Outros: esplenomegalia Ressonância magnética (RM) de crânio: atrofia cerebral e cerebelar. Teste de Filipin: fluorescência perinuclear em fibroblastos cultivados Tratamento: administração de miglustate
Abetalipoproteinemia	MTP	Início: infância precoce. Ataxia, retinite pigmentar. Outros: acantocitose, hepatomegalia e síndrome de má-absorção de gordura com esteatorreia Ressonância magnética (RM) de crânio: normal. Laboratório: LDL < 0,10 g/L; triglicerídeos < 0,20 g/L; apolipoproteína B < 0,10 g/L Tratamento: administração de vitamina E
Ataxia de Cayman	ATCAY	Atraso psicomotor, hipotonia, estrabismo, início neonatal, ressonância magnética RM de crânio: hipoplasia cerebelar
CAMRQ1, DES	VLDLR	Ataxia cerebelar não progressiva congênita, retardo mental, hipotonia, estrabismo, marcha quadrúpede RM de crânio: hipoplasia cerebelar
Gangliosidose GM2 de início tardio (Tay-Sachs, Sandhoff)	HEXA HEXB	Início no adulto Ataxia, disartria, déficit intelectual, sinais extrapiramidais RM de crânio: atrofia cerebelar
Neurodegeneração por acúmulo de ferro 2A e 2B	PLA2G6	Início na infância/adolescência Ataxia cerebelar, atraso psicomotor, sintomas psiquiátricos, neuropatia axonal sensitivo-motora RM de crânio: atrofia cerebelar e acúmulo de ferro nos núcleos da base
SANDO ou MIRAS	POLG	SANDO: ataxia sensitiva, oftalmoparesia, mioclonia, ptose, atrofia cerebelar, início no adulto MIRAS: ataxia sensitiva e cerebelar, epilepsia, migrânea, mioclonia, início na infância/adolescência, alterações do sinal no cerebelo e tálamo
Síndrome de Boucher-Neuhäuser/Gordon Holmes	PNPLA6	Início na infância Ataxia, hipogonadismo hipogonadotrófico, distrofia retiniana RM de crânio: atrofia do cerebelo e ponte
Síndrome de Gillespie	ITPR1	Ataxia cerebelar não progressiva, hipoplasia da íris, início neonatal RM de crânio: atrofia cerebelar
SPG7	SPG7	Espasticidade, liberação piramidal, ataxia, neuropatia óptica, início na adolescência/adulto RM de crânio: atrofia cerebelar

(polineuropatia), bem como o coração (miocardiopatia), o esqueleto (escoliose e pés cavos) e o sistema endócrino (diabetes *mellitus*). A idade média de início dos sintomas é dos 12 aos 18 anos.

Pacientes com ataxia de Friedreich podem apresentar fenótipos atípicos. Com início dos sintomas depois de 25 anos, são classificados como LOFA (*late onset Friedreich ataxia* – ataxia de Friedreich de início tardio), e pacientes com início dos sintomas após os 40 anos são denominados VLOFA (*very late onset Friedreich ataxia* – ataxia de Friedreich de início muito tardio), com evolução menos agressiva em comparação com a forma dita clássica da doença. A apresentação clínica atípica, além de ataxia cerebelar, pode apresentar presença de reflexos osteotendíneos vivos e menor acometimento esquelético, quando comparados à forma de início na infância.

A imagem por ressonância magnética do crânio usualmente não demonstra atrofia do cerebelo nos primeiros anos da doença, ao contrário de outras formas de ataxias recessivas (Tabela 11.5). A eletroneuromiografia mostra polineuropatia sensitivo-motora axonal de caráter crônico. O diagnóstico definitivo é realizado por meio do teste genético, que evidencia expansão anormal do trinucleotídeo GAA no gene *FXN*.

O tratamento da ataxia de Friedreich é de suporte. Estudos com idebenona, vitamina E, coenzima Q10 e quelantes de ferro (deferiprona) obtiveram resultados pouco satisfatórios. Contudo, o uso da idebenona, medicamento antioxidante, tem demonstrado ser benéfico no tratamento dos pacientes com hipertrofia ventricular. Estudos futuros com modificadores da expressão da frataxina e terapia gênica poderão auxiliar os pacientes com ataxia de Friedreich.

Ataxia por deficiência da vitamina E

O quadro clínico dos pacientes com ataxia por deficiência da vitamina E é semelhante ao da ataxia de Friedreich, porém com a presença de nível sérico baixo de vitamina E. A doença é causada por mutação no gene da proteína de transferência do α-tocoferol, localizado no cromossomo 8q13. O tratamento é feito como suplementação de vitamina E, na dose de 600 a 2.400 UI/dia, usualmente com melhora importante dos sintomas neurológicos. O teste genético, em geral, não é necessário quando há fenético típico, níveis baixos de vitamina E e melhora com reposição.

TABELA 11.5. Ataxias autossômicas recessivas que não apresentam atrofia do cerebelo na RM do crânio e ataxias autossômicas recessivas que cursam com atrofia do cerebelo

Ataxias autossômicas recessivas que usualmente não apresentam atrofia do cerebelo
• Ataxia de Friedreich
• Ataxia por deficiência de vitamina E
• Doença de Refsum
• Abetalipoproteinemia

Ataxias autossômicas recessivas que apresentam atrofia do cerebelo
• Ataxia-telangiectasia
• Ataxia com apraxia ocular (tipos 1 a 4)
• Ataxia espástica autossômica recessiva de Charlevoix-Saguenay
• Síndrome de Marinesco-Sjögren
• Xantomatose cerebrotendínea
• Distrofia neuroaxonal infantil
• Gangliosidose GM2 (Tay-Sachs e Sandhoff)
• Ataxia de Cayman

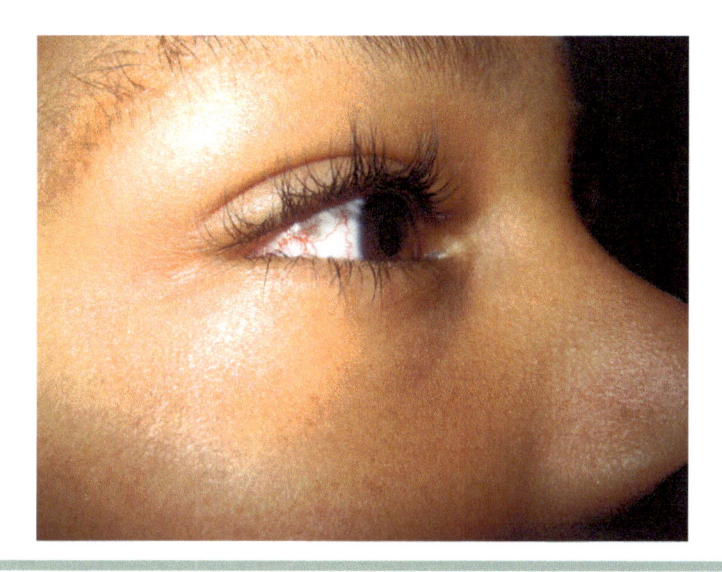

FIGURA 11.2. Paciente com ataxia-telangiectasia, apresentando telangiectasias conjuntivais. (Fonte: Propriedade do autor.)

Ataxia-telangiectasia

A ataxia-telangiectasia tem o início dos sintomas mais precoce, por volta de 2 a 3 anos de idade. Trata-se do segundo tipo mais frequente de ataxia recessiva na maioria dos países e decorre de mutação no gene *ATM*, localizado no cromossomo 11q22-23.

As telangiectasias estão presentes em cerca de 90-95% dos pacientes e ocorrem habitualmente na conjuntiva, orelha, face e pescoço (Figura 11.2). Achados como coreoatetose e apraxia oculomotora são frequentes. Além disso, os pacientes apresentam imunodeficiência, com infecções respiratórias de repetição e aumento do risco para neoplasias, especialmente leucemias e linfoma.

A avaliação laboratorial demonstra aumento da α-fetoproteína sérica em cerca de 95% dos casos e diminuição das imunoglobulinas IgA, IgE e IgG em até 60% dos pacientes afetados. A administração periódica de imunoglobulina é indicada nos casos que cursam com infecções de repetição. Não há tratamento para evitar a progressão da doença. O tratamento de suporte com reabilitação e fisioterapia são importantes. Existem outras apresentações chamadas desordens tipo AT; uma delas é causada por mutações no gene *MRE11* (11q21) que tem quadro clínico semelhante, porém com ausência de telangiectasia ou imunodeficiência.

Ataxias com apraxia oculomotora (AOA)

As ataxias com apraxia oculomotora (AOA) são classificadas em tipos 1, 2, 3 e 4. A AOA1 geralmente tem início entre 1 e 20 anos de idade (em média aos 7 anos de idade), e se apresenta com ataxia cerebelar e apraxia ocular. Os pacientes geralmente apresentam neuropatia axonal sensitivo-motora levando a perda da deambulação após 7 a 10 anos do início da doença. Coreia e distonia não são incomuns. A avaliação laboratorial frequentemente mostra hipoalbuminemia e hipercolesterolemia. A AOA1 está associada a mutação do gene *APTX*, localizado no cromossomo 9p13, e que codifica a síntese da proteína aprataxina.

A AOA2 caracteriza-se por ataxia progressiva de início mais tardio, entre 8 e 25 anos de idade, cursa com neuropatia periférica e apraxia oculomotora. A avaliação do nível sérico de alfafetoproteína se encontra elevado em praticamente todos os pacientes, o que faz pensar no diagnóstico diferencial de AT. A doença é causada pela mutação do gene *STX*, localizado no cromossomo 9q34, e que codifica a síntese da proteína senataxina.

A AOA3 é uma condição extremamente rara, descrita em uma família da Arábia Saudita que está relacionada com mutação no gene *PIK3R5*. Cursa com níveis elevados de alfafetoproteína, e a apresentação do quadro clínico é semelhante à AOA2.

Recentemente descrita, a AOA4 (gene *PNKP*) se apresenta clinicamente com desordens de movimento complexas, incluindo movimentos hipercinéticos, de neuropatia periférica, disfunção cognitiva, disartria, nistagmo horizontal, apraxia ocular, ataxia apendicular e axial severa e obesidade. Alterações nos níveis de alfafetoproteína podem ocorrer. A ressonância magnética (RM) de crânio costuma cursar com atrofia cerebelar e de tronco encefálico; e alterações laboratoriais podem estar presentes com hipoalbuminemia e elevados níveis de alfafetoproteína.

Não há tratamento específico para as AOA, baseando-se na reabilitação com fisioterapia e tratamento de suporte.

A ataxia espástica autossômica recessiva de Charlevoix-Saguenay (ARSACS – *autosomal recessive spastic ataxia of Charlevoix-Saguenay*)

A ARSACS é uma doença neurodegenerativa relacionada à mutação do gene *SACS*, cujo quadro clínico clássico inclui ataxia, espasticidade e neuropatia periférica, com início na infância. Muitos casos são erroneamente diagnosticados como paralisia cerebral.

A doença tem alta prevalência na região de Quebec, no Canadá. Entretanto, muitos casos de ARSACS têm sido descritos fora do Canadá nas últimas décadas, inclusive no Brasil. Outras manifestações clínicas que podem estar presentes são: disartria, disfagia, nistagmo e hipermielinização da retina. Formas de início no adulto podem ocorrer.

As alterações de imagem típicas incluem atrofia predominante do vérmis cerebelar superior e estrias transversais na ponte (Figura 11.3). O diagnóstico é confirmado pela detecção de mutações em homozigose no gene *SACS*. Não há tratamento específico.

Ataxia recessiva relacionada ao gene *SYNE1*

A ataxia autossômica recessiva relacionada ao gene *SYNE1* (doença cuja antiga denominação era ARCA1, com descrição inicial no Canadá), se caracteriza por ataxia de início mais tardio (média de 30 anos) e atrofia cerebelar pura. Nistagmo e disartria são frequentes. Doença do neurônio motor pode estar presente.

Xantomatose cerebrotendínea

A xantomatose cerebrotendínea é uma doença autossômica recessiva rara, caracterizada por redução na atividade da enzima esterol 27-hidroxilase, presente no metabolismo do colesterol. As manifestações neurológicas mais frequentes são: ataxia cerebelar, déficit cognitivo, epilepsia e sinais extrapiramidais. As manifestações sistêmicas são diarreia crônica, catarata e xantomas tendíneos. A RM de crânio evidencia hipersinal nos núcleos denteados e alterações da substância branca cerebral (Figura 11.4).

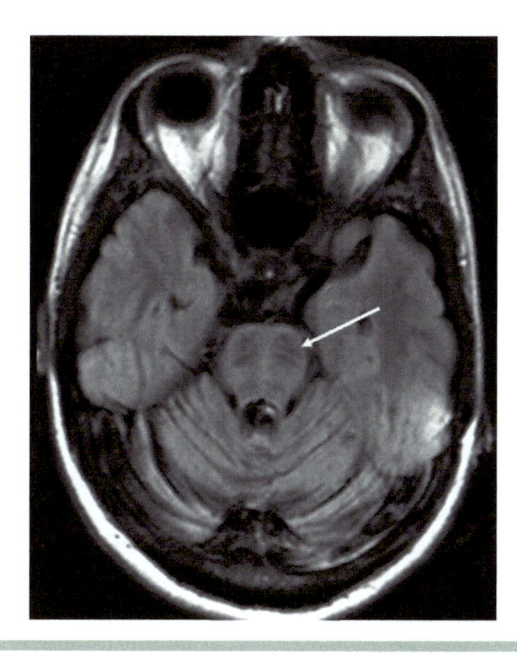

FIGURA 11.3. RM do crânio de paciente com ARSACS, demonstrando estrias transversais na ponte. (Fonte: Propriedade do autor.)

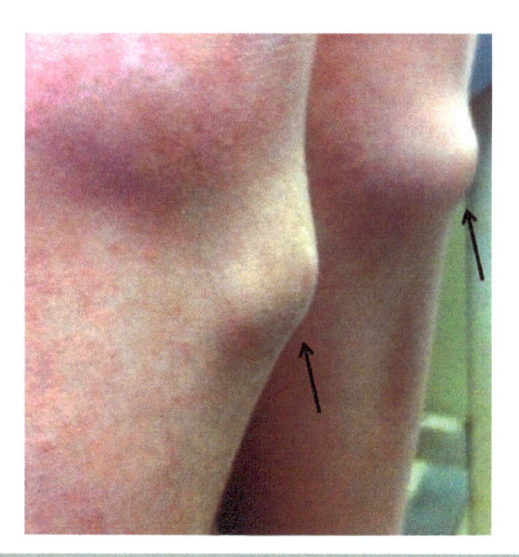

FIGURA 11.4. Xantomatose cerebrotendínea. Presença de xantomas sobre os tendões patelares. (Fonte: Propriedade do autor.)

O diagnóstico metabólico é feito com a dosagem sérica do colestanol, que na doença se encontra acima do valor de referência. O diagnóstico genético é realizado pela presença da mutações em homozigose no gene *CYP27A1*. O tratamento estabelecido é com o uso do ácido quenodesoxicólico. O diagnóstico diferencial é feito com paraparesia espástica hereditária, histiocitose e esclerose múltipla.

Outras ataxias autossômicas recessivas

A doença de Refsum caracteriza-se pelo acúmulo de ácido fitânico nos tecidos celulares levando a danos neurológicos. O quadro clínico típico é composto por retinite pigmentosa e ataxia de início precoce, associada a graus variáveis de malformações esqueléticas, neuropatia, hiposmia, surdez e ictiose. O diagnóstico da doença Refsum é obtido com concentração elevada de ácido fitânico no plasma, superior a 200 µmol/L e confirmado com o teste genético (mutação no gene *PHYH*); ou identificação de deficiência de atividade da enzima fitanoil-CoA hidroxilase. A dieta pobre em ácido fitânico pode amenizar e até parar a progressão da doença.

A síndrome de Marinesco-Sjögren cursa com ataxia de início precoce, déficit cognitivo, fraqueza muscular, catarata, deformidades esqueléticas (escoliose), baixa estatura, sinais piramidais e hipogonadismo hipergonadotrófico, e é causada por mutações no gene *SIL1*.

A abetalipoproteinemia é uma doença autossômica recessiva, causada por mutação no gene *MTP*, localizado no cromossomo 4q23. O início da doença costuma ter início precoce, por volta do primeiro ano de vida, e o quadro clínico é caracterizado por ataxia, retinite pigmentosa, acantocitose, hepatomegalia e síndrome de má-absorção (esteatorreia).

A ataxia de Cayman é uma forma de ataxia recessiva identificada nas Ilhas Cayman. O quadro clínico caracteriza-se por ataxia não progressiva, deficiência intelectual, nistagmo e tremor. Ocorre por mutação no gene *ATCAY* (comentários adicionais na seção sobre as ataxias congênitas).

Mutações no gene *ADCK3* (1q42.13) (antiga ARCA2), determinam uma deficiência primária de coenzima Q10 e se apresenta na primeira década de vida com atrofia cerebelar, moderado retardo mental, mioclonia, intolerância ao exercício e o aumento de lactato no sangue periférico pode ajudar na suspeita diagnóstica. ARCA3 é devido a mutações causadas no gene *ANO10* (3p22.1-p21.3), que se apresenta com quadro de ataxia espástica e amiotrofia de início variável; alguns pacientes apresentam aumento de alfafetoproteína sérica.

Ataxia cerebelar recessiva associada a hipogonadismo hipogonadotrófico e outras manifestações neurodegenerativas foram descritas como síndrome de Gordon Holmes, pelo próprio Gordon Holmes, em 1907. Em vista do conhecimento de sequenciamento genético atual, foi possível identificar genes causadores desta síndrome, entre eles podemos citar o *RNF216*, *OUTUD4* e *STUB1*. Outros genes que devem ser investigados na presença dessa síndrome são: 1) *POLR3* com início tipicamente na infância, se apresenta com ataxia cerebelar progressiva (podendo vir associada a disfunção executiva, extrapiramidal e piramidal), dentição anormal (dentição retardada, hipodontia, oligodontia e dentes anormalmente colocados ou em forma), anormalidades endócrinas (baixa estatura com ou sem deficiência de hormônio do crescimento e, mais comumente, hipogonadismo hipogonadotrópico) e anormalidade ocular (miopia severa), e a presença de hipomielinização pode estar presente na imagem de RM de crânio; e 2) *PNPLA6*, com presença de retinite pigmentosa, ataxia e hipogonadismo sugerindo fortemente mutações no gene *PNPLA6*.

Outras doenças neurológias de origem autossômica recessiva podem cursar com ataxia de início na infância, associada a outros sinais neurológicos ou sistêmicos, incluindo: doença de Niemann-Pick tipo C, secundária a mutação do gene *NPC1* (18q11.2) e *NPC2* (14q24.3), e que se manifesta com fenótipos distintos a depender da idade de início: a forma neonatal é fatal; a forma infantil precoce cursa com hipotonia e atraso psicomotor; a forma infantil tardia cursa com cataplexia gelástica, ataxia e oftalmoparesia vertical; a forma juvenil se apresenta com oftalmoparesia vertical, ataxia, epilepsia e transtorno de aprendizado; e a forma adulta geralmente está associada a transtorno psiquiátrico, ataxia, distonia, demência e oftalmoparesia vertical – espera-se enconcontrar na RM de crânio atrofia cerebelar e de tronco. Deficiência da hexosaminidase (Tay-Sachs e Sandhoff) é causada pela deficiência da enzima beta-hexosaminidase, codificada pelo gene *HEXA* (15q23), e a apresentação clínica depende da idade de início dos sintomas: a forma infantil cursa com hipotonia, retardo mental grave, cegueira e mácula vermelho--cereja no fundo de olho e com evolução reservada, ocorrendo óbito aproximadamente aos 3 anos; as formas de início juvenil e adulto podem se manifestar com ataxia, doença do neurônio motor, epilepsia, espasticidade e demência. Doença de Wilson, causada pela mutação do gene *ATP7B*, pode se apresentar de maneira heterogênea com hepatite fulminante, psicose, quadro extrapiramidal (tremor, rigidez, distonia e ataxia), a presença de anéis de Kayser-Fleischer é frequentemente encontrada na maioria dos pacientes com acometimento neurológico. Mutações no gene *PLA2G6*, uma das formas de apresentação das NBIAs (*neuro brain iron accumulation* – neurodegeneração com acúmulo cerebral de ferro), se manifesta com ataxia precoce, atrofia óptica, neuropatia e déficit cognitivo, e síndrome de Brown-Vialetto-van Laere; cursa com ataxia, atrofia óptica, doença do neurônio motor e surdez.

Ataxias espásticas

Doenças já discutidas anteriormente podem ser causa de ataxia espástica, entre elas a abetalipoproteinemia, ARSACS, ataxia com deficiência de vitamina E, xantomatose cerebrotendinosa e LOFA (Tabela 11.6). Novos genes associados a ataxias espásticas autossômicas recessivas têm sido descritos. Pacientes com quadro clínico de início precoce devem ser testados para paraparesia espástica do tipo 7 (SPG7). Mutações nos genes *ANO10* e *STUB1* podem causar ataxias recessivas de início mais tardio, com atrofia do cerebelo e espasticidade. Outras mutações de genes que devem ser pesquisadas em casos de ataxia espástica são FA2H, relacionadas à doença FAHN (*fatty acid hydroxylase-associated neurodegeneration*), que é doença autossômica recessiva que cursa com acúmulo de ferro encefálico visto na RM de crânio; tem início dos sintomas entre a primeira e segunda

TABELA 11.6. Lista das principais causas de ataxias associadas a espasticidade (ataxias espásticas)

Doença	Herança	Quadro clínico
SPG7	AR	Paraparesia espástica, ataxia, ptose, déficit visual
ARSACS	AR	Ataxia, espasticidade, neuropatia, pés cavos e retinopatia
ANO10	AR	Ataxia e espasticidade
STUB1	AR	Ataxia e espasticidade
SPAX1	AD	Ataxia e espasticidade
SPAX2	AR	Ataxia, espasticidade e tremor
SPAX3	AR	Ataxia, espasticidade e alterações da substância branca
SPAX4	AR	Ataxia, espasticidade e atrofia óptica
SPAX5	AR	Ataxia, espasticidade, neuropatia e epilepsia
DRPLA	AD	Epilepsia mioclônica, demência, ataxia e coreoatetose
PHARC	AR	Neuropatia periférica, déficit auditivo, retinite pigmentosa e catarata
ADLD	XR	Ataxia, espasticidade, adrenoleucodistrofia, adrenomielopatia, aumento de ácido graxo de cadeia muito longa no plasma

década de vida, com ataxia, espasticidade e distonia; nistagmo, estrabismo e atrofia óptica podem estar presentes. Outra causa ainda mais rara de ataxia espástica recessiva é SPAX2 (ataxia espástica autossômica recessiva 2) localizada no cromossomo 17p13, encontrada em uma família do Marrocos. SPAX3 (ataxia espástica autossômica recessiva 3) ou ataxia espástica com leucoencefalopatia são causadas pela mutação do gene *MARS2*, com início da doença variando entre 2 e 59 anos. SPAX4 (ataxia espástica autossômica recessiva 4) secundária a mutação do gene *MTPAP* no cromossomo 10, com início na infância, cursa com ataxia espástica associada a atrofia ótica que evolui com perda dos reflexos tendinosos profundos. SPAX5 (ataxia espástica autossômica recessiva 5), relacionada a mutação do gene *AFG3L2*; a apresentação do quadro cursa com início da doença antes dos 10 anos de idade com ataxia espástica associada a neuropatia, apraxia oculomotora e epilepsia mioclônica progressiva. A presença desse gene em heterozigose leva a ataxia espinocerebelar autossômica dominante (SCA).

Ataxias mitocondriais

As doenças mitocondriais, decorrentes de anormalidades do DNA mitocondrial, podem se manifestar com ataxia como principal sintoma ou estar no contexto de uma síndrome mais ampla.

As doenças mitocondriais que tipicamente apresentam ataxia como parte de uma síndrome incluem: síndrome de Kearns-Sayre; epilepsia mioclônica com fibras vermelhas rasgadas (MERF); síndrome de Leigh; ataxia com mutação no gene da polimerase gama (*POLG*); ataxia com deficiência de coenzima Q10; encefalomiopatia mitocondrial, acidose láctica e episódios similares a acidentes vasculares cerebrais (MELAS); neuropatia, ataxia e retinite pigmentosa (NARP). A Tabela 11.7 mostra o quadro clínico e as alterações genéticas relacionadas às principais ataxias mitocondriais.

Ataxia episódicas

As ataxias episódicas em geral apresentam herança autossômica dominante, e são caracterizadas por episódios recorrentes de ataxia, com recuperação após minutos, horas ou dias. Têm início na maior parte das vezes na idade adulta, mas há formas da infância. Existem oito subtipos descritos, sendo que as ataxias episódicas tipo 1 (AE1) e tipo 2 (AE2) são as mais frequentes. Alguns pacientes também podem ter ataxia progressiva.

TABELA 11.7. Lista das ataxias mitocondriais mais comuns, com a descrição do quadro clínico

Doença mitocondrial	Quadro clínico
Deficiência de coenzima Q10	Graus variados de ataxia, encefalopatia, epilepsia, miopatia
POLG	
SANDO	Ataxia sensitiva, neuropatia, disartria e oftalmoparesia
MIRAS	Ataxia de início precoce e epilepsia
MELAS	Ataxia, cegueira cortical, surdez, miopatia e acidente vascular cerebral
NARP	Neuropatia, ataxia e retinose pigmentar
Síndrome de Leigh	Déficit cognitivo, distúrbios do movimento, ataxia e hipotonia
Síndrome de Kearns-Sayre	Ataxia, oftalmoparesia, retinite pigmentosa, cardiopatia, miopatia e surdez

Ataxia episódica tipo 1

A AE1 é causada por mutações no gene *KCNA1* (canal de potássio voltagem-dependente). Os episódios de desequilíbrio têm início na primeira infância, são induzidos pelo exercício intenso, estresse emocional ou movimentos abruptos. Os ataques são de curta duração, de segundos a minutos (contudo, já foram descritos ataques mais prolongados). Outros sintomas como fraqueza distal, tremores, coreoatetose, vertigem e mioquimias podem estar associados.

Ataxia episódica tipo 2

A AE2 é a forma mais frequente de ataxia episódica. É causada por mutações no gene *CACNA1A* (canal de cálcio voltagem-dependente). Os episódios recorrentes de ataxia podem estar associados a vertigem e disartria, e têm duração mais prolongada, podendo durar de minutos a horas. Outras achados menos frequentes incluem diplopia, zumbido, convulsão, distonia e comprometimento cognitivo. A AE2 é alélica da SCA6 e da enxaqueca hemiplégica familiar. O tratamento preconizado é com acetazolamida (500 a 700 mg/dia) para prevenir os episódios.

Outras doenças genéticas podem cursar com ataxia episódica, como ocorre na síndrome CAPOS (*cerebellar ataxia, areflexia, pes cavus, optic atrophy and sensorineural hearing loss syndrome*), relacionada a mutações do gene *ATP1A3*.

Erros inatos do metabolismo também podem cursar com ataxia transitória, como, por exemplo, a doença de Hartnup, relacionada a alterações no metabolismo do triptofano, que se caracteriza por ataxia transitória e lesões de pele tipo pelagra.

Ataxias congênitas

As ataxias cerebelares congênitas (ACC) são um grupo heterogêneo de doenças que cursam com quadro típico de hipotonia ao nascimento, seguida por ataxia cerebelar não progressiva já nos primeiros meses ou anos de vida. Até o presente momento, mais de 20 genes relacionados à ACC já foram identificados. É frequente o comprometimento cognitivo estar associado nos pacientes acometidos. Os estudos de neuroimagem apresentam anormalidades cerebelares de graus variáveis. Atualmente, com o uso mais rotineiro do sequenciamento genético de última geração, novos genes têm sido descritos, fazendo com que as ACC, antes consideradas esporádicas, tenham agora um fator genético determinado.

Deve-se ter o cuidado de não classificar como ataxias congênitas não progressivas os quadros secundários a infecções pré-natais, doenças perinatais, malformações cerebrais associadas à hipoplasia do cerebelo ou doenças neurológicas adquiridas no período pós-natal. Existe uma marcada heterogeneidade genética nos casos de ACC, com quadros ligados ao X, autossômicos dominantes e recessivos, sendo esta última forma provavelmente a mais comum.

Malformações cerebelares

A síndrome de Dandy-Walker foi descrita originalmente, em 1887, por Sutton. Esta síndrome incluía a presença de hidrocefalia, hipoplasia do vérmis cerebelar e formações císticas da fossa posterior. Posteriormente, verificou-se que há uma grande variabilidade clínica, como veremos a seguir.

A síndrome de Dandy-Walker é considerada a malformação cerebelar mais frequente, com prevalência estimada de 1:30.000 nascidos vivos. Sua patogênese desconhecida é provavelmente multifatorial e heterogênea, podendo estar associada a outras anormalidades do sistema nervoso central, incluindo a malformação do corpo caloso, tecido cerebral ectópico, holoprosencefalia e defeitos do tubo neural. Evidências recentes sugerem que a doença se deva, em parte, à perda heterozigótica dos *zinc finger genes* e de mutações envolvendo os genes *FOXC1* e *FGF17*.

A malformação de Dandy-Walker é caracterizada pela fossa posterior alargada, dilatação cística do quarto ventrículo e hipoplasia cerebelar. Ao nascimento, a maioria das crianças é assintomática ou oligossintomática, sendo a macrocefalia um dos achados mais comuns. Outras manifestações são: agenesia parcial ou completa do corpo caloso, encefalocele occipital, estenose do aqueduto cerebral, heterotopias, polimicrogiria, malformações das olivas inferiores e lipomas. Essa síndrome também pode apresentar achados sistêmicos, como polidactilia, pescoço curto, hemangioma de face, dismorfismos faciais, além de malformações cardíacas e do trato urinário.

É possível encontrar o diagnóstico nas primeiras 20 semanas de gestação e o diagnóstico pós-natal, em geral feito já no primeiro ano de vida, baseia-se em achados clínicos e de RM típicos. Todo paciente deve passar por detalhada avaliação clínica para excluir outras malformações já citadas anteriormente. A hidrocefalia desempenha um papel importante no desenvolvimento de sintomas e desfecho neurológico em pacientes; intervenções cirúrgicas da fossa posterior e derivações ventrículo-peritoneais nos casos de hidrocefalia podem amenizar os sintomas.

A síndrome de Joubert é uma desordem que apresenta heterogeneidade genética, com mutações identificadas em mais de 30 genes é uma rara doença autossômica recessiva, sendo caracterizada por malformação do tronco encefálico e hipoplasia do vérmis cerebelar que conduz à aparência dentária molar patognomônica, além de um amplo espectro de alterações fenotípicas decorrentes de disfunções ciliares (ciliopatias). O quadro clínico típico inclui hipotonia, taquipneia/apneia, ataxia, apraxia do motor ocular e atraso no desenvolvimento de graus variados. Além disso, um subconjunto de pacientes possui distrofia retiniana, colobomas coriorretinianos, doença fibrocística hepatorrenal e polidactilia.

Hipoplasia e agenesia cerebelar

A agenesia completa do cerebelo é extremamente rara, pois mesmo em quadros mais graves a maioria dos pacientes ainda apresenta resquícios de tecido cerebelar. A maioria dos casos aparece em situações clínicas complexas, em geral acompanhadas de outras malformações, e são decorrentes de prováveis alterações genéticas ou insultos graves no período intrauterino ou neonatal. A etiologia genética é suspeitada quando há outros achados como dismorfismos faciais, anomalias de outras estruturas neurológicas ou associações com distúrbios endócrinos hereditários como, por exemplo, o diabetes neonatal.

A hipoplasia cerebelar é a redução do volume cerebelar e pode ser decorrente de uma enorme variedade de fatores, variando desde infecções perinatais até causas genéticas. As chamadas "hipoplasias pontocerebelares" são raras, em geral autossômicas recessivas, e caracterizam-se tanto pela hipoplasia do cerebelo quanto do tronco encefálico. Dez diferentes formas de hipoplasia pontocerebelares foram descritas em associação com vários tipos de achados adicionais, que incluem: movimentos anormais, epilepsia, atrofia óptica e neuropatia axonal. Recentemente, uma nova forma de hipoplasia pontocerebelar associada à atrofia do corpo caloso foi descrita em pacientes portadores da mutação da adenosina monofosfato desaminase 2 (AMPD2). A hipoplasia pode ser de todo o cerebelo ou somente unilateral. Também pode associar-se a outros defeitos, como lisencefalia, polimicrogiria, heterotopias e outros distúrbios da migração neuronal, e fazer parte de outras síndromes genéticas bem definidas como, por exemplo, mutações do *FOXC1*, em que existem achados compatíveis com a síndrome de Dandy-Walker associados à hipoplasia do cerebelo. A seguir, estão listadas as principais causas relacionadas às hipoplasias do cerebelo.

Ataxias congênitas ligadas ao X

As ACC ligadas ao X fazem parte de um grupo heterogêneo, tanto clinicamente quanto geneticamente, mas apresentam como característica comum a disgenesia cerebelar (presença de hipoplasia, atrofia ou displasia cerebelar identificável nos exames de neuroimagem).

Tipicamente, os pacientes apresentam hipotonia já ao nascimento, evoluindo com atraso dos marcos do desenvolvimento neuropsicomotor, presença de movimentos oculares anormais, ataxia e comprometimento cognitivo. Em raros casos, a cognição é normal. A disgenesia cerebelar pode ser isolada ou associada a outras anormalidades cerebrais. Os três principais genes relacionados aos casos de ACC ligadas ao X e que atuam tanto na morfogênese neuronal quanto na plasticidade sináptica são *OPHN1*, *CASK* e *SLC9A6*.

Romboencefalosinapse

É um raro defeito congênito do cerebelo, caracterizado pela ausência do vérmis cerebelar e continuidade entre os hemisférios cerebelares, núcleos denteados e pedúnculos cerebelares superiores. Pode se apresentar como um defeito isolado ou associado a outras malformações cerebrais.

Clinicamente, os pacientes apresentam ataxia leve, balanço da cabeça ou *head nodding* e, frequentemente, comprometimento cognitivo. A doença é considerada rara, esporádica e casos familiares não são comuns. Pode estar associada à síndrome de Gomez-Lopez-Hernandez ou displasia cerebelo-trigêmino-dérmica.

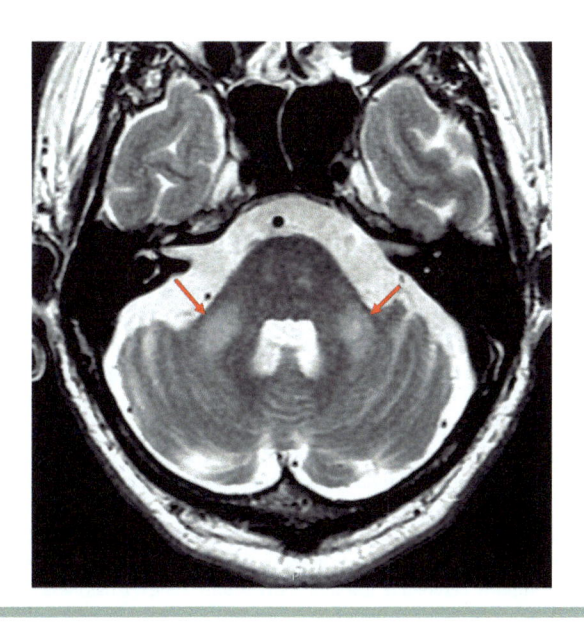

FIGURA 11.5. Paciente com síndrome de tremor e ataxia associada à pré-mutação do X frágil. RM do crânio mostrando hipersinal simétrico nos pedúnculos cerebelares médios. (Fonte: Propriedade do autor.)

Ataxias ligadas ao X

A principal causa de ataxia ligada ao X é a síndrome de tremor e ataxia associada à pré-mutação do X frágil (FXTAS). É uma doença neurodegenerativa de início tardio que afeta principalmente homens acima dos 50 anos de idade, portadores de pré-mutação do gene *FMR1* (de 55 a 200 repetições). A mutação completa desse gene é responsável pela síndrome do cromossomo X frágil, a causa mais comum de deficiência mental herdada. Indivíduos afetados pela FXTAS geralmente apresentam tremor de intenção e ataxia de marcha. A imagem do crânio apresenta sinais típicos, caracterizados por hipersinal na região dos pedúnculos cerebelares (Figura 11.5). Outras sinais clínicos observados são parkinsonismo, declínio cognitivo, neuropatia periférica e disautonomia.

BIBLIOGRAFIA

1. Abrahao A, Pedroso JL, Braga-Neto P, Bor-Seng-Shu E, de Carvalho Aguiar P, Barsottini OG. Milestones in Friedreich ataxia: more than a century and still learning. Neurogenetics. 2015; 16(3):151-60.
2. Aldinger KA, Lehmann OJ, Hudgins L, Chizhikov VV, Bassuk AG, Ades LC, et al. FOXC1 is required for normal cerebellar development and is a major contributor to chromosome 6p25.3 Dandy-Walker malformation. Nat Genet. 2009; 41(9):1037-42.
3. Alexiou GA, Sfakianos G, Prodromou N. Dandy-Walker malformation: analysis of 19 cases. J Child Neurol. 2010; 25(2):188-91.
4. Anheim M, Chaigne D, Fleury M, Santorelli FM, De Seze J, Durr A, et al. Autosomal recessive spastic ataxia of Charlevoix-Saguenay: study of a family and review of the literature. Paris: Rev Neurol. 2008; 164(4):363-8.
5. Bachmann-Gagescu R, Dempsey JC, Phelps IG, O'Roak BJ, Knutzen DM, Rue TC, et al. Joubert syndrome: a model for untangling recessive disorders with extreme genetic heterogeneity. J Med Genet. 2015; 52(8):514-22.
6. Beh SC, Frohman TC, Frohman EM. Neuro-ophthalmic Manifestations of Cerebellar Disease. Neurol Clin. 2014; 32:1009-80.
7. Billuart P, Bienvenu T, Ronce N, des Portes V, Vinet MC, Zemni R, et al. Oligophrenin-1 encodes a rhoGAP protein involved in X-linked mental retardation. Nature. 1998; 392(6679):923-6.
8. Bjorkhem I. Cerebrotendinous xanthomatosis. Curr Opin Lipidol. 2013; 24(4):283.
9. Boltshauser E, Poretti A. Dandy-Walker malformation. In: Boltshauser E, Schmahmann J (eds.). Cerebellar Disorders in Children. London: Mac Keith Press. 2011; p. 456.
10. Boltshauser E, Poretti A. Joubert Syndrome and Related Disorders. In: Boltshauser E, Schmahmann J (eds.). Cerebellar Disorders in Children. London: Mac Keith Press. 2011; p. 456.
11. Boltshauser E, Poretti A. Nonprogressive Congenital Ataxia. In: Boltshauser E, Schmahmann J (eds.). Cerebellar Disorders in Children. London: Mac Keith Press. 2011; p. 456.
12. Bot ST, Willemsen MAAP, Vermeer S, Kremer HPH, Warrenburg BPC. Reviewing the genetic causes of spastic-ataxias. Neurology. 2012; 79:1507-14.
13. Braga-Neto P, Dutra LA, Pedroso JL, Barsottini OG. Alpha-fetoprotein as a biomarker for recessive ataxias. Arq Neuropsiquiatr. 2010; 68(6):953-5.
14. Braga-Neto P, Pedroso JL, Furtado GV, Gheno TC, Saraiva-Pereira ML, Jardim LB, et al. Dentatorubro-Pallidoluysian Atrophy (DRPLA) among 700 Families with Ataxia in Brazil. Cerebellum. 2017; 16(4):812-6.
15. Campbell WW. 6 ed. DeJong's The Neurologic Examination; 2013.
16. Chaudhary MW, Al-Baradie RS. Ataxia-telangiectasia: future prospects. Appl Clin Genet. 2014; 7:159-67.
17. Choi KD, Choi JH. Episodic ataxias: Clinical and genetic features. J Mov Disord. 2016; 9(3):129-35.
18. Costantini A, Laureti T, Pala MI, Colangeli M, Cavalieri S, Pozzi E, et al. Long-term treatment with thiamine as possible medical therapy for Friedreich ataxia. J Neurol. 2016 nov; 263(11):2170-8.
19. DelRosso LM, Hoque R. The Cerebellum and Sleep. Neurol Clin. 2014; 32:893-900.
20. Durr A. Autosomal dominant cerebellar ataxias: polyglutamine expansions and beyond. Lancet Neurol. 2010; 9:885-94.
21. El Arbi S, Demant A, Kohlschmidt N, Horneff G. Infantile neuroaxonal dystrophy: a rare cause of early childhood ataxia with poor prognosis. Klin Padiatr. 2013; 225(1):41-2.

22. Embirucu EK, Martyn ML, Schlesinger D, Kok F. Autosomal recessive ataxias: 20 types, and counting. Arq Neuropsiquiatr. 2009; 67(4):1143-56.
23. Federighi P, Ramat S, Rosini F, Pretegiani E, Federico A, Rufa A. Characteristic Eye Movements in Ataxia-Telangiectasia-Like Disorder: An Explanatory Hypothesis. Front Neurol. 2017 nov 9; 8:596.
24. Fernandez-Alvarez E, Perez-Duenas B. Paroxysmal movement disorders and episodic ataxias. Handb Clin Neurol. 2013; 112:847-52.
25. Finsterer J. Mitochondrial ataxias. Can J Neurol Sci. 2009; 36(5):543-53.
26. Fogel LB, Perlman S. Clinical features and molecular genetics of autosomal recessive cerebellar ataxias. Lancet Neurol. 2007; 6:245-57.
27. Gabsi S, Gouider-Khouja N, Belal S, Fki M, Kefi M, Turki I, et al. Effect of vitamin E supplementation in patients with ataxia with vitamin E deficiency. Eur J Neurol. 2001; 8(5):477-81.
28. Gama MT, Houle G, Noreau A, Dionne-Laporte A, Dion PA, Rouleau GA, et al. SYNE1 mutations cause autosomal-recessive ataxia with retained reflexes in Brazilian patients. Mov Disord. 2016 nov; 31(11): 1754-6.
29. Hardee I, Soldatos A, Davids M, Vilboux T, Toro C, David KL, et al. Defective ciliogenesis in INPP5E-related Joubert syndrome. Am J Med Genet A. 2017 dez; 173(12):3231-7.
30. Hentati F, El-Euch G, Bouhlal Y, Amouri R. Ataxia with vitamin E deficiency and abetalipoproteinemia. Handb Clin Neurol. 2012; 103:295-305.
31. Javalkar V, Khan M, Davis D. Clinical Manifestations of Cerebellar Disease. Neurol Clin. 2014; 32:871-9.
32. Jayadev S, Bird TD. Hereditary ataxias: overview Genetics in medicine. 2013; 15:9:673-83.
33. Koenig M. Rare forms of autosomal recessive neurodegenerative ataxia. Semin Pediatr Neurol. 2003; 10(3):183-92.
34. Krieger M, Roos A, Stendel C, Claeys KG, Sonmez FM, Baudis M, et al. SIL1 mutations and clinical spectrum in patients with Marinesco-Sjogren syndrome. Brain. 2013; 136(Pt 12):3634-44.
35. La Piana R, Cayami FK, Tran LT, et al. Diffuse hypomyelination is not obligate for POLR3-related disorders. Neurology. 2016; 86:1622-6.
36. Leshinsky-Silver E, Shuvalov R, Inbar S, Cohen S, Lev D, Lerman-Sagie T. Juvenile Leigh syndrome, optic atrophy, ataxia, dystonia, and epilepsy due to T14487C mutation in the mtDNA-ND6 gene: a mitochondrial syndrome presenting from birth to adolescence. J Child Neurol. 2011; 26(4):476-81.
37. Manto M, Marmolino D. Cerebellar ataxias. Curr Opin Neurol. 2009; 22(4):419-29.
38. Manto M, Marmolino D. Cerebellar ataxias. Curr Opin Neurol. 2009; 22(4):419-29.
39. Marsh APL, Lukic V, Pope K, Bromhead C, Tankard R, Ryan MM, et al. Complete callosal agenesis, pontocerebellar hypoplasia and axonal neuropathy. Neurol Genet. 2015; 1(2):e16.
40. Martin JH. Neuroanatomia Texto e Atlas. 4 ed. McGraw-Hill; 2014.
41. Martinez AR, Moro A, Abrahao A, Faber I, Borges CR, Rezende TJ, et al. Nonneurological Involvement in Late-Onset Friedreich Ataxia (LOFA): Exploring the Phenotypes. Cerebellum; 2016 jan 11.
42. Mignarri A, Cenciarelli S, Da Pozzo P, Cardaioli E, Malandrini A, Federico A, et al. Mitochondrial recessive ataxia syndrome: A neurological rarity not to be missed. J Neurol Sci. 2015; 349(1-2):254-5.
43. Moreira MC, Koenig M. Ataxia with Oculomotor Apraxia Type 2. In: Pagon RA, Adam MP, Ardinger HH, Wallace SE, Amemiya A, Bean LJH, et al. (eds.). Seattle, WA: GeneReviews; 1993.
44. Nachbauer W, Nocker M, Karner E, Stankovic I, Unterberger I, Eigentler A, et al. Episodic ataxia type 2: phenotype characteristics of a novel CACNA1A mutation and review of the literature. J Neurol. 2014; 261(5):983-91.
45. Passi GR, Bhatnagar S. Rhombencephalosynapsis. Pediatr Neurol. 2015; 52(6):651-2.
46. Pedroso JL, Braga-Neto P, Abrahao A, Rivero RL, Abdalla C, Abdala N, et al. Autosomal recessive spastic ataxia of Charlevoix-Saguenay (ARSACS): typical clinical and neuroimaging features in a Brazilian family. Arq Neuropsiquiatr. 2011; 69(2B):288-91.
47. Pedroso JL, Handfas BW, Abrahão A, Kok F, Barsottini OG, Oliveira AS. Fatty acid 2-hydroxylase deficiency: clinical features and brain iron accumulation. Neurology. 2015; 84(9):960-1.
48. Pedroso JL, Rocha CRR, Macedo-Souza LI, Mario VD, Marques-Jr W, Barsottini OG, et al. Mutation in PNKP presenting initially as axonal Charcot-Marie-Tooth disease. Neurol Genet. 2015; 1:1-3.
49. Poretti A, Boltshauser E, Doherty D. Cerebellar hypoplasia: differential diagnosis and diagnostic approach. Am J Med Genet C Semin Med Genet. 2014; 166C(2):211-26.
50. Poretti A, Boltshauser E, Huisman TA. Pre- and Postnatal Neuroimaging of Congenital Cerebellar Abnormalities. Cerebellum. 2016; 15(1):5-9.
51. Poretti A, Nicole I. Wolf Eugen Boltshauser Differential Diagnosis of Cerebellar Atrophy in Childhood: An Update. Neuropediatrics. 2015; 46:359-70.

52. Rajakulendran S, Pitceathly RD, Taanman JW, Costello H, Sweeney MG, Woodward CE, et al. A Clinical, Neuropathological and Genetic Study of Homozygous A467T POLG-Related Mitochondrial Disease. PLoS One. 2016; 11(1):e0145500.
53. Renaud M, Anheim M, Kamsteeg EJ, Mallaret M, Mochel F, Vermeer S, et al. Autosomal recessive cerebellar ataxia type 3 due to ANO10 mutations: delineation and genotype-phenotype correlation study. JAMA Neurol. 2014; 71(10):1305-10.
54. Robertson EE, Hall DA, McAsey AR, O'Keefe JA. Fragile X-associated tremor/ataxia syndrome: phenotypic comparisons with other movement disorders. Clin Neuropsychol. 2016 ago; 30(6):849-900.
55. Roostaei T, Nazeri A, Sahraian MA, Minagar A, The Human Cerebellum. A Review of Physiologic Neuroanatomy. Neurol Clin. 2014; 32:859-66.
56. Rüether K, Baldwin E, Casteels M, Feher MD, Horn M, Kuranoff S, et al. Adult Refsum disease: a form of tapetoretinal dystrophy accessible to therapy. Surv Ophthalmol. 2010 nov-dez; 55(6):531-8.
57. Salma Ben-Salem, Aisha M Al-Shamsi, Joseph G Gleeson, Bassam R Ali, Lihadh Al-Gazali. Mutation spectrum of Joubert syndrome and related disorders among Arabs. Hum Genome Var. 2014; 1:14-20.
58. Salomao RPA, Gama MTD, Rezende FM, Maggi F, Pedroso JL, Barsottini OGP. Late-Onset Friedreich's Ataxia (LOFA) Mimicking Charcot-Marie-Tooth Disease Type 2: What Is Similar and What Is Different? Cerebellum. 2017 abr; 16(2):599-601.
59. Sanchez MG, Perez JE, Perez MR, Redondo AG. Novel SACS mutation in autosomal recessive spastic ataxia of Charlevoix-Saguenay. J Neurol Sci. 2015; 358(1-2):475-6.
60. Shakiba A. The Role of the Cerebellum in Neurobiology of Psychiatric Disorders. Neurol Clin. 32(2014): 1105-15.
61. Snell RS. Clinical Neuroanatomy. 7 ed. Lippincott Williams Wilkins; 2010.
62. Synofzik M, Schule R, Schulze M, Gburek-Augustat J, Schweizer R, Schirmacher A, et al. Phenotype and frequency of STUB1 mutations: next-generation screenings in Caucasian ataxia and spastic paraplegia cohorts. Orphanet J Rare Dis. 2014; 9:57.
63. Tada M, Yokoseki A, Sato T, Makifuchi T, Onodera O. Early-onset ataxia with ocular motor apraxia and hypoalbuminemia/ataxia with oculomotor apraxia 1. Adv Exp Med Biol. 2010; 685:21-33.
64. Teive HA, Moro A, Moscovich M, Arruda WO, Munhoz RP, Raskin S, et al. Ataxia-telangiectasia – A historical review and a proposal for a new designation: ATM syndrome. J Neurol Sci. 2015; 355(1-2):3-6.
65. Tolosa APM, Canelas HM. Propedêutica Neurológica, Temas Essenciais. 2 ed. Sarvier; 1975.

Paraparesias Espásticas 12

Ingrid Faber
Carlos Roberto Martins Junior
Marcondes Cavalcante França Junior

Introdução

As paraparesias espásticas hereditárias (PEHs) compõem um grupo de doenças que se manifestam predominantemente por espasticidade e fraqueza dos membros inferiores. A degeneração comprimento-dependente dos axônios que compõem o trato corticoespinhal (TCE) constitui o substrato anatômico de tal disfunção.[1,2]

Do ponto de vista genético, apresentam herança mendeliana, podendo segregar de maneira autossômica dominante (AD), autossômica recessiva (AR), ligada ao X ou mitocondrial. As PEHs estão entre as desordens mais heterogêneas da neurologia. Parte se deve aos diferentes modos de herança possíveis e à crescente e rápida descoberta de novos genes causadores, sendo atualmente conhecidos mais de 80 genes ou *loci* gênicos. Outro aspecto relevante é a heterogeneidade fenotípica, que diz respeito a diferentes manifestações clínicas produzidas por mutações em um mesmo gene.[3]

A vasta heterogeneidade dificulta o diagnóstico específico, contribuindo para que haja poucos dados a respeito da prevalência geral e da frequência relativa dos diversos tipos de PEH no Brasil. Embora tidas como muito raras, a prevalência desse grupo de doenças é estimada entre 2 e 10 casos por 100.000 habitantes, sendo sua frequência próxima à de outras doenças neurodegenerativas mais conhecidas como esclerose lateral amiotrófica e ataxias espinocerebelares.[4]

O presente capítulo aborda as manifestações clínicas características dos principais subtipos de PEH e suas correlações com aspectos genéticos e de neuroimagem. Buscamos enfatizar ainda a sobreposição genotípica e fenotípica com outras desordens neurogenéticas, além de discutir as vantagens e limitações de diferentes técnicas de investigação molecular. Originalmente, os diversos subtipos genéticos de paraparesia foram numerados em ordem de acordo com a descoberta do lócus envolvido, independentemente do modo de herança ou características clínicas. Em 2016, a Movement Disorders Society propôs uma mudança na nomenclatura de diversos distúrbios neurogenéticos, priorizando a utilização do nome do gene associado ao fenótipo principal. Tendo isso em mente, ambas as nomenclaturas se encontram disponíveis no presente capítulo.[5]

Características clínicas

A idade de início dos sintomas pode variar desde o nascimento até a nona década de vida. O curso clínico é simétrico e insidioso com progressão percebida ao longo de anos ou até mesmo décadas. Quadros estáticos são descritos especialmente nas formas congênitas. A doença frequentemente afeta outros longos tratos, em especial os funículos posteriores da medula e as vias centrais responsáveis pelo controle esfincteriano. A disfunção associada dessas vias configura quadros clínicos chamados puros. Nos casos em que o fenótipo é dito "complicado", observam-se disfunções neurológicas variadas como ataxia, parkinsonismo, comprometimento cognitivo ou neuropatia periférica, como exemplos. No que tange ao comprometimento esfincteriano, a urgência urinária é muito prevalente, podendo preceder a alteração de marcha. As disfunções fecal ou sexual são mais raras. A diminuição da sensibilidade vibratória e posicional é pouco significativa clinicamente. Desequilíbrio é uma queixa frequente, mesmo nas formas puras da doença. Esta raramente decorre de disfunção dos funículos posteriores, estando mais associada ao fato de a marcha ser desenvolvida com a base estreita, devido à espasticidade de adutores. A dificuldade em fletir o quadril e o joelho faz com que o paciente "arraste" os pés, provocando um barulho que é relembrado por familiares como um dos primeiros sinais que chamaram atenção para disfunção da marcha. Desgaste da região anterolateral dos sapatos constitui um sinal precoce que decorre da pisada em antepé e com tornozelo invertido. Hemorragia ungueal e calos em local não habitual (sob os artelhos) são outros indícios da pisada anormal. Quando os sintomas se expressam durante a marcha confortável, porém, é provável que situações de maior desafio já revelem alterações. O paciente afetado pode apresentar histórico de pouca habilidade esportiva, dificuldade de correr ou ser previamente conhecido como uma pessoa "desastrada" ou "dura".[6]

Sintomas álgicos são muito variáveis: pacientes com doença avançada podem não apresentar qualquer sintoma, ao passo que outros com disfunção sutil podem referir dor incapacitante. Coluna lombar e joelhos constituem os sítios mais frequentes de dor, não sendo incomum que o paciente tenha procurado ortopedistas ou mesmo realizado procedimentos cirúrgicos antes do diagnóstico. Especula-se que a marcha espástica predisponha a complicações ortopédicas tais como espondilolistese e artrose de joelhos; entretanto, tais condições não raramente são percebidas como a causa da disfunção de marcha, gerando falsas expectativas do paciente com relação ao tratamento cirúrgico. Dor neuropática é menos frequente, mas pode ocorrer mesmo na ausência de sinais clínicos ou eletroneuromiográficos de neuropatia periférica, o que pode estar relacionado ao comprometimento exclusivo de fibras finas.[7]

Os casos de início na infância representam grande desafio ao diagnóstico diferencial com paralisia cerebral na sua forma diplégica, especialmente pela maior frequência de PEH estática nessa população. Há ainda pacientes que experimentam períodos de estabilidade após anos de progressão, semelhante ao que é observado em casos de polineuropatia hereditária de Charcot-Marie. Na maioria dos casos, contudo, ocorre progressão insidiosa do quadro. A determinação precisa da velocidade de progressão em cada paciente é parte essencial do tratamento proporcionado pelo neurologista e outros profissionais de saúde. Não é raro que a percepção do paciente a cerca de tais sintomas seja influenciada por fatores psicossociais, devendo o neurologista munir-se de medidas objetivas para guiar o planejamento terapêutico. Sugerimos o acompanhamento por meio da escala SPRS (*Spastic Paraplegia Rating Scale*), desenvolvida por Schule e colaboradores, em 2006, e recentemente validada na população brasileira[8,9] (Tabela 12.1). Piora aguda ou subaguda do grau

TABELA 12.1. Escala de avaliação de paraparesia espástica traduzida para o português e validada na população brasileira

1. Distância que caminha sem pausa
De acordo com a história, dispositivos auxiliares são permitidos.
0: Normal, ilimitada.
1: Cansaço anormal devido à espasticidade após mais de 500 m.
2: Caminha menos de 500 m.
3: Caminha menos de 10 m.
4: Incapaz de andar.

2. Qualidade da marcha
É solicitado ao paciente andar o mais rápido possível uma distância de 10 metros, incluindo uma volta.
0: Normal.
1: Rigidez leve, correr ainda é possível.
2: Marcha claramente espástica, interferindo no correr.
3: Marcha espástica, com necessidade de dispositivos auxiliares.
4: Incapaz de andar uma distância de 10 metros mesmo com apoio máximo.

3. Velocidade máxima da marcha
Tempo cronometrado para uma distância de 10 metros, incluindo uma volta.
0: Normal.
1: Levemente reduzida (10 m: ≥ 5 s).
2: Moderadamente reduzida (10 m: ≥ 10 s).
3: Gravemente reduzida (10 m: ≥ 20 s).
4: Incapaz de andar uma distância de 10 metros ou tempo ≥ 40 s.

4. Subir escadas
Subir 5 degraus – volta/giro – descer 5 degraus.
0: Normal: não necessita apoio do corrimão.
1: Incapacidade leve: necessita de apoio intermitente do corrimão.
2: Incapacidade moderada: necessita de apoio contínuo do corrimão.
3: Incapacidade grave: necessita de apoio/suporte de outra pessoa ou dispositivo adicional para realizar a tarefa.
4: Incapaz de subir escadas.

5. Velocidade para subir escadas
Tempo cronometrado para subir 5 degraus – volta/giro – descer 5 degraus.
0: Normal.
1: Levemente reduzida (≥ 5 s para realizar a tarefa).
2: Moderadamente reduzida (≥ 10 s para realizar a tarefa).
3: Gravemente reduzida (≥ 20 s para realizar a tarefa).
4: Incapaz de subir escadas.

6. Levantar-se da cadeira
O paciente tenta se levantar de uma cadeira de madeira ou metal e encosto reto, com os braços cruzados sobre o peito.
0: Normal.
1: Lento ou pode necessitar de mais de uma tentativa.
2: Levanta-se com apoio dos braços da cadeira.
3: Tende a cair para trás e pode necessitar de mais de uma tentativa, mas pode se levantar sem ajuda.
4: Incapaz de se levantar sem ajuda.

7. Espasticidade – músculos adutores do quadril (escala modificada de Ashworth)
Pontue o lado mais afetado.
0: Tônus muscular normal.
1: Leve aumento de tônus muscular, manifestado por tensão momentânea.
2: Aumento mais marcante do tônus muscular durante a maior parte da amplitude de movimento.
3: Considerável aumento do tônus muscular – movimento passivo é difícil.
4: Membro fixo em adução.

8. Espasticidade – flexão do joelho (escala modificada de Ashworth)
Pontue o lado mais afetado.
0: Tônus muscular normal.
1: Leve aumento de tônus muscular, manifestado por tensão momentânea.
2: Aumento mais marcante do tônus muscular durante a maior parte da amplitude de movimento.
3: Considerável aumento do tônus muscular – movimento passivo é difícil.
4: Membro fixo em flexão ou extensão.

9. Fraqueza – abdução do quadril (Medical Research Council, 1976)
0: Sem fraqueza.
1: Fraqueza leve (4/5).
2: Fraqueza moderada (3/5).
3: Fraqueza grave (1-2/5).
4: Plegia (0/5).

10. Fraqueza – dorsiflexão do pé (Medical Research Council, 1976)
0: Sem fraqueza.
1: Fraqueza leve (4/5).
2: Fraqueza moderada (3/5).
3: Fraqueza grave (1-2/5).
4: Plegia (0/5).

11. Contraturas dos membros inferiores
Pontue na posição supina.
– Extensão de quadril: coluna lombar e coxas tocam a superfície. Abdução de quadril: abdução até um ângulo > 60° entre as pernas é possível.
– Extensão de joelhos: coxas e panturrilhas tocam a superfície.
– Extensão dorsal do tornozelo: > 10° é possível.
– Pronação do tornozelo: > 10° é possível.
0: Sem contraturas.
1: Leve, posição anormal não fixa de uma articulação (unilateral ou bilateral).
2: Contratura fixa de uma articulação (unilateral ou bilateral).
3: Contratura fixa de duas articulações (unilateral ou bilateral).
4: Contratura fixa de mais de duas articulações (unilateral ou bilateral).

12. Dor secundária a sintomas relacionados à paraplegia espástica
0: Sem dor.
1: Presente em ≤ 50% do dia enquanto acordado e intensidade 0-3 pontos na escala visual analógica.
2: Presente em ≤ 50% do dia enquanto acordado e intensidade 4-10 pontos na escala visual analógica.
3: Presente em > 50% do dia enquanto acordado e intensidade 0-3 pontos na escala visual analógica.
4: Presente em > 50% do dia enquanto acordado e intensidade 4-10 pontos na escala visual analógica.

13. Função vesical e intestinal
0: Função vesical e intestinal normais.
1: Urgência urinária ou fecal (dificuldade de chegar ao banheiro a tempo).
2: Urge incontinência rara e leve (sem necessidade de fralda).
3: Urge incontinência moderada (necessidade de fralda ou cateter quando fora de casa).
4: Uso de cateter ou fralda permanentes.

Fonte: ver referências.

de incapacidade sempre deve levantar suspeita de diagnósticos alternativos, mas pode decorrer de transtornos articulares ou psíquicos associados em pacientes com PEH.

O exame neurológico revela reflexos exaltados e presença de reflexos patológicos mais comumente acometendo os quatro membros, sem perda de força ou destreza nos membros superiores. A espasticidade é, via de regra, o sintoma predominante, estando restrita aos membros inferiores nas formas puras de PEH. Deve ser pesquisada pela mobilização passiva das articulações, sendo mais intensa em grupamentos adutores e no tríceps sural. A alteração tonígena torna-se mais proeminente durante a marcha, podendo ser evidenciada apenas de maneira dinâmica nos casos brandos. Hipopalestesia é leve e revelada por redução do tempo de percepção da vibração em membros inferiores de maneira relativamente simétrica, podendo ou não ocorrer gradiente distal. Não é esperada significativa ataxia sensitiva, embora possa estar presente o sinal de Romberg. Atrofia não é encontrada em casos de acometimento exclusivo do TCE, exceto aquela de leve intensidade provocada por desuso em pacientes cadeirantes. Atrofia proeminente aponta para disfunção associada do sistema nervoso periférico que implica em uma forma complicada da doença. Tal comprometimento pode ser do neurônio motor inferior, assemelhando-se a amiotrofia espinhal ou esclerose lateral amiotrófica, ou ser do tipo polineuropático, comprimento-dependente, acometendo fibras motoras e sensitivas em seus componentes axonais ou mielínicos. Ataxia, parkinsonismo, alterações oculares, deficiência intelectual e declínio cognitivo devem ser ativamente pesquisados, podendo direcionar o diagnóstico molecular específico.[10]

Investigação diagnóstica: causas adquiridas

Um caso aparentemente esporádico de espasticidade e fraqueza crural representa desafio diagnóstico frequente na prática neurológica e uma proporção significativa dos casos é de origem genética. No diagnóstico diferencial entre as causas heredodegenerativas e as causas adquiridas, uma história clínica detalhada, com caracterização da evolução do quadro, presença de assimetrias e sintomas associados é peça-chave. Todavia, ainda naqueles com quadro lentamente progressivo de espasticidade dinâmica e simétrica associada a sintomas esfincterianos e sensitivos leves, o diagnóstico de PEH deve ser considerado apenas após exclusão de causas adquiridas, especialmente naqueles sem história familiar. Dentre os exames laboratoriais, destacam-se como essenciais: dosagem de vitamina B12, ácido metilmalônico, homocisteína, ácido fólico, vitamina E, cobre, ceruloplasmina, bem como realização de sorologias. A sorologia anti-HTLV 1 e 2 deve ser solicitada rotineiramente, embora os pacientes com mielopatia relacionada a esse vírus (paraparesia espástica tropical) apresentem sintomas esfincterianos e sensitivos mais proeminentes e precoces que aqueles com PEH. A mielopatia vacuolar pelo HIV é indistinguível do ponto de vista clínico da PEH; é típica, porém, de pacientes com imunossupressão grave e doenças oportunistas associadas. A análise liquórica se faz necessária sempre que houver a possibilidade de causa infecciosa ou inflamatória autoimune, em especial naqueles que apresentam períodos de exacerbação. Ressonância magnética (RM) para avaliação de toda a medula, da junção craniocervical até a medula lombar (na transição da coluna toracolombar) é fundamental para afastar causas estruturais, tais como tumores, doença degenerativa da coluna ou fístula arteriovenosa dural (síndrome de Foix-Alajouanine). Tal exame pode ainda surpreender lesões com aspecto inflamatório. Dentre as causas inflamatórias, a esclerose múltipla progressiva primária se manifesta caracteristicamente como paraparesia espástica de evolução insidiosa. Nesse sentido, a RM encefálica se faz desejável. Esse exame pode ainda revelar, por exemplo, um tumor inter-hemisférico frontal, causando sintomas de marcha e disfunção esfincteriana antes da ocorrência de disfunção cognitiva ou visual; ou ainda, anomalias da junção craniocervical como as malformações de Arnold-Chiari, subluxação atlantoaxial ou lesões compressivas. Além de descartar diagnósticos alternativos, a RM (especialmente de crânio) pode ser útil para identificar características típicas de um determinado subtipo de PEH, guiando a investigação molecular.[6]

A ausência de história familiar não deve afastar o diagnóstico de PEH. Não raro, casos aparentemente esporádicos são, de fato, casos familiares mascarados. Familiares do probando podem, por exemplo, ser minimamente afetados, apresentando dor falsamente atribuída à doença musculoesquelética, dificuldade para correr ou sintomas urinários atribuídos à idade avançada. A execução de exame neurológico, pelo menos nos parentes de primeiro grau, traz informações valiosas. Falsa paternidade, mutação *de novo* e penetrância incompleta constituem outras razões para que um paciente com PEH-AD apresente-se como um caso aparentemente isolado. Já nos casos de herança AR, é frequente que a consanguinidade não seja reconhecida por pais provenientes de um mesmo vilarejo. Primos ou parentes distantes que apresentem déficit motor, cognitivo ou outros podem não ter sido adequadamente investigados. Há ainda o caso de famílias pequenas, em que a doença AR se manifestou em apenas um indivíduo. Deve-se considerar relevante toda história familiar de doença neurológica, não só devido à possibilidade de falso diagnóstico como pela heterogeneidade fenotípica que é característica dos genes causadores de PEHs. Um mesmo gene pode causar um quadro de neuropatia hereditária semelhante à doença de Charcot-Marie-Tooth (*SPG10, SPG17*), amiotrofia espinhal distal (*SPG17*), parkinsonismo (*SPG11*), oftalmoplegia externa progressiva (*SPG7*), dentre outros.[11]

Investigação diagnóstica: subtipos genéticos

Apesar do grande número de genes potencialmente causadores de PEH, estes estão envolvidos com um pequeno grupo de funções celulares que convergem para disfunção dos prolongamentos distais dos tratos piramidais. Os componentes requeridos para adequado funcionamento dos longos axônios que compõem o TCE, tais como proteínas, lipídeos e organelas, produzidos na região do corpo celular, precisam ser transportados ao longo dos neurônios que são as células longitudinalmente mais extensas do corpo humano.[12] A disfunção no transporte intracelular de substâncias constitui determinante fundamental da PEH, levando aos sinais e sintomas que resultam essencialmente da perda de conectividade entre o primeiro e o segundo neurônio motor. Do ponto de vista neuroanatômico, ocorre degeneração axonal retrógrada do TCE e, em menor intensidade, dos funículos posteriores da medula espinhal. Clinicamente, os membros inferiores são predominante ou, na maioria dos casos, exclusivamente afetados, devido ao maior comprimento dos axônios que os inervam.

PEH autossômica dominante

As formas de herança AD representam até 80% dos casos de PEH em países da Europa e América do Norte. O gene *SPAST* (ou *SPG4*) é responsável por até 60% dos casos dominantes e 12% dos casos esporádicos.[13] Constituindo o subtipo mais frequente no mundo, PEH-*SPAST* representa 35% dos casos de PEH no Brasil.[14] O início dos sintomas é em média aos 30 anos com fenótipo puro; entretanto, a ampla variabilidade da idade de início é uma característica desse subtipo, observando-se início na infância e tardio, inclusive dentro de uma mesma família. O grau de comprometimento é variável, mas a maioria dos pacientes não evolui com perda completa da marcha e não há impacto sobre a expectativa de vida. A progressão da doença é mais lenta naqueles com início antes dos 20 anos de idade.[15] Fenótipos complicados compreendem alterações como tremor, declínio cognitivo e disfunções neuropsiquiátricas, e são tipicamente considerados raros, embora estudos recentes tenham indicado que até um quarto dos casos possam representar fenótipos complicados.[16] O gene *SPAST* codifica a proteína espastina, envolvida no adequado funcionamento dos microtúbulos e retículo endoplasmático. Mais de 200 mutações já foram descritas, incluindo variantes *missense, nonsense*, de sítio de *splicing* além de inserções e deleções de tamanhos variados.[17] Estas últimas não são detectadas por sequenciamento convencional de Sanger. A maioria das técnicas de nova geração disponíveis também não possuem sensibilidade adequada para detecção dessas variações de número de cópias (VNC ou, em inglês, CNV). Ou seja, a investigação de HSP-*SPAST* deve incluir um método de detecção de macrodeleções, sendo o mais utilizado o MLPA (*multiplex ligation-dependent probe amplification*).

O gene *ATL1* (ou *SPG3A*) é o segundo subtipo dominante mais frequente, respondendo por cerca de 10% dos casos.[18] Em 80-85% dos afetados, os sintomas se manifestam antes dos 10 anos, com pico ente 4-7 anos. Como resultado, HSP-*ATL1* é tão frequente quanto HSP-*SPAST* na população pediátrica, com cada subtipo respondendo por aproximadamente 1/3 dos casos.[15] O quadro clínico é tipicamente puro, de progressão lenta ou estático. Casos complicados são descritos, em especial, associados a neuropatia periférica. Um fenótipo peculiar é a ocorrência tardia de polineuropatia sensitiva em idosos. Mais de 60 mutações já foram descritas no gene *ATL1*, cerca de 90% do tipo *missense*. Mutações *de novo* respondem por cerca de 7% dos casos diagnosticados e penetrância incompleta ocorre em cerca de 10%.[19]

Mutações no gene *REEP1* determinam o terceiro subtipo mais frequente de PEH, também chamado PEH-*SPG31*, responsável por 2 a 8% dos casos. As proteínas espastina, atlastina e REEP1 atuam em conjunto no controle da interação entre microtúbulos e o retículo endoplasmático rugoso, indicando que um pequeno grupo de funções celulares convergem para gerar disfunção dos prolongamentos distais dos tratos piramidais.[12] PEH-*REEP1* apresenta ampla variabilidade com relação à idade de início, sendo o fenótipo puro o mais frequente. Neuropatia periférica é o achado mais prevalente nas formas complicadas. Esse achado é também característico do subtipo PEH-*KIF5A* (ou PEH-*SPG10*), que é encontrado em 2/3 dos casos. A variabilidade fenotípica envolvida nas mutações do gene *KIF5A* vai desde casos puros de paraparesia até casos de exclusivo acometimento neural periférico, idêntico ao encontrado na neuropatia de Charcot-Marie axonal. PEH ligada ao gene *KIAA0196* (ou *SPG8*), foi identificada originalmente no Brasil como uma forma pura e de início no adulto.[20] Dismetria, disdiadococinesia e fala escandida são fatores que, juntamente com a ocorrência de atrofia cerebelar à ressonância magnética, podem apontar para esse diagnóstico em casos de PEH-AD no nosso país (observação pessoal dos autores).

Em resumo, o gene *SPAST* é o primeiro candidato a ser sequenciado em formas puras de paraparesia, tanto em famílias com herança AD quanto em casos isolados em que causas adquiridas foram afastadas. A exceção encontra-se nos casos de início até os 10 anos de idade, nos quais mutações nos genes *SPAST* e *ATL1* possuem prevalência semelhante. O sequenciamento de ambos resulta em um diagnóstico em cerca de 2/3 dos casos. Vale lembrar que o sequenciamento convencional de Sanger não afasta a possibilidade de variação de número de cópias, responsável por até 20% dos casos de PEH ligada ao gene *SPAST*. Casos que podem ser adequadamente detectados por técnica de MLPA (*multiplex ligation-dependent probe amplification*). Nas formas dominantes em que a investigação não revelou mutação nesses dois genes, a probabilidade de que o sequenciamento de um único gene seguinte revele o diagnóstico é pequena (menor que 10%). De tal forma que o emprego de técnicas de sequenciamento de nova geração, como painéis ou análise do exoma, demonstra melhor custo-efetividade.

PEH autossômica recessiva

Dentre as formas recessivas, a quase totalidade apresenta fenótipo complicado, estando o quadro puro restrito a subtipos em que poucas famílias foram descritas, o que pode ser atribuído à pequena amostra disponível. Embora na Europa Ocidental essas formas representem 20% do total de casos de PEH, estima-se que em nosso país essa proporção seja maior, podendo chegar a 50% (observação pessoal dos autores); raros centros brasileiros realizam a investigação molecular das PEHs, e por isso dispomos de poucos dados.[21,22] Do ponto de vista genotípico, esse grupo é o mais vasto, tendo sido determinados mais de 60 *loci* relacionados, com dezenas de novos subtipos identificados a cada ano.[23] Tal complexidade tem favorecido cada vez mais o emprego de técnicas de sequenciamento de nova geração para investigação dessas doenças. Os subtipos ligados aos genes *SPG7* e *SPG11* (ou *KIAA1840*) constituem as formas mais frequentes, enquanto os demais genes respondem individualmente por menos de 1% dos casos. Os sinais e sintomas associados à paraparesia constituem dicas fenotípicas, auxiliando na escolha e interpretação dos exames de diagnóstico molecular.

PEH ligada ao gene *SPG7*, codificante da paraplegina, é a forma mais frequente de início no adulto, assim como a principal causadora de ataxias espásticas. Com pico de início durante a quarta década, metade dos casos apresenta-se inicialmente como uma forma pura. Nas formas complicadas acompanhando ataxia cerebelar, encontram-se anormalidades oculares como: ptose, oftalmoplegia externa, paresia supranuclear do olhar vertical e atrofia óptica. Nas maiores séries já descritas, a atrofia óptica, ainda que subclínica, foi um achado universal. Esse achado também pode segregar de maneira AD.[24] Mais de 100 mutações já foram descritas no gene *SPG7*, sendo a maioria do tipo *missense*.[17] A paraplegina é uma proteína codificada no DNA nuclear mas que encontra sua função na camada interna da membrana mitocondrial, achado que está em linha com o acometimento multissistêmico característico das citopatias mitocondriais.

PEH-*KIAA1840* (ou PEH-*SPG11*) responde por 2/3 dos casos de paraparesia associada a disfunção cognitiva e corpo caloso fino (CCF). A disfunção de marcha inicia-se em média aos 15 anos, mas é frequente um histórico prévio de dificuldade escolar e alterações sutis de marcha (andar nas pontas dos pés ou quedas frequentes).[25,26] O comprometimento intelectual, com disfunção predominantemente do tipo frontotemporal, é acompanhado por outros achados os mais variados: ataxia, parkinsonismo, neuropatia periférica, epilepsia, dentre outros. Do ponto de vista da imagem, o afilamento acentuado do corpo caloso associado ao hipersinal em T2/FLAIR linear à frente dos cornos frontais dos ventrículos laterais (sinal das "orelhas de lince") sugere o diagnóstico (Figura 12.1). Tais achados não são específicos, sendo encontrados também em subtipos mais raros como: *SPG15*, *SPG21*, *SPG35*, *SPG44*, *SPG46*, *SPG47*, *SPG48* e *SPG54*.

A evolução com incapacidade de marcha ocorre após 15 anos do início dos sintomas em média; e os poucos casos descritos na quinta e sexta década de vida apresentam severa tetraparesia e mutismo, sendo este subtipo de pior prognóstico dentre os demais.[27] O acometimento de funções neurológicas que não as mediadas pelo TCE é muito variado, podendo representar o sintoma inicial ou ocorrer na ausência de paraparesia. Nesse contexto, parkinsonismo e esclerose lateral amiotrófica constituem os fenótipos mais relevantes.[28] Mais de 150 mutações já foram descritas, sendo que a maioria resulta em uma proteína truncada (*nonsense* e *frameshift*), indicando que a haploinsuficiência é determinante para o desenvolvimento da doença.[17]

PEH-*FA2H* (ou PEH-*SPG35*) apresenta como sinal característico a presença de deposição anormal de ferro nos núcleos da base. O fenótipo compreende um espectro que vai

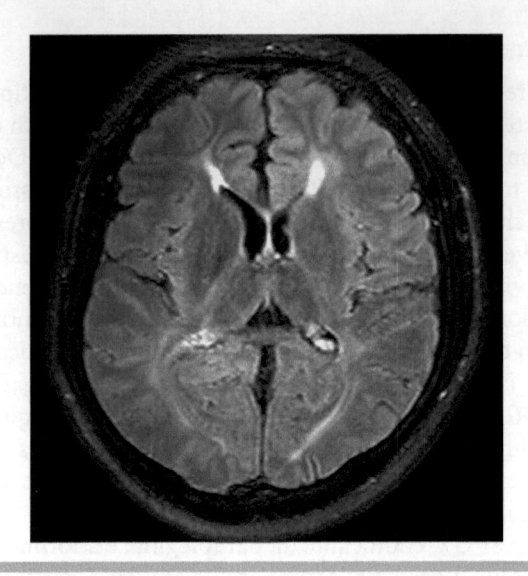

FIGURA 12.1. RM com sequência axial FLAIR revelando hipersinal linear a frente dos cornos frontais dos ventrículos laterais, alteração que constitui o sinal das "orelhas de lince". (Fonte: Propriedade do autor.)

desde paraparesia e ou distonia até casos mais dramáticos com leucodistrofia. Mutações do *FA2H* constituem uma das causas de NBIA (*neurodegeneration with brain iron accumulation*), ilustrando bem o *overlap* das PEHs com outras doenças neurodegenerativas.

PEH-*SPG58* constitui uma ataxia espástica na qual também exames complementares contribuem com a caracterização molecular. Nesses casos, a eletroneuromiografia tipicamente revela neuropatia periférica desmielinizante, enquanto a ressonância demonstra marcado hipersinal em T2, delineando a substância branca sob os giros pré e pós-central (Figura 12.2).

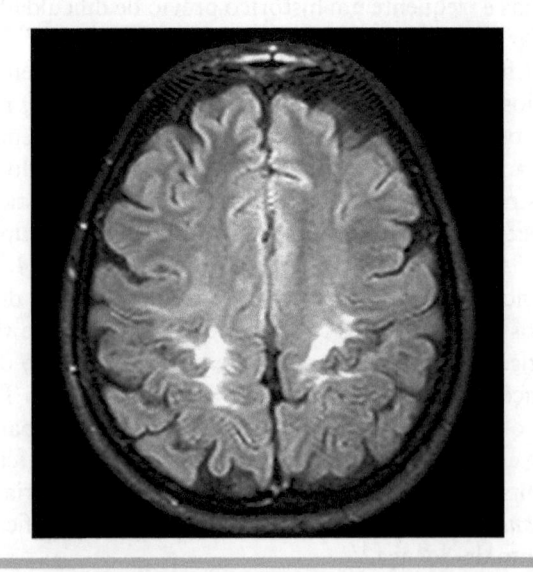

FIGURA 12.2. RM com sequência axial FLAIR revelando hipersinal delineando a substância branca sob os giros pré e pós-central. (Fonte: Propriedade do autor.)

A síndrome SPOAN (*spastic paraplegia, optic atrophy and neuropathy*) é uma forma de PEH identificada no Brasil. Caracteriza-se por início precoce de comprometimento motor central e periférico grave, deformidades esqueléticas, baixa acuidade visual (atrofia óptica congênita) e hiperecplexia. Até o momento, essa é a única doença AR causada por ganho tóxico de função relacionada a uma mutação em região não codificante.[29]

PEH recessiva ligada ao X

A PEH-*L1CAM* (ou PEH-*SPG1*), ou síndrome MASA (*mental retardation, aphasia, shuffling gait, adducted thumbs*) tem início precoce de um quadro composto, além das características descritas pelo acrônimo, por baixa estatura, hiperlordose e hidrocefalia. Esta última constitui o achado mais sugestivo desse subtipo de PEH e pode ou não estar associada à estenose de aqueduto e agenesia de corpo caloso.

PEH-*PLP1* (ou PEH-*SPG2*) se manifesta em meninos com neuropatia periférica e lesões de substância branca. Esta última pode acarretar confusão diagnóstica com doenças inflamatórias tais como ADEM (*acute disseminated encephalomyelitis*) ou esclerose múltipla; há inclusive relatos de casos com resposta a corticoterapia e presença de bandas oligoclonais no líquor. Um fato curioso é que a PEH-*PLP1* é alélica à síndrome hipomielinizante de Pelizaeus-Merzbacher. Esta última é côngenita e associada a deficiência intelectual, ataxia, hipotonia e morte precoce. Já o fenótipo de PEH é mais brando, com início na infância ou vida adulta.[10]

Doenças genéticas que apresentam sobreposição com PEH

No que tange às doenças hereditárias, diversas podem se apresentar como paraparesia espástica progressiva. A AVED (*ataxia with vitamin E deficiency*) pode ter como sintoma mais proeminente a espasticidade de marcha. Devido à facilidade de investigação por meio da dosagem vitamínica e à possibilidade de tratamento, essa causa deve ser amplamente considerada no rol de diagnósticos diferenciais.

A adrenomieloneuropatia é causada por mutação do gene *ABCD1*, sendo a herança recessiva ligada ao X. Trata-se de doença alélica à adrenoleucodistrofia, que se manifesta na criança do sexo masculino com perda relativamente rápida e global das funções neurológicas. A adrenomieloneuropatia constitui quadro mais brando, composto predominantemente por paraparesia espástica com início no adulto jovem do sexo masculino, devendo ser aventada, em especial, na presença de calvície ou hipocortisolismo (que muitas vezes leva a hiperpigmentação cutânea). Mães de filhos com adrenoleucodistrofia podem apresentar sinais e sintomas compatíveis com adrenomieloneuropatia de maneira tardia. A investigação é feita pela dosagem sérica de ácidos graxos de cadeia muito longa cuja elevação traduz disfunção peroxissomal. Ainda com relação às leucodistrofias, a doença de Krabbe (AR ligada ao gene *GALC*) destaca-se por se manifestar no adulto tipicamente com paraparesia espástica associada a lesões de substância branca que podem ser discretas (posteriores e poupando fibras em U). Declínio cognitivo, convulsões e cegueira cortical frequentemente se seguem. Redução da atividade da enzima galactocerebrosidase aponta para esse diagnóstico.

A xantomatose cerebrotendínea pode manifestar-se inicialmente com variados graus de ataxia e/ou paraparesia espástica, tipicamente associados a declínio cognitivo, epilepsia e neuropatia periférica. Diarreia crônica, aumento do volume tendíneo (xantomas), catarata, aterosclerose ou osteoporose precoces apontam para esse diagnóstico.

A dosagem sérica do colestanol demonstra elevação nos indivíduos afetados, sendo essa condição tratável com administração de ácido quenodesoxicólico.[30]

A ocorrência de flutuação dos sintomas com piora ao longo do dia deve chamar a atenção para o importante diagnóstico diferencial de distonia dopa-responsiva. Trata-se de um grupo de doenças monogênicas, sendo a forma mais frequente AD com penetrância incompleta ligada ao gene *GCH* (ou *DYT5*), também conhecida como doença de Segawa. É característica a apresentação com disfunção de marcha na infância. O quadro distônico pode ser sutil e limitar-se a um hálux em extensão (simulando o sinal de Babinski). Hiper-reflexia e aparente espasticidade também podem estar presentes. A resposta dramática e sustentada à levodopa torna obrigatório que o índice de suspeição para essa condição seja baixo. Em casos selecionados, convém realizar teste terapêutico com levodopa antes mesmo da investigação molecular.

A deficiência de metilenotetra-hidrofolato redutase (MTHF) é uma doença AR tratável que pode se apresentar como distúrbio de marcha. Além de paraparesia espástica progressiva, disfunção neuropsiquiátrica, neuropatia periférica e lesões de substância branca predominando em regiões posteriores são achados frequentes na forma de início no adulto. Em crianças, o quadro é mais grave e de progressão rápida, composto por microcefalia, leucoencefalopatia, apneia, convulsões e coma. Hiper-homocisteinemia com metioninemia normal ou baixa apontam para essa entidade. A identificação de mutação no gene *MTHFR* confirma o diagnóstico que é de extrema importância, tendo em vista a redução dos níveis de homocisteína e melhora clínica com suplementação de betaína anidra (também chamada trimetilglicina) 6-10 g/dia. Reposição associada de vitaminas do complexo B pode ser considerada.

A ataxia de Friedreich (AF) tem início tipicamente na infância ou adolescência com ataxia cerebelar e sensitiva associada a neuropatia periférica, levando a amiotrofia e abolição de reflexos. Os casos de início após os 25 anos, chamados LOFA (*late onset Friedreich ataxia*), se caracterizam por uma preservação dos reflexos que pode ser acompanhada de sinais e sintomas de disfunção piramidal. Aspectos extraneurológicos que usualmente apontam para o diagnóstico de AF são mais raros nos casos de LOFA, tais como diabetes *mellitus*, escoliose e miocardiopatia. A manifestação inicial pode ser um quadro puro de paraparesia espástica ou, mais comumente, ataxia espástica. A ocorrência de atrofia óptica também deve levantar suspeita desse diagnóstico.

A ataxia espinocerebelar tipo 3 (SCA3 ou doença de Machado-Joseph) é a ataxia AD mais comum no Brasil e no mundo, apresentando grande variabilidade fenotípica. É classificada em 5 subtipos de acordo com a presença de sinais e sintomas associados: distonia tipo 1; liberação piramidal tipo 2; neuropatia periférica tipo 3; parkinsonismo tipo 4; e paraparesia espástica no tipo 5. Considerando a frequência da doença de Machado-Joseph na nossa população, esse diagnóstico deve ser considerado nos casos de paraparesia complicada de herança AD. Por se tratar de doença por expansão de tripletos, esse diagnóstico pode não ser detectado por técnicas de sequenciamento de nova geração tais como o exoma. Em contrapartida, a detecção da expansão no gene *ATXN3* pode ser obtida por PCR, método mais simples e econômico.[8]

Em um subgrupo de pacientes, os sinais de espasticidade e ataxia podem ser igualmente proeminentes. Diz-se nesse caso que portam uma ataxia espástica. Nesse contexto, as mais importantes entidades são: a previamente mencionada PEH-*SPG7* e a ARSACS (*autosomal recessive spastic ataxia of Charlevoix-Saguenay*). Doença autossômica recessiva ligada ao gene *SACS* com idade de início até os 10 anos (média de 2 anos) de ataxia espástica associada a neuropatia sensitivo-motora (desmielinizante). Apresenta

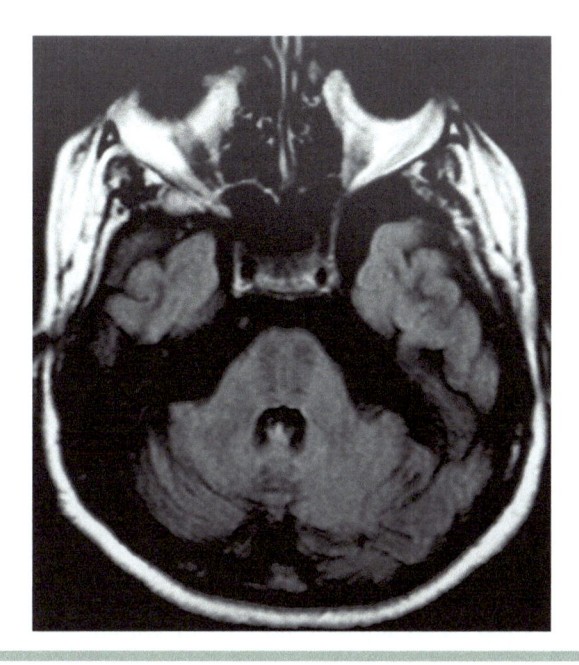

FIGURA 12.3. RM com sequência axial T1 revelando hipossinal linear ao longo da ponte. (Fonte: Propriedade do autor.)

sinais típicos à ressonância magnética, como estriações transversais na ponte e atrofia de vérmis superior cerebelar (Figura 12.3). A fundoscopia auxilia sobremaneira no diagnóstico, evidenciando bandas de mielinização anômala na retina. Ainda com relação à combinação de ataxia e espasticidade, um grupo específico de desordens denominadas ataxias espásticas (SPAX) apresentam grande representatividade. São classificadas em cinco subtipos, sendo a SPAX1 (ligada ao gene *VAMP1*) AD e as demais (SPAX 2, 3, 4, 5) autossômicas recessivas.[31]

Tratamento

Com exceção de transtornos metabólicos que simulam PEH (descritos anteriormente), o tratamento desses pacientes está restrito a medidas sintomáticas. O uso de medicamentos antiespásticos se faz mais benéfico naqueles pacientes com formas puras, em especial nos primeiros anos ou décadas de doença, em que a espasticidade predomina sobre a fraqueza como limitante da deambulação. Mesmo naqueles com significativa fraqueza convém realizar teste terapêutico com baixas doses desses medicamentos. Muitas vezes a adição de uma órtese associada ao tratamento medicamentoso possibilita melhora da qualidade da marcha. Baclofeno, tizanidina e ciclobenzaprina são os principais agentes disponíveis no Brasil. A sonolência constitui o principal efeito colateral dos antiespásticos orais, mas esse sintoma tende a melhorar parcialmente na maioria dos pacientes. Em alguns indivíduos, a sonolência pode limitar a utilização de doses maiores que seriam desejáveis do ponto de vista motor. Nesses casos, a injeção de toxina botulínica deve ser considerada. Atenção deve ser dada para a maior sensibilidade desses pacientes quando comparados a portadores de espasticidade de causa sequelar (paralisia cerebral ou AVC, por exemplo). Sendo assim, essa técnica deve ser empregada em baixas doses e com escolha criteriosa dos grupos musculares-alvo por profissional experiente com o objetivo de melhorar a espasticidade sem exacerbar a fraqueza (observação pessoal dos autores). Mesmo no caso de cadeirantes, as terapias antiespásticas podem trazer benefícios à higiene e manuseio do paciente por parte de seus cuidadores. Alguns indivíduos experimentam dor ou desconforto associados a espasmos musculares decorrentes da liberação piramidal. Nesse contexto, os antiespásticos também trazem benefício, podendo inclusive melhorar a qualidade do sono por reduzir o automatismo medular.

Retrações e anormalidades esqueléticas devem ser ativamente pesquisadas. A maioria dos pacientes apresenta algum grau de retração de tendões aquileus, por exemplo. Quando leve, tal deformidade pode ser corrigida por meio de exercícios e uso de órteses do tipo Mafo (durante o dia quando esta proporcionar auxílio à marcha ou no período noturno, naqueles com significativa fraqueza proximal que não toleram o peso adicional do Mafo durante a marcha). Diversas órteses podem trazer benefícios à marcha dos pacientes. Destaca-se a tira antiequina, que posiciona o tornozelo em um ângulo de 90° por meio de uma tira leve que conecta a região anterior do pé à perna. Isso possibilita que o indivíduo toque toda a região plantar no solo ao pisar, o que muitas vezes não ocorre em casos de significativa espasticidade do tríceps sural, trazendo maior estabilidade à marcha. Em pacientes com significativa fraqueza, convém avaliar o uso de muleta canadense ou andador. O uso de bengalas traz pouco benefício, estando indicado apenas em caso de fraqueza proximal leve com aumento da báscula de quadril ou em casos onde há limitação por dor. Muitos pacientes, porém, preferem utilizar uma bengala e apoiar-se sobre um acompanhante a adotar muletas canadenses ou andador (menos indicado). Em casos de retrações avançadas, a tenotomia cirúrgica traz maiores benefícios. Tais retrações podem se desenvolver em múltiplas articulações, provocando sintomas álgicos e anormalidades posturais que podem ser mais prejudiciais clinicamente que a própria paraparesia. A manutenção de um regime de fisioterapia com enfoque em exercícios de alongamento e equilíbrio em muito contribui para a prevenção dessas anormalidades. Em pacientes com dor ou doença articular degenerativa sobreposta ressalta-se o benefício da execução de exercícios em água, tais como hidroginástica ou hidroterapia, pelo seu menor impacto sobre as articulações, além da percepção do efeito analgésico e relaxante por parte de alguns indivíduos. Nos pacientes cadeirantes, especial atenção deve ser dada ao correto posicionamento na cadeira, adoção de mudanças rotineiras de decúbito e utilização de coxins. Essas medidas visam evitar a ocorrência de complicações como escoliose e escaras. Nesses casos, convém ainda a avaliação rotineira da função pulmonar, para que reabilitação da função respiratória seja iniciada precocemente, quando indicada. A dalfampridina é um agente bloqueador de canal de potássio indicado para paciente com distúrbio de marcha secundário à esclerose múltipla. Estudos preliminares (série de casos) apontam que esse medicamento poderá ser útil no manejo de pacientes com PEH.

A pesquisa ativa de outros sinais e sintomas pode resultar em melhora da qualidade de vida dos pacientes com PEH. Esses indivíduos apresentam maior frequência de dor, sintomas depressivos e fadiga; situações passíveis de tratamento específico. A ocorrência de parkinsonismo, ainda que sutil, abre outra janela terapêutica nestes casos.[6]

Conclusões

PEH engloba um grupo heterogêneo de doenças com substrato genético mendeliano. Estas acarretam axonopatia retrógrada, comprimento-dependente e progressiva. Apesar da ausência de tratamento modificador de doença, o correto diagnóstico e aconselhamento genético é de grande valia para esses pacientes e seus familiares. O prognóstico das PEH difere daquele de outras doenças neurodegenerativas que podem mimetizá-las. O prognóstico das ataxias espinocerebelares, por exemplo, tende a ser menos favorável que aquele da maioria dos casos de PEH. Mesmo entre os casos de PEH, os diferentes subtipos implicam em prognósticos, orientações e aconselhamento familiar diversos.

A conscientização da comunidade médica e profissionais de saúde sobre esse grupo de doenças é cada vez mais importante para pacientes e pesquisadores, tendo em vista a rápida progressão do conhecimento na área nos últimos anos. A detecção de genes causadores e identificação dos mecanismos moleculares responsáveis abre perspectivas terapêuticas que já se traduzem em experiências positivas em modelos animais.[12]

REFERÊNCIAS BIBLIOGRÁFICAS

1. Harding AE. Classification of the hereditary ataxias and paraplegias. Lancet. 1983; 1:1151-5.
2. de Souza PV, de Rezende Pinto WB, de Rezende Batistella GN, Bortholin T, Oliveira AS. Hereditary spastic paraplegia: Clinical and genetic hallmarks. Cerebellum. 2017; 16(2):525-51.
3. Tesson C, Koht J, Stevanin G. Delving into the complexity of hereditary spastic paraplegias: how unexpected phenotypes and inheritance modes are revolutionizing their nosology. Hum Genet. 2015; 134(6):511-38.
4. Ruano L, Melo C, Silva MC, Coutinho P. The global epidemiology of hereditary ataxia and spastic paraplegia: a systematic review of prevalence studies. Neuroepidemiology. 2014; 42(3):174-83.
5. Marras C, Lang A, van de Warrenburg BP, et al. Nomenclature of Genetic Movement Disorders: Recommendations of the International Parkinson and Movement Disorder Society Task Force. Mov Disord. 2017; 32(5):724-5.
6. Faber I, Servelhere KR, Martinez AR, D'Abreu A, Lopes-Cendes I, França-Jr MC. Clinical features and management of hereditary spastic paraplegia. Arq Neuropsiquiatr. 2014; 72(3):219-26.
7. Servelhere KR, Faber I, Saute JA, Moscovich M, D'Abreu A, Jardim LB, et al. Non-motor symptoms in patients with hereditary spastic paraplegia caused by SPG4 mutations. Eur J Neurol. 2016; 23(2):408-11.
8. Schüle R, Holland-Letz T, Klimpe S, et al. The Spastic Paraplegia Rating Scale (SPRS): a reliable and valid measure of disease severity. Neurology. 2006; 67(3):430-4.
9. Servelhere KR, Faber I, Coan AC, França M Junior. Translation and validation into Brazilian Portuguese of the Spastic Paraplegia Rating Scale (SPRS). Arq Neuropsiquiatr. 2016; 74(6):489-94.
10. Klebe S, Stevanin G, Depienne C. Clinical and genetic heterogeneity in hereditary spastic paraplegias: from SPG1 to SPG72 and still counting. Rev Neurol. 2015; 171(6-7):505-30.
11. Pensato V, Castellotti B, Gellera C, et al. Overlapping phenotypes in complex spastic paraplegias SPG11, SPG15, SPG35 and SPG48. Brain. 2014; 137:1907-20.
12. Noreau A, Dion PA, Rouleau GA. Molecular aspects of hereditary spastic paraplegia. Exp Cell Res. 2014; 325(1):18-26.
13. Hazan J, Fonknechten N, Mavel D, et al. Spastin, a new AAA protein, is altered in the most frequent form of autosomal dominant spastic paraplegia. Nat Genet. 1999; 23(3):296-303.
14. França MC Jr, Dogini DB, D'Abreu A, et al. SPG4-related hereditary spastic paraplegia: frequency and mutation spectrum in Brazil. Clin Genet. 2014; 86:194-6.
15. Loureiro JL, Brandão E, Ruano L, et al. Autosomal dominant spastic paraplegias: a review of 89 families resulting from a portuguese survey. JAMA Neurol. 2013; 70(4):481-7.
16. Chelban V, Tucci A, Lynch DS, et al. Truncating mutations in SPAST patients are associated with a high rate of psychiatric comorbidities in hereditary spastic paraplegia. J Neurol Neurosurg Psychiatry. 2017; 88(8):681-7.
17. The Human Gene Mutation Database. Cardiff University; 2017 out 8. Disponível em: http://www.hgmd.cf.ac.uk/.
18. Zhao X, et al. Mutations in a newly identified GTPase gene cause autosomal dominant hereditary spastic paraplegia. Nat Genet. 2001; 29(3):326-31.
19. Zhao GH, Liu XM. Clinical features and genotype-phenotype correlation analysis in patients with ATL1 mutations: A literature reanalysis. Transl Neurodegener. 2017; 4,6:9.
20. Valdmanis PN, Meijer IA, Reynolds A, et al. Mutations in the KIAA0196 gene at the SPG8 locus cause hereditary spastic paraplegia. Am J Hum Genet. 2007; 80:152-61.
21. Souza PVS, Bortholin T, Dias RB, et al. New genetic causes for complex hereditary spastic paraplegia. J Neurol Sci. 2017; 379:283-92.

22. França Jr MC, Yasuda C, Pereira FRS, et al. White and grey matter abnormalities in patients with SPG11 mutations. J Neurol Neurosurg Psychiatry. 2012; 83:828-33.
23. Online Mendelian Inheritance in Man, OMIM®. McKusick-Nathans Institute of Genetic Medicine, Johns Hopkins University (Baltimore, MD); 2017 out 8. Disponível em: http://omim.org/.
24. Klebe S, Depienne C, Gerber S, et al. Spastic paraplegia gene 7 in patients with spasticity and/or optic neuropathy. Brain. 2012; 135:2980-93.
25. Stevanin G, Santorelli FM, Azzedine H, et al. Mutations in SPG11, encoding spatacsin, are a major cause of spastic paraplegia with thin corpus callosum. Nat Genet. 2007; 39:366-72.
26. Kara E, Tucci A, Manzoni C, et al. Genetic and phenotypic characterization of complex hereditary spastic paraplegia. Brain. 2016; 139:1904-18.
27. Schüle R, Wiethoff S, Martus P, et al. Hereditary Spastic Paraplegia: Clinicogenetic Lessons from 608 Patients. Ann Neurol. 2016; 79(4):646-58.
28. Novarino G, Fenstermaker AG, Zaki MS, et al. Exome sequencing links corticospinal motor neuron disease to common neurodegenerative disorders. Science. 2014; 343:506-11.
29. Melo US, Macedo-Souza LI, Figueiredo T, et al. Overexpression of KLC2 due to a homozygous deletion in the non-coding region causes SPOAN syndrome. Hum Mol Genet. 2015; 24(24):6877-85.
30. Saute JA, Giugliani R, Merkens LS, Chiang JP, DeBarber AE, de Souza CF. Look carefully to the heels! A potentially treatable cause of spastic paraplegia. J Inherit Metab Dis. 2015; 38(2):363-4.
31. Synofzik M, Schüle R. Overcoming the divide between ataxias and spastic paraplegias: shared phenotypes, genes, and pathways. Mov Disord. 2017; 32(3):332-45.

Outros Distúrbios do Movimento (neurodegeneração com acúmulo cerebral de ferro, doença de Wilson, tiques e mioclonias)

Hélio Afonso Ghizoni Teive
Egberto Reis Barbosa
Chien Hsin Fen

Neurodegeneração com acúmulo cerebral de ferro

Introdução

A neurodegeneração com acúmulo cerebral de ferro (NACF) representa um grupo heterogêneo de doenças neurodegenerativas hereditárias, caracterizadas pela acumulação excessiva de ferro no cérebro, particularmente ao nível dos gânglios da base, e em menor grau na substância negra e regiões adjacentes.[1-4] NACF é considerada um grupo de doenças muito raro, com prevalência menor que 1/1.000.000 na população em geral.[1-4] A NACF tem como manifestações clínicas mais relevantes a presença de distúrbios do movimento, particularmente parkinsonismo, distonia, sinais piramidais, disfunção cognitiva, e anormalidades de retina.[1-13] Na atualidade, dez formas de NACF têm sido descritas: a grande maioria delas, oito, com herança autossômica recessiva, uma com herança autossômica dominante e uma com herança dominante ligada ao X. A forma mais comum e mais importante de todas é a neurodegeneração associada com a pantotenato quinase (NAPK), causada por mutações no gene *PANK2*.[1-14]

Aspectos históricos

Coube a Hunt, em 1917, descrever o primeiro caso dessa enfermidade, com o relato de caso de um paciente com parkinsonismo juvenil, associado com a presença de atrofia do globo pálido.[15] Entretanto, do ponto de vista histórico, considera-se que a descrição mais detalhada dessa enfermidade foi realizada no ano de 1922, por Hallervorden e Spatz, com o relato de casos de uma família com cinco irmãs afetadas pela doença, caracterizada pela presença de distonia, com disfunção cognitiva, com confirmação neuropatológica de lesões ao nível dos globos pálidos e da substância negra.[16] Davidson descreveu no ano de 1954 uma série de casos, com cinco pacientes, com quadro progressivo de parkinsonismo, distonia e espasticidade, associados com lesões do sistema piramidal e dos globos pálidos, criando o termo degeneração pálido-piramidal (DPP).[17] Entretanto, a doença passou a ser mundialmente conhecida como síndrome de Hallervorden-Spatz (SHS)

– neuropatologistas alemães de renome internacional.[18] Posteriormente, com a descoberta do envolvimento de Julius Hallervorden e Hugo Spatz com o programa de eutanásia executado pelo regime nazista (Programa Aktion-T-4), durante o período do Terceiro Reich na Alemanha, esse epônimo foi abandonado.[2-7,9,19,20] Com os avanços dos exames de neuroimagem e as descobertas genéticas, a enfermidade passou a ser conhecida como NACF, apesar de alguns autores ainda preconizarem a denominação síndrome pálido-piramidal (SPP), ou mesmo o termo síndrome parkinsoniana-piramidal.[3,17,21-23]

Classificação e aspectos clínico-genéticos

A Tabela 13.1 demonstra as dez formas conhecidas de NACF, com as formas de herança e os respectivos genes. Em virtude da grande complexidade desse grupo de enfermidades neurodegenerativas, com grande sobreposição dos sintomas e sinais clínicos, assim como dos achados de neuroimagem, alguns autores descreveram um algoritmo para auxiliar no processo de diagnóstico.[3,24] Os aspectos clínico-genéticos dessas enfermidades serão discutidos a seguir.

Neurodegeneração associada com a pantotenato quinase (NAPK)

A NAPK representa a forma mais comum de NACF, correspondendo a 50% dos casos e apresenta uma herança autossômica recessiva (Tabela 13.2).

Considera-se que a maior parte dos casos relatados na literatura como SHH foram, provavelmente, descrições da NAPK.[1-14] A descoberta do gene envolvido na NAPK, em 2001, por Zhou e colaboradores,[25] denominado *PANK2*, abriu uma nova era de pesquisas nesse grupo de enfermidades neurodegenerativas.[1-14] O gene *PANK2*, localizado no cromossoma 20p13-p12,3, apresenta sete éxons, e a mutação denominada G521R é a mais frequente, representando 25% dos casos. O gene *PANK2* codifica uma proteína mitocondrial, denominada pantotenato quinase 2 (NAPK2), que é uma das quatro proteínas pantotenato quinase humanas que participam da fosforilação da vitamina B5, da N-pantotenoil cisteína e da panteteína e que estão envolvidas na biossíntese da coenzima A, enzima

TABELA 13.1. Neurodegeneração com acúmulo cerebral de ferro (NACF) – subtipos e genética

NACF – subtipo	Gene	Herança
NAPK	*PANK2*	Autossômica recessiva
NAFL	*PLA2G6*	Autossômica recessiva
NAPMM	*C19ORF12*	Autossômica recessiva
NAPBP	*WDR45*	Ligada ao X – dominante
NAHAG	*FA2H*	Autossômica recessiva
NAPSCA	*COASY*	Autossômica recessiva
Neuroferritinopatia	*FTL*	Autossômica dominante
Aceruloplasminemia	*CP*	Autossômica recessiva
Síndrome de Kufor-Rakeb	*DCAF17*	Autossômica recessiva
Síndrome de Woodhouse-Sakati	*ATP13A2*	Autossômica recessiva

NACF: neurodegeneração com acúmulo cerebral de ferro; NAPK: neurodegeneração associada com pantotenato quinase; NAFL: neurodegeneração associada com fosfolipase A2; NAPMM: neurodegeneração associada com a proteína da membrana mitocondrial; NAPBP: neurodegeneração associada com a proteína *beta-propeller*; NAHAG: neurodegeneração associada com a hidroxilase de ácidos graxos; NAPSCA: neurodegeneração associada com a proteína sintase da coenzima A.

TABELA 13.2. Frequência dos subtipos de neurodegeneração com acúmulo cerebral de ferro (NACF)

NACF – subtipos	Porcentagem (%)
NAPK	50%
NAFL	20%
NAPMM	10%
Idiopática	8%
NAPBP	7%
Outras (NAPSCA, NF, ACP, SKR, SWS)	2%
NAHAG	1%

NACF: neurodegeneração com acúmulo cerebral de ferro; NAPK: neurodegeneração associada com pantotenato quinase; NAFL: neurodegeneração associada com fosfolipase A2; NAPMM: neurodegeneração associada com a proteína da membrana mitocondrial; NAPBP: neurodegeneração associada com a proteína *beta-propeller*; NAPSCA: neurodegeneração associada com a proteína sintase da coenzima A; NF: neuroferritinopatia; ACP: aceruloplasminemia; SKR: síndrome de Kufor-Rakeb; SWS: síndrome de Woodhouse-Sakati; NAHAG: neurodegeneração associada com a hidroxilase de ácidos graxos. (Adaptada de Hogarth P, 2009 e Salomão RPA, et al., 2016.[2,3])

de fundamental importância no metabolismo dos ácidos graxos. A deficiência da NAPK2 provoca acumulação de N-patotenil cisteína e de cisteína livre, com subsenquente acúmulo de ferro, dano oxidativo e morte neuronal.[1-14,26] Do ponto de vista clínico, a NAPK tem sido classificada em formas clínicas, com início precoce, forma "clássica", com evolução rapidamente progressiva, e formas "atípicas", lentamente progressivas, com início tardio. Na forma clássica, o início ocorre em geral antes dos 6 anos de idade, com dificuldade de marcha, com distonia predominante nos membros inferiores, particularmente nos pés. De forma associada pode-se encontrar a presença de sinais piramidais e queixas de perda visual, decorrente de retinopatia pigmentar.[1-14,26] O exame de ressonância magnética do encéfalo pode demonstrar anormalidades bastante sugestivas da enfermidade, com a presença de depósito de ferro nos gânglios da base (globo pálido), definindo o sinal denominado "olho de tigre", caracterizado pela presença de uma área central de hiperintensidade, circundada por áreas de hipointensidade, ao nível do globo pálido, nas imagens ponderadas em T2.[1-14,27] O exame de hemograma pode revelar também a presença de acantócitos. As formas ditas "atípicas", com início acima dos 10 anos de idade, ou ainda na adolescência ou em adultos jovens, têm uma progressão mais lenta e podem se manifestar com a presença de parkinsonismo, disfonia espasmódica, palilalia, gagueira, distonia (particularmente na região oromandibular, axial e de ação) e tiques. Da mesma forma, sintomas neuropsiquiátricos são comuns, com a presença de distúrbios do humor, impulsividade, transtorno obsessivo-compulsivo e distúrbios comportamentais.[1-4,10-14] Do ponto de vista neuropatológico, existe degeneração dos globos pálidos, com a presença de acúmulo excessivo de ferro, e com a presença do achado clássico de esferoides neuroaxonais.[1-4,10-14] Recentemente, Darling e colaboradores publicaram um estudo com a definição de uma escala clínica para avaliação de pacientes com NAPK.[28] O tratamento da NAPK é sintomático, com drogas para o manejo da distonia, como anticolinérgicos, benzodiazepínicos, toxina botulínica, além de drogas antiespásticas, como o baclofeno. Em casos selecionados pode-se indicar a estimulação cerebral profunda (DBS). Mais recentemente, têm sido publicados estudos controlados, randomizados, com o uso de drogas quelantes do ferro, como o deferiprona, com resultados iniciais promissores.[1-4,10,11,29] Cossu e colaboradores publicaram, em 2014, um estudo com quatro anos de duração, com seis pacientes, demonstrando a eficácia e segurança do uso de deferiprona no tratamento da NAPK.[29]

Neurodegeneração associada com a fosfolipase A2 (NAFL)

Essa forma de NACF, definida como neurodegeneração associada com a fosfolipase A2 (NAFL), está relacionada com a presença de mutações no gene *PLA2G6* (fosfolipase A cálcio-independente), que é fundamental na homeostase dos fosfolipídeos da membrana celular.[1-4,10-14,26] O gene *PLA2G6*, mapeado no cromossoma 22q13.1, codifica uma proteína (PLA2), do grupo da fosfolipase, com 806 aminoácidos, com um tamanho de 88 kDa. O gene *PLA2G6* é responsável por 70% do total da atividade da proteína PLA2 no cérebro, cuja expressão é a nível mitocondrial, com função neuroprotetora.[1-4,10-14,26] As mutações no gene *PLA2G*, com herança autossômica recessiva, promovem uma deficiência da atividade enzimática a nível mitocondrial, com prejuízo da síntese de fosfolipídeos, ácidos graxos, comprometendo a homeostase da membrana celular, e resultando em acúmulo de ferro cerebral, atrofia e neurodegeneração, a qual tem correlação com os fenótipos observados.[1-4,10-14,26] A apresentação clínica da NAPL é muito ampla, com síndromes de início na infância, incluindo a conhecida distrofia neuroaxonal infantil clássica (DNAI), a distrofia neuroaxonal atípica (DNAA) e doenças de início tardio, em adultos, definidas como distonia-parkinsonismo relacionado ao gene *PLA2G6*. A DNAI é caracterizada pelo início na infância, antes dos 2 anos de idade, com a presença de atraso do desenvolvimento neuropsicomotor, ataxia cerebelar, neuropatia periférica e atrofia óptica, que é muito relevante para o diagnóstico. Já a DNAA, conhecida também como síndrome de Karak, manifesta-se com ataxia cerebelar, distonia, arreflexia profunda e disfunção cognitiva. A forma de início tardio, em adultos, da NAPL, tem apresentação clínica com distonia, parkinsonismo, com resposta parcial ao uso de drogas dopaminérgicas. Essa forma clínica tem sido classificada, dentro do grupo de parkinsonismos genéticos, como PARK14.[1-4,10-14] Os exames de neuroimagem demonstram em geral a presença de acúmulo de ferro nos gânglios da base, associado à presença de atrofia cerebelar.[1-4,11,12,27]

Neurodegeneração associada com a proteína da membrana mitocondrial (NAPMM)

A neurodegeneração associada com a proteína da membrana mitocondrial (NAPMM) é causada pela presença de mutações no gene *C19ORF12*. A proteína codificada por esse gene tem localização na membrana mitocondrial, com função pouco conhecida, possivelmente relacionada com o metabolismo de ácidos graxos e função energética celular.[1-4,11,12,14,26] O diagnóstico da NAPMM é confirmado pela detecção de mutações patogênicas, bialélicas, no gene *C19ORF12*. Do ponto de vista clínico, a enfermidade, com herança autossômica recessiva, apresenta-se na primeira década de vida, e mais raramente no início da vida adulta, com sinais piramidais (marcha espástica), distonia, ataxia cerebelar, atrofia óptica, parkinsonismo e distúrbios comportamentais e psiquiátricos. Com a evolução da enfermidade podem aparecer sinais de comprometimento do neurônio motor inferior (neuronopatias motoras), sugerindo o diagnóstico de esclerose lateral amiotrófica (ELA).[1-4,11,12,14,26] Os exames de neuroimagem (ressonância magnética) demonstram a presença de atrofia cerebral cortical e cerebelar, além da alteração de sinal nos gânglios da base (globo pálido), sugestiva da acumulação de ferro.[1-4,11,12,27] Do ponto de vista neuropatológico, a NMAPMM pode ser classificada como uma sinucleinopatia, e o tratamento é basicamente sintomático.[1-4,11,12,14,26]

Neurodegeneração associada com a proteína beta-propeller (NAPBP)

A neurodegeneração associada com a proteína beta-*propeller* (NAPBP) é uma forma de NACF, com herança dominante ligada ao cromossomo X, causada pela presença de mutações no gene conhecido como *WDR45*. A proteína codificada por esse gene é conhecida como beta-*propeller*, relacionada com os processos de autofagia celular.[1-4,11,12,14,26] A enfermidade afeta pacientes jovens do sexo feminino, com apresentações clínicas variadas, com a presença de ataxia cerebelar, epilepsia, com diferentes tipos de crises convulsivas, sinais piramidais, distúrbios do sono (hipersonolência), distonia, parkinsonismo, distúrbios de linguagem, estereotipias (síndrome de Rett atípica) e demência. Inicialmente, uma forma da enfermidade foi definida como SENDA (encefalopatia estática com neurodegeneração na infância).[1-4,14,26] Do ponto de vista neuropatológico encontra-se predominantemente atrofia cerebelar, associada com a acumulação de ferro cerebral e comprometimento da substância negra.[1-4,11,12,14,26] O exame de ressonância magnética do encéfalo pode demonstrar a presença de hipossinal em gânglios da base, particularmente os globos pálidos, incluindo também a substância negra, associada com alteração de sinal na substância branca periventricular.[1-4,27] Da mesma forma que as outras formas de NAFC, o tratamento dessa enfermidade é também sintomático, em especial, o manejo das crises epilépticas.[1-4]

Neurodegeneração associada com a hidroxilase de ácidos graxos (NAHAG)

A neurodegeneração associada com a hidroxilase de ácidos graxos (NAHAG) está relacionada com a presença de mutações no gene *FA2H*. Esse gene tem relação direta com a produção de mielina no sistema nervoso central e com a regulação do ciclo celular. Inicialmente, as mutações do gene *FA2H* foram relacionadas com uma forma complicada de paraplegia espástica hereditária associada com leucodistrofia, definida como HSP35, mas posteriormente foi reclassificada como NAHAG, um subtipo de NACF.[1-4,11,12,14,26] O quadro clínico pode iniciar-se na infância precoce com ataxia cerebelar, espasticidade, distonia, disfunção cognitiva, atrofia óptica e neuropatia periférica axonal.[1-4,11,12,14,26] Uma peculiaridade observada no exame de ressonância magnética do encéfalo é a presença associada de atrofia cerebelar e afilamento do corpo caloso.[1-4,27]

Neurodegeneração associada com a proteína sintase da coenzima A (NAPC)

A neurodegeneração associada com a proteína sintase da coenzima A – COASY (NAPSCA), está relacionada com a presença de mutação no gene *COASY*. Trata-se de um erro inato do metabolismo da coenzima A, com herança autossômica recessiva, com poucos casos descritos na literatura.[1-4,11,12,14,26] O quadro clínico, com dificuldades de marcha, disfunção cognitiva, distonia oromandibular, espasticidade (paraparesia espástica), parkinsonismo e neuropatia periférica axonal, é muito semelhante clinicamente com as outras formas de NAFC.[1-4,11,12,14,26] O exame de tomografia computadorizada do crânio pode demonstrar a presença de calcificações dos gânglios da base e a ressonância magnética do encéfalo pode demonstrar a presença do sinal do "olho de tigre".[1-4,27]

Neuroferritinopatia

Trata-se de uma forma rara de NACF, com herança autossômica dominante, de início na idade adulta, relacionada com a mutação do gene *FTL1* (cadeia leve da ferritina), localizado no cromossomo 19q13.3. A proteína mutante modifica a ação carreadora de ferro da ferritina, resultando na acumulação anormal de ferro no cérebro.[1-4,11,12,14,26,30,31] A mutação mais comum é a 460insA, muito encontrada na região da Cúmbria, um condado do Norte da Inglaterra, fazendo fronteira com a Escócia.[2,3,30,31] O quadro clínico é caracterizado pela presença de coreia, distonia (predominante na região orofacial), parkinsonismo, disfunção cognitiva, sinais piramidais e distúrbios psiquiátricos.[1-4,14,26,30,31] Os pacientes apresentam níveis séricos de ferritina baixos (abaixo de 20 µg/dL) e o exame de ressonância magnética do encéfalo demonstra a presença de ferro nas regiões dos gânglios da base, tálamo, núcleo rubro, além de alterações císticas, que aparecem mais tardiamente, nos núcleos caudado e putâmen.[1-4,27,30,31] Não há tratamento curativo, apenas sintomático, para essa doença.[1-4,30,31]

Aceruloplasminemia

A aceruloplasminemia representa outra forma muito rara de NACF, com herança autossômica recessiva, causada por mutações no gene da ceruloplasmina (CP). Mutações do gene *CP* promovem uma redução ou ausência da proteína ceruloplasmina, que é uma glicoproteína carreadora de cobre e relacionada com a exportação de ferro celular, em que atua como uma ferroxidase.[1-4,11,12,14,26,32] A falta de atividade da ferroxidase leva ao acúmulo de ferro no encéfalo, particularmente nos gânglios da base, núcleo rubro, tálamo e córtex cerebral, que pode ser observada no exame de ressonância magnética do encéfalo (depósito de ferro mais difuso, não confinado aos gânglios da base), além da retina e do pâncreas.[1-4,11,12,14,26,27,32] A enfermidade é muito comum no Japão.[2,3,32] O quadro clínico, com início na vida adulta, inclui a presença de diabetes *mellitus*, anemia microcítica, retinopatia e distúrbios do movimento, com a presença de distonia facial (blefaroespasmo, oromandibular, de língua, torcicolo), coreia, parkinsonismo, tremor, ataxia cerebelar e disfunção cognitiva.[1-4,32] O diagnóstico de aceruloplasminemia pode ser sugerido pela presença de níveis séricos de ceruloplasmina baixos ou pela sua ausência, presença de anemia, hiperglicemia, com elevação dos níveis da ferritina, e redução dos níveis de ferro e de cobre. Várias tentativas de tratamento com drogas quelantes de ferro têm sido realizadas, com resultados ainda não totalmente conclusivos com relação à sua eficácia, particularmente nos sintomas cerebrais.[1-4,32]

Síndrome de Woodhouse-Sakati

A síndrome de Woodhouse-Sakati é uma doença com herança autossômica recessiva, muito rara, causada pela mutação no gene *C2orf37*, também conhecido como *DCAF17*, o qual codifica uma proteína nucleolar que está relacionada com a regulação do processo de transcrição genética, chamada proteína carreadora de esterol X (SPCx). Essa proteína, que é uma enzima peroxissomal, tem atividade no metabolismo de ácidos graxos, interferindo no metabolismo da acetilcoenzima A, e a sua deficiência promove o acúmulo de ferro nos tecidos.[1-4,11,12,14,26] A enfermidade tem sido descrita mais comumente em pacientes da Arábia Saudita.[2,3] O quadro clínico mais comum demonstra a presença de hipogonadismo, surdez neurossensorial, alopecia, diabetes *mellitus*, associada com a presença de distonia, coreia e de disfunção cognitiva.[1-4,14,26] O exame de ressonância magnética do encéfalo demonstra a presença de hipointensidades nos gânglios da base e na substância branca.[1-4,27]

Síndrome de Kufor-Rakeb

A síndrome de Kufor-Rakeb é uma enfermidade, também muito rara, relacionada com mutações no gene *ATP13A2*, que codifica uma proteína lisossomal chamada ATPase.[1-4,14,26] A síndrome de Kufor-Rakeb é também conhecida como uma forma de parkinsonismo genético PARK9, originalmente descrita em famílias da Jordânia.[1-4,14] A mutação do gene *ATP13A2* também está relacionada com a doença conhecida como lipofuscinose ceroide neuronal.[1-4,13,26] O quadro clínico é caracterizado pela presença de parkinsonismo

TABELA 13.3. Neurodegeneração com acúmulo cerebral de ferro (NACF) – aspectos clínicos e laboratoriais mais relevantes

NACF	Aspectos clínicos
NAPK	Retinopatia pigmentar, acantócitos, palilalia
NAFL	Distonia-parkinsonismo, atrofia óptica, distrofia neuroaxonal infantil
NAPMM	Distona, parkinsonismo, espasticidade, atrofia óptica, neuropatia motora/ELA
NAPBP	Ataxia cerebelar, epilepsia, hipersonolência, estereotipias (semelhante a síndrome de Rett)
NAHAG	Paraplegia espástica, atrofia óptica, neuropatia periférica
NAPSCA	Distonia, espasticidade, neuropatia periférica
Neuroferritinopatia	Distonia orofacial, ferritina baixa
Aceruloplasminemia	Diabetes *mellitus*, anemia, distonia facial, ceruloplasmina baixa
Síndrome de Woodhouse-Sakati	Hipogonadismo, surdez, alopecia
Síndrome de Kufor-Rakeb	Oftalmoplegia vertical, minimioclonias face-dedos

NACF: neurodegeneração com acúmulo cerebral de ferro; NAPK: neurodegeneração associada com pantotenato quinase; NAFL: neurodegeneração associada com fosfolipase A2; NAPMM: neurodegeneração associada com a proteína da membrana mitocondrial; NAPBP: neurodegeneração associada com a proteína *beta-propeller*; NAHAG: neurodegeneração associada com a hidroxilase de ácidos graxos; NAPSCA: neurodegeneração associada com a proteína sintase da coenzima A; ELA: esclerose lateral amiotrófica.

juvenil, associado com sinais piramidais, retardo mental, paralisia da mirada vertical e pela presença de mioclonias (minimioclonias localizadas na face e nos dedos).[1-4,14,26] O exame de ressonância magnética pode demonstrar a presença de ferro nos gânglios da base; contudo o achado mais frequente é de atrofia cerebral.[1-4,27]

Conclusão

A abordagem de pacientes com NAFC constitui sempre um desafio diagnóstico para o neurologista, em virtude da complexidade dos quadros, com sobreposição dos dados clínicos neurológicos e de neuroimagem. Entretanto, uma abordagem clínica com valorização da idade de início dos sintomas, da presença de história familiar, com padrões de herança autossômica recessiva, dominante ou ainda ligada ao X, presença de manifestações sistêmicas e dos distúrbios do movimento associados, bem como dos padrões de acometimento do encéfalo nos exames de ressonância magnética, podem ajudar sobremaneira o neurologista na investigação dessas raras enfermidades. Essa abordagem serve principalmente para auxiliar o neurologista na solicitação dos exames de genética molecular, para a comprovação diagnóstica da enfermidade e para o aconselhamento familiar.[1-4,10-14,26,27,30-32] A Tabela 13.3 demonstra os principais dados clínicos das diferentes formas de NAFC e a Tabela 13.4 resume os principais sinais encontrados nos exames de neuroimagem.

Doença de Wilson

Introdução

Entre os 23 elementos químicos com funções fisiológicas conhecidas no organismo humano, 12 são metais que desempenham funções estruturais, regulatórias e catalíticas

TABELA 13.4. Neurodegeneração com acúmulo cerebral de ferro (NACF) – achados mais expressivos nos exames de neuroimagem

NACF	Neuroimagem (RM)
NAPK	Sinal do "olho de tigre" (globo pálido)
NAFL	Acumulação de ferro gânglios da base + atrofia cerebelar
NAPMM	Alteração de sinal nos gânglios da base + atrofia cerebral cortical e cerebelar
NAPBP	Alteração de sinal nos gânglios da base na substância branca
NAHAG	Acumulação de ferro nos gânglios da base, anormalidades na substância branca + atrofia do corpo caloso
NAPSCA	Calcificações dos gânglios da base, sinal do "olho de tigre"
Neuroferritinopatia	Degeneração cística dos gânglios da base
Aceruloplasminemia	Depósito cerebral difuso de ferro
Síndrome de Woodhouse-Sakati	Acúmulo de ferro no globo pálido + alteração de sinal na substância branca
Síndrome de Kufor-Rakeb	Atrofia encefálica, alteração de sinal dos gânglios da base

NACF: neurodegeneração com acúmulo cerebral de ferro; NAPK: neurodegeneração associada com pantotenato quinase; NAFL: neurodegeneração associada com fosfolipase A2; NAPMM: neurodegeneração associada com a proteína da membrana mitocondrial; NAPBP: neurodegeneração associada com a proteína *beta-propeller*; NAHAG: neurodegeneração associada com a hidroxilase de ácidos graxos; NAPSCA: neurodegeneração associada com a proteína sintase da coenzima A; RM: ressonância magnética.

em diferentes tipos de proteínas (enzimas, receptores e transportadores) cruciais para preservação das células e, como consequência, da vida.[33] Deficiências de aporte nutricional, alterações genéticas e, por outro lado, exposição a níveis tóxicos desses metais podem levar a uma série de condições patológicas, entre as quais várias que envolvem o sistema nervoso central. De particular importância no campo dos transtornos do movimento estão as afecções relacionadas à quebra da homeostase do cobre, do ferro e do manganês.

A doença de Wilson (DW) ou degeneração hepatolenticular foi inicialmente descrita por Samuel A. K. Wilson, em 1912.[34] É de ocorrência universal, sendo mais prevalente em populações com maior consanguinidade, já que é doença genética. Coffey e colaboradores,[35] em estudo realizado no Reino Unido, com base em estudo genético em neonatos aparentemente saudáveis, observaram que a prevalência de afetados para a DW era 1 em 7.000, mas como a penetrância é variável, a prevalência da doença manifestada na população fica aquém dessa taxa.

Metabolismo normal do cobre

O cobre é um elemento essencial para vários sistemas enzimáticos na espécie humana, mas a sua atividade redox pode levar à geração de radicais livres de oxigênio.[36] O fígado é o orgão central no metabolismo do cobre. Na Figura 13.1 constam as vias metabólicas do cobre no hepatócito.

O cobre, ingerido na quantidade diária de cerca de 2 mg, é absorvido principalmente no duodeno, liga-se à albumina e é transportado para o fígado pelo sistema porta.

O cobre entra no hepatócito ligando-se a um transportador específico: o Ctr1 (*copper transporter 1*). No citosol, o cobre segue diversos caminhos: liga-se à glutationa (GSH),

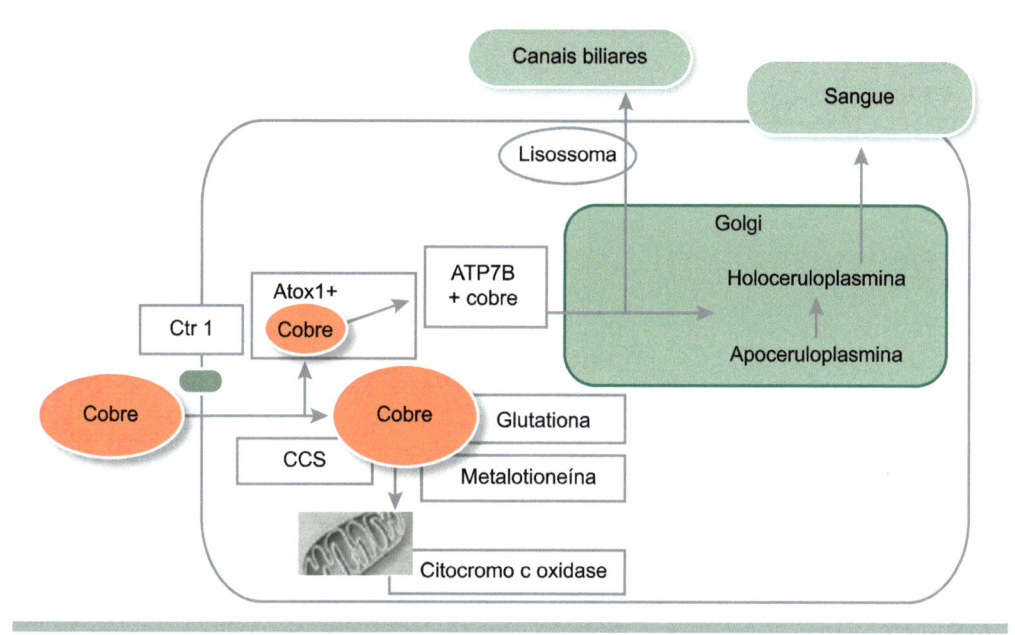

FIGURA 13.1. O cobre entra no hepatócito ligando-se a um transportador de cobre (Ctr1 – *copper transporter 1*). No citosol segue diversos caminhos: liga-se à glutationa (GSH), às chaperonas Atox1 (antioxidante 1) e à CCS (*copper chaperone for SOD*) e a uma chaperona que conduz à mitocôndria (integra-se à citocromo c oxidase). O excesso de cobre livre no hepatócito liga-se à metalotioneína que retém o metal em uma forma atóxica. A Atox1 transfere o cobre para a ATP7B que, no complexo de Golgi, promove sua ligação com apoceruloplasmina para formar a holoceruloplasmina (que vai para o plasma) e, por outro lado, conduz o cobre excedente para ser excretado nos canais biliares, por via lisossomal.

às chaperonas Atox1 (antioxidante 1) e à CCS (*copper chaperone for SOD – superoxide dismutase*) e a uma terceira chaperona que o conduz à mitocôndria, onde integra-se à molécula da citocromo c oxidase. O excesso de cobre livre no hepatócito liga-se à metalotioneína que retém o metal em uma forma atóxica. A Atox1 transfere o cobre para a ATP7B, que no complexo de Golgi promove sua ligação com apoceruloplasmina para formar a holoceruloplasmina (que vai para o plasma) e, por outro lado, conduz o cobre excedente para os lisossomas, que por exocitose excretam o metal nos canais biliares.

Aspectos etiopatogênicos

A DW é uma condição genética, de herança monogênica, com transmissão autossômica recessiva. Os indivíduos homozigotos sempre desenvolvem a moléstia e o risco dos irmãos é de 25%, devendo ser obrigatoriamente investigados.

O gene afetado está localizado no cromossomo 13 (13q14.3) e codifica a proteína ATP7B (*OMIM 606882), que é essencial no transporte e distribuição do cobre no hepatócito. O gene *ATP7B* tem 21 éxons. A proteína codificada por esse gene, também denominada ATP7B, é uma ATPase tipo P, proteína de membrana semelhante a outros transportadores de metal ATP-dependentes e se localiza no complexo de Golgi. Está envolvida, conforme anteriormente mencionado, na via de transporte do cobre para incorporação desse metal na apoceruloplasmina, na síntese da ceruloplasmina e na excreção biliar do mesmo, regulando o seu balanço sistêmico.

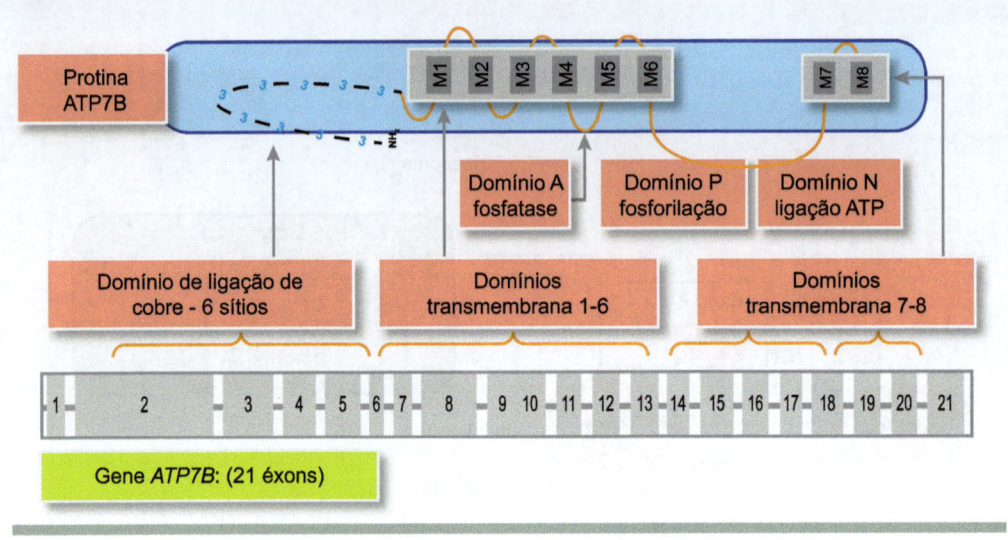

FIGURA 13.2. Gene *ATP7B* e proteína ATP7B.

Na Figura 13.2, constam as regiões do gene responsáveis pela codificação das correspondentes partes da estrutura da proteína ATP7B. Essa proteína tem um terminal com seis sítios de ligação de cobre, oito domínios transmembrana (M1-M8) e os domínios de fosfatase, de fosforilação e de ligação de ATP.

Mais de 600 tipos de mutações no gene *ATP7B* já foram descritos. Essas mutações levam a disfunções variáveis da ATP7B. Mutações de tipo *missense* ou *nonsense* são as mais comuns (60%), seguidas por inserções/deleções (26%) na região codificadora do gene, e menos frequentes são as de padrão *splice-site*.[37] Tipos raros de mutações são deleções de toda a região exômica ou da região promotora do gene, múltiplas mutações e dissomia monogênica.[35]

Os tipos de mutações encontradas e os *hotspots* variam conforme as diferentes regiões do globo. Dessa forma, a mutação 3207C→A (éxon 14)/H1069Q é mais frequentemente encontrada na Europa Central e na América do Norte. Na Europa, como um todo, as mutações estão mais concentradas nos éxons de 8 a 18. Em populações asiáticas, especialmente na China, a mutação 2333G→T (éxon 8)/R778L é mais a mais comum,[38] enquanto na Índia as mutações são mais frequentemente encontradas nos éxons de 2 a 5 e 15 e as mais frequentes são: a 813C→A (éxon 2) C271Stop e a 3301G→A (éxon 15)/G1101R.[39]

No Brasil, em estudo realizado no Hospital das Clínicas da Faculdade de Medicina da Universidade de São Paulo (FMUSP) encontrou-se um predomínio das mutações 3042delC (*missense mutation*) e L708P (*point mutation*), que foram detectadas em quase metade dos casos analisados.[40] Por outro lado, em recente estudo desenvolvido por Bem e colaboradores[41] no Hospital das Clínicas da Faculdade de Medicina Universidade Federal do Paraná, os autores constataram que, entre as mutações no gene da ATP7B encontradas em pacientes com DW, houve amplo predomínio da mutação His1069Gln, que tem alta prevalência na Europa Central, o que mostra que composição étnica dos indivíduos incluídos nessa pesquisa era bastante diferente daquela realizada em São Paulo por Deguti e colaboradores.[40]

Embora na genética da DW não estejam bem definidas correlações genotípicas-fenotípicas, há algumas formas particulares de mutações que se associam a correspondentes quadros clínicos. As mutações que resultam em perda total da função da ATP7B são raras

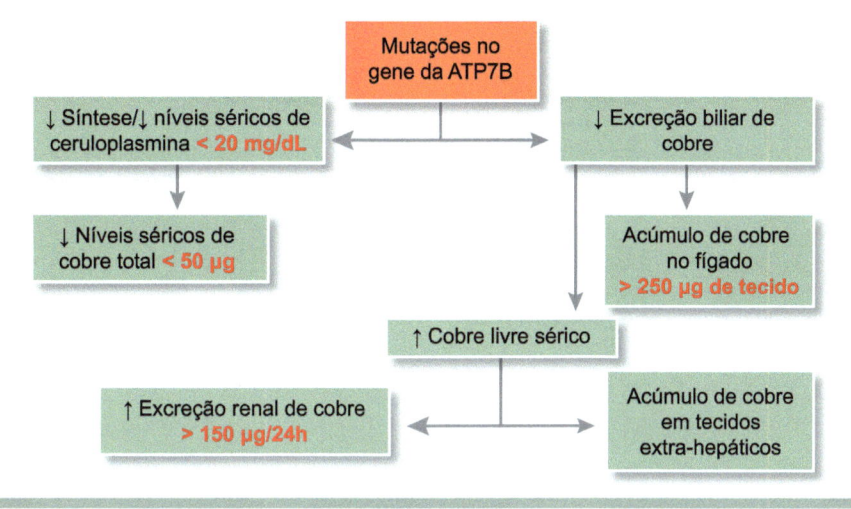

FIGURA 13.3. Etiopatogenia da DW.

e estão associadas com manifestações hepáticas de instalação precoce. Por outro lado, a mutação 3207C→A (éxon 14)/H1069Q geralmente se expressa com quadros neurológicos de instalação mais tardia. Machado e colaboradores,[42] em estudo de uma série de pacientes com manifestações neurológicas da DW, constataram correlação entre disfagia e a mutação 3402delC.

Entretanto, a falta de relações genotípicas-fenotípicas consistentes e a variabilidade do quadro clínico, mesmo dentro de uma mesma família, sugerem a interferência de genes modificadores capazes de modular a tolerância ao acúmulo de cobre nos tecidos. Polimorfismos nos genes da APOE e o da metilenotetra-hidrofolato redutase (MTHFR) poderiam exercer esse papel na etiopatogenia da DW.[43,44]

A disfunção da ATP7B acarreta acúmulo progressivo de cobre no fígado e posteriormente em diversos outros tecidos, sendo mais suscetíveis o sistema nervoso central, rins e córnea. Os principais mecanismos e alterações metabólicas envolvidos na etiopatogenia da DW constam na Figura 13.3.

Quadro clínico e diagnóstico

Na DW, as manifestações clínicas geralmente se apresentam na segunda e terceira décadas de vida. O comprometimento hepático está sempre presente, podendo ser silente. A história natural da DW está ilustrada na Figura 13.4.

As principais manifestações clínicas da DW podem ser agrupadas em três tipos: sistêmicas, neurológicas e psiquiátricas. As manifestações neurológicas estão presentes em 50% ou mais dos pacientes, têm instalação pouco mais tardia, na segunda ou terceira décadas de vida, e são tipicamente distúrbios do movimento com aparecimento insidioso ou mesmo em poucos dias, de forma subaguda. As manifestações neurológicas mais frequentes são distonia, parkinsonismo e sinais cerebelares, entre os quais destaca-se o tremor postural em "bater de asas". Como decorrência dessas alterações neurológicas, frequentemente os pacientes apresentam disartria, alterações da marcha e o típico riso sardônico. A maioria dos pacientes com comprometimento neurológico apresenta distúrbio psiquiátrico precedendo o quadro.[45]

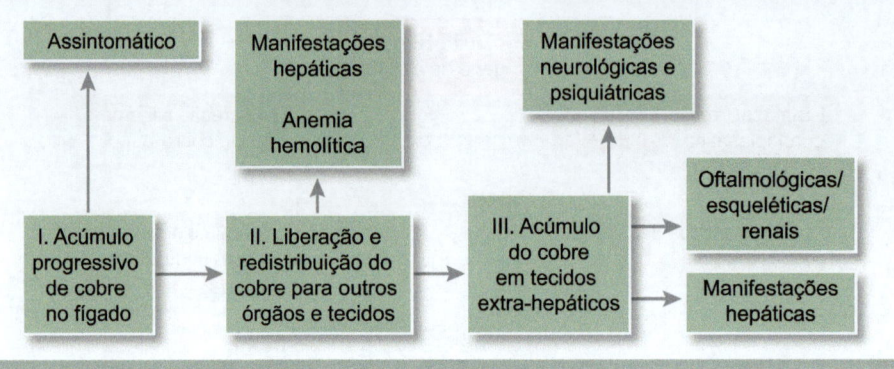

FIGURA 13.4. História natural da DW.

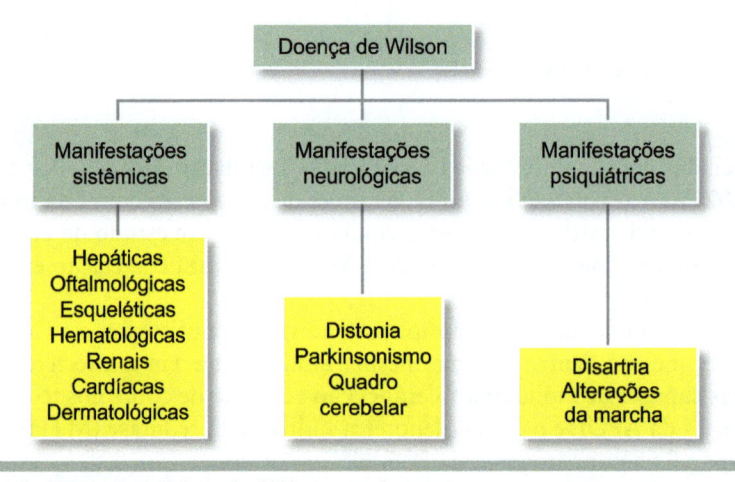

FIGURA 13.5. Manifestações clínicas da DW.

Na Figura 13.5, constam os principais tipos de manifestações clínicas da DW.

O diagnóstico da DW é relativamente fácil na presença de manifestações neurológicas, mas deve-se considerar que o mesmo é confirmado sempre com base em um conjunto de evidências:[46]

- Presença do anel de K-F confirmada por exame oftalmológico com lâmpada de fenda;
- Ceruloplasmina sérica: baixa em 90% dos pacientes (menor que 20 e frequentemente abaixo de 5 mg/dL);
- Cobre sérico total: baixo, pois 90% do cobre sérico total está ligado à ceruloplasmina;
- Cobre sérico livre (não ligado à ceruloplasmina): alto, mas de determinação tecnicamente complexa;
- Cobre urinário de 24 h: alto, geralmente acima de 150 μg/dL;
- Exame de ressonância magnética (RM) do encéfalo mostrando anormalidades nas sequências T2 e FLAIR em gânglios da base e tronco cerebral;
- Teste genético.

O diagnóstico de DW, na maior parte dos pacientes com manifestação neurológica, é estabelecido pela dosagem sérica baixa de ceruloplasmina, aumento da excreção de cobre urinário e a presença do anel K-F.[47]

Nos pacientes com DW que apresentam apenas manifestações hepáticas, o diagnóstico diferencial com outras hepatopatias pode ser difícil. Assim, a biópsia hepática pode ser necessária para confirmação diagnóstica (concentração de cobre no tecido hepático acima de 250 µg por grama de tecido hepático na DW para valor normal entre 20-50 µg).

O teste genético para diagnóstico da DW ainda não é amplamente usado na prática clínica. Tem como principal limitação o elevado número de mutações já descritas. Atualmente, a aplicação desse método é mais fácil para rastreamento de familiares de pacientes com DW já diagnosticada e com o tipo de mutação já conhecida, porque somente um tipo de mutação é pesquisada (permite o diagnóstico da moléstia nos primeiros anos de vida).

A evolução clínica é invariavelmente fatal quando os pacientes não são tratados. Por outro lado, é uma das poucas doenças genéticas em que podemos oferecer um tratamento eficaz, principalmente quando diagnosticada precocemente. Sendo assim, é obrigatório investigar DW em todos pacientes com menos de 40 anos (em alguns casos, mesmo em pacientes acima de 40 anos), com distúrbios do movimento de aparecimento recente, sem diagnóstico. Adolescentes ou adultos jovens com manifestações psiquiátricas graves com características atípicas de psicoses primárias devem ser investigados para DW.

Ferenci e colaboradores[48] propuseram, em 2003, um escore para diagnóstico de DW baseado em dados clínicos, laboratoriais e genéticos que pode ser útil na prática clínica. A elaboração desse escore diagnóstico foi iniciada em 2001 durante um congresso sobre DW realizado em Leipzig (Alemanha) e, por essa razão, é conhecido como Escore de Leipzig. Na Tabela 13.5 constam os pormenores do Escore de Leipzig.

Em 2012, a European Association for the Study of the Liver (EASL),[49] propôs diretrizes para o diagnóstico da DW com base em revisão de literatura.[50] As recomendações propostas são graduadas de acordo com a qualidade dos estudos em que estão baseadas. As recomendações da EASL referem-se a: condições clínicas de suspeição de DW (recomendação 1); o papel do anel de K-F, dos exames de neuroimagem, da ceruloplasmina, do cobre urinário e da dosagem de cobre no tecido hepático (recomendações 2 a 6). As recomendações 7 e 8 referem-se a testes genéticos e serão apresentadas a seguir, com nossos comentários.

TABELA 13.5. Escore de Leipzig para doença de Wilson[48]

Manifestações/dados laboratoriais	Escore (0-2)/A: ausente; P: presente
1. Anel K-F	0 (A); 2 (P)
2. Sintomas neuropsiquiátricos ou alterações de RM sugestivos	0 (A); 2 (P)
3. Anemia hemolítica com teste de Coombs negativo	0 (A); 1 (P)
4. Cobre urinário	0 (N); 1 (1-2 × LSN – limite auperior do normal); 2 (> 2 × LSN ou > 5 × LSN após teste de penicilamina)
5. Cobre hepático	-1 (N); 1 (até 5 × LSN); 2 (> 5 × LSN)
6. Histoquímica de tecido hepático com rodanina +	0 (A); 1 (P)
7. Ceruloplasmina	0 (N); 1 (10-20); 2 (< 10)
8. Análise de mutações	0 (nenhuma mutação); 1 (mutação em 1 alelo); 2 (mutações nos 2 alelos)
Escore total	≥ 4: DW altamente provável; 2-3: DW provável; 0-1: DW improvável

Recomendação 7: análise de mutações em éxons específicos ou por sequenciação do gene inteiro é, atualmente, possível e disponível.

Comentário: o teste genético para detectar mutações no gene *ATP7B* é aplicável a pacientes em que o diagnóstico não foi estabelecido e a familiares de pacientes com DW.[51] Há mais de 600 mutações identificadas, mas a alta frequência de mutações específicas em determinadas populações favorece a identificação de, pelo menos, uma mutação em 60 a 90% dos casos. O teste genético, apesar de possibilitar o diagnóstico de certeza, não está disponível em muitos países e a demora do resultado pode retardar o diagnóstico.

Recomendação 8: o teste específico para mutações conhecidas deve ser o principal método de triagem para parentes de primeiro grau de pacientes com DW.

Comentário: a triagem de familiares de primeiro grau de pacientes com DW deve incluir a pesquisa do anel de K-F e a análise das concentrações de cobre urinário e ceruloplasmina. Os irmãos de pacientes com DW devem ser selecionados para a doença e acompanhados até a idade adulta, a menos que a DW tenha sido excluída por análise genética. É preciso ressaltar, conforme mencionado anteriormente, que dificuldades podem ser encontradas na diferenciação entre pacientes com DW e indivíduos heterozigotos.

Tratamento clássico da DW

O tratamento da DW baseia-se em promover o balanço negativo do cobre. A primeira medida é orientar o paciente e cuidadores a evitar alimentos com alto teor de cobre tais como café, feijão, chocolate, frutos do mar e fígado.

Os quelantes de cobre, D-penicilamina (DP), trietilenotetramina e os sais de zinco são as drogas habitualmente utilizadas no tratamento da DW; especialmente a primeira continua sendo a droga mais empregada.[52] A titulação da DP deve ser lenta, iniciando-se com 250 mg distante das refeições, com aumento gradual a cada 4 a 7 dias conforme a tolerância, até a dose de quatro tomadas/dia, podendo-se chegar a doses maiores conforme resposta clínica e parâmetros laboratoriais. Deve-se ressaltar ainda que o uso da DP leva à espoliação de vitamina B6 que, portanto, deve ser suplementada em dose diária de 25 mg, desde o início do tratamento. Os efeitos colaterais da DP em curto prazo são: reação alérgica, leucopenia e, o mais temido, piora do quadro neurológico (10-20% dos casos), que geralmente é reversível mas pode ser definitiva. Em longo prazo, o efeito colateral mais grave que obriga a suspensão da medicação é a nefropatia por imunocomplexos.

O dicloridrato de trietilenotetramina (trientina) é um quelante de cobre, ainda não comercializado no Brasil, que pode ser empregado como alternativa à DP no tratamento da DW. As doses são semelhantes às da DP: 250 mg em quatro tomadas diárias, sempre com introdução gradual. A toxicidade da trientina é inferior à da DP, mas a experiência clínica com o seu uso é muito menor que a já acumulada com a DP e sua disponibilidade ainda é restrita a um número limitado de países.

Os sais de zinco (acetato de zinco na dose de 170 mg 3× ao dia e sulfato de zinco 220 mg 3× dia, sendo possível utilizar doses maiores) por meio de uma indução da síntese de metalotioneína nos enterócitos, determinam um acentuado bloqueio da absorção intestinal do cobre, aumentando consideravelmente sua excreção fecal. Os sais de zinco são indicados especialmente nos pacientes assintomáticos (detectados devido ao acometimento de um familiar), em gestantes e pacientes com efeitos colaterais graves devido aos quelantes.[53]

Os quelantes promovem um balanço negativo de cobre mais rápido que os sais de zinco, sendo até o momento as drogas de primeira escolha para tratamento da DW.

O transplante de fígado é indicado somente para os casos com comprometimento hepático grave que não respondem ao tratamento com quelantes ou falência hepática aguda.

Novas perspectivas

Entre novas linhas de investigação para tratamento da DW estão: substâncias que possam melhorar a eficiência da ATP7B disfuncional como a curcumina, encontrada no açafrão, e o 4-fenilbutirato; terapias de implantes celulares e a terapia gênica.[54]

A terapia gênica oferece uma potencial oportunidade de tratamento etiológico da DW. Vetores lentivirais e adenovirais têm sido testados nas últimas décadas, mas essas técnicas não se mostraram efetivas no sentido de alcançar uma expressão sustentada em longo prazo da proteína AT7B, sem o risco de oncogênese e reação imunológica.[55]

Recentemente, em estudo experimental em modelo murino de DW, Murillo e colaboradores obtiveram resultados satisfatórios com a utilização de uma única injeção de adenovírus associado recombinante (*recombinant adeno-associated virus* – rAAV). A avaliação dos animais 6 meses após o tratamento mostrou a normalização dos níveis de ceruloplasmina e o aumento da excreção biliar de cobre (avaliada pela excreção fecal e redução do cobre urinário e hepático). Essas evidências de melhora ocorreram em proporção com a dose administrada.

Tiques

Tiques são movimentos ou vocalizações involuntários, geralmente de início súbito, breves, repetitivos, estereotipados, mas não rítmicos. Frequentemente, estão associados à sensação premonitória, que é aliviada ao realizar um movimento específico. Podem ser classificados em tiques motores ou fônicos, simples ou complexos. Constituem-se nos principais sintomas da síndrome de Gilles de la Tourette (SGT), um distúrbio neuropsiquiátrico crônico, de início na infância, caracterizado pela presença de múltiplos tiques motores e fônicos.

Os tiques estão presentes em cerca de 4 a 8% das crianças, enquanto a prevalência da SGT é de 0,3 a 0,9% na população infantil, uma vez que a frequência dos tiques e da SGT tende a diminuir com a idade.[56,57]

Apesar da alta prevalência dos tiques transitórios, a grande maioria dos estudos enfocam na pesquisa genética da SGT, da qual passaremos a abordar nesta sessão.

Os primeiros trabalhos em genética na SGT foram realizados em gêmeos e verificaram a concordância das manifestações em 8% dos gêmeos dizigóticos e em 53% dos monozigóticos.[58] Esses dados apontavam para uma etiologia genética, porém a modesta taxa de concordância entre os monozigóticos indicava que fatores não genéticos afetavam a expressão da SGT. Há uma interação entre os fatores de risco genéticos e ambientais já descritos, como: hipóxia perinatal, tabagismo materno na gestação, exposição a andrógenos, entre outros. A taxa de heritabilidade varia entre os estudos, mas é estimada em 0,77 para tiques e 0,58 para SGT. O risco para manifestação dos tiques/SGT é maior em parentes de primeiro grau que de segundo.[59]

A seguir, as pesquisas se concentraram em estudos de ligação (*linkage*) do genoma com grandes famílias ou família com mais de um membro acometido com SGT, e encontraram ligação com várias regiões genômicas, entre elas: cromossomos 2p, 4q, 5q, 7q, 8p, 11q24, 17q; marcadores genéticos D5S1981, D5S2050, D10S591, D10S189, D13S217 e D14S288. Apesar desses achados, não foi possível identificar nenhuma região ou transcrição alterada que pudesse apontar para um possível gene candidato.[60]

Uma outra linha de trabalho dedicou-se a analisar polimorfismos de base única (SNP – *single nucleotide polymorphism*) de genes candidatos a SGT. Os genes escolhidos estavam envolvidos, na sua maioria, aos sistemas dopaminérgicos ou serotoninérgicos pela sua participação em transtornos psiquiátricos e em outras comorbidades da SGT, como transtorno obsessivo-compulsivo e transtorno do déficit da atenção e hiperatividade. Dessa forma, os genes candidatos associados a receptor dopaminérgico (*DRD2, DRD3, DRD4*), transportador dopaminérgico (*DAT, SLC6A3*), genes serotoninérgicos e da tirosina hidroxilase (*TPH2, 5HT3, 5HTTLR*), entre outros, foram analisados, porém nenhum dos estudos de associação resultou em achados significantes e reprodutíveis.[60]

O próximo passo foi estudar o genoma pelo estudo de associação ampla do genoma (*genome-wide association study* – GWAS). Scharf e colaboradores,[92] em 2013, realizaram duas análises de pacientes, a primeira com 1.285 pacientes de origem europeia (judeus asquenazes da América do Norte e Israel e franceses do Canadá) não resultou em nenhum marcador significante, exceto por um alto sinal na rs7868992 no cromossomo 9q32. A segunda análise incluiu 211 casos de duas regiões latino-americanas próximas (Vale Central da Costa Rica e Antioquia da Colômbia) e também encontrou o mesmo achado da primeira.

Os estudos de meta-análise confirmaram o papel de alguns genes candidatos e que discorremos com mais detalhes; o fato de que esses tenham sido encontrados em apenas algumas famílias ou indivíduos sugerem que sejam pouco frequentes na SGT.

Em 2005, a participação do gene *SLITRK1*, localizado no cromossomo 13q33.1, foi confirmado por Abelson e colaboradores[90] em alguns pacientes com SGT. Vários grupos pesquisaram *a posteriori* a associação desse gene em várias amostras populacionais de pacientes com resultados controversos. As proteínas SLITRK são uma família de proteínas transmembrana que pertencem à superfamília LRR (*leucine-rich repeat*) e existem em seis subtipos (SLITRK1-SLITRK6). Elas são muito expressadas no sistema nervoso central e estão envolvidas em várias funções neuronais, como o crescimento e brotamento dendrítico para sobrevivência neuronal. SLITRK1 é encontrada nas projeções neuronais do circuito córtico-estriado-talâmico e compartimentalizada nos estriossomos.[61]

Os genes receptores dopaminérgicos mais estudados foram o *DRD2* e o *DRD4*. O primeiro está localizado no cromossomo 11p23.2 e o segundo no 11p15.5. Uma meta-análise realizada por Yuan e colaboradores,[89] em 2015, aponta que o polimorfismo TaqIA do gene *DRD2* provavelmente contribui para a suscetibilidade de desenvolver SGT, especialmente na população caucasiana.

O gene *DRD4*, por sua vez, é altamente polimórfico, tendo mais de 200 SNPs e vários números variáveis de repetição em *tandem* (*variable number of tandem repeats* – VNTR). O polimorfismo *DRD4* com 48 pares de base de repetição está associado a SGT, mas os estudos sugerem que há uma diferença entre os portadores de alelos de duas repetições com os de quatro repetições, pois o alelo mais curto parece ter um efeito protetor na gênese da doença.[62]

Bertelsen e colaboradores,[91] analisando a variação no número de cópias (*copy number variants* – CNV) em uma amostra significativa de pacientes, confirmaram dois genes cuja variação estrutural confere suscetibilidade a SGT. O primeiro é a deleção no gene *IMMP2L* (peptidase da membrana interna da mitocôndria, subunidade 2) localizado no cromossomo 7q31; e o segundo é o *AADAC* (que codifica a enzima arilacetamida deacetilase, envolvida na lipólise e metabolismo de drogas).

Outros genes que merecem citação, apesar de terem sido encontrados em apenas famílias isoladas, são: o *HDC*, localizado no cromossomo 15q21.2, que codifica a histidina descarboxilase que converte o aminoácido L-histidina em histamina, e o gene *NRXN1*, localizado no cromossomo 2p16.3, que codifica a neurexina 1, um mediador importante para a interação intercelular no sistema nervoso central, e que já foi associado a outros distúrbios neuropsiquiátricos como a esquizofrenia.[59]

TABELA 13.6. Classificação etiológica da mioclonia

1. Mioclonia fisiológica	Mioclonia do sono, soluço e susto
2. Mioclonia epiléptica	A. Epiléptica • Abalos mioclônicos epilépticos isolados, epilepsia parcial contínua, mioclonia fotossensível B. Epilepsia mioclônica da infância • Espasmos infantis, síndrome de Dravet, síndrome de Lennox-Gastaut, síndrome de Aicardi, síndrome de Doose C. Epilepsia mioclônicas generalizadas idiopáticas • Ausência mioclônica, epilepsia mioclônica juvenil D. Epilepsia mioclônica progressiva • Doença de Unverricht-Lundborg, doença de Lafora, sialidose, lipofuscinose ceroide, epilepsia mioclônica com fibras vermelhas rasgadas (MEERF), doença de Gaucher tipo III, epilepsia mioclônica progressiva tipo 4 E. Outros • Mioclonia cortical familiar
3. Mioclonia essencial	Mioclonias familiares sem gene definido, distonia mioclônica (*DYT11*, *DYT15*), esporádica
4. Mioclonia sintomática	A. Doença de depósito • GM2 gangliosidose, Niemann-Pick tipo C B. Ataxias • Ataxia espinocerebelar (SCA14), SCA17, atrofia dentato-rubro-pálido-luisiana, ataxia e epilepsia mioclônica progressiva, epilepsia mioclônica tipo 6 (GOSR2) C. Demências • Doença priônica, síndrome corticobasal, doença de Alzheimer, demência com corpos de Lewy D. Outras doenças neurodegenerativas • Doença de Huntington, doença de Wilson E. Infecciosa e pós-infecciosa • Encefalite por arbovírus, encefalite por herpes simples, HTLV-1, panencefalite esclerosante subaguda F. Metabólica • Hipertireoidismo, insuficiência hepática e renal, hiponatremia, hipernatremia, hipocalcemia, hipomagnesemia, hipoglicemia, hiperglicemia não cetótica, disfunção mitocondrial G. Pós-hipóxica (síndrome de Lance-Adams) H. Autoimune • Encefalopatia de Hashimoto • Doença celíaca I. Paraneoplásica J. Induzida por drogas
5. Mioclonia psicogênica	

A SGT tem etiologia complexa e multifatorial, e a despeito dos vários trabalhos realizados até o presente momento, a identificação dos genes e variantes genéticas é difícil, uma vez que os efeitos dos genes individuais são reduzidos, o que requer grandes amostras populacionais para detectar uma associação. Além disso, a heterogeneidade clínica da SGT dificulta o isolamento dos genes de suscetibilidade.

Com a finalidade de aumentar o tamanho de amostras e melhorar a caracterização clínica da SGT, foram estabelecidas colaborações multicêntricas para minimizar o risco de

TABELA 13.7. Síndromes mioclônicas mais relevantes com genes identificados

Mioclonias genéticas

Doença	Modo de transmissão	Gene	Referência
1. Mioclonia epiléptica			
Síndrome de Dravet	AD *de novo*	SCN1A (70% dos casos)	Dravet, 1978[64] Claes et al., 2001[65]
Doença de Unverricht-Lundborg	AR	CSTB	Pennacchio et al., 1996[66]
Doença de Lafora	AR	EPM2A NHLRC1	Minassian et al., 1998[67] Chan et al., 2003[68]
Sialidose	AR	NEU1	Bonten et al., 1996[69]
Lipofuscinose ceroide tipo 3*	AR	CLN3	International Batten Disease Consortium, 1995[70]
Epilepsia mioclônica com fibras vermelhas rasgadas (MEERF)	Mitocondrial	MTTK (> 80% dos casos)	Shoffner et al., 1990[71]
Doença de Gaucher tipo III	AR	GBA	Tsuji et al., 1987[72]
Epilepsia mioclônica progressiva tipo 4	AR	SCARB2	Berkovic et al., 2008[73]
Mioclonia cortical familiar	AD	NOL3	Russell et al., 2012[74]
2. Mioclonia essencial			
Distonia mioclônica	AD	SGCE	Zimprich et al., 2001[75]
3. Mioclonia sintomática			
GM2 gangliosidose Tay-Sachs Sandhoff	 AR AR	 HEXA HEXB	 Myerowitz et al., 1988[76] O'Dowd et al., 1986[77]
Niemann-Pick tipo C	AR	NPC1 (> 95% dos casos)	Carstea et al., 1997[78]
SCA14	AD	PRKCG	Yabe et al., 2003[79]
SCA17	AD	TBP	Nakamura et al., 2001[80]
Atrofia dentato-rubro-pálido-luisiana	AD	ATN1	Kuwano et al., 1996[81]
Ataxia e epilepsia mioclônica progressiva	AR	PRICKLE1	Bassuk et al., 2008[82]
GOSR2	AR	GOSR2	Corbett et al., 2011[83]
Demência priônica	AD	PRNP	Owen et al., 1989[84] Hsiao et al., 1989[85] Goldfarb et al., 1992[86]
Doença de Huntington	AD	HTT	Huntington's Disease Collaborative Research Group 1993[87]
Doença de Wilson	AR	ATP7B	Bull et al., 1993[88]

*Subtipo mais comum, porém já foram identificados 14 subtipos com genes distintos.

achados falsos-positivos, como o Tourette Syndrome Association Internacional Consortium for Genetics (TSAICG), o Tourette Internacional Collaborative Genetics (TIC Genetics) e o European Multicentre Tics Study (EMTICS). Espera-se que em um futuro muito próximo esses consórcios possam auxiliar a elucidar a participação genética na SGT.

Mioclonias

A mioclonia é definida como movimentos involuntários caracterizados por abalos musculares rápidos e abruptos, como um choque devido a contrações musculares (mioclonia positiva) ou a pausa na atividade muscular (mioclonia negativa).[63] Ela pode ser categorizada como cortical, subcortical ou espinhal.

Diferentes condições podem resultar em mioclonia e podemos classificar essas causas em fisiológica, essencial, epiléptica, sintomática e psicogênica (Tabela 13.6). A Tabela 13.7 correlaciona as mioclonias descritas na Tabela 13.6 com os seus respectivos genes.

REFERÊNCIAS BIBLIOGRÁFICAS

1. Gregory A, Polster BJ, Hayflick SJ. Clinical and genetic delineation of neurodegeneration with brain iron accumulation. J Med Genet. 2009; 46:73-80.
2. Hogarth P. Neurodegeneration with brain iron accumulation: diagnosis and management. J Mov Disord. 2015; 8:1-13.
3. Salomão RPA, Pedroso JL, Gama MTD, et al. A diagnostic approach for neurodegeneration with brain iron accumulation: clinical features, genetics, and brain imaging. Arq Neuropsiquiatr. 2016; 74:587-96.
4. Gregory MP, Hayflick SJ. Neurodegeneration with brain iron accumulation disorders. Overview. In: Adam MP, Ardinger HH, Pagon RA, Wallace SE, Bean LJH, Stephens K, Amemiya A (eds.). GeneReviews [Internet]. Seattle, WA: University of Washington; 1993-2018. 2013 fev 28 (updated 2014 Apr 24).
5. Schneider SA, Bhatia KP. Excess iron harms the brain: the syndromes of neurodegeneration with brain iron accumulation (NBIA). Vienna: J Neural Transm. 2013; 120(4):695-703.
6. Gregory A, Hayflick SJ. Pantothenate kinase-associated neurodegeneration. In: Pagon RA, Adam MP, Ardinger HH, et al. (eds.). GeneReviews [Internert]. Seattle, WA: University of Washington, Seattle; 1993-2018. 2002 Aug 13 (updated 2017 Aug 3).
7. Schneider SA. Neurodegeneration with brain iron accumulation. Curr Neurol Neurosci Rep. 2016 jan; 16(1):9.
8. Tello C, Darling A, Lupo V, Pérez-Dueñas B, Espionós C. On the complexity of clinical and molecular bases of neurodegeneration with brain iron accumulation. Clin Genet. 2017 mai 23. Doi: 10.1111/cge.13057. [Epub ahead of print].
9. Wiethoff S, Houlden H. Neurodegeneration with brain iron accumulation. Handb Clin Neurol. 2017; 145:157-66.
10. Kurian MA, Hayflick SJ. Pantothenate kinase-associated neurodegeneration (PKAN) and PLA2G6-associatd neurodegeneration (PLAN): review of two major neurodegeneration with brain iron accumulation (NBIA) phenotypes. Int Rev Neurobiol. 2013; 110:49-71.
11. Schneider SA, Hardy J, Bhatia KP. Syndromes of neurodegeneration with brain iron accumulation (NBIA): an update on clinical presentations, histological and genetic underpinnings, and treatment considerations. Mov Disord. 2012; 27:42-53.
12. Schneider SA. Neurodegeneration with brain iron accumulation. Parkinsonism Relat Disord. 2016 jan; 22(Suppl 1):S21-S25.
13. Taba P. Metals and movement disorders. Curr Opin Neurol. 2013; 26:435-41.
14. Meyer E, Kurian MA, Hayflick SJ. Neurodegeneration with brain iron accumulation: Genetic diversity and pathophysiological mechanisms. Annu Rev Genomics Hum Genet. 2015; 16:257-79.
15. Hunt J. Progressive atrophy of the globus pallidus. Brain. 1917; 40:58-148.
16. Hallervorden J, Spatz H. Eigenartige erkrankung im extrapyramidalen system mit besonderer beteiligung des globus pallidus und der substantia nigra: Ein beitrag zu den beziehungen zwischen diesen beiden zentren. Zeitschrift für die gesamte Neurologie und Psychiatrie. 1922; 79:254-302.
17. Davidson C. Pallido-pyramidal disease. J Neuropathol Exp Neurol. 1954; 13:50-9.

18. Hayflick SJ, Westaway SK, Levinson B, et al. Genetic, clinical, and radiological delineation of Hallervorden-Spatz syndrome. N Engl J Med. 2003; 348:33-40.
19. Hayflick SJ. Unraveling the Hallervorden-Spatz syndrome: pantothenate kinase-associated neurodegeneration is the name. Curr Opin Pediatr. 2003; 15:572-7.
20. Teive HAG, Lima PMG, Germiniani FMB, Munhoz RP. What´s in a name? Problems, facts and controversies regarding neurological eponyms. Arq Neuropsiquiatr. 2016; 74:423-5.
21. Horstink MW, Dekker MC, Montagna P, et al. Pallidopyramidal disease: a misnomer? Mov Disord. 2010; 25:1109-15.
22. Kara E, Hardy J, Houlden H. The pallidopyramidal syndromes: nosology, aetiology and pathogenesis. Curr Opin Neurol. 2013; 26:381-94.
23. Tranchant C, Koob M, Arheim M. Parkinsonian-Pyramidal syndromes: A systematic review. Parkinsonism Relat Disord. 2017; 39:4-16.
24. Kruer MC, Boddaert N. Neurodegeneration with brain iron accumulation: a diagnostic algorithm. Semin Pediatr Neurol. 2012; 19(2):67-74.
25. Zhou B, Westaway SK, Levinson B, Johnson MA, Gitschier J, Hayflick SJ. A novel pantothenase kinase gene (PANK2) is defective in Hallervorden-Spatz syndrome. Nat Genet. 2001; 28(4):345-9.
26. Arber CE, Li A, Houlden H, Wray S. Review: Insights into molecular mechanisms of disease in neurodegeneration with brain iron accumulation: unifying theories. Neuropathol Appl Neurobiol. 2016; 42:220-41.
27. Kruer MC, Boddaert N, Schneider SA, et al. Neuroimaging features of neurodegeneration with brain iron accumulation. Am J Neuroradiol. 2012; 33:407-14.
28. Darling A, Tello C, Marti MJ, et al. Clinical rating scale for pantothenate kinase-associated neurodegeneration: a pilot study. Mov Disord; 2017 ago 28. Doi: 10.1002/mds.27129. [Epub ahead of print].
29. Cossu G, Abbruzzese G, Matta G, et al. Efficacy and safety of deferiprone for the treatment of pantothenate-kinase-associated neurodegeneration (PKAN) and neurodegeneration with brain iron accumulation (NBIA): results from a four years follow-up. Parkinsonism Relat Disord. 2014; 20:651-4.
30. Keogh MJ, Morris CM, Chinnery PF. Neuroferritinopathy. Int Rev Neurobiol. 2013; 110:91-123.
31. Kumar N, Rizek P, Jog M. Neuroferritinopathy: Pathophysiology, presentation, differential diagnoses and management. New York: Tremor Other Hyperkinet Mov. 2016 mar 17; 6:355.
32. Kono S. Aceruloplasminemia: an update. Int Rev Neurobiol. 2013; 110:125-51.
33. Farina M, Avila DS, Rocha JBT, et al. Metals, oxidative stress and neurodegeneration: a focus on iron, manganese and mercury. Neurochem Int. 2013; 62:575-94.
34. Wilson SAK. Progressive lenticular degeneration: a familial nervous disease associated with cirrhosis of the liver. Brain. 1912; 34:295-507.
35. Coffey AJ, Durkie M, Hague S, et al. A genetic study of Wilson's disease in the United Kingdom. Brain. 2013; 136:1476-87.
36. Scheiber IF, Mercer JFB, Dringen R. Metabolism and functions of copper in brain. Progr Neurobiol. 2014; 116:33-57.
37. Chen C, Shen B, Jia-Jia Xiao J-J et al. Currently Clinical Views on Genetics of Wilson's Disease. Chin Med J. 2015; 128:1826-9.
38. Wu ZY, Wang N, Lin MT, et al. Mutation analysis and the correlation between genotype and phenotype of Arg778Leu mutation in chinese patients with Wilson disease. Neuroreport. 2014; 25:1075-80.
39. Mukherjee S, Dutta S, Majumdar S, et al. Genetic defects in Indian Wilson disease patients and genotype--phenotype correlation. Parkinsonism Rel Disord. 2014; 20:75-81.
40. Deguti M, Genschel J, Cançado ER, et al. Wilson disease: novel mutations in the ATP7B gene and clinical correlation in Brazilian patients. Hum Mutat. 2004; 23:398-406.
41. Bem RS, Raskin S, Muzzillo DA. et al. Wilson's disease in Southern Brazil: genotype-phenotype correlation and description of two novel mutations in ATP7B gene. Arq Neuropsiquiatr. 2013; 71:503-7.
42. Machado AA, Deguti MM, Genschel J, et al. Neurological manifestations and ATP7B mutations in Wilson's disease. Park Rel Disord. 2008; 14:246-9.
43. Gromadzka G, Rudnicka M, Chabik G, et al. Genetic variability in the methylenetetrahydrofolate reductase gene (MTHFR) affects clinical expression of Wilson's disease. J Hepatol. 2011; 55:913-19.
44. Schiefermeier M, Kollegger H, Madl C, et al. The impact of apolipoprotein E genotypes on age at onset of symptoms and phenotypic expression in Wilson's disease. Brain. 2000; 123:585-90.
45. Machado AAC, Chien HF, Deguti MM, et al. Neurological manifestations in Wilson's disease: report of 119 cases. Mov Disord. 2006; 21:2192-6.
46. Weiss KH, Stremmel W. Evolving perspectives in Wilson disease: diagnosis, treatment and monitoring. Curr Gastroenterol Rep. 2012; 14:1-7.
47. Loudianos G, Lepori MB, Mameli E, et al. Wilson's disease. Prilozi. 2014; 35:93-98.

48. Ferenci P, Caca K, Loudianos G, et al. Diagnosis and phenotypic classification of Wilson disease. Liver Int. 2003: 23:139-42.
49. EASL (European Association for the Study of the Liver). EASL clinical practice guidelines: Wilson's disease. J Hepatol. 2012; 56:671-85.
50. Ferenci P, Czlonkowska A, Stremmel W, et al. EASL clinical practice guidelines: Wilson's disease. J Hepatol. 2012; 56:671-85.
51. Shilsky ML, Ala A. Genetic testing for Wilson disease: availability and utility. Curr Gastroenterol Rep. 2010; 12:57-61.
52. Barbosa ER, Machado AAC. Doença de Wilson. In: Melo-Souza SE (ed.). Tratamento das Doenças Neurológicas. Rio de Janeiro: Guanabara Koogan. 2013; p. 928-30.
53. Hedera P. Update on the clinical management of Wilson's disease. Appl Clin Genet. 2017; 10:9-19.
54. Ranucci G, Polishchuck R, Iorio R. Wilson's disease: Prospective developments towards new therapies. World J Gastroenterol. 2017; 23:5451-6.
55. Roy-Chowdhury J, Schilsky ML. Gene therapy of Wilson disease: A "golden" opportunity using rAAV on the 50th anniversary of the discovery of the virus. J Hepatol. 2016; 64:265-7.
56. Scahill L, Specht M, Page C. The Prevalence of Tic Disorders and Clinical Characteristics in Children. J Obsessive Compuls Relat Disord. 2014 out 1; 3(4):394-400.
57. Scharf JM, Miller LL, Gauvin CA, Alabiso J, Mathews CA, Ben-Shlomo Y. Population prevalence of Tourette syndrome: a systematic review and meta-analysis. Mov Disord. 2015 fev; 30(2):221-8.
58. Price RA, Kidd KK, Cohen DJ, Pauls DL, Leckman JF. A twin study of Tourette syndrome. Arch Gen Psychiatry. 1985 ago; 42(8):815-20.
59. Pagliaroli L, Vető B, Arányi T, Barta C. From Genetics to Epigenetics: New Perspectives in Tourette Syndrome Research. Front Neurosci. 2016 jul 12; 10:277.
60. Lennington JB, Coppola G, Fernandez TV. Genetics of Tourette Syndrome. In: Schneider SA, Bras JMT (eds.). Movement Disorder Genetics. Switzerland: Springer. 2015; p. 169-89.
61. Proenca CC, Gao KP, Shmelkov SV, Rafii S, Lee FS. Slitrks as emerging candidate genes involved in neuropsychiatric disorders. Trends Neurosci. 2011 mar; 34(3):143-53.
62. Liu S, Cui J, Zhang X, Wu W, Niu H, Ma X, et al. Variable number tandem repeats in dopamine receptor D4 in Tourette's syndrome. Mov Disord. 2014 nov; 29(13):1687-91.
63. Fahn S, Marsden CD, Van Woert MH. Definition and classification of myoclonus. Adv Neurol. 1986; 43:1-5.
64. Dravet C. Les epilepsies graves de l'enfant. Vie Med. 1978; 8:543-8.
65. Claes L, Del-Favero J, Ceulemans B, Lagae L, Van Broeckhoven C, De Jonghe P. De novo mutations in the sodium-channel gene SCN1A cause severe myoclonic epilepsy of infancy. Am J Hum Genet. 2001; 68(6):1327-32.
66. Pennacchio LA, Lehesjoki AE, Stone NE, Willour VL, Virtaneva K, Miao J, et al. Mutations in the gene encoding cystatin B in progressive myoclonus epilepsy (EPM1). Science. 1996; 271(5256):1731-4.
67. Minassian BA, Lee JR, Herbrick JA, Huizenga J, Soder S, Mungall AJ, et al. Mutations in a gene encoding a novel protein tyrosine phosphatase cause progressive myoclonus epilepsy. Nat Genet. 1998; 20(2):171-4.
68. Chan EM, Young EJ, Ianzano L, Munteanu I, Zhao X, Christopoulos CC, et al. Mutations in NHLRC1 cause progressive myoclonus epilepsy. Nat Genet. 2003; 35(2):125-7.
69. Bonten E, van der Spoel A, Fornerod M, Grosveld G, d'Azzo A. Characterization of human lysosomal neuraminidase defines the molecular basis of the metabolic storage disorder sialidosis. Genes Dev. 1996; 10(24):3156-69.
70. International Batten Disease Consortium. Isolation of a novel gene underlying Batten disease, CLN3. Cell. 1995; 82:949-57.
71. Shoffner JM, Lott MT, Lezza AMS, Seibel P, Ballinger SW, Wallace DC. Myoclonic epilepsy and ragged-red fiber disease (MERRF) is associated with a mitochondrial DNA tRNA-lys mutation. Cell. 1990; 61:931-7.
72. Tsuji S, Choudary PV, Martin BM, Stubblefield BK, Mayor JA, Barranger JA, et al. A mutation in the human glucocerebrosidase gene in neuronopathic Gaucher's disease. N Engl J Med. 1987; 316(10):570-5.
73. Berkovic SF, Dibbens LM, Oshlack A, Silver JD, Katerelos M, Vears DF, et al. Array-based gene discovery with three unrelated subjects shows SCARB2/LIMP-2 deficiency causes myoclonus epilepsy and glomerulosclerosis. Am J Hum Genet. 2008; 82:673-84.
74. Russell JF, Steckley JL, Coppola G, Hahn AFG, Howard MA, Kornberg Z, et al. Familial cortical myoclonus with a mutation in NOL3. Ann Neurol. 2012; 72:175-83.
75. Zimprich A, Grabowski M, Asmus F, Naumann M, Berg D, Bertram M, et al. Mutations in the gene encoding epsilon-sarcoglycan cause myoclonus-dystonia syndrome. Nature Genet. 2001; 29:66-9.

76. Myerowitz R, Costigan FC. The major defect in Ashkenazi Jews with Tay-Sachs disease is an insertion in the gene for the alpha-chain of beta-hexosaminidase. J Biol Chem. 1988; 263:18587-9.
77. O'Dowd BF, Klavins MH, Willard HF, Gravel R, Lowden JA, Mahuran DJ. Molecular heterogeneity in the infantile and juvenile forms of Sandhoff disease (0-Variant GM2 gangliosidosis). J Biol Chem. 1986; 261:12680-5.
78. Carstea ED, Morris JA, Coleman KG, Loftus SK, Zhang D, Cummings C, et al. Niemann-Pick C1 disease gene: homology to mediators of cholesterol homeostasis. Science. 1997; 277(5323):228-31.
79. Yabe I, Sasaki H, Chen DH, Raskind WH, Bird TD, Yamashita I, et al. Spinocerebellar ataxia type 14 caused by a mutation in protein kinase C gamma. Arch Neurol. 2003; 60:1749-51.
80. Nakamura K, Jeong SY, Uchihara T, Anno M, Nagashima K, Nagashima T, et al. SCA17, a novel autosomal dominant cerebellar ataxia caused by an expanded polyglutamine in TATA-binding protein. Hum Mol Genet. 2001; 10:1441-8.
81. Kuwano A, Morimoto Y, Nagai T, Fukushima Y, Ohashi H, Hasegawa T, et al. Precise chromosomal locations of the genes for dentatorubral-pallidoluysian atrophy (DRPLA), von Willebrand factor (F8vWF) and parathyroid hormone-like hormone (PTHLH) in human chromosome 12p by deletion mapping. Hum Genet. 1996; 97:95-8.
82. Bassuk AG, Wallace RH, Buhr A, Buller AR, Afawi Z, Shimojo M, et al. A homozygous mutation in human PRICKLE1 causes an autosomal-recessive progressive myoclonus epilepsy-ataxia syndrome. Am J Hum Genet. 2008; 83:572-81.
83. Corbett MA, Schwake M, Bahlo M, Dibbens LM, Lin M, Gandolfo LC, et al. A mutation in the Golgi Qb-SNARE gene GOSR2 causes progressive myoclonus epilepsy with early ataxia. Am J Hum Genet. 2011; 88:657-63.
84. Owen F, Poulter M, Lofthouse R, Collinge J, Crow TJ, Risby D, et al. Insertion in prion protein gene in familial Creutzfeldt-Jakob disease. (Letter) Lancet. 1989; 333:51-2.
85. Hsiao K, Baker HF, Crow TJ, Poulter M, Owen F, Terwilliger JD, et al. Linkage of a prion protein missense variant to Gerstmann-Straussler syndrome. Nature. 1989; 338:342-5.
86. Goldfarb LG, Petersen RB, Tabaton M, Brown P, LeBlanc AC, Montagna P, et al. Fatal familial insomnia and familial Creutzfeldt-Jakob disease: disease phenotype determined by a DNA polymorphism. Science. 1992; 258:806-8.
87. Huntington's Disease Collaborative Research Group. A novel gene containing a trinucleotide repeat that is expanded and unstable on Huntington's disease chromosomes. Cell. 1993; 72:971-83.
88. Bull PC, Thomas GR, Rommens JM, Forbes JR, Cox DW. The Wilson disease gene is a putative copper transporting P-type ATPase similar to the Menkes gene. Nature Genet. 1993; 5:327-37.
89. Yuan A, Su L, Yu S, Li C, Yu T, Sun J. Association between DRD2/ANKK1 TaqIA Polymorphism and Susceptibility with Tourette Syndrome: a meta-analysis. PLoS ONE. 2015; 10:e0131060.
90. Abelson JF, Kwan KY, O'Roak BJ, Baek DY, Stillman AA, Morgan TM, et al. Sequence variants in SLITRK1 are associated with Tourette's syndrome. Science. 2005 out 14; 310(5746):317-20.
91. Bertelsen B, Melchior L, Jensen LR, Groth C, Glenthøj B, Rizzo R, et al. Intragenic deletions affecting two alternative transcripts of the IMMP2L gene in patients with Tourette syndrome. Eur J Hum Genet. 2014 nov; 22(11):1283-9.
92. Scharf JM, Yu D, Mathews CA, Neale BM, Stewart SE, Fagerness JA, et al. Genome-wide association study of Tourette's syndrome. Mol Psychiatry. 2013 jun; 18(6):721-8.

SEÇÃO 4

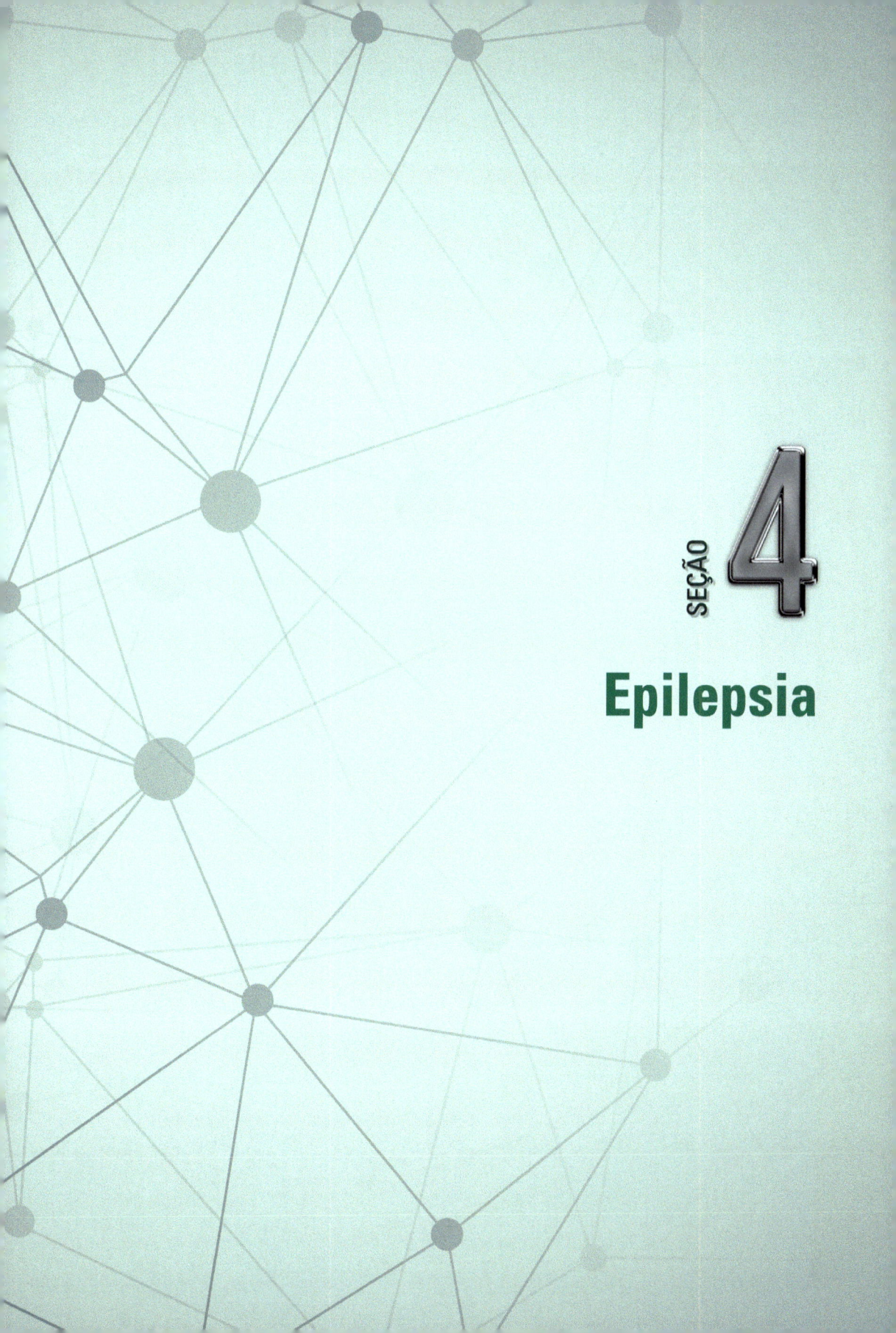

Epilepsia

Encefalopatias Epilépticas 14

Iscia Lopes Cendes
Marilisa Mantovani Guerreiro
Ana Carolina Coan
Maria Augusta Montenegro
Marina C. Gonsales
Letícia Sauma

Introdução

O conceito de encefalopatia epiléptica (EE) é utilizado para um grupo de epilepsias nas quais a atividade epiléptica por si só contribui para um distúrbio progressivo da função cerebral e estão associadas a maus resultados, tanto em termos de controle de crises epilépticas como em termos de prejuízo cognitivo e comportamental.[1]

Nas EEs, as manifestações clínicas ultrapassam o que seria esperado pela patologia subjacente (p. ex., malformação cortical), além da possível piora progressiva com o decorrer do tempo. Na maioria dos casos, EEs representam condições desafiadoras, de difícil tratamento e associadas a um desfecho desfavorável.[1,2]

Embora os efeitos encefalopáticos da atividade epiléptica possam ocorrer em associação com qualquer forma de epilepsia, eles estão quase sempre relacionados a um grupo de síndromes definidas segundo suas características eletroclínicas, incluindo a idade de início, tipo de crise epiléptica, achados do eletroencefalograma (EEG), etiologia, déficits neuropsicológicos e prognóstico.[3,4]

De acordo com a classificação atual,[1] são consideradas EEs as seguintes síndromes: encefalopatia mioclônica precoce, síndrome de Ohtahara, epilepsia do lactente com crises focais migratórias, síndrome de West, síndrome de Lennox-Gastaut, síndrome de Doose ou epilepsia com crises mioclônico-atônicas, síndrome de Dravet, síndrome de Landau-Kleffner e encefalopatia epiléptica com ponta-onda contínua durante o sono.

Existem inúmeras etiologias relacionadas ao desenvolvimento de uma EE, dentre elas destacam-se as malformações cerebrais e os erros inatos do metabolismo. No entanto, até pouco tempo, um grande número de pacientes continuava sem diagnóstico definido, seja por ausência de fatores etiológicos conhecidos e/ou não preencherem os critérios para uma síndrome específica.[3,4]

Com os recentes avanços na área de genética, maior número de genes relacionados ao quadro de EE vêm sendo descritos, com características eletroclínicas específicas, possibilitando o diagnóstico nesse grupo de pacientes.[3]

Em certas EEs de causa genética, as alterações do neurodesenvolvimento e comorbidades estão relacionadas não apenas com a atividade epileptiforme, mas, também, com a doença de base. Assim, mais recentemente, tem sido proposto o termo "encefalopatia do desenvolvimento e/ou epiléptica" para melhor representação desse grupo de doenças[3] (Tabela 14.1).

TABELA 14.1. Características clínicas e eletroencefalográficas das principais encefalopatias epilépticas

	Idade de início	Tipos de crises	Alterações no EEG
Encefalopatia mioclônica precoce	Primeiros 3 meses de vida	Crises mioclônicas erráticas, fragmentadas, que migram entre os segmentos corpóreos	Surto supressão
Síndrome de Ohtahara	Primeiros 3 meses de vida	Crises focais e tônicas	Surto supressão
Síndrome de West	Após o 3º mês de vida (pico entre os 4 e 7 meses)	Espasmos epilépticos em *clusters*	Hipsarritmia
Epilepsia do lactente com crises focais migratórias	Nos primeiros 6 meses de vida	Crises focais motoras clônicas em face, olhos e/ou membros, associadas ou não a fenômenos autonômicos	Atividade epileptiforme multifocal (interictal) Crises com início independente em ambos os hemisférios
Síndrome de Dravet	Primeiro ano de vida (pico aos 6 meses)	Crise febril no primeiro ano de vida (60%) Evolui com crises focais e generalizadas (crise tônico-clônica generalizada, ausências, mioclonias)	Descargas epileptiformes focais, multifocais ou generalizadas Resposta fotoparoxística (50%)
Síndrome de Lennox-Gastaut	1 a 7 anos (pico entre os 3 e 5 anos)	Crises tônicas, mioclônicas, atônicas, ausência atípica, crise tônico-clônica generalizada, crises focais	Atividade de base desorganizada, paroxismos de complexos lentos espícula-onda generalizados < 2,5 Hz, principalmente durante o sono, surtos de poliespículas na frequência 10 a 20 Hz
Síndrome de Doose	6 meses a 6 anos (pico entre os 2 e 4 anos)	Crises multiformes, generalizadas Mandatória a presença de crises do tipo mioclônico atônica	Ondas lentas monomórficas teta em região parietal bilateral, que são bloqueadas pela abertura ocular Atividade epileptiforme generalizada
Encefalopatia epiléptica com ponta-onda contínua durante o sono	2 a 12 anos (pico entre os 5 e 7 anos)	Crises focais ou generalizadas	Traçado em vigília muito melhor do que o traçado durante o sono. No sono, complexos lentos espícula-onda a 1,5-2 Hz, contínuos (geralmente difusos, mas podendo ser também focais) em pelo menos 85% do registro durante o sono
Síndrome de Landau-Kleffner	2 a 8 anos (pico entre os 4 e 8 anos)	Crises focais ou generalizadas	Atividade epileptiforme têmporo-parietal em vigília com nítido incremento e difusão durante o sono, podendo ocupar mais de 85% do registro

Encefalopatias epilépticas com início no período neonatal

Encefalopatia mioclônica precoce

Início das crises epilépticas antes do 3º mês de vida, em mais da metade com início nos primeiros 10 dias. Caracterizada, inicialmente, por crises mioclônicas erráticas fragmentadas que migram de um segmento corpóreo a outro, em um padrão assíncrono, assimétrico e randomizado. Após o início dessas crises podem surgir crises focais sutis, espasmos epilépticos, crises tônicas e crises mioclônicas maciças. Alterações no exame neurológico já estão presentes ao nascimento ou podem surgir concomitante ao início das crises. Ambos os sexos são igualmente acometidos. Geralmente, não há fatores de risco pré-natais e complicações durante o parto. O EEG apresenta-se com padrão surto-supressão com curtos paroxismos de atividade e períodos mais prolongados de supressão da atividade elétrica cerebral, mais evidente durante o sono. O traçado frequentemente evolui para padrão hipsarrítmico. O prognóstico é desfavorável, com deterioração progressiva e morte precoce.[4]

Síndrome de Ohtahara

Também conhecida como encefalopatia epiléptica infantil precoce, tem início nos primeiros meses de vida (entre 1 e 3 meses). Todos os pacientes apresentam alta frequência de crises do tipo tônicas, com duração aproximada de 10 segundos, única ou em *clusters*, simétricas ou assimétricas. Alterações neurológicas podem estar presentes antes ou surgir associadas às crises. O EEG mostra padrão surto-supressão com paroxismos prolongados de atividade epiléptica e curtos períodos de supressão da atividade elétrica cerebral. O prognóstico é desfavorável com atraso grave do desenvolvimento neuropsicomotor. Cerca de 75% dos pacientes evoluem, entre o 4º e o 6º mês de vida, para síndrome de West.[5]

Encefalopatias epilépticas do lactente

Síndrome de West

Tem início no primeiro ano de vida, após o 3º mês, com pico de incidência entre o 5º e o 6º mês de vida. Caracteriza-se pela tríade: espasmos epilépticos, atraso (ou interrupção) do desenvolvimento neuropsicomotor e presença de hipsarritmia ao EEG. Ambos os sexos são acometidos, com maior incidência no masculino. A alteração no exame neurológico, com atraso global do desenvolvimento, tem início concomitante ao início do quadro epiléptico. As crises são do tipo espasmos epilépticos, ocorrendo em série, mais frequentemente durante o despertar. O EEG apresenta atividade de base desorganizada com ondas lentas de alta voltagem entremeadas por espículas e poliespículas multifocais (hipsarritmia). O prognóstico é ruim, e em 20 a 50% dos casos há evolução para síndrome de Lennox-Gastaut.[5]

Epilepsia do lactente com crises focais migratórias

Síndrome epiléptica rara, com idade de início nos primeiros 6 meses de vida. As principais características incluem início de crises focais associadas a fenômenos autonômicos, microcefalia adquirida e estagnação ou atraso do desenvolvimento. Clinicamente observam-se crises epilépticas focais motoras clônicas da face, olhos ou membros, que mudam de localização aleatoriamente durante a mesma crise, podendo estar associadas a fenômenos autonômicos. A migração da crise focal com envolvimento independente de múltiplas regiões corticais aleatoriamente durante a mesma crise ou presença de estado de mal epiléptico são essenciais para o diagnóstico. Ambos os sexos são igualmente acometidos. O exame neurológico evidencia regressão e atraso grave do neurodesenvolvimento após o início do quadro. Grande parte dos pacientes desenvolvem microcefalia com 1 ano de idade. O EEG ictal demonstra atividade epileptiforme focal com início independente em ambos os hemisférios, com envolvimento de várias regiões corticais, consecutivamente, durante a mesma crise. A princípio, as crises são esporádicas, mas rapidamente tornam-se quase contínuas e não farmacorresponsivas.[4,6]

Síndrome de Dravet

Previamente conhecida como epilepsia mioclônica grave da infância. Início no primeiro ano de vida, por volta dos 6 meses de idade. As crises se iniciam em paciente febril em 60% dos casos, mas também ocorrem na ausência de febre. As crises podem ser focais, geralmente hemiclônicas ou generalizadas do tipo tônico-clônica. Mais tarde, podem surgir crises do tipo focal motora, ausência atípica e mioclônicas. Observa-se grande sensibilidade à elevação da temperatura, com desencadeamento de crises epilépticas. O EEG evidencia atividade epiléptica interictal focal, multifocal ou generalizada. Resposta fotoparoxística pode estar presente em até metade das crianças até os 12 anos de idade. Após o início do quadro aparecem alterações ao exame neurológico. Observa-se presença de hipotonia e marcha entre o primeiro e o quarto ano de vida, algum grau de déficit cognitivo, ataxia e alterações comportamentais estão frequentemente presentes. As crises costumam ser refratárias ao tratamento com fármacos antiepilépticos. Fotossensibilidade pode estar presente em até um quarto dos pacientes, mas pode ser de difícil avaliação por não estar presente em todo o curso da doença.[7,8]

Encefalopatias epilépticas com início na infância e adolescência

Síndrome de Lennox-Gaustaut

Tem início entre 1 e 7 anos de idade, com pico de incidência entre os 3 e 5 anos. É caracterizada por múltiplos tipos de crises epilépticas, atraso ou regressão psicomotora e alterações específicas no EEG. Ambos os sexos são acometidos, porém há maior incidência no sexo masculino. Os tipos de crises epilépticas mais comuns são as crises motoras tônicas, crises atônicas e de ausência atípica, mas também podem estar presentes crises mioclônicas, crises generalizadas tônico-clônicas e crises focais. As alterações características do EEG são desorganização da atividade de base, paroxismos compostos por complexos lentos ponta-onda generalizados entre 1 a 2,5 Hz e surtos de atividade rápida por volta de 10-20 Hz (ritmo recrutante ou atividade paroxística rápida), esses mais proeminentes durante o sono.[9] A síndrome de Lennox-Gastaut pode ser secundária à encefalopatia prévia (síndrome de Otahara ou síndrome de West) ou ocorrer de forma primária. O prognóstico é desfavorável, mas variável na maior parte dos casos, com a minoria dos pacientes podendo trabalhar normalmente na vida adulta.[4]

Síndrome de Doose

Também chamada "epilepsia com crises mioclônico-atônicas". Tem idade de início entre 6 meses e 6 anos, com pico de incidência entre os 2 e 4 anos. Em até 2/3 dos pacientes há história pregressa de crise febril. Ambos os sexos são afetados, com predomínio do sexo masculino. É caracterizada por múltiplos tipos de crises generalizadas como ausência atípica, crises atônicas e crises tônicas, sendo mandatória a presença de crises do tipo mioclônico-atônicas. O EEG continua sendo o exame padrão-ouro para o diagnóstico da síndrome. É possível observar a presença de atividade de base com ondas na frequência teta em regiões parietais bilaterais ("ritmo de Doose"). Durante a crise, o traçado ictal mostra o componente mioclônico associado à espícula ou poliespícula generalizada, seguida pelo componente atônico representado por onda lenta de alta voltagem. O prognóstico é variável. Alterações nas habilidades psicomotoras e cognitivas estão frequentemente presentes.[10]

Síndrome de Landau-Kleffner

Idade de início entre 2 e 8 anos, com pico entre os 5 e 7 anos. É caracterizada por crises epilépticas e instalação subaguda de afasia progressiva em crianças com desenvolvimento adequado de linguagem. Acometem ambos os sexos, com predomínio no sexo masculino. A manifestação inicial pode ser afasia pura (40% dos casos), crises epilépticas ou ambas. A afasia ocorre em decorrência de agnosia auditiva verbal adquirida, o que leva à rápida redução da fala espontânea. Distúrbios comportamentais e psicomotores estão presentes em até 2/3 dos pacientes. As alterações presentes no EEG são descargas epilépticas têmporo-parietais em vigília, com nítido incremento durante o sono no qual se observa a presença de complexos lentos espícula-onda bilaterais, contínuos, ocupando mais de 85% do traçado (estado de mal elétrico do sono = EMES). Há remissão das crises epilépticas e das alterações no EEG antes dos 15 anos de idade; contudo, sequelas residuais da linguagem são vistas em mais de 80% dos pacientes.[11]

Encefalopatia epiléptica com ponta-onda contínua durante o sono

Idade de início entre os 2 e 12 anos, com pico de incidência aos 4-5 anos. Observa-se nítida deterioração neurológica com declínio cognitivo, alteração comportamental e/ou em domínio motor. Todos os domínios cognitivos são afetados, incluindo linguagem e comunicação, orientação têmporo-espacial, atenção e interação social. A síndrome é caracterizada por achado típico no EEG constituído por complexos lentos espícula-onda a 1,5-2 Hz, contínuos (geralmente difusos, mas podendo ser também focais) em pelo menos 85% do traçado durante o sono lento (EMES), em crianças com crises motoras focais ou, menos frequentemente, crises generalizadas. A duração varia de meses a anos, contudo, apesar da resolução eletroclínica do quadro, a criança permanece com déficits neurocomportamentais, muitas vezes graves. O tratamento deve visar o desaparecimento do EMES, que é o principal responsável pela EE.[11]

Desenvolvimentos recentes em genética das EEs

Recentes avanços em genética molecular permitiram o mapeamento e a descoberta de vários genes para diferentes formas de epilepsias. Abordagens tradicionais como análises de ligação e estudos de associação de genes candidatos permitiram determinar a posição cromossômica de genes que potencialmente contribuem para a causa de doenças. Tais análises se dão por meio da avaliação da segregação de marcadores genéticos entre indivíduos afetados em grandes famílias ou por comparação das frequências alélicas desses marcadores entre coortes de indivíduos afetados e não afetados. Ao longo da última década, novas técnicas têm sido desenvolvidas para detectar variantes associadas a traços de herança complexa, tais como estudos de associação de genoma completo (*genome wide association studies* – GWAS), que interroga um grande número de polimorfismos de nucleotídeo único (*single-nucleotide polymorphisms* – SNPs) em um grande grupo de indivíduos.

Os métodos de sequenciamento de ácido desoxirribonucleico (*deoxyribonucleic acid* – DNA) para detectar variantes potencialmente deletérias também avançaram da tecnologia de eletroforese capilar, conhecido como sequenciamento de Sanger, para técnicas de sequenciamento de nova geração de alta performance, que permitem sequenciamento paralelo massivo, incluindo a sequência genômica inteira (*whole genome sequencing* – WGS) ou restrito às sequências codificadoras de proteínas, o exoma (*whole exome sequencing* – WES). As variantes estruturais como deleções ou duplicações chamadas variações de número de cópias (*copy number variants* – CNVs) também são amplamente investigadas, usando tecnologias de microarranjos (*microarrays*) cromossômicos que investigam SNPs (SNP-*arrays*) ou de hibridação completa do genoma (*array*-CGH).

Essa gama de ferramentas de genética molecular tem ajudado a desvendar os fatores genéticos envolvidos nas epilepsias como as EEs. À medida que o conhecimento sobre os genes associados a este grupo de doenças se desenvolve, torna-se evidente que a heterogeneidade genética está presente nas EEs, com mutações causais identificadas em muitos genes em diferentes pacientes. Além disso, uma relação surpreendentemente complexa entre gene/mutações e fenótipos também foi revelada. Portanto, ressaltamos a necessidade de avaliar o impacto desses novos achados de genética molecular na prática clínica. A seguir, descrevemos as principais variantes potencialmente deletérias atualmente descritas para os diferentes fenótipos de EEs. O leitor notará claramente que um único fenótipo (conforme definido por aspectos clínicos e de eletroencefalografia) é frequentemente associado a diferentes mutações causais em diferentes pacientes, bem como, em vários casos, mutações no mesmo gene podem causar diferentes síndromes de EEs, exemplificando bem a complexidade da relação genótipo/fenótipo, que ainda requer mais estudos. Apresentamos uma lista dos principais genes associados aos diferentes fenótipos das EEs (Tabela 14.2).

TABELA 14.2. Lista dos principais genes associados a diferentes encefalopatias epilépticas (EEs)

Encefalopatia epiléptica	Genes mais relevantes
Encefalopatia mioclônica precoce	*ErbB4, PIGA, SLC25A22, STXBP1*
Síndrome de Ohtahara	*ARX, CASK, GABRA1, KCNQ2, KCNT1, PIGQ, SCN2A, STXBP1*
Epilepsia do lactente com crises focais migratórias	*KCNT1, PLCB1, SCN1A, SCN2A, SCN8A, SLC12A5, SLC25A22, TBC1D24*
Síndrome de West	*ARX, CDKL5/STK9, GABRA1, GABRB3, SPTAN1, STXBP1*
Síndrome de Lennox-Gastaut	*ARX, CDKL5/STK9, CHD2, GABRB3, SCN1A, SCN2A, STXBP1*
Síndrome de Doose	*SLC2A1, SLC6A1, CHD2, GABRG2, SCN1A*
Síndrome de Dravet	*GABRG2, PCDH19, SCN1A, SCN1B, SCN2A*
Encefalopatia epiléptica com espícula-onda contínua durante o sono	*GRIN2A, SERPINI1, SLC9A6*
Síndrome de Landau-Kleffner	*GRIN2A*

Encefalopatia mioclônica precoce (EMP)

Até a última década, pouco era conhecido sobre a etiologia da EMP, e havia uma escassez de casos familiares relatados. A análise de ligação de uma família com epilepsia neonatal grave com padrão de surto-supressão permitiu o mapeamento genético ao cromossomo 11p15.5, seguido da identificação de uma mutação cossegregando com a doença.[12] Esta mutação de sentido trocado (*missense*) estava presente no gene *SLC25A22*, que codifica um cotransportador mitocondrial de glutamato/H$^+$. Os autores realizaram a triagem de mutações no gene *SLC25A22* em mais 25 pacientes com EMP, porém não encontraram mutações. Uma translocação *de novo* t(2;6)(q34;p25.3) também foi relatada em um paciente com EMP e atraso psicomotor profundo.[13] A análise de hibridização fluorescente *in situ* revelou que o ponto de quebra envolve o gene que codifica o homólogo 4 do oncogene viral da leucemia eritroblástica, *ErbB4*, envolvido na regulação do crescimento, proliferação e diferenciação celular.[13] Mais recentemente, foram relatadas mutações em outros dois genes candidatos para EMP. A captura e sequenciamento de genes candidatos para encefalopatias epilépticas de início precoce (EEIP) possibilitaram a detecção de uma mutação *de novo* em sítio de processamento (*splice*) no gene que codifica a proteína ligante de sintaxina 1 (*STXBP1*), envolvida na regulação da liberação de neurotransmissores, em um paciente com diagnóstico limítrofe entre EMP e SO. Este gene também está envolvido na etiologia de outras EEs, conforme será apresentado posteriormente neste capítulo. No entanto, não foram encontradas mutações em *STXBP1* em uma outra coorte independente de pacientes com EMP. O outro gene candidato é o *PIGA*, que codifica uma enzima necessária para a biossíntese de uma âncora de fosfatidilinositol-glicano, em que uma mutação sem sentido (*nonsense*) de herança indeterminada foi identificada por WES em um caso esporádico de EMP previamente diagnosticado como SO.

Síndrome de Ohtahara (SO)

Embora a SO possa surgir de uma variedade de etiologias, principalmente envolvendo anormalidades estruturais, vários genes foram recentemente associados a esta síndrome. O primeiro relato envolvendo as bases genéticas de SO foi uma duplicação *de novo* de 33 pares de bases (pb) identificada por sequenciamento direto.[14] Tal deleção inclui o gene homeobox relacionado a Aristaless, *ARX*, essencial para o desenvolvimento de interneurônios, e resulta em uma expansão do primeiro trato de polialanina da proteína ARX. Mutações em *ARX* já haviam sido associadas com uma série de fenótipos, incluindo malformações cerebrais com anomalias genitais e retardo mental não sindrômico. Portanto, a identificação de uma mutação *ARX* em SO sugere um contínuo entre esses fenótipos, com um mecanismo patogênico comum, possivelmente causado por comprometimento dos interneurônios ácido γ-aminobutírico (GABA)érgicos.[14] Estudos adicionais contribuíram para aumentar o conhecimento acerca da associação de *ARX* com SO, com o relato de mutações adicionais identificadas por sequenciamento direto. No entanto, uma porcentagem de casos de SO não apresenta mutações em *ARX*. CNVs também foram implicadas na etiologia da SO, como uma deleção de 2 megabases (Mb) *de novo* em 9q33.3-q34.11 identificada por *array*-CGH e uma deleção de 111 quilobases (kb) em Xp11.4 detectada pela análise de microarranjo genômico.[15] A análise de mutações no gene *STXBP1*, incluída na região 9q33.3-q34.11, revelou mutações *missense de novo*, de mudança de matriz de leitura (*frameshift*) e sítio de *splice*.

A deleção de 111 kb envolve o gene que codifica a proteína serina quinase dependente de cálcio/calmodulina, *CASK*.[15] Curiosamente, uma mutação *de novo* de início da tradução no mesmo gene *CASK* foi detectada em um segundo paciente com SO.[15] Recentemente, genes que codificam canais iônicos também foram associados à SO. Um deles é o gene que codifica o canal de potássio voltagem-dependente Kv7.2 (*KCNQ2*), no qual foram encontradas mutações *missense de novo* em pacientes com SO e encefalopatias epilépticas neonatais parecidas com SO. Outro canal iônico associado à SO é o canal de sódio voltagem-dependente Nav1.2 (*SCN2A*), no qual também foram identificadas mutações *missense de novo*. As mutações em *KCNQ2* e *SCN2A* estão envolvidas em um amplo espectro clínico de EEIPs, que se sobrepõem entre si incluindo fenótipos benignos, como crises neonatais familiares benignas, mas também formas graves de EEs. Recentemente, um estudo de WGS também revelou dois novos genes para SO: *KCNT1*, que codifica o canal de potássio KCa4.1, e *PIGQ*, que codifica uma subunidade de uma N-acetilglucosaminil transferase envolvida na biossíntese de glicosilfosfatidilinositol. Outro estudo bastante recente revelou mutações no gene do receptor de GABA tipo A (*GABRA1*) em pacientes com EEIPs, incluindo SO e síndrome de West.

Epilepsia do lactente com crises focais migratórias (ELCFM)

O primeiro estudo genético em ELCFM maligna investigando genes que codificam diferentes canais iônicos não identificou mutações deletérias. Mais tarde, no entanto, a triagem de mutações em genes de subunidades de canais de sódio voltagem-dependentes revelou mutações *missense de novo* em *SCN1A* (Nav1.1), *SCN2A* (Nav1.2) e *SCN8A* (Nav1.6). As análises de WES permitiram a identificação de mutações *missense de novo* em outro gene de canal iônico, *KCNT1* (KCa4.1), e em novos genes candidatos para ELCFM, como os genes *TBC1D24* e *SLC25A22*. Além disso, as CNVs parecem estar envolvidas em alguns casos de ELCFM. Estudos distintos revelaram uma microduplicação de 598 kb no cromossomo 16p11.2, uma deleção de 11,06 Mb do cromossomo 2q24.2q31.1, que envolve mais de 40 genes, incluindo *SCN1A*, e uma deleção no cromossomo 20p13, envolvendo o gene da fosfolipase C beta 1, *PLCB1*. Mais recentemente, mutações no gene que codifica um cotransportador de potássio e cloreto, *SLC12A5*, foram identificadas em diferentes coortes. Mesmo com esses avanços recentes com relação às bases genéticas da ELCFM, a etiologia de alguns casos permanece pouco clara, uma vez que outros estudos investigando genes candidatos não conseguiram identificar mutações causadoras para essa doença.

Síndrome de West (SW)

A primeira evidência a respeito das base genéticas da SW veio de análises de ligação genética, com o mapeamento no cromossomo Xp11.4 e Xp21.3-Xp22 para uma forma de SW ligada ao cromossomo X.[16] A triagem de mutações do gene *ARX*, localizado na região candidata, em famílias com SW ligada ao cromossomo X revelou uma duplicação de 24 pb, uma expansão de sete tripletos em *tandem* e uma deleção de 1.517 pb. Mutações *frameshift* e *missense* foram posteriormente encontradas no mesmo gene *ARX* em pacientes diagnosticados com SW e em indivíduos que evoluíram para SW a partir de um fenótipo de SO.

Um segundo lócus cromossômico para SW associada ao cromossomo X foi identificado distal ao gene *ARX* na região Xp22.3, com o subsequente relato de duas translocações (X;autossômica) aparentemente equilibradas detectadas por hibridização fluorescente *in situ* e hibridização *southern blot*. Em ambos os casos, o ponto de quebra envolve o gene de uma quinase dependente de ciclina, *CDKL5* (também conhecido como serina/treonina quinase 9 – *STK9*). No entanto, a triagem de mutações em *CDKL5* em coortes adicionais de SW obteve resultados negativos. Outras alterações cromossômicas associadas à SW incluem trissomia parcial de 4p, translocações balanceadas t(X;18)(p22;p11.2) e t(2;6)(p15;p22.3), microdeleções nos cromossomos 9q34.11 e 15q13.3, duplicações no cromossomo 14 e uma triplicação de 0,5 Mb (tetrassomia parcial) no cromossomo 17q25.3. Triagens de mutações em *STXBP1* e no gene que codifica a α-II espectrina, *SPTAN1*, ambos localizados na região microdeletada do cromossomo 9q34.11, revelaram uma mutação *missense de novo* em *STXBP1*, e uma deleção *in-frame* de 3 pb *de novo* e duplicações de 6 pb e 9 pb *de novo* em *SPTAN1* em pacientes com SW. No entanto, triagens mutações em *STXBP1* e *SPTAN1* em outras coortes não revelaram mutações. Mais recentemente, foram identificadas mutações em dois genes que codificam subunidades de receptores de GABA, *GABRA1* e *GABRB3*. Outros estudos, geralmente relatos de casos únicos, encontraram mutações em vários outros genes. Alguns casos de mutação de DNA mitocondrial também foram relatados. Essa heterogeneidade genética observada pode ser explicada pelos múltiplos mecanismos e lesões que podem levar ao fenótipo SW, incluindo malformações do desenvolvimento cortical e doenças primariamente mitocondriais.

Síndrome de Lennox-Gastaut (SLG)

A etiologia da SLG é altamente heterogênea, com a maioria dos casos resultantes de uma anormalidade estrutural do cérebro, mas também abrangendo fatores genéticos. Mutações em uma variedade de genes que podem estar associados a fenótipos de SLG ou de síndromes semelhantes foram relatados, embora ainda haja uma escassez de análises genéticas sistemáticas de coortes com SLG. Dentre esses genes, alguns já foram associados a outros tipos de EEs, como *ARX*, *CHD2*, *CDKL5*, *GABRB3*, *SCN1A*, *SCN2A* e *STXBP1*. No entanto, outros estudos não detectaram mutações causais em pacientes com SLG nesses mesmos genes candidatos. A maioria das mutações identificadas até o momento foram detectadas usando WES ou sequenciamento paralelo massivo, o que também permitiu a identificação de mutações *de novo* em vários outros genes.

Várias CNVs patológicas também foram identificadas em pacientes com SLG: uma microduplicação de 15q11-q13 foi relatada em pacientes com SLG de início tardio, além de uma deleção em 22q13.3, uma deleção em 2q23.1, uma duplicação que engloba o gene *MECP2* e uma deleção incluindo o gene de uma proteína cromodomínio-helicase (*CHD2*), detectadas por *array*-CGH. Outra alteração cromossômica identificada em um paciente com atraso de desenvolvimento grave e EE consistente com SLG foi uma translocação equilibrada t(Y;4)(q11.2;q21), que envolve o gene da quinase C-Jun N-terminal 3 (*JNK3*).

Síndrome de Doose

Desde a descrição da síndrome de Doose, acredita-se que fatores hereditários estejam envolvidos, mais provavelmente apresentando uma herança poligênica. A hipótese de uma etiologia genética para este fenótipo foi posteriormente corroborada por estudos mostrando membros afetados em famílias com epilepsia generalizada com crises febris *plus* (EGCFS+) apresentando mutações em *SCN1A*, *SCN1B* e *GABRG2*. No entanto, apenas um membro de cada família investigada apresentava síndrome de Doose, e esses indivíduos tinham algumas características atípicas. Estudos subsequentes desses genes candidatos em casos esporádicos e familiares da síndrome de Doose não observaram mutações causais. Estudos adicionais que investigaram vários outros genes candidatos também não encontraram mutações causais em pacientes com síndrome de Doose típica.

Até o momento, a maioria das mutações associadas à síndrome de Doose foram identificadas por sequenciamento direto do gene *SCN1A*. Mutações *missense* no gene *GABRG2* também foram observadas em dois pacientes com síndrome de Doose de uma mesma família e um paciente de outra coorte.[17] Este mesmo estudo realizou sequenciamento paralelo massivo e identificou duas mutações *frameshift de novo* no gene *CHD2* em outros dois pacientes com síndrome de Doose.[17] Mais recentemente, outro gene surgiu como potencial candidato para a síndrome de Doose, o *SLC2A1*, que codifica o transportador de glicose 1 (GLUT1), associado a uma encefalopatia metabólica grave que inclui transtorno do movimento e epilepsia. No entanto, a análise de amplificação multiplex de sondas dependente de ligação (*multiplex ligation probe-dependent amplification* – MLPA) não revelou rearranjos estruturais em *SLC2A1*. A importância de procurar mutações em *SLC2A1* (GLUT1) é que esses pacientes parecem responder a dieta cetogênica, a qual deve ser introduzida quando o diagnóstico molecular é confirmado. Outro gene recentemente envolvido na etiologia de alguns casos de síndrome de Doose é o *SLC6A1*, que codifica um dos principais transportadores de GABA no cérebro.

Síndrome de Dravet

Inicialmente, estudos de ligação permitiram a identificação de um lócus para EGCFS+ no cromossomo 2, com posterior detecção de mutações em *SCN1A*. As semelhanças clínicas entre alguns pacientes com EGCFS+ e com síndrome de Dravet motivaram Claes e colaboradores[18] a investigar mutações em *SCN1A* em pacientes com síndrome de Dravet; levando assim à descoberta das primeiras mutações em pacientes com síndrome de Dravet. Após este primeiro relato, várias mutações em *SCN1A* foram identificadas, com uma frequência global de mutações de aproximadamente 70-80% em pacientes com síndrome de Dravet. Portanto, *SCN1A* pode ser considerado, atualmente, como um dos genes mais clinicamente relevantes para as epilepsias genéticas. Curiosamente, as mutações em *SCN1A* em pacientes com síndrome de Dravet frequentemente são *de novo*, enquanto em EGCFS+ eles geralmente são herdados como um traço autossômico dominante. Alterações estruturais do tipo CNVs em *SCN1A* foram identificadas em uma porcentagem de pacientes com síndrome de Dravet, tornando importante usar mais de uma técnica molecular para estudar completamente as possíveis alterações deletérias em *SCN1A* em pacientes com este fenótipo.

Vários estudos foram realizados a fim de identificar novos genes candidatos para a síndrome de Dravet em pacientes negativos para mutações em *SCN1A*. Foram identificadas mutações *nonsense* em *GABRG2*, uma em uma família com EGCFS+ e outra em gêmeos dizigóticos com síndrome de Dravet. No entanto, outro estudo não identificou mutações em *GABRG2* em um grupo de pacientes com síndrome de Dravet. Além disso, mutações *nonsense* e *missense* no gene *SCN2A* foram encontradas em outras coortes. Mutações homozigóticas em *SCN1B* também foram identificadas. No entanto, não foram encontradas mutações em *SCN1B* em um estudo posterior investigando uma coorte de pacientes com síndrome de Dravet por sequenciamento direto. Depienne e colaboradores investigaram microrrearranjos por SNP-*arrays* de alta densidade, o que levou à descoberta de uma deleção hemizigótica incluindo o gene da protocaderina 19 (*PCDH19*). O subsequente sequenciamento direto de *PCDH19* em pacientes adicionais levou à identificação de mutações sem sentido, *frameshift* e *missense*. Estudos recentes de WES e de sequenciamento direto analisando coortes de pacientes com EE apresentando algumas características de síndrome de Dravet também revelaram mutações em outros genes candidatos. Embora a síndrome de Dravet seja fundamentalmente considerada uma doença monogênica, a hipótese de uma herança complexa em alguns pacientes surgiu recentemente, com a identificação de alguns genes moduladores que podem estar envolvidos na etiologia da síndrome de Dravet. Portanto, é importante notar que mesmo em um fenótipo clinicamente bem definido, como a síndrome de Dravet, ocorre a presença de heterogeneidade genética.

Encefalopatia epiléptica com espícula-onda contínua durante o sono (POCS)

Até o momento, pouco se sabe sobre as bases genéticas da POCS com apenas um par de gêmeos monozigóticos concordantes reportados[19] e poucas mutações identificadas. Posteriormente, porém, uma mutação *missense* no gene da neuroserpina, *SERPINI1* (também conhecido como gene do inibidor de proteinase 12 – *PI12*) foi encontrada em um paciente com atividade eletroencefalográfica sugestiva de POCS.

Atualmente, é reconhecido que existe um espectro contínuo de fenótipos abrangendo a epilepsia rolândica, POCS e SLK, sugerindo uma etiologia genética comum. Esta hipótese é corroborada pelo recente achado de diferentes tipos mutações *de novo* ou herdadas em *GRIN2A* em pacientes com POCS pertencentes a famílias segregando distúrbios da síndrome de epilepsia-afasia. Nessas famílias havia pacientes com fenótipos variáveis como SLK, POCS e epilepsia rolândica atípica com comprometimento da fala.[20] O *GRIN2A* codifica uma subunidade do receptor N-metil-D-aspartato, envolvido na mediação da neurotransmissão excitatória. Mais recentemente, uma mutação homozigótica herdada de sítio de *splice* foi identificada em *SLC9A6* em um paciente com características clínicas de síndrome de Christianson e POCS. *SLC9A6* codifica uma proteína permutadora de hidrogênio-sódio e já havia sido associada à síndrome de Christianson. Além disso, CNVs localizadas em genes que podem estar envolvidos na predisposição ao estado elétrico epiléptico durante o sono também foram detectadas em pacientes com POCS.

Síndrome de Landau-Kleffner (SLK)

Até recentemente, poucas informações sobre os fatores genéticos envolvidos na etiologia da SLK estavam disponíveis, com apenas alguns casos relatados. Ultimamente, a investigação de CNVs em pacientes com SLK usando *array*-CGH levou à identificação de uma microdeleção em 15q13.3 e de CNVs raras, como uma microdeleção no cromossomo 16p13, que inclui o gene *GRIN2A*. A subsequente triagem de mutações em *GRIN2A* por sequenciamento direcionado e WES revelou mutações em pacientes com histórico familiar e em esporádicos com SLK.[20] A identificação de várias mutações *de novo* e herdadas no gene *GRIN2A* em SLK e POCS corrobora a hipótese de um espectro clínico com bases genéticas similares para ambas as doenças.[20]

Impacto dos novos achados genéticos na prática clínica

Conforme descrito anteriormente, os recentes achados genéticos no grupo de EEs estão começando a elucidar os diferentes mecanismos moleculares responsáveis por vários tipos de EEs. Também fica claro que a heterogeneidade genética é uma regra, com diferentes genes causando o mesmo fenótipo, bem como a heterogeneidade clínica, com vários genes causando diferentes subtipos de EEs. A presença de heterogeneidade genética e variabilidade clínica representa um grande desafio ao avaliar o impacto dessas descobertas genéticas na prática clínica. A vasta gama de tecnologias de genética molecular atualmente disponíveis pode sobrecarregar o clínico; portanto, a tomada de decisão sobre a técnica mais adequada para a detecção de variantes genéticas para cada paciente não é uma tarefa fácil.

No entanto, o estabelecimento de um diagnóstico molecular correto tem importantes aplicações práticas, bem como impacto emocional significativo para pacientes e pais. O fato de que a maioria das alterações presentes em pacientes com EE são mutações *de novo* tem implicações importantes para o aconselhamento genético, uma vez que os pais provavelmente não terão essas mutações e, portanto, o risco de recorrência será o mesmo que na população em geral (exceto em casos raros de mosaicismo somático presentes na linhagem germinativa de um dos pais). Além disso, não se pode minimizar o impacto emocional positivo de um diagnóstico molecular para os pais de crianças com EE. Em geral, uma vez determinada a causa da doença, mesmo quando as terapias curativas não podem ser adotadas, os pais param de procurar um diagnóstico e podem se concentrar nas opções de tratamento e na reabilitação.

O diagnóstico específico pode influenciar as decisões de tratamento, como a necessidade de evitar os antiepilépticos bloqueadores de sódio, como carbamazepina e fenitoína, na síndrome de Dravet e em pacientes com mutações em *SCN1A*, ou a indicação específica de dieta cetogênica em pacientes com mutações em *GLUT1*.

Embora as EEs sejam geneticamente muito heterogêneas, existem alguns genes para os quais a triagem de mutação específica ainda pode ser útil. Um deles é o *SCN1A*, que apresenta mutação em quase 80% dos pacientes com síndrome de Dravet, além de mutações relatadas em outros fenótipos. Portanto, pode-se considerar o teste genético para *SCN1A* útil em todas as EEs, embora a indicação mais importante ainda esteja dentro dos limites clínicos da síndrome de Dravet.

Outro gene para o qual a triagem de mutações pode ser muito útil para fins clínicos em pacientes com EE é o *ARX*. As mutações neste gene são encontradas principalmente em SO, mas também em pacientes com WS que evoluíram de SO ou de famílias com membros afetados com SO, e em um paciente que mais tarde evoluiu para SLG. Foi sugerido que o teste para *ARX* deve ser realizado em crianças com menos de 1 ano de idade com SO e distúrbio de movimento, bem como em crianças com neurodegeneração inexplicada, perda progressiva de substância branca e atrofia cortical.

O gene *STXBP1* também deve ser considerado para testes genéticos em SO, uma vez que várias mutações foram associadas a este fenótipo. Para outras EE, no entanto, a utilidade clínica do teste genético para *STXBP1* permanece inconclusiva, considerando que mutações foram relatadas apenas em um único paciente com WS não precedido por SO e em alguns pacientes com SLG e síndrome de Dravet.

O *GRIN2A* é outro gene que surgiu recentemente como um forte candidato para fenótipos do espectro das afasias epilépticas que inclui SLK e a POCS.[20] Assim, o teste genético para *GRIN2A* parece ser particularmente relevante para esses fenótipos.

Os testes genéticos para *KCNQ2* e *SCN2A* devem ser considerados para pacientes com EEIP, embora as correlações genótipo-fenótipo ainda não estejam bem compreendidas. No entanto, reconheceu-se que a triagem de mutações em *KCNQ2* deve ser realizada para pacientes com crises neonatais refratárias de origem desconhecida. Além disso, mutações em *PCDH19* devem ser investigadas em pacientes do sexo feminino com fenótipo semelhante à síndrome de Dravet e algum grau de atraso cognitivo, e mutações em *CDKL5* devem ser pesquisadas, predominantemente, em pacientes do sexo feminino com crises intratáveis graves de início precoce ou espasmos infantis com ou sem fenótipo tipo Rett. Muitos outros genes também parecem contribuir para a etiologia de certos fenótipos específicos dentro do grupo de EEs, mas não em uma frequência que justifique um teste genético específico.

É importante considerar que, com a disseminação de estratégias genômicas de diagnóstico molecular, é possível adotar testes que interroguem todos os genes candidatos antes listados de uma só vez. Estes podem ser realizados como parte dos painéis genéticos de sequenciamento de nova geração, que devem incluir os genes candidatos mais adequados para o fenótipo estudado. Alternativamente, também podem ser aplicadas estratégias de alta performance, como WES ou mesmo WGS. Estes podem ser úteis, especialmente quando não está claro qual gene candidato está envolvido ou para a descoberta de novos genes que possam ser responsáveis pela doença. O tipo de teste indicado, sequenciamento de genes específicos com painéis de genes ou WES/WGS, dependerá principalmente se um diagnóstico clínico específico foi alcançado (p. ex., síndrome de Dravet) ou não. Obviamente, as questões relativas aos custos também são relevantes ao solicitar testes genéticos e deve-se ter em mente que os custos de WES e WGS estão diminuindo rapidamente, tornando essas alternativas mais atraentes ultimamente.

Questões importantes sobre o método molecular mais indicado para os diferentes tipos de defeitos genéticos investigados devem ser consideradas. Dessa forma, é importante ressaltar que uma pequena porcentagem de pacientes com síndrome de Dravet e alterações em *SCN1A* possui CNVs patológicas em vez de mutações de sequência de DNA. CNVs patológicas também foram amplamente relatadas em pacientes com diferentes graus de retardo mental associados ou não a outros achados clínicos, incluindo a epilepsia. Como as técnicas de sequenciamento podem não detectar CNVs, um método alternativo, como tecnologias de microarranjo cromossômico, também deve ser considerado para complementar a investigação genética. Outras limitações no uso de sequenciamento de nova geração, como sequências de genes que contêm repetições múltiplas que podem interferir no mapeamento e leitura corretos, podem resultar em uma baixa cobertura no sequenciamento. Portanto, o clínico deve sempre estar ciente de que mesmo a tecnologia mais atual no diagnóstico molecular não é garantia de uma técnica sem falhas.

Em conclusão, é importante reconhecer que a técnica mais precisa para o diagnóstico pode variar de acordo com a informação genética já disponível e o fenótipo investigado. Quando um gene candidato em potencial é mais provável, deve-se considerar o sequenciamento direcionado, que ainda pode apresentar melhor custo-benefício. No entanto, nos casos em que há pouca informação genética disponível, WES e WGS podem revelar novos genes causadores. Além disso, há uma série de questões técnicas (p. ex., se os genes candidatos importantes serão bem cobertos) que devem ser consideradas ao usar painéis de genes e WES antes de se escolher a tecnologia mais adequada. Também deve-se considerar a análise de CNVs ao investigar pacientes com EEs.

REFERÊNCIAS BIBLIOGRÁFICAS

1. Berg AT, Berkovic SF, Brodie MJ, Buchhalter J, Cross JH, van Emde Boas W, et al. Revised terminology and concepts for organization of seizures and epilepsies: report of the ILAE Commission on Classification and Terminology, 2005-2009. Epilepsia. 2010; 51(4):676-85.
2. Shbarou R, Mikati MA. The expanding clinical spectrum of genetic pediatric epileptic encephalopathies. Semin Pediatr Neurol. 2016; 23(2):134-42.
3. Scheffer IE, Berkovic S, Capovilla G, Connolly MB, French J, Guilhoto L, et al. ILAE classification of the epilepsies: Position paper of the ILAE Commission for Classification and Terminology. Epilepsia. 2017; 58(4):512-21.
4. Khan S, Al Baradie R. Epileptic encephalopathies: an overview. Epilepsy Res Treat. 2012; 403-592.
5. Ohtahara S, Yamatogi Y. Epileptic encephalopathies in early infancy with suppression-burst. J Clin Neurophysiol. 2003; 20(6):398-407.
6. Coppola G, Plouin P, Chiron C, Robain O, Dulac O. Migrating partial seizures in infancy: a malignant disorder with developmental arrest. Epilepsia. 1995; 36(10):1017-24.
7. Dravet C. The core Dravet syndrome phenotype. Epilepsia. 2011; 52(Suppl 2):3-9.

8. Wirrell EC, Laux L, Donner E, Jette N, Knupp K, Meskis MA, et al. Optimizing the Diagnosis and Management of Dravet Syndrome: Recommendations From a North American Consensus Panel. Pediatr Neurol. 2017; 68:18-34.e3.
9. Arzimanoglou A, French J, Blume WT, Cross JH, Ernst JP, Feucht M, et al. Lennox-Gastaut syndrome: a consensus approach on diagnosis, assessment, management, and trial methodology. Lancet Neurol. 2009; 8(1):82-93.
10. Kelley SA, Kossoff EH. Doose syndrome (myoclonic-astatic epilepsy): 40 years of progress. Dev Med Child Neurol. 2010; 52(11):988-93.
11. Loddenkemper T, Fernandez IS, Peters JM. Continuous spike and waves during sleep and electrical status epilepticus in sleep. J Clin Neurophysiol. 2011; 28(2):154-64.
12. Molinari F, Raas-Rothschild A, Rio M, Fiermonte G, Encha-Razavi F, Palmieri L, et al. Impaired mitochondrial glutamate transport in autosomal recessive neonatal myoclonic epilepsy. Am J Hum Genet. 2005; 76(2):334-9.
13. Backx L, Ceulemans B, Vermeesch JR, Devriendt K, Van Esch H. Early myoclonic encephalopathy caused by a disruption of the neuregulin-1 receptor ErbB4. Eur J Hum Genet. 2009; 17(3):378-82.
14. Kato M, Saitoh S, Kamei A, Shiraishi H, Ueda Y, Akasaka M, et al. A longer polyalanine expansion mutation in the ARX gene causes early infantile epileptic encephalopathy with suppression-burst pattern (Ohtahara syndrome). Am J Hum Genet. 2007; 81(2):361-6.
15. Saitsu H, Kato M, Osaka H, Moriyama N, Horita H, Nishiyama K, et al. CASK aberrations in male patients with Ohtahara syndrome and cerebellar hypoplasia. Epilepsia. 2012; 53(8):1441-9.
16. Claes S, Devriendt K, Lagae L, Ceulemans B, Dom L, Casaer P, et al. The X-linked infantile spasms syndrome (MIM 308350) maps to Xp11.4-Xpter in two pedigrees. Ann Neurol. 1997; 42(3):360-4.
17. Carvill GL, Heavin SB, Yendle SC, McMahon JM, O'Roak BJ, Cook J, et al. Targeted resequencing in epileptic encephalopathies identifies de novo mutations in CHD2 and SYNGAP1. Nat Genet. 2013; 45(7): 825-30.
18. Claes L, Del-Favero J, Ceulemans B, Lagae L, Van Broeckhoven C, De Jonghe P. De novo mutations in the sodium-channel gene SCN1A cause severe myoclonic epilepsy of infancy. Am J Hum Genet. 2001; 68(6):1327-32.
19. Blennow G, Ors M. Case reports. In: Beaumanoir A, Bureau M, Deonna T, Mira L, Tassinari CA. Continuous spikes nad waves during slow sleep/electrical status epilepticus during slow sleep: acquired epileptic aphasia and related conditions. London: John Libbey. 1995; 185-6.
20. Lesca G, Rudolf G, Bruneau N, Lozovaya N, Labalme A, Boutry-Kryza N, et al. GRIN2A mutations in acquired epileptic aphasia and related childhood focal epilepsies and encephalopathies with speech and language dysfunction. Nat Genet. 2013; 45(9):1061-6.

Epilepsias Mioclônicas Progressivas

15

Elza Márcia Targas Yacubian
Laura Maria de Figueiredo Ferreira Guilhoto

As epilepsias mioclônicas progressivas (EMP) compreendem um grupo de doenças raras devastadoras caracterizadas por uma tríade de sintomas fundamentais: 1) mioclonias de ação parcelares ou segmentares, arrítmicas, assíncronas e assimétricas, além de mioclonias maciças; estas mioclonias, também presentes em repouso, têm caráter progressivo, podem ser desencadeadas por estímulos auditivos, luminosos ou táteis e coexistir com outros tipos de crises epilépticas, especialmente crises tônico-clônicas generalizadas (TCG); as crises epilépticas são de difícil controle medicamentoso e o EEG é caracterizado por alentecimento da atividade de base e grafoelementos epileptiformes generalizados e/ou multifocais; 2) sintomas neurológicos variáveis, destacando-se, entre eles, ataxia cerebelar; e 3) deterioração mental, a qual culmina com demência.[1] O início das manifestações clínicas ocorre na infância ou adolescência e, mais raramente, na vida adulta. A incapacidade neurológica progressiva acarreta perda da marcha independente e redução na expectativa de vida. As manifestações epilépticas devem ser diferenciadas de outras epilepsias generalizadas genéticas, como a epilepsia mioclônica juvenil (EMJ).

A prevalência é variável em um mesmo país, com variação em suas diferentes regiões ou em culturas com consanguinidade elevada. O grupo de EMP inclui: a doença de Unverricht-Lundborg, a doença de Lafora, as lipofuscinoses ceroides neuronais (LCN), a sialidose tipo 1, a epilepsia mioclônica com fibras vermelhas rasgadas, a atrofia dentato-rubro-pálido-luisiana, a doença de Gaucher tipo 3, a doença de Tay-Sachs, além de outras formas raras. Cada uma destas EMP é diagnosticada pela caracterização da idade de início, sintomas e sinais clínicos, padrões em exames de eletrodiagnóstico e de neuroimagem, curso da doença, padrão de herança e investigações especiais, como dosagem de enzimas, biópsia de músculo ou pele e testes genéticos.[2,3]

O prognóstico depende da doença específica. A doença de Lafora, as LCN e a forma neuronopática da doença de Gaucher têm curso invariavelmente fatal. Pacientes com a doença de Unverricht-Lundborg, pelo curso de sua doença lentamente progressivo, podem ter expectativa de vida normal se receberem cuidados adequados.[3] O diagnóstico correto e precoce é muito importante para tratamento individualizado, o qual já é possível para algumas formas destas doenças[4] e para aconselhamento genético.

Doença de Unverricht-Lundborg

A doença de Unverricht-Lundborg (EPM1) é o tipo mais puro de EMP[5] apresentando sintomas adicionais associados a crises epilépticas e mioclonias.[6,7] H. Unverricht e H. Lundborg descreveram a condição em 1891 (na Estônia) e 1904 (na Suécia), respectivamente. O reconhecimento desta doença ainda é pequeno em áreas de baixa prevalência, entretanto, a sua distribuição ao redor do mundo é altamente variável devido a vários fatores: 1) distribuição desigual do defeito genético entre diferentes populações; 2) modo autossômico recessivo de herança, que implica maior prevalência em áreas e culturas com maior consanguinidade; 3) disponibilidade variável de métodos diagnósticos modernos incluindo técnicas de biologia molecular.

Embora a EPM1 seja pouco frequente, tem havido grande aumento em seu diagnóstico entre pacientes com epilepsia mioclônica resistente a fármacos antiepilépticos (FAE), como demonstrado na Holanda.[8] Entretanto, enquanto a mutação mais frequente afeta o gene da cistatina B (*CSTB*), localizado na região 21q22.3, nenhuma evidência para um papel deste gene foi encontrado em casos esporádicos ou familiares de EMJ.[9] Esta é ainda considerada uma condição debilitante; entretanto, nos últimos anos houve mudança de concepção de uma doença grave, até mesmo fatal, para uma forma de deficiência com menor impacto e maior longevidade. O agravamento das crises epilépticas com o uso de fenitoína (PHT) tem contribuido para prognóstico pior, especialmente em países onde esta opção terapêutica em doses elevadas é muito utilizada.[10]

A inauguração do quadro clínico se dá no final da infância e início da adolescência, com um pico por volta da idade de 12 a 13 anos com distribuição igual entre os gêneros. Crises TCG, usualmente a manifestação inicial, ocorrem especialmente ao despertar ou durante o sono. No início, estas crises epilépticas podem não ser facilmente diferenciadas daquelas observadas na EMJ, e podem não ser precedidas por crises mioclônicas. Entretanto, com a progressão da doença, elas evolvem de crises mioclônicas muito intensas para crises TCG de curta duração.[11] Frequentemente, os pacientes apresentam crises TCG após um período de piora progressiva das mioclonias e, subsequentemente, apresentam menor frequência de crises por um período de dias a semanas. Isto já havia sido descrito por Unverricht e relatado em outras formas de EMP.[12,13] As crises TCG tendem a diminuir com a idade. As mioclonias estão presentes nos estágios iniciais, sob a forma de abalos musculares difusos que predominam ao despertar. Em um período de tempo relativamente curto (meses a poucos anos) e apesar do tratamento com FAE, as mioclonias se mostram relacionadas ao movimento e aumentam com estresse. Este fato pode deixar os pacientes aflitos e ansiosos com receio de fazer movimentos como subir escadas ou manipular objetos. Estas mioclonias também podem se tornar desafiantes fisicamente para os pacientes, que podem evitar atividades da vida diária. Gradativamente, tornam-se erráticas e menos generalizadas, exceto se houver estresse.

O desencadeamento de mioclonias reflexas pela estimulação sensorial (toque, luz etc.), é uma característica proeminente em alguns pacientes. Notavelmente, são menos graves ou mesmo ausentes em repouso ou durante o sono. No estágio inicial, em pacientes que são insuficientemente tratados, podem flutuar ao longo do dia (mais acentuadas no período da manhã e na última parte do dia, no cansaço vespertino) ou com um intervalo de vários dias, às vezes com periodicidade marcada. Essas características, no entanto, tornam-se menos proeminentes durante os anos subsequentes e com terapia antiepiléptica eficaz. Ao contrário das crises TCG, as mioclonias não diminuem espontaneamente em longo prazo, e podem aumentar lentamente em alguns pacientes adultos ou de meia-idade. Nos indivíduos gravemente afetados, podem levar à grande incapacidade, com dificuldade de deambulação e de ingesta de líquidos.

Ausências, crises focais com sintomas motores ou com alteração da percepção podem ocorrer, mas poucas foram documentadas.[14] Fotossensibilidade, detectada durante o EEG em quase todos os pacientes nos primeiros anos da doença, não representa grande impacto na vida diária e tende a diminuir após cinco a dez anos.[15] Ataxia, instabilidade em postura ereta e dificuldade de marcha são sintomas neurológicos que podem ser associados à gravidade das mioclonias. O déficit cognitivo pode estar ausente ou variar de leve a moderado. Sempre que possível, os pacientes devem evitar profissões que envolvam atividade física ou coordenação motora significativas.

O déficit neuropsicológico pode progredir lentamente, havendo evidência que haja declínio de 10 pontos no quociente intelectual no período de dez anos,[16] estando presentes dificuldade de memória de curto prazo, atenção e de função executiva.[12,17] Alterações psiquiátricas são frequentes, como comportamento suicida com perda de interesse na vida, depressão e negligência à terapia.

A exclusão genética do gene *CSTB* no camundongo ofereceu uma ferramenta poderosa para modelar a EPM1 em laboratório. Esses animais exibem a tríade clássica dos sintomas associados, mioclonias, ataxia e perda neuronal. Como a cistatina B é expressa amplamente e funciona em células saudáveis como inibidor da família catepsina de proteases, não é surpreendente que a perda de cistatina B afete uma gama de produtos biológicos e funções celulares, incluindo morte neuronal, homeostase redox, hiperexcitabilidade e ativação glial. Alguns estudos sugerem que a ativação glial possa ser um dos primeiros eventos que contribuem para a patologia do cérebro deficiente em cistatina B e é acompanhada por estresse oxidativo, morte neuronal, regulação aberrante de serotonina e hiperexcitabilidade.[18]

Doença de Lafora

A doença de Lafora, também chamada EPM2, tem herança autossômica recessiva e é caracterizada pela presença de inclusões citoplasmáticas positivas com a coloração pelo ácido periódico de Schiff, um método primariamente utilizado para a marcação de glicogênio, que permite a identificação dos corpos de Lafora em neurônios, músculos esqueléticos e cardíaco, fígado e ductos de glândulas sudoríparas (Figura 15.1).

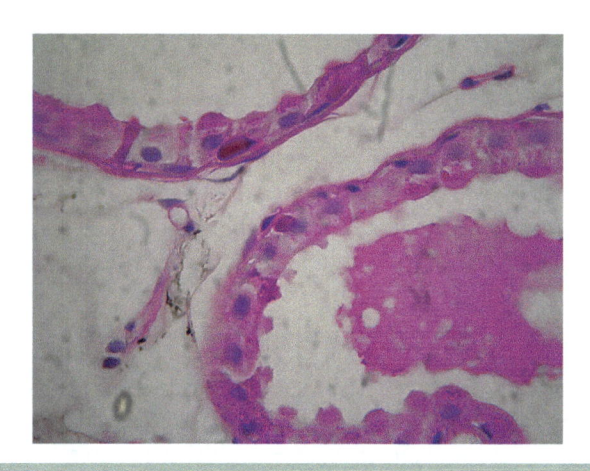

FIGURA 15.1. Corpos de Lafora em ductos de glândulas sudoríparas. Coloração PAS 850×. (Fonte: vide referência.)

Essa doença autossômica recessiva tem início entre 11 e 18 anos (em média aos 14 anos), embora alguns casos de início mais tardio tenham sido descritos. Na maioria dos pacientes, o quadro clínico é inaugurado por crises TCG, frequentemente associadas a crises focais com manifestações visuais caracterizadas por alucinações simples como escotomas ou manifestações visuais mais complexas. Estas crises focais perceptivas visuais são particularmente características desta doença, ocorrendo em cerca de 50% dos casos em seu estágio precoce, já ao redor de 14 anos de idade. Alterações de personalidade, dificuldades de aprendizado e mioclonias podem também ser sintomas iniciais.[1,2]

A primeira fase, chamada "epiléptica" é seguida, em poucos anos, pelo aparecimento de mioclonias do tipo Unverricht (mioclonias permanentes em vigília, mas que desaparecem durante sono, caracterizadas por abalos mioclônicos focais arrítmicos, assíncronos, disseminados, associados a mioclonias segmentares ou maciças) cuja frequência e intensidade aumentam com a progressão da doença ("fase mioclônica-epiléptica"). Mais tarde, ocorre deterioração cognitiva rápida e déficits neurológicos e, em poucos casos, sinais piramidais, associados às crises epilépticas, caracterizando a etapa final da doença ('fase mioclônica-epiléptica-demencial").[19] Essas fases são acompanhadas por características eletroencefalográficas que também se desenvolvem em três estágios: 1) na fase inicial, em uma atividade de base bem organizada, destacam-se paroxismos generalizados de multiespícula-onda e fotossensibilidade. Mioclonias erráticas podem estar presentes, sem correlação eletroencefalográfica; 2) dentro de poucos meses a 1-2 anos, ocorre deterioração da atividade de base, desaparecimento dos grafoelementos fisiológicos do sono e menor sincronia das descargas epileptiformes as quais são substituídas por atividade multifocal de espículas muito rápidas mais acentuadas e independentes em áreas posteriores, o que pode ser observado já no estágio inicial da doença; 3) finalmente, após 3 a 5 anos ocorre alentecimento difuso e descargas de múltiplas espículas rápidas superpostas.[19] Potenciais evocados visuais e somatossensitivos mostram aumento da latência e da amplitude refletindo a hiperexcitabilidade cortical. Portanto, crises visuais com descargas occipitais no EEG, as quais correspondem a potenciais evocados gigantes, diferenciam a doença de Lafora de outras EMP e, em uma fase inicial, quando ainda não há declínio cognitivo, de outras epilepsias generalizadas genéticas da adolescência.

A doença de Lafora está presente em todo o mundo e tem prevalência de 4:1 milhão de pessoas, mas é diagnosticada principalmente em países mediterrâneos (Espanha, França e Itália), Norte da África e Ásia Central (Índia e Paquistão) e tem como causa, em 65-70% dos casos, a mutação do gene EPM2A no cromossomo 6q24.3 (que codifica a laforina, uma proteína fosfatase dual-específica); em 30% dos casos há mutação do gene EPM2B (*NHLRC1*) no cromossomo 6p22.3 que codifica a malina, uma E3 ligase de conjugação da ubiquitina. Em indivíduos normais, estas duas proteínas interagem e, como um complexo, regulam a síntese de glicogênio. A doença de Lafora é, portanto, uma doença progressiva do metabolismo de carboidratos que resulta em corpos de inclusão de poliglicosanos em tecidos neurais e em outros órgãos com degeneração tecidual.[2,20]

Lipofuscinoses ceroides neuronais (LCN)

As LCN, também designadas coletivamente como doença de Batten, compreendem um grupo heterogêneo de doenças de acúmulo lisossomal, neurodegenerativas, herdadas, caracterizadas por deterioração motora e cognitiva progressiva, mioclonias e crises TCG e morte precoce. São doenças raras, afetando 2-4 em cada 100.000 nascidos vivos, presentes também em animais domésticos e de laboratório. Nelas, há acúmulo de uma substância autofluorescente de lipopigmentos, de ceroide e lipofuscina, em células cerebrais e em outros tecidos, representada, em microscopia eletrônica, por um (ou uma combinação) dos diferentes padrões ultraestruturais que constituem as inclusões lisossomais curvilineares, membranosas ou 'digitais'.

A maioria das formas de LCN cursa com perda visual. Os fenótipos clínicos eram tradicionalmente divididos com base na idade de início, nas formas infantis, infantis tardias, juvenis e da vida adulta ligados aos epônimos dos pesquisadores que as descreveram. Atualmente, as LCN são classificadas de acordo com os genes envolvidos (designados de acordo com os *loci* CLN de 1 a 14, associados à idade de início); assim, por exemplo, a doença CLN1, de início infantil e a doença CLN1, de início juvenil, são causadas por mutações na mesma enzima, a proteína palmitoil tioesterase 1 (PTT1), codificada no cromossomo 1p32, mas com idades de início diferentes e considerável heterogeneidade na correlação fenótico-genótipo.[1] A maioria das LCN são herdadas de forma autossômica recessiva, mas há formas de herança autossômica dominante de início tardio. Na infância, as LCN são as doenças neurodegenerativas mais comuns, assim como as doenças lisossomais mais prevalentes; porém, em adultos, elas representam uma pequena fração das doenças neurodegenerativas. O tipo adulto (doença de Kufs) é o subtipo mais raro de LCN.

Entre as LCN, destaca-se a CLN2, ou doença de Jansky-Bielschowsky, uma forma de LCN autossômica recessiva que teve o tratamento de reposição enzimática com cerliponase alfa aprovado pela FDA e EMA.[4] Trata-se de doença rara (ocorre em 0,22 a 9/100.000 nascimentos), decorrente da redução acentuada da enzima tripeptidil-peptidase 1 (TPP1), codificada no cromossomo 11p15.4. Inicia-se, comumente, aos 2-4 anos de idade, por atraso na aquisição da linguagem e epilepsia, seguida de involução neuropsicomotora e sinais neurológicos como ataxia, sinais piramidais e extrapiramidais, e deficiência visual, a qual pode evoluir para cegueira aos 5-6 anos de idade. O óbito ocorre entre 6 e 15 anos de idade. Mioclonias (epilépticas e não epilépticas) são características e a epilepsia, com crises TCG, focais e de ausência atípica, pode ser precedida por crises febris.[21] O EEG é o primeiro exame que deve ser realizado e mostra atividade de fundo alentecida (que pode ser normal na primeira fase da doença), com alterações epileptiformes generalizadas que predominam nas áreas posteriores. Há fotossensibilidade e a fotoestimulação intermitente a 1-3 lampejos/s evidencia potenciais evocados gigantes com maior amplitude nas regiões occipitais, já presente nas fases iniciais da doença[22] (Figura 15.2). O exame de ressonância magnética evidencia atrofia progressiva da substância cinzenta principalmente em regiões infratentoriais, especialmente cerebelares, e hipersinal em substância branca periventricular.

Sialidose tipo 1 (síndrome de mioclonias com mancha vermelho-cereja)

A sialidose, também chamada mucolipidose tipo I, é uma doença de armazenamento lisossomal autossômica recessiva causada por deficiência da enzima N-acetil-α-neuraminidase-1 (codificada pelo gene *NEU1* no cromossomo 6p21). É classificada em duas principais variantes clínicas: tipo 1, mais leve, e tipo 2, geralmente mais grave e com início precoce. Essa doença é caracterizada por epilepsia mioclônica, alterações visuais, hiperreflexia e ataxia que se desenvolvem na segunda ou terceira década de vida. Embora os pacientes com sialidose sempre tenham manchas vermelho-cereja na mácula, este achado não é patognomônico, pois pode também ocorrer na oclusão da artéria central da retina e em doenças de armazenamento metabólico, como as doenças de Tay-Sachs, de Sandhoff,

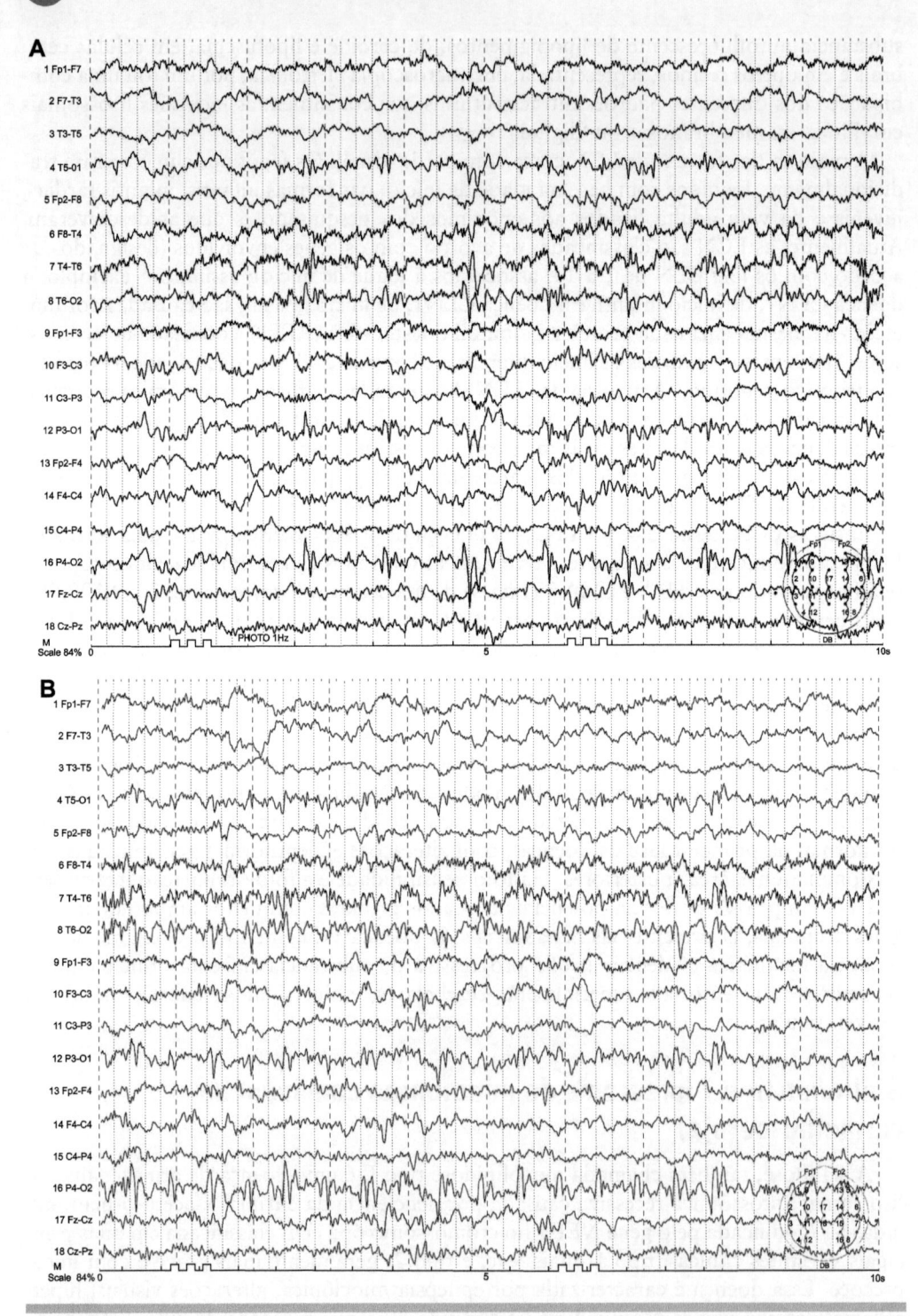

FIGURA 15.2. (A) Pontas occipitais em paciente com lipofuscinose ceroide neuronal CLN2 com 3 anos e 6 meses de idade; **(B)** Representam potenciais evocados gigantes com maior amplitude nas regiões occipitais, em resposta ao estímulo fótico de 1 e 2 lampejos/s, com frequência idêntica à estimulação. (Fonte: Propriedade do autor.)

de Niemann-Pick, de Fabry e de Gaucher, algumas das quais também apresentam quadro de EMP. Os achados patológicos característicos da sialidose são o acúmulo e excreção urinária de sialo-oligossacarídeos.[1]

Diferentes mutações podem ser responsáveis pela variável gravidade da doença.[23] Pacientes com doença grave do tipo 2 infantil tipicamente têm sialidase inativa, enquanto aqueles com o tipo 1, mais leve, têm alguma atividade residual. A sialidase faz parte de um complexo de multienzimas contendo outras enzimas lisossomais como catepsina A, β-galactosidase e N-acetilgalactosamina-6-sulfato sulfatase. A integridade do complexo multienzima assegura a atividade catalisadora normal de sialidase e protege contra a proteólise.

Epilepsia mioclônica com fibras vermelhas rasgadas

A epilepsia com fibras vermelhas rasgadas (*myoclonic epilepsy with ragged red fibers* – MERRF) é um distúrbio mitocondrial de vários órgãos, nomeado pela aparência característica na biópsia muscular decorrente do acúmulo de mitocôndrias anormais abaixo da membrana plasmática das fibras musculares. O início ocorre geralmente na infância, após desenvolvimento neuropsicomotor normal. Os primeiros sintomas são frequentemente as mioclonias, seguidas de crises epilépticas generalizadas, ataxia, fraqueza muscular e demência. Os achados associados comuns são perda auditiva, baixa estatura, atrofia óptica e cardiomiopatia com síndrome de Wolff-Parkinson-White. Alguns pacientes têm retinopatia pigmentada e/ou lipomatose.[24]

As mioclonias são proeminentes nesta doença e não estão intrinsecamente ligadas à epilepsia, mas à ataxia cerebelar. MERRF é mais comumente causada por uma mutação no gene *tRNALys* no DNA mitocondrial na posição 8.344 do nucleotídeo, conduzindo à função mitocondrial alterada, mas também pode ser associada a outras mutações de ponto.[25]

Atrofia dentato-rubro-pálido-luisiana

A atrofia dentato-rubro-pálido-luisiana, ao contrário de outras EMP, é um distúrbio autossômico dominante caracterizado por epilepsia, ataxia cerebelar, coreoatetose, mioclonias, demência e sintomas psiquiátricos em combinações variadas. Esta doença é causada por uma expansão instável de repetições CAG no éxon 5 do gene *DRPLA* no cromossomo 12, que codifica para tratos de poliglutamina. Sendo um distúrbio de repetição de trinucleotídeos, também mostra o fenômeno da antecipação, com transmissão paterna, resultando em antecipação mais proeminente do que a materna. A proteína DRPLA está localizada no núcleo e funciona como um corregulador de transcrição. Indivíduos com um fenótipo de EMP têm expansões maiores (62-79 repetições) e idade mais precoce de início (antes de 20 anos), enquanto aqueles com um fenótipo de epilepsia mioclônica não progressiva têm idade maior de início e pequenas expansões (54-67 repetições).[26]

Doença de Gaucher tipo 3

A doença de Gaucher é a doença de armazenamento lisossomal mais predominante e é causada por mais de 200 mutações que produzem glucocerebrosidase anormal. Entendimento da correlação genótipo-fenótipo na doença de Gaucher é desafiador, já que indivíduos que compartilham o mesmo genótipo, mesmo irmãos ou gêmeos, podem diferir em suas manifestações, curso clínico e resposta à terapia.

Essa doença pode ter vários fenótipos, que variam desde uma forma letal perinatal até um tipo assintomático.[27] Há três fenótipos clínicos principais (1, 2 e 3). Somente os tipos 2 e 3 envolvem o sistema nervoso central e são distinguidos pela idade no início e pela taxa de progressão da doença, mas estas distinções não são absolutas. O tipo 3 pode ter várias apresentações neurológicas, incluindo anormalidade do olhar horizontal, demência progressiva, epilepsia generalizada, ataxia e espasticidade, mas também um fenótipo de EMP.[28]

O tipo 3 pode se apresentar entre a infância e a adolescência, e mesmo raramente na idade adulta, sendo então um *continuum* de diferentes apresentações clínicas. Alguns pacientes apresentam apenas movimentos horizontais dos olhos sacádicos lentos como sua única manifestação neurológica. Alguns têm doença neurológica lentamente progressiva com crises TCG ou mioclônicas, e leve a moderada organomegalia. Outros têm um extenso envolvimento de órgãos e comprometimento ósseo com desenvolvimento precoce da paralisia supranuclear horizontal, mas raramente desenvolvem doenças neurológicas progressivas.

Alguns pacientes com a doença de Gaucher tipo 3 foram descritos como tendo atraso de desenvolvimento associado, dificuldades de fala e aprendizado, e demência. Déficits cognitivos geralmente comprometem funções não verbais como relações visuoespaciais, diminuição em velocidade de processamento, com capacidade intelectual abaixo da média. As habilidades verbais tendem a ser relativamente poupadas e alguns pacientes têm pontuações extremamente elevadas de QI verbal.[29]

Gangliosidose GM2 (doença de Tay-Sachs e variantes)

A gangliosidose GM2 compreende um grupo de distúrbios autossômicos recessivos caracterizados pelo acúmulo neuronal de antigangliosídeos GM2, um tipo de glicolipídeo. Os genes responsáveis por esses distúrbios são *HEXA* (doença de Tay-Sachs e variantes), *HEXB* (doença de Sandhoff e variantes) e *GM2A* (variante AB de gangliosidose GM2). As proteínas codificadas por estes três genes são as subunidades α (gene *HEXA*) e as subunidades β (gene *HEXB*) da enzima beta-hexosaminidase, e a terceira é uma pequena proteína de transporte de glicolipídeos, a proteína ativadora GM2 (GM2A), que atua como um cofator específico de substrato para a enzima. Uma deficiência de qualquer uma dessas proteínas leva ao armazenamento do antigangliosídeos, principalmente nos lisossomos de neurônios, causando morte celular. Os três subtipos são clinicamente indistinguíveis, porém alguns indivíduos com doença de Sandhoff apresentam manifestações neurológicas sutis e anomalias esqueléticas.

A forma mais grave de aparecimento precoce da doença de Tay-Sachs é caracterizada por deterioração neurológica progressiva, manifestando-se como hipotonia, cegueira, demência, crises TCG e subsequentemente óbito, geralmente em 3 a 5 anos. A forma de início tardio da gangliosidose GM2 mostra ampla gama de sintomas, incluindo ataxia cerebelar, distonia, doença do neurônio motor, sintomas psiquiátricos, demência e, raramente, polineuropatia.[1]

Outras epilepsias mioclônicas progressivas

Outras formas mais raras de EMP incluem: a síndrome de falência renal com mioclonias de ação (EMP4); EMP ligada ao gene *PRICKLE1* (EMP5) e a EPM do Mar do Norte (EPM6).

A síndrome de falência renal com mioclonias de ação é uma doença autossômica recessiva com mutações de perda de função no gene *SCARB2*. O aparecimento dos sintomas ocorre na segunda e terceira décadas, mas há também uma forma tardia, a partir da quinta e sexta décadas e sem insuficiência renal. Esta doença mostra heterogeneidade genótipo-fenótipo, que pode afetar indivíduos dentro da mesma irmandade, na qual, apesar das mutações genéticas idênticas, podem apresentar formas clínicas diferentes: alguns com manifestações neurológicas, enquanto outros com falência renal.[30]

A EMP ligada ao gene *PRICKLE1* (EPM5) é caracterizada por crises mioclônicas, crises TCG, muitas vezes relacionadas ao sono e ataxia, mas com cognição normal. A idade do início é entre 5 e 10 anos. As mioclonias de ação podem afetar os membros ou a região bulbar, às vezes com mioclonias espontâneas de músculos faciais causando disartria. As proteínas PRICKLE, tais como PRICKLE1, são constituintes centrais na sinalização celular durante o desenvolvimento embrionário.[31]

A EMP do Mar do Norte (EPM6) é caracterizada por ataxia que começa ao redor da idade de 2 anos e seguida por crises mioclônicas por volta dos 6-7 anos. Os pacientes têm vários tipos de crises, incluindo TCG, ausências e de queda. A maioria dos pacientes desenvolve escoliose na adolescência, sendo este um sinal importante no diagnóstico. Também pode haver outras deformidades esqueléticas, incluindo pés cavos e sindactilia. Esta doença é causada por mutações no gene do complexo do receptor Golgi SNAP 2 (*GOSR2*). Os pacientes possuem concentrações elevadas de creatinoquinase e biópsia muscular normal.[32]

A Tabela 15.1 mostra a investigação diagnóstica para as EMP.

Tratamento

O tratamento na maioria das EMP é sintomático e envolve um programa amplo de reabilitação. Frente a diversidade das crises epilépticas, incluindo crises TCG, deve-se dar preferência a FAE de espectro amplo como valproato de sódio (VPA), fenobarbital (PB), levetiracetam (LEV), lamotrigina (LTG), topiramato (TPM) e benzodiazepínicos.[33]

- VPA, na dose de 15 a 60 mg/kg, é o FAE de primeira escolha, por apresentar eficácia em todos os tipos de crises. Deve ser evitado em pacientes com doenças mitocondriais por inibir a citocromo c oxidase do complexo IV, promovendo redução da atividade da cadeia respiratória e o influxo de carnitina nas mitocôndrias, além de aumentar os níveis de amônia sérica;[33]
- PB, na dose de 3 a 8 mg/kg em crianças e 30 a 200 mg em adultos, pode ser utilizado no tratamento das EMP. É importante assinalar que, como VPA inibe o metabolismo do PB elevando seus níveis séricos, esta associação pode promover efeitos adversos neurocognitivos;[33]
- Clonazepam é eficaz em mioclonias, sendo usualmente utilizado como terapia adjuntiva, em doses de 3 a 16 mg/dia;[33]
- Piracetam, um derivado pirrolidínico, é eficaz em mioclonias, tem um perfil de tolerabilidade satisfatório e poucos efeitos adversos, sendo há muito tempo utilizado no tratamento de pacientes com EMP. Um estudo duplo-cego, controlado com placebo em 20 pacientes com doença de Unverricht-Lundborg mostrou redução significante das mioclonias e melhora na marcha, particularmente em doses elevadas, de até 24 g/dia;[34]
- Outro derivado pirrolidínico, o LEV, um FAE que se liga às vesículas sinápticas SV2A promovendo a inibição da liberação de neurotransmissores, é eficaz no controle de mioclonias e crises TCG nas epilepsias generalizadas genéticas. Um estudo

TABELA 15.1. Investigação para as epilepsias mioclônicas progressivas

Doença	Investigação
Doença de Unverricht-Lundborg (EPM1)	Teste genético: análise de mutação gene EPM1 (*CSTB*)
Doença de Lafora (EPM2)	1. Biópsia da pele: corpos de Lafora 2. Teste genético: análise de mutação genes EPM2A ou EPM2B (*NHLRC1*)
Síndrome da falência renal e mioclonia de ação (EPM4)	Teste genético: análise de mutação gene *SCARB2/LIMP2*
EMP ligada ao gene *PRICKLE1* (EPM5)	Teste genético: análise de mutação gene *PRICKLE1*
EPM do Mar do Norte (EPM6)	Teste genético: análise de mutação gene *GOSR2*
Epilepsia mioclônica com fibras vermelhas rasgadas (MERRF)	1. Plasma: lactato, piruvato 2. Biópsia muscular: fibras vermelhas rasgadas 3. Teste genético: análise de mutação gene *MT-TK*
Lipofuscinoses ceroides neuronais	1. Biópsia da pele (microscopia eletrônica): perfis curvilineares e digitiformes, depósitos osmofílicos granulados 2. Análise enzimática leucocitária (*PPT1*, *TPP1*, *CTSD*) 3. Teste genético: análise de mutação genes: *PPT1*, *TPP1*, *CLN3*, *CLN5*, *CLN6*, *MFSD8*, *CLN8*, *CTSD*, *DNAJC5*, *CTSF*, *ATP13A2*, *GRN*, *KCTD7*
Atrofia dentato-rubro-pálido-luisiana	Teste genético: análise de mutação gene *DRPLA* (repetições CAG)
Sialidose tipo 1	1. Sialo-oligossacarídeos na urina 2. Análise enzimática leucocitária (neuraminidase) 3. Teste genético: análise de mutação gene *NEU1*
Doença de Gaucher tipo 3	Análise enzimática leucocitária (β-glucocerebrosidase)
Doença de Tay-Sachs (gangliosidose GM2)	1. Análise enzimática leucocitária (hexosaminidase A, B) 2. Teste genético: análise de mutação gene *HEXA*

Adaptada de Malek et al., 2015.[1]

com 23 pacientes com doença de Unverricht-Lundborg mostrou que LEV, nas doses de 1.000 a 4.000 mg/dia promoveu melhora clínica significativa;[35]
- Brivaracetam, um outro derivado pirrolidínico, com afinidade maior do que o LEV para o local de ligação SV2A, teria potente efeito antimioclônico. Em um estudo em ratos com mioclonia pós-anóxica, doses tão baixas de LEV como 0,3 mg/kg foi mais eficaz do que 3 mg/kg de LEV no controle de crises. A atividade antiepiléptica de ambos começou 30 minutos após administração intraperitoneal destes FAEs, e foi mantida por 30 minutos;[36]
- Perampanel, um antagonista seletivo, não competitivo do receptor AMPA de glutamato, mais utilizado no tratamento de crises focais, mas que poderia se mostrar eficaz em crises generalizadas, melhorou as crises de dois pacientes com doença de Lafora. Uma paciente com 15 anos com esta forma de EMP, tratada com 10 mg de perampanel em monoterapia, apresentou redução significativa na frequência de crises com melhora neurológica e cognitiva. Uma segunda paciente, tratada com 8 a 10 mg de perampanel associado a clonazepam, LEV, piracetam, VPA, zonisamida, dieta cetogênica e estimulação vagal, apresentou remissão de crises por 3 meses com melhora eletroencefalográfica;[37]

- O efeito do TPM, outro FAE de amplo espectro, foi também avaliado em relatos de séries de casos. Em um deles, cinco de oito pacientes com EMP melhoraram as crises mioclônicas e a capacidade funcional com esse FAE associado a seu regime de tratamento. Infelizmente, foi descrito fenômeno de tolerância em longo prazo e este medicamento precisou ser retirado em dois de cinco pacientes por efeitos adversos cognitivos e vômitos;[38]
- Zonisamida, um derivado sulfonamídico, que também parece exercer efeito de amplo espectro, foi descrito no tratamento das EMP. Em dois irmãos com doença de Lafora e crises muito frequentes, esse FAE promoveu o controle das mioclonias e das crises TCG em ambos, por 12 a 14 anos.[39] Por outro lado, pacientes com doença de Unverricht-Lundborg que tiveram esse FAE associado aos seus esquemas terapêuticos, na dose de até 6 mg/kg/dia, apresentaram redução importante de mioclonias, crises TCG e melhora da capacidade funcional, porém também desenvolveram tolerância ao longo do tempo;
- O efeito satisfatório da LTG foi relatado em LCN infantil e juvenil. Pode piorar mioclonias em pacientes com EMJ. Isso também foi observado em cinco pacientes com doença de Unverricht-Lundborg e, assim, LTG deve ser evitada no tratamento das EMP. Também por essa razão, o uso de outros bloqueadores de canais de sódio como carbamazepina, oxcarbazepina e PHT deve ser evitado.

Enquanto a estimulação vagal parece ser útil em alguns casos de doença de Lafora,[40] a dieta cetogênica foi ineficaz em cinco pacientes com essa EMP.[41]

Finalmente, cerliponase alfa (Brineura®) é uma TPP1 recombinante humana desenvolvida pela BioMarin Pharmaceutical Inc. para pacientes com CLN2, uma EMP causada pela deficiência de TPP1. A infusão intracerebroventricular de cerliponase alfa reduziria a progressão do declínio funcional dessa forma de LCN nas esferas motora e de linguagem e evitaria o óbito precoce. Foi aprovada para tratamento da perda da função motora em crianças ≥ 3 anos de idade com CLN2, e na União Europeia para pacientes com CLN2 de todas as idades.[4]

E, por fim, existem algumas formas de EMP que ainda têm de ser clinica e geneticamente caracterizadas. Embora as EMP sejam as formas mais raras de epilepsias herdadas, recentes avanços de genética molecular estão identificando subgrupos. Espera-se que, com o tempo, essas doenças se tornem o tipo mais bem conhecido de epilepsias do ponto de vista fisiopatogênico em nível celular e que sejam passíveis de tratamentos específicos.

REFERÊNCIAS BIBLIOGRÁFICAS

1. Malek N, Stewart W, Greene J. The progressive myoclonic epilepsies. Pract Neurol. 2015; 15(3):164-71.
2. Genton P, Delgado Escueta AV, Serratosa JM, Bureau M. Progressive myoclonus epilepsies. In: Bureau M, Genton P, Dravet C, Delgado-Escueta A, Tassinari CA, Wolf P (eds.). Epileptic syndromes in infancy, childhood and adolescence. John Libbey Eurotext. 5 ed. 2012; 575-606.
3. Kälviäinen R. Progressive myoclonus epilepsies. Semin Neurol. 2015; 35(3):293-9.
4. Markham A. Cerliponase alfa: first global approval. Drugs. 2017; 77(11):1247-9.
5. Minassian BA, Striano P, Avanzini G. Progressive Myoclonus epilepsies: state-of-the-art. Epileptic Disord. 2016; 18(Suppl. 2):S1-158.
6. Berkovic S, Andermann F, Carpenter S, Andermann E, Wolfe LS. Progressive myoclonus epilepsies: specific causes and diagnosis. N Engl J Med. 1986; 315:296-305.
7. Marseille Consensus Group. Classification of progressive myoclonus epilepsies and related disorders. Marseille Consensus Group. Ann Neurol. 1990; 28:113-6.
8. de Haan GJ, Halley DJ, Doelman JC, Geesink HH, Augustijn PB, Jager-Jongkind AD, et al. UnverrichtLundborg disease: underdiagnosed in the Netherlands. Epilepsia. 2004; 45:1061-3.

9. Mumoli L, Tarantino P, Michelucci R, Bianchi A, Labate A, Franceschetti S, et al. No evidence of a role for cystatin B gene in juvenile myoclonic epilepsy. Epilepsia. 2015; 56:e40-3.
10. Eldridge R, Iivanainen M, Stern R, Koerber T, Wilder BJ. "Baltic" myoclonus epilepsy: hereditary disorder of childhood made worse by phenytoin. Lancet. 1983; 2:838-42.
11. Kyllerman M, Sommerfelt K, Hedström A, Wennergren G, Holmgren D. Clinical and neurophysiological development of Unverricht-Lundborg disease in four Swedish siblings. Epilepsia. 1991; 32:900-9.
12. Ferlazzo E, Gagliano A, Calarese T, Magaudda A, Striano P, Cortese L, et al. Neuropsychological findings in patients with Unverricht-Lundborg disease. Epilepsy Behav. 2009; 14:545-9.
13. Vanni N, Fruscione F, Ferlazzo E, Striano P, Robbiano A, Traverso M, et al. Impairment of ceramide synthesis causes a novel progressive myoclonus epilepsy. Ann Neurol. 2014; 76:206-12.
14. Kälviäinen R, Khyuppenen J, Koskenkorva P, Eriksson K, Vanninen R, Mervaala E, et al. Clinical picture of EPM1-Unverricht Lundborg disease. Epilepsia. 2008; 49:549-56.
15. Ferlazzo E, Magaudda A, Striano P, Vi-Hong N, Serra S, Genton P. Long-term evolution of EEG in Unverricht-Lundborg disease. Epilepsy Res. 2007; 73(3):219-27.
16. Koskiniemi M, Toivakka E, Donner M. Progressive myoclonus epilepsy. Electroencephalographical findings. Acta Neurol Scand 1974; 50:333-59.
17. Giovagnoli AR, Canafoglia L, Reati F, Raviglione F, Franceschetti S. The neuropsychological pattern of Unverricht-Lundborg disease. Epilepsy Res. 2009; 84:217-23.
18. Crespel A, Ferlazzo E, Franceschetti S, Genton P, Gouider R, Kälviäinen R, et al. Unverricht-Lundborg disease. Epileptic Disord. 2016; 18(S2):28-37.
19. Tassinari CA, Bureau-Paillas M, Dalla Bernardina B, Picornell-Darder I, Mouren MC, Dravet C, et al. La maladie de Lafora. Rev EEG Neurophysiol. 1978; 8(1):107-22.
20. Ibrahim F, Murr N. Lafora's disease. SourceStatPearls [Internet]. Treasure Island (FL): StatPearls Publishing; 2018.
21. Williams RE, Adams HR, Blohm M, Cohen-Pfeffer JL, de Los Reyes E, Denecke J, et al. Management strategies for CLN2 disease. Pediatr Neurol. 2017; 69:102-12.
22. Specchio N, Bellusci M, Pietrafusa N, Trivisano M, de Palma L, Vigevano F. Photosensitivity is an early marker of neuronal ceroid lipofuscinosis type 2 disease. Epilepsia. 2017; 58(8):1380-8.
23. Bonten EJ, Arts WF, Beck M, Covanis A, Donati MA, Parini R, et al. Novel mutations in lysosomal neuraminidase identify functional domains and determine clinical severity in sialidosis. Hum Mol Genet. 2000; 9:2715-25.
24. DiMauro S, Hirano M. MERRF. In: Pagon RA, Adam MP, Bird TD, Dolan CR, Fong CT, Stephens K (eds.). Gene Reviews. Seattle, WA: University of Washington; 1993.
25. Noer AS, Sudoyo H, Lertrit P, Thyagarajan D, Utthanaphol P, Kapsa R, et al. A tRNA(Lys) mutation in the mtDNA is the causal genetic lesion underlying myoclonic epilepsy and ragged-red fiber (MERRF) syndrome. Am J Human Genet. 1991; 49:715-22.
26. Tsuji S. Dentatorubral-pallidoluysian atrophy. Handbook Clin Neurol. 2012; 103:587-94.
27. Sidransky E. Gaucher disease: insights from a rare Mendelian disorder. Discov Med. 2012; 14:273-81.
28. Park JK, Orvisky E, Tayebi N, Kaneski C, Lamarca ME, Stubblefield BK, et al. Myoclonic epilepsy in Gaucher disease: genotype-phenotype insights from a rare patient subgroup. Pediatr Res. 2003; 53:387-95.
29. Roshan Lal T, Sidransky E. The spectrum of neurological manifestations associated with Gaucher disease. Diseases. 2017; 2;5(1) pii:E10. doi: 10.3390/diseases5010010.
30. Badhwar A, Berkovic SF, Dowling JP, Gonzales M, Narayanan S, Brodtmann A, et al. Action myoclonus-renal failure syndrome: characterization of a unique cerebro-renal disorder. Brain. 2004; 127:2173-82.
31. Liu C, Lin C, Whitaker DT, Bakeri H, Bulgakov OV, Liu P, et al. Prickle1 is expressed in distinct cell populations of the central nervous system and contributes to neuronal morphogenesis. Hum Mol Gen. 2013; 22:2234-46.
32. Boisse Lomax L, Bayly MA, Hjalgrim H, Møller RS, Vlaar AM, Aaberg KM, et al. 'North Sea' progressive myoclonus epilepsy: phenotype of subjects with GOSR2 mutation. Brain. 2013; 136:1146-54.
33. Michelucci R, Pasini E, Riguzzi P, Andermann E, Kälviäinen R, Genton P. Myoclonus and seizures in progressive myoclonus epilepsies: pharmacology and therapeutic trials. Epileptic Disord. 2016; 18(S2):145-53.
34. Fedi M, Reutens D, Dubeau F, Andermann E, D'Agostino D, Andermann F. Long-term efficacy and safety of piracetam in the treatment of progressive myoclonus epilepsy. Arch. Neurol. 2001; 58(5):781-6.
35. Roivainen R, Karvonen MK, Puumala T. Seizure control in Unverricht-Lundborg disease: a single-centre study. Epileptic Disord. 2014; 16(2):191-5.
36. Tai KK, Truong DD. Brivaracetam is superior to levetiracetam in a rat model of post-hypoxic myoclonus. Vienna: J Neural Transm. 2007; 114(12):1547-51.

37. Schorlemmer K, Bauer S, Belke M, Hermsen A, Klein KM, Reif PS, et al. Sustained seizure remission on perampanel in progressive myoclonic epilepsy (Lafora disease). Epilepsy Behav Case Rep. 2013; 1:118-21.
38. Aykutlu E, Baykan B, Gürses C, Bebek N, Büyükbabani N, Gökyigit A. Add-on therapy with topiramate in progressive myoclonic epilepsy. Epilepsy Behav. 2005; 6(2):260-3.
39. Yoshimura I, Kaneko S, Yoshimura N, Murakami T. Long-term observations of two siblings with Lafora disease treated with zonisamide. Epilepsy Res. 2001; 46(3):283-7.
40. Mikati MA, Tabbara F. Managing Lafora body disease with vagal nerve stimulation. Epileptic Disord 2017; 19(1):82-6.
41. Cardinali S, Canafoglia L, Bertoli S, Franceschetti S, Lanzi G, Tagliabue A, et al. A pilot study of a ketogenic diet in patients with Lafora body disease. Epilepsy Res. 2006; 69(2):129-34.

SEÇÃO 5

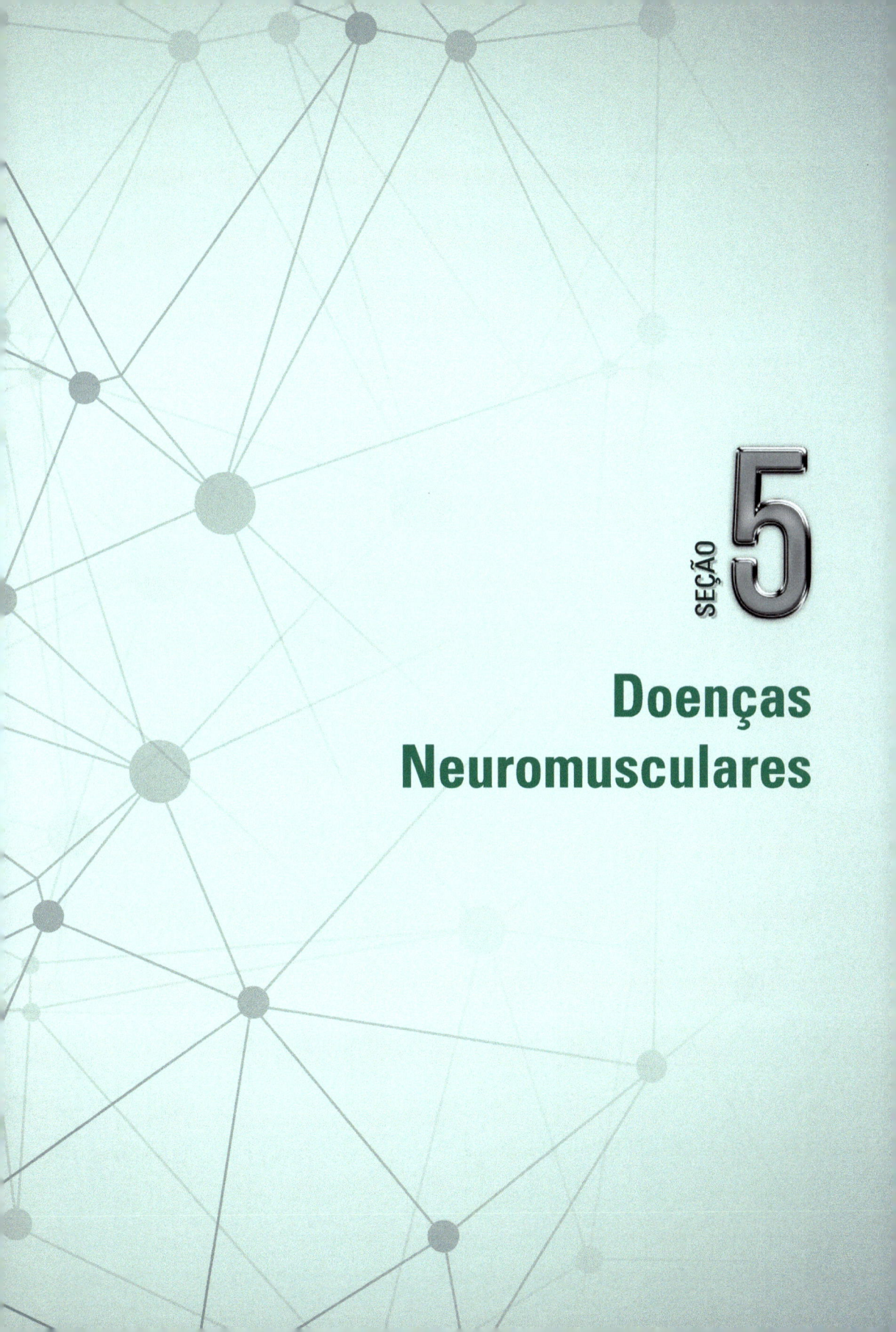

Doenças Neuromusculares

Doenças do Neurônio Motor 16

Tauana Bernardes Leoni
Alberto Rolim Muro Martinez
Acary Souza Bulle Oliveira
Marcondes Cavalcante França Junior

Introdução

As doenças do neurônio motor inferior (DNM) constituem um grande grupo de enfermidades neurológicas cuja característica comum é o sítio da afecção dentro do sistema nervoso – os cornos anteriores da medula espinhal e as vias piramidais. As manifestações clínicas mais evidentes são de natureza motora, incluindo perda de força, atrofia muscular, câimbras e distúrbios da marcha. Estima-se que a prevalência desse grupo de doenças se situe entre 6 e 10/100.000 habitantes.[1] Em conjunto, representam uma importante parcela dos atendimentos neurológicos realizados em um hospital terciário, e podem ser causa de incapacidades graves e óbito.

O curso clínico das DNM está intimamente relacionado à etiologia de cada entidade específica e, portanto, é bastante variado. Há diferentes grupos etiológicos identificados para as DNM, como demonstrado na Tabela 16.1.

TABELA 16.1. Classes etiológicas de doenças do neurônio motor

Geneticamente determinadas
- Atrofia muscular espinhal (AME)
- Doença de Kennedy (DK)
- Neuropatias motoras hereditárias distais (dHMN)
- Esclerose lateral amiotrófica familiar (ELAf)

Infecciosas
- Poliomielite

Inflamatórias
- Síndrome de Hopkins

Neurodegenerativas
- Esclerose lateral amiotrófica (ELA)

Causa não esclarecida
- Doença de Hirayama

Neste capítulo, iremos discutir as formas geneticamente definidas de DNM, com foco particular na esclerose lateral amiotrófica familiar (ELAf) e na atrofia muscular espinhal (AME). Essas são as formas mais frequentes nas populações adulta e pediátrica, respectivamente.

Esclerose lateral amiotrófica (ELA)

Conceitos gerais

A esclerose lateral amiotrófica (ELA) é a principal representante das DNM em adultos. Foi primeiramente descrita em 1830, por Sir Charles Bell, como uma paralisia progressiva de membros e língua com preservação da sensibilidade. Jean-Martin Charcot descreveu os aspectos patológicos e algumas variantes como a esclerose lateral progressiva e paralisia bulbar progressiva. Em 1874, ele dá o nome de esclerose lateral amiotrófica à doença.[2]

A incidência anual de ELA ao redor do mundo costuma variar entre 0,2 e 2,5 casos/100.000 habitantes por ano. A prevalência fica em torno de 2 a 8 casos/100.000 pessoas.[3-5] No Brasil, Linden-Junior e colaboradores realizaram um levantamento de base populacional, em Porto Alegre, e identificaram uma prevalência de 5 casos/100.000 pessoas no ano de 2010.[6] Há discreto predomínio do sexo masculino entre os afetados (1,5:1), e a idade média de início dos sintomas gira em torno da quinta e sexta década de vida.[2]

Na forma clássica de ELA, há degeneração combinada tanto dos neurônios motores localizados no córtex frontal (neurônio motor superior – NMS) quanto do corno anterior da medula e núcleos motores dos nervos cranianos da ponte e bulbo (neurônio motor inferior – NMI). É uma condição neurodegenerativa, caracterizada por perda de força progressiva, que se dissemina para todas as regiões do corpo, sendo acompanhada por atrofia muscular generalizada, fasciculações e câimbras. Em média, os pacientes vão a óbito cerca de três anos após os primeiros sintomas, em virtude de insuficiência respiratória ou de complicações relacionadas à disfagia.[7] Existem variantes de apresentação da doença em que as manifestações iniciais podem ficar localizadas por um período de tempo em determinados segmentos corporais (p. ex., região bulbar) ou acometer apenas NMI ou NMS (Tabela 16.2).

O diagnóstico definitivo da doença depende de dados clínicos e eletrofisiológicos que indiquem o acometimento conjunto do NMS e do NMI em determinadas regiões e que

TABELA 16.2. Variantes clínicas da ELA

ELA e variantes	Características
ELA clássica	Sinais e sintomas de NMS e NMI
Paralisia bulbar progressiva	Sinais e sintomas de NMS e NMI dos músculos cranianos
Atrofia muscular progressiva	Acometimento do NMI Pode ou não apresentar sinais de acometimento de NMS
Esclerose lateral primária	Doença isolada do NMS, curso mais insidioso Ausência de sinais clínicos de acometimento do NMI ou na eletroneuromiografia nos primeiros 4 anos
Flail leg	Acometimento dos NMS e NMI, curso mais insidioso Sintomas restritos aos membros inferiores nos primeiros 12 meses
Flail arm	Acometimento dos NMS e NMI, curso mais insidioso Sintomas restritos aos membros superiores nos primeiros 12 meses

comprovem a progressão temporal da doença para outros segmentos.[8] Os exames de imagem são também fundamentais para descartar diagnósticos alternativos, em especial quadros compressivos medulares. Pelos critérios diagnósticos El Escorial revisados, a doença é classificada em: ELA clinicamente definida, ELA clinicamente provável, ELA provável com suporte laboratorial e ELA clinicamente possível, com base no acometimento dos neurônios motores nas regiões craniana, cervical, torácica e lombossacra, evidenciado clínica e/ou eletrofisiologicamente (este último para o NMI).

Genética e ELA

A fisiopatologia exata da doença ainda não é conhecida, mas a contribuição de alterações genéticas tem sido cada vez mais reconhecida. Do ponto de vista genético, a ELA apresenta-se em duas formas: esporádica (ELAe), que não exibe histórico familiar (não é herdada), e a forma familiar (ELAf), associada a uma herança genética e que segrega como um traço mendeliano. A ELAe é a forma mais comum, 90 a 95% das ocorrências, e a ELAf abrange aproximadamente 5-10% dos casos.[2] Embora útil, essa classificação vem sendo repensada com as novas descobertas no campo da genética da ELA, como a identificação de polimorfismos que predispõem (mas não causam) à doença e mutações *de novo* em indivíduos com formas aparentemente esporádicas.[9,10]

O primeiro gene relacionada à ELAf (*SOD1*) foi identificado em 1993.[11] A partir de então, de forma exponencial, o conhecimento a respeito dos genes causadores e relacionados à doença vem crescendo e, também, a compreensão a respeito da complexa fisiopatologia da doença. Um detalhe importante revelado pelos estudos genéticos é que alguns genes podem estar relacionados tanto à ELA quanto à demência frontotemporal (DFT).[7] Muitas vezes, observa-se em uma mesma família indivíduos apresentando ELA, outros com DFT e outros ainda com a combinação ELA-DFT. Hoje, admite-se que ELA e DFT constituem um espectro de doenças neurodegenerativas que compartilham características patológicas, clínicas e genéticas. Este último conceito tem importância prática – frequentemente, o caráter familiar da doença não é reconhecido porque durante a anamnese pergunta-se apenas sobre familiares com déficit motor, deixando de lado aqueles com declínio cognitivo de padrão frontotemporal.

Com relação à herança na ELAf, a maioria dos casos tem padrão autossômico dominante; contudo, formas autossômicas recessivas também são encontradas.[10] Mais de 20 genes já foram relacionados com a doença em sua forma familiar (Tabela 16.3). Com relação à frequência relativa dos diferentes genes, observa-se em séries europeias e norte-americanas que os genes *C9ORF72* e *SOD1* são os mais comumente encontrados.[12] No Brasil, dispomos de poucos dados sobre a epidemiologia genética da ELAf. Em um estudo recente, Chadi e colaboradores encontraram o gene *VAPB* como o mais frequente em famílias da região Sudeste do Brasil.[13]

Formas de ELAf

Discutiremos, a seguir, as características fenotípicas e genotípicas das principais formas de ELAf.

ELAf relacionada ao gene C9ORF72

Em 2011, dois grupos independentes descreveram expansões do hexanucleotídeo (GGGGCC) em uma região não codificante do gene *C9ORF72* localizado no cromossomo 9p21 como causa de ELA e DFT familiares.[14,15] Indivíduos normais apresentam

TABELA 16.3. Genes ligados à esclerose lateral amiotrófica familiar

Gene	Lócus	Ano descrito	Herança	Fenótipo
SOD1	21q22.11	1993	AD, AR	ELA
ALS2	2q33.2	2001	AR	ELA, início precoce
SETX	9q34.13	2004	AD	ELA clássica, ataxia
SPG11	15q21.1	2011	AR	ELA juvenil, paraplegia espástica familiar
FUS	16p11.2	2009	AD, AR	ELA, DFT
VAPB	20q13.33	2004	AD	ELA, amiotrofia espinhal, disautonomia
ANG	14q11.1	2006	AD	ELA, DFT
TARDBP	1p36.22	2008	AD, AR	ELA, DFT
FIG4	6q21	2009	AR	ELA
OPTN	10p13	2009	AD, AR	ELA, DFT
VCP	9p13-p12	2011	AD	ELA, DFT, miopatia vacuolar
UBQLN2	Xp11.21	2011	Ligada ao X	ELA, ELA juvenil, DFT
SIGMAR1	9p13	2011	AD	ELA, DFT
CHMP2B	3p12.1	2006	AD	ELA
PFN1	17p13.2	2012	AD	ELA
ERBB4	2q34	2013	AD	ELA
HNRNPA1	12q13.13	2013	AD	ELA
MATR3	5q31.2	2014	AD	ELA, miopatia vacuolar
TUBA4A	2q35	2014	AD	ELA, DFT
NEK1	4q33	2016	AD, AR	ELA
CCNF	16p13.3	2016	AD	ELA
KIF5A	12q13.3	2018	AD	ELA
C9ORF72	9p21.2	2011	AD	ELA, DFT
CHCHD10	22q11.23	2014	AD	ELA, DFT
SQSTM1	5q35.3	2011	AD	ELA, DFT
TBK1	12q14.4	2015	AD	ELA, DFT

menos de 24 repetições, enquanto os pacientes apresentam 250 a 1.600 repetições. A herança é autossômica dominante, ou seja, basta uma cópia mutada para que a pessoa manifeste a doença.

Essa mutação representa a causa mais comum de ELAf e DFT familiar na população dos Estados Unidos e da Europa, chegando a corresponder a 47% dos casos no Norte da Europa.[16] Em casos esporádicos, essa expansão também pode ser encontrada em cerca de 5% dos pacientes. Um estudo multicêntrico brasileiro recente avaliou uma coorte de mais de 400 pacientes com ELA, DFT e ELA-DFT, tendo identificado essa mutação em 11,8% dos casos de ELAf e 50% dos casos de ELA-DFT familiar.[17]

Com relação ao fenótipo, os pacientes podem apresentar formas puras de ELA, formas puras de DFT ou formas mistas ELA-DFT. É comum observar em uma mesma família indivíduos apresentando fenótipos diversos (Figura 16.1A). A idade média de início da ELA ligada ao gene *C9ORF72* é ligeiramente inferior à ELAe, e a progressão tende a ser mais

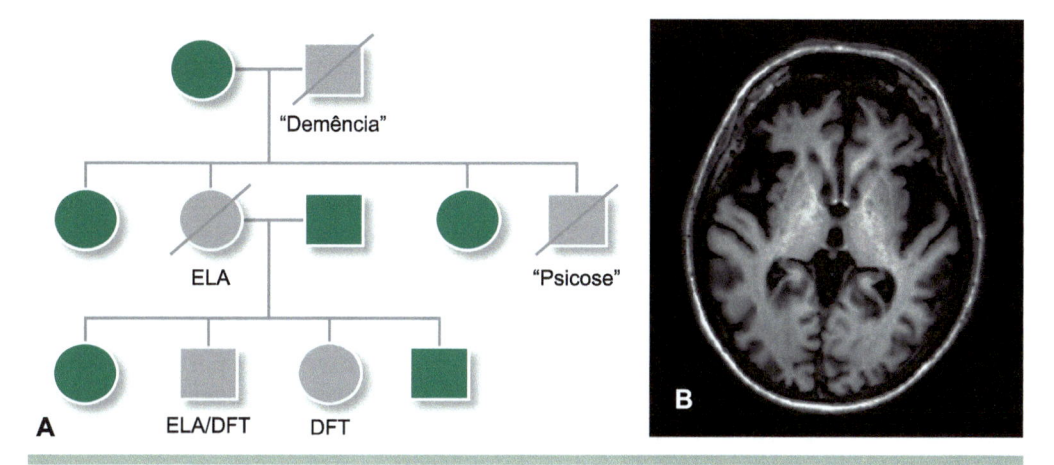

FIGURA 16.1. **(A)** Heredograma de uma família mostrando vários fenótipos diferentes relacionados com expansão (GGGGCC) no gene *C9ORF72*; **(B)** Ressonância magnética de crânio mostrando acentuada e desproporcional atrofia frontotemporal em um paciente com ELA familiar causada por expansão (GGGGCC) no gene *C9ORF72*.

rápida. A neuroimagem revela tipicamente uma atrofia frontotemporal desproporcional ao restante do encéfalo, mesmo em pacientes sem demência evidente (Figura 16.1B).

Há uma predileção por formas bulbares da doença, sobretudo nas mulheres afetadas. O quadro cognitivo pode surgir concomitante, antes ou após o início dos déficits motores. A DFT pode se manifestar na forma de uma variante comportamental (mais frequentemente) ou de uma afasia progressiva (tanto semântica quanto não fluente).

ELAf relacionada ao gene SOD1

Em 1993, o primeiro gene relacionado à ELAf foi identificado – *SOD1*.[11] Ele codifica a enzima Cu,Zn-superóxido dismutase tipo 1 e se situa no cromossomo 21q22. A ELA ligada ao gene *SOD1* segrega normalmente como um traço autossômico dominante, mas há algumas famílias descritas com herança autossômica recessiva (ELAf tipo 1). Variantes nesse gene explicam 12 a 20% dos casos de ELAf em séries europeias e norte-americanas. No Brasil, parece ser menos frequente – 7,7% dos casos de ELAf.[13] Mais de 140 variantes patogênicas distintas já foram descritas, sendo a maior parte delas do tipo *missense*. O fenótipo e a progressão variam de acordo com o tipo de mutação. A variante p.A4V é a mais frequentemente reportada (41% das famílias nos Estados Unidos) e cursa com fenótipo predominante de NMI e rápida progressão (óbito em 1 ano e meio do início dos sintomas).[18] Manifestações cognitivas do tipo DFT não são observadas habitualmente.

ELAf relacionada ao gene TARDBP

O gene *TARDBP* situado no cromossomo 1p36.22 codifica a proteína TDP-43, que é o principal componente das inclusões citoplasmáticas neuronais características da ELA.[19] A ELA ligada ao gene *TARDBP* se comporta como uma enfermidade autossômica dominante, mas com penetrância incompleta. Globalmente, representa cerca de 3,4% de todos os casos de ELAf, mas há regiões onde é mais frequente, como a Sardenha (onde explica 80% dos casos devido a um efeito fundador). No Brasil, parece ser bastante incomum.[13] O fenótipo é idêntico à forma clássica de ELA com acometimento combinado de NMS + NMI, início apendicular (principalmente em membros superiores) e progressão ao longo de 3-5 anos. Alguns pacientes podem desenvolver DFT (variante comportamental) combinada ao quadro motor, mas formas puras de DFT são raras.

ELAf relacionada ao gene FUS

A ELAf tipo 6 é causada por mutações no gene *FUS* (*fused in sarcoma gene*), localizado no braço curto do cromossomo 16.[20] A proteína codificada FUS é encontrada no núcleo celular e participa da regulação da transcrição, *splicing* do DNA e transporte de RNA. A doença tem padrão de herança autossômica dominante e corresponde a aproximadamente 4% dos casos de ELAf globalmente. Há várias mutações já descritas, a maior parte delas do tipo *missense*. Clinicamente, a ELAf tipo 6 se caracteriza por início precoce (entre 20 e 40 anos), predomínio de sinais de NMI, acometimento proeminente da musculatura cervical e progressão rápida. Mutações no gene *FUS* também foram encontradas em pacientes com ELA + DFT ou ELA + parkinsonismo.

ELAf relacionada ao gene VAPB

O gene *VAPB* localizado no cromossomo 20q13 está relacionado com a ELAf do tipo 8. Essa é uma forma da doença descrita originalmente em famílias brasileiras, provenientes da região Leste de Minas Gerais. Os primeiros relatos clínicos são da década de 1960, e a identificação do gene foi feita por um grupo de pesquisadores da universidade de São Paulo em 2004.[21] Dados recentes sugerem que essa é a forma mais frequente de ELAf na região Sudeste do Brasil, correspondendo a 46% de todos os casos.[13]

A ELAf tipo 8 segrega como um traço autossômico dominante com penetrância elevada. Devido a um efeito fundador, todos os pacientes brasileiros identificados até o momento são portadores da mesma variante *missense* p.P56S. Outras duas variantes foram descritas em pacientes europeus e asiáticos – p.T46I e p.P56H.[22]

A doença normalmente tem início entre 25 e 55 anos de idade, e apresenta lenta progressão (chegando a 20-30 anos). A fraqueza ocorre inicialmente nos músculos proximais dos membros inferiores, afetando os membros superiores após anos e levando à disfagia tardiamente. Na maior parte dos pacientes, o envolvimento do NMI predomina ou chega a ser exclusivo, lembrando um quadro de atrofia muscular espinhal. Entretanto, há pacientes que desenvolvem quadro típico de ELA com dano de NMI + NMS e evolução rápida. A musculatura anterior do abdome é precocemente afetada, conferindo mesmo aos pacientes magros um aspecto de aumento do volume abdominal. Além disso, manifestações de disfunção autonômica, como urgeincontinência urinária e fecal, são comuns e muitas vezes precoces na doença. Em nossa experiência no HC-Unicamp, distúrbios do sono e tremor de extremidades são outras manifestações conspícuas na ELAf tipo 8.

ELAf ligada ao gene VCP

O gene *VCP* localizado no cromossomo 9p13 codifica a proteína que contém a valosina e está relacionado à ELAf do tipo 14, cuja herança é dominante.[23] Variantes patogênicas nesse gene podem resultar em pelo menos quatro quadros clínicos distintos: miopatia vacuolar, demência frontotemporal, doença de Paget óssea e ELA. Essas manifestações podem se apresentar isoladamente ou em combinação (p. ex., ELA + DFT, ELA + miopatia). Dentro de uma mesma família, podemos identificar pacientes com fenótipos clínicos distintos e uma mesma mutação. De modo geral, ELAf tipo 14 corresponde a 1-2% de todos os casos. Não temos dados de frequência relativa no Brasil, mas há pelo menos uma família com a doença já descrita no país.[24]

Testagem genética em pacientes com ELA: abordagem prática

O aconselhamento genético é uma parte importante do manejo dos pacientes portadores de ELAf e seus familiares. Cabe ao neurologista e/ou ao geneticista clínico esclarecer sobre a doença, os riscos de recorrência em familiares e dar orientação reprodutiva (especialmente para pacientes em idade fértil). Durante o processo, deve ser discutida a realização do teste genético. Aqui nos deparamos com duas situações distintas: o teste genético diagnóstico (realizado em indivíduos sintomáticos para confirmação diagnóstica) e o teste genético preditivo (realizado em indivíduos assintomáticos sob risco para predição do risco de vir a desenvolver a doença).

O teste diagnóstico é útil para confirmar a doença, o tipo específico de ELAf e para permitir o aconselhamento adequado de familiares sob risco (p. ex., filhos e irmãos assintomáticos). Eventualmente, o resultado do teste pode trazer informações prognósticas para o indivíduo (a depender do gene e da mutação encontrados). Porém, no momento atual, há pouca implicação terapêutica relacionada ao teste genético, visto que não dispomos ainda de nenhum tratamento gene-específico.

No contexto do Brasil, recomendamos a investigação inicial dos genes *VAPB* e *C9ORF72* para pacientes com ELAf. Com base nos dados disponíveis, esses são os dois genes mais frequentes em pacientes brasileiros.[13,17] Além disso, cada um deles pode ser testado com metodologia laboratorial relativamente simples, rápida e barata. Com relação ao gene *VAPB*, como temos uma única mutação para rastrear (p.P56S), pode-se utilizar uma digestão enzimática do DNA ou sequenciamento Sanger direcionado desse éxon. Para a expansão (GGGGCC) em *C9ORF72*, a técnica preconizada é uma reação de *triplet repeat primed PCR*, que permite identificar de forma rápida a presença de um fragmento expandido (padrão serrilhado no eletroferograma – Figura 16.2). É importante lembrar ainda que esse tipo de mutação (expansão instável) não é normalmente detectado com técnicas de sequenciamento, razão pela qual deve ser feita essa técnica específica.

Para os pacientes com ELAf sem mutação identificada nos genes *VAPB* e *C9ORF72*, deve-se então progredir para o sequenciamento dos outros genes relacionados à doença (Tabela 16.3).

Com a maior disponibilidade e redução de custo das tecnologias de sequenciamento de nova geração, entretanto, o uso de painéis genéticos ou mesmo o sequenciamento completo do exoma deve se tornar a estratégia de escolha para a maioria dos casos.

Com relação ao teste preditivo, todos os familiares assintomáticos, mas sob risco, que demonstrem interesse em realizar o teste genético, devem primeiro consultar um geneticista

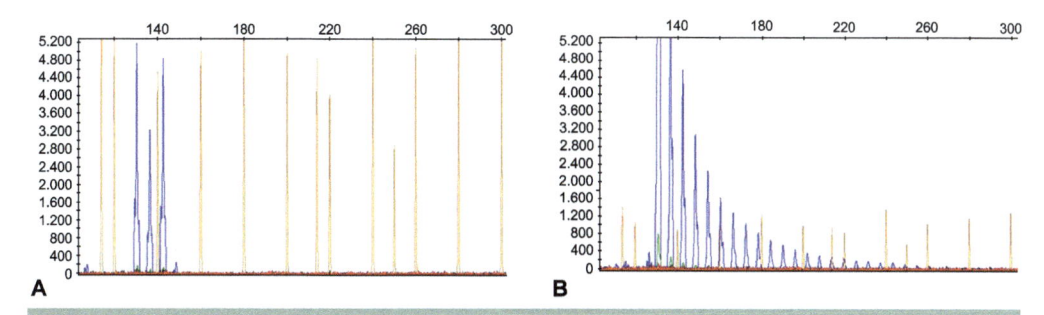

FIGURA 16.2. Produto da reação de *triplet repeat primed PCR* em um paciente com ELA familiar. **(A)** Controle saudável; **(B)** Paciente mostrando a expansão do hexanucleotídeo (GGGGCC) no gene *C9ORF72*.

ou um médico com conhecimento a respeito de ELAf para discutir as possíveis implicações psicológicas do teste, o que realmente significa um resultado positivo e a utilidade daquela informação a respeito de prognóstico/planejamento futuro. Para muitos indivíduos, é interessante uma avaliação psicológica e/ou psiquiátrica durante o processo, tendo em vista as implicações associadas a uma doença tão grave quanto a ELA. Por razoes éticas, o teste preditivo não deve ser realizado em crianças e adolescentes (menores de 18 anos), sob risco para a doença.

ELA: perspectivas terapêuticas baseadas na genética

O tratamento farmacológico existente para a ELA ainda é bastante limitado. Dispomos de apenas duas drogas aprovadas pelo FDA, o riluzole e o edaravone. Ambas têm efeito bastante modesto, promovendo ganho de sobrevida de 3-6 meses e retardo da deterioração motora. Nesse contexto, há necessidade urgente de novas estratégias terapêuticas mais efetivas. A ELAf, embora menos comum que a ELAe, oferece uma boa oportunidade para investigação de novas drogas, visto que conhecemos melhor a fisiopatologia da doença (e, portanto, potenciais alvos terapêuticos). Na ELAf, em geral, existe um ganho de função tóxica causado por mutações *missense*. Desse modo, têm sido exploradas medicações capazes de modular negativamente a expressão dos } genes mutados.

Foi realizado um estudo de fase 1 com um oligonucleotídeo antissenso anti-SOD1 intratecal em 22 pacientes com ELAf tipo 1.[25] A intervenção se mostrou segura e houve uma discreta redução dos níveis liquóricos do RNAm do gene *SOD1*. Esses resultados motivaram a confecção de um ensaio clínico de fase 2 que se encontra agora em andamento (www.clinicaltrials.gov NCT02623699). Para a ELAf associada ao gene *C9ORF72*, está programado o início de um ensaio de fase 1 para o começo de 2019 também com um oligonucleotídeo antissenso (www.clinicaltrials.gov NCT03626012).

Atrofias musculares espinhais (AME)

As atrofias musculares espinhais constituem um grupo de DNM geneticamente definidas que afetam de forma seletiva os NMI levando à fraqueza e atrofia muscular progressivas.[26] Do ponto de vista prático, as atrofias musculares são divididas em dois grandes grupos: a forma clássica de predomínio proximal e as formas de predomínio distal (ou combinado proximal + distal). O primeiro grupo é ligado a alterações no gene *SMN1* situado no cromossomo 5q e, por isso, também conhecido como AME-5q. O segundo grupo é bastante heterogêneo do ponto de vista genético, com vários genes e padrões de herança envolvidos. Discutiremos nas seções seguintes a AME-5q e a atrofia muscular bulboespinhal ligada ao X (doença de Kennedy).

AME-5q

A AME-5q é a causa neuromuscular mais frequente para a síndrome do bebê hipotônico e a causa genética mais frequente de morte infantil. A prevalência estimada da doença é estimada em 1 caso para 11.000 bebês nascidos vivos.[27] Werdnig e Hoffmann, em 1891, foram os primeiros a descrever não só os aspectos clínicos, mas também a perda dos neurônios motores em bebês com enfermidade. Posteriormente, foram reconhecidas formas mais brandas da doença) e o espectro fenotípico da doença passou a ser aceito.[28] Em 1995, o defeito genético subjacente à AME-5q foi finalmente revelado.[29]

A AME-5q é uma condição autossômica recessiva associada à deficiência de produção da proteína SMN1. Está relacionada em 96% dos casos à deleção em homozigose do 7º éxon do gene *SMN1*.[29] Nos outros 4%, observa-se a deleção do éxon 7 em um dos alelos e uma mutação de ponto no outro alelo (normalmente, do tipo *nonsense*). Nessa mesma região cromossômica, em uma posição um pouco mais centromérica, há um gene homológo ao *SMN1* chamado *SMN2*. Ambos os genes têm sequência codificante virtualmente idêntica. Entretanto, o gene *SMN2* tem um polimorfismo na região de *splicing* do éxon 7 que faz com que o transcrito não inclua este éxon e, portanto, gera uma proteína que não é funcional. Como veremos a seguir, mutações no gene *SMN2* não causam AME-5q; o número de cópias de *SMN2* é o principal fator modificador do fenótipo na doença, explicando a ampla heterogeneidade fenotípica vista na doença (Figura 16.3).

De modo geral, a AME-5q se caracteriza por fraqueza, atrofia e hipotonia de predomínio proximal, especialmente nos membros inferiores.[30] Fasciculações (especialmente de língua) e alterações dos reflexos osteotendinosos são proeminentes nas formas de início precoce. Clinicamente, a doença é classificada em quatro tipos clínicos (I a IV) de acordo com a idade de início dos sintomas e a evolução clínica (Tabela 16.4).

Os pacientes com AME-5q tipo 1 geralmente têm 2 cópias, o tipo 2 têm 3 cópias e o tipo 3 têm acima de 3 cópias do gene *SMN2*. Fetos com deleção homozigótica do *SMN1* e número de cópias do *SMN2* igual a 0 ou 1 não são viáveis.

Diante da suspeita clínica de AME-5q, a investigação genética deve ser realizada como primeiro exame. Exames como eletroneuromiografia ou biópsia muscular foram muito usados no passado, mas hoje têm sido suplantados pela praticidade e maior disponibilidade do teste molecular. O método de escolha inicial para o rastreio das deleções no gene *SMN1* é o MLPA (*multiplex-ligand probe amplification*). Este método tem a vantagem de permitir quantificar simultaneamente o número de cópias do gene *SMN2*, informação com grande valor prognóstico. Nos pacientes em que a deleção é visualizada em apenas um dos alelos, deve-se prosseguir para o sequenciamento do gene *SMN1* com o objetivo de procurar variantes de ponto.

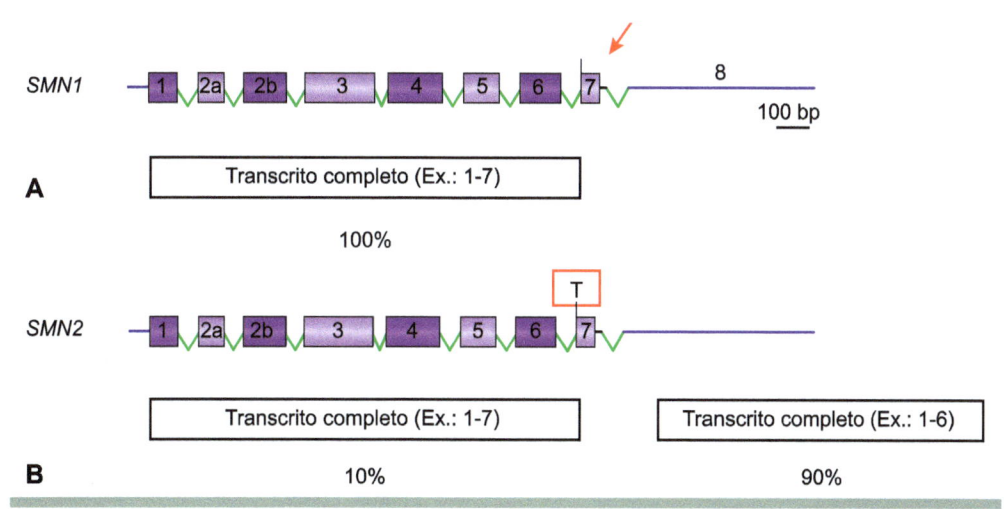

FIGURA 16.3. (A) Estrutura do gene *SMN1* e o transcrito completo produzido. A seta indica o éxon 7 que se encontra deletado nos pacientes com AME-5q; **(B)** Estrutura do gene *SMN2* e os transcritos produzidos (90% corresponde ao transcrito incompleto sem o éxon 7). O símbolo ⊤ indica o local do polimorfismo c.840C>T responsável pelo *splicing* alternativo do gene *SMN2* (que não incorpora o éxon 7).

TABELA 16.4. Formas clínicas de AME-5q

Tipo	Início	Sobrevida*	Marcos do desenvolvimento	Outros achados	Proporção dos casos de AME (%)
IA	Pré-natal	< 6 meses	Nenhum	Falência respiratória, diplegia facial e artrogripose	60
IB/C	IB: 0-3 m IC: 3-6 m	< 2 anos	Não senta sem apoio	Fasciculações de língua, respiração paradoxal, sucção débil	
II	6-18 m	> 2 anos	Senta sem apoio Não deambula	Escoliose, tremor mãos	27
III	> 18 m	Normal	Deambula	Tremor de mãos	12
IV	> 21 anos	Normal	Normal		1

*Sem tratamento.

O tratamento da AME-5q deve envolver uma equipe multidisciplinar tendo em vista as repercussões sistêmicas próprias da doença. Há necessidade de reabilitação motora e respiratória, cuidados nutricionais (incluindo realização de gastrostomia endoscópica nos casos mais graves), cuidados ortopédicos (para prevenção de deformidades e cifoescoliose) e cuidados respiratórios (incluindo, muitas vezes, ventilação assistida invasiva ou não). Recomendações para o manejo clínico da AME-5q foram recentemente publicadas contemplando todos os aspectos do cuidado desses pacientes.[31,32]

Recentemente, foi aprovado pelo FDA e pela ANVISA o primeiro tratamento farmacológico modificador dessa doença.[33,34] A droga spinraza é um oligonucleotídeo antissenso aplicado por via intratecal cujo alvo é um sítio inibidor de *splicing* próximo ao éxon 7 do gene *SMN2*. Ao se ligar nesse sítio, a medicação promove uma mudança no *splicing* do RNAm do gene *SMN2*, fazendo com o que o éxon 7 seja incorporado, produzindo assim uma proteína funcional. Dois ensaios clínicos de fase 3 – um deles com pacientes AME-5q tipo 1 e outro com tipo 2 – mostraram, na comparação com o placebo preservação de marcos do desenvolvimento motor, funcionalidade e redução de mortalidade (no estudo com tipo 1) em um *follow-up* de 56 semanas. Nos dois estudos, o perfil de segurança da droga mostrou-se adequado, sendo que a maioria dos efeitos adversos se relacionou com procedimento de punção lombar. Esses são resultados animadores no contexto de uma enfermidade tão grave quanto a AME-5q. Entretanto, ainda não se sabe o benefício clínico da medicação em pacientes com perfis que não foram incluídos nos ensaios, como adultos ou pacientes com doença de longa evolução/maior debilidade. Novos estudos devem ser conduzidos para avaliar esses pacientes e verificar os resultados em longo prazo.

Outras abordagens terapêuticas para a AME-5q vêm sendo exploradas, como a terapia gênica usando vetores virais e pequenas moléculas de uso oral para interferir no *splicing* de SMN2. Algumas dessas estratégias já estão em ensaios clínicos de fase 2, com resultados promissores e perspectivas de aprovação em um futuro próximo.[35]

Doença de Kennedy (DK)

A DK ou atrofia muscular bulboespinhal é uma forma de DNM do adulto, causada pela expansão de um tripleto (CAG) no éxon 1 do gene *AR* que se localiza no cromossomo Xq12.[36] Esse é o gene que codifica o receptor de andrógeno. Trata-se, portanto, de uma condição ligada ao X e que afeta basicamente homens. Indivíduos normais têm nessa região uma sequência de CAG < 34 repetições, enquanto pacientes com DK têm > 38 repetições em hemizogose. A faixa de expansão entre 35 e 37 é considerada de penetrância incompleta.

A prevalência da DK gira em torno de 1 caso para cada 300.000 homens. Clinicamente, a doença se caracteriza por fraqueza progressiva com envolvimento proeminente de língua, região bulbar e porções proximais de membros.[37] Não há sinais de comprometimento do NMS. O início se dá entre os 30 e 50 anos de idade. É comum observar tremor de extremidades superiores, fasciculações de língua e face, assim como déficits sensitivos difusos. O curso é progressivo e muitos pacientes acabam se tornando cadeirantes. Além das manifestações neurológicas, são evidentes sinais de insensibilidade androgênica, como ginecomastia (que se inicia na adolescência habitualmente), atrofia testicular e oligo/azoospermia.

A eletroneuromiografia tem valor diagnóstico, pois mostra sinais de DNM combinados com uma neuronopatia sensitiva na maioria dos casos. Entretanto, o padrão-ouro é o teste genético molecular que é realizado pela análise do comprimento dos fragmentos amplificados por uma reação de PCR. O tratamento da DK envolve um programa de reabilitação multidisciplinar e medicamentos para controle sintomático. Infelizmente, ainda não dispomos de drogas modificadoras do curso da enfermidade. Há estudos em andamento com terapia antiandrogênica cujos resultados devem estar disponíveis em breve.

REFERÊNCIAS BIBLIOGRÁFICAS

1. Alonso A, Logroscino G, Jick SS, Hernán MA. Incidence and lifetime risk of motor neuron disease in the United Kingdom: a population-based study. Eur J Neurol. 2009; 16:745-51.
2. Kiernan MC, Vucic S, Cheah BC, Turner MR, Eisen A, Hardiman O, et al. Amyotrophic Lateral Sclerosis. Lancet. 2011; 377:942-55.
3. Wolfson C, Kilborn S, Oskoui M, Genge A. Incidence and prevalence of Amyotrophic Lateral Sclerosis in Canada: A systematic review of the literature. Neuroepidemiology. 2009; 33:79-88.
4. Logroscino G, et al. Incidence of Amyotrophic Lateral Sclerosis in Europe. J Neurol Neurosurg Psychiatry. 2010; 8:385-90.
5. Fang F, et al. Amyotrophic lateral sclerosis in Sweden, 1991-2005. Arch Neurol. 2009; 66:515-9.
6. Linden-Junior E, Becker J, Schestatsky P, et al. Prevalence of amyotrophic lateral sclerosis in the city of Porto Alegre in southern Brazil. Arq Neuropsiquiatr. 2013; 71:959-62.
7. Brown RH Jr, Al-Chalabi A. Amiotrophic lateral Sclerosis. N Engl J Med. 2017; 377:162-72.
8. Brooks BR, Miller RG, Swash M, Munsat TL; World Federation of Neurology Research Group on Motor Neuron Diseases. El Escorial revisited: revised criteria for the diagnosis of amyotrophic lateral sclerosis. Amyotroph Lateral Scler Other Motor Neuron Disord. 2000; 1(5):293-9.
9. Chio A, Calvo A, Moglia C, Ossola I, Brunetti M, et al. A de novo missense mutation of the FUS gene in a "true" sporadic ALS case. Neurobiol Aging. 2011; 32:553.e23–553.e26.
10. Al-Chalabi A, Jones A, Troakes C, King A, Al-Sarraj S, et al. The genetics and neuropathology of amyotrophic lateral sclerosis. Acta Neuropathol. 2012; 124:339-52.
11. Rosen DR, Siddique T, Patterson D, et al. Mutations in Cu/Zn superoxide dismutase gene are associated with familial amyotrophic lateral sclerosis. Nature. 1993; 362:59-62.
12. Müller K, Brenner D, Weydt P, Meyer T, Grehl T, et al. Comprehensive analysis of the mutation spectrum in 301 German ALS families. J Neurol Neurosurg Psychiatry. 2018; 89(8):817-27.
13. Chadi G, Maximino JR, Jorge FMH, Borba FC, Gilio JM, Callegaro D, et al. Genetic analysis of patients with familial and sporadic amyotrophic lateral sclerosis in a Brazilian Research Center. Amyotroph Lateral Scler Frontotemporal Degener. 2017; 18:249-55.
14. DeJesus-Hernandez M, Mackenzie IR, Boeve BF, et al. Expanded GGGGCC hexanucleotide repeat in non-coding region of C9ORF72 causes chromosome 9p-Linked FTD and ALS. Neuron. 2011; 72:245-56.
15. Renton AE, Majounie E, Waite A, Simón-Sánchez J, Rollinson S, et al. A hexanucleotide repeat expansion in C9ORF72 is the cause of chromosome 9p21-linked ALS-FTD. Neuron. 2011; 72:257-68.

16. Majounie E, Renton AE, Mok K, Dopper EG, Waite A, et al. Frequency of the C9orf72 hexanucleotide repeat expansion in patients with amyotrophic lateral sclerosis and frontotemporal dementia: a cross-sectional study. Lancet Neurol. 2012; 11:323-30.
17. Cintra VP, Bonadia LC, Andrade HMT, de Albuquerque M, Eusébio MF, et al. The frequency of the C9orf72 expansion in a Brazilian population. Neurobiol Aging. 2018; 66:179.e1-179.e4.
18. Juneja T, Pericak-Vance MA, Laing NG, Dave S, Siddique T. Prognosis in familial amyotrophic lateral sclerosis: progression and survival in patients with glu100gly and ala4val mutations in Cu,Zn superoxide dismutase. Neurology. 1997; 48:55-7.
19. Van Deerlin VM, Leverenz JB, Bekris LM, Bird TD, Yuan W, et al. TARDBP mutations in amyotrophic lateral sclerosis with TDP-43 neuropathology: a genetic and histopathological analysis. Lancet Neurol. 2008; 7:409-16.
20. Kwiatkowski TJ Jr, Bosco DA, Leclerc AL, Tamrazian E, Vanderburg CR, et al. Mutations in the FUS/TLS gene on chromosome 16 cause familial amyotrophic lateral sclerosis. Science. 2009; 323:1205-8.
21. Nishimura AL, Mitne-Neto M, Silva HC, Richieri-Costa A, Middleton S, Cascio D, et al. A mutation in the vesicle-trafficking protein VAPB causes late-onset spinal muscular atrophy and amyotrophic lateral sclerosis. Am J Hum Genet. 2004; 75:822-31.
22. Sun YM, Dong Y, Wang J, Lu JH, Chen Y, Wu JJ. A novel mutation of VAPB in one Chinese familial amyotrophic lateral sclerosis pedigree and its clinical characteristics. J Neurol. 2017; 264:2387-93.
23. Johnson JO, Mandrioli J, Benatar M, Abramzon Y, Van Deerlin VM, et al. Exome sequencing reveals VCP mutations as a cause of familial ALS. Neuron. 2010; 68:857-64.
24. Abrahao A, Abath Neto O, Kok F, Zanoteli E, Santos B, et al. One family, one gene and three phenotypes: A novel VCP (valosin-containing protein) mutation associated with myopathy with rimmed vacuoles, amyotrophic lateral sclerosis and frontotemporal dementia. J Neurol Sci. 2016; 368:352-8.
25. Miller TM, Pestronk A, David W, Rothstein J, Simpson E, et al. An antisense oligonucleotide against SOD1 delivered intrathecally for patients with SOD1 familial amyotrophic lateral sclerosis: a phase 1, randomised, first-in-man study. Lancet Neurol. 2013 mai; 12(5):435-42.
26. Darras BT. Spinal muscular atrophies. Pediatr Clin North Am. 2015; 62:743-66.
27. Mostacciuolo ML, Danieli GA, Trevisan C, et al. Epidemiology of spinal muscular atrophies in a sample of the Italian population. Neuroepidemiology. 1992; 11:34-8.
28. Kolb SJ, Kissel JT. Spinal muscular atrophy: a timely review. Arch Neurol. 2011; 68(8):979-84
29. Lefebvre S, Bürglen L, Reboullet S, et al. Identification and characterization of a spinal muscular atrophy-determining gene. Cell. 1995; 80(1):155-65.
30. Zerres K, Davies KE. 59th ENMC International Workshop: spinal muscular atrophies: recent progress and revised diagnostic criteria 17-19 April 1998, Soestduinen, The Netherlands. Neuromuscul Disord. 9(1999): 272-8.
31. Mercuri E, Finkel RS, Muntoni F, Wirth B, Montes J, et al. Diagnosis and management of spinal muscular atrophy: Part 1: Recommendations for diagnosis, rehabilitation, orthopedic and nutritional care. Neuromuscul Disord. 2018; 28:103-15.
32. Finkel RS, Mercuri E, Meyer OH, Simonds AK, Schroth MK, et al. Diagnosis and management of spinal muscular atrophy: Part 2: Pulmonary and acute care; medications, supplements and immunizations; other organ systems; and ethics. Neuromuscul Disord. 2018; 28:197-207.
33. Mercuri E, Darras BT, Chiriboga CA, Day JW, Campbell C, et al. Nusinersen versus Sham Control in Later-Onset Spinal Muscular Atrophy. N Engl J Med. 2018; 378:625-35.
34. Finkel RS, Mercuri E, Darras BT, Connolly AM, Kuntz NL, et al. Nusinersen versus Sham Control in Infantile-Onset Spinal Muscular Atrophy. N Engl J Med. 2017; 377:1723-32.
35. Shorrock HK, Gillingwater TH, Groen EJN. Overview of Current Drugs and Molecules in Development for Spinal Muscular Atrophy Therapy. Drugs. 2018; 78:293-305.
36. La Spada AR, Roling DB, Harding AE, Warner CL, Spiegel R, Hausmanowa-Petrusewicz I, et al. Meiotic stability and genotype-phenotype correlation of the trinucleotide repeat in X-linked spinal and bulbar muscular atrophy. Nat Genet. 1992; 2:301-4.
37. Atsuta N, Watanabe H, Ito M, Banno H, Suzuki K, Katsuno M, et al. Natural history of spinal and bulbar muscular atrophy (SBMA): a study of 223 Japanese patients. Brain. 2006; 129:1446–55.

Neuropatias 17

Juliana Secchin Argemiro
Rita de Cássia Carvalho Leal
Pedro José Tomaselli
Wilson Marques Júnior

As neuropatias hereditárias constituem um amplo espectro nosológico, que compreende desde doenças que têm como única e/ou principal característica o acometimento dos nervos periféricos até doenças multissistêmicas, nas quais a neuropatia é apenas um dos componentes de uma síndrome mais complexa.[1] No grupo de neuropatias hereditárias, destacam-se as neuropatias hereditárias motoras e sensitivas (HMSN), mais comumente identificadas como doença de Charcot-Marie-Tooth (CMT), em homenagem aos três neurologistas a quem é atribuída a primeira descrição dessa forma de neuropatia.[2]

A CMT, por sua vez, sobrepõe-se intimamente com outros dois grupos de neuropatias hereditárias mais raras, as neuropatias hereditárias motoras distais (HMN) e as neuropatias hereditárias sensitivas (ou neuropatias hereditárias sensitivas e autonômicas) (HSN ou HSAN). Embora esses três grupos de doenças sejam frequentemente denominados "CMT e doenças relacionadas", e mutações em um mesmo gene possam causar mais de um tipo de neuropatia hereditária, este capítulo manterá o foco na CMT.

Em fevereiro de 1886, Jean-Martin Charcot e Pierre Marie publicaram sua "forma particular de atrofia muscular progressiva", observada em cinco pacientes.[3] Em maio do mesmo ano, trabalhando independentemente, Howard Henry Tooth descreveu, em sua tese de doutoramento apresentada à Universidade de Cambridge, cinco pacientes, com idades entre 7 e 49 anos, cujo início dos sintomas ocorreu entre 6 e 35 anos. A manifestação mais marcante era atrofia muscular progressiva, com início em pés e pernas, mais frequentemente nos músculos peroneiros, mas algumas vezes nos tibiais anteriores, extensores longos dos dedos e gastrocnêmios.[4] Tooth, ao confrontar seus casos com as descrições da atrofia muscular progressiva clássica[5] e observar a topografia peculiar dos sinais e sintomas de seus pacientes, designou-os como "atrofia muscular progressiva do tipo peroneira", tendo-a classificado, corretamente, como disfunção dos nervos periféricos.

A partir de 1889, outras variantes da CMT e síndromes de sobreposição foram descritas, tais como a síndrome de Dejerine-Sottas, de início precoce e muito grave, a síndrome de Roussy-Levy, associada a tremor e ataxia, a CMT associada a atrofia óptica, retinite pigmentosa e surdez, e muitas outras variantes, o que evidenciou a heterogeneidade desse grupo de doenças, assim como a sobreposição com outros grupos, tais como as já citadas HMN, HSN e as paraparesias espásticas hereditárias.

As ambiguidades e incertezas só começaram a ser esclarecidas a partir da década de 1950, com a utilização, como parte da propedêutica neurológica, de técnicas de pesquisa neurofisiológica.[6] Em 1956, Lambert[5] foi o primeiro a demonstrar diminuição da velocidade de condução nervosa em algumas famílias com atrofia muscular peroneira. No ano seguinte, Gilliat e Thomas,[7] confirmaram esse achado, tendo dividido a CMT em dois grandes grupos: as formas desmielinizantes e as formas axonais.

Em 1968, Dyck e Lambert sugeriram transformar a CMT em um amplo grupo nosológico, as HMSN, com o objetivo de distingui-lo de outras doenças musculares e do corno anterior da medula, que também são fenotipicamente caracterizados por atrofia muscular peroneira progressiva e simétrica.

Harding e Thomas, em 1980,[9] avaliaram 228 pacientes com HMSN e observaram uma distribuição bimodal das velocidades de condução dos nervos medianos (picos de 18 e 55 m/s) e peroneiros (picos de 12 e 47 m/s), tendo encontrado o valor de 38 m/s como o ponto de distinção entre as formas mielínicas e as formas axonais.

Após a importante fase de caracterização clínica e neurofisiológica das HMSN, avanços significativos foram possíveis graças aos progressos da genética molecular.

Urtilizando estudos de ligação genética, Bird e colaboradores, em 1982,[10] localizaram uma forma de CMT desmielinizante no braço longo do cromossomo 1. No entanto, ficou claro que essa não era a forma de CMT desmielinizante mais frequente, cujo lócus, na região 17p11.2-p12, foi identificado por Vance e colaboradores, em 1989.[11] Essa forma, mais frequente, foi denominada CMT1A, e quanto aquela descrita por Bird, foi denominada CMT1B.

Em 1991, dois grupos estabeleceram, independentemente, um novo marco no conhecimento da CMT. Raeymaerkers e colaboradores (1991)[12] e Lupski e colaboradores (1991)[13] demonstraram que a CMT1A era causada por uma duplicação de um segmento do braço curto do cromossomo 17, a qual contém o gene da mielina da proteína periférica 22 kd (*PMP22*). Em 1993, Hyasaka e colaboradores[14] identificaram o gene *MPZ* como sendo o responsável pela CMT1B e, no mesmo ano, Bergoffen e colaboradores[15] descreveram uma forma ligada ao cromossomo X (CMTX1), uma forma extremamente frequente de CMT, cujo gene (*GJB1*) é responsável pela codificação da conexina 32.

Embora outras formas de CMT axonal tenham sido descritas, Zuchner e colaboradores,[16] em 2004, identificaram o gene *MFN2* como sendo o gene causador da CMT2A, a forma mais frequente de CMT axonal descrita até o momento.

Entre 1990 e 2004, a existência de grandes famílias com múltiplos indivíduos afetados permitiu o mapeamento de um número restrito de subtipos de CMT, mas a finalização do Projeto Genoma Humano, em 2003, permitiu a identificação de 22 diferentes genes associados à CMT. No entanto, à medida que as grandes famílias foram se tornando raras, o sucesso dos estudos de ligação genética foi diminuindo, enquanto os custos e as dificuldades aumentaram.[17,18] Essas dificuldades foram sobrepujadas com as técnicas de sequenciamento de nova geração (NGS), que permitem o sequenciamento de grande quantidade de material genético em curto intervalo de tempo, a custos cada vez menores.[1] Graças a elas, um grande número de novos genes vem rapidamente sendo identificado.

Atualmente, mutações em mais de 90 diferentes genes foram identificadas, o que permitiu uma compreensão sem precedentes da biologia das células de Schwann e dos neurônios,[17] e dos mecanismos patológicos de degeneração dos nervos periféricos.[18]

Classificação

A primeira tentativa de classificação da CMT foi atribuída a Dawidenkow, em 1927,[19] e foi realizada com base em aspectos clínicos e genéticos. Em 1968, Peter Dyck e Edward Lambert[8] elaboraram uma classificação baseada em dados clínico-patológicos, história natural, velocidade de condução motora dos nervos medianos (VCM) e padrão de herança, que contribuiu muito para a sistematização da CMT e permanece até os dias atuais como base para a classificação dessas neuropatias.

Com identificação crescente de genes associados a várias CMT, associada ao reconhecimento da existência de heterogeneidade genotípica e heterogeneidade fenotípica, tornou-se necessário reformular a classificação da CMT,[20] muito embora não haja ainda um consenso.

A classificação mais utilizada se baseia no acometimento preferencial da mielina ou axônio, no padrão de herança e no gene ou lócus associado[21] (Tabela 17.1). Segundo a velocidade de condução motora (VCM) dos membros superiores, as formas desmielinizantes seriam aquelas com VCM menor que 35 m/s, as formas axonais aquelas com VCM maior que 45 m/s e as formas com VCM entre 35 e 45 m/s seriam denominadas formas intermediárias (CMTI).[21-23]

Assim, CMT1 identifica as formas desmielinizantes de herança autossômica dominante; CMT4 as formas desmielinizantes de herança autossômica recessiva; CMT2 as formas axonais dominantes; CMT2-AR as formas axonais e recessivas; CMTID as formas intermediárias dominantes; e CMTIR as formas intermediárias recessivas. As formas de herança ligada ao X são denominadas CMTX. A falta de um consenso internacional faz com que muitas classificações parecidas, mas não idênticas, sejam utilizadas. Por exemplo,

TABELA 17.1. Classificação da CMT

Tipo	Gene	Fenótipo
CMT1 – forma desmielinizante autossômica dominante		
CMT1A	Duplicação PMP22	CMT1 clássico
CMT1B	MPZ	CMT1; DSD; CHN; CMT2 (raramente recessivo)
CMT1C	LITAF	CMT1 clássico
CMT1D	EGR2	CMT1 clássico; DSD; CHN
CMT1E	PMP22 – pequenas mutações	CMT1 clássico; DSD; CHN (raramente recessivo)
CMT1F	NEFL	CMT1, CMT2 (mais frequente) (raramente recessivo)
CMT1 plus	FBLN5	Degeneração macular; HMN
SNCV/CMT1	ARHGEF10	Redução assintomática da VC
Neuropatia hereditária com sensibilidade a compressão (HNPP)		
HNPP	Deleção PMP22; mutação ponto	HNPP típica
CMT4 – forma desmielinizante recessiva		
CMT4A	GDAP1	CMT 1 ou CMT2, usualmente quadro grave de início precoce; paralisia de corda vocal, paralisia do diafragma
CMT4B1	MTMR2	CMT1 grave; comprometimento facial e bulbar; alterações focais da mielina

Continua

TABELA 17.1. Classificação da CMT (continuação)

Tipo	Gene	Fenótipo
CMT4B2	*SBF2* (MTMR13)	CMT1 grave; glaucoma; alterações focais da mielina
CMT4B3	*SBF1* (MTMR5)	CMT1; alterações focais da mielina
CMT4C	*SH3TC2*	CMT1 grave; escoliose
CMT4D ou HMSNL	*NDRG1*	CMT1 grave; surdez; atrofia de língua
CMT4E	*EGR2*	CMT1; DSD; CHN
CMT4F	*PRX*	CMT1; predominantemente sensitivo; alterações focais da mielina
CMT4G	*HK1*	CMT1 início precoce grave
CMT4H	*FGD4*	CMT1 clássico
CMT4J	*FIG4*	CMT1; predominantemente motor; progressivo
CCFDN	*CTDP1*	CMT1; catarata; achados dismórficos
CMT4	*SURF-1*	CMT1; encefalopatia; ataxia; expectativa de vida reduzida; síndrome de Leigh
Axonal – autossômico dominante – CMT2		
CMT2A	*MFN2*	CMT2; atrofia óptica (raramente recessivo)
CMT2B	*RAB7*	CMT2 com complicações sensitivas (úlceras)/HSN
CMT2C	*TRPV4*	CMT2; paralisia de corda vocal
CMT2D	*GARS*	CMT2 com predominância nas mãos
CMT2	*BSCL2*	CMT2 com predominância nas mãos
CMT2E	*NEFL*	CMT2, mas pode apresentar VCM na faixa de CMT1 (raramente recessivo)
CMT2F	*HSPB1*	CMT2 com predomínio motor/HMN2B
CMT2I	*MPZ*	CMT2 de início tardio e CMT1B
CMT2J	*MPZ*	CMT2 com perda auditiva e anormalidades pupilares, CMT1B
CMT2K	*GDAP1*	CMT2 de início tardio (dominante); CMT2 grave (recessivo) e CMT4A
CMT2L	*HSPB8*	CMT2 com predomínio motor/HMN2A
CMTDIB ou CMT2M	*DNM2*	CMT intermediário ou CMT2; catarata; oftalmoplegia; ptose
CMT2N	*AARS*	CMT2 clássico/HMN
CMT2P	*LRSAM1*	CMT2 de predomínio sensitivo (dominante e recessivo)
CMT2Q	*DHTKD1*	CMT2 (relato de uma família)
HMSNP	*TFG*	CMT2 com acometimento proximal
CMT2U	*MARS*	CMT2 de início tardio
CMT2V	*NAGLU*	CMT2 com predomínio sensitivo
CMT2W	*HARS*	CMT2 e HMN
CMT2Y	*VCP*	CMT2
CMT2Z	*MORC2*	CMT2 com sinais piramidais
SPG10	*KIF5A*	CMT2; paraplegia espástica hereditária

Continua

TABELA 17.1. Classificação da CMT (continuação)

Tipo	Gene	Fenótipo
CMT2	MT-ATP6	CMT2; sinais piramidais; recorrente
CMT2 com axônios gigantes	DCAF8	CMT2 de início na infância
CMT2	TUBB3	CMT2/fibrose congênita dos músculos extraoculares (CFEOM3)
CMT2-AR – forma axonal recessiva		
CMT2B1	LMNA	CMT2 com rápida progressão
CMT2B2	MED25	CMT2 clássico
NMAN	HINT1	Neuromiotonia; predomínio motor
CMT2R	TRIM2	CMT2 de início na infância
CMT2S	IGHMBP2	CMT2 e SMARD1
CMT2T	HSJ1	CMT2 de predomínio motor e DSMA5
CMT2X	ALS5/SPG11/KIAA8140	CMT2 de início na segunda década e sinais de neurônio motor superior
AR-CMT2	MME	CMT2 de início tardio
AR-CMT2	GDAP1	CMT2 grave com envolvimento de corda vocal, CMT4A, CMT2K
AR-CMT6	C12ORF65	CMT2 e atrofia óptica
CMTID – forma intermediária e dominante		
CMTDIB ou CMT2M	DNM2	CMT intermediário ou CMT2; catarata, oftalmoplegia e ptose
CMTDIC	YARS	CMT intermediário
CMTDID	MPZ	CMT intermediário
CMTDIE	IFN2	CMT intermediário; glomeruloesclerose focal segmentar, insuficiência renal
CMTDIF	GNB4	CMT intermediário
CMTID – forma intermediária e recessiva		
CMTRIA	GDAP1	CMT intermediário, CMT2 recessivo, CMT2K e CMT4A
CMTRIB	KARS	CMT intermediário; dificuldade de aprendizagem; schwannoma vestibular
CMTRIC	PLEKHG5	CMT intermediário; SMA
CMTRID	COX6A1	CMT intermediário; início na primeira década
CMT ligado ao X		
CMTX1	GJB1	Homens CMT1 (VCM intermediária); mulheres CMT2
CMTX4 ou síndrome de Cowchock	AIFM1	CMT2; início na infância; atraso no desenvolvimento; surdez; dificuldades de aprendizado
CMTX5	PRPS1	CMT2; surdez; atrofia óptica
CMTX6	PDK3	CMT2
CMTX	DRP2	VCM intermediária

dup: duplicação; del: deleção; DSD: doença de Dejerine-Sottas; CHN: neuropatia hipomielinizante congênita; HMN: neuropatia motora hereditária; VCM: velocidade de condução motora; HSN: neuropatia sensitiva hereditária; CFEOM3: fibrose congênita dos músculos extraoculares.

alguns autores determinam que as formas recessivas, quer desmielinizantes, quer axonais, sejam identificadas como CMT4; outros incluem a foma de CMTX ligada ao gene *GJB1* dentro da CMT1; alguns classificam as formas clínicas tipo Dejerine-Sottas como CMT3. O mais prudente é que, ao lermos um texto, nos atentemos à classificação seguida pelos autores, o que é, em geral, bem evidente.

As neuropatias hereditárias motoras distais (dHMN) apresentam herança autossômica dominante, autossômica recessiva ou ligada ao X e velocidade de condução motora nos membros superiores > 45 m/s, com queda progressiva das amplitudes e preservação dos potenciais de ação sensitivos.[24,25] Atestando a sobreposição com a CMT2, mutações em alguns genes podem causar tanto CMT2 como dHMN, sendo que muitas vezes os dois fenótipos podem ser observados em uma mesma família.[24,25] Várias particularidades fenotípicas foram identificadas nesse grupo. Formas congênitas ou de início na infância com fraqueza e atrofia dos membros inferiores e ausência de progressão ou progressão muito lenta foram denominadas atrofia muscular espinhal com predomínio nos membros inferiores (SMA-LED); formas com predominância nos membros superiores constituem a dHMN5; formas com acometimento respiratório constituem as SMARD1 ou dHMN6; formas com início na idade adulta e paralisia de corda vocal são as dHMN7 e sinais piramidais, como representado na Tabela 17.2.

Para as neuropatias, as neuropatias hereditárias sensitivas constituem o terceiro grupo e sua classificação é apresentada na Tabela 17.3.[20,23]

Quadro clínico

A apresentação clássica da CMT é o daquela associada à duplicação do gene *PMP22* (CMT1A).[26,27]

A doença, em geral, se inicia nas duas primeiras décadas de vida e as manifestações decorrem do desenvolvimento de uma polineuropatia motora e sensitiva, simétrica, lentamente progressiva, de distribuição comprimento-dependente, em geral de predomínio motor, frequentemente associada a alterações esqueléticas, tais como pés cavos, dedos em martelo e mãos em garra.

As queixas mais comuns se associam a um desempenho ruim nas brincadeiras infantis e nos esportes, muitas vezes por anos, até que o diagnóstico apropriado seja realizado. Uma vez que a doença costuma ser lentamente progressiva, o paciente pode ir se acostumando às suas deficiências e a presença de pés cavos ou uma marcha diferente, muitas vezes na ponta dos pés, chama a atenção dos pais ou dos professores. Outras vezes, a doença pode se iniciar mais precocemente e a criança já nasce hipotônica ou apresenta deformidades evidentes, incluindo a luxação congênita do quadril.

Mesmo sendo lentamente progressiva, a marcha e o equilíbrio vão sendo comprometidos, podendo limitar significativamente a qualidade de vida dos pacientes. Nos casos mais graves há comprometimento dos músculos proximais, surgindo dificuldade para se levantar de uma cadeira e para subir ou descer escadas.

O comprometimento dos membros superiores é mais tardio e se manifesta inicialmente como dificuldade para a realização de movimento finos e precisos. O comprometimento proximal nos membros superiores é menos comum.

O comprometimento sensitivo se manifesta como perda das sensibilidades à dor, ao tato, à vibração e cinético-postural, também de instalação comprimento-dependente. Manifestações positivas, tais como dor, parestesias e disestesias, são menos comuns, mas podem estar presentes e podem ser limitantes.

TABELA 17.2. Classificação das neuropatias hereditárias motoras (HMN)

Tipo	Gene	Fenótipo
HMN2A	HSPB8	HMN clássica; dominante; CMT2L
HMN2B	HSPB1	HMN clássica; dominante; CMT2F
HMN2C	HSPB3	HMN clássica; dominante
HMN2D	FBXO38	HMN clássica; dominante
HMN5A ou SPG17	BSCL2	Atrofia predominante nas mãos; síndrome de Silver, pode haver acometimento sensitivo como no CMT2D, dominante
HMN5A	GARS	Atrofia predominante nas mãos; dominante
HMN5B ou SPG31	REEP1	Atrofia predominante nas mãos; sinais piramidais, dominante
HMN6 ou SMARD1	IGHMBP2	Início na infância; comprometimento respiratório; CMT2S, recessiva
HMN7A	SLC5A7	HMN clássica; paralisia de corda vocal; dominante
HMN7B	DCTN1	HMN; fraqueza bulbar e facial; dominante
SMARD2 ou SMAX	LAS1L	Início na infância; comprometimento respiratório; recessiva ligada ao X
SMAX3	ATP7A	HMN clássica; ligada ao X
SMALED	DYNC1H1	Congênita; contraturas; sinais piramidais, predomínio de membros inferiores; dificuldade de aprendizagem, dominante
SMALED2	BICD2	Congênita; contraturas; sinais piramidais, predomínio de membros inferiores; dominante
SPSMA	TRPV4	HMN; fraqueza escapular; dominante
DSMA2	SIGMAR1	HMN com sinais piramidais; ELA recessiva de início em jovens
DSMA4	PLEKHG5	Atrofia muscular espinhal
DSMA5	DNAJB2 (HSJ1)	HMN clássica e CMT2T; recessiva
HMN com sinais piramidais ou ELA4	SETX	HMN com sinais piramidais; dominante
HMN	AARS	HMN clássica; dominante
HMN	HARS	HMN clássica; dominante
HMN	HINT1	HMN com neuromiotonia; recessiva
SMAJ	CHCHD10	HMN; CMT2; início tardio; Finlândia; dominante

ELA: esclerose lateral amiotrófica.

Ao exame, observa-se uma polineuropatia sensitivo-motora, comprimento-dependente, com fraqueza e atrofia distais, frequentemente levando ao aspecto de garrafa de champanhe invertida. A perda sensitiva é em botas e luvas e muitas vezes o paciente não está ciente de sua presença. Os reflexos osteotendíneos estão diminuídos ou ausentes. Os nervos cranianos estão, em geral, poupados.

À parte desse espectro habitual, que geralmente é a forma de apresentação da CMT1A, muitas variações podem ser observadas. Na síndrome de Dejerine-Sottas, o início é precoce, a progressão é rápida, os pacientes demoram a adquirir a marcha e, depois,

TABELA 17.3. Classificação das neuropatias hereditárias sensitivas (HSN/HSAN)

Tipo	Gene	Fenótipo
HSAN1A	SPTLC1	HSN com complicações sensitivas (úlceras mutilantes); dominante
HSAN1C	SPTLC2	HSN com complicações sensitivas (úlceras mutilantes); dominante
CMT2B	RAB7	HSN com complicações sensitivas (úlceras mutilantes); dominante
HSN1D ou SPG3A	ATL1	HSN com complicações sensitivas (úlceras mutilantes); dominante; espasticidade
HSN1E	DNMT1	HSN; perda auditiva; demência; dominante
HSN1F	ATL3	HSN; comprometimento ósseo; dominante
HSAN2A	WNK1	HSN com complicações sensitivas (úlceras mutilantes); recessiva
HSAN2B	FAM134B	HSN com complicações sensitivas (úlceras mutilantes); recessiva
HSN2C ou SPG30	KIF1A	HSN com complicações sensitivas (úlceras mutilantes); recessiva
HSAN3, disautonomia familar ou Riley-Day	IKBKAP	Judeus asquenazes; disfunção autonômica; HSN; recessiva
CIPA ou HSAN4	NTRK1	Insensibilidade congênita a dor com anidrose; recessiva
Insensibilidade a dor, desordem paroxística com dor extrema, eritermalgia primária, neuropatia de fibras finas	SCN9A	Recessiva: insensibilidade a dor. Dominante: desordem paroxística com dor extrema, eritermalgia primária, neuropatia de fibras finas
CIP	CLTCL1	Insensibilidade congênita a dor e atraso global no desenvolvimento; dismorfias, atraso na mielinização na RM de crânio; recessiva
HSAN5	NGF-B	Insensibilidade a dor; recessiva
HSAN6	DST	Judeus asquenazes; disfunção autonômica; HSN; morte próximo a 2 anos; recessiva
HSAN7	SCN11A	Insensibilidade congênita a dor com hiperidrose e disfunção gastrointestinal; neuropatia periférica dolorosa; dominante
HSAN8	PRDM12	Insensibilidade congênita a dor; recessiva
HSAN e demência	PRNP	Disfunção autonômica; perda sensitiva; demência; dominante
Neuropatia hereditária sensitiva com paraplegia espástica	CCT5	HSN com complicações sensitivas (úlceras mutilantes) e paraplegia espástica; recessiva
Ataxia de coluna posterior e retinite pigmentosa	FLVCR1	Retinite pigmentosa, neuronopatia sensitiva e colunas posteriores anormais na RM; recessiva

perdem-na rapidamente. Os nervos estão hipertrofiados e a velocidade de condução costuma ser muito lenta, às vezes menor que 10 m/s. Uma forma ainda mais precoce e mais grave é a neuropatia congênita, na qual o diagnóstico diferencial é feito com a síndrome da criança hipotônica. Essa forma era anteriormente denominada neuropatia hipomielinizante congênita, até que se reconheceu que o mesmo quadro clínico pode ser observado em formas axonais de CMT.

Na CMT1B, causada por mutações no gene *MPZ*, há um amplo espectro clínico: síndrome de Dejerine-Sottas, neuropatia (hipomielinizante) congênita e formas axonais (CMT2). Algumas das formas precoces constuman ser muito severas, enquanto algumas formas axonais tardias são extremamente benignas.

Mutações no gene *GJB1* causam a CMTX1, um forma de CMT de herança ligada ao cromossomo X (não há transmissão de homem para homem). Além da herança, essa forma apresenta peculiaridades clínicas que contribuem para o seu reconhecimento: a neuropatia é mais grave no sexo masculino, na qual a velocidade de condução é intermediária, em oposição às mulheres cujo estudo da condução é muito mais sugestivo de um quadro axonal. Adicionalmente, o quadro clínico pode ser assimétrico, o que também pode ser observado na neurofisiologia. Na avaliação das mãos, por exemplo, a região tenar costuma ser muito mais comprometida que a hipotenar.

A forma axonal mais comum, a CMT2A pode apresentar manifestações clínicas raramente vistas em outras formas de CMT, tais como perda de visão e sinal de Babinski.

O quadro clínico sugestivo da HNPP é a presença de episódios de mononeuropatia indolor associados a trauma mínimo.

Manifestações incomuns podem estar ocasionalmente presentes em formas raras de CMT, tais como surdez, paralisia das cordas vocais, paralisia diafragmática, nefropatia, disautonomia, miose etc. A presença dessas manifestações podem direcionar a investigação clínica.

Epidemiologia e epidemiologia genética

A CMT é considerada atualmente como a doença neurológica hereditária mais comum[28] e uma das mais comuns doenças genéticas em seres humanos,[29] afetando 1 em cada 2.500 pessoas.[30]

Trata-se de uma doença de distribuição universal, embora possa haver variação quanto à distribuição dos tipos e subtipos. Por exemplo, as formas recessivas são raras na maior parte do mundo, mas são muito frequentes na Tunísia, devido à alta frequência de casamentos consanguíneos.

A CMT1A, associada à duplicação do gene *PMP22*, é a forma genética mais comum, sendo responsável por aproximadamente 60 a 70% das formas desmielinizantes e 30 a 40% de todas as formas de CMT. Em nosso meio, a CMT1A correspondeu a 79% dos pacientes com CMT1 investigados.[26] A neuropatia hereditária com sensibilidade à pressão (HNPP), deveria ser tão frequente quanto a CMT1A, pois o mesmo fenômeno que gera a duplicação do gene *PMP22* em um cromossomo, gera também um outro cromossomo com a ausência desse gene. A menor prevalência da HNPP provavelmente está relacionada ao quadro clínico mais brando e às dificuldades diagnósticas.[31]

O segundo gene mais comumente mutado é o *GJB1*, que codifica a proteína conexina 32, uma proteína do intervalo juncional. Sua prevalência situa-se em torno de 10 a 19% nas mais diversas populações, o mesmo ocorrendo em nosso meio.

Nas formas mielínicas, seguem-se em ordem de frequência os genes *PMP22* e *MPZ*, sendo as demais formas muito mais raras.

Nas formas axonais, a epidemiologia genética é ainda um grande desafio, pois um número enorme de genes foi descrito, mas são responsáveis por um pequeno número de pacientes. Predominam, no entanto, as mutações no gene *MFN2*, causador da CMT2A.[16]

Mutações nesses 4 genes (*PMP22*, *GJB1*, *MPZ* e *MFN2*) são responsáveis pela maioria dos casos de CMT.

Diagnóstico molecular

A confirmação diagnóstica das neuropatias hereditárias depende da identificação de uma variante patogênica em um dos genes sabidamente causadores de CMT (Tabelas 17.1 a 17.3). No entanto, a ausência de uma variante patogênica não exclui o diagnóstico, pois a alteração no material genético pode estar em um lócus com função e patogenicidade desconhecidas.[32]

Tradicionalmente, a investigação das neuropatias hereditárias, bem como de outras doenças geneticamente determinadas, é realizada por meio da análise seriada, na qual genes são testados individualmente e de maneira sequencial. O gene candidato é selecionado com base no fenótipo e no perfil genético epidemiológico local. A caracterização fenotípica é determinada pela combinação entre os achados clínicos, o padrão de herança e os achados eletrofisiológicos, como detalhados anteriormente (CMT1, CMT2, CMTI, dHMN, HSN). Atualmente são conhecidos mais de 90 genes diferentes definidos como causadores de CMT[23] e, embora haja variações no perfil epidemiológico de CMT em diferentes populações,[1,33] de maneira global, de 90 a 95% dos resultados positivos se devem a alterações em quatro genes (*PMP22*, *GJB1*, *MPZ* e *MFN2*).[34] A alta taxa de positividade nesses genes justifica a abordagem realizada e sugerida por alguns autores de testar inicialmente esses genes.[35] No entanto, quando nenhuma mutação é identificada nesses genes, o processo de investigação pode ser demorado e de custo elevado.

Conforme pontuado anteriormente, a CMT1A é o subtipo mais comum de CMT.[36] Assim, todo caso em que se suspeita de uma neuropatia hereditária em que a velocidade de condução nos membros superiores seja inferior a 38 m/s, com padrão de herança autossômico dominante ou mesmo em casos em que a história familiar seja desconhecida, o primeiro teste a ser realizado é a dosagem do cromossomo 17p. Há diferentes técnicas de citogenética que permitem tal análise e já foram validadas para diagnóstico molecular (FISH, MLPA, PCR quantitativo em tempo real, PCR quantitativo por fluorescência). O método utilizado dependerá da sua disponibilidade e de sua otimização por cada laboratório de diagnóstico. O restante dos casos (< 5%) de mutação no *PMP22* decorrem de mutações de ponto, de forma que quando a dosagem do cromossomo 17 for normal, o sequenciamento direito pela técnica Sanger deve ser realizado.

O próximo passo na investigação das neuropatias hereditárias desmielinizantes, após excluídas alterações na dosagem do cromossomo 17 e o sequenciamento do gene *PMP22*, deve ser a análise direta dos genes *GJB1* e *MPZ*. Todavia, esses genes apresentam peculiaridades que podem dificultar o diagnóstico. Mutações na região promotora 2 do *GJB1* têm sido reportadas como causas relativamente frequentes de CMTX1 (aproximadamente 11% dos casos).[37] Geralmente, o sequenciamento direito inclui apenas a região codificadora, a região promotora não é avaliada e mutações patogênicas não são detectadas. Assim, em casos com fenótipo clássico e padrão de herança ligado ao X, deve-se assegurar que a região promora tenha sido analisada. Com relação ao gene *MPZ* há duas situações que exigem atenção. A primeira delas reside no fato de mutações sinônimas serem potencialmente patogênicas, à medida que podem alterar a expressão proteica por efeito direto nos sítios de ligação exônica (*splicing sites*).[38] Classicamente, as variantes sinônimas são consideradas benignas e não predizem alterações com impacto funcional significativo e são excluídas precocemente nos processos de filtragem. Nos casos em que variantes sinônimas são identificadas, uma análise cuidadosa com ferramentas de predição computacional deve ser utilizada. A segunda se deve ao fato de efeitos de dosagem terem sido reportados como causa de CMT1B.[39] Como o sequenciamento direto não é capaz de identificar essas alterações, algum dos testes acima mencionados, como MLPA, deve ser realizado para análise completa desse gene.

Embora essa abordagem seja atrativa e relativamente eficaz, principalmente para as formas desmielizantes, ela acaba sendo desvantajosa quando nenhuma alteração nesses genes é detectada. A introdução à prática clínica das técnicas de sequenciamento de nova geração (painéis multigênicos específicos, sequenciamento de todo o exoma e sequenciamento de todo o genoma) causou um grande avanço na investigação das doenças genéticas, permitindo uma análise simultânea de parte ou todo o material genômico. Houve uma impressionante redução no tempo necessário para definição diagnóstica e um aumento na eficácia dos testes moleculares disponíveis. Essas técnicas reduziram os custos diretos e indiretos com a investigação molecular. Os custos indiretos estão relacionados ao número de consultas, ao número de exames, aos gastos com transporte e dias perdidos de trabalho pelos pacientes e/ou acompanhantes.

Infelizmente, quando nenhuma mutação sabidamente patogênica é identificada os resultados necessitam de análise sistemática. Para que se tenha uma ideia do quão desafiador pode ser, cada ser humano possui cerca de 400 variantes potencialmente patogênicas em seu exoma.[40] Assim, quando se solicita um teste de sequenciamento em larga escala, não raro são encontradas diversas variantes raras e potencialmente patogênicas em mais de um gene. Determinar qual dessas variantes é patogênica é uma nova habilidade que vem sendo necessária aos médicos envolvidos com doenças geneticamente determinadas.

A análise dos dados gerados depende de um conjunto de fatores que incluem: conhecimento e habilidade para determinação fenotípica, conhecimento de bioinformática, acesso a demais integrantes da família do caso índice, compreensão das propriedades moleculares da variante e acesso a registros de sua frequência em controles normais.

O primeiro e talvez um dos pontos mais relevantes é a confirmação de que o quadro clínico apresentado pelo paciente corresponde aos fenótipos relatados em associação ao gene em análise.[41] Por exemplo, uma nova variante *missense* no gene *LITAF* (um gene que causa uma forma desmielinizante de neuropatia e possui um número enorme de polimorfismos) é pouco provável de ser causa de uma neuropatia axonal.

Outro ponto é a análise de segregação de uma variante nova. É importante que indivíduos de diversas gerações, normais e afetados sejam examinados e tenham amostras de DNA extraídas. Quando uma variante nova é encontrada no caso índice, e não está presente em um membro da família afetado, essa variante se torna um polimorfismo raro (não patogênico). Essa é uma ferramenta extremamente útil e de baixo custo para auxiliar na interpretação de variantes novas. No entanto, é importante manter em mente que alguns genes possuem penetrância incompleta ou ainda são causa de neuropatias com manifestação tardia, podendo assim ser encontrados em pessoas assintomáticas.

As propriedades moleculares devem ser consideradas. Para tal, existem diversos programas computacionais que simulam o impacto funcional causado pela alteração de um aminoácido na proteína mutada e auxiliam na interpretação. Diversas ferramentas são de uso livre e estão disponíveis na internet como SIFT, Polyphen-2, MutationTaster. Adicionalmente, deve ser considerado o grau de conservação do aminoácido entre diferentes espécies, uma vez que variantes localizadas em resíduos com grande variabilidade entre diferentes espécies tendem a ter pouco ou nenhum impacto funcional e serem benignas.

Finalmente, há diversos bancos de dados que disponibilizam dados referentes ao sequenciamento de todo exoma ou mesmo genoma de pessoas normais (ExAC, EVS, 1000G). A presença de uma variante em algum desses bancos de dados torna pouco

CAPÍTULO 17 | NEUROPATIAS

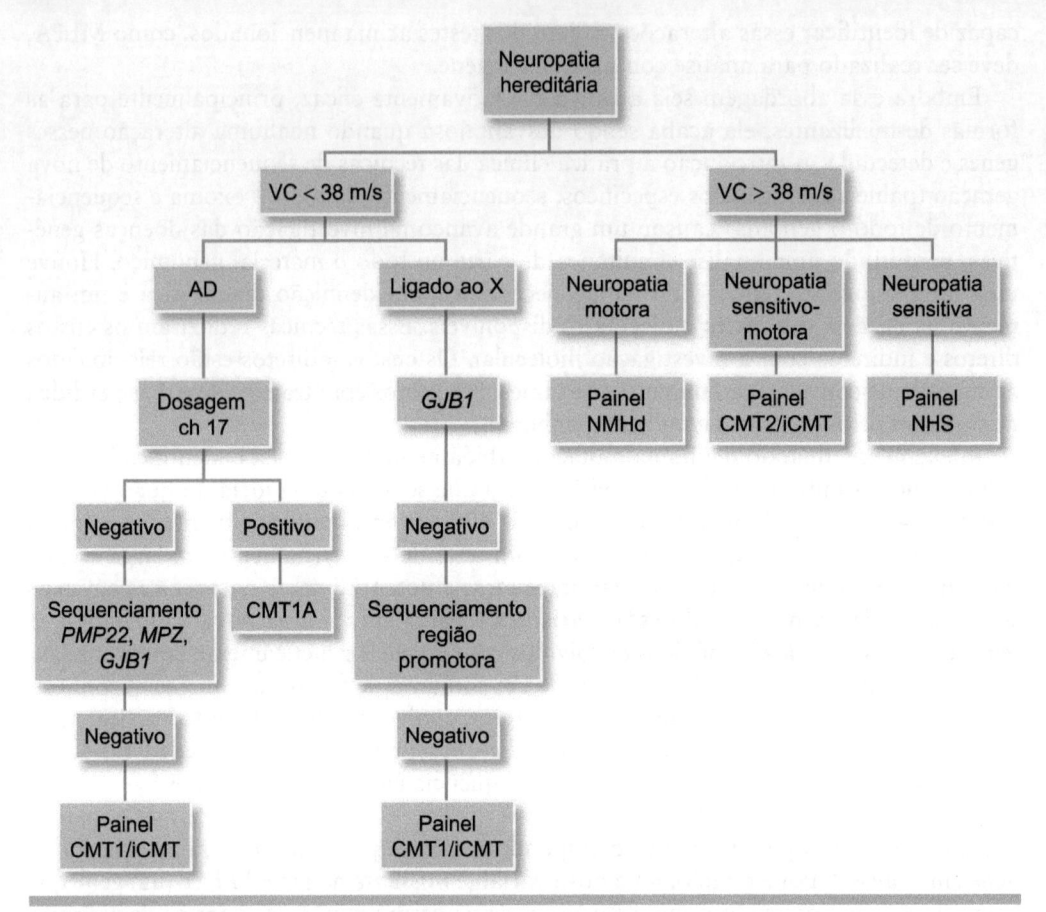

```
                    Neuropatia
                    hereditária
                   /           \
            VC < 38 m/s      VC > 38 m/s
           /         \       /    |    \
         AD      Ligado ao X  Neuropatia  Neuropatia   Neuropatia
                              motora      sensitivo-   sensitiva
                                          motora
          |          |          |            |            |
       Dosagem     GJB1       Painel       Painel       Painel
        ch 17                 NMHd       CMT2/iCMT       NHS
       /     \                 |
  Negativo  Positivo        Negativo
      |        |               |
 Sequenciamento CMT1A    Sequenciamento
 PMP22, MPZ,              região
    GJB1                  promotora
      |                     |
  Negativo               Negativo
      |                     |
   Painel                Painel
  CMT1/iCMT             CMT1/iCMT
```

FIGURA 17.1. Algoritmo de investigação das neuropatias hereditárias. VC = velocidade de condução; CMT1 = Charcot-Marie-Tooth tipo 1; CMT2 = Charcot-Marie-Tooth tipo 2; iCMT = Charcot-Marie-Tooth com redução da velocidade de condução na faixa intermediária; NHS = neuropatia hereditária sensitiva; NMHd = neuropatia motora hereditária distal.

provável que essa variante seja a causa de uma neuropatia com padrão de herança autossômico dominante com alta penetrância.[42]

Não há dúvidas de que as técnicas de sequenciamento de nova geração revolucionaram o processo de investigação de CMT e são ferramentas acessíveis na prática clínica. Os painéis multigênicos específicos têm sido as opções que apresentam melhor relação custo-benefício. Com essa técnica, um número determinado de genes pode ser sequenciado paralelamente com uma excelente cobertura. Na Figura 17.1, mostramos o nosso algoritmo de investigação para as neuropatias hereditárias.

Perspectivas de tratamento

Embora não haja, até o presente momento, nenhum tratamento medicamentoso disponível, avanços na compreensão dos mecanismos envolvidos na patogênese da doença têm proporcionado a identificação de alvos terapêuticos potenciais para estudos com humanos e animais.

Dois estudos independentes com CMT1A tentaram controlar sem sucesso a expressão do gene *PMP22* com agonistas da progesterona e com ácido ascórbico.[43,44] O entendimento do papel de genes envolvidos nas cascatas de sinalização que controlam a expressão gênica de componentes da bainha de mielina tem aberto novas possibilidades, como *NRG1* e ativação do receptor Erb.[45,46] Um estudo com modelos animais de neuropatia desmielinizante demonstrou que o controle da resposta inflamatória neuronal proporciona melhoras significativas em parâmetros objetivos (PAMC e força) de animais (CMT1B e CMT1X) incluídos no estudo.[47] Recentemente, a combinação de baclofeno, naltrexona e D-sorbitol (PXT3003) se mostrou eficiente para suprimir a transcrição do gene *PMP22 in vitro* e *in vivo*, e se mostrou segura para uso em humanos.[48,49] Finalmente, um estudo que administrou injeções intratecais de um lentivírus que expresse *GJB1* por meio de um promotor específico para sistema nervoso periférico, levou à expressão da proteína conexina 32 de maneira sustentada ao longo do trajeto do nervo ciático, associadamente a melhora nos parâmetros eletrofisiológicos, anatomopatológicos e clínicos de animais *knockout*.[50]

REFERÊNCIAS BIBLIOGRÁFICAS

1. Rossor AM, Evans MR, Reilly MM. A practical approach to the genetic neuropathies. Pract Neurol. 2015; 15(3):187-98.
2. Jerath NU, Shy ME. Hereditary motor and sensory neuropathies: Understanding molecular pathogenesis could lead to future treatment strategies. Biochim Biophys Acta. 2015; 1852(4):667-78.
3. Kazamel M, Boes CJ. Charcot-Marie-Tooth disease (CMT): historical perspectives and evolution. J Neurol. 2015; 262(4):801-5.
4. Berciano J, Berciano MT, Combarros O. Original descriptions of peroneal muscular atrophy. Muscle Nerve. 2003; 28(2):251-2.
5. Shy M, Lupski JR, Chance PF, Klein CJ, Dyck PJ. Hereditary motor and sensory neuropathies: an overview of clinical, genetic, electrophysiologic and pathologic features. In: Dyck PJ, Thomas PK (eds.). Peripheral neuropathy. 4 ed. Philadelphia: Elsevier Saunders. 2005; p. 1623-58.
6. Ouvrier R. What can we learn from the history of Charcot-Marie-Tooth disease? Dev Med Child Neurol. 2010; 52(5):405-6.
7. Smith AG. Charcot-Marie-tooth disease. Arch Neurol. 2001; 58(6):1014-6.
8. Dyck PJ, Lambert EH. Lower motor and primary sensory neuron diseases with peroneal muscular atrophy. I. Neurologic, genetic, and electrophysiologic findings in hereditary polyneuropathies. Arch Neurol. 1968a; 18(6):603-18.
9. Harding AE, Thomas PK. The clinical features of hereditary motor and sensory neuropathy types I and II. Brain. 1980; 103(2):259-80.
10. Bird TD, Ott J, Giblett ER. Evidence for linkage of Charcot-Marie-Tooth neuropathy to the Duffy locus on chromosome 1. Am J Hum Genet. 1982; 34(3):388-94
11. Vance JM, Nicholson GA, Yamaoka LH, Stajich J, Stewart CS, Speer MC, et al. Linkage of Charcot-Marie-Tooth neuropathy type Ia to chromosome 17. Exp Neurol. 1989; 104(2):186-9.
12. Raeymaekers P, Timmerman V, Nelis E, De Jonghe P, Hoogendijk JE, Baas F, et al. Duplication in chromosome 17p11.2 in Charcot-Marie-Tooth neuropathy type 1a (CMT 1a). The HMSN Collaborative Research Group. Neuromuscul Disord. 1991; 1(2):93-7.
13. Lupski JR, Montes de Oca-Luna R, Slaugenhaupt S, Pentao L, Guzzetta V, Trask BJ, et al. DNA duplication associated with Charcot-Marie-Tooth disease type 1A. Cell. 1991; 66(2):219-32.
14. Hayasaka K, Himoro M, Sato W, Takada G, Uyemura K, Shimizu N, et al. Charcot-Marie-Tooth neuropathy type 1B is associated with mutations of the myelin P(0) gene. Nature Genet. 1993; 5:31-4.
15. Bergoffen J, Scherer SS, Wang S, Oronzi Scott M, Bone LJ, Paul DL, et al. Connexin mutations in X-linked Charcot-Marie-Tooth disease. Science. 1993; 262:2039-42.
16. Zuchner S, Mersiyanova IV, Muglia M, Bissar-Tadmouri N, Rochelle J, Dadali EL, et al. Mutations in the mitochondrial GTPase mitofusin 2 cause Charcot-Marie-Tooth neuropathy type 2A. Nature Genet. 2004; 36:449-51.

17. Azzedine H, Senderek J, Rivolta C, Chrast R. Molecular genetics of Charcot-Marie-Tooth disease: from genes to genomes. Mol Syndromol. 2012; 3(5):204-14.
18. Timmerman V, Strickland AV, Züchner S. Genetics of Charcot-Marie-Tooth (CMT) disease within the frame of the human genome project success. Genes (Basel). 2014; 5(1):13-32.
19. Dawidenkow S. Uber die neurotische muskelatrophie Charcot-Marie: klinisch-genetische studien. Z Gesamte Neurol Psy. 1927; 107(1):259-320.
20. Vallat JM, Goizet C, Tazir M, Couratier P, Magy L, Mathis S. Classifications of neurogenetic diseases: an increasingly complex problem. Paris: Rev Neurol. 2016; 172(6-7):339-49.
21. Pareyson D, Saveri P, Piscosquite G. Disease and related hereditary neuropathies: from gene function to associared phenotypes. Curr Mol Med. 2014; 14:1009-33.
22. Pareyson D, Saveri P, Pisciotta CH. New developments in Charcot-Marie-Tooth neuropathy and related diseases. Curr Opin Neurol. 2017; 30:1-10.
23. Rossor AM, Tomaseli PJ, Reilly MM. Recent advances in the genetic neuropathies. Curr Opin Neurol. 2016; 29:537-48.
24. Rossor AM, Kalmar B, Greensmith L, Reilly MM. The distal hereditary motor neuropathies. J Neurol Neurosurg Psychiatry. 2012; 83:6e14.
25. Bansagi B, et al. Genetic heterogeneity of motor neuropathies. Neurology. 2017; 88:1226-34.
26. Marques W Jr, Freitas M, Nascimento OJM, Oliveira AB, Calia L, Melo A, et al. 17p duplicated CMT1A. J Neurol. 2005; 252:972-9.
27. Thomas PK, Marques W Jr, Davis MB, Sweeney MG, King RH, Bradley JL, et al. The phenotypic manifestations of chromosome 17p11.2 duplication. Brain. 1997 mar; 120(Pt 3):465-78.
28. Gutmann L, Shy M. Update on Charcot-Marie-Tooth disease. Curr Opin Neurol. 2015; 28(5):462-7.
29. McCorquodale D, Pucillo EM, Johnson NE. Management of Charcot-Marie-Tooth disease: improving long-term care with a multidisciplinary approach. J Multidiscip Healthc. 2016; 9:7-19.
30. Skre H. Genetic and clinical aspects of Charcot-Marie-Tooth's disease. Clin Genet. 1974; 6(2):98-118.
31. De Oliveira APM, Pereira RC, Onofre PT, Marques VD, Andrade GB, Barreira AA, et al. Clinical and neurophysiological features of the hereditary neuropathy with liability to pressure palsy due to 17p11.2 deletion. Arq Neuropsiquiatr. 2016; 74(2):99-105.
32. Bird TD. Charcot-Marie-Tooth Hereditary Neuropathy Overview. 1998 Sep 28 [Updated 2016 Sep 1]. In: Adam MP, Ardinger HH, Pagon RA, et al. (eds.). GeneReviews® [Internet]. Seattle, WA: University of Washington; 1993-2017. Disponível em: https://www.ncbi.nlm.nih.gov/books/NBK1358.
33. Gess B, Schirmacher A, Boentert M, Young P. Charcot-Marie-Tooth disease: frequency of genetic subtypes in a German neuromuscular center population. Neuromuscul Disord. 2013; 23:647-51.
34. DiVincenzo C, Elzinga CD, Medeiros AC, Karbassi I, Jones JR, Evans MC, et al. The allelic spectrum of Charcot-Marie-Tooth disease in over 17,000 individuals with neuropathy. Mol Genet Genomic Med. 2014; 2:522-9.
35. Saporta MA. Charcot-Marie-Tooth disease and other inherited neuropathies. Continuum (Minneap Minn). 2014 out; 20(5 Peripheral Nervous System Disorders):1208-25.
36. Murphy SM, Laura M, Fawcett K, et al. Charcot-Marie-Tooth disease: frequency of genetic subtypes and guidelines for genetic testing. J Neurol Neurosurg Psychiatry. 2012; 83:706-10.
37. Tomaselli PJ, Rossor AM, Horga A, Jaunmuktane Z, Carr A, Saveri P, et al. Mutations in noncoding regions of GJB1 are a major cause of X-linked CMT. Neurology. 2017 abr 11; 88(15):1445-53.
38. Corrado L, Magri S, Bagarotti A, Carecchio M, Piscosquito G, Pareyson D, et al. A novel synonymous mutation in the MPZ gene causing an aberrant splicing pattern and Charcot-Marie-Tooth disease type 1b. Neuromuscul Disord. 2016 ago; 26(8):516-20.
39. Maeda MH, Mitsui J, Soong BW, Takahashi Y, Ishiura H, Hayashi S, et al. Increased gene dosage of myelin protein zero causes Charcot-Marie-Tooth disease. Ann Neurol. 2012; 71:84-92.
40. Wright CF, Middleton A, Burton H, et al. Policy challenges of clinical genome sequencing. BMJ. 2013; 347:f6845.
41. Pulst SM. What does phenotype have to do with it? Neurol Genet 2017 aug; 3(4):e175.
42. Bennett CA, Petrovski S, Oliver KL, Berkovic SF. ExACtly zero or once: A clinically helpful guide to assessing genetic variants in mild epilepsies. Neurol Genet. 2017 jul 6; 3(4):e163.
43. Sereda MW, Meyer zu Hörste G, Suter U, et al. Therapeutic administration of progesterone antagonist in a model of Charcot-Marie-Tooth disease (CMT-1A). Nat Med. 2003; 9:1533-7.
44. Gess B, Baets J, De Jonghe P, et al. Ascorbic acid for the treatment of Charcot-Marie-Tooth disease. Cochrane Database Syst Rev. 2015; 12:CD011952.
45. Martini R. Neuregulin-1 alleviates Charcot-Marie-Tooth disease in rats. Nat Med. 2014; 20:984-5.

46. Lee SM, Chin L-S, Li L. Dysregulation of ErbB Receptor Trafficking and Signaling in Demyelinating Charcot-Marie-Tooth Disease. Mol Neurobiol; 2016/ doi:10.1007/s12035-015-9668-2.
47. Klein D, Patzkó Á, Schreiber D, et al. Targeting the colony stimulating factor 1 receptor alleviates two forms of Charcot-Marie-Tooth disease in mice. Brain. 2015; 138:3193-205.
48. Attarian S, Vallat J-M, Magy L, et al. An exploratory randomised double-blind and placebo-controlled phase 2 study of a combination of baclofen, naltrexone and sorbitol (PXT3003) in patients with Charcot-Marie-Tooth disease type 1A. Orphanet J Rare Dis. 2014; 9:199.
49. Chumakov I, Milet A, Cholet N, et al. Polytherapy with a combination of three repurposed drugs (PXT3003) down-regulates Pmp22 over-expression and improves myelination, axonal and functional parameters in models of CMT1A neuropathy. Orphanet J Rare Dis. 2014; 9:201.
50. Kagiava A, Sargiannidou I, Theophilidis G, Karaiskos C, Richter J, Bashiardes S, et al. Intrathecal gene therapy rescues a model of demyelinating peripheral neuropathy. Proc Natl Acad Sci U S A. 2016 abr 26; 113(17):E2421-9.

Miopatias 18

Edmar Zanoteli

Introdução

As miopatias incluem um grupo amplo de doenças geneticamente determinadas ou adquiridas durante a vida causadas por anormalidades do tecido muscular esquelético, associadas ou não a comprometimento do músculo cardíaco. As formas adquiridas de miopatias são usualmente relacionadas com efeitos tóxicos de drogas e medicamentos, processos infecciosos e doenças sistêmicas. Um grupo importante de miopatias adquiridas são as inflamatórias, incluindo polimiosite, dermatomiosite, miopatia necrosante e miosite por corpos de inclusão. Entre as miopatias de causa genética, as mais frequentes são as distrofias musculares, as miopatias congênitas, as síndromes miotônicas e as miopatias metabólicas, todas podendo apresentar formas congênitas, de início na infância e de início em jovens ou adultos.

Uma classificação das miopatias hereditárias baseada nos defeitos moleculares tem sido atualizada anualmente, em publicação do periódico Neuromuscular Disorders e disponibilizada no site da World Muscle Society (musclegenetable.fr). Neste capítulo, serão abordadas as principais formas de miopatias de causa genética com ênfase especial aos aspectos clínicos e diagnóstico.

Quando pensar em miopatia?

As miopatias se caracterizam por fraqueza dos músculos proximais na maioria dos casos, hipotonia muscular, diminuição dos reflexos profundos e frequentes anormalidades osteoesqueléticas. Alguns achados devem ser valorizados quando se pensa em acometimento muscular:[1,2]

- Atraso do desenvolvimento motor ou síndrome da criança hipotônica;
- Hipotrofia muscular de predomínio proximal;
- Retrações fibrotendíneas e deformidades da coluna vertebral;
- Pseudo-hipertrofia de grupos musculares (p. ex., panturrilhas);
- Levantar miopático (sinal de Gowers), hiperlordose lombar e marcha anserina com báscula da bacia;

- Sinal da espinha rígida (dificuldade de flexão do pescoço e tronco);
- Presença de fenômeno miotônico, associado ou não a fraqueza muscular;
- Fraqueza da musculatura craniofacial, principalmente em pacientes com distrofia fácio-escápulo-umeral, miopatias congênitas, distrofia muscular congênita e miopatias mitocondriais;
- Suscetibilidade à hipertermia maligna, especialmente em pacientes com mutações do gene *RYR1* (receptor de rianodina);
- Insuficiência ventilatória restritiva;
- Comprometimento do sistema nervoso central associado a miopatia, tal como ocorre na distrofia muscular de Duchenne e distrofia por defeitos de glicosilação da α-distroglicana, distrofia miotônica e miopatias metabólicas;
- Associação com miocardiopatia em pacientes com distrofinopatia, distrofia muscular de Emery-Dreyfuss, distrofia miotônica e parte das distrofias musculares de cinturas.

Aspectos gerais do diagnóstico laboratorial das miopatias[2,3]

Dosagem sérica de enzimas musculares (creatinofosfoquinase – CK, aldolase)

É o primeiro teste que deve ser solicitado quando há suspeita de miopatia. Algumas formas de distrofias musculares progressivas apresentam acentuada elevação sérica da CK, tais como distrofinopatias e distrofias musculares de cinturas.

Eletroneuromiografia (ENMG)

Na atualidade, é pouco utilizada, a não ser quando existe dúvida sobre a topografia, se miopático ou decorrente do acometimento de motoneurônio medular, nervos periféricos ou junção mioneural.

Teste molecular

Método padrão-ouro que permite aconselhamento genético, diagnóstico pré-natal ou pré-implantacional quando disponível, planejamento do tratamento paliativo e inserção em protocolos de pesquisa sobre etiopatogenia ou estratégias terapêuticas. No entanto, a metodologia do teste varia conforme o tipo da distrofia muscular, sendo necessário conhecer o fenótipo clínico do paciente.

Biópsia muscular

Exame importante para determinar comprometimento primariamente muscular, podendo ainda informar o defeito proteico específico, como nas distrofinopatias e em parte das distrofias musculares de cinturas. Muito útil na identificação dos subtipos de diversas formas de miopatias congênitas e metabólicas. No entanto, em muitos casos, o exame mostra apenas alterações inespecíficas, não definindo o subtipo da distrofia muscular. As limitações do exame incluem o custo elevado e o fato de ser um exame invasivo.

Ressonância magnética (RM) ou ultrassom muscular

Método auxiliar em nítida expansão, embora pouco disponível na rede pública, que contribui para a caracterização fenotípica de diferentes miopatias com base no padrão de acometimento preferencial de grupos musculares em determinados subtipos.

Principais formas de distrofias musculares

Distrofinopatias

As distrofinopatias são distrofias musculares causadas por mutações no gene da distrofina (*DMD*) localizado no cromossomo X (Xp21).[4,5] O gene *DMD* codifica a proteína distrofina – uma proteína de 427 kDa localizada junto à parte interna da membrana plasmática das fibras musculares.

A membrana da fibra muscular (sarcolema) é provida por uma série de ligações em cadeia que vão desde a unidade contrátil do músculo até a lâmina basal e matriz extracelular (MEC). O primeiro elo dessa cadeia é a distrofina, localizada próximo ao lado interno do sarcolema, que por meio do seu terminal N se liga a F-actina, e por meio do terminal C à β-distroglicana, que é uma proteína transmembrana. Esta, por sua vez, liga-se à α-distroglicana (α-DG), localizada na face externa do sarcolema, a qual, para efetivar as suas ligações com os componentes da MEC, necessita de adição de açúcares (glicosilação), o que ocorre por meio da ação de enzimas denominadas glicosiltransferases. Outro grupo de proteínas localizadas no sarcolema, e que indiretamente se conectam com a distrofina, são as sarcoglicanas (SC) (alfa-SC, beta-SC, delta-SC e gama-SC). Depois de glicosilada, a α-DG liga-se com diferentes proteínas da MEC, das quais a mais abundante é a laminina α-2 (merosina) que por sua vez estabelece ligações indiretas com a rede de miofibrilas formada pelas três unidades do colágeno VI.

A deficiência da distrofina resulta em deterioração das fibras musculares com substituição progressiva dessas fibras por tecido conjuntivo e gorduroso. Trata-se de doença de herança recessiva ligada ao X, e que, portanto, afeta indivíduos do sexo masculino, sendo as mulheres portadoras.[4,5] As duas principais formas são a distrofia muscular de Duchenne (DMD) e a distrofia muscular de Becker (DMB). Também fazem parte do grupo das distrofinopatias, as mulheres que são portadoras da mutação e que apresentam algum grau de comprometimento muscular, sendo conhecidas como portadoras manifestantes. A DMD é a miopatia mais comum na infância, com uma incidência de 1 a cada 3.000 nascimentos do sexo masculino. Caracteriza-se por fraqueza muscular progressiva de início entre 3 e 5 anos de idade, afetando preferencialmente as porções proximais dos membros e com perda da capacidade para deambulação por volta dos 9-13 anos de idade.[4,5] A criança assume uma marcha com báscula da bacia (ou "anserina") e com postura hiperlordótica. Ao levantar-se do chão, a criança faz o clássico levantar de Gowers, apoiando-se nas pernas, nos joelhos e no quadril sucessivamente, para assumir a posição ereta a partir da posição sentada. Um sinal clínico muito característico é a pseudo-hipertrofia de alguns grupos musculares, em especial de grupos musculares da panturrilha (Figura 18.1A). Deficiência mental pode estar presente em até 40% das crianças. O óbito ocorre frequentemente por insuficiência respiratória, geralmente na terceira década de vida.

Por outro lado, a DMB tem um fenótipo clínico mais heterogêneo quanto à idade do início e velocidade da progressão.[4,5] A época do início das manifestações vai dos 7 anos até a vida adulta, e os pacientes mantêm-se ambulantes além dos 16 anos de idade (Figura 18.1E). A fraqueza também predomina nas porções proximais dos membros e a pseudo-hipertrofia das panturrilhas, assim como na DMD, é um sinal muito marcante. Tanto na DMD quanto na DMB pode ocorrer miocardiopatia.

Devido ao elevado grau de lesão muscular, as duas formas são caracterizadas por altos níveis séricos de CK, já detectáveis mesmo em fases pré-sintomáticas. Há inclusive pacientes assintomáticos com elevação da CK sérica. As mães portadoras assintomáticas ou manifestantes também apresentam altos níveis séricos de CK.[4,5]

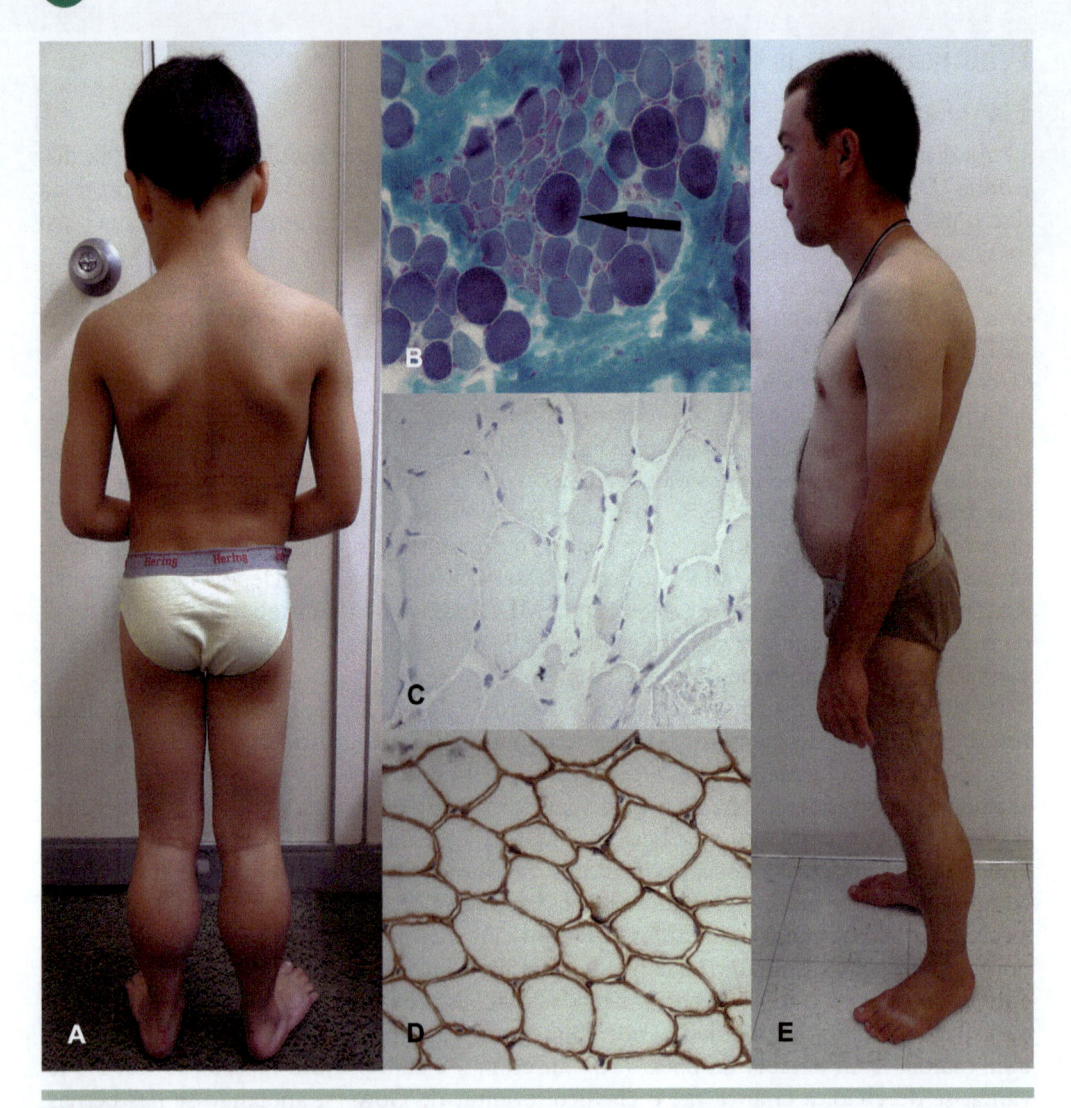

FIGURA 18.1. Distrofia muscular de Duchenne (DMD) e de Becker (DMB). **(A)** Presença de pseudo-hipertrofia de panturrilhas e hiperlordose em criança com DMD; **(B)** Músculo esquelético distrófico, com variação no tamanho das fibras, aumento do tecido conjuntivo endomisial e perimisial e fibras hipercontraídas (seta), na DMD (H&E, 40×); **(C)** Ausência na marcação imuno-histoquímica da proteína distrofina na DMD, em comparação com controle normal **(D)**; **(E)** Hiperlordose e atrofia de cintura pélvica em paciente com DMB. (Fonte: Material do próprio autor.)

O exame de biópsia muscular revela degeneração das fibras musculares com infiltrado conjuntivo-gorduroso endomisial e perimisial (Figura 18.1B). Na DMD, as análises imuno-histoquímicas (IM) e de *Western blot* (WB) detectam ausência da expressão da distrofina (Figuras 18.1C e 18.1D), enquanto na DMB é detectada redução parcial da quantidade ou alteração no tamanho da proteína.[4,5]

Estudos moleculares têm mostrado que aproximadamente 75% dos pacientes com DMD e DMB apresentam deleção ou duplicações em um ou mais éxons no gene *DMD*. Nos outros casos, ocorrem mutações pontuais distribuídas por todo o gene.[4,5] A principal explicação para a diferença do fenótipo observada na DMD e DMB é a teoria da matriz de leitura: a ausência da distrofina observada na DMD é causada por mutações que alteram o quadro de leitura translacional levando à produção de uma proteína truncada e rapidamente degradável. Ao contrário, na DMB o quadro de leitura seria mantido levando à produção de proteína ainda funcional mesmo que de tamanho menor.

As distrofinopatias apresentam herança recessiva ligada ao cromossomo X, e dessa forma os pacientes do sexo masculino são os afetados. No entanto, as mulheres portadoras, embora na maioria das vezes assintomáticas, podem apresentar manifestações clínicas de miopatia, tais como cardiomiopatia e fraqueza proximal dos membros, além de usualmente terem altos níveis de CK sérica. Algumas meninas podem desenvolver um quadro clínico clássico de DMD dependendo do grau de inativação do cromossomo X sem a mutação.

Para a DMD, o uso de corticosteroides, tais como o deflazarcot (0,9 mg/kg/dia, VO, uso contínuo) e a prednisolona (0,75 mg/kg/dia, VO, uso contínuo ou intermitente) tem se mostrado eficaz no alívio da progressão da doença, prolongando o período de perda da marcha em até 3 anos.[6] Um programa amplo de reabilitação é fundamental tanto na DMD quanto na DMB, ao lado de um acompanhamento cardiológico e respiratório. Dentre as perspectivas terapêuticas, a substituição/correção do defeito gênico está em pesquisa com utilização de métodos variados:[7] modulação de RNA (éxon *skipping* e supressão da mutação *nonsense* que introduz *stop codon*); terapia gênica; terapia celular, e hiper-regulação de utrofina.

Distrofias musculares de cinturas (LGMD)

As distrofias musculares de cinturas ou *limb-girdle muscular dystrophies* (LGMD), formam um grupo de miopatias de herança autossômica dominante ou recessiva, de caráter progressivo, e com grande variabilidade clínica e genética.[8,9] Essas formas se apresentam clinicamente por fraqueza muscular de predomínio nas porções proximais dos membros (cinturas pélvica e escapular), afetando preferencialmente os membros inferiores. A época do início das manifestações varia desde os primeiros anos de vida até a vida adulta. Há grande variabilidade quanto ao grau de comprometimento muscular. Alguns pacientes apresentam fenótipo similar ao da DMD, enquanto outros evoluem durante a vida com fraqueza muscular levemente progressiva e com mínimo comprometimento da capacidade funcional. Alguns tipos de LGMD podem acarretar envolvimento cardíaco e respiratório. Dessa forma, seguimento regular das funções cardíacas e respiratórias é fundamental nesses casos.

Em praticamente todos os casos, o valor sérico da CK encontra-se acima do limite superior da normalidade, mesmo nos indivíduos assintomáticos portadores de mutações. O exame de biópsia muscular revela alterações distróficas de intensidade variável. Atualmente, por meio de IM e/ou WB na biópsia muscular, e de estudo molecular, pode-se classificar as LGMD conforme a deficiência proteica e/ou o defeito genético.[8,9] Dessa forma, nos últimos 30 anos, muitos subtipos de LGMD foram identificados. A classificação proposta divide a doença em tipos 1 e 2. As formas de herança autossômica dominante constituem o tipo 1 (LGMD1) e as formas autossômicas recessivas, o tipo 2 (LGMD2) (Tabela 18.1).[8,9] No grupo LGMD2, os tipos mais comuns, e que correspondem a mais de 90% dos casos de LGMD, são causados pela deficiência das proteínas calpaína (LGMD2A), disferlina (LGMD2B), sarcoglicanas (α, β, γ e δ) (LGMD2C a 2F), anoctamina 5 (LGMD2L) e FKRP (LGMD2I). As formas de LGMD1 são mais raras tanto no Brasil quanto em outras partes do mundo, e os principais tipos são causados por mutações nos genes da miotilina, caveolina-3, lamina A/C e desmina.

TABELA 18.1. Classificação das distrofias musculares de cinturas (LGMD) baseada na herança genética e na deficiência proteica[8,9]

	LGMD tipo 1		LGMD tipo 2		
1A	Miotilina	2A	Calpaína-3*	2L	Anoctamina 5*
1B	Lamina A/C	2B	Disferlina*	2M	Fukutina
1C	Caveolina	2C	γ-sarcoglicana*	2N	POMT2
1D	Desmina	2D	α-sarcoglicana*	2O	POMGnT1
1E	DNAJB6	2E	β-sarcoglicana*	2P	α-distroglicana
1F	Transportina 3	2F	δ-sarcoglicana*	2Q	Plectina
1G	HNRNPDL	2G	Teletonina	2R	Desmina
1H	?	2H	TRIM32	2S	TPPC11
		2I	FKRP*	2T	GMPPB
		2J	Titina	2U	ISPD
		2K	POMPT1	2V	Maltase ácida
				2W	LIMS2

LGMD tipo 1: herança autossômica dominante; LGMD tipo 2: herança autossômica recessiva.
*Subtipos mais frequentes, responsáveis por mais de 90% dos casos.

A calpaína-3 é uma protease ativada pelo cálcio que age no remodelamento do sarcômero. A deficiência de calpaína leva a uma forma clássica de LGMD, com fraqueza e atrofia dos músculos das cinturas, e evolução lentamente progressiva de início variando desde a infância até a vida adulta. A disferlina é uma proteína localizada tanto no sarcolema quanto no citosol e que atua no reparo do sarcolema. Na deficiência da disferlina, ao lado da fraqueza de cinturas, usualmente observa-se comprometimento de grupos musculares distais, em especial da panturrilha. Em alguns casos, há apenas envolvimento dos gastrocnêmios, sendo essa forma conhecida como miopatia distal de Miyoshi. Na biópsia muscular, a deficiência da disferlina pode acarretar algum grau de reação inflamatória, sendo facilmente confundida com miopatia inflamatória. As manifestações clínicas da deficiência da anoctamina-5 são similiares às da deficiência de disferlina, no entanto o início é, em geral, após os 35 anos de idade. A deficiência das sarcoglicanas, importantes na estabilidade mecânica do sarcolema, acarreta formas mais graves de distrofia muscular e de início mais precoce, muitas vezes similares ao padrão clínico da DMD. No entanto, nesses pacientes não há comprometimento cognitivo, como ocorre na DMD. Alguns pacientes com sarcoglicanopatia desenvolvem cardiopatia. Na biópsia muscular, a deficiência de uma sarcoglicana é acompanhada de alterações nas outras sarcoglicanas e na distrofina, tornando o diagnóstico imuno-histoquímico não confiável para a definição do tipo exato da sarcoglicana deficiente. O diagnóstico específico é feito pela análise do DNA. A FKRP, ou proteína relacionada a fukutina, atua na glicosilação da α-DG, e os pacientes com sua deficiência apresentam um quadro clínico muito similar a DMB, inclusive com pseudo-hipertrofia de panturrilha e comprometimento cardiológico.

Distrofia muscular de Emery-Dreifuss

Forma rara de distrofia muscular de herança recessiva ligada ao X quando há mutação no gene da emerina (*EMD*), ou mais raramente no gene *FHL1*, ou autossômica tanto

TABELA 18.2. Aspectos gerais das principais formas de distrofia muscular

Distrofia	Defeito genético e herança	Principais manifestações	Exames
Duchenne	Distrofina (*DMD*); herança RLX	Início aos 3-5 anos, perda da marcha dos 9 aos 12 anos, sinal de Gowers, pseudo-hipertrofia de panturrilhas; tratamento com corticoides	CK muito elevada ENMG miopática Biópsia distrófica e deficiência acentuada da distrofina
Becker	Distrofina (*DMD*); herança RLX	Início > 7 anos, perda da marcha > 16 anos, cardiopatia	CK muito elevada ENMG miopática Biópsia distrófica e redução parcial da distrofina
LGMD (cinturas)	Ver Tabela 18.1; herança AD ou AR	Início dos 2 anos à vida adulta, fraqueza de cinturas pélvica e escapular	CK elevada ENMG miopática Biópsia distrófica variável
Fácio-escápulo-umeral	Deleção (região D4Z4) em 4q35 (gene *homeobox* duplo 4 – *DUX4*), herança AD	Acometimento assimétrico de músculos faciais, umerais e cintura escapular	CK normal, ENMG miopático Biópsia miopática inespecífica
Emery-Dreifuss	Emerina (*EMD*) (RLX), lamina A/C (*LAMA*) (AD ou AR), proteína 1 do domínio LIM quatro-e-meio (*FHL1*) (RLX)	Retrações cervicais e cotovelos, graves alterações cardíacas, morte súbita	CK normal ENMG miopática Biópsia distrófica
Distrofia miotônica de Steinert	Expansão CTG em 19q afetando o gene *DMPK* (DM1); expansão CCTG afetando o gene *ZNF9* (DM2); ambas com herança AD	Manifestações sistêmicas (catarata, diabetes, endocrinopatias), miotonia, fraqueza de predomínio distal, forma congênita grave	CK normal ENMG miopática e com miotonia Biópsia miopática
Distrofia oculofaríngea	Expansão do GCG em 14q11.1 (*PABPN1*); herança AD (expansão de 12 a 17 vezes em um dos alelos) ou AR (11 repetições nos dois alelos)	Ptose palpebral, disfagia, disfonia e fraqueza proximais de início após os 50 anos	CK normal ENMG miopática Biópsia miopática com vacúolos marginados

AD: autossômica dominante; DAR: herança recessiva; MD: distrofina; RLX: recessiva ligada ao X; CK: creatinofosfoquinase, ENMG: eletroneuromiografia.

dominante quanto recessiva, quando há mutação no gene da lamina A/C (*LMNA*) (Tabela 18.2).[10] Embora não esteja incluída no grupo das LGMD, seu quadro clínico apresenta fraqueza e atrofia muscular de evolução lentamente progressiva, predominando na musculatura umeral e peroneal. Caracteristicamente, ocorrem retrações musculares de início precoce afetando preferencialmente as articulações dos tornozelos, calcâneo e joelhos (Figura 18.2A). Há limitação para os movimentos da coluna vertebral e para flexão do pescoço. A maioria dos pacientes, em especial quando ligados a deficiência de emerina, apresenta cardiomiopatia e defeitos da condução atrioventricular, os quais exigem implante de marca-passo cardíaco nas primeiras duas décadas de vida. Devido à gravidade do comprometimento cardíaco nesses pacientes, o diagnóstico precoce é fundamental. A determinação da deficiência da emerina em fragmentos musculares por IM ou WB confirma o

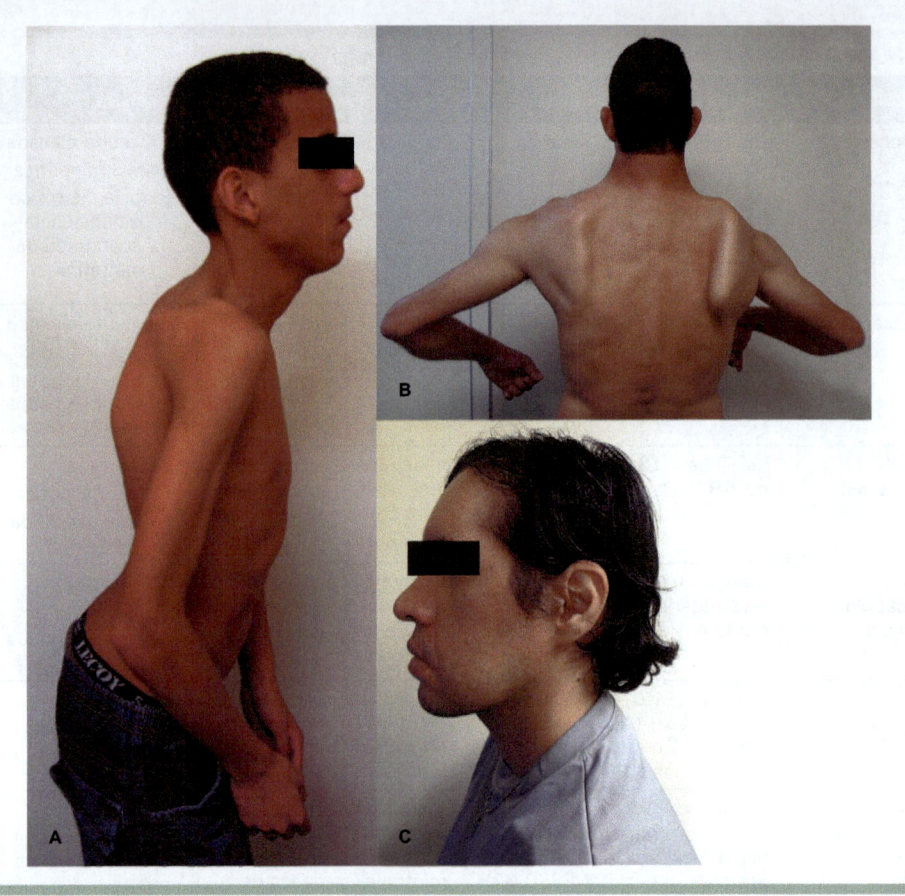

FIGURA 18.2. Distrofias musculares de Emery-Dreifuss (ED), fácio-escápulo-humeral (FSU) e miotônica (Steinert) (DM). **(A)** Presença de retração articular em cotovelos e pescoço em paciente com ED; **(B)** Acentuada escápula alada assimétrica (maior à direita) em paciente com FSU; **(C)** Aspecto facial com atrofia de músculos mastigatórios na DM. (Fonte: Material do próprio autor.)

diagnóstico.[10] No entanto, o diagnóstico definitivo é obtido por meio de análise do DNA para os três genes envolvidos na doença.

Distrofia fácio-escápulo-umeral (FEU)

A FEU é uma miopatia de herança autossômica dominante, causada pela deleção de um pequeno fragmento de DNA no braço longo do cromossomo 4 (Tabela 18.2). D4Z4 é um fragmento de DNA de 3,3 kb que se apresenta de forma repetida no braço longo do cromossomo 4, e tem função de regular a metilação gênica de diversos genes.[11,12] Em indivíduos normais, há mais de 11 desses fragmentos repetidos, o que mantém essa região hipermetilada e, portanto, com poucos genes ativos. Ao contrário, em torno de 95% dos pacientes com FEU (FEU tipo 1) ocorre encurtamento dessa região (menos de 11 repetições), com consequente hipometilação e maior atividade de alguns genes, dentre eles o *DUX4*, causando disfunção da fibra muscular.[11,12] Em 5% dos pacientes, ocorrem mutações no gene *SMCHD1* (FEU tipo 2), que atua regulando a metilação do *DUX4*. Clinicamente, as duas formas de FEU se caracterizam pelo envolvimento assimétrico da musculatura da cintura escapular, da face e dos músculos umerais (bíceps e tríceps) (Figura 18.2B). Os músculos fixadores da escápula são caracteristicamente afetados, assim como os peitorais. A época do início dos sintomas é variável, mas em geral as manifestações clínicas são notadas antes dos 20 anos de idade. Menos de 20% dos pacientes evoluem para perda da marcha. Comprometimento cardiorrespiratório não é comum nesses casos. O exame de biópsia muscular revela achados miopáticos inespecíficos e, em alguns casos, reação inflamatória endomisial. O diagnóstico definitivo é obtido pelo estudo do DNA que mostra deleção no braço longo do cromossomo 4 em até 95% dos casos.[11,12]

Distrofia miotônica

A DM, ou doença de Steinert, é uma miopatia de herança autossômica dominante caracterizada por miotonia, fraqueza muscular de predomínio nas porções distais dos membros, envolvimento da musculatura mastigatória e manifestações sistêmicas (catarata, endocrinopatias, cardiopatias, calvície precoce) (Tabela 18.2) (Figura 18.2C).[13-15] É a forma de distrofia muscular mais comum na vida adulta, afetando 1 em cada 8.000 pessoas. Pelo menos três formas clínicas são reconhecidas: 1) forma leve, caracterizada por catarata e miotomia, com uma sobrevida normal; 2) forma clássica, caracterizada por fraqueza muscular, catarata, miotomia, alterações frequentes na condução cardíaca, com redução da capacidade funcional e da sobrevida na vida adulta; e 3) forma congênita, em que há hipotonia e fraqueza difusa já nos primeiros meses de vida, frequentemente complicadas com insuficiência respiratória e alta mortalidade, e acentuado déficit cognitivo.

Na DM tipo 1, a mutação é causada por uma repetição expandida do trinucleotídeo CTG na região 3' não traduzida do gene *DMPK*, localizado na porção proximal do braço longo do cromossomo 19 (19q13.3), o que acarreta uma falha na produção da proteína miotonina-quinase.[13,14] Em gerações sucessivas ocorre o fenômeno da antecipação gênica, em que as manifestações clínicas tornam-se mais graves e de início mais precoce devido ao aumento na expansão do CTG que ocorre de geração para geração. Uma forma de DM com quadro clínico semelhante está associada à expansão de CCTG no íntron 1 do gene *CNBP*, e é conhecida como DM tipo 2.[15] As duas formas são muito similares clinicamente, embora o tipo 2 tende a ser mais brando e com envolvimento muscular mais proximal.

Nos casos que exibem manifestações clínicas típicas da doença (paresia nas porções distais dos membros, miotonia e calvície) o diagnóstico clínico é mais fácil.[13,14] Nos casos subclínicos, ou nos parentes de indivíduos afetados, os melhores métodos para o diagnóstico são a eletroneuromiografia que revela descargas miotônicas ao lado de potenciais miogênicos, e o exame ocular (*slit-lamp*) que evidencia a catarata. O diagnóstico definitivo é feito pelo estudo do DNA nas duas formas da doença.

Distrofia oculofaríngea (DOF)

A DOF é uma forma rara de distrofia muscular de início após a quinta década de vida que se caracteriza por ptose palpebral, disfagia, disfonia e fraqueza dos grupos musculares proximais dos membros (Tabela 18.2).[16] Pode ser decorrente tanto de herança autossômica dominante quanto recessiva; e as duas formas são causadas por expansão do trinucleotídeo GCG no primeiro éxon do gene *PABPN1* (14q11.1), responsável pela poliadenilação do RNAm no núcleo celular. Alelos normais contêm dez repetições do trinucleotídeo GCN. Nas formas autossômicas dominantes ocorre expansão do GCG de 12 a 17 vezes em um dos alelos, enquanto nas formas autossômicas recessivas ocorre 11 repetições do GCG nos dois alelos.[16]

A evolução nas duas formas é extremamente lenta, embora a forma recessiva tende a começar mais tardiamente (> 60 anos). O diagnóstico é baseado nos achados clínicos e de biópsia muscular em que são observadas alterações miopáticas ao lado de vacúolos marginados. Ao estudo ultraestrutural, observam-se as características inclusões nucleares túbulo-filamentosas.[16] O diagnóstico definitivo é obtido por meio da análise do DNA.

Miopatias distais e miopatias miofibrilares

As miopatias distais (MD) são um grupo heterogêneo de doenças musculares, em que o predomínio do comprometimento da força muscular ocorre nas porções distais das extremidades (mãos e pés), diferindo do quadro clássico de fraqueza predominantemente proximal das principais miopatias, como as distrofias musculares. Nesse grupo estão incluídas condições bem caracterizadas, como a miopatia de Welander (gene *TIA1*), miopatia distal de Udd (gene *TTN*), miopatia distal de Laing (gene *MYH7*), miopatia de Nonaka (gene *GNE*), miopatia distal de Myoshi (gene *DYSF*) e as miopatias miofibrilares.[17,18] A forma de Welander apresenta início na vida adulta com herança autossômica dominante, e manifesta-se com paresia inicialmente nas mãos e posteriormente nas pernas, de evolução lentamente progressiva. A forma finlandesa também apresenta início na vida adulta e herança autossômica dominante, com a fraqueza predominando nas porções distais dos membros inferiores. Na forma de Miyoshi, o início em geral ocorre após a primeira década de vida e a fraqueza predomina nos músculos do compartimento posterior dos membros inferiores. Na forma de Nonaka, a fraqueza predomina inicialmente nos músculos do compartimento anterior dos membros inferiores.

As miopatias miofibrilares, por sua vez, se referem a doenças musculares esqueléticas e cardíacas, com alterações nas proteínas do disco-Z do sarcômero e de filamentos intermediários, com formação de agregados proteicos e desarranjo das miofibrilas, sendo, portanto, um grupo amplo dentro das miopatias distais, eventualmente estudado como um grupo à parte, pela sua heterogeneidade e importância.[17,18] As miopatias miofibrilares apresentam características morfológicas semelhantes na biopsia muscular, que continua sendo o método atual de diagnóstico dessa condição. Os principais achados histológicos incluem presença de massas intracitoplasmáticas ou áreas de desarranjo miofibrilar usualmente reagentes para desmina. A maioria dos pacientes inicia as manifestações após a segunda década de vida. Desde as primeiras descrições na década de 1990, mutações em pelo menos nove diferentes genes já foram relacionadas a essa condição: *DES* (desmina), *CRYAB* (αB-cristalina), *LDB3* (proteína Zasp), *MYOT* (miotilina), *FLNC* (filamina C), *BAG3*, *FHL1*, *TTN* (titina), *PLEC* (plectina) e *DNAJB6*.[17,18] Uma característica marcante desse grupo de miopatias é a frequente ocorrência de complicações cardiológicas. A principal forma de transmissão genética é a autossômica dominante, embora sejam descritas formas ligadas ao X e herança autossômica recessiva.

Distrofias musculares congênitas (DMC)

As DMC são caracterizadas por comprometimento muscular notado desde o nascimento ou no primeiro ano de vida, resultando usualmente em atraso do desenvolvimento motor ou síndrome da criança hipotônica.[19,20] Na biópsia muscular, nota-se tecido muscular de aspecto distrófico mas sem substrato histopatológico específico. As principais características clínicas incluem hipotonia muscular, fraqueza, atrofia muscular e retrações tendíneas. O curso é usualmente estacionário ou lentamente progressivo. A maioria dos casos de DMC é causada por mutações em genes que codificam proteínas localizadas na matriz extracelular (MEC).[19-21] A α-distroglicana (α-DG), localizada na face externa do sarcolema, para efetivar as suas ligações com os componentes da MEC, necessita de adição de açúcares (glicosilação), o que ocorre por meio da ação de enzimas denominadas glicosiltransferases.[22] Depois de glicosilada, a α-DG liga-se com diferentes proteínas da MEC, das quais a mais abundante é a laminina α-2 (merosina) que, por sua vez, estabelece ligações indiretas com a rede de miofibrilas formada pelas três unidades do colágeno VI. As formas mais frequentes de DMC resultam de mutações nos genes que codificam a merosina e as três subunidades do colágeno VI, o que leva a um defeito na estabilidade mecânica da fibra. Por outro lado, mutações nos genes que codificam as diversas formas de glicosiltransferases levam a um grupo de DMC caracterizado por defeitos de glicosilação da α-DG. Há também outras formas mais raras de DMC, cuja etiopatogenia relaciona-se ao déficit de proteínas não diretamente relacionadas com a estabilidade do sarcolema.

Os pacientes com deficiência de merosina (DMC1A), em torno de 40 a 50% dos casos, apresentam um fenótipo mais grave, sendo que a grande maioria nunca chega a deambular (Figura 18.3A).[21] O comprometimento respiratório manifesta-se gradativamente, levando à necessidade de suporte ventilatório usualmente na segunda década de vida. O nível de CK encontra-se aumentado. Caracteristicamente, a neuroimagem evidencia alteração difusa da substância branca cerebral, que é atribuída à deficiência da merosina na membrana basal dos vasos cerebrais (Figura 18.3B). Porém, tal disfunção não leva a manifestações clínicas de caráter central, tais como deficiência mental. A biópsia muscular apresenta-se extremamente distrófica, mas sem substrato histopatológico específico (Figura 18.3C). O estudo IH da merosina é facilmente efetuado na biópsia muscular utilizando anticorpos comerciais que identificam diferentes fragmentos da merosina (Figura 18.3D-E). Devido a essa facilidade e ao aspecto clínico e de neuroimagem característicos, em geral o diagnóstico molecular não é considerado uma prioridade.

A deficiência do colágeno VI é a segunda forma mais frequente de DMC, e é causada por mutações nos genes que codificam as três subunidades do colágeno VI: α2 (COL6A2, lócus 21q22.3), α3 (COL6A3, lócus 2q37) e α1 (COL6A1, lócus 21q22.3). Nesse caso, dois fenótipos são bem característicos: 1) fenótipo de Ullrich (Figura 18.4A); e 2) fenótipo de Bethlem (Figura 18.4B).[19,20] O fenótipo de Ullrich é mais grave e caracterizado pela presença de frouxidão ligamentar (hiperextensibilidade) nas articulações distais e retrações articulares nas proximais, especialmente nos cotovelos, joelhos e quadris, e evolução com cifoescoliose e insuficiência respiratória restritiva. Em geral, as crianças com essa forma não chegam a andar. Outros achados característicos incluem hiper-hidrose, calcanhar saliente e dismorfismo facial. O fenótipo de Bethlem é mais brando, sendo caracterizado por retrações nas articulações das falanges e leves retrações articulares. Em todos os casos com mutações no colágeno VI há tendência a formação de queloide e aspecto hiperceratótico da pele. Muitos pacientes apresentam formas intermediárias entre essas duas formas. Exames de imagem muscular mostram um achado muito característico da deficiência de colágeno VI; presença de infiltração gordurosa afetando primeiramente a periferia dos grupos musculares e poupando as porções centrais, as quais são afetadas posteriormente (Figura 18.4C). As mutações nos genes do colágeno VI podem determinar herança tanto autossômica dominante quanto autossômica recessiva. Usualmente, os casos mais graves são decorrentes de mutações recessivas, enquanto os casos mais brandos estão associados a herança dominante.

As DMC com defeitos da glicosilação da α-DG mostram um enorme espectro de manifestações clínicas, que varia desde alterações miopáticas leves até grave

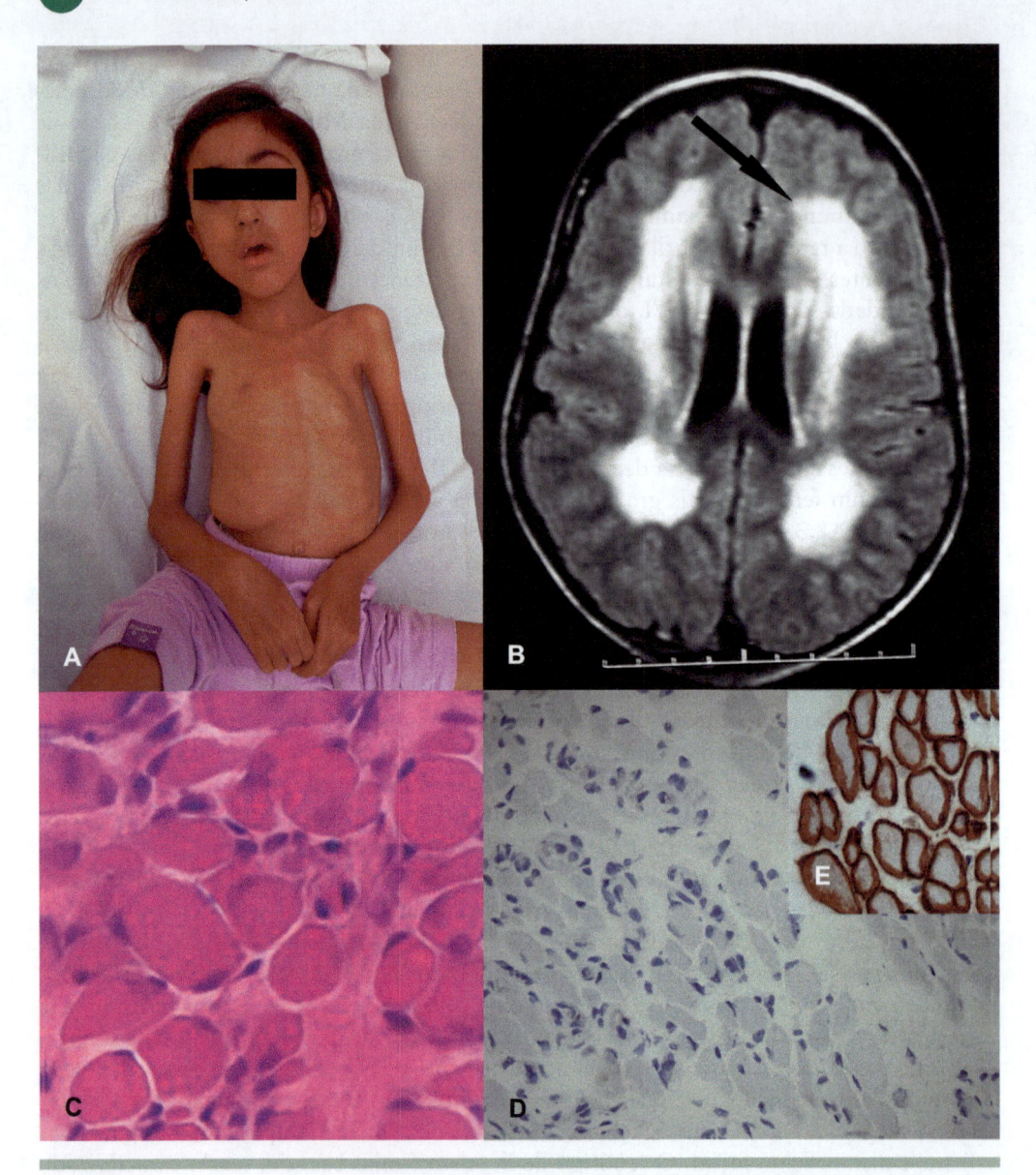

FIGURA 18.3. Distrofia muscular congênita (DMC) por deficiência de merosina. Acentuada atrofia muscular em membros superiores, tórax e cervical, e retrações articulares em cotovelos e punhos **(A)**; Alteração difusa de substância branca cerebral (seta) (ressonância magnética, T2-WI) **(B)**; Biópsia muscular com acentuado processo distrófico, com infiltração conjuntivo-gordurosa e variação no tamanho das fibras musculares (H&E, 40×) **(C)**, ausência de marcação imuno-histoquímica da proteína merosina **(D)** em comparação com um controle normal **(E)**. (Fonte: Material do próprio autor.)

comprometimento do SNC, tais como malformação cortical, cistos cerebelares e alterações da substância branca, associados ou não a alterações oculares. Os fenótipos bem caracterizados de defeitos da O-glicosilação da α-DG e que cursam com formas clínicas graves incluem as formas de Fukuyama, músculo-olho-cérebro e síndrome de Walker-Warburg. Proteínas tais como POMGnT1, fukutina, FKRP, LARGE, POMT1 e

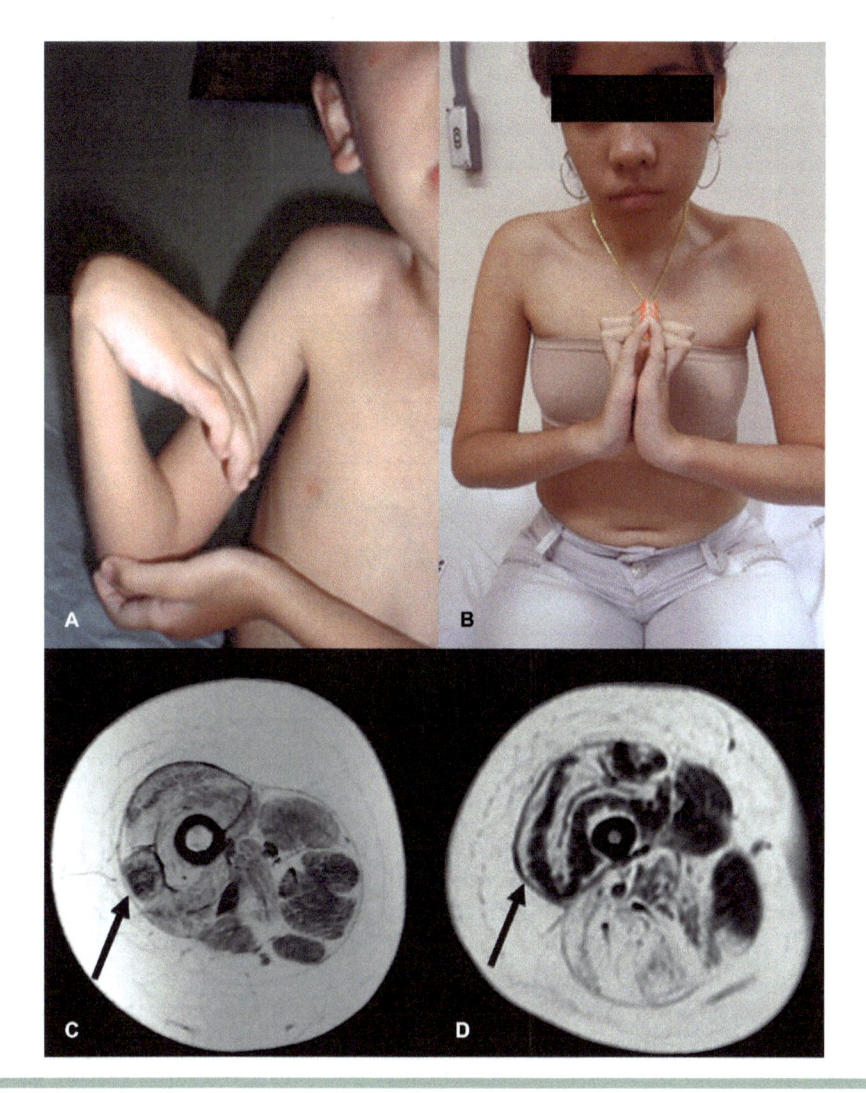

FIGURA 18.4. Distrofia muscular congênita com deficiência de colágeno VI. **(A)** Hiperextensibilidade distal na forma de Ullrich; **(B)** Retrações das falanges distais na miopatia de Bethlem; **(C-D)** Infiltração gordurosa na periferia de grupos musculares (hipersinal) em comparação com as porções centrais, conferindo um aspecto de "sanduíche" (RM das coxas, T1WI). (Fonte: Material do próprio autor.)

POMT2 atuam como glicosiltransferases, transferindo açúcares à α-DG e, assim, permitindo a sua ligação com merosina, agrina e neurexina na MEC.[19,20] A quantidade de α-DG glicosilada pode ser detectada imuno-histoquimicamente na biópsia muscular e ser um bom indicador para a seleção do teste molecular, não permitindo, porém, identificar o subtipo da distroglicanopatia. As mutações do gene *FKRP* são as mais frequentes e, além do fenótipo de DMC, são caracterizadas por perda progressiva da capacidade para a marcha, hipertrofia muscular, insuficiência respiratória restritiva, comprometimento do sistema nervoso central e grande elevação da CK no sangue, também originam um fenótipo mais leve, com início na vida adulta e comprometimento muscular puro com fenótipo de LGMD.

TABELA 18.3. Principais formas clínicas de distrofia muscular congênita (DMC), principais características clínicas, defeito gênico e herança genética

Tipo clínico	Características clínicas	Gene/herança genética
DMC com deficiência de merosina	Anormalidades da substância branca do SNC, ausência de marcha, aumento sérico de CK	LAMA2/AR
DMC com deficiência do colágeno VI (forma de Ullrich)	Frouxidão ligamentar distal, retrações proximais, ausência de marcha, queloide, hiperplasia folicular, CK sérica normal	COL6A1, COL6A2, COL6A3/AD ou AR
DMC com deficiência do colágeno VI (forma de Bethlem)	Leve comprometimento motor, retrações das falanges, queloide, hiperplasia folicular, CK sérica normal	COL6A1, COL6A2, COL6A3/AD ou AR
Forma de Fukuyama	Anormalidades estruturais do SNC, retardo mental e convulsões, CK sérica elevada	FKTN/AR
Doença músculo-olho-cérebro	Retardo mental, anormalidades estruturais do SNC e oculares e convulsões, CK sérica elevada	POMGnT1, FKTN, FKRP, LARGE, POMT1, POMT2/AR
Doença de Walker-Warburg	Retardo mental, anormalidades oculares e lisencefalia tipo II, CK sérica elevada	POMGnT1, FKTN, FKRP, LARGE, POMT1, POMT2/AR
DMC com cabeça caída	Grave comprometimento motor, queda da cabeça (fraqueza cervical), CK sérica variável	LAMA/AD
DMC com espinha rígida	Contratura da coluna vertebral, insuficiência ventilatória, CK sérica normal	SEPN1/AR

A forma de DMC com espinha rígida é mais rara, sendo caracterizada pela limitação acentuada dos movimentos da coluna vertebral, especialmente para a flexão da coluna vertebral e cervical, decorrente de retrações dos músculos extensores da coluna.[19,20] O gene *SEPN1*, associado com essa forma de DMC, codifica a proteína selenoproteína-N1 que apresenta atividade enzimática catalisadora em processos de oxidorredução, e está envolvida no metabolismo do selênio, amadurecimento muscular, tráfico intracelular e homeostase do cálcio. A biópsia muscular nesses casos mostra falhas da atividade oxidativa conhecidas como mini *cores*. Recentemente, um fenótipo aparentemente específico de DMC, caracterizado por fraqueza cervical acentuada, foi associado com mutações no gene da lamina A/C (Tabela 18.3).[19,20]

Miopatias congênitas estruturais

As miopatias congênitas estruturais compõem um grupo de miopatias cujas manifestações são notadas já ao nascimento ou no primeiro ano de vida. Caracteristicamente, tendem a evoluir com mínima ou nenhuma progressão do quadro motor.[23] O quadro clínico se apresenta com deformidades osteoesqueléticas, hipotonia, atrofia e fraqueza muscular, afetando porções proximais e distais dos membros, musculatura axial e craniofacial. De acordo com a época do início das manifestações e a gravidade do comprometimento motor, são reconhecidas pelo menos três formas clínicas de manifestações: neonatal grave, início na infância e início na vida adulta.

As miopatias congênitas estruturais são classificadas conforme a anormalidade estrutural presente nas fibras musculares, sendo, portanto, diagnosticadas pelo exame de biópsia muscular. Mais de 30 tipos já foram descritos, sendo as mais frequentes as

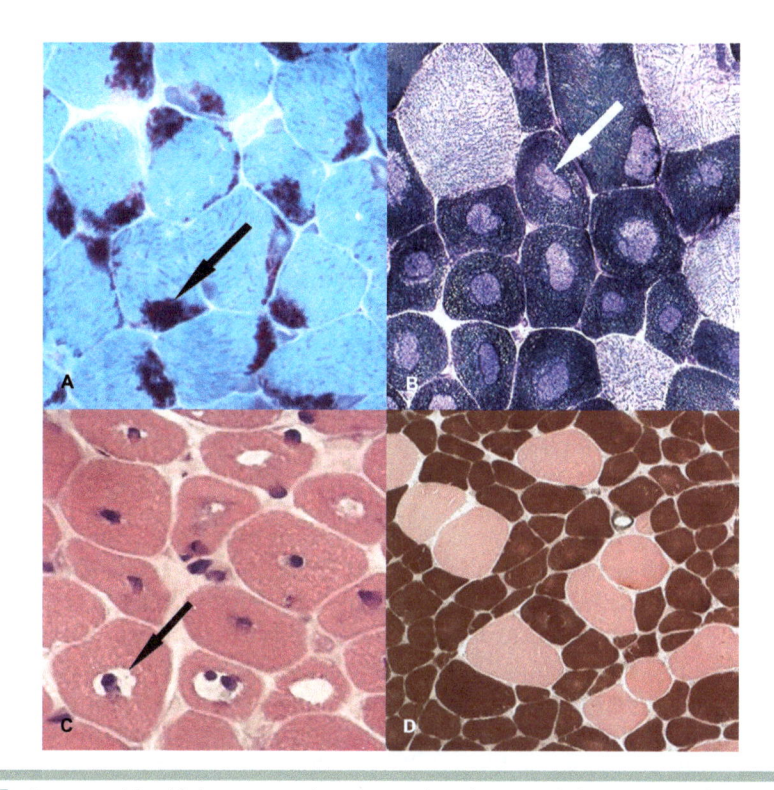

FIGURA 18.5. Aspectos histológicos musculares nas miopatias congênitas estruturais. **(A)** Presença de agregados proteicos com aspecto de bastões em localização subsarcolemal (seta) nas fibras musculares na miopatia nemalínica (Gomori, 40×); **(B)** Áreas centrais nas fibras musculares com ausência de atividade oxidativa (seta) na miopatia central *core* (NADH-Tr, 40×); **(C)** Núcleos celulares internalizados e rodeados por halo claro (seta) com ausência de miofibrilas, na miopatia centronuclear (H&E, 40×); **(D)** Área das fibras musculares do tipo 1 (fibras escuras) globalmente menor que a área das fibras do tipo 2 (fibras claras) na desproporção congênita de fibras (ATPase miofibrilar, 40×). (Fonte: Material do próprio autor.)

miopatias centronuclear, miotubular, nemalínica, central *core*, mini *core* e desproporção congênita de fibras.[23]

A miopatia nemalínica se caracteriza histologicamente pela presença de estruturas com aspecto de "bastão" (*rods*) no interior das fibras musculares originadas a partir da linha Z do sarcômero (Figura 18.5A).[24] Na grande maioria dos casos, é causada por mutações em genes que codificam proteínas constituintes dos filamentos finos do sarcômero, tais como nebulina (*NEB*), tropomiosinas (*TPM2*, *TPM3*), α-actina (*ACTA1*), cofilina (*CFL1*) e troponina (*TTN*).

A miopatia central *core* apresenta-se histologicamente com a presença de áreas centrais intracitoplasmáticas nas fibras musculares com ausência de atividade oxidativa nas reações de SDH e NADH (Figura 18.5B).[25,26] Em mais da metade dos casos, a herança é autossômica dominante devido a mutações no gene *RYR1* que codifica o receptor do canal de rianodina. Mutações nesse gene também cursam com suscetibilidade para hipertermia maligna; assim, pacientes e familiares com miopatia central *core* devem ser submetidos a procedimentos cirúrgicos, evitando anestésicos tais como halogenados e bloqueadores neuromusculares.

A miopatia mini *core* é caracterizada histologicamente pela presença de múltiplas áreas de ausência de atividade oxidativa no interior das fibras musculares.[26] A maioria dos casos apresenta herança autossômica recessiva, com mutação em homozigose ou heterozigose composta no gene *RYR1*. Em outros casos, têm sido descritas mutações nos genes da selenoproteína-N1 (*SEPN1*) e *MYH7*.

Na miopatia centronuclear há, tipicamente, persistência anormal do núcleo nas porções centrais das fibras musculares (Figura 18.5C).[27] Na forma clínica de início na infância, as manifestações são notadas já no primeiro ano de vida e a maioria dos casos é de ocorrência esporádica; em alguns pacientes, há evidente herança autossômica recessiva, sendo a maior parte destes associados a mutações em heterozigose composta no gene *RYR1*, e em uma minoria dos casos no gene da anfifisina-2 (*BIN1*). Na grande maioria das formas de herança autossômica dominante são identificadas mutações no gene da dinamina-2 (*DNM2*), proteína importante no processo de organização dos microtúbulos e de maturação celular, sendo as manifestações clínicas mais brandas e o início mais tardio, até mesmo em adultos.

A miopatia miotubular, às vezes classificada entre as miopatias centronucleares, é causada por mutações no gene da miotubularina (*MTM1*) que está envolvida no processo da miogênese.[27] Histologicamente, as fibras musculares apresentam um aspecto fetal chamado de miotubular, com o núcleo posicionado no centro das fibras. É uma doença de herança recessiva ligada ao X. Os meninos afetados manifestam um quadro clínico extremamente grave, caracterizado por hipóxia perinatal e hipotonia neonatal, com grave comprometimento respiratório e bulbar. As mães portadoras podem apresentar quadro miopático leve.

A desproporção congênita de fibras (DCF) é uma forma rara de miopatia congênita, caracterizada histologicamente pela presença isolada de predominância e atrofia de fibras do tipo 1 em relação às fibras do tipo 2 (Figura 18.5D).[23] Em alguns casos, têm sido descritas mutações nos genes das proteínas tropomiosina-3 (*TPM3*), α-actina (*ACTA1*) e selenoproteína-N1 (*SEPN1*).

Doenças dos canais iônicos

Miotonias congênitas

As miotonias congênitas são caracterizadas pela presença de fenômeno miotônico na ausência de distrofia muscular associada. A miotonia é uma dificuldade para o relaxamento muscular após contração vigorosa, notando-se dificuldade na abertura das mãos após fechá-las de forma vigorosa ou dificuldade na abertura ocular após o choro. O estímulo mecânico de grupos musculares (percussão muscular) também pode desencadear miotonia. Caracteristicamente, a miotonia é mais pronunciada logo após o início do movimento e tende a melhorar após atividades musculares repetitivas (fenômeno do aquecimento ou *warm-up*).[28] Como há uma atividade muscular persistente, um sinal característico é a hipertrofia muscular generalizada, conferindo a esses pacientes um aspecto atlético (Figura 18.6). Em geral, os primeiros sintomas são notados na primeira década de vida. São miopatias causadas por mutações no gene que codifica o canal de cloro (*CLCN1*).[28] Na miotonia congênita de Thomsen, as mutações nesse gene determinam herança autossômica dominante, enquanto na miotonia congênita de Becker, as mutações determinam herança autossômica recessiva. Na miotonia de Thomsen praticamente não há fraqueza muscular, enquanto na forma de Becker uma fraqueza muscular residual pode se associar à miotonia. Frequentemente, há sobreposição fenotípica dessas duas formas, dificultando a diferenciação apenas por critérios clínicos. O diagnóstico das doenças miotônicas

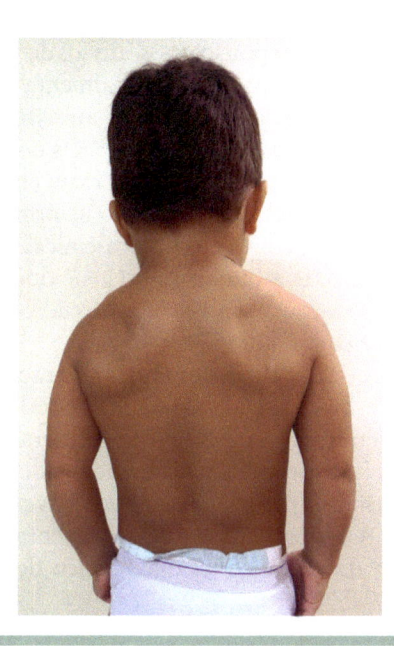

FIGURA 18.6. Hipertrofia muscular da musculatura periescapular, paravertebral e cervical em criança com miotonia congênita de Thomsen. (Fonte: Material do próprio autor.)

baseia-se nos achados clínicos e na presença de descargas miotônicas difusas no exame eletromiográfico. A dosagem sérica da CPK e a biópsia muscular são normais. A maioria dos indivíduos com miotonia congênita não necessita de tratamento. Quando a sintomatologia é exagerada, os pacientes podem se beneficiar com o uso de medicamentos que reduzem a excitabilidade da membrana celular, aliviando as descargas miotônicas. As principais medicações utilizadas incluem sulfato de quinidina, procainamida, mesitileno, fenitoína e carbamazepina.

Mutações no gene do canal de sódio (*SCN4A*) causam formas mais raras de doenças miotônicas, tais como paramiotonias e miotonias relacionadas ao canal de sódio.[28] Na paramiotonia (doença de von Eulemburg), de herança autossômica dominante, os sintomas predominam na musculatura da língua, face e mãos, com pouco envolvimento da musculatura dos membros inferiores. Os sintomas iniciam-se ao nascimento ou na infância precoce e não melhoram com a idade. Quando expostos ao frio, os pacientes desenvolvem contração muscular mantida. Crises de paralisia flácida são comuns, sendo frequentemente provocadas pelo frio. A hipertrofia muscular não é tão marcante, e a miotonia nesses casos tende a piorar com a atividade física (miotonia paradoxal) e com o frio. As outras formas de miotonias relacionadas com o canal de sódio são mais raras, e em geral de herança autossômica dominante. Na forma desencadeada pela ingestão de potássio, a miotonia não é sensível ao frio e é exacerbada pela ingestão de potássio. Uma característica importante dessas formas ligadas ao canal de sódio é a significativa melhora da miotonia com a administração de acetazolamida.

Paralisias periódicas

As paralisias periódicas formam um grupo de doenças geneticamente determinadas e relacionadas a anormalidades dos canais iônicos. Os ataques de fraqueza muscular são frequentemente desencadeados por repouso após atividade física intensa e são mais comuns pela manhã. Entre os ataques, o paciente é usualmente assintomático. A forma mais comum é a paralisia periódica hipocalêmica, doença autossômica dominante geralmente relacionada a mutações no canal de cálcio (*CACN*).[28] Os episódios de fraqueza são prolongados e podem ser desencadeados por refeições ricas em carboidratos, consumo de álcool, frio ou estresse. Os distúrbios da tireoide são as principais causas clínicas de paralisia periódica. As formas hipercalêmica e normocalêmica, também de herança autossômica dominante, estão relacionadas a mutações no gene do canal de sódio (*SCN4A*),[28] e caracterizam-se por início dos sintomas na primeira década de vida, ataques frequentes e geralmente com duração inferior a 2 horas.

Durante as crises, é importante documentar as alterações hidroeletrolíticas e descartar causas secundárias de hiper ou hipocalemia. Pode haver elevação da CK (mais comum nas formas hipocalêmicas) e a ENMG demonstra unidades motoras com características miopáticas, porém com recrutamento reduzido. Entre as crises, contudo, o diagnóstico é difícil. Nas formas hipercalêmicas, pode haver presença de descargas miotônicas na eletromiografia. A biópsia muscular geralmente é normal, e eventualmente pode demonstrar a presença de vacúolos. O diagnóstico definitivo pode ser obtido por meio do estudo do DNA.

Miopatias metabólicas

As miopatias metabólicas são um grupo de doenças causadas por defeitos nas vias bioquímicas relacionadas à produção de ATP. Podem ser divididas em três grandes grupos: glicogenoses, lipidoses e mitocondriopatias.[29]

Glicogenoses

Glicogenoses (*glycogen storage diseases* – GSD) são distúrbios do metabolismo dos carboidratos, e muitas de suas formas acometem o músculo esquelético. Um grupo de pacientes cursa com sintomas fixos, normalmente progressivos, e com envolvimento multissistêmico, como nas deficiências de maltase ácida (GSDII, doença de Pompe), amilo-1,6-glucosidase (GSDIII, doença de Cori-Forbes) e amilo-1,4-1,6-transglucosidase (GSDIV, doença de Andersen).[30] Outro grupo de pacientes desenvolve sintomas recorrentes caracterizados por fraqueza, câimbras, mialgia e mioglobinúria, normalmente relacionados à atividade física, com exame clínico normal entre as crises, como observado nas deficiências de miofosforilase (GSDV, doença de McArdle), fosforilase quinase (GSDVIII), proteína quinase AMP-ativada, fosfofrutoquinase (GSDVII, doença de Tarui), fosfogliceratoquinase (GSDIX), fosfogliceratomutase (GSDX), lactato desidrogenase (GSDXI) e aldolase (GSDXII).

A doença de McArdle é a glicogenose mais frequente, apresenta herança autossômica recessiva e é causada pela deficiência da enzima miofosforilase devido a mutações no gene *PYGM*.[30] A doença se manifesta em crianças ou em adultos jovens com intolerância ao exercício. Os pacientes referem o aparecimento de câimbras e mialgia após a realização de atividades físicas curtas e intensas. Contraturas e fraqueza muscular podem acompanhar o quadro. Quase todos os pacientes apresentam o chamado fenômeno *second wind* (ou segundo fôlego), que se caracteriza por alívio dos sintomas quando a atividade física é mantida em níveis mais brandos. Isso ocorre devido à utilização do metabolismo oxidativo mitocondrial pela fibra muscular. A CK encontra-se aumentada, mas pode ser normal nos períodos fora das crises. O teste isquêmico do antebraço mostra um aumento no nível

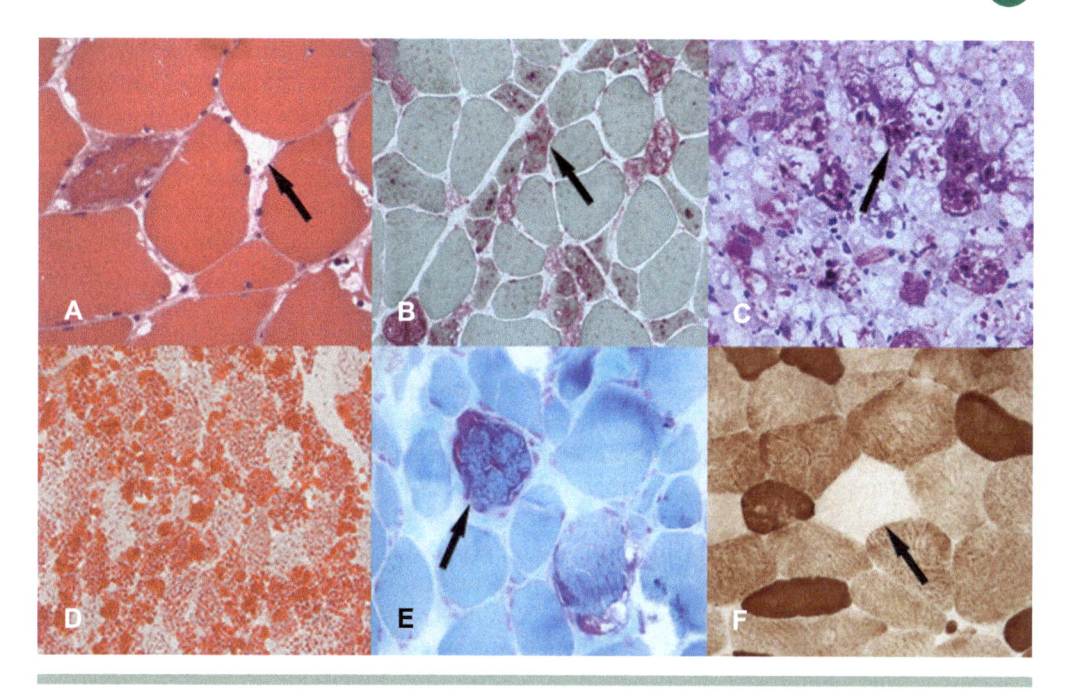

FIGURA 18.7. Achados histológicos nas miopatias metabólicas. **(A)** Fibras musculares com vacúolos subsarcolemais (seta) na doença de McArdle, correspondendo a acúmulo anormal de glicogênio (H&E, 40×); **(B)** Fibras musculares com vacúolos intracitoplasmáticos e acentuada ativação lisossomal (aspecto avermelhado) (seta) na doença de Pompe de início tardio (fosfatase ácida, 40×); **(C)** Acentuada vacuolização das fibras musculares com acúmulo de material PAS-positivo (seta), correspondendo a acúmulo anormal de glicogênio, na doença de Pompe neonatal (PAS, 40×); **(D)** Acentuado acúmulo de lipídeos na lipidose (ORO, 20×); **(E)** Fibras musculares com aspecto rasgado-vermelho (seta) na miopatia mitocondrial (Gomori, 40×); **(F)** Fibra muscular com ausência de marcação para citocromo c oxidase (seta) na miopatia mitocondrial (COX, 40×). (Fonte: Material do próprio autor.)

de amônia sérica, mas sem aumento significativo do ácido láctico. Na biópsia muscular encontram-se vacúolos subsarcolemais (Figura 18.7A) e intermiofibrilares com acúmulo de material PAS-positivo (glicogênio), e reação histoquímica negativa para miofosforilase. O estudo do gene *PYGM* detecta mutações em até 90% dos casos.

A doença de Pompe (glicogenose tipo II) é causada por mutações no gene *GAA* levando a deficiência da enzima α-glicosidase ácida (GAA), a qual é responsável pela quebra do glicogênio em glicose nos lisossomos.[31] O acúmulo de glicogênio nos lisossomos leva a disfunção em vários tecidos, tais como musculoesquelético e cardíaco, fígado e sistema nervoso. Há uma forma infantil em que o diagnóstico é feito nos primeiros anos de vida, e uma forma de início a partir da infância. Recém-nascidos e lactentes com a doença de Pompe apresentam cardiomegalia, hipotonia, insuficiência respiratória, fraqueza muscular, hepatomegalia, aumento do tamanho da língua, dificuldades alimentares, atraso motor e de crescimento, e falecem, em média, antes do final do primeiro ano de vida devido a complicações cardiopulmonares. Na forma de início na infância ou na vida adulta, a manifestação principal é fraqueza muscular lentamente progressiva de predomínio nas cinturas e, muitas vezes, em associação com comprometimento respiratório. O exame de escolha para triagem desses casos é a medida da atividade da enzima GAA usando gota seca de sangue em papel de filtro, mas o diagnóstico definitivo é obtido por meio da determinação da redução da atividade enzimática em cultura de fibroblasto, de leucócitos ou exame de DNA. A biópsia muscular revela vacuolização das fibras musculares com acúmulo de material PAS-positivo e aumento da atividade lisossomal detectando a reação para a fosfatase ácida (Figuras 18.7B-C).[31] Nas formas de Pompe de início tardio, o exame de biópsia muscular pode ser normal. O tratamento medicamentoso é baseado na reposição enzimática intravenosa usando uma GAA recombinante biologicamente ativa (α-glicosidase ácida, rhGAA), a qual parece prolongar a sobrevida, melhorando especialmente a função respiratória.

Lipidoses

A oxidação de ácido graxo é responsável por boa parte da energia responsável pela manutenção do músculo em repouso e do tônus muscular, na recuperação muscular após uma atividade física e pela manutenção do funcionamento muscular durante períodos de atividade intensa e prolongada na qual a demanda por ATP aumenta com o passar do tempo de atividade. Os ácidos graxos não são usados no início do exercício, começando a sua importância em torno de 30 minutos do exercício continuado, sendo que em aproximadamente uma hora de atividade física eles representam a maior fonte de energia. Assim, defeitos no metabolismo dos lipídeos causam sintomas após exercício prolongado. O metabolismo oxidativo requer inicialmente que esses ácidos graxos sejam mobilizados para a corrente sanguínea e então sejam carreados para o meio intracelular e, sucessivamente, para o interior da mitocôndria. A membrana mitocondrial normal é impermeável aos ácidos graxos, sendo necessários, portanto, transportadores para esse fim. O transporte é realizado por um sistema específico composto por carnitina, carnitina palmitoil transferase 1 (CPT1) (parte externa da membrana) e carnitina palmitoil transferase 2 (CPT2) (parte interna da membrana). A carnitina palmitiltransferase (CPT) é a enzima que liga a carnitina com ácidos graxos de cadeia longa, necessária ao transporte da carnitina para dentro da mitocôndria (CPT1) e também para separar a carnitina do complexo com os ácidos graxos (CPT2). As desordens do metabolismo lipídico (lipidoses) se manifestam mais comumente com intolerância a exercícios e mioglobinúria, tanto em adultos quanto em crianças, e nem sempre cursam com depósito de lipídeos visível na biópsia muscular. As principais lipidoses que se apresentam com miopatia isolada ocorrem devido à deficiência de CPT2, acil-CoA desidrogenase de cadeia muito longa (mais que 14 carbonos) e proteína trifuncional.

O envolvimento muscular e cardíaco é raro na deficiência de CPT1 ligado à oxidação dos ácidos graxos de cadeia longa. A deficiência de CPT2 é a anormalidade bioquímica mais comum do músculo e tem herança autossômica recessiva. A sintomatologia consiste em dor muscular e mioglobinúria após exercícios prolongados, jejum prolongado ou dieta rica em gorduras e pobre em carboidratos que depletam o glicogênio do músculo. Embora as dores e câimbras possam estar presentes desde a infância, a mioglobinúria é incomum antes da adolescência. Muitos pacientes podem apresentar mioglobinúria após exercícios prolongados, especialmente antes do café da manhã. As crises de mioglobinúria da deficiência CPT são mais graves que nas desordens da glicólise, tendendo a causar lesão renal. A CK é normal em repouso e aumenta bastante após exercícios prolongados; podendo haver aumento de triglicerídeos e ácidos graxos no soro por estar prejudicada sua utilização. A biópsia muscular costuma ser normal na maioria dos casos, no entanto, em uma parte dos pacientes ocorre acúmulo lipídico intracitoplasmático (Figura 18.7D). O tratamento é feito com dieta rica em hidratos de carbono e pobre em gorduras. Deve-se evitar exercícios prolongados que possam produzir mioglobinúria e usar barras de açúcar durante exercícios. A forma hepatocardiomuscular, muito grave da deficiência de CPT, apresenta evolução fatal nos primeiros meses de vida por falência hepática, renal ou cardíaca. O estudo molecular revela mutações em genes distintos: o gene *CPT1B* associado à deficiência de CPT1 e o gene *CPT2* à deficiência de CPT2.

Miopatias mitocondriais

As mitocôndrias são a principal fonte de energia para a célula. A sua principal função é a síntese de ATP por meio da obtenção de energia pela combustão de substratos oxidáveis. Substratos como ácidos graxos, piruvato e aminoácidos são transportados pela membrana para dentro da matriz mitocondrial, onde são processados para formar acetil-CoA. Essa molécula entra no ciclo do ácido cítrico (ciclo de Krebs) e é oxidada para dióxido de carbono, enquanto a nicotinamida adenina dinucleotídeo (NAD) e a flavina adenina dinucleotídeo (FAD) são reduzidas para NADH e FADH2, respectivamente. Esses dois últimos compostos carregam elétrons pelo mecanismo de transferência de elétrons para a cadeia respiratória, localizada na membrana interna mitocondrial, onde ocorre a fosforilação oxidativa. A cadeia respiratória é formada por cinco complexos enzimáticos proteicos: complexo I (NADH: ubiquinona oxirredutase); complexo II (succinato: ubiquinona oxirredutase); complexo III (ubiquinol: citocromo c oxidase); complexo IV (citocromo c oxidase – COX); e complexo V (ATP sintase). Como as proteínas destes complexos são codificadas tanto pelo DNA mitocondrial como pelo DNA nuclear, a genética dessas doenças envolve ambos os genomas.

As doenças mitocondriais apresentam dois padrões de herança; as doenças causadas por mutações em genes nucleares obedecem à herança mendeliana e as causadas por mutações do DNAmt, à herança materna. O DNAmt é transmitido pela mãe; logo, na formação do zigoto apenas o oócito contribui com o DNA mitocondrial, conferindo uma herança materna às mutações do genoma mitocondrial. Somente as mulheres podem transmitir as mutações aos descendentes (transmissão vertical), mas os filhos de ambos os sexos herdarão o DNAmt anormal. Tecidos ricos em mitocôndrias e que requerem maior demanda de energia, como musculoesquelético, coração, sistema nervoso e fígado, são mais vulneráveis às alterações da fosforilação oxidativa, com maior frequência de manifestações clínicas nesses órgãos.

As apresentações clínicas nas doenças mitocondriais são variadas, podendo iniciar em qualquer idade, ser precipitadas por diferentes tipos de estresse ou infecções, e se enquadrar em alguma das várias síndromes clínicas descritas. O curso clínico geralmente é progressivo e com envolvimento multissistêmico.

Manifestações neuromusculares são as mais comumente encontradas nos pacientes com doenças mitocondriais. Miopatia pode ocorrer como manifestação isolada, mas usualmente se apresenta dentro de um amplo espectro de manifestações clínicas. Dentre as miopatias, a fraqueza muscular proximal tipo cinturas é o achado mais comum, principalmente quando relacionada à intolerância aos exercícios. Dor muscular e rabdomiólise estão associados a algumas mutações. O achado morfológico comum às mitocondriopatias é a presença de fibras rasgadas vermelhas (*ragged red fibers*) na coloração de Gomori modificado, representando proliferação de mitocôndrias na biópsia muscular (Figura 18.7E). Ocorre também a presença de fibras musculares com redução da reação ao COX (Figura 18.7F). Entre as síndromes mitocondriais que cursam com envolvimento muscular na vida adulta, as mais comuns são as síndromes de MELAS (*mitochondrial encephalomyopathy, lactic acidosis, stroke-like episodes*), MERRF (*myoclonic epilepsy with ragged red fibers*) e a oftalmoplegia externa progressiva (OEP).

Síndrome de Kearns-Sayre (SKS) é caracterizada pela presença de ptose palpebral acompanhada de oftalmoplegia, retinite pigmentar e bloqueio da condução cardíaca. Esses sintomas são frequentemente associados à surdez, ataxia, aumento de proteínas no líquido cefalorraquiano, hipodesenvolvimento pôndero-estatural e disfunção endócrina. A fraqueza muscular generaliza-se anos após a manifestação ocular, ocorrendo disfagia e disfonia. Os sintomas quase sempre se iniciam antes da segunda década da vida, tendo curso grave. O óbito ocorre por parada cardíaca, sendo indicado o uso de marca-passo como medida preventiva nos pacientes com bloqueio cardíaco grave. Deleções do DNAmt ocorrem em 80 a 90% dos casos de SKS. O teste genético deve ser feito em tecido muscular, pois essas deleções segregam em baixos níveis em leucócitos, não sendo possível o diagnóstico em amostras de sangue periférico.

A oftalmoplegia externa progressiva (OEP) é a forma miopática mais comum das doenças mitocondriais. Observa-se ptose palpebral, oftalmoparesia com ou sem fraqueza de cinturas. Não apresentam manifestações sistêmicas. Pacientes com deleções do DNAmt apresentam disfonia e disfagia associadas à fraqueza muscular. Há uma heterogeneidade genética com formas de OEP com herança autossômica dominante, autossômica recessiva e formas esporádicas. A CK e o lactato podem estar elevados ou normais. O ECG, ao contrário da SKS, não demonstra defeitos da condução cardíaca. A biópsia muscular mostra RRF, fibras negativas à reação de citocromo c oxidase (COX) e positivas à reação de succinato desidrogenase (SDH).

A encefalomiopatia mitocondrial com acidose láctica e episódios de AVC (MELAS) caracteriza-se por episódios agudos e recorrentes de déficits neurológicos focais que se assemelham a acidentes vasculares cerebrais. A epilepsia mioclônica com fibras *ragged red* (MERRF) caracteriza-se por epilepsia mioclônica progressiva, crises parciais, crises tônico-clônicas e *drop attacks*. Adicionalmente, pode-se observar ataxia cerebelar de gravidade variável, demência em geral leve, miopatia com intolerância a exercícios, acidose láctica, hipoacusia neurossensorial, atrofia óptica, retinite pigmentar, oftalmoplegia, neuropatia, baixa estatura e lipomas cervicais.

No momento, para o tratamento das doenças mitocondriais, recomendam-se alguns complexos vitamínicos e cofatores. Os mais utilizados são: 1) coenzima Q10 (100 a 200 mg/dia) em pacientes com RRF, porque protege a membrana mitocondrial da peroxidação; 2) tiamina (200 mg/dia) e ácido lipoico em deficiência do complexo piruvato desidrogenase; 3) vitamina E (400 a 800 UI/dia) e vitamina C (> 1 g/dia) também previnem os danos celulares provocados pelos radicais livres; 4) L-carnitina (100 mg/kg/dia), que é obrigatória no déficit de transporte de carnitina, juntamente com dieta pobre em gordura; 5) riboflavina (100 a 300 mg/dia), na deficiência múltipla da desidrogenase da acil-CoA e na deficiência do complexo I; 6) ácido fólico para os pacientes com SKS; 7) biotina na deficiência de biotinidase, que pode afetar a piruvato carboxidase; e 8) o dicloroacetato, o qual tem sido usado nos defeitos do complexo piruvato desidrogenase, pois mantém essa enzima em atividade máxima, abaixando a concentração de lactato sérico. Deve ser evitado o uso de valproato de sódio e barbitúricos, porque inibem a cadeia respiratória e podem desencadear insuficiência hepática. Também devem ser evitados a tetraciclina e o cloranfenicol porque inibem a síntese proteica mitocondrial.

REFERÊNCIAS BIBLIOGRÁFICAS

1. Barohn RJ, Dimachkie MM, Jackson CE. A pattern recognition approach to patients with a suspected myopathy. Neurol Clin. 2014; 32(3):569-93.

2. Monies D, Alhindi HN, Almuhaizea MA, Abouelhoda M, Alazami AM, Goljan E, et al. A first-line diagnostic assay for limb-girdle muscular dystrophy and other myopathies. Hum Genomics. 2016; 10(1):32.
3. Rosow LK, Amato AA. The Role of Electrodiagnostic Testing, Imaging, and Muscle Biopsy in the Investigation of Muscle Disease. Continuum (Minneap Minn). 2016; 22(6):1787-802.
4. Verma S, Anziska Y, Cracco J. Review of Duchenne muscular dystrophy (DMD) for the pediatricians in the community. Philadelphia: Clin Pediatr. 2010; 49(11):1011-7.
5. Bushby K, Finkel R, Birnkrant DJ, Case LE, Clemens PR, Cripe L, et al. Diagnosis and management of Duchenne muscular dystrophy, part 1: diagnosis, and pharmacological and psychosocial management. Lancet Neurol. 2010; 9(1):77-93.
6. Matthews E, Brassington R, Kuntzer T, Jichi F, Manzur AY. Corticosteroids for the treatment of Duchenne muscular dystrophy. Cochrane Database Syst Rev. 2016; 5:CD003725.
7. Reinig AM, Mirzaei S, Berlau DJ. Advances in the Treatment of Duchenne Muscular Dystrophy: New and Emerging Pharmacotherapies. Pharmacotherapy. 2017; 37(4):492-9.
8. Iyadurai SJ, Kissel JT. The Limb-Girdle Muscular Dystrophies and the Dystrophinopathies. Continuum (Minneap Minn). 2016; 22(6):1954-77.
9. Vissing J. Limb girdle muscular dystrophies: classification, clinical spectrum and emerging therapies. Curr Opin Neurol. 2016; 29(5):635-41.
10. Bonne G, Quijano-Roy S. Emery-Dreifuss muscular dystrophy, laminopathies, and other nuclear envelopathies. Handb Clin Neurol. 2013; 113:1367-76.
11. Oreell RW. Facioscapulohumeral dystrophy and scapuloperoneal syndromes. Handb Clin Neurol. 2011; 101:167-80.
12. DeSimone AM, Pakula A, Lek A, Emerson CP Jr. Facioscapulohumeral Muscular Dystrophy. Compr Physiol. 2017; 7(4):1229-79.
13. Udd B, Krahe R. The myotonic dystrophies: molecular, clinical, and therapeutic challenges. Lancet Neurol. 2012; 11(10):891-905.
14. Yum K, Wang ET, Kalsotra A. Myotonic dystrophy: disease repeat range, penetrance, age of onset, and relationship between repeat size and phenotypes. Curr Opin Genet Dev. 2017; 44:30-7.
15. Meola G, Cardani R. Myotonic dystrophy type 2 and modifier genes: an update on clinical and pathomolecular aspects. Neurol Sci. 2017; 38(4):535-46.
16. Brais B. Oculopharyngeal muscular dystrophy. Handb Clin Neurol. 2011; 101:181-92.
17. Palmio J, Udd B. Myofibrillar and distal myopathies. Paris: Rev Neurol. 2016; 172(10):587-93.
18. Batonnet-Pichon S, Behin A, Cabet E, Delort F, Vicart P, Lilienbaum A. Myofibrillar Myopathies: New Perspectives from Animal Models to Potential Therapeutic Approaches. J Neuromuscul Dis. 2017; 4(1):1-15.
19. Haliloglu G, Topaloglu H. Evidence-based guideline summary: Evaluation, diagnosis, and management of congenital muscular dystrophy: Report of the Guideline Development Subcommittee of the American Academy of Neurology and the Practice Issues Review Panel of the American Association of Neuromuscular & Electrodiagnostic Medicine. Neurology. 2015; 85(16):1432.
20. Falsaperla R, Praticò AD, Ruggieri M, Parano E, Rizzo R, Corsello G, et al. Congenital muscular dystrophy: from muscle to brain. Ital J Pediatr. 2016; 42(1):78.
21. Durbeej M. Laminin-α2 Chain-Deficient Congenital Muscular Dystrophy: Pathophysiology and Development of Treatment. Curr Top Membr. 2015; 76:31-60.
22. Endo T. Glycobiology of α-dystroglycan and muscular dystrophy. J Biochem. 2015; 157(1):1-12.
23. Gonorazky HD, Bönnemann CG, Dowling JJ. The genetics of congenital myopathies. Handb Clin Neurol. 2018; 148:549-64.
24. Malfatti E, Romero NB. Nemaline myopathies: State of the art. Paris: Rev Neurol. 2016; 172(10):614-9.
25. Samões R, Oliveira J, Taipa R, Coelho T, Cardoso M, Gonçalves A, et al. RYR1-Related Myopathies: Clinical, Histopathologic and Genetic Heterogeneity Among 17 Patients from a Portuguese Tertiary Centre. J Neuromuscul Dis. 2017; 4(1):67-76.
26. Brislin RP, Theroux MC. Core myopathies and malignant hyperthermia susceptibility: a review. Paediatr Anaesth. 2013; 23(9):834-41.
27. Zanoteli E. Centronuclear myopathy: advances in genetic understanding and potential for future treatments. Expert Opin Orphan Drugs; 2018.
28. Suetterlin K, Männikkö R, Hanna MG. Muscle channelopathies: recent advances in genetics, pathophysiology and therapy. Curr Opin Neurol. 2014; 27(5):583-90.
29. Lilleker JB, Keh YS, Roncaroli F, Sharma R, Roberts M. Metabolic myopathies: a practical approach. Pract Neurol. 2018; 18(1):14-26.
30. Godfrey R, Quinlivan R. Skeletal muscle disorders of glycogenolysis and glycolysis. Nat Rev Neurol. 2016; 12(7):393-402.

31. Laforêt P, Vianey-Saban C. Disorders of muscle lipid metabolism: diagnostic and therapeutic challenges. Neuromuscul Disord. 2010; 20(11):693-700.
32. Molnar MJ, Kovacs GG. Mitochondrial diseases. Handb Clin Neurol. 2017; 145:147-55.
33. Alston CL, Rocha MC, Lax NZ, Turnbull DM, Taylor RW. The genetics and pathology of mitochondrial disease. J Pathol. 2017; 241(2):236-50.
34. Pitceathly RD, McFarland R. Mitochondrial myopathies in adults and children: management and therapy development. Curr Opin Neurol. 2014; 27(5):576-82.

Síndromes Miastênicas Congênitas 19

Paulo José Lorenzoni
Rosana Herminia Scola

Introdução

As síndromes miastênicas congênitas (SMC) são doenças genéticas heterogêneas em que a margem de segurança da transmissão neuromuscular está comprometida por tipos diferentes de mecanismos.[1,2]

O estudo das SMC permitiu expandir nosso conhecimento sobre o funcionamento da junção neuromuscular, bem como identificar novas estruturas relacionadas, direta ou indiretamente, com seu funcionamento. Além disso, o avanço das técnicas de biologia molecular, principalmente com o sequenciamento de última geração, fez crescer exponencialmente o número de SMC nos últimos cinco anos. Dessa forma, embora sejam raras, as SMC são as doenças que apresentam a maior diversidade de manifestação clínica e alterações patológicas entre as doenças que acometem a junção neuromuscular.

Tradicionalmente, as SMC podem ser classificadas pelo local onde ocorre o defeito primário da transmissão neuromuscular nos seguintes subtipos: pré-sináptica, sináptica e pós-sináptica.[1] O defeito pré-sináptico é a forma mais rara de apresentação das SMC, ocorrendo em torno de 10% dos casos; o defeito sináptico é a segunda forma mais frequente, sendo responsável por cerca de 15% dos casos; e 75% dos casos são causados pelo defeito pós-sináptico, sendo essa a forma mais frequente de apresentação das SMC.[1] No entanto, foram descritos pacientes com SMC que apresentam defeito em proteínas indiretamente relacionadas com a junção neuromuscular, como aqueles com defeitos na via da N-glicosilação. Assim, outras classificações também estão sendo utilizadas nas SMC. A associação dessa classificação com as alterações genéticas, encontradas até o momento, pode ser utilizada para facilitar a identificação dos pacientes.

As manifestações clínicas dependem do tipo de SMC que o paciente apresenta, sendo que alguns apresentam manifestações clínicas típicas desde o nascimento ou período neonatal, enquanto outros permanecem sem receber diagnóstico até a adolescência ou a vida adulta, principalmente quando os sintomas são leves.[1,2] Vários recursos diagnósticos podem ser utilizados para auxiliar na confirmação das SMC, como estudo eletrofisiológico (teste de estimulação repetitiva, eletromiografia de fibra única), morfológico (biópsia muscular com microscopia óptica e eletrônica da fenda sináptica) e molecular (técnicas convencionais e de última geração). Na investigação das SMC, avaliações clínicas e eletrofisiológicas são fundamentais para comprovar a presença de alteração da margem de segurança da junção neuromuscular, classificar o local de alteração, auxiliar o estudo molecular e definir o tipo de tratamento. O diagnóstico de SMC costuma ser confirmado somente pelo conjunto: manifestação clínica, estudo eletrofisiológico, estudo morfológico e estudo molecular.

Com relação ao estudo genético, as primeiras mutações causadoras de SMC foram identificadas nos genes relacionados com as subunidades dos receptores de acetilcolina (AChRs) e, até o momento, esses genes persistem sendo o subtipo mais frequente de SMC em todo o mundo. No entanto, com o advento do sequenciamento de última geração houve um aumento na descoberta de genes causadores de SMC. No momento, mais de 30 genes foram identificados como causadores de SMC, sendo 16 deles descobertos por meio do uso dessas novas técnicas de biologia molecular nos últimos 5 anos. Embora vários genes foram associados com as SMC, em 30 a 40% dos pacientes os defeitos genéticos ainda não foram identificados.

Neste capítulo, descrevemos as SMC com defeito genético identificado, porém dando ênfase aquelas formas encontradas com maior frequência na prática clínica.

SMC pré-sináptica

A falha pré-sináptica da transmissão neuromuscular é a forma mais rara das SMC, cuja causa, possivelmente, pode ser atribuída a defeitos na ressíntese de acetilcolina (ACh), na vesícula pré-sináptica de ACh ou na liberação de acetilcolina.

O mecanismo eletrofisiológico responsável pela disfunção pré-sináptica é diferente dependendo do subtipo da SMC, mas está relacionado com um distúrbio na formação do potencial de ação em todos os subtipos, o que também confirma a heterogeneidade nas síndromes pré-sinápticas.

Inicialmente, poucos casos foram descritos na literatura, mas entre as SMC pré-sinápticas, a forma mais comum é associada com episódios de apneia, causada por mutação no gene *CHAT* (Tabela 19.1).

SMC com episódios de apneia

Causada por mutação de padrão autossômico recessivo no gene *CHAT*, levando a deficiência da enzima acetilcolina transferase (ChAT), é a forma mais frequente de SMC pré-sináptica.[3,4]

A principal manifestação clínica dos pacientes com essa forma de SMC pré-sináptica envolve episódios súbitos de dificuldade respiratória e fraqueza bulbar causando apneia.[3,4] A presença de ptose palpebral, fraqueza e hipotonia são frequentes desde o início da manifestação clínica.[3] Os episódios de dificuldade respiratória ou apneia podem ocorrer desde o nascimento (forma neonatal) ou mais tardiamente (forma infantil e juvenil), podendo levar à necessidade de suporte respiratório.[3] As crises de dificuldade respiratória ou apneia podem ser desencadeadas por febre, infecções ou estresse.[3,4] Alguns pacientes podem demorar anos para receber o diagnóstico definitivo. Isso pode acontecer por necessidade de diagnóstico diferencial com outras formas de apneia na infância, sobreposição com isquemia do SNC (causada ou não pelos episódios de apneia), dificuldade técnica na demonstração da disfunção da junção neuromuscular, entre outras causas. Na progressão

TABELA 19.1. Características das síndromes miastênicas congênitas com defeito pré-sináptico da junção neuromuscular

Gene	Posição	OMIM	Herança	Característica
CHAT	10q11.23	#254210	AR	Crises de dificuldade respiratória e fraqueza bulbar causando apneia, ptose palpebral, fraqueza muscular proximal, hipotonia
AGRN*	1p36.33	#615120	AR	Hipotonia, fraqueza muscular distal com pouco envolvimento de músculos da face e oculares, reflexos profundos diminuídos ou abolidos, ENMG semelhante à LEMS
SYT2	1q32.1	#616040	AD	Hipotonia, fraqueza muscular distal com pouco envolvimento de músculos da face e oculares, reflexos profundos diminuídos ou abolidos, neuropatia periférica, ENMG semelhante à LEMS e com sinais de neuropatia
MUNC13-1	19p13.11	*609894.0001	AR	Hipotonia, fraqueza muscular, ptose palpebral e oftalmoparesia, reflexos profundos diminuídos ou abolidos, alteração do SNC, ENMG semelhante à LEMS, EEG com hiperexcitabilidade, alteração na RM de crânio
VAMP1	12p13.31	*185880	AR	Hipotonia, fraqueza muscular, ptose palpebral e oftalmoparesia, reflexos profundos diminuídos ou abolidos, ENMG semelhante à LEMS
LAMA5	20q13.33	*601033	AR	Hipotonia, fraqueza muscular, ptose palpebral e oftalmoparesia, reflexos profundos diminuídos ou abolidos, alteração do SNC, ENMG semelhante à LEMS, alteração na RM de crânio
SNAP25B	20p12.2	#616330	AD	Deformidades articulares, ptose palpebral, ataxia cerebelar, déficit cognitivo, crise convulsiva, EEG com hiperexcitabilidade cortical, ENMG com padrão decremental
SLC18A3	10q11.23	#617239	AR	Ptose palpebral, oftalmoplegia, hipotonia, fraqueza muscular, crises de apneia (piora com o frio), dificuldade de aprendizado, alteração cardíaca, artrogripose, insuficiência respiratória
SLC5A7	2q12.3	#617143	AR	Atraso motor, disfagia, episódios de apneia, fraqueza muscular, ptose palpebral, oftalmoparesia, disfunção autonômica, hipotonia severa, artrogripose, alteração cognitiva

AR: autossômica recessiva; AD: autossômica dominante; ENMG: eletroneuromiografia; LEMS: síndrome miastênica de Lambert-Eaton; SNC: sistema nervoso central; EEG: eletroencefalograma; RM: ressonância magnética.
*Mutações do gene AGRN podem causar SMC com alterações pré-sinápticas, sinápticas e pós-sinápticas.

da doença, principalmente nas formas de início tardio, além dos episódios de apneia, os sintomas predominantes são fraqueza muscular proximal, podendo levar à perda da deambulação.[3]

No exame de eletroneuromiografia, o estímulo nervoso repetitivo em baixa frequência (2-3 Hz) mostra resposta decremental maior que 10% somente em músculos clinicamente afetados, semelhante ao que ocorre nas demais SMC.[3,4] No entanto, os pacientes com essa SMC podem apresentar o exame dentro dos limites da normalidade se somente essa técnica foi utilizada. Nesses casos, os pacientes podem também ser submetidos à estimulação repetitiva à 10 Hz durante 5 minutos antes da estimulação de baixa frequência com a finalidade de facilitar o aparecimento da resposta decremental.[3,4]

Os inibidores da acetilcolinesterase são a medicação de escolha por reduzirem os sintomas e as crises de apneia (profilático), sendo que a medicação pode ser lentamente reduzida se nenhum episódio adicional de apneia ocorrer.[3] As crises de apneia podem ocorrer repentinamente em bebês e crianças; dessa forma, os pais devem estar equipados com material para auxílio respiratório e monitores para apneia.

SMC "semelhante à síndrome miastênica de Lambert-Eaton"

São um grupo de SMC pré-sinápticas que compartilham as mesmas alterações eletrofisiológicas que podem ser encontradas na síndrome miastênica de Lambert-Eaton de etiologia autoimune. Recentemente, foram identificados cinco genes causando SMC do subtipo "semelhante à síndrome miastênica de Lambert-Eaton": *AGRN*,[5] *SYT2*,[6,7] *MUNC13-1*,[8] *VAMP1*[9,10] e *LAMA5*.[11] Na maioria dos casos o padrão de herança é autossômico recessivo (genes *AGRN*, *MUNC13-1*, *VAMP1* e *LAMA5*), porém herança autossômica dominante (gene *SYT2*) pode ocorrer.[5-11]

Os sintomas se iniciam geralmente ao nascimento, mas podem ocorrer até a adolescência, sendo algumas formas relacionadas com dificuldade respiratória e disfagia. Hipotonia, fraqueza muscular, ptose palpebral e oftalmoparesia pode ser a manifestação clínica inicialmente apresentada por esses pacientes. Nos pacientes com mutação no gene *AGRN* e *SYT2*, a fraqueza muscular pode ter predomínio na porção distal dos membros, sendo menor o envolvimento na musculatura ocular e facial, enquanto nos pacientes com mutação nos genes *MUNC13-1*, *VAMP1* e *LAMA5* as alterações em musculatura facial e ocular são frequentes.[5-11] Os pacientes com mutação no gene *SYT2* podem apresentar neuropatia periférica concomitante.[6,7] A presença de reflexos profundos diminuídos ou abolidos costuma ser encontrado na maioria dos pacientes, podendo melhorar após esforço físico muscular, semelhante ao que ocorre na síndrome miastênica de Lambert-Eaton.[5-11]

Os pacientes com mutação no gene *MUNC13* e *LAMA5* podem apresentar sintomas relacionados ao sistema nervoso central, com ou sem alterações na imagem por ressonância magnética de crânio, bem como hiperatividade no eletroencefalograma na forma com mutação no gene *MUNC13*.[8,11]

Embora a fisiopatologia desse subtipo pré-sináptico de SMC não tenha sido totalmente elucidada, o defeito na liberação de acetilcolina parece ser a principal disfunção na junção neuromuscular.[5-11]

O estudo da condução nervosa motora nesse grupo de SMC apresenta potencial de ação muscular composto (PAMC) de baixa amplitude ao repouso com importante incremento ao esforço voluntário ou após o estímulo repetitivo de alta frequência, sendo um achado típico desse subtipo de defeito pré-sináptico.[5-11] A presença de neuropatia periférica na eletroneuromiografia pode ser um achado nos pacientes com mutações do gene *SYT2*.[6,7]

O uso de inibidores da acetilcolinesterase mostra discreta melhora nas formas associadas com mutação dos genes *VAMP1* e *LAMA5*.[9-11] O uso de 3,4-diaminopiridina (3,4-DAP) mostra melhora das manifestações clínicas nas formas associadas com mutação nos genes *SYT2*, *MUN13* e *LAMA5*.[6-8,11] Nos pacientes com mutação no gene *AGRN*, o uso de salbutamol e efedrina mostraram benefício.[5]

Outras SMC pré-sinápticas
SMC associada com sintomas do SNC

A mutação no gene *SNAP25B* pode causar a deficiência da proteína SNAP25 na etapa de ancoragem e fusão da vesícula de acetilcolina, causando disfunção na sua liberação para fenda sináptica da junção neuromuscular, bem como nas sinapses centrais.[12] No entanto, somente uma paciente foi descrita com mutação *de novo* considerada patogênica no gene *SNAP25B*, de caráter autossômico dominante, apresentando deformidades articulares desde o nascimento, além dos sintomas de ptose palpebral, ataxia cerebelar, alteração cognitiva e episódios sugestivos de crise convulsiva.[12] A investigação mostrou eletroencefalograma com sinais de hiperexcitabilidade cortical, imagem por ressonância magnética normal e estudo eletrofisiológico com disfunção da junção neuromuscular.[12] Como a proteína SNAP25B está envolvida principalmente na via de liberação de acetilcolina, embora não descrito no caso inicial, existe a possibilidade teórica de pacientes com mutação no gene *SNAP25B* também apresentarem achados eletrofisiológicos semelhantes à síndrome miastênica de Lambert-Eaton.[12] O tratamento com 3,4-DAP mostrou benefício na força muscular e com levotiracetam na prevenção de crises convulsivas.[12]

SMC associada com deficiência do VAChT

A deficiência do transportador vesicular de acetilcolina (VAChT) é uma forma muito rara de SMC que está associada a mutação de padrão autossômico recessivo no gene *SLC18A3*, que codifica o VAChT.[13,14] A manifestação clínica pode incluir ptose palpebral, oftalmoplegia, hipotonia, fraqueza muscular e crises de apneia, as quais podem piorar com o frio. A presença de dificuldade de aprendizado, alteração cardíaca, artrogripose e insuficiência respiratória também foram descritos nessa SMC.[13,14] O uso de inibidores da acetilcolinesterase também mostra benefício, embora algumas vezes parcial, das manifestações clínicas.[13,14]

SMC associada com deficiência do CHT1

Casos de SMC por mutação com padrão autossômico recessivo no gene *SLC5A7* foram recentemente descritos.[15] Esse gene codifica um dos transportadores de alta afinidade para colina (CHT1); no entanto, mutações nesse gene foram previamente descritas causando neuronopatia hereditária motora distal tipo 7.[16] A manifestação clínica pode variar desde casos com início neonatal de atraso motor, disfagia e episódios de apneia que pode evoluir de forma favorável, até casos fatais que apresentam fraqueza muscular associada a disfunção autonômica, hipotonia severa e artrogripose.[15] A presença de ptose palpebral, oftalmoparesia, fraqueza principalmente em músculos axiais e déficit cognitivo em metade dos pacientes podem ser encontradas na evolução.[15] O uso de inibidores de acetilcolinesterase mostrou benefício, inclusive com parada de progressão dos sintomas, nesses pacientes.[15]

SMC sináptica

A SMC por deficiência de acetilcolinesterase (AChE) na placa motora é a forma mais frequente de SMC sináptica (Tabela 19.2). Raros pacientes foram descritos com alteração na cadeia B2 da laminina causando SMC do tipo sináptica (Tabela 19.2). A SMC associada à deficiência de agrina também pode ser considerada uma SMC do tipo sináptica; porém, como ela também tem atuação pré e pós-sináptica, mais relacionada com

TABELA 19.2. Características das síndromes miastênicas congênitas com defeito sináptico da junção neuromuscular

Gene	Posição	OMIM	Herança	Característica
COLQ	3p25.1	#603034	AR	Fraqueza muscular proximal, hipotrofia muscular, ptose palpebral, oftalmoparesia, resposta pupilar lenta ao estímulo luminoso, ENMG com PAMC repetitivo, falta de resposta ou piora ao uso de inibidores da acetilcolinesterase
LAMB2	3p21.31	*150325.0009	AR	Malformação ocular e renal associada à resposta decremental ao estudo eletrofisiológico, biópsia muscular pode ser alterada (defeito da cadeia B2 da laminina)

AR: autossômica recessiva; ENMG: eletroneuromiografia; PAMC: potencial de ação muscular composto.

alteração na formação e manutenção da junção neuromuscular, vem sendo classificada junto de outros subtipos de SMC.

Deficiência de acetilcolinesterase na placa motora

A SMC por deficiência de AChE na placa motora pode ser confirmada no estudo eletrofisiológico pelo PAMC repetitivo, com resposta decremental ao estímulo nervoso repetitivo; e pelo estudo molecular mostrando mutações no gene da COLQ; mas, deformidades esqueléticas (escoliose), resposta pupilar lenta ao estímulo luminoso e falta de resposta ou piora ao uso de inibidores da acetilcolinesterase (miopatia da placa motora) são considerados como pontos de partida para o diagnóstico, que podem começar na infância.[17-20] A presença de deformidades esqueléticas (lordose, escoliose), ptose palpebral, oftalmoparesia, disfagia, atrofia muscular proximal, fraqueza proximal progressiva em membros e dificuldade respiratória ocorrem na evolução da doença.[17-20]

A deficiência da AChE da placa motora é causada por mutações recessivas no gene COLQ que levam a um defeito na subunidade da cauda colagênica da enzima AChE que bloqueia sua ligação na lâmina basal. O resultado da deficiência da AChE é a exposição prolongada do AChR ao estímulo da ACh, mantendo o AChR estimulado repetidas vezes, causando essa forma de SMC.[17]

Nenhuma medicação mostrou benefício nesse subtipo de SMC. Alguns pacientes obtiveram melhora parcial com o uso de sulfato de efedrina ou com o uso de salbutamol; no entanto, seu modo de ação não é totalmente compreendido em seres humanos. Alguns pacientes relatam melhora temporária com o uso dos inibidores da acetilcolinesterase, porém essas medicações devem ser evitadas, pois além de não melhorarem a transmissão neuromuscular, podem aumentar as secreções respiratórias e contribuir para miopatia de placa motora (efeito tóxico do cálcio na placa motora) ocasionando piora dessa SMC.[18-20]

Cadeia B2 da laminina

A SMC associada com alteração ocular e renal congênitas foi muito raramente descrita.[21] A suspeita dessa forma de SMC pode ser feita pela presença da malformação ocular e renal associada à resposta decremental ao estudo eletrofisiológico; no entanto, o estudo morfológico da biópsia muscular e a pesquisa de mutações de padrão autossômico recessivo do gene *LAMB2* são necessários para confirmar o diagnóstico.[21] O tratamento da SMC associada com defeito da cadeia B2 da laminina não está bem estabelecido, mas os inibidores da acetilcolinesterase e a 3,4-DAP não são efetivos, ou pioram esse subtipo de SMC, enquanto alguns pacientes mostraram benefício com o uso de sulfato de efedrina.[21]

SMC pós-sináptica por defeito no receptor de acetilcolina (AChR)

Variações nos achados clínicos e eletrofisiológicos de casos individuais de SMC pós-sinápticos sugerem uma heterogeneidade no que diz respeito às mutações e às propriedades do AChR resultante dessas alterações. Já foram identificadas mutações nos genes *CHRNA*, *CHRNB*, *CHRND* e *CHRNE*, os quais codificam as subunidades α, β, δ e ε do AChR (Tabela 19.3).

No entanto, foram identificadas mutações em genes responsáveis pelo complexo de estruturas que participam da formação e manutenção da junção neuromuscular (agrina, rapsina, Musk, Dok-7, LRP4, entre outras).

Deficiência do AChR sem alteração da cinética do canal

A SMC por deficiência do receptor de acetilcolina (AChR) pode ter início na idade da infância, adolescência ou adulto.[1,16] Quando existe familiar acometido, o padrão de herança é autossômico recessivo.[1,16] As manifestações clínicas dependem da idade de início, sendo os principais: hipotonia, atraso do desenvolvimento motor, ptose palpebral, oftalmoparesia, fraqueza que pode piorar aos esforços, deformidades esqueléticas (artrogripose, lordose, escoliose), hipotrofia muscular, disfagia e dificuldade respiratória.[1,16] Os pacientes com essa forma de SMC podem ser diagnosticados inicialmente como miastenia *gravis* de etiologia autoimune.

A fisiopatologia dessa forma de SMC está relacionada com a redução da expressão do AChR (reduz a densidade do receptor na membrana pós-sináptica). As mutações que reduzem a expressão do AChR são predominantemente na subunidade ε (épsilon), pois a persistência da subunidade γ (gama) do AChR fetal pode compensar parcialmente a ausência ou baixa expressão da subunidade ε nesses pacientes; no entanto, isso não ocorre

TABELA 19.3. Características das síndromes miastênicas congênitas com defeito pós-sináptico (com ou sem alteração da cinética do AChR) da junção neuromuscular

Gene	Posição	OMIM	Herança	Característica
CHRNA	2q31.1	#601462 #608930	AR AD*	Ptose palpebral, oftalmoparesia, fraqueza muscular, fatigabilidade, deformidades esqueléticas, hipotrofia muscular, disfagia, dificuldade respiratória, ENMG com padrão decremental, responde aos inibidores da acetilcolinesterase
CHRNB	17p13.1	#616313 #616314	AR AD*	
CHRNE	17p13.2	#608931 #605809 #616324	AR AD*	
CHRND	2q37.1	#616321 #616322 #616323	AR AD*	*Síndrome do canal lento: herança AD, ENMG com padrão decremental com PAMC repetitivo, falta de resposta ou piora com uso dos inibidores da acetilcolinesterase

AChR: receptor de acetilcolina; AR: autossômica recessiva; AD: autossômica dominante; ENMG: eletroneuromiografia; PAMC: potencial de ação muscular composto.

nos pacientes com mutações das subunidades α, β ou δ do AChR, resultando em SMC de maior gravidade quando na presença de mutações dessas subunidades.

O diagnóstico dessas SMC pode ser sugerido pela manifestação clínica, história familiar (autossômica recessiva), padrão de resposta ao uso de inibidores da acetilcolinesterase e falta de resposta ao uso de imunossupressores naqueles que foram inicialmente diagnosticados com miastenia *gravis* de etiologia autoimune.[1,16] O diagnóstico é confirmado por meio de testes eletrofisiológicos com padrão decremental ao estímulo nervoso repetitivo ou aumento do *jitter* na eletromiografia de fibra única, e da análise molecular pela identificação do defeito genético específico das subunidades do AChR.[1,16]

Com relação aos defeitos genéticos mais comuns no Brasil, até o momento as mutações foram encontradas com mais frequência no gene *CHRNE*, que codifica as subunidades ε do AChR. Assim, esse gene deve ser avaliado na investigação inicial de pacientes brasileiros com essa forma de SMC.[22] Interessante notar que, as principais mutações nesse gene são as mesmas encontradas com frequência em Portugal e Espanha, o que sugere que talvez as alterações moleculares das SMC encontradas no Brasil tenham uma ancestralidade relacionada com esses países, semelhante ao que ocorre com outras doenças, por exemplo nas ataxias espinocerebelares.[22]

A maioria dos pacientes tem uma resposta favorável, mas incompleta, aos inibidores da acetilcolinesterase. O inibidor da acetilcolinesterase mais utilizado é a piridostigmina, sendo a dose semelhante àquelas utilizadas no tratamento da miastenia *gravis* de etiologia autoimune.[1,16] A utilização de 3,4-DAP também pode mostrar melhora em até 1/3 dos casos.[1,16] Alguns pacientes respondem bem à associação de piridostigmina e 3-4-DAP.

Defeito do AChR com alteração da cinética do canal

Essa forma de SMC é caracterizada por duas síndromes específicas: a síndrome do canal lento e a síndrome do canal rápido.

A síndrome do canal lento apresenta-se em qualquer fase da vida, seja infância, adolescência ou adulta.[23] Diferente da maioria das SMC, o padrão de herança é autossômico dominante.[23] Os músculos tipicamente afetados são os cervicais e distais dos membros, sendo os dos membros superiores os mais envolvidos, podendo ocorrer de forma assimétrica, e fadigando facilmente após exercício.[23] Nos pacientes com maior tempo de evolução podem ocorrer atrofia muscular, ptose palpebral, oftalmoparesia e piora da fraqueza muscular (miopatia de placa motora).[23]

A síndrome do canal rápido apresenta-se no período neonatal ou infância. O padrão de herança é autossômico recessivo. A manifestação clínica principal é ptose palpebral, oftalmoparesia, disfagia e fraqueza.

A fisiopatologia dessas síndromes está relacionada com alteração do funcionamento do AChR que tem dificuldade para fechar (síndrome do canal lento) ou permanecer aberto (síndrome do canal rápido) após ser estimulado pela ACh.[16,23] A base dos mecanismos fisiológicos inclui mutações que alteram a afinidade da ACh pelo receptor, modificam o tempo de abertura e fechamento do AChR, ou fazem uma combinação desses fatores.[16,23] A alteração do funcionamento ocorre porque as mutações do AChR geralmente são na porção da subunidade α e ε do AChR, que são responsáveis pela afinidade do sítio de ligação da ACh com o receptor; ou nas subunidades α, β, δ ou ε do AChR, que controlam a abertura e o fechamento do canal iônico.[16] A persistência do AChR aberto por período prolongado na SMC do canal lento facilita a entrada do íon cálcio na fibra muscular, sendo seu aumento deletério para a fibra muscular, causando o aparecimento de uma miopatia na região da placa motora (miopatia de placa motora) com a evolução da doença.[23]

O diagnóstico da síndrome do canal lento pode ser sugerido pela manifestação clínica, história familiar (herança autossômica dominante) e piora progressiva com o uso de inibidores da acetilcolinesterase (miopatia de placa motora).[1,16,23] O achado típico no estudo da condução nervosa motora é um PAMC repetitivo, com duas ou mais ondas, sendo cada uma de menor amplitude e maior decremento que a onda anterior.[23] Após uma breve contração voluntária ou uma estimulação nervosa, o PAMC repetitivo desaparece.[23] A maior frequência do "padrão miopático" na eletromiografia de agulha, desses pacientes, é possivelmente secundária à miopatia da placa motora.[23] Estudos microfisiológicos mostram o fechamento lento do AChR.

Na síndrome do canal rápido, a suspeita depende da manifestação clínica e história familiar, apresentando padrão decremental ao estímulo repetitivo, que pode melhorar com o esforço ou estímulo nervoso tetânico. O diagnóstico de síndrome do canal rápido depende dos estudos microfisiológicos mostrando o fechamento rápido do AChR, pois as características clínicas, eletrofisiológicas ou morfológicas não são suficientes para confirmar o diagnóstico dessa forma de SMC.

As mutações relacionadas com alteração da cinética do AChR podem ocorrer nos genes *CHRNA*, *CHRNB*, *CHRND* e *CHRNE* (Tabela 19.3).

O tratamento da síndrome do canal lento utiliza medicações que tentam diminuir o tempo de abertura do canal iônico (AChR) de acordo com a concentração da medicação.[23] As medicações utilizadas nesses pacientes são o sulfato de quinidina e a fluoxetina.[1,23] Os inibidores da acetilcolinesterase devem ser evitados, pois podem contribuir para aumentar a miopatia de placa motora (efeito tóxico pela entrada do cálcio que se acumula em excesso na fibra muscular), piorando essa forma de SMC.[1,23]

O tratamento da síndrome do canal rápido é realizado com os inibidores da colinesterase, sendo a piridostigmina utilizada em doses semelhantes às usadas para o tratamento da miastenia *gravis* de etiologia autoimune, 3-4-DAP ou pela associação de ambos.[1]

SMC pós-sináptica por defeito na formação e manutenção da junção neuromuscular

A frequência dessas formas de SMC é variável, sendo algumas formas extremamente raras, com apenas uma ou duas famílias descritas, enquanto outras formas, como por mutação no gene *DOK7*, são a segunda ou terceira causa mais frequente de SMC (Tabela 19.4). Variações nos achados clínicos e eletrofisiológicos de casos individuais de SMC pós-sinápticos, relacionadas com as estruturas que interferem na formação e manutenção do AChR, sugerem uma heterogeneidade no que diz respeito às mutações e as propriedades do AChR resultante dessas alterações.

Embora o diagnóstico seja sugerido pela manifestação clínica, história familiar, estudos eletrofisiológicos e padrão de resposta ao uso de inibidores da acetilcolinesterase, como essas SMC podem ser difíceis de diferenciar das causadas por mutação do AChR, a análise molecular para identificação do defeito genético específico é importante para o diagnóstico definitivo desses pacientes.

Nessas formas de SMC, a mais frequente no Brasil está relacionada com mutações do gene *DOK7*. Essas mutações também foram encontradas em pacientes de Portugal, o que sugere ancestralidade comum.

Dessa forma, as principais características dessas SMC estão listadas a seguir.

TABELA 19.4. Características das síndromes miastênicas congênitas com defeito pós-sináptico na formação e manutenção da junção neuromuscular

Gene	Posição	OMIM	Herança	Característica
DOK7	4p16.3	#254300	AR	Fraqueza muscular proximal com pouco envolvimento dos músculos da face e oculares, estridor, paralisia de cordas vocais
RAPSN	11p11.2	#616326	AR	Forma de início precoce: artrogripose, hipotonia, crises de apneia e dificuldade para deglutição Forma de início tardio: ptose palpebral, fraqueza muscular axial e atrofia muscular
MUSK	9q31.3	#616325	AR	Fraqueza muscular proximal com pouco envolvimento dos músculos da face e oculares
AGRN*	1p36.33	#615120	AR	Fraqueza e atrofia muscular com predomínio em músculos distais
LRP4	11p11.2	#616304	AR	Fraqueza muscular proximal com pouca ptose palpebral e oftalmoparesia, reflexos profundos diminuídos, dificuldade respiratória
COL13A1	10q22.1	#616720	AR	Episódios de apneia, dificuldade respiratória, disfagia, ptose palpebral, hipotonia, fraqueza muscular, cabeça caída, dismorfismos faciais, alterações esqueléticas (*pectus carinatum*, pés cavos e cifose)
MYOA9	15q23	*604875	AR	Dificuldade respiratória, disfagia, ptose palpebral, cabeça caída, hipotonia e fraqueza muscular, atraso no desenvolvimento motor, alteração cognitiva, nistagmo

AR: autossômica recessiva.
*Mutações do gene *AGRN* podem causar SMC com alterações pré-sinápticas, sinápticas e pós-sinápticas.

Gene *DOK7*

Casos de SMC com padrão de herança autossômico recessivo por mutação patogênica no gene *DOK7*, sendo a mutação c.1124_1127dupTGCC (p.Ala378SerfsTer30) relatada como das mais comuns nesse gene e frequentes em algumas populações, principalmente de descendência europeia.[22,24-27] Na manifestação clínica, a fraqueza de músculos proximais é um dos principais achados clínicos, o que faz dessa forma de SMC a mais comum dentre as chamadas "síndromes miastênicas de cinturas", geralmente poupando músculos oculares, com discreta ptose palpebral sem oftalmoparesia aparecendo durante a progressão da doença.[18,22,25-27] A manifestação clínica inicia na infância, sendo que paralisia de cordas vocais, estridor, dificuldades para alimentação e respiração podem ocorrer na progressão da doença mesmo na ausência de fraqueza muscular.[18,22,25-27] Os testes eletrofisiológicos mostram alteração principalmente em músculos proximais. A biópsia muscular pode mostrar alterações inespecíficas porém sugestivas de miopatia.[22,27] Os pacientes podem não se beneficiar com uso de piridostigmina (alguns pioram após seu uso), mas apresentam claro benefício com o tratamento com salbutamol ou efedrina.[18,24-27]

Gene *RAPSN*

Casos de SMC com padrão de herança autossômico recessivo por mutação patogênica no gene *RAPSN*, sendo a mutação N88K (p.Asn88Lys) relatada como das mais comuns, são frequentes em algumas populações, principalmente de descendência europeia.[28,29] Classicamente, existem dois fenótipos descritos: a forma de início precoce que apresenta artrogripose, hipotonia, crises de apneia e dificuldade para deglutição desde o nascimento ou a infância; e a forma de início tardio que pode iniciar na adolescência ou na vida adulta com fraqueza e atrofia muscular, podendo ser inicialmente confundida com miastenia *gravis* de etiologia autoimune.[28,29] A manifestação clínica costuma ser caracterizada principalmente por ptose palpebral e fraqueza de músculos axiais (bulbar, pescoço e proximal em membros).[28,29] Episódios de exacerbação da fraqueza podem ocorrer, mais após infecções.[28,29] O uso de inibidores da acetilcolinesterase, como piridostigmina e 3,4-DAP, mostram benefício.[28,29]

Gene *MUSK*

Casos de SMC por mutação com padrão autossômico recessivo no gene *MUSK* são raros. Os pacientes apresentam diminuição de força muscular de predomínio proximal, lembrando os pacientes com distrofia muscular de cinturas, associado à fatigabilidade.[30] A fraqueza muscular proximal pode ser acompanhada de fraqueza em face, podendo ter associada fraqueza de músculos oculares e bulbares.[30,31] Embora tratamento com piridostigmina não mostre benefício, podendo piorar em alguns casos, os pacientes apresentam benefício com o uso de 3,4-DAP e salbutamol.[30,31]

Gene *AGRN*

Apenas raros casos de SMC foram descritos com mutação no gene *AGRN* de padrão autossômico recessivo.[5] A presença de fraqueza e atrofia muscular com predomínio em músculos distais pode ser encontrada na progressão da doença.[5] Como poucos casos foram descritos, o tratamento das SMC associadas com defeitos da agrina não estão bem estabelecidos, mas os inibidores da acetilcolinesterase e a 3,4-DAP não são efetivos ou pioram esse subtipo de SMC, sendo que alguns pacientes mostraram melhora inicial somente com o uso de sulfato de efedrina e salbutamol.[5]

Gene *LRP4*

Casos de SMC por mutação com padrão autossômico recessivo no gene *LRP4* são muito raros.[32] A manifestação clínica inicia-se desde o nascimento, com dificuldade respiratória e para alimentação.[32] Na progressão, a manifestação clínica é fraqueza muscular proximal, dificuldade para deambulação e reflexos profundos diminuídos; no entanto, a presença de ptose palpebral e oftalmoparesia pode ser discreta.[32] O uso de piridostigmina pode piorar a fraqueza.[32]

Gene *COL13A1*

Casos de SMC por mutação com padrão autossômico recessivo no gene *COL13A1* são muito raros.[33] Os pacientes apresentam desde o nascimento episódios de apneia, dificuldade respiratória e disfagia, progredindo com ptose palpebral sem oftalmoparesia, hipotonia, fraqueza muscular, cabeça caída, dismorfismos faciais e alterações esqueléticas (como *pectus carinatum*, pés cavos e cifose).[33] Dificuldade de aprendizado pode estar presente.[33] O uso de 3,4-DAP e salbutamol foi benéfico, porém não há resposta ao uso de piridostigmina.[33]

Gene *MYO9A*

Casos de SMC por mutação com padrão autossômico recessivo no gene *MYO9A* são muito raros.[34] Os pacientes apresentam início neonatal de dificuldade respiratória, disfagia, ptose palpebral, cabeça caída, hipotonia e fraqueza muscular.[34] Atraso no desenvolvimento motor, alteração cognitiva e nistagmo também podem estar presentes.[34] Alguns pacientes têm benefício com o uso de piridostigmina e 3,4-DAP, porém há descrição de crise respiratória após uso de 3,4-DAP e fluoxetina.[34]

SMC por defeitos na via da glicosilação

Os defeitos da glicosilação são doenças multissistêmicas que prejudicam a adição de sacarídeos a cadeias proteicas dificultando a formação das proteínas de membrana e secretórias. Cerca de mais de 40 doenças por defeitos congênitos da glicosilação foram descritas, a maioria afetando o sistema nervoso central, embora formas raras recentemente identificadas causem também disfunção na junção neuromuscular.

Recentemente, os estudos moleculares por sequenciamento de última geração ajudaram a reconhecer essa inesperada relação entre as doenças por defeitos congênitos da glicosilação e as SMC. No momento, cinco genes relacionados com a via de glicosilação foram identificados causando disfunção da junção neuromuscular compatível com SMC: *GFPT1*, *DPAGT1*, *ALG2*, *ALG14* e *GMPPB* (Tabela 19.5). Embora a fisiopatologia não esteja completamente elucidada, as etapas da nitrogênio-glicosilação (N-glicosilação) e oxigênio-glicosilação (O-glicosilação) foram identificadas como as principais vias afetadas por mutação desses genes.[35]

A maioria das SMC por defeitos da glicosilação tem outras alterações associadas, como distrofia muscular congênita ou malformações congênitas, revelando variações nos

TABELA 19.5. Características das síndromes miastênicas congênitas com defeitos na via da glicosilação

Gene	Posição	OMIM	Herança	Característica
GFPT1	2p13.3	#610542	AR	Fraqueza muscular proximal com pouco envolvimento dos músculos da face e oculares, ENMG com padrão decremental, CK elevada, biópsia muscular com agregado tubular e/ou vacúolos autofágicos
DPAGT1	11q23.3	#614750	AR	Fraqueza muscular proximal com pouco envolvimento dos músculos da face e oculares, alteração cognitiva, ENMG com padrão decremental, biópsia muscular com agregado tubular
ALG2	9q22.33	#616228	AR	Fraqueza muscular proximal com discreto envolvimento dos músculos da face, atraso do desenvolvimento motor, hipotonia, CK elevada, biópsia muscular com agregado tubular
ALG14	1p21.3	#616227	AR	Fraqueza muscular proximal sem envolvimento dos músculos da face, ocular ou bulbar, CK elevada, biópsia muscular com agregado tubular
GMPPB	3p21.31	*615320	AR	Sobreposição com distrofia muscular congênita por deficiência de α-distroglicana, fraqueza muscular proximal com pouco envolvimento músculos da face e oculares, ENMG com padrão decremental, CK elevada

AR: autossômica recessiva; ENMG: eletroneuromiografia; CK: creatinoquinase sérica.

achados clínicos, laboratoriais, eletrofisiológicos e histológicos.[35] Isso sugere uma heterogeneidade no que diz respeito a mutações encontradas nesses genes, em diferentes etapas da glicosilação, e que podem causar disfunção da junção neuromuscular.[35]

Deficiência de GFPT1

A enzima GFPT1 (*glutamine-fructose-6-phosphate transaminase 1*) regula as primeiras etapas da via das proteínas da N-glicosilação.[35,36] Os pacientes com mutação de padrão autossômico recessivo no gene *GFPT1* foram identificados inicialmente devido à diminuição da força muscular proximal, lembrando o mesmo padrão encontrado nas distrofias musculares do tipo cinturas, porém associado a fatigabilidade e geralmente poupando músculos da face e oculares.[18,36] Na maioria dos casos, os pacientes apresentam resposta decremental no teste de estimulação repetitiva e agregados tubulares na biópsia muscular.[18,36] Outros achados incluem perda visual (doença de retina), progressão da fraqueza, elevação do nível sérico da creatinoquinase, alterações miopáticas na eletroneuromiografia e vacúolos autofágicos na biópsia muscular.[36] Os pacientes se beneficiaram com o tratamento com piridostigmina.[36]

Deficiência de DPAGT1

A enzima DPAGT1 (*dolichyl-phosphate N-acetylglucosamine phosphotransferase 1*) participa dos primeiros passos da via de N-glicosilação das proteínas.[37,38] As mutações no gene *DPAGT1* têm padrão autossômico recessivo e parecem interferir na glicosilação das subunidades do receptor de acetilcolina no músculo, afetando sua montagem e inserção na membrana pós-sináptica.[37,38] Os pacientes começam, geralmente na infância, com fraqueza de músculos proximais com pouco envolvimento de músculos oculares e da face associada a alteração cognitiva como principais manifestações clínicas.[37,38] A investigação pode mostrar resposta decremental no teste de estimulação repetitiva e biópsia muscular com agregados tubulares.[37,38] O tratamento com piridostigmina, 3,4-DAP ou salbutamol se mostra benéfico, embora algumas vezes parcial.[37,38] Como esses pacientes apresentam manifestação clínica semelhante a miopatias, o diagnóstico dessa SMC pode ser atrasado em alguns anos.[37,38] O pouco envolvimento da musculatura da face e a presença dos agregados tubulares pode ajudar a diferenciar essa forma de SMC das demais, embora os pacientes com SMC por defeito da DPAGT1 possam ter manifestação muito semelhante aos pacientes com mutação no gene *GFPT1*.[37,38]

Deficiência de ALG2 e ALG14

A enzima ALG2 (*asparagine-linked glycosylation 2*) participa diretamente do segundo e terceiro estágios da via da N-glicosilação.[39] A enzima ALG14 (*asparagine-linked glycosylation 14*) forma complexo com a ALG13 e DPAGT1, formando uma transferase que participa da catalisação dos primeiros estágios da via da N-glicosilação.[18,39] Ambas são formas muito raras de SMC de padrão autossômico recessivo por mutação dos genes *ALG2* e *ALG14*.[39] Na SMC por mutação da ALG14, os pacientes apresentam progressiva fraqueza muscular de predomínio proximal sem alteração da musculatura facial, ocular ou bulbar. Nessa forma de SMC, os pacientes apresentam manifestação clínica de início precoce com fraqueza muscular de predomínio proximal, podendo ser inicialmente confundido com as distrofias musculares de cinturas, sendo, nesses casos, a resposta terapêutica com a piridostigmina de utilidade no diagnóstico diferencial.[18] Na SMC por mutação na ALG2, os pacientes começam com atraso do desenvolvimento motor, hipotonia, fraqueza muscular proximal em membros e discreta fraqueza em músculos faciais, mas geralmente poupando músculos oculares e bulbares. A investigação desses pacientes pode demonstrar elevação sérica da creatinoquinase e agregados tubulares na biópsia de músculo. O tratamento com piridostigmina pode beneficiar alguns casos.

Deficiência de GMPPB

Embora considerada muito rara, a presença de mutações patológicas no gene *GMPPB* (*guanosine diphosphate (GDP)-mannose pyrophosphorylase B*) foi associada como causa de SMC, de herança autossômica recessiva, em pacientes com fraqueza muscular de predomínio proximal e usualmente poupando os músculos oculares e faciais.[40] O início pode ser na infância ou no adulto jovem.[40] Os pacientes com SMC por mutação nesse gene apresentam características clínicas compatíveis com miopatia com achados mais proeminentes, enquanto alterações miopáticas em exames, como biópsias musculares, eletromiografia, ressonância magnética de músculo e níveis séricos de creatinoquinase sérica, podem ser pouco alterados.[40] O teste de estimulação repetitiva mostra resposta decremental.[40] Mutações no gene *GMPPB* são também encontradas em pacientes com distrofia muscular congênita por deficiência de α-distroglicana, com anormalidades congênitas nos olhos e cérebro.[40] Dessa forma, a investigação dos pacientes com SMC pode mostrar sobreposição entre os achados das SMC e dessa forma de distrofia muscular, inclusive com elevação dos níveis séricos da creatinoquinase e alterações inespecíficas, mas sugestivas, de miopatia nos exames complementares.[18,40] O uso de piridostigmina e salbutamol podem melhorar a manifestação clínica.[18,40]

Outras SMC

Como raros casos foram descritos, nessas SMC, os mecanismos fisiopatológicos ainda persistem por serem totalmente elucidados. Ainda, foram descritas formas de SMC associadas com miopatias congênitas, mas que ainda necessitam completar a elucidação genética.

Dessa forma, citamos brevemente os outros subtipos de SMC que podem ser encontrados, porém são todas formas raras de SMC (Tabela 19.6).

TABELA 19.6. Características de outras raras síndromes miastênicas congênitas

Gene	Posição	OMIM	Herança	Característica
SCN4A	17q23.3	#614198	AR	Episódios de fraqueza muscular, inclusive paralisia bulbar e insuficiência respiratória (apneia), resposta com acetazolamida
CHRNG	2q37.1	*100730	AR	Sobreposição com síndrome de Escobar (artrogripose múltipla, pterígio, dificuldade respiratória)
PLEC1	8q24.3	*601282	AR	Sobreposição com distrofia muscular congênita, Epidermólise bolhosa *simplex*
PREPL	2p21	#616224	AR	Hipotonia, ptose palpebral, dificuldade para deglutição, fraqueza de músculos faciais, bulbares e de membros, cistinúria, deficiência do hormônio do crescimento
SLC25A1	22q11.21	*190315	AR	Malformação do SNC, acidúria hidroxiglutárica secundária, disfunção mitocondrial

AR: autossômica recessiva; SNC: sistema nervoso central.

Canal de sódio voltagem-dependente

Esse subtipo de SMC, cuja fisiopatologia está relacionada com a alteração do canal de sódio voltagem-dependente, pode ser difícil de diferenciar das demais SMC pós-sinápticas, sendo especificamente de auxílio à pesquisa de mutações recessivas no gene *SCN4A*.[41] Há presença de episódios de fraqueza muscular, inclusive paralisia bulbar, e insuficiência respiratória desde o nascimento.[41] O tratamento pode ser feito com acetazolamida associada aos inibidores da acetilcolinesterase.[41]

Síndrome de Escobar

A associação de SMC com artrogripose múltipla, pterígio e dificuldade respiratória auxilia o diagnóstico da síndrome de Escobar, que foi descrita como SMC causada por mutação de padrão autossômico recessivo no gene *CHRNG*.[42]

Deficiência de plectina

Embora muito rara, foi descrita a associação de SMC com distrofia muscular congênita e epidermólise bolhosa *simplex*. Esses casos estão associados à deficiência da plectina, causada por mutação de padrão autossômico recessivo no gene *PLEC1*.[43] A 3,4-DAP pode mostrar algum benefício na SMC associada à deficiência de plectina.[43]

Síndrome PREPL

Embora muito rara, foi descrita SMC causando hipotonia neonatal, ptose palpebral, dificuldade para deglutição e fraqueza de músculos faciais, bulbares e de membros, devido a mutação de padrão autossômico recessivo no gene *PREPL*.[44] Cistinúria e deficiência do hormônio do crescimento também podem estar presentes.[44] Os sintomas respondem ao uso de piridostigmina.[44]

SMC associada com disfunção mitocondrial

Embora muito rara, foi descrita a associação de SMC com malformação do sistema nervoso central (déficit cognitivo, hipoplasia de nervo óptico e agenesia de corpo caloso) e, eventualmente, acidúria hidroxiglutárica secundária, causada por mutação de padrão autossômico recessivo no gene *SLC25A1*, sugerindo deficiência de proteína mitocondrial (*solute carrier family 25, mitochondrial carrier; citrate transporter, member 1*) como causa da SMC.[45]

Conclusão

Neste capítulo, descrevemos os diversos subtipos de SMC, publicados até o momento, dando ênfase às alterações clínicas, eletrofisiológicas e genéticas, frequente ou raramente presentes nessa doença. Também, destacamos a dificuldade na investigação dessas síndromes raras, ou ainda pouco diagnosticadas, devido à sua complexidade clínica, principalmente nos subtipos em que as manifestações são leves ou nas quais além do envolvimento da junção neuromuscular existem alterações em músculo (p. ex., associados a níveis séricos elevados de CK), nervo (p. ex., neuropatia periférica) e/ou SNC (p. ex., EEG com hiperexcitabilidade).

Diante disso, deve-se estar atento às características clínicas e eletrofisiológicas das SMC para sugerir o melhor diagnóstico molecular e, enfim, possibilitar o tratamento específico para doença.

REFERÊNCIAS BIBLIOGRÁFICAS

1. Lorenzoni PJ, Scola RH, Kay CS, Werneck LC. Congenital myasthenic syndrome: a brief review. Pediatr Neurol. 2012; 46:141-8.
2. Souza PV, Batistella GN, Lino VC, Pinto WB, Annes M, Oliveira AS. Clinical and genetic basis of congenital myasthenic syndromes. Arq Neuropsiquiatr. 2016; 74:750-60.
3. Schara U, Christen HJ, Durmus H, Hietala M, Krabetz K, Rodolico C, et al. Long-term follow-up in patients with congenital myasthenic syndrome due to CHAT mutations. Eur J Paediatr Neurol. 2010; 14:326-33.
4. Ohno K, Tsujino A, Brengman JM, Harper CM, Bajzer Z, Udd B, et al. Choline acetyltransferase mutations cause myasthenic syndrome associated with episodic apnea in humans. Proc Natl Acad Sci U S A. 2001; 98:2017-22.
5. Nicole S, Chaouch A, Torbergsen T, Bauché S, de Bruyckere E, Fontenille MJ, et al. Agrin mutations lead to a congenital myasthenic syndrome with distal muscle weakness and atrophy. Brain. 2014; 137:2429-43.
6. Herrmann DN, Horvath R, Sowden JE, Gonzales M, Sanches-Mejias A, Guan Z, et al. Synaptotagmin 2 mutations cause an autosomal-dominant form of Lambert-Eaton myasthenic syndrome and nonprogressive motor neuropathy. Am J Hum Genet. 2014; 95:332-9.
7. Whittaker RG, Herrmann DN, Bansagi B, Hasan BAS, Lofra RM, Logigian EL, et al. Electrophysiologic features of SYT2 mutations causing a treatable neuromuscular syndrome. Neurology. 2015; 85:1964-71.
8. Engel AG, Selcen D, Shen XM, Milone M, Harper CM. Loss of MUNC13-1 function causes microcephaly, cortical hyperexcitability, and fatal myasthenia. Neurol Genet. 2016; 2:e105.
9. Shen XM, Scola RH, Lorenzoni PJ, Kay CSK, Werneck LC, Brengman J, et al. Novel synaptobrevin-1 mutation causes fatal congenital myasthenic syndrome. Ann Clin Transl Neurol. 2017; 4:130-8.
10. Salpietro V, Lin W, Vedove AD, Storbeck M, Efthymiou S, Manole A, et al. Homozygous mutations in VAMP1 cause a presynaptic congenital myasthenic syndrome. Ann Neurol. 2017; 81:597-603.
11. Maselli RA, Arredondo J, Vazquez J, Chong JX, Bamshad MJ, Nickerson DA, et al. Presynaptic congenital myasthenic syndrome with a homozygous sequence variant in LAMA5 combines myopia, facial tics, and failure of neuromuscular transmission. Am J Med Genet. 2017; 173:2240-5.
12. Shen XM, Selcen D, Brengman J, Engel AG. Mutant SNAP25B causes myasthenia, cortical hyperexcitability, ataxia, and intellectual disability. Neurology. 2014; 83:2247-55.
13. O'Grady GL, Verschuuren C, Yuen M, Webster R, Menezes M, Fock JM, et al. Variants in SLC18A3, vesicular acetylcholine transporter, cause congenital myasthenic syndrome. Neurology. 2016; 87:1442-8.
14. Aran A, Segel R, Kaneshige K, Gulsuner S, Renbaum P, Oliphant S, et al. Vesicular acetylcholine transporter defect underlies devastating congenital myasthenia syndrome. Neurology. 2017; 88:1021-8.
15. Bauché S, O'Regan S, Azuma Y, Laffargue F, McMacken G, Sternberg D, et al. Impaired Presynaptic High-Affinity Choline Transporter Causes a Congenital Myasthenic Syndrome with Episodic Apnea. Am J Hum Genet. 2016; 99:753-61.
16. McMacken G, Abicht A, Evangelista T, Spendiff S, Lochmüller H. The Increasing Genetic and Phenotypical Diversity of Congenital Myasthenic Syndromes. Neuropediatrics. 2017; 48:294-308.
17. Lorenzoni PJ, Scola RH, Gervini BL, Kay CS, Werneck LC. Electrophysiological study in synaptic congenital myasthenic syndrome: end-plate acetylcholinesterase deficiency. Arq Neuropsiquiatr. 2009; 67:502-4.
18. Evangelista T, Hanna M, Lochmüller H. Congenital Myasthenic Syndromes with Predominant Limb Girdle Weakness. J Neuromuscul Dis. 2015; 2(Suppl 2):S21-S29.
19. Wargon I, Richard P, Kuntzer T, Sternberg D, Nafissi S, Gaudon K, et al. Long-term follow-up of patients with congenital myasthenic syndrome caused by COLQ mutations. Neuromuscul Disord. 2012; 22:318-24.
20. Mihaylova V, Müller JS, Vilchez JJ, Salih MA, Kabiraj MM, D'Amico A, et al. Clinical and molecular genetic findings in COLQ-mutant congenital myasthenic syndromes. Brain. 2008; 131:747-59.
21. Maselli RA, Ng JJ, Anderson JA, Cagney O, Arredondo J, Williams C, et al. Mutations in LAMB2 causing a severe form of synaptic congenital myasthenic syndrome. J Med Genet. 2009; 46:203-8.
22. Mihaylova V, Scola RH, Gervini B, Lorenzoni PJ, Kay CK, Werneck LC, et al. Molecular characterisation of congenital myasthenic syndromes in Southern Brazil. J Neurol Neurosurg Psychiatry. 2010; 81:973-7.
23. Lorenzoni PJ, Kay CS, Arruda WO, Scola RH, Werneck LC. Neurophysiological study in slow-channel congenital myasthenic syndrome: case report. Arq Neuropsiquiatr. 2006; 64:318-21.

24. Lorenzoni PJ, Scola RH, Kay CS, Filla L, Miranda AP, Pinheiro JM, et al. Salbutamol therapy in congenital myasthenic syndrome due to DOK7 mutation. J Neurol Sci. 2013; 331:155-7.
25. Palace J, Lashley D, Newsom-Davis J, Cossins J, Maxwell S, Kennett R, et al. Clinical features of the DOK7 neuromuscular junction synaptopathy. Brain. 2007; 130:1507-15.
26. Müller JS, Herczegfalvi A, Vilchez JJ, Colomer J, Bachinski LL, Mihaylova V, et al. Phenotypical spectrum of DOK7 mutations in congenital myasthenic syndromes. Brain. 2007; 130:1497-1506.
27. Palace J. DOK7 congenital myasthenic syndrome. Ann N Y Acad Sci. 2012; 1275:49-53.
28. Natera-de Benito D, Bestué M, Vilchez JJ, Evangelista T, Töpf A, García-Ribes A, et al. Long-term follow-up in patients with congenital myasthenic syndrome due to RAPSN mutations. Neuromuscul Disord. 2016; 26:153-9.
29. Burke G, Cossins J, Maxwell S, Owens G, Vincent A, Robb S, et al. Rapsyn mutations in hereditary myasthenia: distinct early- and late-onset phenotypes. Neurology. 2003; 61:826-8.
30. Gallenmüller C, Müller-Felber W, Dusl M, Stucka R, Guergueltcheva V, Blaschek A, et al. Salbutamol-responsive limb-girdle congenital myasthenic syndrome due to a novel missense mutation and heteroallelic deletion in MUSK. Neuromuscul Disord. 2014; 24:31-5.
31. Maselli RA, Arredondo J, Cagney O. Mutations in MUSK causing congenital myasthenic syndrome impair MuSK-Dok-7 interaction. Hum Mol Genet. 2010; 19:2370-9.
32. Ohkawara B, Cabrera-Serrano M, Nakata T, Milone M, Asai N, Ito K, et al. LRP4 third β-propeller domain mutations cause novel congenital myasthenia by compromising agrin-mediated MuSK signaling in a position-specific manner. Hum Mol Genet. 2014; 23:1856-68.
33. Logan CV, Cossins J, Rodríguez Cruz PM, Parry DA, Maxwell S, Martínez-Martínez P, et al. Congenital Myasthenic Syndrome Type 19 Is Caused by Mutations in COL13A1, Encoding the Atypical Non-fibrillar Collagen Type XIII α1 Chain. Am J Hum Genet. 2015; 97:878-85.
34. O'Connor E, Töpf A, Müller JS, Cox D, Evangelista T, Colomer J, et al. Identification of mutations in the MYO9A gene in patients with congenital myasthenic syndrome. Brain. 2016; 139:2143-53.
35. Cruz PMR, Palace J, Beeson D. Inherited disorders of the neuromuscular junction: an update. J Neurol. 2014; 261:2234-43.
36. Guergueltcheva V, Müller JS, Dusl M, Senderek J, Oldfors A, Lindbergh C, et al. Congenital myasthenic syndrome with tubular aggregates caused by GFPT1 mutations. J Neurol. 2012; 259:838-50.
37. Finlayson S, Palace J, Belaya K, Walls TJ, Norwood F, Burke G, et al. Clinical features of congenital myasthenic syndrome due to mutations in DPAGT1. J Neurol Neurosurg Psychiatry. 2013; 84:1119-25.
38. Belaya K, Finlayson S, Slater CR, Cossins J, Liu WW, Maxwell S, et al. Mutations in DPAGT1 cause a limb-girdle congenital myasthenic syndrome with tubular aggregates. Am J Hum Genet. 2012; 91: 193-201.
39. Cossins J, Belaya K, Hicks D, Salih MA, Finlayson S, Carboni N, et al. Congenital myasthenic syndromes due to mutations in ALG2 and ALG14. Brain. 2013; 136:944-56.
40. Belaya K, Rodríguez Cruz PM, Liu WW, Maxwell S, McGowan S, Farrugia ME, et al. Mutations in GMPPB cause congenital myasthenic syndrome and bridge myasthenic disorders with dystroglycanopathies. Brain. 2015; 138:2493-504.
41. Tsujino A, Maertens C, Ohno K, Shen XM, Fukuda T, Harper CM, et al. Myasthenic syndrome caused by mutation of the SCN4A sodium channel. Proc Nat Acad Sci. 2003; 100:7377-82.
42. Hoffmann K, Muller JS, Stricker S, Megarbane A, Rajab A, Lindner TH, et al. Escobar syndrome is a prenatal myasthenia caused by disruption of the acetylcholine receptor fetal gamma subunit. Am J Hum Genet. 2006; 79:303-12.
43. Selcen D, Juel VC, Hobson-Webb LD, Smith EC, Stickler DE, Bite AV, et al. Myasthenic syndrome caused by plectinopathy. Neurology. 2011; 76:327-36.
44. Regal L, Shen XM, Selcen D, Verhille C, Meulemans S, Creemers, et al. PREPL deficiency with or without cystinuria causes a novel myasthenic syndrome. Neurology. 2014; 82:1254-60.
45. Chaouch A, Porcelli V, Cox D, Edvardson S, Scarcia P, De Grassi A, et al. Mutations in the Mitochondrial Citrate Carrier SLC25A1 are Associated with Impaired Neuromuscular Transmission. J Neuromuscul Dis. 2014; 1:75-90.

SEÇÃO 6

Cognição e Comportamento

Deficiência Intelectual

20

Fabíola Paoli Monteiro

Introdução

A deficiência intelectual é observada globalmente, com prevalência em torno de 1 a 3%.[1-5] Em países desenvolvidos representa a principal causa de deficiência e o mais frequente motivo de encaminhamento para avaliação genética.[1,5,6]

A deficiência intelectual tem grande impacto na vida do indivíduo afetado, em sua família e para a sociedade.[1,2,7-9] Para o indivíduo, implica em limitações em um ou mais aspectos da vida diária, com consequente necessidade de supervisão, apoio e proteção, muitas vezes ao longo de toda a vida.[8] Adicionalmente, não de forma infrequente, pessoas com deficiência intelectual apresentam comorbidades associadas como anomalias congênitas, deficiências sensoriais e físicas e distúrbios comportamentais e psiquiátricos, determinando repercussão ainda maior em sua vida diária.[1,6] Para a família do afetado, usualmente significa a necessidade de provisão de cuidados constantes, muitas vezes com abdicação da própria liberdade, resultando em impacto emocional e social significativo.[1,3,7-9]

O estabelecimento de um diagnóstico etiológico representa um grande desafio para todos os especialistas envolvidos, uma vez que as causas da deficiência intelectual são heterogêneas e, ainda hoje, cerca de 30 a 60% dos casos permanecem sem etiologia esclarecida.[1-5,7,10-12] Não obstante, a conclusão por um diagnóstico específico é de suma importância, trazendo inúmeros benefícios como a possibilidade de antecipação e monitoramento de eventuais problemas de saúde associados, informações sobre o prognóstico, instituição de manejo direcionado ou tratamento específico quando disponível, facilitação do acesso a serviços de saúde e terapias necessárias, bem como encerrando a odisseia diagnóstica.[1,3,7-9,12,13] Além disso, costuma trazer conforto para a família e ajuda no processo de aceitação, bem como possibilita o aconselhamento reprodutivo, os diagnósticos pré-implantacional e pré-natal e a investigação de outros familiares em risco.[1,3,6,7,12,13]

Na última década, as técnicas de sequenciamento de nova geração (NGS) e, particularmente, aquelas de abrangência genômica como o sequenciamento completo do exoma (WES) e o sequenciamento completo do genoma (WGS), trouxeram novas perspectivas na identificação e diagnóstico de mutações associadas a deficiência intelectual, bem como na descoberta de novos genes responsáveis por fenótipos neurocognitivos, resultando em aumento progressivo nas taxas diagnósticas dos distúrbios do neurodesenvolvimento.[6,7,12,14-17]

Definições e diagnóstico da deficiência intelectual

A deficiência intelectual (DI) é caracterizada por limitações substanciais no funcionamento intelectual e comportamento adaptativo de estabelecimento antes dos 18 anos.[18-20] A maioria dos sistemas internacionais se baseia na definição da Associação Americana de Deficiência Intelectual e do Desenvolvimento (AAIDD) para sua definição.[1] Três critérios devem estar presentes para que o diagnóstico possa ser estabelecido: déficits no funcionamento intelectual, prejuízo no comportamento adaptativo e início antes dos 18 anos.[18-20]

O funcionamento intelectual envolve o raciocínio, solução de problemas, pensamento abstrato, planejamento, aprendizagem por experiência e acadêmica, capacidade de julgamento e de entendimento. É tipicamente mensurado pela aplicação de testes psicométricos de inteligência, administrados individualmente e padronizados para o contexto sociocultural e língua nativa do indivíduo.[18-20] O funcionamento intelectualmente deficitário é representado por resultados de dois ou mais desvios-padrão abaixo da média populacional.[18] O valor que habitualmente representa esse escore limite é um QI de 70; contudo, uma vez que toda avaliação psicométrica implica uma margem de erro da ordem de cinco pontos, alguns sistemas internacionais, como o DSM-V, preconizam um intervalo de 65 a 75 para esse limite.[18] Além disso, distúrbios associados, que afetem a comunicação, linguagem, sistema sensorial e/ou motor podem impactar os resultados dos testes.[18,19] Os testes mais comumente utilizados para essa finalidade são a escala Wechsler de inteligência para pré-escolares e ensino primário – revisado (WPPSI-R), para crianças de três a sete anos, a escala Wechsler de inteligência para crianças IV (WISC-IV) para as idades de seis a 16 anos e a escala Wechsler de inteligência para adultos (WAIS) para indivíduos acima dos 16 anos.[11]

O comportamento adaptativo se refere à eficiência com a qual o indivíduo é capaz de lidar com as demandas do dia a dia e ir ao encontro dos padrões de independência pessoal e responsabilidade social esperados para sua idade e contexto sociocultural.[8,18] O DSM-V divide o comportamento adaptativo em três domínios:
- Domínio conceptual (acadêmico): competência em linguagem, leitura, escrita, memorização, raciocínio matemático, resolução de problemas, entre outros.
- Domínio social: capacidade de percepção de sentimentos, pensamentos e experiências dos pares, empatia, habilidades de comunicação interpessoal e para o estabelecimento de amizades, entre outros.
- Domínio prático: capacidade de aprendizagem e de lidar com as exigências da vida diária.

A análise do comportamento adaptativo é realizada pela avaliação clínica em conjunto com testes de mensuração padronizados e culturalmente apropriados, devendo levar em consideração o depoimento de informantes com conhecimento do funcionamento do indivíduo, como pais, outros familiares, professores, bem como do próprio avaliado quando possível. É necessário para o diagnóstico da deficiência intelectual, o comprometimento de ao menos um desses domínios, de forma que seja necessário suporte e/ou supervisão para o adequado funcionamento.[18]

De forma geral, a DI é condição não progressiva; no entanto, em algumas circunstâncias, principalmente associadas a etiologias genéticas, pode ocorrer piora progressiva da capacidade cognitiva ou até mesmo involução quase completa do desenvolvimento intelectual.

Atraso global do desenvolvimento

O termo deficiência intelectual é, usualmente, utilizado para crianças com idade igual ou maior que seis anos, nas quais os testes padronizados de inteligência são aplicáveis e confiáveis.[11,13,18,21] Para crianças menores reserva-se o termo atraso global do desenvolvimento para aquelas que não atingem os marcos do desenvolvimento esperado para a idade em diferentes áreas do funcionamento intelectual.[11,13,18] As escalas mais comumente utilizadas para mensuração do coeficiente de desenvolvimento são a escala Bayley do desenvolvimento infantil (BSID), teste de triagem do desenvolvimento de Denver (DDST) ou a escala revisada Brunet-Lezine.[11] Crianças cujo coeficiente de desenvolvimento seja deficitário devem ser reavaliadas periodicamente.[18] Parte dessas crianças, após os seis anos, apresentarão critérios para o diagnóstico de deficiência intelectual.[13]

Nomenclatura

Em vista das mudanças de visão e atitude em relação às pessoas com déficit cognitivo ocorridas nas últimas décadas, deficiência intelectual é o termo atualmente estabelecido, mediante consenso internacional, para o que antes era designado "retardo mental", contudo este último ainda frequentemente pode ser encontrado em publicações científicas.[1,4,19,20]

Classificação

A deficiência intelectual é classificada em quatro graus de gravidade. Classicamente, a classificação é baseada nos valores de QI obtidos nos testes de inteligência padronizados. No entanto, ambos CID-10 e DSM-V, nos anos mais recentes, ressaltam a necessidade de se considerar o impacto do prejuízo no comportamento adaptativo no momento da classificação, especialmente em situações em que o escore de QI obtido encontra-se no limite entre duas classificações ou em indivíduos com valores nos intervalos inferiores da curva de inteligência.[18,19] Uma vez que o QI é uma medida tomada em um dado momento e contexto e que reflete em parte as circunstâncias da avaliação, o mais adequado é utilizar uma combinação de ambos os parâmetros – o escore de QI e o comportamento adaptativo – para a determinação da classificação final.[18-20]

Ressalta-se que quando uma nova versão de um teste de QI é padronizada, frequentemente o QI das pessoas avaliadas com versões anteriores diminui como efeito da revisão das normas utilizadas para estabelecer o QI. Essa situação tem impacto significativo sobretudo no diagnóstico da deficiência intelectual leve.

DI leve (QI 51 a 70)

Crianças com DI leve apresentam dificuldades de aprendizagem relacionadas às habilidades acadêmicas como leitura, escrita, aritmética, noção de tempo ou em saber lidar com dinheiro. São imaturas nas interações sociais e a aquisição da linguagem ocorre de forma mais lenta. A utilização da linguagem tende a ser concreta e limitada. Pode haver compreensão limitada de situações de risco e imaturidade de julgamento social. No domínio prático, habitualmente conseguem manejar seus cuidados pessoais, necessitando, contudo, mais tempo para essa aprendizagem. Para tarefas diárias de maior complexidade frequentemente necessitam algum apoio. Adultos apresentam prejuízos no pensamento abstrato, memória de curto prazo e aplicação de aptidões aprendidas. Costumeiramente necessitam suporte para a tomada de decisões relacionadas à sua saúde e de cunho legal, bem como para capacitação profissional e formação de família.[18,19]

DI moderada (QI 36 a 50)

Crianças com DI moderada apresentam-se desde a primeira infância com dificuldades na aquisição da linguagem e de aptidões pré-acadêmicas. Muitos não conseguem se alfabetizar. A maioria utiliza a linguagem oral como principal forma de comunicação, porém a troca de informações se dá de maneira simples e concreta. Têm capacidade de desenvolver relacionamentos familiares e amizades, porém apresentam dificuldades em interpretar convenções sociais. O julgamento social e capacidade de tomada de decisões são extremamente limitados, necessitando assistência nas decisões de vida. Podem atingir independência no cuidado pessoal mas, para tanto, é necessário longo período de ensinamentos e lembretes constantes. Adultos desenvolvem habilidades acadêmicas em nível elementar, necessitando assistência para sua aplicação na vida pessoal e profissional. Capacitação profissional pode ser obtida em posições com mínima exigência de habilidades conceptuais ou de comunicação, com frequente necessidade de apoio dos colegas e superiores.[18,19]

DI grave (QI 21 a 35)

Crianças com DI grave manifestam de forma mais acentuada muitas das dificuldades observadas naquelas com DI moderado. Têm significativo atraso do desenvolvimento e capacidade limitada de aquisição de habilidades conceptuais. Têm compreensão mínima da linguagem escrita e de conceitos envolvendo números, quantidades, tempo e dinheiro. A linguagem é extremamente limitada em termos de vocabulário e gramática, podendo adquirir uma linguagem funcional rudimentar, composta por palavras isoladas ou frases curtas, complementadas por outras formas de comunicação. Têm capacidade de entender linguagem simples e comunicação gestual. Necessitam assistência em todas as atividades de vida diária, incluindo cuidado pessoal. Não são capazes de tomar decisões sobre o próprio bem-estar ou o de outros. Há necessidade de vigilância constante e suporte significativo ao longo de toda a vida.[18,19]

DI profunda (QI 0 a 20)

A DI profunda afeta todo o desenvolvimento, havendo necessidade de supervisão e cuidados permanentes. As habilidades conceptuais são, em geral, limitadas ao mundo físico, não envolvendo processos simbólicos. Alguns indivíduos podem ser capazes de utilizar objetos com propósito; no entanto, a presença de disfunções motoras e/ou sensoriais coexistentes pode prejudicar essa habilidade. Sua compreensão da comunicação verbal ou gestual é extremamente limitada, podendo eventualmente entender algumas instruções ou gestos simples. Expressam-se principalmente por comunicação não verbal e não simbólica. São dependentes em todos os aspectos da vida diária.[18,19]

Prevalência

Tomando-se como base uma distribuição gaussiana normal da inteligência, seria estimada prevalência da deficiência intelectual em torno de 2 a 3%.[1] No entanto, a prevalência observada encontra-se em torno de 1 a 3%, sendo contudo reportadas prevalências atingindo 10% em alguns trabalhos, principalmente em função dos critérios utilizados para definição da DI leve, população estudada e desenho do estudo.[1,3,15,22] Ainda, a distribuição populacional da inteligência não segue uma distribuição normal, sendo na realidade representada por duas curvas de distribuição: a primeira com média de QI de 100 e uma segunda curva com média de QI de 35, refletindo um grupo próprio de indivíduos com QI até 50.[1]

Supõe-se que indivíduos com DI leve, principalmente aqueles próximos ao limite de corte de 70, representam um grupo com base etiológica mais frequentemente multifatorial, enquanto aqueles com DI moderada a profunda refletiriam uma base fisiopatológica genética e/ou neurológica.[1,5-7] Dessa forma, ainda que a prevalência geral de DI reportada tenha significativa variação, principalmente decorrente de DI leve, a prevalência de DI moderada a profunda mantém-se relativamente constante, em torno de 0,3 a 0,5%.[1,5,22]

A DI é condição de ocorrência global; contudo, observa-se aumento da prevalência em regiões de menor desenvolvimento socioeconômico e em países em desenvolvimento, especialmente em decorrência de casos de DI leve.[16] Esta é possivelmente explicada pela influência de fatores ambientais como infecções, dificuldades perinatais/neonatais e desnutrição.[16]

Dentre o universo total de indivíduos com DI, a DI leve representa cerca de 85% dos casos, a DI moderada é responsável por 10% destes, a DI grave corresponde a mais 3 a 4%, e a profunda é observada em apenas 1 a 2% dos casos.[3] Com relação ao sexo, observa-se um excesso de aproximadamente 30% de indivíduos do sexo masculino, possivelmente decorrente do grande número de genes associados a deficiência intelectual localizados no cromossomo X.[5,8,14,16]

Aspectos etiológicos

A DI compreende um extenso e heterogêneo grupo de condições com diferentes etiologias. Pode ser decorrente de insultos ambientais como teratogênese por medicamentos e outras substâncias, infecções congênitas e pós-natais, eventos isquêmicos pré-natais e neonatais, prematuridade, lesões traumáticas, entre outros.[4,6,10,11] Dentre os fatores ambientais, cabe-se destacar a síndrome fetal alcoólica, ainda hoje uma importante causa de DI e outros distúrbios do neurodesenvolvimento em nosso meio.

Acredita-se que fatores genéticos possam contribuir com até 50% dos casos de DI, particularmente entre aqueles com QI < 50.[5,11,21] Um grande número de doenças genéticas tem a DI e o atraso global do desenvolvimento como uma de suas principais manifestações, número esse que cresce à medida que novos fenótipos são identificados. Dentre as causas identificáveis de DI, as anomalias cromossômicas detectáveis à citogenética convencional são responsáveis por 5-15% dos casos, as microdeleções/microduplicações representam 5-15% e as doenças monogênicas conhecidas, 10-30%.[1,3,4,6-8,11,15,16,21] Na última década, esse último grupo teve um aumento significativo em sua representatividade graças ao advento das técnicas de sequenciamento de nova geração (NGS).

Anomalias cromossômicas detectáveis ao cariótipo

A trissomia do cromossomo 21, ou síndrome de Down, com incidência de um em cada 700 a 800 nascidos vivos, é a mais frequente causa de DI genética, identificada em 8 a 10% dos casos e representando até 2/3 das anomalias cromossômicas detectáveis à citogenética convencional.[1,3,4] As trissomias dos cromossomos 13 (síndrome de Patau) e 18 (síndrome de Edwards) apresentam alta letalidade nas primeiras semanas de vida; contudo, aproximadamente 10% dessas crianças sobrevivem ao primeiro ano evoluindo com

DI grave a profunda frequentemente associada a anomalias congênitas múltiplas, epilepsia, significativo comprometimento motor e déficits neurossensoriais.[23] Aneuploidias envolvendo outros autossomos, ainda que muito raramente reportadas, são na quase totalidade letais quando presentes em sua forma de não mosaico, mas podem ocasionalmente ser identificadas em mosaicismo em indivíduos com DI, merecendo particular menção as trissomias dos cromossomos 8 e 9 em mosaico.[23] Aneuploidias dos cromossomos sexuais com presença de quatro ou mais cromossomos X usualmente cursam com déficit cognitivo que tende a ser mais grave quanto maior o número de cromossomos X presentes.[23]

Anomalias estruturais podem envolver qualquer segmento cromossômico. Rauch e colaboradores, em 2006, reportaram a identificação, com a realização de cariótipo de alta resolução, de alterações cromossômicas estruturais em 3,2% de 600 indivíduos com DI.[3] Em função do número reduzido de pacientes com determinada aneuploidia segmentar, a suspeita somente em bases clínicas nem sempre é possível.[5] Algumas, entretanto, já foram extensamente caracterizadas, sendo em geral de fácil reconhecimento clínico, como é o caso das monossomias terminais 4p (síndrome de Wolf-Hirschhorn) e 5p (síndrome de Cri-du-Chat). Ainda que parte dos casos dessas condições possa ser diagnosticada por meio do cariótipo convencional, estudos mais específicos como o FISH (hibridização *in situ* por fluorescência) ou o MLPA (amplificação multiplex de sondas dependentes de ligação) podem ser necessários para aqueles em que a deleção é submicroscópica. A Tabela 20.1 lista alguns exemplos de aneuploidias associadas a deficiência intelectual.

TABELA 20.1. Exemplos de aneuploidias associadas a deficiência intelectual (DI)

Autossomos	Anomalias *major*	Anomalias *minor*
Trissomia do 21[23]	DI, hipotonia, cardiopatia, malformações de TGI, alterações de TGU, alterações imunológicas, baixa estatura, hipoacusia, alterações oftalmológicas, demência precoce	Braquicefalia, occipital plano, fendas palpebrais oblíquas para cima, epicanto, raíz e ponte nasais baixas e alargadas, hipoplasia malar, mãos e pés largos, braquidactilia
Trissomia do 18[23]	RCIU, cardiopatia, malformações de SNC, hipertonia, malformações de TGI e parede abdominal, alterações esqueléticas, dificuldade respiratória, DI, epilepsia	Occipital proeminente, redução do diâmetro bitemporal, orelhas de baixa implantação e dismórficas, fendas palpebrais estreitas, micrognatia, sobreposição de 4° e 5° dedos, calcâneos proeminentes
Trissomia do 13[23]	Holoprosencefalia, outras malformações de SNC, malformaçoes oculares, fenda labiopalatal, cardiopatia, polidactilia, alterações do trato genitourinário, DI	Hipotelorismo, orelhas de baixa implantação e dismórficas, cristas supraorbitárias rasas, sobrancelhas rarefeitas ou ausentes, micrognatia
Trissomia do 8 em mosaico[23]	Alterações esqueléticas (camptodactilia, restrições articulares, alterações de esterno e escápula etc.), alterações do trato genitourinário, cardiopatia, DI	Hábito longilíneo, pregas plantares profundas em tridente, orelhas dismórficas, olhos fundos, hipertelorismo, raíz nasal alargada, lábio inferior evertido
Sexuais	Anomalias *major*	Anomalias *minor*
48,XXXX/ 48,XXXY[23]	DI, dificuldades de aprendizagem, ocasionalmente irregularidades menstruais, usualmente não apresentam malformações	Fenótipo bastante variável. Podem apresentar alta estatura, fendas palpebrais oblíquas para cima, hipertelorismo leve, epicanto, micrognatia, clinodactilia dos quintos dedos

TGI: trato gastrointestinal; TGU: trato genitourinário; RCIU: restrição de crescimento intrauterino; SNC: sistema nervoso central.

Síndromes de microdeleção/microduplicação

As síndromes de microdeleção e microduplicação são, enquanto grupo, a segunda mais frequente causa reconhecível de deficiência intelectual de origem genética.[3,9] O advento das técnicas de FISH e MLPA permitiu o diagnóstico molecular de condições já bem reconhecidas clinicamente, como as síndromes de Prader-Willi e Angelman (região 15q11.2), síndrome de Smith-Magenis (deleção 17p11.2), síndrome de Williams (deleção 7q11.23), síndrome de DiGeorge/velocardiofacial (deleção 22q11.2), síndrome de Miller-Dieker (deleção 17p13.3), entre outras.[1,5,6,11] Posteriormente, a aplicação dessas técnicas para análise de regiões subteloméricas evidenciou rearranjos envolvendo esses segmentos em 6 a 8% dos indivíduos com DI e resultou na descrição de novas síndromes como a deleção 1p36 e a deleção 22q13.33 (síndrome de Phelan-McDermid).[1,5,8,21] Entretanto, após a introdução das técnicas de *array* cromossômico, as análises subteloméricas foram substituídas em sua quase totalidade, uma vez que as primeiras possuem maior abrangência.[13] Ainda, a aplicação das técnicas de CGH-*array* (*array* de hibridização genômica comparativa) e SNP-*array* (*array* de polimorfismos de nucleotídeo único) em indivíduos com DI resultou na identificação de um grande e crescente número de novas síndromes de genes contíguos, decorrentes de deleções e ocasionalmente duplicações em regiões cromossômicas específicas: duplicação 15q11-q13, deleção e duplicação 16p11.2, deleção 17q21.31 (síndrome de Koolen-de-Vries), duplicação 7q11.2, deleção 9q34 (síndrome de Kleefstra), entre muitas outras.[1,4,6,11,13]

Adicionalmente, a detecção de variações do número de cópias (CNVs) patogênicas por meio de *arrays* de alta definição permitiu a delineação de genes responsáveis por distúrbios do neurodesenvolvimento mediante delimitação de regiões críticas para o fenótipo englobadas por esses CNVs ou por se localizarem em seus pontos de quebra.[1,4,6,9,15] A Tabela 20.2 lista exemplos de anomalias cromossômicas estruturais associadas a deficiência intelectual.

Doenças monogênicas

Síndrome do X frágil

A síndrome do X frágil é a segunda mais frequente condição genética associada a deficiência intelectual, após a trissomia do cromossomo 21, sendo responsável por 0,5 a 2% dos casos.[1,2,4,13] Trata-se de condição ligada ao X, decorrente da expansão de trinucleotídeos CGG na região 5' não traduzida do gene *FMR1* em aproximadamente 99% dos casos, sendo nos 1% restantes causada por mutações de ponto nesse gene.[25,27]

Repetições entre 55 e 200 configuram a pré-mutação, que confere risco de desenvolvimento de síndrome de tremor-ataxia associada ao gene *FMR1*, principalmente em homens, e de falência ovariana prematura em mulheres, a qual não cursa com a síndrome do X frágil.[27] Expansões acima de 200 repetições configuram a mutação completa e resultam na síndrome do X frágil (SXF), principalmente no sexo masculino.

A SXF clinicamente caracteriza-se, em meninos, por atraso do desenvolvimento neuropsicomotor, deficiência intelectual, distúrbios comportamentais, macro-orquidia após a puberdade e dismorfismos faciais característicos, como macrocefalia, face alongada, prognatia e orelhas grandes.[13,25,27] Mulheres com mutações completas podem apresentar dificuldades de aprendizagem e, ocasionalmente, DI leve, entretanto apenas raramente manifestam quadro semelhante ao observado em indivíduos do sexo masculino, em decorrência de padrões enviesados de inativação do cromossomo X.[25,27]

TABELA 20.2. Alguns exemplos de anomalias cromossômicas estruturais e síndromes de microdeleção mais frequentemente identificados em indivíduos com deficiência intelectual (DI)

Alteração	Anomalias *major*	Anomalias *minor*	Observações
Deleção 1p36[13,23]	ADNPM/DI, autismo, hipotonia, microcefalia, epilepsia, baixa estatura, cardiopatia (defeitos septais e cardiomiopatia), hipoacusia, alterações oftalmológicas, alterações TGU	Frontal proeminente, braquicefalia, orelhas dismórficas, sobrancelhas horizontalizadas, olhos fundos, retração de face média, raíz nasal baixa e alargada, filtro longo, queixo pontiagudo	Mutações no gene *RERE* podem resultar em grande parte do fenótipo
Monossomia 4p (síndrome de Wolf-Hirschorn)[13,24]	ADNPM/DI, microcefalia, hipotonia, epilepsia, déficit de crescimento somático pré e pós-natal, alterações esqueléticas, cardiopatia, hipoacusia, malformações TGU	Face em "elmo de guerreiro grego" com glabela proeminente, raíz nasal alta e alargada, hipertelorismo, filtro curto, comissuras bucais voltadas para baixo, orelhas malformadas/dismórficas	Região crítica 4p16.3
Monossomia 5p (síndrome de Cri-du-Chat)[23]	ADNPM/DI, hipotonia, déficit de crescimento pré e pós-natal, microcefalia, estrabismo, cardiopatia ocasional	Choro característico lembrando "miado de gato", face arredondada, fendas palpebrais oblíquas para cima, epicanto, hipertelorismo, micrognatia	
Deleção 7q11.23 (síndrome de Williams)[23,25]	ADNPM/DI, cardiopatia (principalmente estenose supravalvar aórtica), baixa estatura, alterações endocrinológicas, alterações de trato urinário, dificuldades alimentares	Face alongada com orelhas antevertidas e alongadas, excesso de tecido peripalpebral, nariz pequeno com narinas antevertidas, boca grande com lábios volumosos; personalidade extrovertida e amigável; hiperextensibilidade	
Deleção materna 15q11.2-q13 (síndrome de Angelman)[13,25]	ADNPM/DI, comprometimento importante da linguagem oral, distúrbios comportamentais, marcha atáxica, microcefalia, epilepsia	Crises de riso imotivado, hipopigmentação, olhos fundos, boca larga, dentes pequenos e espaçados, prognatia	Também causada por dissomia uniparetal paterna do Chr15, defeitos de *imprinting*, mutação em *UBE3A*
Deleção paterna 15q11.2-q13 (síndrome de Prader-Willi)[13,25]	Hipotonia e dificuldade alimentar significativas no 1º ano de vida, compulsão alimentar, obesidade, ADNPM/DI, distúrbios comportamentais, hipogonadismo, baixa estatura	Estreitamento do diâmetro bitemporal, olhos amendoados, comissuras bucais voltadas para baixo, mãos e pés pequenos	Também causada por dissomia uniparetal materna do Chr15, defeitos de *imprinting*
Deleção 22q11.2 (síndrome velocardiofacial/DiGeorge)[26]	ADNPM/DI, distúrbios psiquiátricos, cardiopatia (principalmente defeitos conotruncais), anomalias palatais, imunodeficiência, alterações de TGU, alterações esqueléticas	Face alongada, pápebras *hooded*, fendas palpebrais estreitas, nariz proeminente com raíz e ponte altas, nariz tubular, ponta nasal bulbosa, orelhas dismórficas, face de choro assimétrica	Mais de 180 manifestações descritas. Grande variabilidade fenotípica inter e intrafamilial

ADNPM: atraso do desenvolvimento neuropsicomotor; TGU: trato genitourinário.

Erros inatos do metabolismo

Erros inatos do metabolismo são identificados em apenas cerca de 1% dos indivíduos com deficiência intelectual, sendo uma causa pouco usual de déficit cognitivo quando não associado a outras manifestações.[2,8,21]

Sinais e sintomas que devem servir de alerta para uma possível doença metabólica em um indivíduo com DI são, entre outros, alterações na coloração e/ou odor urinário e corporal, regressão neurológica, episódios de letargia e/ou coma inexplicável, hepatomegalia e/ou esplenomegalia, alterações oftalmológicas como catarata ou à fundoscopia, alterações hematológicas, episódios de desidratação, vômitos recorrentes e alterações laboratoriais como acidose metabólica, hipoglicemia, hiperamonemia. Os erros inatos do metabolismo são abordados no Capítulo 6 (Bioquímica Genética).

Outras doenças monogênicas

A deficiência intelectual é condição com significativa heterogeneidade genética e estudos estimam que cerca de 1.000 a 2.500 genes possam estar envolvidos em sua gênese, sendo a contribuição individual de cada gene no número total de indivíduos com DI aparentemente pequena.[7,10,11,15,16,22] Em função disso, a descoberta de genes associados a DI na era pré-NGS era limitada e baseada principalmente no sequenciamento de genes candidatos presentes em CNVs ou identificados por meio de estudos de ligação (*linkage*).[1,4,6] Esta última abordagem, no entanto, era dificultada pelo número restrito de famílias com múltiplos afetados e pela grande heterogeneidade de lócus da DI.[6,7,22] Adicionalmente, haviam evidências de que mutações raras ocorrendo como um evento *de novo* representariam uma importante causa de DI, notadamente nos grupos de maior gravidade.[1,6,7,10,14,22] Essa hipótese justificaria, também, a prevalência populacional relativamente estável de DI moderada a profunda ainda que se associe à grande limitação da capacidade reprodutiva.[6,10]

Uma vez que o excesso de indivíduos do sexo masculino com déficit cognitivo sugeria que genes localizados no cromossomo X teriam importante implicação na DI, bem como pela maior facilidade de identificação de famílias com mais de um afetado demonstrando esse padrão de herança, nas décadas que precederam o advento das técnicas de NGS, as tentativas de definição de genes associados a DI foram essencialmente focadas nesse cromossomo.[4,6,7,14,16,22] Esses esforços resultaram na descoberta de mais de 60 genes localizados no cromossomo X associados a formas sindrômicas e não sindrômicas de deficiência intelectual.[7]

Estima-se que as doenças ligadas ao X são responsáveis por aproximadamente 10 a 12% dos casos de DI em indivíduos do sexo masculino e, em função dos avanços tecnológicos da última década, atualmente mais de 100 genes cursando com déficit cognitivo já foram identificados nesse cromossomo.[1,4,6,15,16]

Dentre as condições ligadas ao X que têm a deficiência intelectual com uma de suas principais manifestações, cabe-se destacar a síndrome de Rett observada quase exclusivamente em meninas, a síndrome de Coffin-Lowry, e a síndrome de alfatalassemia/deficiência intelectual ligada ao X, as quais se manifestam principalmente em indivíduos do sexo masculino, bem como o fenótipo mais recentemente reconhecido de mutações no gene *MECP2* em meninos, caracterizado por encefalopatia epiléptica de importante gravidade.

O advento das técnicas de sequenciamento de nova geração (NGS) na última década e, particularmente, a utilização crescente de métodos de abrangência genômica como o sequenciamento do exoma desde 2010, revolucionaram o conhecimento científico das bases moleculares da deficiência intelectual, resultando em aumento exponencial de genes reconhecidamente associados a essa condição.[7,12,14,15] Em decorrência desses avanços, no presente, mais de 700 genes já foram identificados, com diferentes padrões de herança, cursando com formas sindrômicas e não sindrômicas de DI.[6]

Na prática clínica, esses avanços resultaram em grande aumento das taxas de diagnóstico etiológico de DI, as quais tendem a aumentar ainda mais à medida que novos genes são reportados.[1,10]

Adicionalmente, evidenciaram que muitos genes previamente associados a formas sindrômicas de deficiência intelectual poderiam também cursar com déficit cognitivo como única manifestação, demonstrando uma clara ampliação do espectro fenotípico.[22] Também confirmaram a significativa sobreposição das bases moleculares dos diversos distúrbios do neurodesenvolvimento, notadamente entre a DI, a epilepsia e os transtornos do espectro autista, fato esse já sugerido clinicamente pela alta frequência com que essas condições são observadas de maneira comórbida.[4,6,15,16]

A aplicação das técnicas de abrangência genômica em grandes coortes de deficiência intelectual validou ainda a hipótese de mutações *de novo* como uma frequente causa de déficit cognitivo moderado a profundo esporádico.[6,15,22] Rauch e colaboradores (2012) estimaram que, após a exclusão de CNVs, até 45 a 55% dos casos de DI grave seriam decorrentes de mutações *de novo*.[22] Como exemplos de condições com padrão de herança autossômico dominante usualmente causadas por eventos mutacionais *de novo*, podemos citar a síndrome de Cornelia de Lange, a síndrome de Kabuki, a síndrome de Coffin-Siris, a síndrome de Rubinstein-Taybi, entre outras.

Por meio da estratégia de mapeamento de regiões em homozigose por SNP-*array*, seguida de estudos de ligação e sequenciamento dos genes em regiões candidatas em famílias consanguíneas, muitos genes responsáveis por formas autossômicas recessivas de deficiência intelectual foram identificados, mesmo antes da era do NGS.[1,4,6,28] No presente, mais de 300 genes responsáveis por condições com padrão autossômico recessivo cursando com DI são conhecidos.[6] Ainda que existam estimativas de que cerca 1.000 genes possam associar-se a formas recessivas de DI e que esses poderiam explicar até 13 a 24% dos casos, múltiplos estudos utilizando NGS em coortes de indivíduos com DI demonstram que em populações com baixas taxas de consanguinidade, condições com esse padrão de herança são apenas raramente responsáveis por casos não sindrômicos e esporádicos de DI.[1,10,15,16,28,29] Inversamente, em populações com altas taxas de endocruzamento, genes responsáveis por fenótipos com herança autossômica recessiva poderiam explicar mais da metade dos casos de DI.[6]

A Tabela 20.3 demonstra alguns exemplos de doenças monogênicas, com diferentes padrões de herança, que apresentam a deficiência intelectual como uma de suas principais manifestações.

Os genes reconhecidamente associados a deficiência intelectual pertencem a distintas categorias funcionais, podendo resultar no fenótipo comum de DI por meio de diferentes vias fisiopatogênicas. Dentre as subclasses funcionais são identificados genes responsáveis por fatores de transcrição, fatores de remodelamento de cromatina, proteínas transmembrana, proteínas associadas a microtúbulos e à actina, entre outros.[5,11,36] Tratam-se de genes implicados em vias metabólicas, na neurogênese, na estrutura e função sináptica, na função pré-sináptica, na organização de densidade e regulação de proteínas pós-sinápticas, na migração neuronal, na dinâmica do citoesqueleto, na sinalização intracelular, na regulação epigenética e na transcrição gênica.[5,11,36]

TABELA 20.3. Alguns exemplos de doenças monogênicas mais frequentes que apresentam a deficiência intelectual como uma de suas principais manifestações

Condição	Gene principal	Outros genes	Anomalias *major*	Anomalias *minor*
Herança autossômica dominante (HAD)				
Síndrome de Cornelia de Lange[25]	NIPBL	SMC1A (HLX), SMC3 (HAD), RAD21 (HAD) e HDAC8 (HLX)	ADNPM/DI, déficit de crescimento somático, distúrbios comportamentais, cardiopatia, malformações de membros superiores, alterações TGU	Hirsutismo, sinofre, cílios longos, nariz pequeno com narinas antevertidas, filtro longo, lábio superior fino, comissuras bucais voltadas para baixo
Síndrome de Coffin-Siris[30]	ARID1B	ARID1A, SMARCE1, SMARCA4, SMARCB1	ADNPM/DI, hipotonia, malformações de SNC, cardiopatia, malformações de TGU, epilepsia	Engrossamento facial, sobrancelhas volumosas, cílios longos, ponte e ponta nasal alargadas, boca grande com lábios volumosos, hipoplasia ungueal
Síndrome de Rubinstein-Taybi[31]	CREBBP	EP300	ADNPM/DI, distúrbios comportamentais, baixa estatura, cardiopatia, alterações TGU, alterações oftalmológicas	Fendas palpebrais oblíquas para baixo, ponte nasal convexa, columela proeminente, polegares e háluces alargados
Síndrome de Kabuki[7]	KMT2D	KDM6A (HLX)	ADNPM/DI, cardiopatia, hipoacusia, alterações esqueléticas, baixa estatura, alterações TGU, anomalias palatais	Fendas palpebrais alongadas, eversão de terço lateral de pálpebras inferiores, sobrancelhas arqueadas, orelhas grandes e dismórficas, *pads* digitais
Síndrome de Bannayan-Riley-Ruvalcaba[13]	PTEN		ADNPM/DI, autismo, polipose intestinal, lipomatose, risco aumentado para neoplasias	Macrocefalia, alta estatura, manchas pigmentadas em glande peniana, hiperextensibilidade
Síndrome de Sotos[32]	NSD1	NFIX	ADNPM/DI, hipotonia, cardiopatia, distúrbios comportamentais, alterações de trato urinário, escoliose	Macrocefalia, macrossomia, face alongada, dolicocefalia, frontal amplo e proeminente, implantação alta de cabelos em fronte, fendas palpebrais oblíquas para baixo, queixo proeminente, hiperextensibilidade
Herança autossômica recessiva (HAR)				
Síndrome de Cohen[3]	VPS13B		ADNPM/DI, hipotonia, dificuldades alimentares precoces com posterior desenvolvimento de obesidade truncal, microcefalia, retinopatia, neutropenia, baixa estatura	Implantação baixa de cabelos em fronte, fendas palpebrais em formato de onda, sobrancelhas e cílios volumosos, raiz nasal proeminente, filtro curto e incisivos superiores centrais proeminentes

Continua

TABELA 20.3. Alguns exemplos de doenças monogênicas mais frequentes que apresentam a deficiência intelectual como uma de suas principais manifestações (continuação)

Condição	Gene principal	Outros genes	Anomalias *major*	Anomalias *minor*
Herança autossômica recessiva (HAR)				
Síndrome de Smith-Lemli-Opitz[33]	DHCR7		ADNPM/deficiência intelectual, hipotonia intensa, déficit de crescimento somático, microcefalia, cardiopatia, fenda palatal, anomalias genitais e renais, polidactilia, alterações oftalmológicas	Estreitamento do diâmetro bitemporal, ptose palpebral, epicanto, nariz pequeno com narinas antevertidas, retrognatia, sindatilia nos 2°/3° artelhos
Herança ligada ao X (HLX)				
Síndrome de Rett/ encefalopatia neonatal grave[13,25]	MECP2	CDKL5 (HLX) e FOXG1 (HAD)	Em meninas – DNPM inicial adequado com involução em torno dos 6-18 meses, perda dos movimentos propositados das mãos, epilepsia, microcefalia, tremores, ataxia, alterações respiratórias. Em meninos – encefalopatia neonatal grave, psicose, parkinsonismo, macro-orquidia	Estereotipias principalmente de linha média – movimentos em lavagem das mãos
Alfatalassemia/ deficiência intelectual ligada ao X[34]	ATRX		ADNPM/DI, hipotonia, anemia leve a moderada decorrente de alfatalassemia, microcefalia, anomalias genitais, baixa estatura, alterações esqueléticas	Engrosseiramento facial, telecanto, epiblefaria, nariz pequeno e triangular, lábio superior em tenda, lábio inferior volumoso e evertido, dentes espaçados
Síndrome de Coffin-Lowry[35]	RPS6KA3		ADNPM/DI, cardiopatia, *drop-attacks*, alterações esqueléticas, escoliose progressiva, microcefalia, baixa estatura	Cristas supraorbitárias proeminentes, sobrancelhas volumosas, hipertelorismo, fendas palpebrais oblíquas para baixo, raíz nasal deprimida, nariz pequeno, boca grande com lábios volumosos e eversão de lábio inferior, mãos carnudas e aveludadas com dedos fusiformes

ADNPM: atraso do desenvolvimento neuropsicomotor; DNPM: desenvolvimento neuropsicomotor; DI: deficiência intelectual; TGU: trato genitourinário.

Imprinting *genômico*

Imprinting genômico refere-se à expressão alelo-específica materna ou paterna de determinado gene.[1,5] É regulada por meio de modificações epigenéticas como metilação e acetilação por histonas.[5] Alterações nesse mecanismo ou que interfiram com ele podem levar a doenças genéticas decorrentes de defeitos no *imprinting*.[5]

Alguns exemplos de condições que podem ser causadas por erros nesse mecanismo são as síndromes de Prader-Willi e Angelman, decorrentes da ausência de expressão paterna do gene *SNRPN* e materna do gene *UBE3A*, respectivamente; as síndromes de Beckwith-Wiedemman e Russel-Silver decorrentes de hiper e hipometilação, respectivamente, de genes localizados na região 11p15.5 do cromossomo 11; e as síndromes de Temple e Kagami-Ogata, causadas respectivamente por dissomia uniparental materna e paterna do cromosso 14.

Avaliação do indivíduo com DI

Uma vez estabelecido o diagnóstico da deficiência intelectual, é de suma importância tentar-se definir sua etiologia.

A deficiência intelectual de origem genética é classificada como sindrômica, quando associada a outras alterações fenotípicas e/ou malformações, sendo essa forma responsável por apenas cerca de 15% dos casos.[11,15,36] No entanto, de forma mais frequente, ocorre como única manifestação, sendo portanto não sindrômica.[5,11] Entretanto, à medida que as novas tecnologias permitiram maior compreensão das bases moleculares da DI de origem genética, esses limites têm se tornado cada vez mais tênues.[5,22]

O primeiro passo na avaliação do indivíduo com DI é a realização de avaliação clínica completa e minuciosa. A anamnese deve ser detalhada e abrangente, incluindo dados sobre os históricos pré-natal e perinatal, interrogatório sobre os diferentes sistemas, aspectos comportamentais, bem como informações sobre os antecedentes familiares, com construção de heredograma com, no mínimo três gerações.[2,8,21] Deve-se atentar particularmente para antecedentes de atraso do desenvolvimento/deficiência intelectual, malformações e recorrência de abortamentos e/ou óbitos fetais.[21] Em parte dos casos a própria história familiar já pode indicar um provável padrão de herança, contribuindo para a formulação de uma hipótese diagnóstica.

O exame físico deve englobar, além do exame geral, exame neurológico preferencialmente realizado por médico neuropediatra/neurologista, e avaliação dismorfológica realizada por médico geneticista ou profissional capacitado para tal.[2,8,21] Diversos estudos já demonstraram a grande contribuição do exame dismorfológico na investigação etiológica da DI, particularmente nos casos de DI sindrômica, auxiliando no direcionamento de exames complementares e testes laboratoriais em mais de 60% dos casos ou mesmo já sugerindo um padrão sindrômico reconhecível.[2,8,21]

Dessa forma, a avaliação clínica compreendendo anamnese detalhada, exame neurológico e dismorfológico pode evitar a realização de procedimentos invasivos ou exames de custo elevado desnecessários.

Exames complementares de imagem e séricos devem ser indicados de acordo com a necessidade observada durante a avaliação clínico-dismorfológica. É importante pontuar, no entanto, que a presença de três ou mais anomalias menores (anomalias *minor*), associa-se a risco notadamente aumentado de presença de anomalias maiores (anomalias *major*) que, nessas circunstâncias, devem ser investigadas mesmo na ausência de sintomas indicativos.

Do mesmo modo, a importância de estudos de neuroimagem no contexto da investigação etiológica da DI foi extensivamente avaliada. Ainda assim, as indicações são controversas e enquanto alguns pesquisadores defendem a realização de neuroimagem para todos os pacientes com DI, muitos preconizam sua indicação baseada na avaliação clínica.[2,21] A taxa de detecção de alterações de sistema nervoso central à neuroimagem reportada é muito variável em função do critério de seleção dos pacientes, sendo significativamente maior quando realizada mediante direcionamento clínico.[2,21] Shevell e colaboradores, em 2003, reportaram detecção de anormalidades em 13,9% dos indivíduos com DI quando da realização de exames de neuroimagem como triagem, enquanto sua realização mediante indicação clínica elevou essa porcentagem para 41,2%.[37] Independentemente, a neuroimagem resultou em uma definição etiológica para a DI em apenas 0,9 a 3,9% em estudos realizados.[2,21] Considerando a baixa taxa diagnóstica e as dificuldades da realização de estudos de neuroimagem em crianças e em indivíduos com déficits cognitivos, recomenda-se avaliar dentro do contexto clínico, a indicação dos exames de neuroimagem, tendo esta maior relevância em indivíduos com microcefalia, convulsões, regressão neurológica ou sinais localizatórios.[2,8,21]

Investigação laboratorial

Em indivíduos nos quais a anamnese completa e o exame físico-dismorfológico detalhado já demonstram um padrão sindrômico reconhecível, a investigação laboratorial deve ser orientada pela hipótese diagnóstica formulada.

Em situações em que a avaliação clínica não é capaz de apontar um quadro específico ou quando o profissional encontra-se diante de indivíduo com deficiência intelectual não sindrômica, exames mais abrangentes são preferencialmente indicados.

A Figura 20.1, ao final do capítulo, mostra o fluxograma de avaliação sugerido para o indivíduo com atraso global do desenvolvimento e/ou deficiência intelectual.

Cariótipo com bandas G

O estudo citogenético tradicional permite a identificação de alterações envolvendo no mínimo cinco a dez milhões de pares de bases (5 a 10 Mb), dependendo da região cromossômica envolvida.[4,13]

Até o ano de 2010, o cariótipo com bandas G era globalmente realizado como exame inicial em indivíduos com atraso global do desenvolvimento/deficiência intelectual de etiologia indefinida.[13] No ano em questão, o consórcio ISCA (International Standard Cytogenetic Array) emite recomendação para realização do cariótipo apenas em indivíduos com síndrome reconhecível sabidamente detectável ao cariótipo convencional, histórico familial de rearranjo cromossômico, infertilidade ou abortamento habitual e indicando o CGH-*array* como primeira linha diagnóstica para a deficiência intelectual de etiologia não esclarecida.[13,16] Desde então, em grande parte dos países desenvolvidos o *microarray* cromossômico tem substituído o estudo citogenético convencional na investigação da DI.[13] No entanto, em países em desenvolvimento e particularmente no Brasil, onde o cariótipo com bandas G é exame de custo significativamente menor e acessibilidade maior em relação às técnicas de diagnóstico molecular, este ainda permanece um exame com boa relação custo-efetividade.

Adicionalmente, o cariótipo é capaz de identificar rearranjos cromossômicos, como translocações, inserções e inversões, verdadeiramente balanceados, não detectáveis às técnicas de *array* cromossômico, bem como baixos graus de mosaicismo.[13] Rauch e

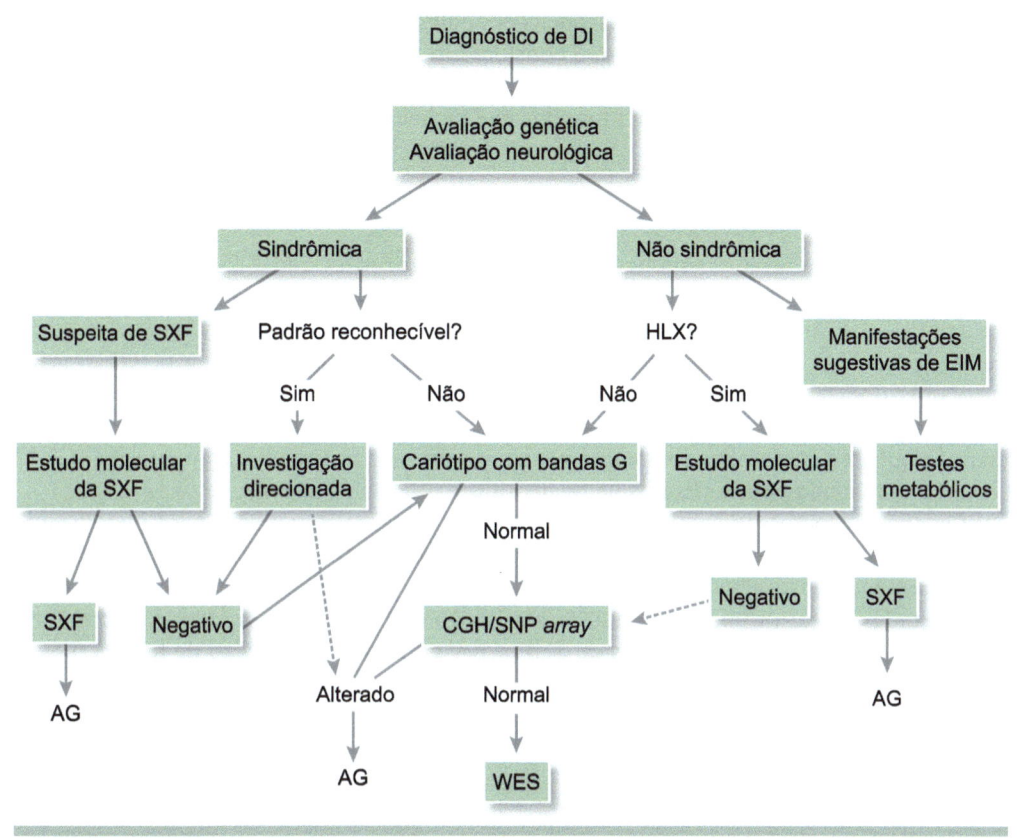

FIGURA 20.1. Fluxograma sugerido para investigação etiológica do indivíduo com deficiência intelectual, na prática clínica.

colaboradores, em 2006, demonstraram alta frequência de rearranjos cromossômicos balanceados resultando em DI em decorrência de disrupção gênica nos pontos de quebra, reforçando a importância que o cariótipo ainda hoje tem na investigação da DI.[3,13]

Dessa forma, a realização do cariótipo com bandas G é recomendada para todos os indivíduos com DI de etiologia indefinida, associada ou não a outras alterações fenotípicas, bem como para aqueles nos quais um padrão sindrômico reconhecível é sabidamente identificável à citogenética convencional.

FISH/MLPA

Atualmente o FISH é técnica praticamente reservada àquelas circunstâncias nas quais clinicamente se suspeita de uma síndrome de microdeleção/microduplicação específica. No Brasil, onde o FISH vem se tornando cada vez mais restrito a alguns poucos laboratórios diagnósticos, o MLPA é, no presente, a técnica mais amplamente aplicada para essa finalidade.

No entanto, para fins de aconselhamento reprodutivo, em situações em que o probando foi diagnosticado com CNV com possibilidade de ter sido herdado de rearranjo balanceado em um de seus genitores, a técnica de FISH não pode ser substituída pelo MLPA, uma vez que esta última não detecta alterações balanceadas.

Em adição à identificação de microdeleções e microduplicações em regiões cromossômicas de interesse, o MLPA também é considerado a técnica padrão-ouro para detecção de CNVs intragênicos, os quais são importante mecanismo patogênico em algumas doenças monogênicas como a distrofia muscular de Duchenne/Becker e a lipofuscinose ceroide neuronal 3.[38]

Microarray cromossômico (CGH-array/SNP-array)

Deleções e duplicações submicroscópicas, isto é, menores que 3-5 Mb, não são passíveis de detecção pela citogenética convencional.[9,13] Nas últimas duas décadas, a utilização de arrays de abrangência genômica permitiu a identificação de um grande número de ganhos e perdas de segmentos cromossômicos os quais antes escapavam à detecção à microscopia óptica.[1,4,13] Dependendo da resolução da plataforma utilizada, os microarrays cromossômicos atuais podem detectar CNVs envolvendo apenas um éxon.[1,9,11,13] Os tipos mais frequentemente utilizados de array são a hibridização genômica comparativa (CGH-array) e o array de polimorfismos de nucleotídeos únicos (SNP-array).

Os arrays cromossômicos são também uma importante ferramenta para identificação de desbalanços crípticos em indivíduos com alterações aparentemente balanceadas, bem como para melhor caracterização de anomalias cromossômicas desbalanceadas previamente detectadas ao cariótipo, auxiliando na realização da correlação genótipo-fenótipo.[9,13]

Adicionalmente, as plataformas de SNP-array permitem a detecção de longas regiões em homozigose, as quais podem sugerir consanguinidade parental desconhecida e possibilidade de doença com padrão de herança autossômico recessivo ou, ainda, representar dissomia uniparental (UPD), mecanismo este com relevância clínica quando envolvendo regiões que sofrem *imprinting*.[9,13]

Por se tratar de técnica com alta resolução e de grande abrangência, CNVs de significado clínico incerto (VUS) são detectados de maneira relativamente frequente, situação que pode mostrar-se um grande desafio para o diagnóstico e aconselhamento.[13] De forma geral, CNVs de grande extensão, em regiões sobrepostas a síndromes de microdeleção/microduplicação conhecidas, englobando regiões ricas em conteúdo gênico ou genes com associação fenotípica previamente estabelecida, herdados de um genitor similarmente afetado ou que apresentem expansão dos limites de um CNV herdado de genitor assintomático, têm maior probabilidade de serem patogênicos.[9,13] Ainda, a análise dos genitores para o CNV em questão, como forma de determinar sua ocorrência como um evento *de novo* pode em algumas circunstâncias contribuir para sua interpretação e é recomendada em casos selecionados.[9,13] No entanto, esses resultados devem ser interpretados com cautela uma vez que muitos CNVs reconhecidamente apresentam expressividade variável, penetrância incompleta ou mesmo efeito do genitor de origem.[9,13] De maneira mais recente, uma teoria de "dois eventos" (*two hits*) foi proposta para explicar CNVs cursando com fenótipo ainda que herdados de genitor assintomático.[4,9,13] Nesse modelo, o CNV herdado atuaria como um fator de suscetibilidade, ao passo que um segundo evento, o qual poderia ser um segundo CNV, mutação em um gene específico ou mesmo um insulto ambiental seria necessário para desencadear a expressão fenotípica.[4,9,13] Adicionalmente, um CNV herdado de genitor hígido pode cursar com quadro clínico quando da presença de mutação no outro alelo, desmascarando uma doença com herança autossômica recessiva.

O estudo por *microarray* cromossômico é indicado para todos os casos de deficiência intelectual de etiologia não esclarecida, associada ou não a dismorfismos e/ou malformações, sendo inclusive utilizado, em muitos países do mundo, como o exame de primeira linha diagnóstica.[9,11,13]

Estudo molecular para a síndrome do X frágil

A técnica mais amplamente utilizada para o diagnóstico da síndrome do X frágil é o PCR, porém o PCR-FMR1 específico tradicional é capaz de amplificar repetições na faixa normal e no início da faixa de pré-mutação, falhando em amplificar expansões maiores. O *Southern blot*, por sua vez, detecta todos os alelos normais, pré-mutados e na faixa de mutação completa, mas não estima o número de repetições com boa acurácia. Assim, a combinação dessas duas técnicas é considerada o padrão-ouro para o diagnóstico.[39]

Mais recentemente, análises baseadas em técnicas de PCR modificadas (*triplet repeat primed PCR* ou TP-PCR) capazes de detectar todo o espectro de alelos normais, pré-mutados e mutações completas com número de repetições até cerca de 1.000, resultaram em redução da necessidade do *Southern blot*, sendo este último atualmente restrito a algumas raras circunstâncias nas quais o TP-PCR possa deixar dúvida diagnóstica.[39] O TP-PCR possui ainda a vantagem de mapear as interrupções AGG presentes entre as repetições CGG, que têm importante papel na estabilidade do número de repetições durante a meiose materna, sendo particularmente relevantes em portadoras de pré-mutações.[39]

A análise citogenética do sítio frágil no braço longo do cromossomo X, anteriormente utilizada como forma indireta de diagnóstico, foi abandonada desde o advento das técnicas moleculares e sua utilização não é recomendada uma vez que apresenta número significativo de resultados falso-positivos e, ocasionalmente, também falso-negativos.[2]

A pesquisa da síndrome do X frágil por técnicas moleculares está indicada como exame inicial sempre que houver suspeita clínica dessa condição ou em casos de deficiência intelectual com claro padrão de herança ligada ao X, desde que não associada a malformações relevantes. Adicionalmente, uma vez que indivíduos com SXF podem não apresentar o fenótipo característico dessa condição, é também recomendada como parte da investigação diagnóstica para todos os indivíduos com deficiência intelectual de etiologia indefinida, principalmente do sexo masculino, quando não associada a anomalias congênitas maiores.[8,11,13,21]

Investigação metabólica

Considerando a reduzida prevalência de doenças metabólicas em indivíduos com deficiência intelectual não associada a outras manifestações, a realização de exames mais específicos direcionados ao diagnóstico de erros inatos do metabolismo é preferencialmente indicada em casos nos quais a anamnese, o exame físico ou alterações laboratoriais sejam sugestivas desse grupo de condições.[2,8,21] Deve ainda ser considerada na presença de consanguinidade entre os genitores, bem como em grupos populacionais específicos nos quais há prevalência aumentada de certos distúrbios metabólicos.[2,8,21]

Sequenciamento completo do exoma (WES)

Na última década, avanços em tecnologia de sequenciamento de nova geração (NGS) permitiram uma grande redução do tempo e custo necessários para o sequenciamento de todo o genoma humano, alterando de forma significativa a abordagem na identificação das bases etiológicas em condições genéticas de causa antes desconhecida.[1,13,15,17,40] Adicionalmente, permitiram a identificação de um número crescente de genes associados a deficiência intelectual.[6,15] Uma aplicação dessa técnica, o sequenciamento do exoma (WES), consiste no sequenciamento direcionado das sequências genômicas responsáveis por codificar proteínas (éxons).[40]

As regiões exônicas representam menos de 2% de todo o genoma humano; contudo, mutações nessas regiões representam 85 a 90% das variantes patogênicas responsáveis por condições genéticas com padrão mendeliano cuja causa é conhecida, tornando o WES uma técnica com excelente custo-efetividade, tanto em pesquisa quanto para fins diagnósticos.[13,16,17,40]

O sequenciamento do exoma oferece a possibilidade de uma definição etiológica em pacientes nos quais outras técnicas, como o cariótipo e o *array* cromossômico, não identificaram alterações. É particularmente eficaz para pacientes com apresentação atípica de uma determinada condição, genes e/ou síndromes de descrição muito recente ou para condições que apresentam grande heterogeneidade genética e/ou fenotípica, como é o caso da deficiência intelectual.[12,16,17,40]

Em um contexto de pesquisa, visando a identificação de novos genes responsáveis por fenótipos neurocognitivos, diferentes abordagens são utilizadas em função da apresentação clínica e do padrão de herança presumido. Para as formas sindrômicas de deficiência intelectual de ocorrência esporádica, o agrupamento de pacientes com fenótipo semelhante e a procura por variantes raras e potencialmente deletérias que estejam presentes em todos ou quase todos, já levou à identificação das bases moleculares de mais de uma dezena de condições genéticas de etiologia até então indefinida.[7,15,17] Já para as formas não sindrômicas de deficiência intelectual, clinicamente indistinguíveis, o padrão de herança será o fator determinante da forma de abordagem; contudo, todas se baseiam no princípio do sequenciamento de trio (do propósito e seus genitores), objetivando a identificação de mutações de ponto raras, com efeito potencialmente deletério, que tenham ocorrido como evento mutacional *de novo*.[7,10,15,16,22,28] De maneira distinta, quando existe consanguinidade parental, supõe-se que os genitores sejam portadores de uma variante deletéria em heterozigose, originada de um ancestral em comum, que esteja presente em autozigose (homozigose idêntica por descendência) no paciente.[7,10,22,28]

Para fins diagnósticos, entretanto, o sequenciamento de trio muitas vezes não é necessário, uma vez que, nesse caso, as variantes deletérias encontradas só podem ser atribuídas ao quadro clínico caso ocorram em genes já estabelecidos como associados ao fenótipo em questão e, preferencialmente, se previamente descritas como patogênicas. Nesse contexto, entretanto, quando da identificação de variante rara e com potencial repercussão sobre a proteína codificada em gene previamente associado a distúrbio do neurodesenvolvimento, a investigação parental direcionada pode muitas vezes auxiliar em sua interpretação e eventual reclassificação.

Adicionalmente, progressos nas tecnologias de NGS e algoritmos de bioinformática resultaram na possibilidade de realização da análise de variações do número de cópias (CNVs) por meio dessa técnica, com consequente elevação da taxa diagnóstica obtida utilizando-se o WES.[1,16] Contudo, até o presente, estudos controlados que demonstrassem a sensibilidade e consistência do WES para detecção desse tipo de alteração não foram realizados e, ainda, apenas um número restrito de laboratórios que oferecem essa técnica para fins diagnósticos realiza essa análise complementar.[1,16]

Métodos de abrangência genômica como o WES têm a vantagem adicional de permitir reanálise futura dos dados obtidos, à luz dos conhecimentos científicos incorporados ao longo de determinado período, à medida que as bases moleculares da DI vêm sendo gradualmente elucidadas e novos genes são identificados.[1,7] Cabe pontuar que a ampliação cada vez mais rápida desse conhecimento é possível, em grande parte, pela criação de iniciativas colaborativas que resultam na troca de informações em escala global, permitem o reconhecimento de padrões sindrômicos particulares e evidenciam a recorrência de genes específicos apresentando mutações *de novo* em indivíduos com fenótipos neurocognitivos.[1,7,15,16]

Na prática clínica, o sequenciamento completo do exoma é sugerido para todos os indivíduos com deficiência intelectual não-sindrômica cujas outras técnicas como o cariótipo, o *array* cromossômico e testes moleculares para a síndrome do X frágil não resultaram em conclusão etiológica, bem como para aqueles com deficiência intelectual sindrômica em que, após avaliação genética, neurológica e exames complementares, não foi possível formulação de hipótese diagnóstica capaz de direcionar investigação etiológica específica. Independente do contexto clínico, é de suma importância, no entanto, que qualquer teste de grande abrangência, como é o caso do WES, seja acompanhado de aconselhamento pré-teste e pós-teste realizado por profissional com capacitação para tal, como o médico geneticista.

Sequenciamento completo do genoma (WGS)

O sequenciamento completo do genoma (WGS) é a técnica mais abrangente e completa disponível.[1,16] É, no presente, praticamente restrita ao campo da pesquisa, uma vez que o conhecimento acerca de variações em regiões não codificantes do genoma é, ainda, extremamente limitado, bem como pela escassa disponibilidade de ferramentas que auxiliem em sua interpretação.[1,6,16] O WGS apresenta algumas vantagens em relação ao WES: por não depender da captura de regiões-alvo e nem de sua amplificação, resulta em cobertura mais homogênea do sequenciamento ao longo do genoma. Além disso, possibilita a detecção de anomalias estruturais com ou sem variações no número de cópias e determinação precisa de seus pontos de quebra, mesmo que ocorram em regiões não codificantes do genoma, assim como de indels grandes que escapam à detecção pelas técnicas atualmente utilizadas no WES.[6,7,16] No presente, talvez o principal fator limitante para utilização do WGS para fins diagnósticos seja seu custo ainda elevado quando comparado ao WES.[16] Tendo em vista a grande limitação na possibilidade de interpretação de variantes em regiões não codificantes e a estimativa de que menos de 5% das mutações associadas a fenótipos estejam localizadas nessas regiões, o WES ainda permanece exame com melhor relação custo-efetividade em indivíduos com deficiência intelectual na prática clínica.[6,16]

Perspectivas terapêuticas

No presente, não há um tratamento específico para a maioria das condições genéticas que apresentam a deficiência intelectual como uma de suas principais manifestações. Ainda assim, e como previamente mencionado no início deste capítulo, o diagnóstico etiológico pode ter impacto significativo no manejo desses indivíduos, tendo inclusive repercussões em sua expectativa de vida.[6,16]

Estudos estimam que indivíduos com DI têm expectativa de vida em média 15 anos abaixo da população geral.[16,25] Esse número, entretanto, teve gradual aumento ao longo das décadas – de 19 anos em 1930 para 66 anos em 1990 – se aproximando muito mais da expectativa da população geral, principalmente em anos mais recentes.[16,25] Esse aumento é, em grande parte, atribuído aos avanços da medicina, às melhorias no sistema de saúde, à melhora nutricional, bem como à redução da institucionalização e integração social desses indivíduos; contudo o desenvolvimento do conhecimento a respeito das bases moleculares da DI também tem seu papel.[16,25]

Para um número reduzido de condições, como alguns erros metabólicos, tratamentos dietéticos específicos ou terapias de reposição enzimática podem evitar a instalação da deficiência intelectual e de outras complicações, mudando significativamente o prognóstico.[6]

Para condições em que atualmente não há um tratamento específico, a evolução do conhecimento científico trouxe novas perspectivas de intervenção terapêutica.[1,6] Uma vez que a DI é condição com grande heterogeneidade genética, dificultando intervenções voltadas para genes individuais, essas terapias teriam como alvo vias específicas nas quais os mecanismos envolvidos no desenvolvimento do déficit cognitivo convergem, objetivando uma melhora dos aspectos cognitivos, motores e do funcionamento social nesses pacientes.[1,6] Estudos em modelos animais e ensaios clínicos realizados ilustram o potencial dessas abordagens, como demonstrado pela administração de antagonistas de receptores metabotrópicos glutamaérgicos e agonistas de ácido gama-aminobutírico (GABA) em modelos animais da síndrome do X frágil, resultando em melhora de vários aspectos associados a essa condição.[1,6] Ensaios clínicos já em andamento sugerem que intervenções farmacológicas semelhantes são eficazes em seres humanos, levando a melhora comportamental e cognitiva em crianças com SXF. De forma similar, a administração crônica de baixas doses de antagonistas de receptores GABAérgicos em modelos murinos de duplicação do *MECP2* leva à melhora da coordenação motora, dos déficits na plasticidade sináptica e das dificuldades em memória episódica destes animais.[6]

Esses resultados ilustram a importância e o grande impacto da elucidação dos diferentes mecanismos e vias comuns associados à deficiência intelectual para o futuro desenvolvimento de novas terapias.

REFERÊNCIAS BIBLIOGRÁFICAS

1. Willemsen MH, Kleefstra T. Making headway with genetic diagnostics of intellectual disabilities. Clin Genet. 2014 fev; 85(2):101-10.
2. van Karnebeek CD, Jansweijer MC, Leenders AG, Offringa M, Hennekam RC. Diagnostic investigations in individuals with mental retardation: a systematic literature review of their usefulness. Eur J Hum Genet. 2005 jan; 13(1):6-25.
3. Rauch A, Hoyer J, Guth S, Zweier C, Kraus C, Becker C, et al. Diagnostic yield of various genetic approaches in patients with unexplained developmental delay or mental retardation. Am J Med Genet A. 2006 out; 140(19):2063-74.
4. Ellison JW, Rosenfeld JA, Shaffer LG. Genetic basis of intellectual disability. Annu Rev Med. 2013; 64:441-50.
5. Chelly J, Khelfaoui M, Francis F, Chérif B, Bienvenu T. Genetics and pathophysiology of mental retardation. Eur J Hum Genet. 2006 jun; 14(6):701-13.
6. Vissers LE, Gilissen C, Veltman JA. Genetic studies in intellectual disability and related disorders. Nat Rev Genet. 2016 jan; 17(1):9-18.
7. Topper S, Ober C, Das S. Exome sequencing and the genetics of intellectual disability. Clin Genet. 2011 ago; 80(2):117-26.
8. Battaglia A, Carey JC. Diagnostic evaluation of developmental delay/mental retardation: An overview. Am J Med Genet C Semin Med Genet. 2003 fev; 117C(1):3-14.
9. Battaglia A, Doccini V, Bernardini L, Novelli A, Loddo S, Capalbo A, et al. Confirmation of chromosomal *microarray* as a first-tier clinical diagnostic test for individuals with developmental delay, intellectual disability, autism spectrum disorders and dysmorphic features. Eur J Paediatr Neurol. 2013 nov; 17(6):589-99.
10. de Ligt J, Willemsen MH, van Bon BW, Kleefstra T, Yntema HG, Kroes T, et al. Diagnostic exome sequencing in persons with severe intellectual disability. N Engl J Med. 2012 nov; 367(20):1921-9.
11. Miclea D, Peca L, Cuzmici Z, Pop IV. Genetic testing in patients with global developmental delay/intellectual disabilities. A review. Clujul Med. 2015; 88(3):288-92.
12. Thevenon J, Duffourd Y, Masurel-Paulet A, Lefebvre M, Feillet F, El Chehadeh-Djebbar S, et al. Diagnostic odyssey in severe neurodevelopmental disorders: toward clinical whole-exome sequencing as a first-line diagnostic test. Clin Genet. 2016 jun; 89(6):700-7.

13. Flore LA, Milunsky JM. Updates in the genetic evaluation of the child with global developmental delay or intellectual disability. Semin Pediatr Neurol. 2012 dez; 19(4):173-80.
14. Athanasakis E, Licastro D, Faletra F, Fabretto A, Dipresa S, Vozzi D, et al. Next generation sequencing in nonsyndromic intellectual disability: from a negative molecular karyotype to a possible causative mutation detection. Am J Med Genet A. 2014 jan; 164A(1):170-6.
15. Carvill GL, Mefford HC. Next-Generation Sequencing in Intellectual Disability. J Pediatr Genet. 2015 set; 4(3):128-35.
16. Harripaul R, Noor A, Ayub M, Vincent JB. The Use of Next-Generation Sequencing for Research and Diagnostics for Intellectual Disability. Cold Spring Harb Perspect Med. 2017 mar; 7(3):a026864.
17. Majewski J, Schwartzentruber J, Lalonde E, Montpetit A, Jabado N. What can exome sequencing do for you? J Med Genet. 2011 set; 48(9):580-9.
18. Intellectual Disabilities. Diagnostic and Statistical Manual of Mental Disorders. 5 ed. American Psychiatric Association. 2013; p. 33-41.
19. WHO. F70-F79 Mental Retardation. The ICD-10 Classification of Mental and Behavioural Disorders: Clinical Descriptions and Diagnostic Guidelines. World Health Organization. 2009; p. 174-80.
20. Schalock RL, Borthwick-Duffy SA, Bradley VJ, et al. Intellectual Disability: Definition, Classification, and Systems of Supports. American Association on Intellectual and Developmental Disabilities; 2012.
21. Moeschler JB, Shevell M; American Academy of Pediatrics Committee on Genetics. Clinical genetic evaluation of the child with mental retardation or developmental delays. Pediatrics. 2006 jun; 117(6): 2304-16.
22. Rauch A, Wieczorek D, Graf E, Wieland T, Endele S, Schwarzmayr T, et al. Range of genetic mutations associated with severe non-syndromic sporadic intellectual disability: an exome sequencing study. Lancet. 2012 nov 10; 380(9854):1674-82.
23. Gersen SL, Keagle MB. Part III Clinical Cytogenetics. The Principles of Clinical Cytogenetics. Springer. 2013; p. 113-86.
24. Battaglia A, Carey JC, South ST. Wolf-Hirschhorn Syndrome. In: Pagon RA, Adam MP, Ardinger HH, et al. (eds.). GeneReviews® [Internet]. Seattle, WA: University of Washington; 1993-2017. Disponível em: https://www.ncbi.nlm.nih.gov/books/NBK1183/. Acessado em: ago 2017.
25. Coppus AM. People with intellectual disability: what do we know about adulthood and life expectancy? Dev Disabil Res Rev. 2013; 18(1):6-16.
26. Monteiro FP, Vieira TP, Sgardioli IC, Molck MC, Damiano AP, Souza J, et al. Defining new guidelines for screening the 22q11.2 deletion based on a clinical and dysmorphologic evaluation of 194 individuals and review of the literature. Eur J Pediatr. 2013 jul; 172(7):927-45.
27. Saul RA, Tarleton JC. FMR1-Related Disorders. 1998 jun 16 [Updated 2012 abr 26]. In: Pagon RA, Adam MP, Ardinger HH, et al. (eds.). GeneReviews® [Internet]. Seattle (WA): University of Washington, Seattle; 1993-2017. Disponível em: https://www.ncbi.nlm.nih.gov/books/NBK1384/. Acessado em: ago 2017.
28. Schuurs-Hoeijmakers JH, Vulto-van Silfhout AT, Vissers LE, van de Vondervoort II, van Bon BW, de Ligt J, et al. Identification of pathogenic gene variants in small families with intellectually disabled siblings by exome sequencing. J Med Genet. 2013 dez; 50(12):802-11.
29. Musante L, Ropers HH. Genetics of recessive cognitive disorders. Trends Genet. 2014 jan; 30(1):32-9.
30. Schrier VS, Santen G, Wieczorek D, et al. Coffin-Siris Syndrome. 2013 abr 4 [Updated 2016 mai 12]. In: Pagon RA, Adam MP, Ardinger HH, et al. (eds.). GeneReviews® [Internet]. Seattle (WA): University of Washington, Seattle; 1993-2017. Disponível em: https://www.ncbi.nlm.nih.gov/books/NBK131811/. Acessado em: ago 2017.
31. Stevens CA. Rubinstein-Taybi Syndrome. 2002 ago 30 [Updated 2014 ago 7]. In: Pagon RA, Adam MP, Ardinger HH, et al. (eds). GeneReviews® [Internet]. Seattle (WA): University of Washington, Seattle; 1993-2017. Disponível em: https://www.ncbi.nlm.nih.gov/books/NBK1526/. Acessado em: ago 2017.
32. Tatton-Brown K, Cole TRP, Rahman N. Sotos Syndrome. 2004 dez 17 [Updated 2015 nov 19]. In: Pagon RA, Adam MP, Ardinger HH, et al. (eds). GeneReviews® [Internet]. Seattle (WA): University of Washington, Seattle; 1993-2017.Disponível em: https://www.ncbi.nlm.nih.gov/books/NBK1479/. Acessado em: ago 2017.
33. Nowaczyk MJM. Smith-Lemli-Opitz Syndrome. 1998 nov 13 [Updated 2013 jun 20]. In: Pagon RA, Adam MP, Ardinger HH, et al. (eds). GeneReviews® [Internet]. Seattle (WA): University of Washington, Seattle; 1993-2017.Disponível em: https://www.ncbi.nlm.nih.gov/books/NBK1143/. Acessado em: ago 2017.
34. Stevenson RE. Alpha-Thalassemia X-Linked Intellectual Disability Syndrome. 2000 jun 19 [Updated 2014 nov 6]. In: Pagon RA, Adam MP, Ardinger HH, et al. (eds). GeneReviews® [Internet]. Seattle (WA): University of Washington, Seattle; 1993-2017. Disponível em: https://www.ncbi.nlm.nih.gov/books/NBK1449/. Acessado em: ago 2017.

35. Rogers RC, Abidi FE. Coffin-Lowry Syndrome. 2002 Jul 16 [Updated 2014 mar 27]. In: Pagon RA, Adam MP, Ardinger HH, et al. (eds). GeneReviews® [Internet]. Seattle (WA): University of Washington, Seattle; 1993-2017.Disponível em: https://www.ncbi.nlm.nih.gov/books/NBK1346/. Acessado em: ago 2017.
36. Mehregan H, Najmabadi H, Kahrizi K. Genetic Studies in Intellectual Disability and Behavioral Impairment. Arch Iran Med. 2016 mai; 19(5):363-75.
37. Shevell M, Ashwal S, Donley D, Flint J, Gingold M, Hirtz D, et al. Practice parameter: evaluation of the child with global developmental delay: report of the Quality Standards Subcommittee of the American Academy of Neurology and The Practice Committee of the Child Neurology Society. Neurology. 2003 fev; 60(3):367-80.
38. Stuppia L, Antonucci I, Palka G, Gatta V. Use of the MLPA assay in the molecular diagnosis of gene copy number alterations in human genetic diseases. Int J Mol Sci. 2012; 13(3):3245-76.
39. Rajan-Babu IS, Chong SS. Molecular Correlates and Recent Advancements in the Diagnosis and Screening of FMR1-Related Disorders. Genes (Basel). 2016 out; 7(10):E87.
40. Ku CS, Cooper DN, Polychronakos C, Naidoo N, Wu M, Soong R. Exome sequencing: dual role as a discovery and diagnostic tool. Ann Neurol. 2012 jan; 71(1):5-14.

Autismo 21

Maria Rita Passos-Bueno
Danielle de Paula Moreira
Angela May Suzuki

Aspectos clínicos e epidemiológicos

Autismo, ou transtorno do espectro do autismo (TEA), constitui um grupo complexo de doenças neuropsiquiátricas, definido por déficit no uso da comunicação, na socialização e padrão de comportamento restrito repetitivo e estereotipado. Na versão mais recente do DSM (*diagnostic and stastical manual of mental disorders* ou DSM-5), transtorno autístico, síndrome de Asperger, transtorno invasivo do desenvolvimento sem outra especificação, transtorno desintegrativo da infância deixaram de existir como condições isoladas e enquadram-se apenas no TEA. Por outro lado, a síndrome de Rett, uma condição neuropsiquiátrica de herança ligada ao X causada por variantes genéticas patogênicas (ou mutações patogênicas) em *MECP2*, não faz mais parte desse grupo.[1]

O diagnóstico do TEA é essencialmente clínico e deve ser realizado conforme os critérios estabelecidos pela 10ª edição da Classificação Internacional de Doenças (CID-10) e pelo DSM-5. Há várias ferramentas para auxiliar no diagnóstico, tais como os questionários de avaliação respondidos por cuidadores (p. ex., *child autism rating scale* – CARS, *autism diagnostic interview-revised* – ADI-R) e protocolo estruturado de observação do paciente (*autism diagnostic observation schedule* – ADOS). No entanto, a descrição do quadro pode ser dificultada devido às comorbidades e/ou sobreposição entre os sintomas do TEA e de outras condições. Entre as condições mais comuns que podem co-ocorrer com o TEA estão a deficiência intelectual, epilepsia, problemas de coordenação motora, transtorno obsessivo-compulsivo (TOC), ansiedade, resposta anormal a estímulos sensoriais, problemas gastrointestinais, macrocefalia, hipotonia, distúrbio específico de linguagem e transtorno do déficit de atenção e hiperatividade (TDAH). Também vale ressaltar que nos casos brandos, os sintomas podem ser encobertos por habilidades cognitivas mais desenvolvidas, o que dificulta o diagnóstico diferencial. Os exames de neuroimagem (ressonância magnética cerebral ou tomografia cerebral), eletroencefalograma (EEG) são solicitados apenas em casos com sinais clínicos específicos; por exemplo, na suspeita de epilepsia solicita-se EEG noturno.

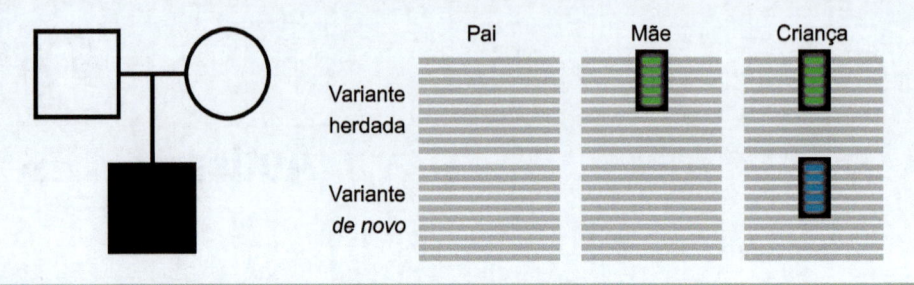

FIGURA 21.1. Esquema ilustrando a presença de uma variante genética *de novo* na criança, a qual não estava presente em seu pai (representada em azul) e uma herdada da mãe (representada em verde), pelo método de sequenciamento de nova geração (NGS). A variante *de novo* muito possivelmente surgiu nas células germinativas do pai da criança e foi transmitida para o seu filho. Uma outra possibilidade é ter surgido no início do desenvolvimento embrionário da criança e pode representar um mosaico. Mosaicismo somático foi descrito em 5-7% dos casos de TEA isolados (não familiais).[4]

A prevalência do TEA aumentou bastante nas últimas décadas e o estudo mais recente sugere uma frequência de 1 em cada 68 crianças (Autism and Developmental Disabilities Monitoring Network Surveillance). Os fatores responsáveis pelo aumento da prevalência não são claros ainda. Nesse contexto, um fator importante a ser destacado é a idade paterna avançada, comumente observada nas famílias com TEA. A idade avançada pode favorecer o surgimento de mutações *de novo*, ou seja, mutações que não estão presentes nos pais, mas surgem nos seus descendentes, e podem predispor ao TEA (Figura 21.1).[2,3]

Em todas as populações observa-se uma frequência quatro vezes maior do TEA em meninos que em meninas. Uma possível explicação para o viés da frequência entre os sexos é a maior tolerância do sexo feminino a uma maior quantidade de variantes genéticas patogênicas em genes associados com o TEA do que o masculino. Há, também, evidências de que a manifestação clínica do TEA no sexo feminino é diferente do masculino, por ser mais branda e muitas vezes marcada pela presença de ansiedade e depressão, de forma que o diagnóstico é em geral realizado mais tardiamente.[5-7]

A relevância dos fatores genéticos na determinação do TEA é indiscutível, visto que é uma das doenças neuropsiquiátricas com maiores valores de herdabilidade, entre 50-90%, incluindo estudos na população brasileira.[8-10]

Dessa forma, cada vez mais a avaliação de uma criança com TEA requer avaliação genética para se verificar a pertinência de solicitação de testes genéticos com o intuito de definir-se a etiologia do TEA. Com os avanços nos testes genéticos nas últimas décadas, tornou-se possível identificar variantes genéticas patogênicas em 10-25% das crianças com TEA. Essa porcentagem muito provavelmente irá aumentar com o avanço do conhecimento em doenças de neurodesenvolvimento e aprimoramento das tecnologias. Diante desse cenário, iremos aqui discutir com maiores detalhes os dados genômicos e seu impacto na compreensão e tratamento do TEA.

Perfil genético do TEA

A grande complexidade clínica do TEA é refletida em seu perfil genético. Embora o TEA ocorra como condição isolada, também pode ser observado como uma característica secundária a uma síndrome genética, sendo denominado TEA sindrômico. Em geral, os casos de TEA sindrômico têm padrão de herança mendeliano e o diagnóstico pode ser confirmado por meio de testes genéticos na grande maioria dos casos. Entre as síndromes genéticas com forte associação com o TEA estão a síndrome do X frágil, a esclerose tuberosa, a neurofibromatose e a síndrome de Timothy.[11-12] Estima-se que o TEA sindrômico corresponda a 10-15% dos casos totais. Essa proporção deve aumentar conforme novas alterações moleculares forem identificadas e relacionadas a novas síndromes, tal como podemos constatar no caso da síndrome de Phelan-McDermid, causada por variantes genéticas patogênicas no gene *SHANK3*, e, mais recentemente, das síndromes decorrentes de mutações patogênicas nos genes *TBCK*, que levam a encefalopatia causada por TBCK (TBCKE) e *DYRK1A*, as quais foram caracterizadas a partir de estudos moleculares em indivíduos com TEA.

Os casos restantes de TEA, referidos como não sindrômicos ou também chamados idiopáticos, parecem estar associados a formas genéticas mais complexas, ou seja, o TEA nesses indivíduos não é decorrente de uma única variante genética. A grande maioria do TEA não sindrômico representa casos únicos na família. Nos casos familiais, os quais correspondem a cerca de 10% dos casos totais, a segregação do TEA pode ser compatível com diferentes padrões de herança: ora dominante, ora recessivo, e ainda autossômico ou ligado ao X.

Devido ao padrão de herança heterogêneo nos casos familiais de TEA, a alta herdabilidade e a alta prevalência do TEA, o modelo inicialmente proposto para essa condição heterogênea foi o multifatorial, em que variantes comuns (aquelas com frequência maior que 1% na população geral) de pequeno efeito estariam associadas a sua predisposição (Figura 21.2, modelo 3). Nesse contexto, estudos de associação do tipo caso-controle contribuíram para a identificação de diversas variantes/locos de risco, porém não explicam a alta herdabilidade associada ao TEA e, portanto, outros fatores devem contribuir para sua etiologia.[13]

Os estudos genômicos moleculares mais recentes causaram uma verdadeira revolução de conhecimentos na área de genética do TEA, pois mostraram a importância de variantes patogênicas raras (alelos com frequência menor que 1% na população geral e que contribuem para o desenvolvimento do quadro clínico) do tipo *de novo* (Figura 21.2). Essas variantes patogênicas raras podem ser alterações cromossômicas estruturais, conhecidas como variações do número de cópias (CNVs – *copy number variations*) ou variações de nucleotídeo único (SNVs – *single nucleotide variants*). Esses estudos genômicos também mostram que nenhuma causa genética única é responsável por mais de 1% dos casos de TEA. Por exemplo, variantes genéticas patogênicas que envolvem o gene *SHANK3*, um dos mais frequentemente associados ao TEA, são detectadas em cerca de 1% dos casos.[14] No Brasil, há cerca de 30 casos identificados, e no mundo um pouco mais de 1.500 (https://www.phelanmcdermidbrasil.com). Além das variantes *de novo*, há evidências de que algumas variantes genéticas patogênicas herdadas também contribuem para o quadro clínico (Figura 21.2). O número mínimo de variantes patogênicas por indivíduo, sejam estas CNVs ou SNVs ou a combinação de ambos, ainda não é conhecido. Assim, baseando-se nesses achados, o modelo de herança oligogênico, em que são necessárias mais de uma variante genética patogênica, tem sido proposto para uma proporção dos casos de TEA (Figura 21.2, modelo 2; Figura 21.3). Nos casos familiais, irmãos ou primos afetados podem ter diferentes combinações de variantes genéticas patogênicas, exemplificando a grande heterogeneidade genética do TEA (Figura 21.4). Ainda, é possível que o número de variantes patogênicas esteja correlacionado com a gravidade

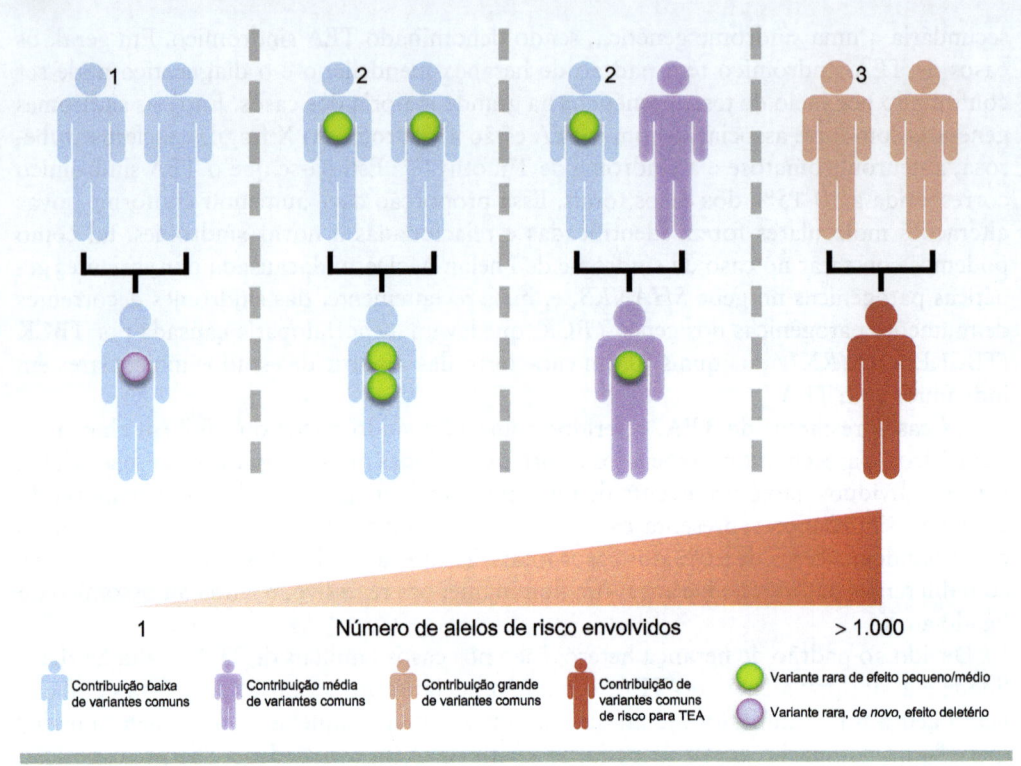

FIGURA 21.2. Esquema ilustrando a contribuição de variantes raras e comuns na etiologia do TEA, e três modelos propostos para o TEA. **(1)** Mendeliano ou uma mutação patogênica principal. Nesse caso a constituição genética (background genético) não é relevante. **(2)** Modelo oligogênico, em que pelo menos uma variante genética de efeito pequeno/médio está presente, e em alguns casos variantes comuns (*background* genético) também contribuem. **(3)** Modelo multifatorial, em que variantes comuns, cada uma com efeito pequeno, contribuem para o quadro clínico. (Adaptada de Bourgeron, 2015, por Maria Regina B. Bruno.[13])

da manifestação clínica do TEA.[15] É importante lembrar que o modelo oligogênico não exclui a possibilidade do modelo multifatorial ou ainda uma combinação dos dois, isto é, variantes raras e comuns moduladas pelo ambiente na determinação da manifestação clínica (Figuras 21.2, 21.3 e 21.4).

Em resumo, diferentes tipos de mecanismos mutacionais (pequenas mutações em regiões codificadoras e CNVs) parecem estar associadas com a predisposição ao TEA em cerca de 10-25% dos indivíduos. Atualmente, esses estudos mostram a existência de mais de 100 CNVs e mais de 600 genes candidatos ao TEA na mais recente atualização do banco de dados SFARI (https://gene.sfari.org/).[13,16]

Apesar das mutações associadas ao TEA envolverem um grande número de genes, a maioria dessas participam de duas principais vias de sinalização: a via de sinalização mTOR e a via Wnt/β-catenina. Essas vias são fundamentais para o desenvolvimento do sistema nervoso central (SNC). Nas células progenitoras neurais, essas vias são essenciais para a regulação da proliferação e diferenciação.[17] Nos neurônios, podem atuar de modo complementar, de forma que ambas as vias regulam a sinaptogênese neuronal, aumentando a complexidade dendrítica e refinando e maturando o circuito neuronal por meio da eliminação de sinapses (espinhos dendríticos) formadas em excesso.[18] Por outro lado, na

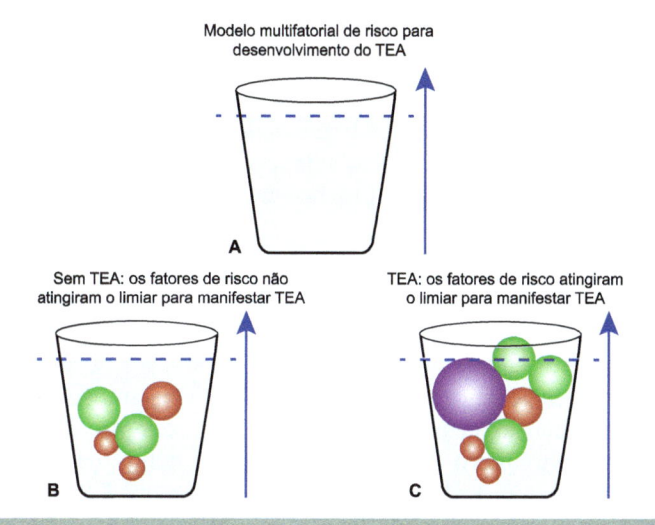

FIGURA 21.3. Esquema de modelo oligogênico/multifatorial envolvendo apenas variantes raras, no qual o copo representa um indivíduo. As bolas são fatores de risco genético (representadas em verde – menor efeito ou roxas – maior efeito) ou ambiental (vermelhas). **(A)** Indivíduo sem fatores de risco genético ou ambiental para desenvolvimento de TEA; **(B)** Indivíduo com fatores de risco insuficientes para manifestar o TEA; **(C)** Indivíduo com fatores de risco que ultrapassam o limiar para manifestar o TEA. (Adaptada de Hoang et al., 2017, por Maria Regina B. Bruno.[16])

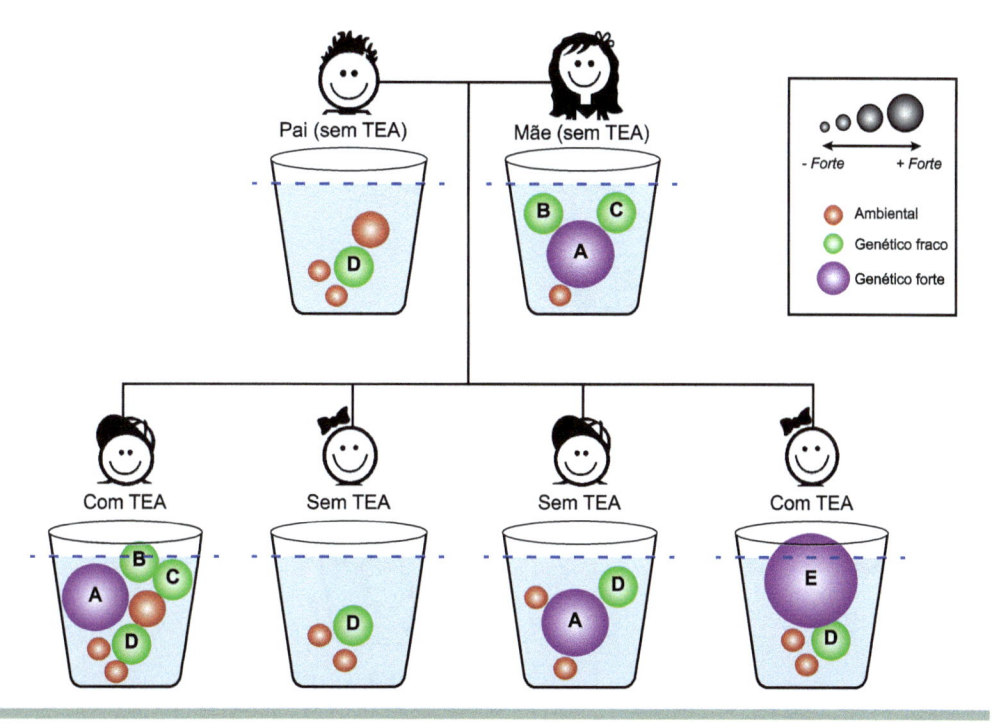

FIGURA 21.4. Esquema ilustrando heterogeneidade genética entre indivíduos com TEA na mesma família. Observa-se que os irmãos apresentam números e diferentes fatores de risco. O TEA na 1ª criança (variantes genéticas patogênicas herdadas) tem etiologia diferente do TEA da 4ª criança (variantes genéticas patogênicas herdadas e variante patogênica *de novo*).

plasticidade sináptica essas vias atuam de forma distinta; logo, enquanto a via Wnt/β-catenina atua no processo de recrutamento das vesículas sinápticas à membrana pré-sináptica,[19] a via de sinalização mTOR provoca mudanças locais próximas à membrana pós-sináptica, induzindo a tradução de transcritos (mRNAs) específicos durante a atividade neuronal.[20] Dessa forma, alterações das atividades dessas vias, seja o aumento ou diminuição da sinalização, contribuem para diversas anormalidades morfológicas e funcionais do SNC, que podem resultar no TEA.

Genes associados ao autismo relacionados com outras doenças de neurodesenvolvimento

Muitas das alterações genéticas associadas ao TEA são também identificadas em indivíduos com outras doenças neurológicas, como, por exemplo, deficiência intelectual, transtorno obsessivo-compulsivo (TOC), transtorno de déficit de atenção e hiperatividade (TDAH), esquizofrenia, transtorno bipolar e depressão. Consequentemente, essas doenças têm bases genéticas em comum (Figura 21.5) e o desenvolvimento de uma dessas condições confere um risco aumentado para outros integrantes da família desenvolverem qualquer desses distúrbios neurológicos. A manifestação clínica dessas condições parece depender do conjunto de genes com variantes genéticas patogênicas e, possivelmente, suas interações com o ambiente (Figura 21.5).[16]

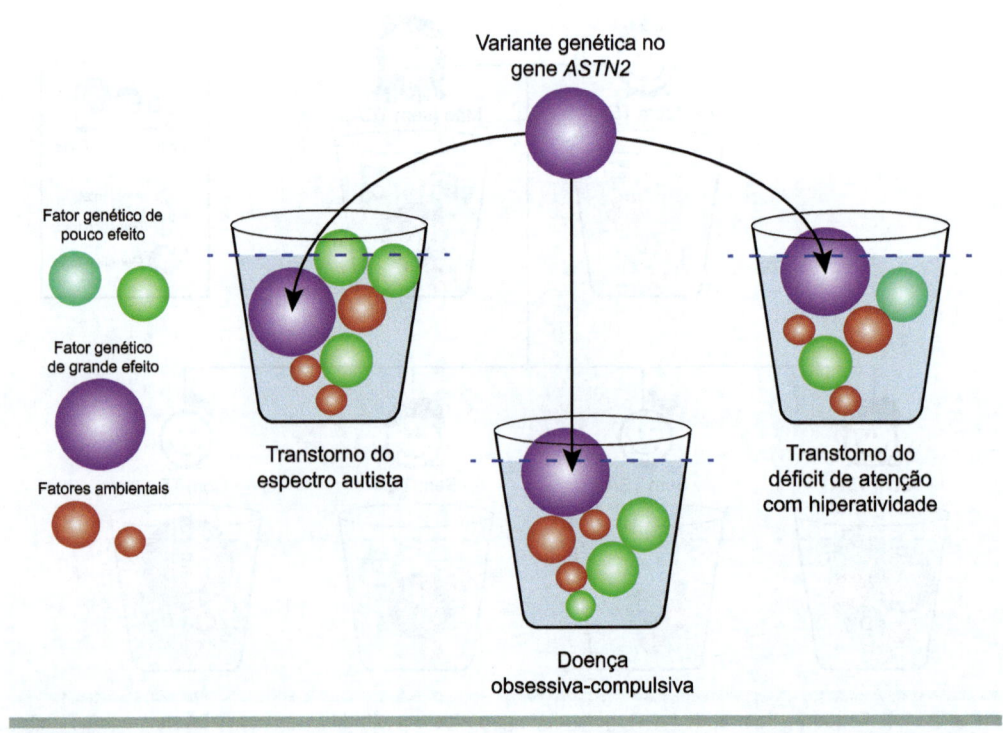

FIGURA 21.5. Esquema ilustra o compartilhamento de variantes patogênicas principais (gene *ASTN2*) em quadros clínicos diferentes. Demonstra que a manifestação clínica pode ser moldada por outras variantes genéticas (*background* genético).

Características clínicas comuns às novas formas sindrômicas de TEA

Nos últimos 15 anos foram definidas algumas novas síndromes: Phelan-McDermid, síndrome de deleção e duplicação do 16p11.2, síndrome de deleção do 15q13.3, a encefalopatia causada pelo *TBCK*, e também síndromes causadas por variantes patogênicas nos genes *CHD8* e *DYRK1A*. A caracterização clínica dos indivíduos com TEA sindrômico e os mecanismos genéticos similares entre essas síndromes está possibilitando a identificação de sinais clínicos mais frequente nesses casos, o que contribuirá para um melhor diagnóstico clínico inicial em um futuro próximo. Há uma grande sobreposição clínica entre essas síndromes, e entre os principais fenótipos estão a deficiência intelectual, epilepsia, comprometimento motor (exemplos: hipotonia e atraso do início da ambulação) e macrocefalia ou microcefalia. O estudo de um maior número de casos com a mesma etiologia genética possibilitará a caracterização do espectro de variabilidade clínica de cada uma dessas síndromes. A síndrome de Phelan-McDermid, também conhecida como síndrome da deleção do 22q13, por exemplo, inclui desde casos de indivíduos com apenas TEA até aqueles com quadro clínico mais grave envolvendo deficiência intelectual, hipotonia global e epilepsia. Nessa síndrome, a gravidade do fenótipo está atrelada à extensão da alteração genética e, consequentemente, aos genes envolvidos pela deleção.[21,22]

Aconselhamento genético e algoritmo para testes genéticos

A relevância da investigação clínica e genética dos indivíduos com TEA é crescente, dado o número de novas síndromes e fatores genéticos de risco já identificados por meio de estudos genômicos moleculares em TEA. A avaliação clínica pelo geneticista possibilita o reconhecimento de síndromes geneticamente bem definidas, como, por exemplo, síndrome de Rett e esclerose tuberosa, cujas hipóteses diagnósticas podem ser confirmadas com testes genéticos direcionados. Doenças metabólicas devem ser consideradas nessa avaliação.

A ACMG (American College of Medical Genetics and Genomics) recomenda, nos casos em que não se define a priori uma síndrome genética, a realização de teste para análise cromossômica, como a hibridização genômica comparativa por microarranjo, *array*-CGH (*array comparative genomic hybridization*).[23] No Brasil, apesar das limitações orçamentárias, deve-se recomendar inicialmente o cariótipo, uma vez que esse é o exame inicial preconizado pela Agência Nacional de Saúde Suplementar. Diante de um teste de cariótipo negativo (*i.e.*, sem alterações), recomenda-se a realização de *array*-CGH. Pela técnica de *array*-CGH é possível determinar o diagnóstico molecular em cerca de 10% dos casos de TEA. Outra recomendação da ACMG é a análise do número de repetições no gene *FMR1* nos meninos, viabilizando o diagnóstico diferencial para a síndrome do X frágil, nos casos em que o *array*-CGH é normal. Um teste positivo para síndrome do X frágil é observado em cerca de 2-3% dos casos de TEA associados a DI. No caso de pacientes de alto funcionamento (por exemplo, síndrome de Asperger) há pouca possibilidade desses testes resultarem como positivos.

O sequenciamento completo do exoma não está incluso nas recomendações da ACMG. Mesmo assim, a relevância e sensibilidade desse exame ou do sequenciamento completo do genoma, como técnica exploratória tanto de pesquisa quanto de investigação clínica, particularmente nos casos de TEA associados a DI, deve ser discutida com os familiares. Estima-se que, utilizando todas as técnicas de investigação molecular aqui citadas, a causa genética do TEA pode ser identificada em aproximadamente 10-25% dos casos.[13] Essa

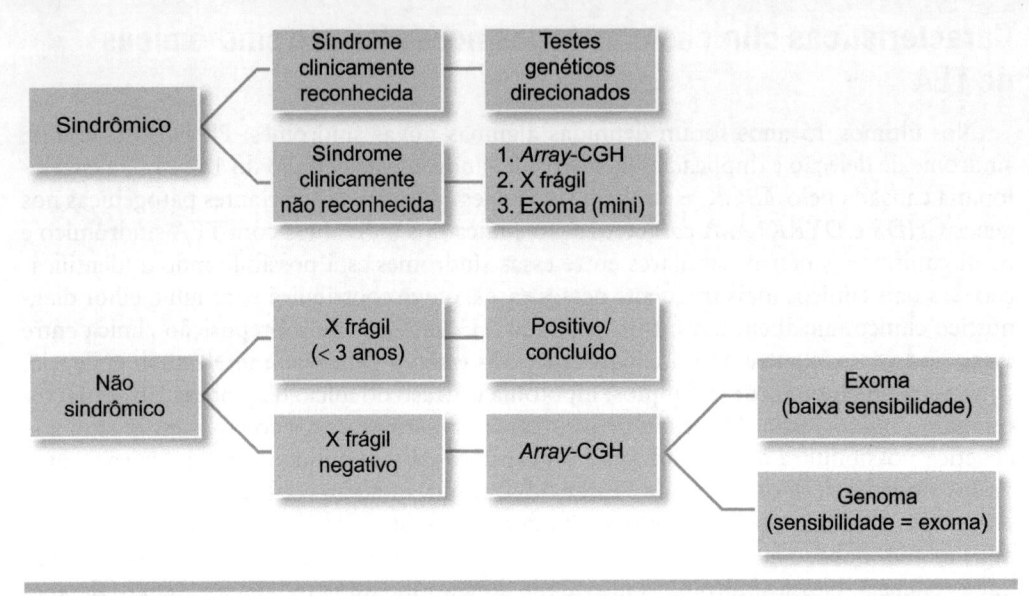

FIGURA 21.6. Fluxo para testes genéticos em TEA. Neste algoritmo, incluímos exoma (mini), em que mini corresponde a um miniexoma que inclui todos os genes atualmente conhecidos com significado clínico. *No momento atual, a sensibilidade do sequenciamento do genoma é semelhante à do exoma, uma vez que não há ainda conhecimento suficiente para interpretar variantes genéticas em regiões não codificadoras.

taxa de detecção de alterações genéticas não se aplica às formas menos graves de TEA e esses números podem variar, muito possivelmente a depender da proporção de casos sindrômicos incluídos no estudo. Um algoritmo para a indicação de testes genéticos em TEA está sumarizada na Figura 21.6.

A estimativa de riscos de recorrência, uma etapa importante do aconselhamento genético, é mais efetiva nas formas sindrômicas, em que o mecanismo genético é estabelecido. Nesses casos, a partir do padrão de herança da síndrome estima-se os riscos de recorrência. Por exemplo, na síndrome de Phelan-McDermid, de herança autossômica dominante, quando se trata de mutação nova na criança, o risco de recorrência para futuros descendentes dos pais dessa criança é desprezível. Já na TBCKE, o risco de recorrência é de 25%, uma vez que o padrão de herança é o autossômico recessivo. Nos casos de TEA em que não se identifica a causa genética, aplica-se as estimativas de risco de recorrência empírico, o qual é estimado a partir de estudos populacionais constituídos por centenas ou milhares de famílias com pelo menos uma criança com TEA. As estimativas de risco de recorrência em casos não sindrômicos variam entre 10 e 20% entre os diversos estudos; ainda, o risco de recorrência parece ser maior quando se trata de uma menina com TEA[9] ou mesmo, nos casos em que há duas crianças afetadas dentro do núcleo familiar. Dessa forma, é importante o aconselhamento genético para todos os casos, mesmo quando os testes genéticos mostrarem resultados negativos.

Apesar de um grande número de pacientes com TEA não terem ainda uma causa genética identificada, um avanço considerável foi atingido com o advento de técnicas de diagnóstico molecular de larga escala. A expectativa é que o número de casos com causa molecular identificada seja cada vez maior e que, como citado anteriormente, essa informação seja aplicada para estudos de vias biológicas alteradas e uso de possíveis fármacos para restituição das mesmas.

Tratamento em TEA sem base na etiologia genética

O tratamento mais recomendado para os indivíduos com TEA é o de intervenção de comportamento.[24] Dentre as técnicas de intervenção para o TEA com bons resultados destacam-se os métodos ABA (*applied behavior analysis*) e TEACCH (*treatment and education of autistic and related communication handicapped children*). Não há ainda medicamentos específicos que lidem diretamente com o tratamento das deficiências de comportamento repetitivo ou interação social.

Considerando que o sistema nervoso central é especialmente plástico durante a infância, a detecção precoce de TEA é fator determinante para prognósticos melhores, pois permite o estabelecimento de terapias/estratégias de intervenção e orientação precoce, as quais, realizadas de modo intensivo, proporcionam resultados mais efetivos.

Não existem ainda terapias comprovadas e/ou aprovadas para as alterações genéticas específicas. Dessa forma, os testes genéticos são importantes para diagnóstico, avaliação de prognóstico e risco de recorrência na família; porém, não possibilitam ainda aplicação de terapias personalizadas. Contudo, há expectativas de que, com o conhecimento dos genes e vias de sinalização envolvidos no TEA, torne-se possível identificar compostos farmacológicos que atuem diretamente nos mecanismos moleculares e biológicos que levam às alterações de comportamento, de modo que atenue a gravidade clínica. Nesse contexto, há pelo menos três exemplos em diferentes estágios de experimentação que mostram resultados promissores – esclerose tuberosa e o uso de inibidores da via mTOR para melhorar suas manifestações neuropsiquiátricas;[25,26] síndrome da duplicação de 15q11-q13, em que se mostrou um controle mais eficiente de crises convulsivas com o uso de antiepilépticos específicos como carbamazepine;[27] e, ensaio clínico em fase I para análise da segurança de IGF1 em indivíduos com síndrome de Phelan-McDermid mostrou resultados promissores.[28]

Considerações finais

Os estudos genéticos e moleculares nos últimos 15 anos conferiram um avanço significativo sobre o conhecimento da etiologia do TEA, de forma que testes genéticos estão se tornando uma ferramenta de apoio ao diagnóstico de TEA, particularmente nos casos sindrômicos. O TEA tem uma etiologia complexa e heterogênea, e o modelo oligogênico parece explicar uma porcentagem expressiva dos casos. Há pelo menos uma centena de genes que quando alterados podem contribuir para o TEA, e esses genes, apesar de numerosos, envolvem duas vias principais de sinalização. Em todas as famílias é importante a avaliação genética para exclusão de síndromes genéticas e aconselhamento genético, que permite a definição de riscos mais precisos e discussão de métodos alternativos de medicina reprodutiva. Por fim, a partir de alguns exemplos bem sucedidos, há uma grande expectativa de que a partir dos dados de análise genética e identificação dos mecanismos patofisiológicos envolvidos será possível fazer uso de drogas personalizadas para amenizar ou melhorar as principais alterações de comportamento de TEA. A área de genética em TEA é bastante dinâmica e com grande investimento mundial, de forma que novos conhecimentos estão sendo adquiridos constantemente.

REFERÊNCIAS BIBLIOGRÁFICAS

1. American Psychiatric Association: Diagnostic and Statistical Manual of Mental Disorders. 5 ed. Arlington, VA: American Psychiatric Association; 2013.
2. Reichenberg A, Gross R, Weiser M, Bresnahan M, Silverman J, et al. Advancing Paternal Age and Autism. Arch Gen Psychiatry. 2006; 63(9):1026-32.

3. O'Roak BJ, Vives L, Girirajan S, Karakoc E, Krumm N, et al. Sporadic Autism Exomes Reveal a Highly Interconnected Protein Network of de Novo Mutations. Nature. 2012; 485(7397):246-50.
4. Lim ET, Uddin M, De Rubeis et al. Rates, distribution and implications of postzygotic mosaic mutations in autism spectrum disorder. Nat Neurosci. 2017; 20(9):1217-24.
5. Bolte S, Duketis E, Poustka F, Holtmann M. Sex differences in cognitive domains and their clinical correlates in higher-functioning autism spectrum disorders. Autism. 2011; 15:497-511.
6. Hattier MA, Matson JL, Tureck K, Horovitz M. The effects of gender and age on repetitive and/or restricted behaviors and interests in adults with autism spectrum disorders and intellectual disability. Res Dev Disabil. 2011; 32:2346-51.
7. Szatmari P, Liu XQ, Goldberg J, et al. Sex differences in repetitive stereotyped behaviors in autism: implications for genetic liability. Am J Med Genet B Neuropsychiatr Genet. 2012; 159B:5-12.
8. Ronald A, Hoekstra RA. Autism spectrum disorders and autistic traits: a decade of new twin studies. Am J Med Genet. Part B, Neuropsychiatric Genetics, 2011; 156B(3):255-74.
9. Sandin S, Lichtenstein P, Kuja-Halkola R, Larsson H, Hultman CM, Reichenberg A. The familial risk of autism. JAMA. 2014; 311(17):1770-7.
10. Moreira DP. Estudos de Comorbidades e dos Aspectos Genéticos de Pacientes Com Transtorno Do Espectro Autista. Dissertação de Mestrado. 2012; p. 99.
11. Caglayan A. Genetic causes of syndromic and non-syndromic autism. Developmental Medicine and Child Neurology. 2010; 52(2):130-8.
12. Betancur C. Etiological heterogeneity in autism spectrum disorders: more than 100 genetic and genomic disorders and still counting. Brain Res. 2011; 1380:42-77.
13. Bourgeron T. From the Genetic Architecture to Synaptic Plasticity in Autism Spectrum Disorder. Nat Rev Neurosci. 2015; 16(9):551-63.
14. Moreira DP, Griesi-Oliveira K, Bossolani-Martins AL, Lourenço NCV, Takahashi VNO, Da Rocha KM, Moreira ES, et al. Investigation of 15q11-q13, 16p11.2 and 22q13 CNVs in Autism Spectrum Disorder Brazilian Individuals with and without Epilepsy. PLoS ONE. 2014; 9(9):9-16.
15. Jensen M, Girirajan S. Mapping a Shared Genetic Basis for Neurodevelopmental Disorders. Genome Med. 2017; 9(1):9-11.
16. Hoang N, Cytrynbaum C, Scherer SW. Communicating complex genomic information: A counselling approach derived from research experience with Autism Spectrum Disorder. Patient Education and Counseling. 2018; 101(2):352-61.
17. Noelanders R, Vleminckx K. How Wnt Signaling Builds the Brain: Bridging Development and Disease. Neuroscientist. 2017; 23(3):314-29.
18. Oliva CA, Vargas JY, Inestrosa NC. Wnts in Adult Brain: From Synaptic Plasticity to Cognitive Deficiencies. Front Cell Neurosci. 2013 dez; 1-16.
19. Maguschak KA, Ressler KJ. The Dynamic Role of Beta-Catenin in Synaptic Plasticity. Neuropharmacology. 2012; 62(1):78-88.
20. Switon K, Kotulska K, Janusz-Kaminska A, Zmorzynska J, Jaworski J. Molecular Neurobiology of mTOR. Neuroscience. 2017; 341:112-53. doi:10.1016/j.neuroscience.2016.11.017.
21. Bonaglia MC, Giorda R, Beri S, Agostini C, Novara F, et al. Molecular Mechanisms Generating and Stabilizing Terminal 22q13 Deletions in 44 Subjects with Phelan/McDermid Syndrome. PLoS Genetics. 2011; 7(7):e1002173.
22. Sarasua SM, Dwivedi A, Boccuto L, Rollins JD, Chin-fu C, Rogers RC, et al. Association between Deletion Size and Important Phenotypes Expands the Genomic Region of Interest in Phelan-McDermid Syndrome (22q13 Deletion Syndrome). J Med Genet. 2011; 48(11):761-66.
23. Schaefer GB, Mendelsohn NJ. Clinical genetics evaluation in identifying the etiology of autism spectrum disorders: 2013 guideline revision. Genet Med. 2013; 15(5):399-407.
24. Baker E, Jester SS. Diagnosis and management of autism spectrum disorder in the era of genomics: rare disorder can pave the way for targeted treatments. Pediatr Clin North Am. 2015; 62(3):607-18.
25. Sahin M. Targeted treatment trials for tuberous sclerosis and autism: no longer a dream. Curr Opin Neurobiol. 2012; 22:895-901.
26. Randell E, McNamara R, Davies DM, Owen-Jones E, Kirby N, et al. The use of everolimus in the treatment of neurocognitive problems in tuberous sclerosis (TRON): Study protocol for a randomised controlled trial. Trials. 2016; 17:398.
27. Conant KD, Finucane B, Cleary N, et al. A survey of seizures and current treatments in 15q duplication syndrome. Epilepsia. 2014; 55:396-402.
28. Kolevzon A, Lauren B, Wang AT, Halpern D, Frank Y, Grodberg D, et al. A Pilot Controlled Trial of Insulin-like Growth Factor-1 in Children with Phelan-McDermid Syndrome. Mol Autism. 2014; 5(1):1-9.

Demências 22

Leonel Tadao Takada
Ricardo Nitrini

Introdução

A compreensão sobre a genética das demências neurodegenerativas avançou muito nas últimas três décadas. Atualmente, conhecemos os principais genes causadores das formas monogênicas das demências neurodegenerativas mais comuns e diversos genes de risco das formas esporádicas das demências neurodegenerativas; no entanto, ainda há muito a ser estudado e descoberto sobre como fatores genéticos podem determinar o aparecimento dessas doenças.

Quando falamos sobre doenças neurodegenerativas, precisamos fazer a diferenciação entre síndromes clínicas e doenças (estas que são caracterizadas com base em achados neuropatológicos). Os sintomas e sinais que caracterizam uma determinada síndrome dependem das regiões cerebrais onde os processos neurodegenerativos ocorrem, enquanto as doenças são definidas pelos processos fisiopatológicos que determinam neurodegeneração com acúmulo de proteínas anormais no encéfalo.[1] A demência do tipo Alzheimer (síndrome que também pode ser denominada demência amnéstica), por exemplo, é caracterizada por declínio cognitivo progressivo, no qual a perda da memória para fatos recentes é sintoma inicial, e com a progressão da doença, outros domínios cognitivos como funções executivas, habilidades visuoespaciais e linguagem vão sendo gradualmente acometidos. Nessa síndrome observa-se atrofia que predomina nas formações hipocampais, regiões importantes para a aquisição de novas memórias. Já a doença de Alzheimer (DA) é a principal (mas não única) causa da demência do tipo Alzheimer, e é caracterizada pela perda de neurônios e sinapses, além do acúmulo de proteína beta-amiloide em placas neuríticas extracelulares e tau hiperfosforilada nos emaranhados neurofibrilares, que são inclusões intracelulares.[2] Como veremos adiante, o fenótipo de demência do tipo Alzheimer pode ocorrer em mutações que não causam as alterações neuropatológicas que são observadas na DA, e por isso a distinção entre síndrome e doença é fundamental.

Neste capítulo, vamos discutir aspectos genéticos das demências neurodegenerativas mais frequentes, como a DA, a demência com corpúsculos de Lewy (DCL), a demência frontotemporal (DFT), e as doenças priônicas. As formas monogênicas das demências neurodegenerativas em geral têm padrão de herança autossômico dominante e penetrância alta (próxima a 100%), exceto nos casos que serão mencionados ao longo do texto.

A demência vascular é a segunda causa mais frequente de demência (quando se consideram também causas não degenerativas) e frequentemente se associa à DA na forma de demência mista.[3] Os fatores genéticos associados a demência vascular são pouco compreendidos, e a demência vascular raramente é monogênica (como em casos de mutações no gene *NOTCH3*, na forma de arteriopatia cerebral autossômica dominante com infartos subcorticais e leucoencefalopatia [CADASIL]),[4] motivos pelos quais não será abordada separadamente neste capítulo.

Doença de Alzheimer

A doença de Alzheimer (DA) é a causa mais frequente de demência (sendo responsável por cerca de 60% dos casos de demência), e sua prevalência é estimada em 10-30% da população com mais de 65 anos de idade.[2,3] Clinicamente, a DA mais frequentemente se apresenta como uma demência amnéstica, mas a DA também pode ter apresentações atípicas, com declínio predominante das funções visuais (na atrofia cortical posterior), ou da linguagem (na variante logopênica da afasia progressiva primária), ou do comportamento e funções executivas (na variante frontal da DA).[5]

Em cerca de 90% dos casos de DA, o início dos sintomas ocorre após os 65 anos (DA de início tardio), e nos demais 10% dos casos, o início é precoce.[6] Dentre os casos de início precoce, cerca de 40% dos pacientes tem pelo menos um familiar de primeiro grau com DA de início precoce, mas menos de 5% dos casos de DA de início precoce apresentam história familiar com padrão de herança autossômico dominante.[6] Ou seja, dentre todos os pacientes com DA, menos de 0,5% têm doença autossômica dominante.[6]

As formas monogênicas da DA são causadas por mutações em três genes (*APP*, *PSEN1* e *PSEN2*), e causam tipicamente demência amnéstica de início precoce com padrão de herança autossômica dominante (e a penetrância dessas mutações é maior que 95%).[6] Acredita-se que as mutações nesses três genes causam DA devido ao aumento da produção de peptídeo beta-amiloide, que junto com a proteína tau, são as proteínas mais importantes na fisiopatologia da DA.[7] A média da idade de início dos sintomas é de 46 anos (desvio padrão ± 10 anos), e o início dos sintomas ocorre quase invariavelmente antes dos 70 anos de idade.[8] A apresentação da DA monogênica é similar à da DA de início precoce, de modo geral, na qual frequentemente há declínio da linguagem e alterações comportamentais associadas à perda de memória episódica. Mioclonias e crises epilépticas parecem ser mais frequentes da DA monogênica (10-15% e 3-20%, respectivamente), particularmente quanto mais precoce é o início dos sintomas e nas fases mais tardias da doença.[6,9] Parkinsonismo ocorre em 10-20% dos casos de DA monogênica.[9]

O gene *APP* (proteína precursora de amiloide) codifica a proteína que pode ser clivada pela beta e gama secretases, na chamada via amiloidogênica, para formar o peptídeo beta-amiloide, que é uma das proteínas fundamentais na fisiopatogenia da DA e se acumula na forma de placas neuríticas extracelulares no encéfalo de pacientes com DA.[2] O gene se localiza no cromossomo 21, e a presença de uma cópia adicional do gene provavelmente é a causa da ocorrência frequente de DA em indivíduos com trissomia do cromossomo 21 (síndrome de Down). As mutações patogênicas em *APP* são em sua maioria do tipo *missense*, mas duplicações do lócus do gene e deleções também já foram descritas.[10] A apresentação clínica mais frequente de mutações em *APP* é de demência do tipo Alzheimer de início precoce, mas em algumas mutações, o fenótipo pode ser de angiopatia amiloide cerebral (com cefaleia, crises epilépticas, micro e macro-hemorragias).[10]

Os genes *PSEN1* (presenilina 1) e *PSEN2* (presenilina 2) codificam proteínas que fazem parte do complexo da gama secretase, que faz parte da via amiloidogênica de processamento da proteína precursora de amiloide. As mutações em *PSEN1* são a causa mais frequente de DA monogênica (cerca de 80% dos casos relatados de DA monogênica), e as em *PSEN2* são raras (relatadas em menos de 5% dos casos de DA monogênica).[9,10] A maioria das mutações patogênicas em *PSEN1* são do tipo *missense*, mas inserções e deleções patogênicas também foram relatadas.[10] O fenótipo mais frequente é de demência do tipo Alzheimer de início precoce; outros fenótipos (infrequentes) relatados em famílias com mutações em *PSEN1* são de variante comportamental da DFT (vcDFT), DCL, afasia progressiva primária, angiopatia amiloide cerebral, e raramente paraparesia espástica ou ataxia cerebelar.[6,10]

As mutações em *PSEN2* são do tipo *missense* ou *frameshift* e causam doença de início um pouco mais tardio, em média, do que as outras mutações (média de 55 anos em casos com mutações em *PSEN2*, média de 42 anos em casos com mutações em *PSEN1*, e média de 49 anos em casos com mutações em *APP*).[8,10] A apresentação clínica mais frequente em mutações de *PSEN2* também é de demência do tipo Alzheimer de início precoce, mas em casos isolados foi descrito fenótipo de vcDFT e de DCL.[10] A mediana de duração de doença é um pouco maior em casos com mutações em *PSEN2* (11 anos) que em mutações em *PSEN1* ou *APP* (mediana de 8 anos em ambos).[11]

Dentre os casos diagnosticados clinicamente como DA e que apresentam história familiar com padrão de herança autossômico dominante, em até 80% dos casos podem não ser identificadas mutações nos genes *PSEN1*, *PSEN2* ou *APP*.[6] Algumas dessas famílias têm mutações em genes que não estão associados às alterações neuropatológicas da DA. O fenótipo de demência do tipo Alzheimer já foi relatado em mutações em genes relacionados à degeneração lobar frontotemporal (como *MAPT*, *GRN*, *C9ORF72* e *TBK1*), às doenças priônicas (*PRNP*), e até em relato isolado ao CADASIL (arteriopatia cerebral autossômica dominante com infartos subcorticais e leucoencefalopatia; gene *NOTCH3*).[10,12,13]

A DA de início tardio é essencialmente poligênica, e os fatores de risco genéticos têm impacto um pouco menor na gênese da doença que na DA de início precoce (e os fatores ambientais – particularmente o envelhecimento – têm um papel mais importante).[2] Cerca de 20% dos pacientes com DA de início tardio têm pelo menos um familiar também diagnosticado com DA, mas raramente o padrão de herança é autossômico dominante.[14] Nesses casos familiais de DA de início tardio, a identificação de uma única mutação causal é infrequente, e mais provavelmente a agregação familiar se deve a combinações de fatores de risco genéticos e ambientais compartilhados pelos membros dessas famílias.

O principal fator de risco genético da DA esporádica é o alelo ε4 do gene da apolipoproteína E (*APOE*). Ter um alelo ε4 aumenta o risco de um indivíduo desenvolver DA em 3 vezes, e ter dois alelos ε4 aumenta o risco em cerca de 15 vezes – em relação ao alelo ε3.[15] O alelo ε4 também está associado a início mais precoce dos sintomas da doença, enquanto o alelo ε2 é considerado protetor.[15] Apesar do impacto do alelo de risco, a testagem para o polimorfismo de *APOE* não é recomendada na prática clínica,[14] já que até 75% das pessoas com um alelo ε4 não desenvolvem a doença durante a vida, e que cerca de 50% do total de pessoas com DA não têm nenhum alelo ε4.[16] Outro gene de risco tem ganhado atenção nos últimos anos: o *TREM2* (*triggering receptor expressed on myeloid cells* 2). A variante p.R47H em TREM2 está associada a um aumento de risco de se desenvolver DA de cerca de 3,5 vezes.[17] Apesar de a variante em TREM2 ter efeito de tamanho comparável ao do alelo ε4 da APOE, a variante p.R47H é encontrada em menos de 0,5% da população geral, enquanto o alelo ε4 é encontrado em cerca de 10 a 15% da população geral.[17]

Os estudos de associação genômica ampla (GWAS) na DA esporádica de início tardio não trouxeram informações que sejam relevantes à prática clínica, mas têm auxiliado na melhor compreensão dos mecanismos fisiopatológicos da doença. Mais de vinte genes já foram identificados como de risco para a DA, e esses genes codificam proteínas que participam de quatro vias que devem fazer parte da fisiopatologia da DA: metabolismo de colesterol (APOE, ABCA7, entre outras), controle de endocitose (SORL1, BIN1 e PICALM, por exemplo), resposta imune (TREM2, CR1, CD33, entre outras) e ubiquitinação de proteínas (como CLU e PSMC3).[7,18]

Demência com corpúsculos de Lewy

A demência com corpúsculos de Lewy (DCL) é uma forma de parkinsonismo atípico, caracterizado por declínio cognitivo no qual há comprometimento predominante das funções executivas e habilidades visuoespaciais, e que frequentemente é caracterizado por flutuações cognitivas, alucinações visuais, e/ou transtorno comportamental do sono REM (*rapid eye movements*).[19] Do ponto de vista neuropatológico, a DCL é caracterizada pela presença de inclusões que contêm α-sinucleína, os chamados corpúsculos de Lewy, no neocórtex.[19] A DCL é a terceira causa mais frequente de demência, após a DA e a demência vascular.[3]

A DCL é esporádica na grande maior parte dos casos, e apenas alguns casos familiais foram relatados na literatura – casos relacionados a triplicação ou mutações *missense* no gene que codifica a α-sinucleína (*SNCA*) e uma família com mutação *missense* no gene da β-sinucleina (*SNCB*).[20] Mutações *missense*, duplicações e triplicações de *SNCA* são causa também de doença de Parkinson monogênica.[21,22] O fenótipo DCL familial também foi relatado em casos isolados de pacientes com mutações nos genes *PSEN1*, *PSEN2* e *APP*.[22]

Os fatores de risco genéticos para a DCL esporádica são ainda pouco conhecidos, pois há poucos estudos de associação genômica ampla realizados até o momento. Além de variantes em *SNCA*,[23] um dos fatores de risco mais bem estabelecidos são variantes no gene da glucocerebrosidase (*GBA*), que são encontrados em frequência maior entre pacientes com DCL que em controles (7,5% *vs*. 0,97% respectivamente, em um estudo multicêntrico).[22] Diversos estudos identificaram que alelo ε4 de *APOE* também é fator de risco para DCL; o fato de uma variante de risco para DA também ser de risco para DCL não é um achado totalmente inesperado, pois uma fração significativa dos pacientes com DCL também tem alterações neuropatológicas do tipo Alzheimer associadas.[22,23] A região que contém o gene *SCARB2* (*scavenger receptor class B member* 2) também foi identificada em estudo de associação genômica ampla; esse gene codifica uma proteína de membrana lisossomal.[23] Curiosamente, mutações homozigóticas em *GBA* causam a doença de Gaucher, uma doença autossômica recessiva de acúmulo lisossomal, sugerindo que os lisossomos têm papel importante na fisiopatologia da DCL.[22,23]

Demência frontotemporal

O termo demência frontotemporal (DFT) engloba um conjunto de síndromes clínicas que se caracterizam por sintomas causados pela degeneração preferencial dos lobos frontais e/ou temporais, como a variante comportamental da DFT (vcDFT), a variante semântica da afasia progressiva primária (vsAPP), e a variante agramática da APP (vaAPP).[24] A DFT também pode englobar a síndrome corticobasal (SCB) e a paralisia supranuclear progressiva (PSP).

A vcDFT é uma demência que ocorre mais frequentemente entre os 45-65 anos de idade, e é caracterizada predominantemente por alterações comportamentais como apatia, desinibição, comportamentos repetitivos ou estereotipados, perda de empatia, e alterações dos hábitos alimentares.[25] Na neuroimagem funcional e estrutural de pacientes com vcDFT, tipicamente se observam alterações que predominam nas regiões frontais e/ou temporais.[25] Cerca de 15% dos pacientes com vcDFT desenvolvem sinais de doença do neurônio motor (DNM), particularmente esclerose lateral amiotrófica (ELA).[24] A vsAPP é caracterizada por perda progressiva da memória semântica como sintoma inicial e predominante nas fases iniciais da doença. Devido a essa perda, os pacientes apresentam dificuldade na nomeação e compreensão de palavras; e com a progressão da doença, não apenas ocorre declínio das habilidades linguísticas, mas também aparecem sintomas comportamentais similares aos da vcDFT. Na vsAPP observa-se atrofia nos lobos temporais anteriores, predominantemente à esquerda.[26] A vaAPP é outra variante da APP na qual se observa agramatismo e/ou apraxia da fala (que é um distúrbio do planejamento motor da fala), além de dificuldade na compreensão de frases sintaticamente complexas. Com a progressão da doença, frequentemente os pacientes desenvolvem sintomas parkinsonianos como os observados na síndrome corticobasal (SCB) ou na paralisia supranuclear progressiva (PSP). Na neuroimagem de pacientes com vaAPP, a atrofia é observada predominantemente nas regiões frontais posteriores e ínsula anterior do hemisfério esquerdo.[26]

Utilizamos o termo degeneração lobar frontotemporal (DLFT) para classificar as doenças com base nas proteínas anormais que se acumulam em inclusões, e, portanto, DLFT se refere a diagnósticos neuropatológicos. As três principais proteínas da DLFT são: a proteína tau associada a microtúbulos (em cerca de 45% dos casos de DLFT), a proteína TDP-43 (em cerca de 50% dos casos de DLFT) e as proteínas da família FET (como a proteína FUS, em cerca de 5% dos casos de DLFT).[27]

Dentre os casos de DFT, cerca de 40% têm pelo menos um familiar de primeiro grau acometido com doença do mesmo espectro, e cerca de 15% têm padrão de herança autossômico dominante. O campo da genética na DFT tem avançado bastante nos últimos anos, e mutações em cerca de 15 genes já foram identificadas como causadoras de DFT monogênica. Pode-se dividir esses genes em três grupos, de acordo com os fenótipos apresentados, em: 1) genes cujas mutações causam DFT com ou sem parkinsonismo; 2) genes cujas mutações causam DFT e/ou DNM; 3) e os genes cujas mutações causam um fenótipo complexo que tem sido chamado proteinopatia multissistêmica e é caracterizado pela combinação de DFT, DNM, doença de Paget óssea e/ou miopatia.[12] Dentre todos os genes já identificados, as mutações nos genes *MAPT* (proteína tau associada a microtúbulos), *GRN* (progranulina), e *C9ORF72* (*chromosome 9 open reading frame* 72) são as mais frequentemente relatadas na literatura mundial, e em casuística brasileira de DFT, foram responsáveis por cerca de metade dos casos familiais de DFT.[28] Entre as 19 famílias brasileiras com DFT estudadas, foram encontradas mutações patogênicas em *GRN* em 32%, em *C9ORF72* em 11% e em *MAPT* em 10%.

O primeiro grupo (DFT com ou sem parkinsonismo) inclui os genes *MAPT* e *GRN*. Os dois genes estão localizados no cromossomo 17 e mutações nesses genes causam o que antigamente era denominado DFT com parkinsonismo ligado ao cromossomo 17.

As mutações no gene *MAPT* são mais frequentemente do tipo *missense*, e geralmente se localizam nas regiões que codificam os domínios na proteína tau que se ligam aos microtúbulos.[29] A idade de início dos sintomas varia na literatura entre a segunda e oitava décadas de vida, mas início dos sintomas após os 70 anos é uma ocorrência rara. A vcDFT é o fenótipo mais frequente, e vem acompanhado de parkinsonismo em até 50% dos casos; outro fenótipo frequentemente relatado é o de PSP; enquanto vsAPP, SCB, vaAPP e demência do tipo Alzheimer são menos frequentes.[30] Na neuroimagem estrutural de pacientes com vcDFT causada por mutações em *MAPT*, a atrofia é observada predominantemente nos lobos temporais (mas também nos lobos frontais), e tipicamente é simétrica.[30]

Mutações no gene da progranulina foram a causa mais frequente de DFT monogênica em um estudo brasileiro (e em estudos realizados em países mediterrâneos como Itália e Portugal).[12,28] As mutações causam doença por haploinsuficiência (e níveis reduzidos de progranulina são detectados no líquido cefalorraquidiano e plasma de pacientes com mutações patogênicas nesse gene), e podem ser do tipo *nonsense*, *frameshift*, ou deleção do gene. Poucas mutações *missense* relatadas na literatura têm a patogenicidade comprovada.[29] A penetrância é alta, mas só se aproxima dos 100% aos 85 anos, de modo que pode parecer incompleta caso alguns membros da família faleçam de causas não neurológicas antes dos 70-80 anos.[12] A média de início dos sintomas é de 60 anos, mas existe uma grande variabilidade na idade de início dos sintomas (mesmo dentro de uma mesma família), e na literatura varia entre a quarta e nona décadas de vida.[30] Os fenótipos mais frequentemente relatados em pacientes com mutações em *GRN* são vcDFT, vaAPP, e SCB. VsAPP, variante mista da APP, fenótipo de demência do tipo Alzheimer também foram relatados em alguns casos.[30] Na neuroimagem de pacientes com vcDFT, devido a mutações da progranulina, observa-se atrofia tipicamente assimétrica que predomina nas regiões temporais posteriores e parietais, além do acometimento dos lobos frontais. Cerca de 20 a 40% dos pacientes com mutações em *GRN* apresentam hiperssinal nas imagens de ressonância magnética ponderadas em T2 e FLAIR, que predomina nas regiões de maior atrofia.[28] Esse achado, no entanto, não é específico da DFT associada a mutações em *GRN*. O achado neuropatológico de mutações em *GRN* é de DLFT-TDP.

O segundo grupo (DFT e/ou DNM) é o que agrupa a maior quantidade de genes. A mutação no gene *C9ORF72* é a mais frequentemente encontrada em casuísticas de DFT, DFT com ELA, e ELA do norte da Europa e América do Norte.[31] A mutação em *C9ORF72* é caracterizada por uma expansão de hexanucleotídeos (GGGGCC) em região intrônica do gene. A presença de mais de 30 repetições de hexanucleotídeos é considerada patogênica, apesar de que se estima que os pacientes geralmente tenham centenas ou milhares de repetições.[31] O início dos sintomas ocorre com grande variabilidade entre pacientes, e na literatura já foram relatados casos com início entre a segunda e oitava décadas de vida. Dentre as síndromes da DFT, a vcDFT é a mais frequentemente observada em pacientes com expansões em *C9ORF72*; e outros fenótipos cognitivos como APP, demência do tipo Alzheimer, doença de Parkinson ou parkinsonismo atípico são infrequentemente relatados.[30] A vcDFT, devido a mutações em *C9ORF72*, de modo geral, é similar à de pacientes com vcDFT esporádica, mas sintomas psicóticos ocorrem com frequência maior e alguns pacientes apresentam lenta progressão dos sintomas, com sobrevida de mais de 20 anos após o início dos sintomas.[30] Na neuroimagem estrutural, a atrofia é observada nos lobos frontais e temporais, mas também nos lobos parietais. Alguns estudos também relataram atrofia nos tálamos e cerebelo em grupos de pacientes com mutações de *C9ORF72*. Mutações no gene *TBK1* (*TANK-binding kinase 1*) foram identificadas recentemente, em 2015, e foram relatadas em cerca de 4% dos casos de DFT-DNM em casuísticas europeias.[12] As mutações são do tipo *nonsense*, *frameshift* ou deleções e, assim como as mutações em *GRN*, também causam doença por haploinsuficiência.[12,29] Mutações em *TBK1* parecem ter penetrância incompleta (por volta de 85% aos 70 anos) e estão mais associadas aos fenótipos de ELA, vcDFT e DFT-ELA. Os fenótipos vsAPP e vaAPP são menos frequentes, e demência do tipo Alzheimer foi relatada em alguns casos.[12]

Mutações nos genes que codificam a proteína TDP-43 (*TARDBP*) e FUS (*FUS*) causam mais frequentemente DNM isolada, e foram encontradas em menos de 2% dos casos em casuísticas de DFT com ou sem DNM. Outros genes que também fazem parte do grupo associado a DFT-DNM, mas nos quais mutações são raras (< 1%) em casuísticas de DFT são: *UBQLN2* (ubiquilina 2), *OPTN* (optineurina), *CCNF* (ciclina F), *TUBA4A* (tubulina alfa 4a), e *TIA1* (*TIA1 cytotoxic granule-associated RNA-binding protein*).[12,32,33] Exceto em casos de mutações no gene *FUS* (em que a neuropatologia é do tipo DLFT-FUS), as mutações nos demais genes estão associadas a neuropatologia do tipo DLFT-TDP.[12]

Variantes no gene *CHCHD10* (que codifica uma proteína mitocondrial) também foram relatadas em casos de DFT-DNM, mas a patogenicidade das variantes e as características neuropatológicas dos casos ainda não foram bem determinadas.[12] Mutações *nonsense* no gene *CHMP2B* (*charged multivesicular body protein* 2B) foram descritas em famílias belgas e dinamarquesas com vcDFT, mas mais recentemente variantes *missense* foram descritas em casos de DNM com ou sem DFT. No entanto, a patogenicidade dessas variantes *missense* não foi devidamente comprovada até o momento.[12]

O terceiro grupo (proteinopatia multissistêmica) engloba mutações em quatro genes: *VCP* (proteína que contém valosina), *SQSTM1* (sequestossoma 1), *HNRNPA1* (ribonucleoproteína heterogênea nuclear A1) e *HNRNPA2B1* (ribonucleoproteína heterogênea nuclear A2/B1).[12] As mutações no gene *VCP* são encontradas em 50-75% das famílias com proteinopatia multissistêmica.[12] Nas mutações de *VCP*, a penetrância varia conforme o fenótipo: é de cerca de 90% para miopatia com corpúsculos de inclusão, de cerca de 50% para doença de Paget óssea e cerca de 30% para DFT (geralmente vcDFT).[12,34] Mutações em VCP também foram identificadas em cerca de 2% dos casos familiais de ELA.[12] Do ponto de vista neuropatológico, as proteinopatias multissistêmicas são classificadas como DLFT-TDP.

Apesar de todo conhecimento obtido até hoje sobre as formas monogênicas da DFT, ainda há bastante a ser descoberto. Desde 2011, por exemplo, pelo menos uma nova causa monogênica para DFT foi identificada por ano, mas mesmo assim, até 60% dos casos familiais de DFT ainda não têm um gene identificado.[35]

Sobre as formas poligênicas da DFT, o conhecimento ainda é limitado e poucos estudos foram publicados. Contribuem para a paucidade de estudos de associação na DFT a menor prevalência de DFT em relação a outras demências neurodegenerativas, e a ausência de biomarcadores confiáveis para diferenciar os três subtipos neuropatológicos (DLFT-tau, DLFT-TDP e DLFT-FET) em vida. Isso acaba restringindo os estudos de associação aos poucos casos com confirmação neuropatológica, já que cada subtipo neuropatológico deve ter fatores de risco genéticos diferentes. Um estudo de associação genômica ampla com casos de DFT diagnosticados clinicamente foi publicado em 2014, e foram identificadas associações entre um lócus do sistema HLA (antígeno leucocitário humano) no cromossomo 6p21.3 com DFT e entre uma região no cromossomo 11q14 que contém os genes *RAB38* e *CTSC* com vcDFT.[36] Esses genes codificam proteínas que participam do metabolismo dos lisossomos e do sistema imune, indicando que essas vias têm papel na fisiopatologia da DFT. Dentre os subtipos neuropatológicos da DLFT, foram identificadas variantes no gene *TMEM106B* como fatores de risco para DLFT-TDP.[12]

O fenótipo vcDFT (ou demência do tipo frontal) já foi descrito em mutações de genes que não causam patologia DLFT. O fenótipo vcDFT já foi descrito em mutações nos genes *PSEN1* e *PSEN2* (que causam DA monogênica) e no gene *PRNP* (que causa doença priônica genética).[12] O fenótipo também tem sido descrito em duas leucoencefalopatias genéticas: a osteodisplasia lipomembranosa policística com leucoencefalopatia esclerosante (ou doença de Nasu-Hakola), associada a mutações nos genes *TREM2* (*triggering receptor expressed on myeloid cells* 2) e *TYROB* (*tyrosine kinase binding protein gene*), e a leucoencefalopatia de início adulto com esferoides axonais e glia pigmentada (associada a mutações no gene *CSF1R, colony-stimulating factor* 1).[12] A doença de Nasu-Hakola é autossômica recessiva e se apresenta com dores e fraturas ósseas por volta da terceira década de vida, e alterações de comportamento similares às observadas na vcDFT após a quarta década de vida. Na neuroimagem, observa-se calcificações nos gânglios da base, atrofia nas regiões frontais e temporais, e hipersinal nas sequências ponderadas em T2 da ressonância magnética difuso, com leve predomínio frontal. Esse hiperssinal pode ser discreto nas fases iniciais da doença, mas as lesões vão se tornando mais evidentes conforme a doença progride.

A média de início dos sintomas na leucoencefalopatia de início adulto com esferoides axonais e glia pigmentada é por volta de 45 anos, mas os sintomas podem se iniciar entre a segunda e oitava décadas de vida. Demência do tipo frontal é a apresentação clínica mais frequentemente observada nesses casos, associada a sintomas motores como parkinsonismo e/ou espasticidade, e crises epilépticas. A ressonância magnética de encéfalo mostra hiperssinal em T2 e FLAIR nas regiões frontais ou frontoparietais que vai se tornando confluente conforme a doença progride; e o acometimento do corpo caloso é comum.[12]

Doenças priônicas

As doenças priônicas são causadas por proteínas anormais que têm propriedades infecciosas, denominadas príons. Em humanos, as doenças priônicas são subclassificadas em esporádicas (doença de Creutzfeldt-Jakob, DCJ), genéticas, e adquiridas (como a DCJ iatrogênica, causada por exemplo por uso de hormônio do crescimento ou implantes de dura-máter contaminados com príons, e a variante da DCJ, esta associada à encefalopatia espongiforme bovina).[37] As formas esporádicas da doença priônica são as mais frequentes e correspondem a cerca de 80% do total de casos.

As formas genéticas das doenças priônicas são causadas por mutações no gene *PRNP* (que codifica a proteína priônica celular), representam cerca de 15% dos casos de doenças priônicas, e são classificadas do ponto de vista clínico-neuropatológico em doença de Creutzfeldt-Jakob genética (DCJg), síndrome de Gerstmann-Sträussler-Scheiker (GSS), e insônia familiar fatal (IFF).[13] As mutações patogênicas em *PRNP* podem ser *missense*, expansões de repetições de octapeptídeos, ou *nonsense*.

Dentre as mutações *missense*, o fenótipo pode ser de DCJg, GSS ou IFF. A DCJg tipicamente se apresenta como demência rapidamente progressiva, e é definida pela presença de mutação patogênica no gene *PRNP* associada ao achado de encefalopatia espongiforme com marcação imuno-histoquímica positiva para príons (PrP^{sc}, que é a forma patogênica da proteína priônica celular). Mais de 20 mutações *missense* já foram descritas na literatura como causadoras de DCJg, mas estudos mais recentes têm questionado a patogenicidade de algumas das mutações descritas, e outras mutações descritas como causadoras de DCJg provavelmente são fatores de risco genéticos com penetrância baixa.[38] A mutação V210I, por exemplo, que é a mais frequentemente descrita na Itália, tem penetrância estimada em menos de 10%. As mutações M232R e V180I, que são frequentemente encontradas em casuísticas japonesas, têm penetrância estimada em menos de 1%.

Há significativa heterogeneidade na apresentação clínica da DCJg, e cada mutação tem sua particularidade, mas de modo geral, o início dos sintomas da DCJg ocorre mais precocemente do que na DCJ esporádica (média 55 na DCJg) e a sobrevida após início do sintoma é mais longa na DCJg que na DCJ esporádica (média de 15 meses na DCJg, e média de 9 meses na DCJ esporádica). Em algumas mutações, como na do códon E200K, a evolução é tão rápida como nas formas esporádicas, enquanto em outras pode ser bem mais lenta.[39] A positividade dos exames complementares como pesquisa de proteína 14-3-3 no líquido cefalorraquidiano ou o hipersinal nas sequências de difusão com padrão de restrição à difusão no córtex e/ou núcleos da base na ressonância magnética de encéfalo é, também de modo geral, mais baixa na DCJg que na DCJ esporádica.[13]

A mutação E200K é a causa mais frequente de DCJg, fenotipicamente se assemelha muito à forma esporádica da DCJ, e já foi relatada em todos os continentes. A penetrância é alta (cerca de 100% aos 85 anos de idade), mas história familiar positiva é relatada por apenas cerca de 50% dos pacientes. Essa mutação causa demência rapidamente progressiva, frequentemente associada a ataxia cerebelar e mioclonias, além de sintomas extrapiramidais (como parkinsonismo) e/ou piramidais. A média de início de sintomas é de 60 anos (variando entre a quarta e nona décadas de vida), e a mediana de sobrevida após o início dos sintomas varia entre 5 e 10 meses na literatura. Cerca de 85% dos pacientes com essa mutação apresentam na ressonância magnética de encéfalo achados como os encontrados em casos de DCJ esporádica, que consiste em hipersinal em FLAIR e particularmente na sequência de difusão (com padrão de restrição à difusão) no córtex cerebral e/ou núcleos da base.[13] A proteína 14-3-3 no líquido cefalorraquidiano é positiva em 60-100% dos casos, e a positividade da pesquisa de príons pelo RT-QuIC (*real-time quaking-induced conversion*) é de cerca de 80%.[13]

O polimorfismo do códon 129 de PRNP (metionina ou valina) tem importante papel na apresentação clínica da DCJg (e de outras doenças priônicas). Um dos exemplos mais significativos dessa influência ocorre na mutação D178N – se o paciente tiver valina no códon 129 do mesmo alelo (em *cis* – D178N-129V), o fenótipo é de DCJg; enquanto, se o paciente tiver metionina na mesma posição (D178N-129M), o fenótipo é tipicamente o de IFF (como veremos adiante). O polimorfismo do códon 129 também influencia o risco e apresentação clínica de outras formas de doenças priônicas – a homozigose no códon 129 (MM ou VV), por exemplo, é fator de risco para DCJ esporádica.[13]

A GSS se apresenta tipicamente como uma síndrome cerebelar, associada com certa frequência a parkinsonismo, e declínio cognitivo nas fases mais tardias da doença, com curso clínico de até uma década ou mais, mas a apresentação clínica é bastante variável e casos que se apresentam como demência rapidamente progressiva, associada ou não a ataxia cerebelar, também têm sido descritos. Do ponto de vista neuropatológico, a GSS é definida pela presença de placas amiloides com PrP[sc] no cerebelo e córtex cerebral.

A mutação *missense* associada a GSS que é mais frequentemente encontrada é a P102L, mas outras 15 mutações também estão associadas a esse fenótipo, como a P105L e a A117V.[40,41] A média de idade de início dos sintomas é de cerca de 50 anos, mas o início dos sintomas pode variar entre a terceira e nona décadas de vida. A média de duração da doença é de 60 meses (e portanto significativamente mais longa que a DCJg), mas pode variar entre casos desde menos de um ano até a mais de 10 anos. História familiar positiva é relatada por 70-100% dos pacientes com GSS. A positividade de proteína 14-3-3 no líquido cefalorraquidiano é de cerca de 50%, e as alterações típicas para DCJ esporádica (mencionadas anteriormente) só são encontradas em cerca de 30% dos casos de GSS. As alterações mais frequentemente encontradas na ressonância magnética de encéfalo de pacientes com GSS é atrofia global do encéfalo, ou apenas cerebelar.[13]

A IFF é causada pela mutação D178N associada a metionina no códon 129 do mesmo alelo (em *cis*), e tem como sintomas iniciais alteração marcada do ciclo sono-vigília com insônia progressiva, e disautonomia. Posteriormente, os pacientes desenvolvem declínio cognitivo, alucinações visuais, alterações motoras e falecem em média 15 meses após o início dos sintomas. Observa-se hipometabolismo talâmico em estudos de FDG-PET, e os achados típicos de DCJ na ressonância magnética de encéfalo são infrequentes na IFF (em cerca de 15% dos casos). No exame neuropatológico, observa-se gliose e perda neuronal que predomina nos tálamos.[13]

A proteína priônica tem uma região que é composta por um nonapeptídeo seguido por quatro repetições de octapeptídeos, em seu domínio N-terminal. O aumento no número de repetições de octapeptídeos no gene *PRNP* (expansões de octapeptídeos em *PRNP*) também causa doença priônica genética, mas que tem apresentação clínica bastante heterogênea. Já foram descritas de duas a doze expansões de octapeptídeos, e de modo geral, as expansões com menos de seis repetições (duas, três, quatro, cinco e seis) tendem a cursar com um fenótipo mais parecido com DCJg, e as expansões com mais de seis repetições (seis, sete, oito, nove ou doze) se apresentam com mais frequência com um fenótipo GSS.[13]

As mutações *nonsense* do gene *PRNP* têm apresentação bastante diversa da apresentação das mutações *missense* e expansões de octapeptídeos, e muitas vezes são identificadas "por acaso" no sequenciamento de exoma. Foram poucas as famílias descritas até o momento com esse tipo de mutação, e os pacientes descritos apresentam declínio cognitivo lentamente progressivo (que pode se assemelhar a uma demência do tipo Alzheimer ou então a uma vcDFT), frequentemente associado a outros sintomas como diarreia, disautonomia e/ou neuropatia periférica. No exame neuropatológico de indivíduos com mutações nonsense em *PRNP* são encontradas placas amiloides com PrP^{sc}, associadas ou não a angiopatia amiloide cerebral, também com marcação imuno-histoquímica para PrP^{sc}.[44]

Investigação de demências familiais

Na anamnese de um paciente com declínio cognitivo, a presença ou ausência de história familiar de síndrome similar à do paciente é um dos principais fatores que determinarão a necessidade de se proceder à pesquisa genética e, por isso, é fundamental obter informações sobre parentes de primeiro grau do paciente, de modo que se possa construir um heredograma que inclua ao menos três gerações.[44] É importante também obter a idade de início dos sintomas de cada familiar, pois como vimos, por exemplo, na DA, as formas monogênicas relacionadas a mutações em *PSEN1*, *PSEN2* ou *APP* raramente causam doença de início após os 70 anos de idade.[8] Por outro lado, o início dos sintomas pode ocorrer até a nona década de vida nas formas monogênicas das DFTs e das doenças priônicas,[12,13] e, portanto, até que ponto a idade de início do quadro demencial deve influenciar na investigação da presença de mutações depende da síndrome clínica que o paciente tem.

Além dos sintomas cognitivos e comportamentais relacionados à demência, a presença de outros sintomas ou diagnósticos pode auxiliar na identificação de qual ou quais genes podem conter mutações que causam doença no paciente. Assim, a presença de sinais de angiopatia amiloide cerebral pode sugerir que mutações no gene *APP* devem causar DA autossômica dominante em uma determinada família (mas também é importante saber que o fenótipo de angiopatia amiloide cerebral também foi descrito em mutações nos outros genes associados à DA genética).[10] No caso das DFTs, a presença de doença do neurônio motor no paciente ou um de seus familiares indica que a mutação pode estar em um dos genes associados a esse fenótipo, como o *C9ORF72*; e a co-ocorrência de miopatia e/

ou doença de Paget óssea sugere que o gene com mutação pode ser um dos associados a proteinopatia multissistêmica, como o gene *VCP*.[12]

A testagem genética está indicada quando há suspeita de causa genética, ou seja, aos pacientes com história familiar positiva (com início dos sintomas ocorrendo antes dos 70 anos de idade nos casos de DA), e especialmente quando o padrão de herança é autossômico dominante.[42] Para os pacientes que não têm história familiar – os chamados casos esporádicos – de modo geral a testagem genética não está indicada (porém deve ser analisada e discutida com pacientes e familiares caso a caso). Porém, existem exceções, como a DCJ, em que a pesquisa de mutações em *PRNP* deve ser discutida com todos os pacientes e seus familiares, já que até 50% dos DCJ com mutação em *PRNP* não relata familiares de primeiro grau com doença similar.[13] Nas demais síndromes, é importante lembrar que mutações podem ser encontradas em casos aparentemente esporádicos, apesar de isso ocorrer em frequência menor. Entre pacientes com DFT, cerca de 6% dos casos esporádicos têm mutação no gene *C9ORF72*.[31] Um estudo francês encontrou mutações em *PSEN1* e *APP* em 14% dos casos de DA esporádico de início muito precoce (antes dos 51 anos de idade) e, em alguns desses casos, foi possível provar que a mutação era *de novo*, por não ter sido identificada nos pais.[43]

Até há poucos anos, o diagnóstico genético na prática clínica era feito por sequenciamento gene a gene (com o método de Sanger), de modo que a escolha do gene a ser sequenciado era fator importante. Nos últimos anos, no entanto, com o desenvolvimento e disponibilidade cada vez maior de métodos de sequenciamento de nova geração, o método de investigação de formas familiais de demências tem mudado, dando-se preferência a sequenciamento de painéis de genes associados às demências neurodegenerativas, ou mesmo sequenciamento de exoma inteiro.[44] É importante salientar que o sequenciamento de nova geração não é capaz de identificar algumas expansões de oligonucleotídeos, como a expansão de hexanucleotídeos na ordem de centenas ou milhares que ocorre nas mutações de *C9ORF72*, e por isso algumas mutações precisam ser investigadas separadamente.[44]

A solicitação de teste genético deve sempre ser acompanhada de aconselhamento genético adequado, tanto ao paciente quanto a seus familiares de primeiro grau, no qual se explicam os resultados que podem ser encontrados (identificação de uma mutação sabidamente patogênica, identificação de variantes de significado incerto, ou mesmo a não identificação de uma mutação causal) e as possíveis implicações da identificação de uma mutação genética nos familiares de primeiro grau (principalmente filhos e irmãos mais novos).[42]

REFERÊNCIAS BIBLIOGRÁFICAS

1. Seeley WW. Mapping Neurodegenerative Disease Onset and Progression. Cold Spring Harb Perspect Biol [Internet]. 2017 mar 13; 312(5778):a023622. Disponível em: http://cshperspectives.cshlp.org/lookup/doi/10.1101/cshperspect.a023622.
2. Masters CL, Bateman R, Blennow K, Rowe CC, Sperling RA, Cummings JL. Alzheimer's disease. Nat Rev Dis Prim [Internet]. 2015 out 15; 388(10043):15056. Disponível em: http://dx.doi.org/10.1016/S0140-6736(15)01124-1.
3. Grinberg LT, Nitrini R, Suemoto CK, Lucena Ferretti-Rebustini RE De, Leite REP, Farfel JM, et al. Prevalence of dementia subtypes in a developing country: a clinicopathological study. São Paulo: Clinics [Internet]. 2013; 68(8):1140-5. Disponível em: http://www.pubmedcentral.nih.gov/articlerender.fcgi?artid=3752642&tool=pmcentrez&rendertype=abstract.
4. O'Brien JT, Thomas A. Vascular dementia. Lancet [Internet]. 2015; 386(10004):1698-706. Disponível em: http://dx.doi.org/10.1016/S0140-6736(15)00463-8.

5. McKhann G, Knopman DS, Chertkow H, Hymann B, Jack CR, Kawas C, et al. The diagnosis of dementia due to Alzheimer's disease: Recommendations from the National Institute on Aging- Alzheimer's Association workgroups on diagnostic guidelines for Alzheimer's disease. Alzheimers Dement. 2011; 7(3):263-9.
6. Cacace R, Sleegers K, Van Broeckhoven C. Molecular genetics of early-onset Alzheimer's disease revisited. Alzheimer's Dement [Internet]. 2016 jun; 12(6):733-48. Disponível em: http://www.pubmedcentral.nih.gov/articlerender.fcgi?artid=2875058&tool=pmcentrez&rendertype=abstract.
7. Selkoe DJ, Hardy J. The amyloid hypothesis of Alzheimer's disease at 25 years. EMBO Mol Med [Internet]. 2016; 8(e201606210):1-14. Disponível em: http://www.ncbi.nlm.nih.gov/pubmed/27025652.
8. Ryman DC, Acosta-Baena N, Aisen PS, Bird T, Danek A, Fox NC, et al. Symptom onset in autosomal dominant Alzheimer disease: A systematic review and meta-analysis. Neurology. 2014; 83(3):253-60.
9. Tang M, Ryman DC, McDade E, Jasielec MS, Buckles VD, Cairns NJ, et al. Neurological manifestations of autosomal dominant familial Alzheimer's disease: a comparison of the published literature with the Dominantly Inherited Alzheimer Network observational study (DIAN-OBS). Lancet Neurol [Internet]. 2016; 15(13):1317-25. Disponível em: http://dx.doi.org/10.1016/S1474-4422(16)30229-0.
10. Mutations | ALZFORUM [Internet]. Disponível em: http://www.alzforum.org/mutations. Acessado em: 1 out 2017.
11. Shea YF, Chu LW, Chan AOK, Ha J, Li Y, Song YQ. A systematic review of familial Alzheimer's disease: Differences in presentation of clinical features among three mutated genes and potential ethnic differences. J Formos Med Assoc [Internet]. 2016; 115(2):67-75. Disponível em: http://dx.doi.org/10.1016/j.jfma.2015.08.004.
12. Takada LT. Frontotemporal Dementia Neurogenetics. In: Miller BL, Cummings JL (eds.). The Human Frontal Lobes: Functions and Disorders. 3 ed. Guilford Publications. 2017; p. 303-40.
13. Takada LT, Kim M-O, Cleveland RW, Wong K, Forner SA, Gala II, et al. Genetic prion disease: Experience of a rapidly progressive dementia center in the United States and a review of the literature. Am J Med Genet Part B Neuropsychiatr Genet [Internet]. 2017; 174(1):36-69. Disponível em: http://doi.wiley.com/10.1002/ajmg.b.32505.
14. Goldman JS, Hahn SE, Catania JW, LaRusse-Eckert S, Butson MB, Rumbaugh M, et al. Genetic counseling and testing for Alzheimer disease: joint practice guidelines of the American College of Medical Genetics and the National Society of Genetic Counselors. Genet Med. 2011; 13(6):597-605.
15. Genin E, Hannequin D, Wallon D, Sleegers K, Hiltunen M, Combarros O, et al. APOE and Alzheimer disease: a major gene with semi-dominant inheritance. Mol Psychiatry [Internet]. 2011 set; 16(9):903-7. Disponível em: http://www.pubmedcentral.nih.gov/articlerender.fcgi?artid=3162068&tool=pmcentrez&rendertype=abstract. Acessado em: 10 jul 2014.
16. Van Cauwenberghe C, Van Broeckhoven C, Sleegers K. The genetic landscape of Alzheimer disease: clinical implications and perspectives. Genet Med [Internet]. 2016 mai 27; 18(5):421-30. Disponível em: http://www.ncbi.nlm.nih.gov/pubmed/26312828.
17. Guerreiro R, Hardy J. TREM2 and neurodegenerative disease. N Engl J Med [Internet]. 2013 out 17; 369(16): 1569-70. Disponível em: http://www.ncbi.nlm.nih.gov/pubmed/24131183. Acessado em: 25 mar 2014.
18. Jones L, Lambert JC, Wang LS, Choi SH, Harold D, Vedernikov A, et al. Convergent genetic and expression data implicate immunity in Alzheimer's disease. Alzheimer's Dement. 2015; 11(6):658-71.
19. McKeith IG, Boeve BF, Dickson DW, Halliday G, Taylor J-P, Weintraub D, et al. Diagnosis and management of dementia with Lewy bodies. Neurology [Internet]. 2017 jul 4; 89(1):88-100. Disponível em: http://www.neurology.org/lookup/doi/10.1212/WNL.0000000000004058.
20. Meeus B, Theuns J, Van Broeckhoven C. The genetics of dementia with Lewy bodies: what are we missing? Arch Neurol [Internet]. 2012 set; 69(9):1113-8. Disponível em: http://www.ncbi.nlm.nih.gov/pubmed/22635379. Acessado em: 15 jul 2014.
21. Nussbaum RL. Genetics of Synucleinopathies. Cold Spring Harb Perspect Med [Internet]. 2017; a024109. Disponível em: http://www.ncbi.nlm.nih.gov/pubmed/28213435%0Ahttp://perspectivesinmedicine.cshlp.org/lookup/doi/10.1101/cshperspect.a024109.
22. Vergouw LJM, van Steenoven I, van de Berg WDJ, Teunissen CE, van Swieten JC, Bonifati V, et al. An update on the genetics of dementia with Lewy bodies. Park Relat Disord. 2017; 1-8.
23. Bras J, Guerreiro R, Darwent L, Parkkinen L, Ansorge O, Escott-Price V, et al. Genetic analysis implicates APOE, SNCA and suggests lysosomal dysfunction in the etiology of dementia with Lewy bodies. Hum Mol Genet. 2014; 23(23):6139-46.
24. Bang J, Spina S, Miller BL. Frontotemporal dementia. Lancet [Internet]. 2015; 386(10004):1672-82. Disponível em: http://dx.doi.org/10.1016/S0140-6736(15)00461-4.
25. Rascovsky K, Hodges JR, Knopman D, Mendez MF, Kramer JH, Neuhaus J, et al. Sensitivity of revised diagnostic criteria for the behavioural variant of frontotemporal dementia. Brain. 2011; 134(9):2456-77.

26. Gorno-Tempini M, Hillis A, Weintraub S, Kertesz A, Mendez M, Cappa S, et al. Classification of primary progressive aphasia and its variants. Neurology. 2011; 76(11):1006-14.
27. Mackenzie IRA, Neumann M. Molecular neuropathology of frontotemporal dementia: insights into disease mechanisms from postmortem studies. J Neurochem. 2016; 54-70.
28. Takada LT, Bahia VS, Guimarães HC, Costa TVMM, Vale TC, Rodriguez RD, et al. GRN and MAPT Mutations in 2 Frontotemporal Dementia Research Centers in Brazil. Alzheimer Dis Assoc Disord [Internet]. 2016 abr; 1-8. Disponível em: http://www.ncbi.nlm.nih.gov/pubmed/27082848.
29. Cruts M, Theuns J, Van Broeckhoven C. Locus-specific mutation databases for neurodegenerative brain diseases. Hum Mutat. 2012; 33(9):1340-4.
30. Takada LT. The Genetics of Monogenic Frontotemporal Dementia. Dement Neuropsychol [Internet]. 2015 set; 9(3):219-29. Disponível em: http://www.scielo.br/scielo.php?script=sci_arttext&pid=S1980-57642015000300219&lng=en&tlng=en.
31. Majounie E, Renton AE, Mok K, Dopper EGP, Waite A, Rollinson S, et al. Frequency of the C9orf72 hexanucleotide repeat expansion in patients with amyotrophic lateral sclerosis and frontotemporal dementia: A cross-sectional study. Lancet Neurol [Internet]. 2012; 11(4):323-30. Disponível em: http://dx.doi.org/10.1016/S1474-4422(12)70043-1.
32. Mackenzie IR, Nicholson AM, Sarkar M, Messing J, Purice MD, Pottier C, et al. TIA1 Mutations in Amyotrophic Lateral Sclerosis and Frontotemporal Dementia Promote Phase Separation and Alter Stress Granule Dynamics. Neuron. 2017; 95(4):808-816.e9.
33. Ghasemi M, Brown RH. Genetics of Amyotrophic Lateral Sclerosis. Cold Spring Harb Perspect Med [Internet]. 2017 mar 7; a024125. Disponível em: http://www.ncbi.nlm.nih.gov/pubmed/?term=Siddique+T%2C+Deng+HX.+Genetics+of+amyotrophic+lateral+sclerosis.+Hum+Mol+Genet%2C+1996%3B+5%3A+1465-1470.
34. Fanganiello RD, Kimonis VE, Côrte CC, Nitrini R, Passos-Bueno MR. A Brazilian family with hereditary inclusion body myopathy associated with Paget disease of bone and frontotemporal dementia. Brazilian J Med Biol Res [Internet]. 2011 abr; 44(4):374-80. Disponível em: http://www.scielo.br/scielo.php?script=sci_arttext&pid=S0100-879X2011000400016&lng=en&tlng=en.
35. Gijselinck I, Van Mossevelde S, Van Der Zee J, Sieben A, Philtjens S, Heeman B, et al. Loss of TBK1 is a frequent cause of frontotemporal dementia in a Belgian cohort. Neurology. 2015; 85(24):2116-25.
36. Ferrari R, Hernandez DG, Nalls MA, Rohrer JD, Ramasamy A, Kwok JBJ, et al. Frontotemporal dementia and its subtypes: a genome-wide association study. Lancet Neurol [Internet]. 2014 jul; 13(7):686-99. Disponível em: http://www.ncbi.nlm.nih.gov/pubmed/24943344. Acessado em: 14 jul 2014.
37. Kim M-O, Geschwind MD. Clinical update of Jakob-Creutzfeldt disease. Curr Opin Neurol. 2015; 28(3):302-10.
38. Minikel EV, Vallabh SM, Lek M, Estrada K, Samocha KE, Sathirapongsasuti JF, et al. Quantifying prion disease penetrance using large population control cohorts. Sci Transl Med [Internet]. 2016; 8(322):322ra9-322ra9. Disponível em: http://stm.sciencemag.org/content/8/322/322ra9.abstract.
39. Nitrini R, Rosemberg S, Passos-Bueno MR, da Silva LS, Iughetti P, Papadopoulos, et al. Familial spongiform encephalopathy associated with a novel prion protein gene mutation. Ann Neurol. 1997; 42:138-46. PubMed PMID: 9266722.
40. Fong JC, Rojas JC, Bang J, Legati A, Rankin KP, Forner S, et al. Genetic Prion Disease Caused by PRNP Q160X Mutation Presenting with an Orbitofrontal Syndrome, Cyclic Diarrhea, and Peripheral Neuropathy. J Alzheimer's Dis [Internet]. 2016 nov 1; 55(1):249-58. Disponível em: http://www.medra.org/servlet/aliasResolver?alias=iospress&doi=10.3233/JAD-160300.
41. Smid J, Studart A Neto, Landemberger MC, Machado CF, Nóbrega PR, Canedo NHS, et al. High phenotypic variability in Gerstmann-Sträussler-Scheinker disease. Arq Neuropsiquiatr. 2017; 75:331-8. doi: 10.1590/0004-282X20170049. PubMed PMID: 28658400.
42. Goldman JS. Genetic Testing and Counseling in the Diagnosis and Management of Young-Onset Dementias. Psychiatr Clin North Am [Internet]. 2015; 38(2):295-308. Disponível em: http://linkinghub.elsevier.com/retrieve/pii/S0193953X15000234.
43. Lanoiselée H-M, Nicolas G, Wallon D, Rovelet-Lecrux A, Lacour M, Rousseau S, et al. APP, PSEN1, and PSEN2 mutations in early-onset Alzheimer disease: A genetic screening study of familial and sporadic cases. Miller BL, editor. PLOS Med [Internet]. 2017 mar 28; 14(3):e1002270. Disponível em: http://dx.plos.org/10.1371/journal.pmed.1002270.
44. Beck J, Pittman A, Adamson G, Campbell T, Kenny J, Houlden H, et al. Validation of next-generation sequencing technologies in genetic diagnosis of dementia. Neurobiol Aging [Internet]. 2014 jan; 35(1):261-5. Disponível em: http://www.ncbi.nlm.nih.gov/pubmed/23998997. Acessado em: 15 jul 2014.

SEÇÃO 7

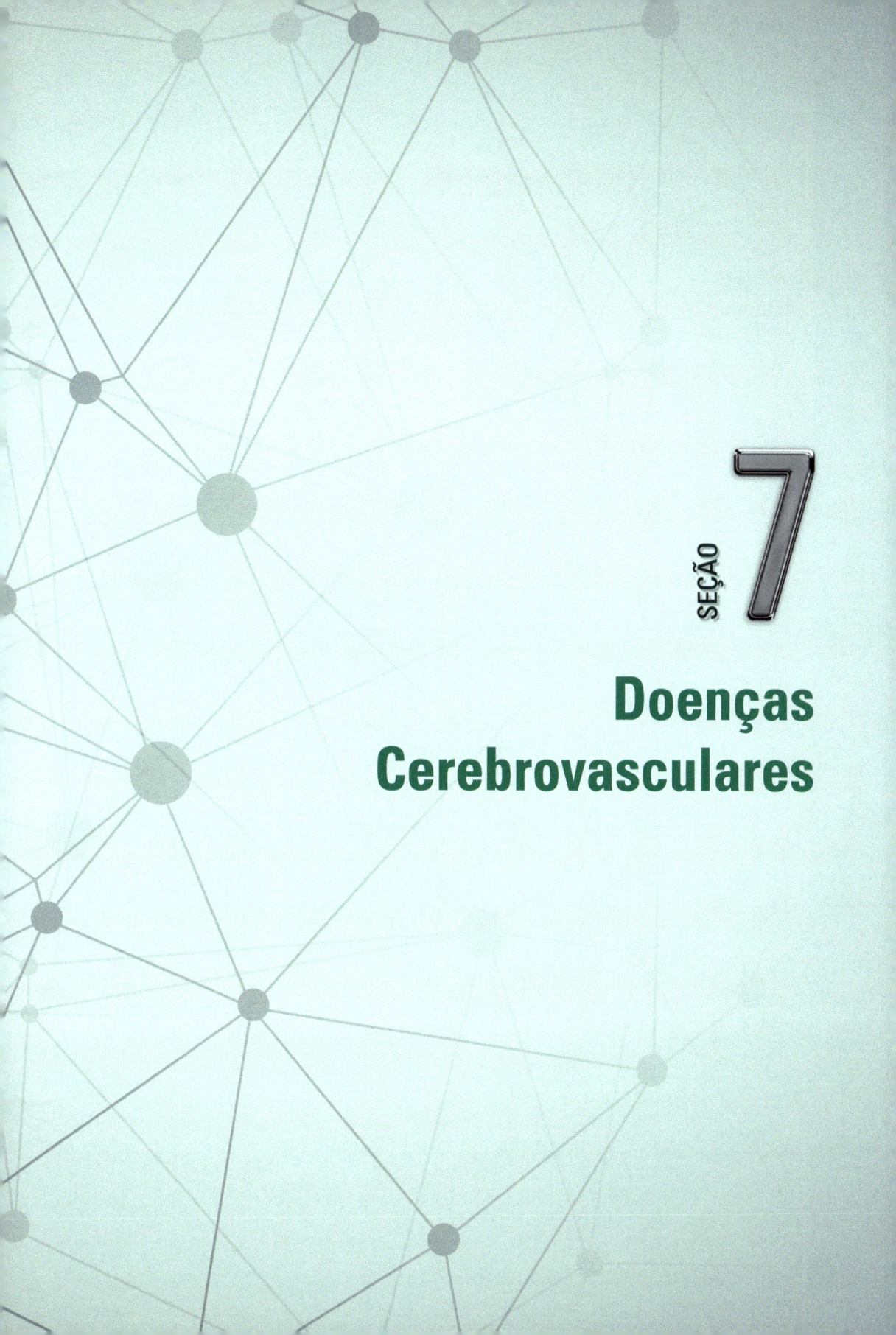

Doenças Cerebrovasculares

Doenças Cerebrovasculares 23

Helena Fussiger
Viviane Maria Vedana

As doenças cerebrovasculares (DCVs) atingem, mundialmente, cerca de 42 milhões de pessoas por ano.[1] No Brasil, representam a segunda causa de mortalidade e a principal causa de incapacidade no país.[2] Na maior parte das vezes, a etiologia é multifatorial, levando em consideração a associação de fatores genéticos e ambientais. Em torno de 5% dos casos,[3] as doenças cerebrovasculares podem ter como principal causa desordens monogênicas, ou seja, situações em que mutações, em apenas um gene, explicam toda a apresentação clínica.

Nesse grupo de doenças, é possível encontrar padrões de herança autossômica dominante, autossômica recessiva, ligada ao X e mitocondrial. Podem apresentar-se tanto como AVC isquêmico quanto hemorrágico e acometer vasos de pequeno, médio e/ou grande calibre. A presença de história familiar positiva com características clínicas adicionais, tanto neurológicas quanto extraneurológicas, podem sugerir fortemente um diagnóstico genético específico em pacientes com DCVs.

Este capítulo tem por objetivo revisar as principais causas monogênicas das DCVs. As enfermidades serão caracterizadas quanto a seus achados clínicos e de neuroimagem, estratificando-as conforme o calibre dos vasos acometidos (doenças de pequenos vasos e de pequenos e grandes vasos), estados pró-trombóticos, isquemias metabólicas e malformações vasculares cerebrais.

Dessa forma, propõe-se uma estratégia para a identificação etiológica das doenças genéticas e uma orientação para a realização de exames moleculares específicos para a sua confirmação, bem como manejo e aconselhamento genético.

Doença cerebral de pequenos vasos (DCPV)

CADASIL (*cerebral autossomal dominant arteriopathy with subcortical infarct and leucoencephalopathy*)

Desde 1977, famílias foram descritas com uma forma de arteriopatia não aterosclerótica e não amiloidótica, de herança autossômica dominante, causando isquemias subcorticais recorrentes e demência, mas apenas em 1993 Tournier-Lasserve e colaboradores[4] sugeriram o acrônimo de CADASIL.

Dentre as doenças cerebrais de pequenos vasos essa é a mais comum, sendo causada, em mais de 95% dos casos, por mutações de ponto no gene NOTCH3 (pertencente à família altamente conservada de quatro subtipos de receptores transmembrana que atuam na sinalização entre células vizinhas – subtipo 3 é localizado principalmente em células musculares vasculares), localizado no cromossomo 19p13.12 (OMIM #125310). Mutações *de novo* podem ocorrer, mas são raras. A prevalência mínima é estimada em 2-5:100.000, porém varia nas diferentes populações. Acredita-se que a penetrância seja de 100%, mas sendo dependente da idade. A severidade dos sintomas e a progressão da doença são versáteis, com grande variabilidade fenotípica intra e interfamilial.

A patogênese exata da doença ainda não foi elucidada, mas os achados histopatológicos mostram deposição de material granular osmofílico (GOM), basofílico e PAS-positivo adjacente à membrana basal das células musculares lisas das arteríolas, degeneração granular da túnica média e posterior perda dessas células. Diz-se que o principal componente do GOM é o ectodomínio do NOTCH3, mas se acredita que outras proteínas também estejam associadas, mantendo um papel importante no mecanismo da doença.

As principais características clínicas são: migrânea, na maior parte das vezes com aura (84%), iniciando em torno dos 30 anos (sintoma inicial em 41%), podendo ser a única manifestação em 12,1%, e presente em 55-75% dos casos; AITs e infartos subcorticais ocorrendo em 85% dos casos, iniciando em média entre 45 e 50 anos (mas com grande oscilação), com clínica típica de infartos lacunares (também de nervo óptico e retina) que, de acordo com a carga lesional, causam distúrbios de marcha, afeto pseudobulbar, incontinência urinária e alterações cognitivas.

Além dessas, é possível identificar como característica clínica: quadro demencial, que pode começar de forma precoce (35 anos) e que está presente em 75% dos pacientes, geralmente, iniciando com envolvimento de funções executivas, velocidade de processamento de informações e fluência verbal, mas, posteriormente, também memória, de forma progressiva e/ou em degraus; e distúrbios psiquiátricos, que são observados em 20-41% dos casos, apresentando-se principalmente com apatia e depressão maior, mas também com transtorno de humor bipolar, psicose, distúrbios de personalidade e abuso de drogas. Além do mencionado, outras apresentações como crises epilépticas (10%), encefalopatia aguda e acometimento medular já foram descritas. Por outro lado, manifestações extraneurológicas, como cardíacas e renais, além de acometimento músculo-esquelético e de nervos periféricos, não estão bem estabelecidas.

No maior estudo sobre história natural do CADASIL, de 2004, foi visto que a principal causa de morte era pneumonia (mas com percentual significativo de morte súbita), ocorrendo em torno dos 64 anos nos homens e 70 anos nas mulheres. Em média, aos 64 anos os pacientes estão acamados.[5]

A ressonância magnética (RM) cerebral é caracterizada por hiperintensidades nos polos temporais (sensibilidade e especificidade em torno de 90%), cápsula externa (sensibilidade também de 90%, mas especificidade de 50%) e giro frontal superior (Figura 23.1). Com a evolução da doença, as hiperintensidades tornam-se mais difusas. Também pode ocorrer o acometimento de corpo caloso. Microssangramentos, principalmente no tálamo, são observados em 30-70% dos casos. Espaços perivasculares aumentados também são comuns. Essas alterações radiológicas podem ser encontradas em indivíduos pré-sintomáticos em torno dos 20-30 anos.

Como ainda não existe um tratamento específico para CADASIL, o recomendado é que os pacientes sejam manejados de forma regular para doenças cerebrovasculares. O controle adequado de fatores de risco como HAS, DM, hipercolesterolemia, tabagismo

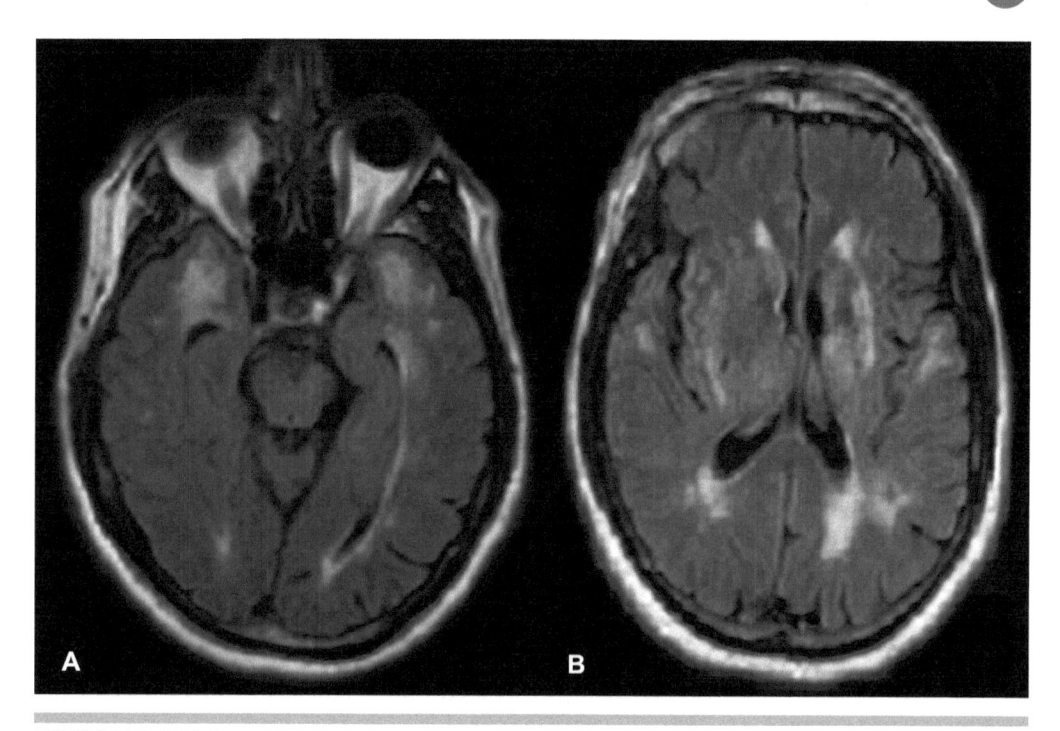

FIGURA 23.1. RM de crânio, na sequência FLAIR, mostrando os locais iniciais do acometimento da substância branca: **(A)** polos temporais e **(B)** posteriormente cápsula externa.

e alcoolismo deve ser realizado. No que diz respeito ao uso de antiplaquetários, há ainda necessidade de maiores estudos para se ter seu risco-benefício mais bem estabelecido.

Apesar do suposto risco aumentado de hemorragia intraparenquimatosa com o uso de tPA, em decorrência dos microssangramentos frequentemente encontrados nesses pacientes, a trombólise deve ser realizada quando os critérios para tal são atingidos. A trombectomia mecânica não é de grande valia, tendo em vista que a doença é de pequenos vasos.

Com relação ao tratamento da migrânea, existe preocupação com o uso de triptanos e derivados do ergot, por causarem algum grau de vasoconstrição. Há cautela com amitriptilina, betabloqueadores, flunarizina e topiramato por possivelmente piorarem o humor e os sintomas cognitivos. Para tal quadro, boas opções seriam acetazolamida e inibidores seletivos da recaptação de serotonina, mas estes últimos já foram associados a aumento no risco de AVCs isquêmicos e hemorrágicos. Fora estes, o tratamento psiquiátrico deve seguir as práticas da população geral.

Não há resultados robustos no que diz respeito ao tratamento da demência. Terapias emergentes incluem medicação que possam silenciar o *NOTCH3*, tendo em vista a provável patogênese tóxica da mutação, com moléculas inibitórias de RNA e *NOTCH3* éxon *skipping*.

CARASIL (*cerebral autossomal recessive arteriopathy with subcortical infarcts and leucoencephalopathy*)

CARASIL é uma arteriopatia cerebral autossômica recessiva, associada a uma mutação no gene *HTRA1* (*high temperature requirement serine peptidase A1*), localizado no cromossomo 10q25 (OMIM #600142). A família das proteínas HTRA funciona como chaperonas e serinoproteases, além de diminuir a sinalização TGF-beta. Dessa forma, em sua perda de função, há acúmulo de fibronectina e versican na íntima das pequenas artérias cerebrais.

A prevalência não é conhecida; porém, como um haplótipo fundador não foi encontrado, acredita-se que mais casos devam ser descobertos. Não existem dados robustos sobre penetrância, porcentagem de mutações *de novo* e expressividade.

A histopatologia é caracterizada por: desmielinização difusa e focal, poupando fibras em U; múltiplos pequenos focos de fragilidade perivascular na substância branca e núcleos da base e arteriosclerose severa, com espessamento intimal, deposição de fibras colágenas densas, perda de células musculares lisas e degeneração hialina da média, em pequenas artérias meníngeas e longas artérias da substância branca.

Os principais achados clínicos são AVCs isquêmicos recorrentes, declínio cognitivo e achados de neuroimagem com hiperintensidades confluentes de substância branca, poupando fibras em U, que também podem ser encontradas nos polos temporais e na cápsula externa.

A idade média de início da encefalopatia é de 32 anos (entre 20 e 50 anos); AVCs lacunares ocorrem em 23% dos pacientes antes dos 40 anos, ocasionando uma deterioração do tipo *stepwise*. O segundo sintoma mais comum é o declínio cognitivo, iniciando em torno dos 35 anos. Outros achados comuns são alterações de humor (depressão e irritabilidade), afeto pseudobulbar, sinais de liberação piramidal (causando distúrbio de marcha por espasticidade) e incontinência urinária.

Em 2010, Onodera, Nozaki e Fukutake[6] revisaram os achados de RM em sete pacientes com diagnóstico de CARASIL. Encontraram que, de forma precoce, os principais achados são hiperintensidades em cápsula externa e substância branca do lobo frontal, que começam acometendo a região periventricular e estendem-se para justacortical, poupando fibras em U.

Com o passar do tempo, ocorre também envolvimento de polo temporal, núcleos da base, lobo occipital e parietal. Acometimento de ponte e pedúnculos cerebelares médios (por envolvimento do trato pontocerebelar) formam o sinal do arco (*arc sign*). Microssangramentos foram observados no córtex cerebral e substância branca em alguns dos pacientes. A carga lesional foi associada à progressão dos sintomas.

Dentre os achados extraneurológicos, o sinal inicial mais comum é a alopecia, iniciando na adolescência ou durante a terceira década de vida. Dor lombar em decorrência de espondilose e degeneração discal cervical e toracolombar também são comuns, começando em média aos 25 anos. Outros achados incluem ceratose, úlceras, xerodermia e nevos pigmentares.

O tratamento consiste em aconselhamento genético, fisioterapia, medicações como baclofeno e tizanidina para espasticidade, acompanhamento psiquiátrico, monitorização dos microssangramentos e RM de coluna para avaliar degeneração lombar e cervical (com indicação de encaminhamento para tratamento ortopédico se necessário). Uso de antiplaquetários e anti-hipertensivos é recomendado, mas não há evidências de eficácia. Deve-se evitar tabagismo e dieta rica em sódio.

Mutações heterozigotas no gene *HTRA1*

Apesar da clássica descrição das mutações bialélicas no gene *HTRA1*, causando o fenótipo CARASIL, anteriormente descrito, em 2015, Verdura e colaboradores[7] publicaram pela primeira vez casos de início tardio de doença cerebral de pequenos vasos, com herança autossômica dominante, causados por mutações em heterozigose no *HTRA1*. Em 2017, Di Donato e colaboradores[8] encontraram tal alteração em 3,5% dos casos de pacientes que já haviam sido testados para mutações no gene *NOTCH3* e foram negativos.

As principais características clínicas desses pacientes são: início de quadro demencial pré-senil, começando tipicamente com sinais e sintomas subcorticais (média 61,3 anos ± 4,2 SD); AITs e infartos subcorticais; distúrbios de marcha (que podem incluir ataxia, parkinsonismo e piramidalismo); e leucoaraiose na RM. Os sintomas ocorrem mais tardiamente do que observado no CARASIL e as características extraneurológicas típicas da forma recessiva não são observadas.

O padrão de imagem encontrado na RM é caracterizado por hiperintensidades em T2/FLAIR de substância branca profunda e periventricular, incluindo cápsula interna e externa, mas sem acometimento de polo temporal. Espaços perivasculares aumentados, microssangramentos e acometimento de corpo caloso foram observados em alguns pacientes.

Tendo em vista a raridade, bem como se considerando a recente descrição dessa enfermidade, prevalência, penetrância, expressividade, fisiopatogenia e tratamento ainda não foram bem relatados.

CARASAL (cathepsin A-related arteriopathy with strokes and leukoencephalopathy)

Em 2016, Bugiani e colaboradores[9] descreveram os achados clínicos de imagem e moleculares de duas famílias holandesas com leucoencefalopatia de início adulto, de herança autossômica dominante, e padrões semelhantes de achados na RM (alteração de sinal periventricular frontoparietal, poupando polo temporal e, em substância branca profunda, cápsulas interna e externa e tronco cerebral, isoladas no início e confluentes após, com presença também de microssangramentos). O quadro clínico foi caracterizado por migrânea com aura, distúrbio de marcha (instabilidade ou espasticidade), AVCs isquêmicos e hemorrágicos e alterações cognitivas leves (de atenção e/ou memória), iniciando entre a terceira e quinta décadas de vida.

Esses sintomas não estavam presentes em todos os pacientes (expressividade variável). Alguns apresentavam hipertensão de difícil controle e queixas inespecíficas de xerostomia, xeroftalmia e câimbras (estas em apenas uma das famílias). O gene associado à afecção foi o CTSA, localizado no cromossomo 20q13.12, que codifica a catepsina A (encontrada principalmente em lisossomos, estabilizando o complexo multienzimático com a β-galactosidase e neuroaminidase-1), motivo do acrônimo sugerido para a doença: CARASAL.

Na histopatologia não foram encontrados achados sugestivos de outras DCPVs já descritas. Porém, foi identificada diminuição de mielina, astrogliose, densidade oligodendrocítica preservada e espessamento fibrótico distal de arteríolas, assimétrico, com perda de células musculares lisas e oclusão quase total luminal. Não há tratamento específico.

COL4A1 e COL4A2

As mutações nos genes COL4A1 e COL4A2 (ambos no lócus 13q34) estão associadas à redução da integridade da membrana basal vascular, pois esses codificam duas das cadeias homólogas do colágeno tipo IV (OMIM #611773). A herança é autossômica dominante e a maioria das mutações é de ponto, principalmente do tipo *missense*, detectáveis por meio do sequenciamento dos genes em questão.

A penetrância e a severidade dos quadros clínicos são variáveis, com grande variabilidade fenotípica intra e interfamiliar, sendo que essas diferenças estão associadas a distintas mutações. A porcentagem de mutações *de novo* é prevista como alta (pelo menos 27%).

Os fenótipos associados a mutações no gene *COL4A1* podem ser divididos em porencefalia familiar autossômica dominante, doença cerebral de pequenos vasos com hemorragia autossômica dominante, síndrome de HANAC, tortuosidade de artérias retinianas e catarata congênita autossômica dominante.

A primeira manifestação clínica relacionada com mutações no *COL4A1* e, até o momento, a mais associada às alterações nesses genes é a porencefalia, podendo ocorrer tanto no período pré-natal quanto neonatal, em decorrência de hemorragia da matriz germinativa. Clinicamente, apresenta-se com hemiplegia/paresia, déficit cognitivo e crises convulsivas. Quando extensa e bilateral, pode lembrar hidranencefalia.

Em 2010, Lanfranconi e Markus[10] fizeram uma revisão dos casos de mutações COL4A1, focando na doença cerebral de pequenos vasos – tomando por base os estudos publicados até então. Os principais achados clínicos neurológicos foram AVCs, ocorrendo em 17,3% em média aos 36 anos (DP 12,9), mais frequentemente hemorrágicos e subcorticais (mais precoces e recorrentes), mas também isquêmicos lacunares; migrânea, com ou sem aura, em 19% dos casos; história de hemiparesia ao nascimento ou no primeiro ano de vida em 34%; 21% tinham história de crise epiléptica, mas com relatos de crises febris ou relacionadas a hematoma cerebral intraparenquimatoso.

Atraso de desenvolvimento e depressão foram observados em uma minoria dos pacientes e nenhum teve diagnóstico de demência. Já as manifestações extraneurológicas, mais raras nos casos de doença cerebral de pequenos vasos, incluíam envolvimento ocular (catarata, tortuosidade vascular retiniana, hemorragia retiniana e anomalias de Anxfeld-Riger); nefropatia com hematúria e cistos renais bilaterais. Aumento sérico de CPK, com ou sem câimbras musculares, arritmias supraventriculares e prolapso de válvula mitral já foram relatados.

O nome HANAC é um acrônimo para *hereditary angiopathy with nephropathy, aneurysm and muscle cramps*. Nesses casos, as manifestações renais (hematúria micro e macroscópica e cistos renais), tortuosidade arteriolar retiniana bilateral, fenômeno de Raynaud, aumento de CPK e câimbras musculars são frequentemente observados. Aneurismas isolados ou múltiplos de sifão carotídeo (sem ruptura) e alterações de substância branca (assintomáticas) estão também presentes.

Mutações no gene *COL4A2* podem causar quadros clínicos cerebrais muito semelhantes. Porém, os achados extraneurológicos são muito variáveis.

A RM, por sua vez, é caracterizada por hiperintensidades bilaterais, confluentes, periventriculares, poupando polos temporais, com infartos lacunares (13,5%) e espaços perivasculares aumentados (19%), além de microssangramentos (substância branca profunda, NB, tronco e cerebelo). A patologia é caracterizada por: espessamento, multilaminação e ruptura da membrana basal.

O tratamento consiste no manejo da hipertensão, se presente; monitoramento e manejo de aneurismas, arritmias cardíacas e anormalidade, conforme indicação específica de cada condição. Deve ser evitada exposição a anticoagulantes, tabagismo e trauma cranioencefálico (associados a maior risco de hemorragia intracraniana).

RVCL-S (*vasculopatia retiniana com leucodistrofia cerebral* – achados sistêmicos)

O espectro de doenças tendo por base RVCL-S foi associado a mutações no gene *TREX1*, localizado no cromossomo 3p21, especificamente do tipo *frameshift* na região C-terminal (OMIM #192315). Nesse tipo específico de mutação não há danos na função enzimática da proteína, mas sim na formação dos complexos SET, resultando na falência da morte celular mediada pela granzima A (que pertence à família das serinoproteases), e na falta do direcionamento perinuclear do *TREX1*, o que pode causar dano endotelial.

Em sua estrutura, o padrão de herança é autossômico dominante, a penetrância parece ser alta e acredita-se que mutações *de novo* possam ocorrer, apesar de não haver registros. A prevalência não é conhecida.

No início, as diferentes manifestações clínicas foram descritas como entidades diferentes: CRV (vasculopatia cerebrorretiniana), HVR (vasculopatia retiniana hereditária) e HERNS (endoteliopatia, retinopatia, nefropatia e AVCs). No entanto, posteriormente foram unificadas e denominadas RVCL (vasculopatia retiniana com leucodistrofia cerebral) por serem patologicamente semelhantes e terem como etiologia a mutação no gene *TREX1*.

Em 2016, Stam e colaboradores[11] avaliaram 78 pacientes de 11 famílias com a mutação no *TREX1*. Revisaram, nesses termos, cinco casos descritos na literatura com intuito de criar critérios diagnósticos para RVCL. O achado clínico mais comum foi a retinopatia vascular (em 84% dos casos), seguida de manifestações de doença cerebral (81%). Anemia e doença hepática foram os achados sistêmicos mais comuns (74 e 70%, respectivamente).

Além desses, encontravam-se hipertensão, nefropatia, fenômeno de Raynaud leve e sangramento gastrointestinal. Os achados sistêmicos, como um todo, estavam presentes em 98% dos casos. Nem todos os pacientes portadores da mutação tinham os achados típicos, mas esses eram em média 8 anos mais jovens que os sintomáticos. A idade média para o diagnóstico foi de 42,9 anos.

A retinopatia vascular foi caracterizada por déficit visual progressivo, telangiectasias, microaneurismas, manchas algodonosas e, posteriormente, obliteração de capilares perifoveais e neovascularização. Na histopatologia, vê-se microinfartos e espessamento hialino das paredes arteriolares. Já no sistema nervoso central (SNC), os achados clínicos incluíram déficit neurológico focal progressivo (68%), declínio cognitivo (56%), sintomas psiquiátricos como depressão e ansiedade (42%), crises epilépticas (17%) e enxaqueca (59%).

O acometimento sistêmico apresentou-se com doença hepática (aumento leve de fosfatase alcalina e gama glutamil transferase, hiperplasia nodular regenerativa, esteatose micro e macrovesicular, inflamação periportal e fibrose portal); nefropatia (proteinúria, elevação de creatinina, arteriosclerose renal, arteriolonefrosclerose, glomerulosclerose focal ou difusa); hipertensão, anemia normocítica e normocrômica. Osteonecrose avascular da cabeça do fêmur também já foi relatada em associação com mutações no *TREX1*.

Os critérios diagnósticos sugeridos por Stam e colaboradores[11] são divididos em quatro maiores (retinopatia vascular; disfunção cerebral focal/difusa com os achados na RM de hiperintensidades puntiformes com realce nodular e/ou lesões extensas com realce anelar; história de herança autossômica dominante; e mutação *frameshift* no gene *TREX1*); três de suporte (calcificações na tomografia computadorizada [TC] de crânio ou hiperintensidades de substância branca sem realce; hiperplasia nodular regenerativa hepática; e doença renal microvascular) e cinco possivelmente associados (anemia normo-normo; sangramento gastrointestinal microscópico; hipertensão; migrânea com ou sem aura; e fenômeno de Raynaud).

Na RM, diferentes padrões são encontrados: lesões puntiformes sem realce (97%) ou com realce nodular ao gadolíneo (1/4 dos casos) e lesões extensas com realce anelar, efeito de massa e edema perilesional (84%). As primeiras são praticamente restritas à região supratentorial, principalmente periventriculares e subcorticais, poupando corpo caloso e fibras em U; podem ter restrição na difusão e estarem associadas a calcificações na TC de crânio fora dos núcleos da base. As últimas são lesões extensas com efeito de massa que podem ter restrição na difusão e podem variar de tamanho e quantidade de edema perilesional com o tempo e com o uso de corticoides.

Histopatologicamente, encontraram-se necrose isquêmica fibroide da substância branca, fibrose adventícia, espessamento da parede vascular (hialinização com deposição colagenosa) e estenose luminal.

Sem abordagem específica disponível, lesões com efeito de massa, no entanto, podem ser tratadas com corticosteroides para redução do edema. É oportuno salientar que bavacizumabe intravítreo mostrou alguma melhora da acuidade visual e reduziu a neovascularização retiniana e exsudação.

FOXC1 e PITX2

Em 2014, French e colaboradores[12] investigaram a relação entre mutações no gene FOXC1, localizado no cromossomo 6p25, e DCV. Em seus estudos, encontraram evidências de que alterações na função desse gene levam a doença de substância branca cerebral, espaços perivasculares aumentados e isquemias lacunares. Tais achados podem ser encontrados precocemente na vida (até mesmo em pacientes com 1 ano de idade), muito antes de manifestações isquêmicas clínicas.

No referido trabalho, também foram associadas mutações no gene PITX2 à doença cerebral de pequenos vasos. Esses dois genes têm responsabilidade no desenvolvimento ocular e vascular. O padrão de herança é autossômico dominante.

Os principais achados relacionados a mutações no gene FOXC1 são fenótipos associados a glaucoma: disgenesia de segmento anterior e anomalia de Axenfeld-Rieger (OMIM #601631).

Angiopatia amiloide cerebral (AAC)

Angiopatia amiloide é o termo usado para descrever um grupo de doenças que se apresentam com depósitos de amiloides fibrilares na parede dos vasos corticais, principalmente artérias de pequeno e médio calibre, capilares e vasos leptomeníngeos, sem envolvimento do parênquima adjacente e sem associação com hipertensão e arteriosclerose, levando a elevado risco de hemorragia intraparenquimatosa, microinfartos, perda funcional neurológica e demência.

A formação dos agregados amiloides ocorre a partir do processo proteolítico de proteínas precursoras maiores. Várias proteínas humanas foram associadas à formação de amiloides fibrilares, mas a mais comum, tanto em formas esporádicas quanto hereditárias, é a deposição de peptídeos a partir da proteína precursora amiloide (APP).

Esses depósitos desencadeiam a liberação de agentes pró-inflamatórios e do sistema do complemento, causam estresse oxidativo, alteram a permeabilidade da barreira hematoencefálica, levando à toxicidade. A grande maioria dos casos é esporádica, iniciando em idosos, com um curso mais brando do que as formas familiares. Os casos hereditários, raros e autossômicos dominantes, são subdivididos conforme a Tabela 23.1.

Os principais achados de RM são microssangramentos lobares numerosos com ou sem siderose superficial cortical, poupando cerebelo e substância branca profunda (Figura 23.2). Também ocorrem hiperintensidades subcorticais de substância branca e infartos lacunares lobares, espaços perivasculares aumentados em centros semiovais e microinfartos corticais lobares. De forma mais discreta, atrofia cortical também é vista.

O tratamento para os quadros mencionados consiste no manejo da hipertensão para reduzir risco de hemorragia. Além disso, há contraindicação de anticoagulação em pacientes com hemorragia lobar prévia relacionada a AAC.

TABELA 23.1. Formas genéticas de angiopatia amiloide cerebral

Formas	Cromossomo	Gene	Agregados	Início
Holandesa, italiana, flamenca, de Iowa e de Piedmont	21q21.3	APP	Aβ	50 anos
Britânica	13q14.2	ITM2B	ABri	45-50 anos
Dinamarquesa	13q14.2	ITM2B	ADan	30 anos
Islandesa	20p11.21	CST3	ACys	20-30 anos
Variante transtirretina	18q12.1	TTR	ATTR	*
Variante da doença priônica familiar	20p13	PRNP	PrP SC	*
Amiloidose finlandesa	9q33.2	GSN	AGel	*

*Sem descrição clínica de AVC.

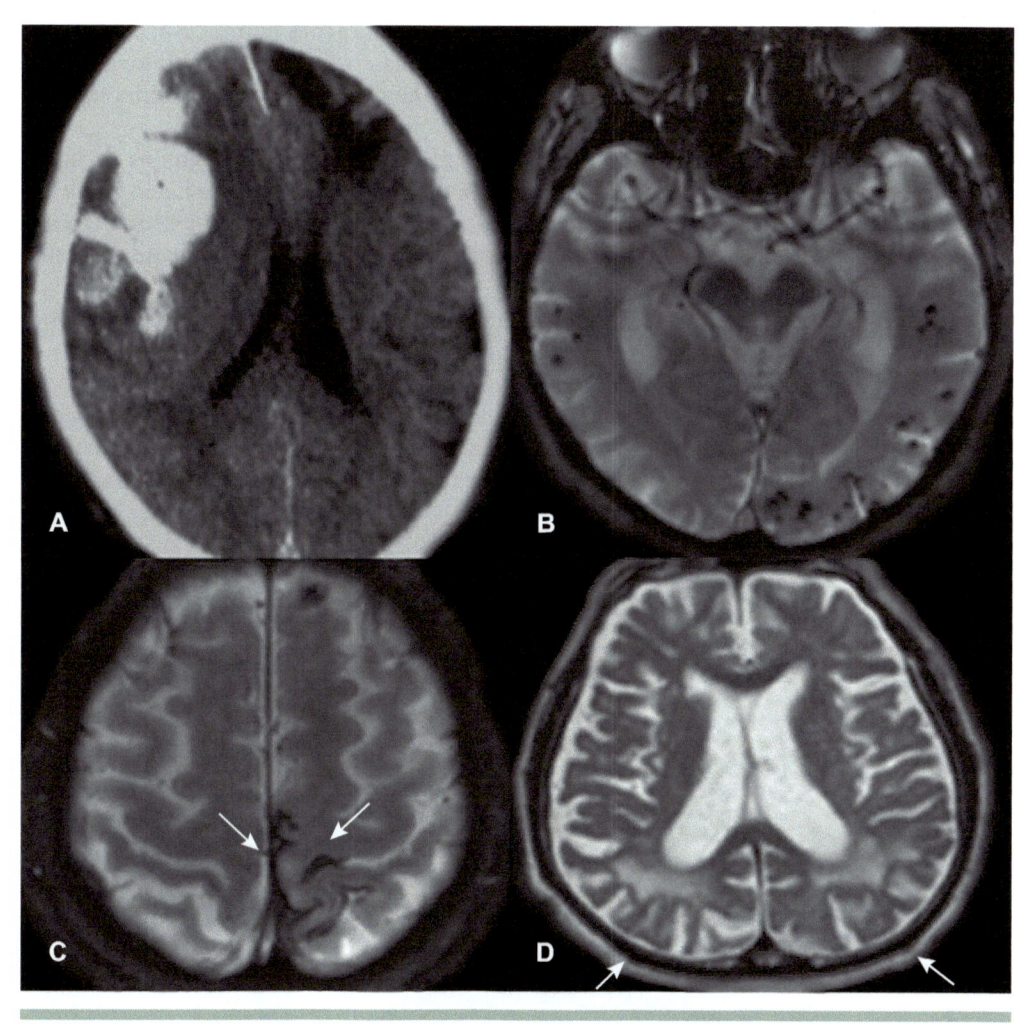

FIGURA 23.2. **(A)** TC de crânio com hemorragia intraparenquimatosa; **(B)** RM de crânio, na sequência Gradiente Eco T2*, mostrando microssangramentos lobares; **(C)** RM mostrando depósitos superficiais de hemossiderina; **(D)** RM de crânio mostrando hipersinal de substância branca em T2.

Deficiência de adenosina desaminase (CECR1)

Doença autoinflamatória do metabolismo das purinas, autossômica recessiva, causada por mutações *nonsense* do tipo perda de função no gene *CECR1*, descrita recentemente. Esse gene codifica a proteína ADA2 (adenosina desaminase 2), expressa principalmente em monócitos e células de linhagem mieloide, que age na regulação da sinalização de vias purinérgicas, convertendo 2'-desoxiadenosina em 2'-desoxi-inosina e tendo como função o desenvolvimento endotelial e de células hematopoéticas.

Os monócitos de pacientes com deficiência de ADA2 têm um defeito na conversão para macrófagos M2 (anti-inflamatórios), levando à prevalência dos M1 (pró-inflamatórios). As manifestações foram descritas por Zhou e colaboradores em 2014.[13] São elas: AVCs isquêmicos lacunares e AVCs hemorrágicos de início precoce, com episódios recorrentes de febre, livedo racemoso e artralgias (Figura 23.3). Além disso, também há hepatoesplenomegalia, hipogamaglobulinemia e poliarterite nodosa.

Nesse mesmo ano, Navon Elkan e colaboradores[14] haviam descrito pacientes com critérios de poliarterite nodosa, que foram avaliados para mutações no *CECR1*: as manifestações cutâneas eram desde livedo reticular até isquemia e necrose de extremidades; acometimento de SNC (com infartos lacunares e AVCs hemorrágicos) e de sistema nervoso periférico (SNP).

As manifestações viscerais eram principalmente gastrointestinais, seguidas de hipertensão renovascular. Mostraram também grandes diferenças na idade de início e alta variabilidade fenotípica inter e intrafamiliar. Alguns pacientes podem apresentar apenas imunodeficiência ou aplasia pura de células vermelhas. O aumento de marcadores inflamatórios também foi observado.

Na neuroimagem, notaram-se AVCs isquêmicos lacunares em núcleos da base e tronco cerebral, e AVCs hemorrágicos também em regiões profundas. Não houve relatos de leucodistrofia.

Com relação a outros aspectos, a patologia da pele é caracterizada por vasculite necrosante de artérias de médio calibre, vasculite leucocitoclástica não específica e paniculite.

Para os quadros evidenciados nos estudos, o tratamento consiste em terapias anti-TNF.

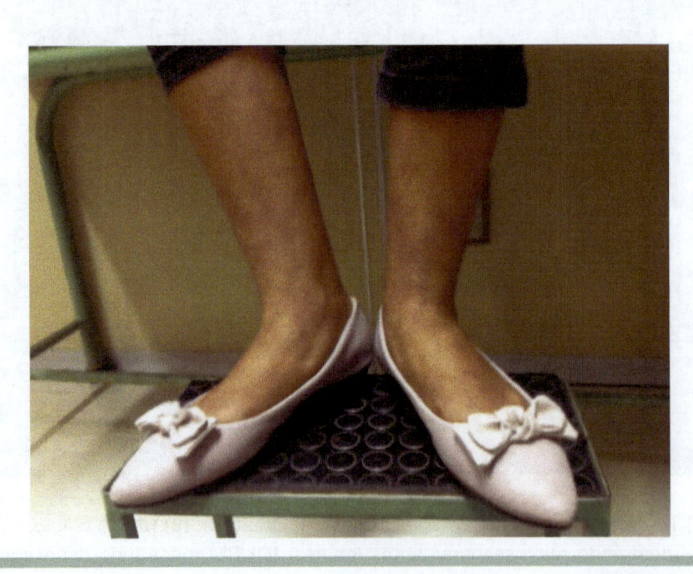

FIGURA 23.3. Livedo racemoso.

Doença cerebrovascular de pequenos e grandes vasos

Doença de Fabry

A doença de Fabry é um erro inato do metabolismo de glicoesfingolipídeos, classificada como doença de depósito lisossomal, causada por mutações no gene *GLA*, localizado no cromossomo Xq22, ou seja, de herança ligada ao X (OMIM #301500). Essa mutação causa uma deficiência da enzima α-galactosidase A, levando ao acúmulo de glicosilesfingolipídeos, principalmente de globotriosilceramida (Gb3), particularmente no endotélio vascular e nas células musculares lisas. A porcentagem de atividade enzimática está relacionada à severidade da doença, havendo grande variabilidade fenotípica inter e intrafamiliar. Sua prevalência varia de 1:40.000 a 1:117.000.

Para o diagnóstico, a atividade enzimática da α-galactosidase pode ser testada, nos homens, tanto em plasma quanto em leucócitos. Porém, a confirmação é realizada pela documentação da mutação no gene *GLA*, geralmente de ponto, mas também com descrições de variação do número de cópias.

Na forma clássica, que ocorre geralmente em homens com atividade enzimática < 1% de atividade, os sintomas iniciam na infância ou adolescência com angioceratomas, acroparestesias, hipo-hidrose e opacidades corneanas e lenticulares. Com a evolução da doença, ocorre envolvimento renal (azotemia e insuficiência renal), cardíaco (insuficiência mitral, cardiomiopatia hipertrófica e alterações de condução) e neurológico.

Outros sintomas incluem dismotilidade gastrointestinal, disfunção pulmonar obstrutiva, edema de extremidades, envolvimento do VIII nervo craniano e sintomas psiquiátricos. Quadros atípicos com predominância de sintomas cardíacos e renais também são descritos. Especificamente em mulheres, a clínica é variável, dependendo da inativação do X.

Em 2015, Kolodny e colaboradores[15] publicaram uma revisão sobre os eventos cerebrovasculares mais comuns na doença de Fabry. AITs e AVCs isquêmicos são os mais recorrentes, com uma incidência de 24-48%, sendo que na maioria das vezes o primeiro evento ocorre entre 20 e 50 anos.

O envolvimento pode ser tanto de pequenos quanto de grandes vasos (tanto por oclusão quanto por cardioembolismo). Não existe uma predileção por isquemias de circulação anterior ou posterior, mas a presença de dolicoectasia basilar é um achado muito importante, pois pode servir como um marcador inicial de envolvimento neurovascular e como um achado que sugere Fabry como etiologia de evento cerebrovascular em pacientes com AVC criptogênico. AVCs hemorrágicos, microssangramentos, hemorragia subaracnoide, trombose venosa cerebral e dissecções carotídeas também já foram reportados.

A RM pode mostrar o sinal pulvinar (hiperintensidade pulvinar no T1, mas presente em menos de 20% dos pacientes e não sendo patognomônico), hiperintensidades de substância branca subcortical, profunda e periventricular, isoladas, múltiplas ou confluentes, que aumentam em incidência com a idade. AVCs isquêmicos de grandes ou pequenos vasos e ectasia basilar (Figura 23.4) são sinais neurorradiológicos característicos na doença de Fabry.

O tratamento com antiplaquetários, controle de pressão arterial e uso de inibidores da ECA são medidas recomendadas para esses pacientes na prevenção de eventos cardiovasculares e doença renal. No entanto, existe também a terapia de reposição enzimática. Sua indicação varia de acordo com a literatura. Segundo o grupo europeu,[16] a reposição deve ser indicada antes de haver dano severo em órgãos-alvo, devendo ser evitada após esse acometimento.

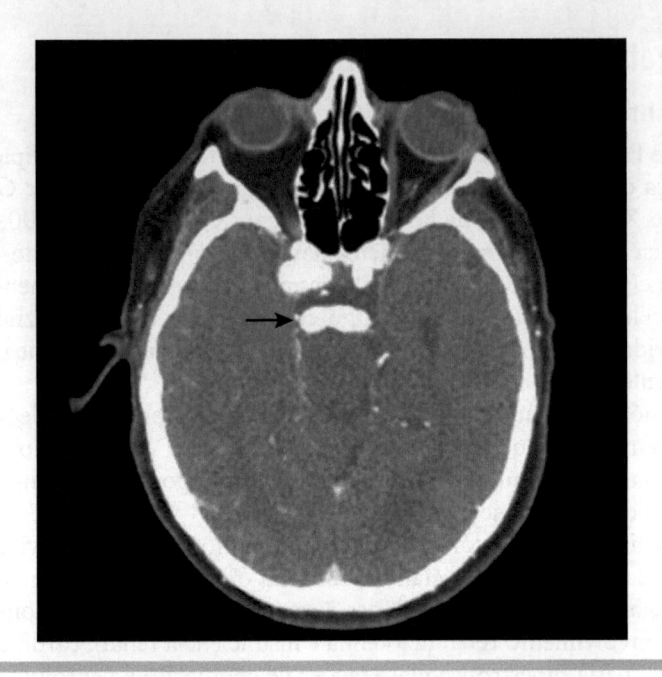

FIGURA 23.4. Angiotomografia intracraniana mostrando ectasia de artéria basilar.

Homocistinúria

A hiper-homocisteinemia é classificada em moderada, intermediária e severa: 15-30 μmol/L, 30-100 μmol/L e maior que 100 μmol/L, respectivamente. Níveis séricos aumentados de homocisteína são um fator de risco para aterosclerose. Evidências sugerem alerta para o fato de que a hiper-homocisteinemia causa disfunção endotelial pela diminuição do vasodilatador endógeno óxido nítrico e pelo aumento do estresse oxidativo, além de ter um efeito em hipercoagulabilidade e ativação plaquetária. As causas mais comuns são defeitos enzimáticos relacionados a mutações genéticas.

A deficiência de metilenotetra-hidrofolato redutase, responsável pela conversão da homocisteína em metionina, é uma causa frequente. O achado mais associado é o polimorfismo 677C>T no gene *MTHFR*. O real papel dessa alteração na etiologia de eventos trombóticos e doença cardiovascular ainda é controverso, mas estudos recentes têm relacionado a hiper-homocisteinemia e a alteração genética no *MTHFR* com AVC isquêmico, principalmente por aterosclerose de grandes artérias e também de pequenos vasos.

Já a homocistinúria clássica é uma doença metabólica hereditária, autossômica recessiva, causada por deficiência da enzima cistationa β-sintase (OMIM #236200). Leva a níveis séricos elevados de homocisteína e metionina, e excreção urinária aumentada de homocistina.

O diagnóstico pode ser confirmado pela documentação da mutação bialélica no gene *CBS*, localizado no cromossomo 21. Essa enzima catalisa a condensação da homocisteína com uma serina para formar a cistationa que, ao ser clivada, produz a cisteína. A prevalência não é corretamente determinada, mas estimada em 1:200.000 a 1:335.000, variando bastante nas diferentes populações.

O diagnóstico é baseado na dosagem total de homocisteína sérica e de aminoácidos plasmáticos: é muito sugestivo na presença de um valor sérico > 100 μmol/L ou menor que este (mas acima do valor de referência), se acompanhado de metionina alta ou *borderline*. É dividida em dois subtipos: responsivo (em geral mais brando) e não responsivo à reposição de B6 (visto por meio de teste terapêutico). Os sistemas vascular, esquelético, ocular e nervoso central podem ser acometidos, em combinação ou de forma isolada.

A principal causa de morbidade e mortalidade nesses pacientes ocorre em função de eventos tromboembólicos. Trombose de seio venoso e AVCs isquêmicos (embólicos, aterotrombóticos ou em decorrência de dissecções) podem ocorrer, de forma precoce ou tardia, isoladamente ou não, o que revela necessidade de suspeitar da doença mesmo sem as características fenotípicas clássicas.

Com relação às características extraneurológicas, essas incluem miopia e ectopia *lentis* (muito prevalentes e de início precoce), *habitus* marfanoide (geralmente alto e longilíneo), escoliose, osteoporose, aracnodactilia, pés cavos, *pectus excavatum/carinatum*, *genu* valgo e palato ogival. Ademais, atraso de desenvolvimento, baixo QI, crises epilépticas, extrapiramidalismo (como distonia) e distúrbios psiquiátricos (personalidade, humor, psicose) também podem ocorrer.

Para os que respondem à reposição de B6, deve ser administrada uma dose de 200 mg/dia de piridoxina. Para aqueles que não respondem à substância, a reposição de B6 também deve ser realizada, mas principalmente deve ser feita uma dieta restrita em metionina.

Quando há redução de folato e de vitamina B12, indica-se reposição com 5 mg oralmente por dia e 1 mg intramuscular por mês, respectivamente. Em pacientes com baixa resposta à dieta, deve ser iniciado o tratamento com betaína (50 mg/kg duas vezes ao dia, para crianças, e 3 g duas vezes ao dia para adultos).

Anemia falciforme

A anemia falciforme relaciona-se a doenças que se manifestam em decorrência de um defeito na polimerização da hemoglobina, causando anemia hemolítica crônica, bem como eventos vasculares oclusivos que podem afetar qualquer órgão (ossos, medula, baço, cérebro, fígado, pulmões, rins e articulações) (OMIM #603908). É necessário pelo menos um alelo para hemoglobina S no gene *HBB*, localizado no cromossomo 11p15.4 (também pode ocorrer homozigose para a hemoglobina S) e outra variante patogênica no outro alelo, ou seja, herança autossômica recessiva.

Os maiores dados de prevalência para esse quadro são dos Estados Unidos, com registro de 66.000 indivíduos afetados. Globalmente, em 2010, estimou-se 305.800 nascidos vivos.

De modo geral, a suspeita clínica ocorre na presença de edema doloroso de extremidades em crianças, episódios frequentes de dor severa sem outra etiologia, anemia inexplicada, palidez, icterícia, sepse por pneumococo ou meningococo, esplenomegalia com anemia severa e AVCs isquêmicos, geralmente iniciando na infância. Os achados laboratoriais são anemia normocítica, células vermelhas anormais no sangue periférico e presença de hemoglobina S na cromatografia com diminuição ou ausência de HbA.

Quando não é realizado o tratamento preventivo adequado, até os 18 anos, 50% dos pacientes já terão apresentado infarto cerebral. Isquemias silenciosas são muito frequentes e causam danos neurológicos permanentes, aumentando de prevalência com a idade. AVCs hemorrágicos, hemorragias subdurais e extradurais e aneurismas também estão presentes, principalmente em adultos. As isquemias podem ocorrer em qualquer território vascular. Hiperintensidades esparsas e não confluentes de substância também podem ser encontradas.

Na ocorrência de sintomas neurológicos agudos, deve ser realizado hemograma com contagem de reticulócitos e uma TC de crânio sem contraste. Se houver evidência de AVC hemorrágico, o neurocirurgião deve ser chamado. Se for AVC isquêmico (confirmado ou não por RM de crânio), deve ser feita transfusão de sangue com o objetivo de reduzir a HbS para < 30% do valor total da hemoglobina e, após, seguir um programa contínuo de transfusão.

Fibrodisplasia (displasia fibromuscular)

A fibrodisplasia ou displasia fibromuscular é uma arteriopatia não inflamatória e não aterosclerótica de vasos de pequeno e médio calibre, com alta prevalência (afeta em torno de 7% da população). As artérias mais acometidas são as renais, carótidas e vertebrais extracranianas; mas, raramente, artérias do trato digestivo podem ser afetadas.

A sua associação com eventos cerebrovasculares ocorre principalmente com dissecções carotídeas (na maioria das vezes) e vertebrais, além do aumento do risco cardiovascular pela hipertensão renovascular. O achado angiográfico mais característico está em torno das dilatações e constrições alternadas, com aspecto de "colar de pérolas".

Atualmente, não existe gene associado a essa condição, mas alguns estudos sugerem herança autossômica dominante. Em 2017, Guo e colaboradores[17] publicaram caso em que uma mutação do gene *YYAP1* causou síndrome de Grange (achados vasculares semelhantes à fibrodisplasia, mas com braquidactilia, sindactilia, polidactilia, fragilidade óssea, atraso cognitivo leve e anormalidades cardiovasculares) e síndrome que chamaram de fibrodisplasia-*like*.

Síndrome de Ehlers-Danlos

A síndrome de Ehlers-Danlos compreende um espectro de doenças caracterizadas por fragilidade do tecido conjuntivo, com uma prevalência em torno de 1:5.000 indivíduos. Era classificada em seis subtipos de acordo com a descrição de Villefranche, em 1997. Recentemente, porém, foi revisada por Malfait e colaboradores,[18] em 2017, pois outros genes e fenótipos foram descritos desde então, nem sempre envolvidos com a estrutura ou biossíntese do colágeno (Tabela 23.2).

TABELA 23.2. Formas da síndrome de Ehlers-Danlos

Subtipo	Gene	Herança
Clássico	*COL5A1/COL1A1* (raro)	AD
Estilo clássico	*TNXB*	AR
Cardíaco-valvular	*COL1A2*	AR
Vascular	*COL3A1/COL1A1* (raro)	AD
Hipermóvel	Desconhecido	AD
Artrocalásia	*COL1A1/COL1A2*	AD
Dermatosparaxis	*ADAMTS2*	AR
Cifoescoliótico	*PLOD1/FKBP14*	AR
Síndrome da córnea frágil	*ZNF469/PRDM5*	AR
Espondilodisplásico	*B4GALT7/B3GAL6/SLC39A13*	AR
Musculocontracional	*CHST14/DSE*	AR
Miopático	*COL12A1*	AR ou AD
Periodontal	*C1R/C1S*	AD

Adaptada de Malfait et al.[18]

O subtipo mais associado com eventos cerebrovasculares é o subtipo vascular, ou tipo IV, autossômico dominante, causado por mutações no gene *COL3A1*, localizado no cromossomo 2q32.3, que codifica o colágeno fibrilar tipo III (OMIM #130050). Os critérios para diagnóstico são divididos em maiores (história familiar com mutação do *COL3A1* confirmada; ruptura arterial precoce; perfuração espontânea de cólon sigmoide sem outra etiologia definida; ruptura uterina no terceiro trimestre sem outras causas definidas; e fístula carótida-cavernosa sem história de trauma) e menores (contusões não relacionadas a trauma ou em regiões incomuns; pele fina e translúcida; aparência facial característica; pneumotórax espontâneo, acrogeria; talipes *equinovarus*; luxação congênita de quadril, hipermobilidade de pequenas articulações; ruptura de tendões; ceratocone, fragilidade gengival e veias varicosas precoces).

Os locais mais comuns de ruptura arterial são tórax e abdome (66%), cabeça e pescoço (17%) e extremidades (17%). Outros sintomas neurológicos que podem ser encontrados são hipotonia, atraso do desenvolvimento neuropsicomotor, câimbras e cefaleia por hipotensão liquórica.

Outros subtipos que não o vascular também podem ter complicações vasculares. Em 2017, uma revisão sistemática de D'Hondt, Van Damme e Malfait[19] mostraram que 17% dos pacientes com Ehlers-Danlos não vascular apresentam complicações vasculares severas, principalmente os subtipos musculocontracional e estilo clássico. Histopatologicamente, as paredes das artérias mostram alargamento da íntima com fibrose, abundantes cristais de colesterol e desarranjo de fibras elásticas.

Um estudo recente, de Kim e colaboradores,[20] comparou a frequência de eventos vasculares em pacientes hospitalizados com diagnóstico de Ehlers-Danlos e controles. Nesse experimento, foi observada maior frequência de dissecções carotídeas, vertebrais, aneurismas de artérias cervicais e cerebrais, fístula carótida-cavernosa espontânea e outras malformações vasculares nos pacientes com Ehlers-Danlos. No entanto, AVCs isquêmicos e hemorrágicos não foram mais prevalentes nesses pacientes do que nos controles.

Não existe tratamento específico e a orientação, na maioria das vezes, é a não realização de procedimentos endovasculares devido ao risco de dissecção vascular. Em 2010, Ong e colaboradores[21] publicaram um estudo randomizado duplo-cego sobre o uso de celiprolol em pacientes com o Ehlers-Danlos tipo IV e mostraram redução na incidência de ruptura e dissecções arteriais nesses pacientes. Não há dados sobre o uso de outros betabloqueadores.

Síndrome de Marfan

A síndrome de Marfan é uma doença autossômica dominante, causada por mutações no gene *FBN1* (um quarto de mutações *de novo*), localizado no cromossomo 15q21.1 (OMIM #154700). É a doença hereditária do tecido conjuntivo fibroso mais comum, com a prevalência de 0,5-1:10.000, possuindo penetrância completa, mas expressividade variável.

A síndrome deve ser suspeitada em indivíduos com história familiar sugestiva e alargamento de arco aórtico (escore Z maior ou igual a 2), ectopia *lentis* e escore sistêmico maior ou igual a 7 (Tabela 23.3).

Em 2018, Kim e colaboradores[23] publicaram um estudo de caso-controle com 13.883 pacientes com diagnóstico de Marfan. Os referidos pesquisadores encontraram um aumento apenas discreto de eventos neurovasculares nesses pacientes, em comparação ao grupo controle. Pormenorizando, a maior associação ocorreu com dissecção carotídea, mas sem aumentar significativamente o risco de AVC isquêmico. A chance de aneurismas intracranianos e hemorragias cerebrais (AVC hemorrágico e hemorragia subaracnoide) também foi maior do que na população geral, mas de forma modesta.

TABELA 23.3. Escore e pontuação para a síndrome de Marfan

Características	Pontuação
Sinal do punho e dedão	3
Sinal do punho ou dedão	1
Pectus carinatum	2
Pectus excavatum ou assimetria de tórax	1
Deformidade do calcanhar	2
Pes planus	1
Pneumotorax	2
Ectasia dural	2
Protrusio acetabuli	2
Redução do segmento superior/segmento inferior e aumento da razão braço-altura	1
Escoliose/cifose toracolombar	1
Redução da extensão dos cotovelos	1
Três de cinco características faciais	1
Estrias cutâneas	1
Miopia	1
Prolapso de válvula mitral	1
Total	

Adaptada de GeneReviews.[22]

Em mais de 90% dos casos, a morte ocorre em decorrência de dissecção aórtica, regurgitação aórtica ou insuficiência cardíaca congestiva. O manejo é multidisciplinar e o uso de betabloqueadores, IECA e ATIIR1 também é indicado, além de intervenção cirúrgica quando indicada.

Doença de Moyamoya

A doença de Moyamoya, descrita pela primeira vez em 1957 por Takeuchi e Shimizu, é caracterizada por estenose progressiva e oclusão da carótida interna distal, podendo acometer segmento proximal das artérias cerebrais anteriores e médias e do polígono de Willis, além de formação de vasos colaterais anormais na base do crânio (Figura 23.5). É muito mais comum em japoneses, com prevalência de 3,6 a 10,5:100.000.

As isquemias causadas por estenoses de pequenos vasos levam a uma angiogênese compensatória massiva, o que causa o aspecto tipo "nuvem" ou "fumaça de cigarro" (significado de Moyamoya) na angiografia. Ela pode ser secundária a outras afecções (como doenças autoimunes, meningites, síndrome de Down, anemia falciforme etc.) ou ser idiopática. Essa doença é caracterizada por heterogeneidade genética, com diferentes lócus e genes.

A apresentação clínica consiste basicamente em AVCs isquêmicos (principalmente em território carotídeo e regiões de *watershed*) e hemorrágicos (intraparenquimatosos profundos) recorrentes, sendo que os últimos são menos comuns em crianças. Os episódios isquêmicos podem ser desencadeados por episódios de hiperventilação. Hemorragia subaracnoide pode ocorrer por aneurismas saculares do polígono de Willis. Outros sintomas,

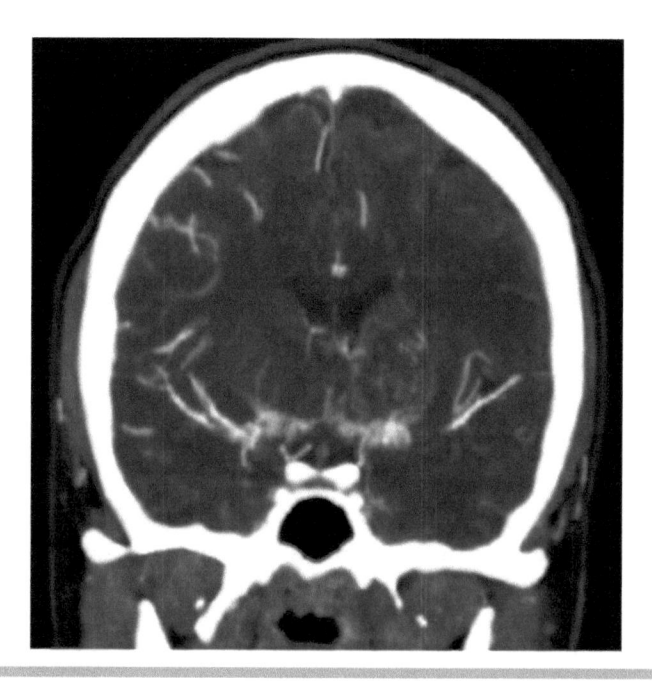

FIGURA 23.5. Angiogênese compensatória massiva que causa o aspecto tipo "nuvem" ou "fumaça de cigarro" em angiotomografia.

como déficit cognitivo em crianças, cefaleia e distúrbios do movimento (como coreia) também podem ser vistos.

Não existe tratamento para prevenir as alterações vasculares; o manejo é sintomático. Assim, deve-se evitar trombólise, pelo risco aumentado de sangramento intracraniano. O uso de antiplaquetários, em monoterapia, está indicado. A intervenção cirúrgica com *bypass* ou revascularização é o principal tratamento.

Síndrome da tortuosidade arterial

Doença rara do tecido conjuntivo, autossômica recessiva, que afeta artérias de médio e grande calibre, causada por mutação no gene *SLC2A10*, que codifica o transportador GLUT10 (OMIM #208050). Deve ser suspeitada na presença de tortuosidade arterial severa e difusa.

Formações aneurismáticas, dissecções cerebrovasculares e abdominais, origem aberrante de ramos aórticos, estenose de válvula e artéria pulmonar e instabilidade vasomotora são algumas das características das alterações vasculares. Além disso, dismorfias faciais (face alongada, micrognatia, blefarofimose, fissura palpebral com inclinação inferior, nariz achatado), alterações ósseas (escoliose, *pectus excavatum/carinatum*, laxidão articular, cútis *laxa*, contraturas de joelhos e cotovelos, aracnodactilia e campodactilia), hérnias difusas, hipotonia e envolvimento ocular (miopia e ceratocone), regurgitação valvular e prolapso mitral também podem estar presentes – assim como em outras doenças do tecido conectivo. A maioria dos pacientes é diagnosticada na infância, com cianose, mas existe grande variabilidade fenotípica.

No entanto, esses achados de tortuosidades vasculares também podem ser encontrados em outras condições genéticas, como na síndrome de Loeys-Dietz (*TGFBR1*, *TGFBR2*,

SMAD3 e *TGFB2*), cútis *laxa* relacionada ao *EFEMP2/FBLN5/LTBP4/ATP74* (ou síndrome do corno occipital), Marfan e Ehlers-Danlos.

Assim como nas outras doenças do tecido conectivo, uso de medicamentos que reduzam o estresse na parede arterial devem ser utilizados (bloqueadores beta-adrenérgicos, IECA e ATIIR1), bem como procedimento cirúrgico para aneurismas e estenoses focais.

Neurofibromatose tipo 1

Doença autossômica dominante, a neurofibromatose do tipo 1 é causada por mutações no gene *NF1*, que codifica a proteína neurofibromina 1, localizado no cromossomo 17q11.2 (OMIM #162200). Essa proteína é produzida por vários tipos de células, mas principalmente por oligodendrócitos e células de Schwan. Por sua função supressora tumoral, mutações que prejudicam sua função causam o surgimento dos achados cutâneos e dos tumores que a caracterizam. A incidência estimada é de 1:3.000 nascidos vivos e quase metade das mutações são *de novo*.

A suspeita clínica deve ocorrer quando forem encontrados qualquer um dos seguintes achados: seis ou mais máculas café com leite maiores que 5 mm em pré-púberes e maiores que 15 mm em pós-púberes (Figura 23.6); dois ou mais neurofibromas de qualquer tipo ou um neurofibroma plexiforme; sardas em regiões axilares ou inguinais; glioma óptico e dois ou mais nódulos de Lisch (hamartomas retinianos); lesões ósseas características (displasia esfenoidal ou pseudoartrose tibial) e familiar de primeiro grau acometido. O diagnóstico clínico é feito com dois ou mais desses achados.

A maioria dos indivíduos tem inteligência normal, mas dificuldade de aprendizado pode ocorrer, assim como polineuropatia difusa, distúrbios do sono e epilepsia. Os tumores malignos mais associados são da bainha de nervos periféricos, mas gliomas de tronco cerebral e cerebelo, além de sarcomas (cardíacos, musculares etc.) são também encontrados.

Os pacientes com neurofibromatose tipo 1 têm maior risco de desenvolver aneurismas cerebrais e arteriopatia do tipo Moyamoya, bem como maior risco de eventos cerebrovasculares, principalmente hemorrágicos (hemorragia intraparenquimatosa e subaracnoide) em adultos e isquêmicos em crianças, e mais precocemente que na população geral. As estenoses e oclusões tipicamente ocorrem na carótida interna, cerebral média e cerebral anterior.

O tratamento baseia-se no acompanhamento e rastreamento de tumores.

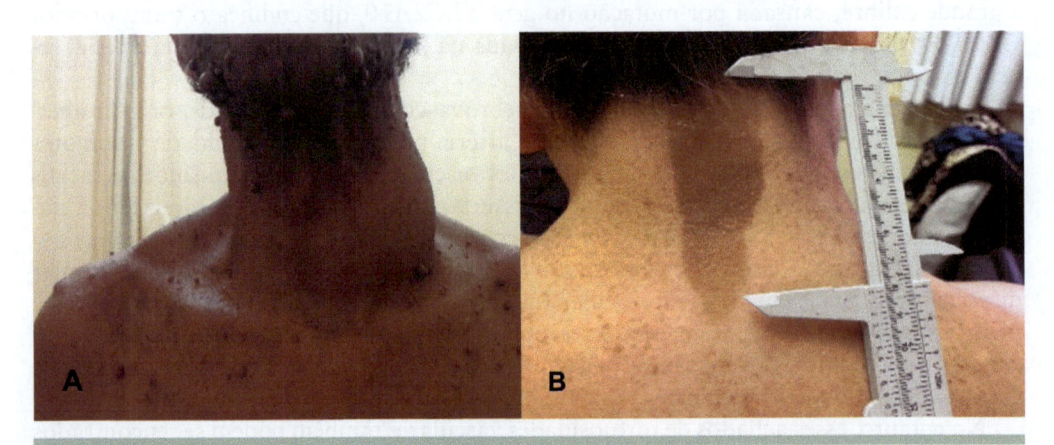

FIGURA 23.6. **(A)** Neurofibromas cutâneos; **(B)** manchas café com leite.

Hipercolesterolemia familiar

A hipercolesterolemia familiar é uma doença comum, com prevalência de 1:500 de heterozigotos e 1:1.000.000 de homozigotos (acredita-se que chegue a 1:300.000). É autossômica dominante, com praticamente 100% de penetrância, causada em 70-95% das vezes por mutações (de ponto ou variações do número de cópias) em um dos seguintes genes: *LDLR* (a mais comum, responsável por 80-95% dos casos); *APOB* e *PCSK9*, sendo mais severa quando em homozigose. Outros genes, com uma frequência menor de mutações associadas, são: *APOE*, *STAP1*, *LDLRAP1*, *ABCG5*, *ABCG8* e *LIPA*, sendo os quatro últimos de herança autossômica recessiva.

É responsável por 2-3% dos infartos do miocárdio em menores de 60 anos e também está associada com a ocorrência de AVC isquêmico, mas de forma menor significativa neste último. A suspeita clínica e o diagnóstico ocorrem em pacientes adultos com concentração sérica de LDL, em jejum, maior ou igual a 190, e em crianças com valores maiores ou iguais a 160 e/ou DCV precoce (homens < 55 anos e mulheres < 60 anos); história familiar de hipercolesterolemia e/ou DCV precoce em familiares de primeiro grau; achados clínicos como a presença de xantomas tendíneos, *arcus corneae* em pacientes com menos de 45 anos e xantomas tuberosos ou xantelasmas em menores de 25 anos e mutação causal presente no *LDLR*, *APOB* ou *PCSK9*.

No que tange ao tratamento, consiste basicamente no uso de hipolipemiantes orais (estatinas, ezetimibe, inibidores PCSK9, lomitapide, mipomersen, evinacumabe, ácido bempedoico e gemcabene), além de mudança de estilo de vida. O recomendado é uma redução mínima de 50% do nível de LDL. Terapias em investigação incluem RNA de interferência inibidor de PCSK9 (inclisiran), oligonucleotídeos *antisense*, adnectinas, vacinas anti-PCSK9 à base de peptídeos, anacetrapibe e terapia gênica.

Pseudoxantoma elástico

Pseudoxantoma elástico é uma doença autossômica recessiva causada por mutações no gene *ABCC6*, localizado no cromossomo 16p13.1, pertencente à família codificadora de proteínas transmembranas transportadoras ABC, as quais realizam o transporte de substratos através da membrana celular por atividade de ATPase. A principal hipótese que explica a fisiopatogenia da doença é a que associa o fato de que uma diminuição na expressão do *ABCC6* causa redução de ATP extracelular, o qual, quando hidrolisado, gera o pirofosfato inorgânico (PPi), que é um potente inibidor de calcificação, levando a calcificação e fragmentação de fibras elásticas, causando disfunção dermatológica, oftalmológica e vascular.

Existe variabilidade inter e intrafamiliar e prevalência de 1:25.000. De modo geral, os pacientes apresentam várias manifestações cardiovasculares, como redução de pulsos, hipertensão, angina *pectoris* e claudicação intermitente; ocorre risco aumentado de AVC isquêmico e ataque isquêmico transitório (AIT) em relação à população em geral; e a angiografia mostra estenoses, tortuosidade e oclusões arteriais, principalmente em carótidas e vertebrais.

As manifestações extraneurológicas são pseudoxantomas cutâneos, principalmente em regiões de dobras de pele e área periumbilical, que podem iniciar já na infância; fundo de olho com aspecto *peau d'orange* e, posteriormente, estrias angioides (presentes em 90% dos pacientes), com risco de hemorragia e déficit visual; claudicação intermitente, assimetria de pulsos, angina intestinal e miocárdica, infarto do miocárdio, hipertensão renovascular e sangramento gastrointestinal alto.

O tratamento consiste em redução do risco cardiovascular, a partir de mudanças do estilo de vida. O uso de AAS é contraindicado pelo risco de hemorragia retiniana. Quando necessário, angioplastia ou *bypass* estão indicados. A suplementação com magnésio, 4-fenilbutirato sódico e terapia gênica estão sendo estudadas como possíveis opções terapêuticas.

Isquemias cerebrais por déficit energético
MELAS/POLG

A primeira descrição clínica sugestiva de MELAS data de 1976. Após, vários outros casos foram reportados, com uma variedade de sintomas clínicos. Em 1984, Pavlakis, Phillips, Dimauro, De Vivo e Rowland[24] propuseram o acrônimo MELAS (*mitochondrial encephalopathy, lactic acidosis and stroke-like episodes*). Devido às distintas manifestações clínicas descritas, em 1992, Hirano e colaboradores[25] propuseram os seguintes critérios diagnósticos: episódios *stroke-like* antes dos 40 anos, encefalopatia caracterizada por crises convulsivas e/ou demência e miopatia mitocondrial por acidose láctica e/ou *ragged-red fibers*.

O diagnóstico deve ser seguro se ainda houver história de desenvolvimento normal (mas comumente com baixa estatura), cefaleia e/ou vômitos recorrentes. Já os critérios japoneses, propostos por Yatsuga e colaboradores,[26] em 2012, consideram critérios maiores: cefaleia com vômitos, crises convulsivas, hemiplegia, cegueira ou hemianopsia e lesão focal aguda observada na imagem cerebral; e critérios menores, como o aumento de lactato sérico ou liquórico ou demonstração de prejuízo da atividade enzimática mitocondrial em células somáticas, anormalidades mitocondriais na biópsia muscular e mutação causal confirmada.

A mutação causal mais comum, e responsável por 80% dos casos, é uma mutação de ponto A3243G no gene *MT-TL1*, do DNA mitocondrial, que codifica a tRNA leucina, prejudicando a síntese proteica mitocondrial. Após, várias outras mutações já foram descritas, sendo a segunda mais comum a m.13513G>A no gene mitocondrial *MT-ND5*. Outros genes descritos no mDNA tRNA são *MT-TC, MT-TK, MT-TV, MT-TF, MT-TQ, MT-TS1, MT-TS2* e *MT-TW*, e os codificadores de proteínas *MT-CO1, MT-CO2, MT-CO3, MT-CYB, MT-ND1, MT-ND3* e *MT-ND6*. Grande variabilidade inter e intrafamiliar também são observadas, provavelmente pela heteroplasmia, sendo que sobreposições de fenótipos MERRF, Leigh e atrofia óptica de Leber também já foram reportados.

Os sintomas geralmente iniciam na infância (entre 2 e 10 anos), mas apresentações tardias, até os 40 anos, também são vistas frequentemente. Os sintomas iniciais mais comuns são convulsões, cefaleia migranosa, vômitos recorrentes, intolerância a exercício e fraqueza proximal de extremidades. Os déficits acumulados dos episódios *stroke-like*, com o passar do tempo, causam alterações cognitivas, distúrbios de marcha e alterações visuais.

Outros sintomas que podem ocorrer são déficit auditivo e alterações psiquiátricas (depressão, ansiedade, psicose, transtornos de personalidade, síndrome de lobo frontal). Menos comuns são mioclonias, ataxia, cardiomiopatia, alterações cardíacas condutivas, retinopatia pigmentar, oftalmoplegia, diabetes *mellitus*, hirsutismo, dismotilidade gastrointestinal e nefropatia. A estimativa média de sobrevida após o primeiro déficit neurológico é de 16,9 anos.

Os chamados episódios *stroke-like* são clinicamente indistinguíveis dos AVCs isquêmicos, apesar de muito mais comuns em regiões posteriores. Quando nas imagens, observam-se as diferenças: não há respeito de território vascular, ocorre hipersinal no T2, aumento de sinal na difusão, na maioria das vezes sem correspondência no ADC, podendo haver realce pelo gadolínio. A espectroscopia mostra pico de lactato difuso no cérebro (não somente na área afetada). É comum a ocorrência de novas lesões e desaparecimento das imagens anteriores, o que caracteriza o padrão migratório ou *wax-and-wane*. Atrofia global e calcificações em NB são frequentemente vistas (Figura 23.7).

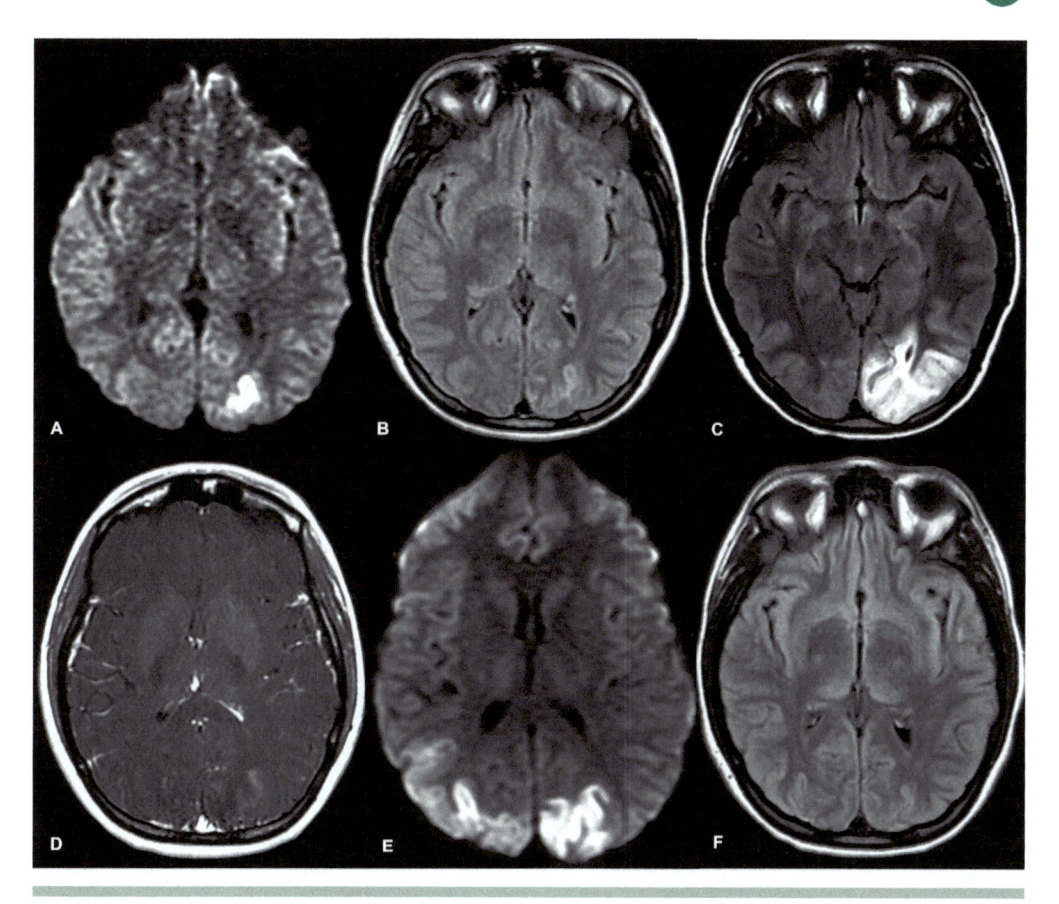

FIGURA 23.7. RM de crânio, nas sequências difusão **(A)** e FLAIR **(B)**, no momento inicial de um episódio *stroke-like*; **(C)** aumento da lesão após uma semana do evento inicial; **(D)** realce por gadolíneo no local da lesão; **(E)** RM, na sequência FLAIR, duas semanas após o evento inicial, com surgimento de lesão occipital contralateral, evidenciando a característica migratória das lesões; **(F)** resolução dos achados de imagem meses após o evento incial.

O principal diagnóstico diferencial são as doenças relacionadas ao gene *POLG*, que codifica a subunidade catalítica da polimerase gama. Mutações no DNA nuclear causam síndrome de depleção do DNA mitocondrial e são herdadas de forma autossômica recessiva, exceto no fenótipo PEO do adulto. O fenótipo apresentado pode ser muito semelhante ao MELAS.

O tratamento para os casos arrolados consiste no uso de L-arginina intravenosa nos episódios agudos, e manutenção com a mesma dose via oral, dividida em três vezes ao dia no período interictal (0,5 g/kg para crianças e 10 g/m^2 para adultos). Sabe-se que citrulina pode ter um efeito até melhor que a arginina. Além disso, também se recomenda o uso de coenzima Q10, na dose de 5-10 mg/kg/dia para crianças e 200 a 400 mg por dia para adultos, e L-carnitina, 3 g/dia dividida em três doses para adultos e 100 mg/kg/dia para crianças. Os medicamentos a serem evitados são principalmente ácido valproico, metformina, aminoglicosídeos e linezolida. Tabaco e álcool também devem ser evitados.

Estados de hipercoagulabilidade

As trombofilias hereditárias são responsáveis por aproximadamente 22% dos casos de trombose venosa cerebral (TVC), sendo bem menos associadas a AVC isquêmico. São caracterizadas por herança autossômica dominante, porém com fenótipos mais severos quando em homozigose, com risco aumentado para tromboembolismos.

Os eventos trombóticos geralmente são precoces, no entanto com grande variabilidade na idade de início da apresentação e também sendo mais graves quando em associação com outras condições protrombóticas e situações de risco (viagens, gestação, reposição hormonal, cateteres venosos profundos, cirurgias, idade avançada e imobilização). As trombofilias hereditárias que mais se associam com tromboembolismo venoso são: fator V de Leiden e resistência à proteína C ativada (OMIM #612309), mutações no gene da protrombina (OMIM #176930), deficiência de proteína C e proteína S (OMIM #176880), e deficiência de antitrombina III (OMIM #107300).

Atualmente, as indicações para testagem molecular de trombofilias são um tanto restritas, tendo em vista que um resultado positivo não irá determinar a duração do tratamento com anticoagulação (a principal indicação é baseada no fato de o evento trombótico ter sido provocado ou não). A testagem deve ser considerada em pacientes com evento trombótico não provocado que não desejam manter anticoagulação a menos que o exame venha alterado, e em mulheres com história familiar conhecida de trombose e mutação já diagnosticada a fim de evitar a utilização de estrógeno e definir profilaxia em contexto de gestação.

Malformações cerebrovasculares

As malformações cerebrovasculares são definidas como defeitos localizados na estrutura vascular. A grande maioria é esporádica, mas algumas são causadas por mutações genéticas. Entre estas, podem-se dividir em malformações aneurismáticas, arteriovenosas e cavernomatosas. Essas conferem risco aumentado de hemorragias intracranianas e podem estar associadas a outras manifestações sistêmicas. A seguir, classificam-se cada uma delas.

Aneurismas

A história familiar é o maior fator de risco conhecido para formação e ruptura de aneurismas cerebrais: existe risco aumentado de aneurismas intracranianos e HSA em familiares de primeiro e segundo graus de pessoas com HSA. Existem algumas diferenças nas características dos aneurismas familiares e não familiares, como serem múltiplos, localizados na ACM e menos na comunicante posterior, tendem a ser maiores e a romper mais precocemente.

Quando existe apenas um familiar afetado, o *screening* é controverso, mas se houver mais de um familiar de primeiro grau acometido com SHA ou aneurismas, esse deve ser realizado. Ainda não foi encontrado um gene específico associado com aneurismas intracranianos familiares, mas algumas condições monogênicas estão diretamente associadas a essa condição, como a doença renal policística (genes *PKD1* e *PKD2*) e síndrome de hiper-IgE (genes *STST3*, *DOCK8* e *TYK2*). Além dessas, é oportuno salientar que algumas das mutações já descritas neste texto também estão associadas às malformações aneurismáticas: COL4A1/COL4A2, Ehlers-Danlos tipo IV, pseudoxantoma elástico e neurofibromatose tipo 1.

Malformações arteriovenosas

Telangiectasia hemorrágica hereditária (doença de Rendu-Osler-Weber)

A doença autossômica dominante, que afeta a estrutura vascular de múltiplos órgãos e sistemas, é causada e subdividida de acordo com mutações nos seguintes genes: *ENG*, tipo 1 (cromossomo 9q34.11), *ACVRL1*, tipo 2 (cromossomo 12q13.13), *GDF2*, tipo 5 (cromossomo 10q11.22) e *SMDA4*, associada à polipose juvenil (cromossomo 18q21.2) (OMIM. #187300).

Malformações cerebrais cavernosas

Malformações cavernomatosas cerebrais familiares

As malformações cavernomatosas cerebrais podem ocorrer de forma esporádica ou familiar, de forma autossômica dominante, sendo que, neste último caso, em aproximadamente 70% das vezes se encontra uma mutação no gene *KRIT1*, localizado no cromossomo 7q21.2-q22, 20% no gene *CCM2*, no cromossomo 7p15-p13, e 10% no *PDCD10*, no cromossomo 3q35.2-q27.

A função exata dessas proteínas não é completamente conhecida. A penetrância é variável, sendo de 60-88%, 100% e 60%, respectivamente. Clinicamente, é caracterizada por epilepsia (iniciando em qualquer idade, mas mais comum entre a segunda e a quinta década de vida), déficits neurológicos focais, cefaleia não específica, hemorragia cerebral, lesões cutâneas vasculares e cavernomas retinianos ou hemangiomas coroidais.

Em 2016, de Vos e colaboradores[27] revisaram os achados clínicos e de imagem de sete famílias e examinaram a literatura. Assim, chegaram à conclusão de que cavernomas estavam presentes em 80-93% dos pacientes, sendo a maioria cerebrais (apenas 2% medulares), que tendem a aumentar em número e tamanho com o passar do tempo (Figura 23.8). Noventa

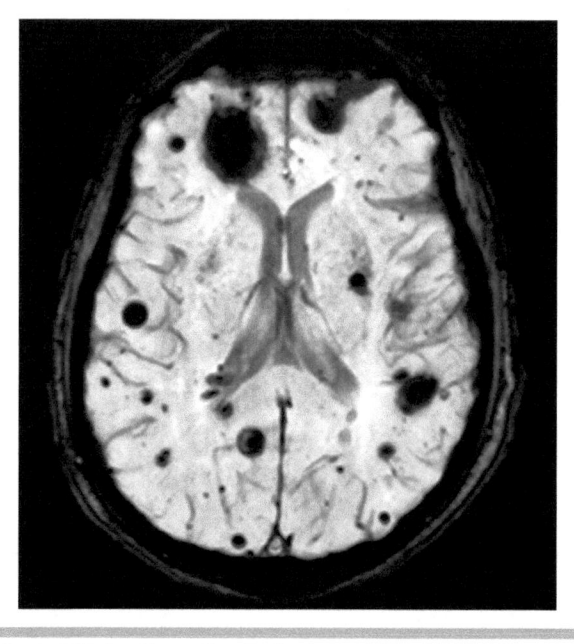

FIGURA 23.8. Sequência de RM Gradiente Eco T2* com hipossinais mostrando múltiplos depósitos de hemossiderina.

CAPÍTULO 23 | DOENÇAS CEREBROVASCULARES

```
                    Evento cerebrovascular
                    RM de crânio/TC de crânio
                    │
        ┌───────────┼───────────┐
        ▼           ▼           ▼
Não respeita     AVC         AVC
território    isquêmico   hemorrágico
vascular
    │             │             │
    ▼             ▼             ▼
MELAS/POLG   Hiperintensidades   Hiperintensidades
             de substância       de substância
             branca em T2/FLAIR  branca em T2/FLAIR
    │         │         │         │         │
    ▼         ▼         ▼         ▼         ▼
   Sim       Não       Não       Sim
    │         │         │         │
    ▼         ▼         ▼         ▼
Ver quadro  Laboratoriais e características    Ver quadro
DCPV        extraneurológicas*/angio-TC         DCPV
            ou angio-RM**
    │                                           │
    ▼                                           ▼
Não fechou                                 Não fechou
diagnóstico                                diagnóstico
```

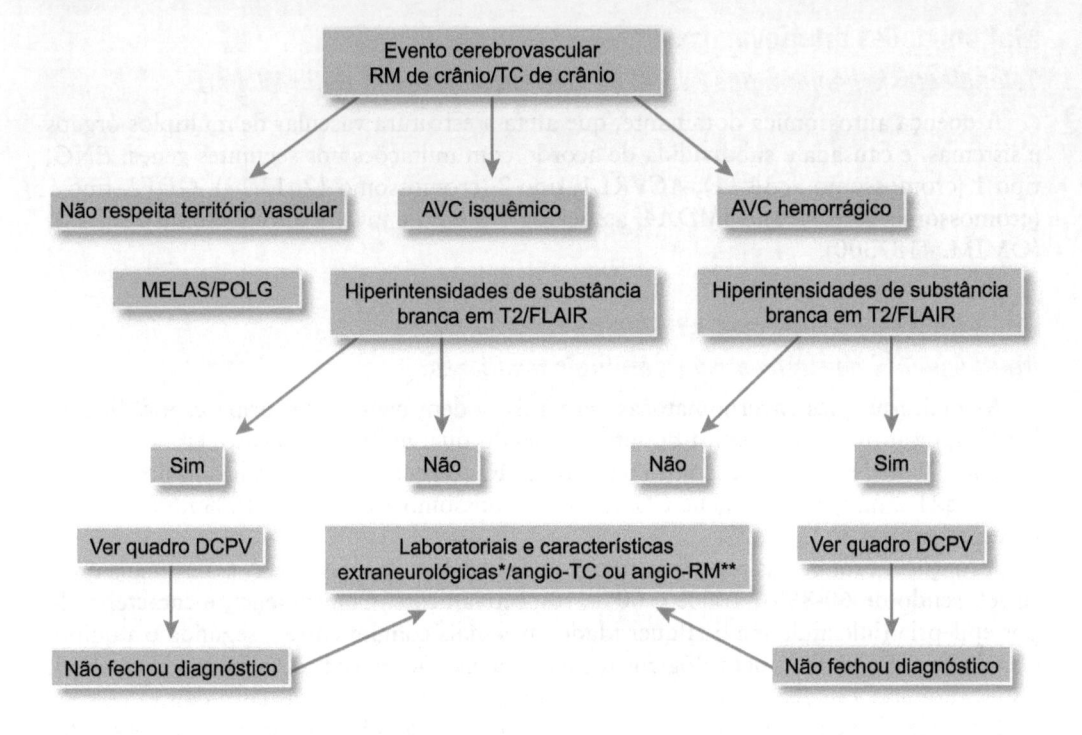

*Laboratório e características extraneurológicas:

- Angioceratomas, acroparestesias, opacidades corneanas, envolvimento renal e cardíaco: Fabry
- Ectopia *lentis*, *habitus* marfanoide, hiper-homocisteinemia: homocistinúria
- Perfuração colônica, ruptura uterina e arterial, pele translúcida, hipermobilidade articular: Ehlers-Danlos
- *Habitus* marfanoide, ectopia *lentis*, alargamento de arco aórtico: Marfan
- Máculas café com leite, neurofibromas, hamartomas retinianos: neurofibromatose tipo 1
- Edema doloroso de extremidades, anemia, esplenomegalia: anemia falciforme
- Xantelasmas, xantomas tendíneos, *arcus corneae*: hipercolesterolemia familiar
- Pseudoxantomas cutâneos, aspectos retiniano *peau d'orange*, assimetria de pulsos: pseudoxantoma elástico

---

**Achados de angio-TC/RM:

- Trombose venosa cerebral: avaliar homocisteína, fator V de Leiden, antitrombina III, proteína C, proteína S, deficiência de protrombina
- Aspecto tipo "nuvem" ou "fumaça de cigarro": Moyamoya
- Aspecto arterial de "colar de pérolas": fibrodisplasia
- Tortuosidade arterial severa e difusa: síndrome da tortuosidade arterial
- Aneurismas múltiplos, maiores que a média e mais localizados em ACM; doença policística renal, aumento significativo de IgE
- MAV/telangiectasia
- Cavernomas

FIGURA 23.9. Fluxograma diagnóstico para as doenças cerebrovasculares com provável origem genética.

e dois por cento tinham manifestações neurológicas, sendo a mais comum epilepsia. Verificaram que micro-hemorragias e hemorragias maiores também ocorrem e podem ser letais. As malformações vasculares cutâneas são mais comuns nesses pacientes que na população geral (9% × 0,3%): malformações venocapilares cutâneas hiperceratóticas, angioceratomas, malformações venosas nodulares, malformações capilares *punctatas* e manchas vinho do Porto.

Considerações finais

Doenças cerebrovasculares de etiologia genética compreendem um grupo variado de doenças e síndromes, mas com algumas características clínicas que, quando presentes, sugerem mutações específicas. Quando o paciente apresenta história familiar sugestiva de doença autossômica dominante, autossômica recessiva, ligada ao X ou mitocondrial, a hipótese de quadro hereditário é muito sugestiva. No entanto, como existem genes associados a mutações *de novo* e à penetrância incompleta, nem sempre a história familiar define essa suspeita clínica.

Por esse motivo, tanto as características clínicas neurológicas e extraneurológicas quanto os achados de exames de imagem podem levar a hipóteses diagnósticas específicas (Figura 23.9 e Tabela 23.4). Nem sempre é necessário realizar o teste molecular para a confirmação diagnóstica, pois o quadro clínico (associado ou não aos exames de imagem) é suficiente. Contudo, para aconselhamento genético familiar, testagem de pré-sintomáticos e protocolos de pesquisa, esse conhecimento é obrigatório.

TABELA 23.4. Resumo das principais doenças cerebrovasculares de origem genética

	Herança	Gene	Quadro clínico	Achados de neuroimagem
CADASIL	AD	*NOTCH3*	Enxaqueca com aura, infartos lacunares, demência precoce	A alteração inicial mais comum é o hipersinal em polos temporais; outro achado típico é o hipersinal de cápsula externa; com o passar do tempo, as lesões tornam-se confluentes
CARASIL	AR	*HTRA1*	AVCs de repetição, demência, distúrbio de marcha e achados extraneurológicos de espondilose e alopecia	A alteração inicial mais comum é em cápsula externa; com o passar do tempo, ocorre envolvimento difuso, incluindo de polos temporais, e o surgimento do sinal do arco
HTRA1-AD	AD	*HTRA1*	Os sintomas são AVCs recorrentes, demência pré-senil e distúrbios de marcha	Também ocorre acometimento de cápsula interna e externa, mas poupando polos temporais; ocorre também acometimento de corpo caloso
CARASAL	AD	*CTSA*	Clinicamente, ocorre enxaqueca com aura, distúrbio de marcha (instabilidade ou espasticidade), infartos e AVC hemorrágico, e alterações cognitivas leves	Alteração de sinal periventricular frontoparietal, poupando polo temporal, e em substância branca profunda, cápsula interna e externa e tronco cerebral

Continua

TABELA 23.4. Resumo das principais doenças cerebrovasculares de origem genética (continuação)

	Herança	Gene	Quadro clínico	Achados de neuroimagem
COL4A1/ COL4A2	AD	COL4A1/ COL4A2	O quadro clínico caracteriza-se por AVC hemorrágico, infartos lacunares, enxaqueca, alterações oculares (tortuosidade vascular retiniana, anomalias de Anxfeld-Riger), negropatia e câimbras com aumento de CK	AVC hemorrágico, porencefalia, hiperintensidades bilaterais e confluentes poupando polos temporais
FOXP1/ PITX2	AD	FOXP1/ PITX2	Clinicamente, ocorrem isquemias cerebrais e disgenesia de segmento ocular anterior e anomalia de Anxfeld-Riger	Hiperintensidades multifocais e periventriculares, espaços perivasculares aumentados e isquemias lacunares
AAC	AD	APP/ ITM2B/ CST3/ TTR/ PRPN/ Gelsolina	O quadro clínico apresenta-se com AVCs hemorrágicos e isquêmicos, e quadro demencial	*Microbleeds* numerosos e lobares, lacunas isquêmicas lobares, hiperintensidade de substância branca poupando região profunda, microinfartos corticais lobares e siderose superficial
RVCL	AD	TREX1	Retinopatia vascular, doença cerebrovascular (déficit neurológico focal progressivo, demência) hipertensão, nefropatia, hepatopatia, fenômeno de Raynaud leve e sangramento gastrointestinal	Lesões puntiformes sem realce ou com realce nodular ao gadolíneo, periventriculares e subcorticais, e lesões extensas com realce anelar, efeito de massa e edema perilesional
DADA2	AR	CECR1	Também ocorrem febre recorrente, livedo racemoso, artralgias, hipogamaglobulinemia, hepatoesplenomegalia, poliarterite nodosa e necrose de extremidades	AVCs isquêmicos lacunares, AVCs hemorrágicos precoces, hiperintensidades esparsas de substância branca

REFERÊNCIAS BIBLIOGRÁFICAS

1. Roth GA, Johnson C, Abajobir A, et al. Global, Regional, and National Burden of Cardiovascular Diseases for 10 Causes, 1990 to 2015. J Am Coll Cardiol. 2017; 70(1):1-25.
2. Brasil. Ministério da Saúde. 2018. Disponível em: http://portalms.saude.gov.br/saude-de-a-z/acidente-vascular-cerebral-avc.
3. Yamamoto Y, Craggs L, Baumann M, Kalimo H, Kalaria RN. Review: molecular genetics and pathology of hereditary small vessel diseases of the brain. Neuropathol Appl Neurobiol. 2011; 37(1):94-113.
4. Tournier-Lasserve E, Joutel A, Melki J, et al. Cerebral autosomal dominant arteriopathy with subcortical infarcts and leukoencephalopathy maps to chromosome 19q12. Nat Genet. 1993; 3(3):256-9.
5. Opherk C, Peters N, Herzog J, Luedtke R, Dichgans M. Long-term prognosis and causes of death in CADASIL: a retrospective study in 411 patients. Brain. 2004; 127(Pt 11):2533-9.
6. Onodera O, Nozaki H, Fukutake T. Carasil. In: Adam MP, Ardinger HH, Pagon RA, et al. (eds.). Seattle, WA: GeneReviews;1993.

7. Verdura E, Herve D, Scharrer E, et al. Heterozygous HTRA1 mutations are associated with autosomal dominant cerebral small vessel disease. Brain. 2015; 138(Pt 8):2347-58.
8. Di Donato I, Bianchi S, Gallus GN, et al. Heterozygous mutations of HTRA1 gene in patients with familial cerebral small vessel disease. CNS Neurosci Ther. 2017; 23(9):759-65.
9. Bugiani M, Kevelam SH, Bakels HS, et al. Cathepsin A-related arteriopathy with strokes and leukoencephalopathy (CARASAL). Neurology. 2016; 87(17):1777-86.
10. Lanfranconi S, Markus HS. COL4A1 mutations as a monogenic cause of cerebral small vessel disease: a systematic review. Stroke. 2010; 41(8):e513-518.
11. Stam AH, Kothari PH, Shaikh A, et al. Retinal vasculopathy with cerebral leukoencephalopathy and systemic manifestations. Brain. 2016; 139(11):2909-22.
12. French CR, Seshadri S, Destefano AL, et al. Mutation of FOXC1 and PITX2 induces cerebral small-vessel disease. J Clin Invest. 2014; 124(11):4877-81.
13. Zhou Q, Yang D, Ombrello AK, et al. Early-onset stroke and vasculopathy associated with mutations in ADA2. N Engl J Med. 2014; 370(10):911-20.
14. Navon Elkan P, Pierce SB, Segel R, et al. Mutant adenosine deaminase 2 in a polyarteritis nodosa vasculopathy. N Engl J Med. 2014; 370(10):921-31.
15. Kolodny E, Fellgiebel A, Hilz MJ, et al. Cerebrovascular involvement in Fabry disease: current status of knowledge. Stroke. 2015; 46(1):302-13.
16. Biegstraaten M, Arngrimsson R, Barbey F, et al. Recommendations for initiation and cessation of enzyme replacement therapy in patients with Fabry disease: the European Fabry Working Group consensus document. Orphanet J Rare Dis. 2015; 10:36.
17. Guo DC, Duan XY, Regalado ES, et al. Loss-of-Function Mutations in YY1AP1 Lead to Grange Syndrome and a Fibromuscular Dysplasia-Like Vascular Disease. Am J Hum Genet. 2017; 100(1):21-30.
18. Malfait F, Francomano C, Byers P, et al. The 2017 international classification of the Ehlers-Danlos syndromes. Am J Med Genet C Semin Med Genet. 2017; 175(1):8-26.
19. D'Hondt S, Van Damme T, Malfait F. Vascular phenotypes in nonvascular subtypes of the Ehlers-Danlos syndrome: a systematic review. Genet Med. 2018; 20(6):562-73.
20. Kim ST, Cloft H, Flemming KD, Kallmes DF, Lanzino G, Brinjikji W. Increased prevalence of cerebrovascular disease in hospitalized patients with Ehlers-Danlos Syndrome. J Stroke Cerebrovasc Dis. 2017; 26(8):1678-82.
21. Ong KT, Perdu J, De Backer J, et al. Effect of celiprolol on prevention of cardiovascular events in vascular Ehlers-Danlos syndrome: a prospective randomised, open, blinded-endpoints trial. Lancet. 2010; 376(9751):1476-84.
22. Dietz H. Marfan Syndrome. In: Adam MP, Ardinger HH, Pagon RA, et al. (eds.). Seattle, WA: GeneReviews; 1993.
23. Kim ST, Cloft H, Flemming KD, Kallmes DF, Lanzino G, Brinjikji W. Increased Prevalence of Cerebrovascular Disease in Hospitalized Patients with Marfan Syndrome. J Stroke Cerebrovasc Dis. 2018; 27(2):296-300.
24. Pavlakis SG, Phillips PC, DiMauro S, De Vivo DC, Rowland LP. Mitochondrial myopathy, encephalopathy, lactic acidosis, and strokelike episodes: a distinctive clinical syndrome. Ann Neurol. 1984; 16(4):481-8.
25. Hirano M, Ricci E, Koenigsberger MR, et al. Melas: an original case and clinical criteria for diagnosis. Neuromuscul Disord. 1992; 2(2):125-35.
26. Yatsuga S, Povalko N, Nishioka J, et al. MELAS: a nationwide prospective cohort study of 96 patients in Japan. Biochim Biophys Acta. 2012; 1820(5):619-24.
27. de Vos IJ, Vreeburg M, Koek GH, van Steensel MA. Review of familial cerebral cavernous malformations and report of seven additional families. Am J Med Genet A. 2017; 173(2):338-51.

SEÇÃO 8

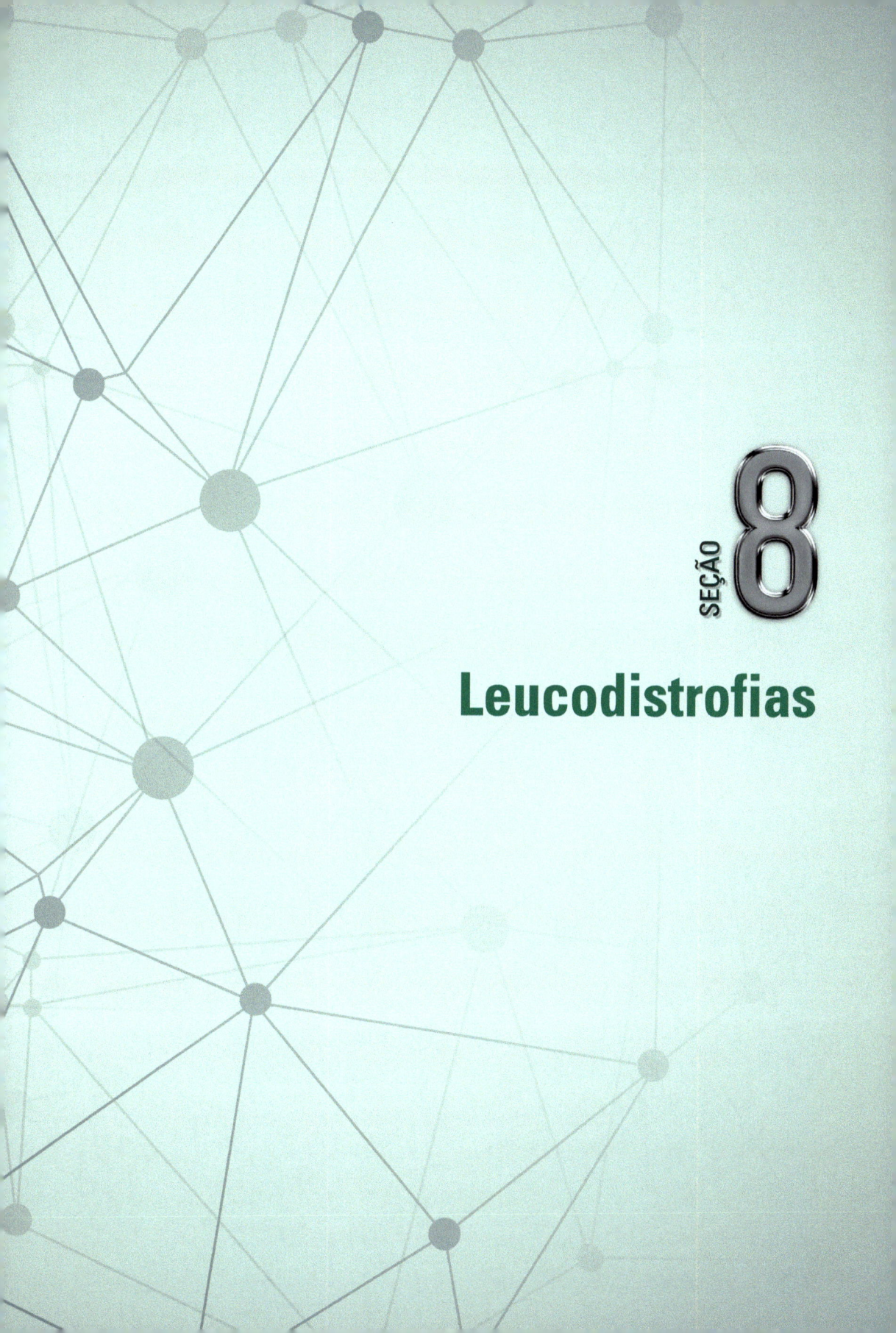

Leucodistrofias

Leucodistrofias da Criança 24

Flávia Cristina de Lima Pinto
Marcelo Masruha Rodrigues

Na faixa etária pediátrica

O termo leucoencefalopatias engloba doenças genéticas nas quais ocorre comprometimento da substância branca cerebral, assim como doenças adquiridas, como esclerose múltipla, doenças infecciosas ou pós-infecciosas, causas tóxicas e alterações vasculares não genéticas.[1] As doenças da substância branca podem ser dividas em:
- Leucodistrofias clássicas;
- Leucoencefalopatias genéticas;
- Doenças adquiridas da substância branca.

Leucodistrofias são doenças genéticas que afetam primariamente a substância branca do sistema nervoso central, com ou sem comprometimento do sistema nervoso periférico. Essas doenças têm em comum anormalidades na bainha de mielina e a neuropatologia evidencia principalmente o envolvimento de células da glia.[2] Os oligodendrócitos são responsáveis pela formação da bainha de mielina no sistema nervoso central. Já no sistema nervoso periférico, essa função é realizada pelas células de Schwann.

A etiologia das leucodistrofias é complexa, tendo em vista a ampla gama de doenças e de apresentações clínicas. Podem se iniciar em todas as idades e se apresentar de forma aguda ou crônica, estática ou progressiva.[1,3]

O padrão de acometimento da substância branca na imagem por ressonância magnética (RM) geralmente auxilia muito no diagnóstico, na medida em que muitas dessas doenças apresentam características específicas.[4] A tomografia computadorizada de crânio, por sua vez, pode demonstrar hipodensidade da substância branca, mas geralmente não permite a observação dos detalhes importantes para o diagnóstico específico.

Durante a avaliação da RM deve-se, em primeiro lugar, estabelecer se o padrão de acometimento da substância branca é desmielinizante ou hipomielinizante. Nas lesões desmielinizantes, a substância branca apresenta-se proeminentemente hiperintensa em T2 e hipointensa em T1. As lesões hipomielinizantes apresentam hipersinal leve em T2 associada a sinal normal, isossinal ou hipointensidade leve em T1 (Figura 24.1).[5]

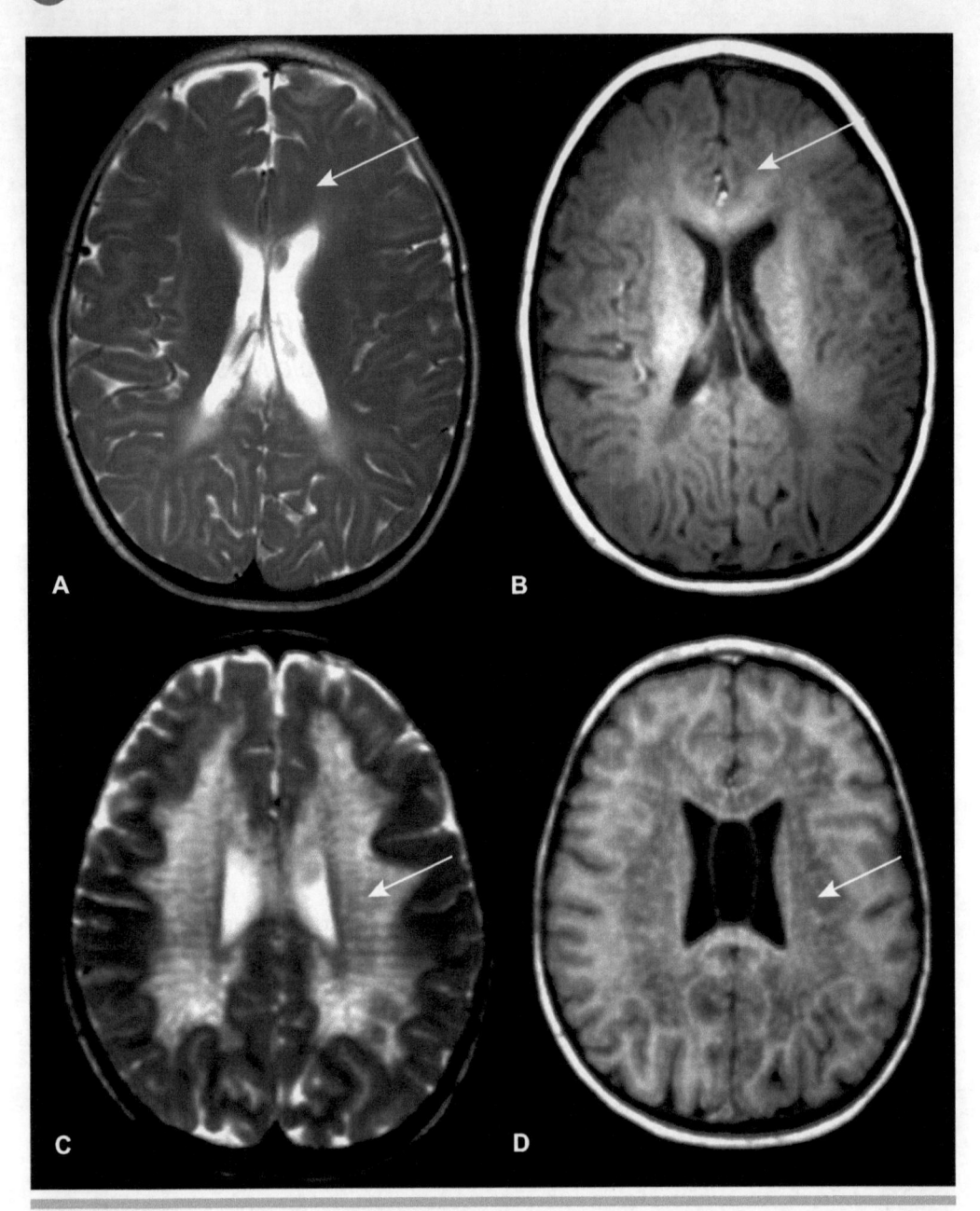

FIGURA 24.1. Diferenciação entre o padrão hipomielinizante e o desmielinizante. Exemplo de padrão clássico de hipomielização nesse caso de doença de Pelizaeus-Merzbacher-*like*, em criança de 3 anos de idade: **(A)** Imagem axial T2 demonstrando discreto hipersinal difuso da substância branca cerebral; **(B)** Imagem axial T1 com áreas de discreto hipossinal e outras isossinal. Padrão desmielinizante evidenciado na leucodistrofia metacromática, em criança de 7 anos de idade: **(C)** Imagem axial T2 demonstrando acentuado hipersinal na substância branca cerebral (seta), com acometimento bilateral, simétrico, de predomínio periventricular, poupando as fibras em U e apresentando o padrão denominado tigroide; **(D)** Imagem axial T1 com áreas de acentuado hipossinal na substância branca cerebral acometida (seta). (Fonte: Imagens gentilmente cedidas pelo Dr. Gustavo Novelino Simão. Faculdade de Medicina de Ribeirão Preto – USP.)

Padrão desmielinizante
(hiperintensidade proeminente em T2/hipointensidade proeminente em T1)

Confluente

Predomínio frontal
- Doença de Alexander
- Leucodistrofia metacromática
- ALD-X (variante frontal)
- Síndrome de Aicardi-Goutières

Predomínio periventricular
- Leucodistrofia metacromática
- Doença de Krabbe
- Síndrome de Sjögren-Larsson
- Leucoencefalopatia com envolvimento do tronco encefálico e da medula espinhal, e elevação do lactato cerebral (LBSL)
- Leucomalácia periventricular
- Encefalopatia pelo HIV
- Síndrome de Aicardi-Goutières
- Início tardio de doenças degenerativas (p. ex., LCN)

Predomínio ou proeminência no cerebelo e pedúnculos cerebelares médios
- Xantomatose e cerebrotendínea
- Doenças peroxissomais
- Histiocitose
- Doença de Alexander
- LBSL
- Doença de urina em xarope do bordo (início precoce)
- Toxicidade por heroína e cocaína

Encefálico difuso
- Leucoencefalopatia megalencefálica com cistos subcorticais
- Leucoencefalopatia com substância branca evanescente
- Distrofia muscular congênita (deficiência de laminina-α2)
- Alguns defeitos mitocondriais
- Deficiência do cofator de molibdênio e deficiência de sulfito oxidase
- Estágio final de todas as doenças progressivas da substância branca

Multifocal
- Infecção congênita por CMV
- Leucoencefalopatia multifocal progressiva (LEMP)
- Brucelose
- Esclerose múltipla
- Neuromielite óptica
- Encefalomielite disseminada aguda
- Vasculopatias (CADASIL, doença de Fabry, vasculites)
- Anomalias cromossômicas
- Alguns defeitos mitocondriais
- Mucopolissacaridoses
- Síndrome de Lowe
- Galactosemia
- Acidúria L-2-hidroxiglutárica

Predomínio parieto-occipital
- Doença de Krabbe
- ALD-X
- Doenças peroxissomais de início precoce
- Hipoglicemia neonatal

Predomínio subcortical
- Acidúria L-2-hidroxiglutárica
- Síndrome de Kearns-Sayre
- Acidemia propiônica
- Doença de Canavan
- Doenças do ciclo da ureia

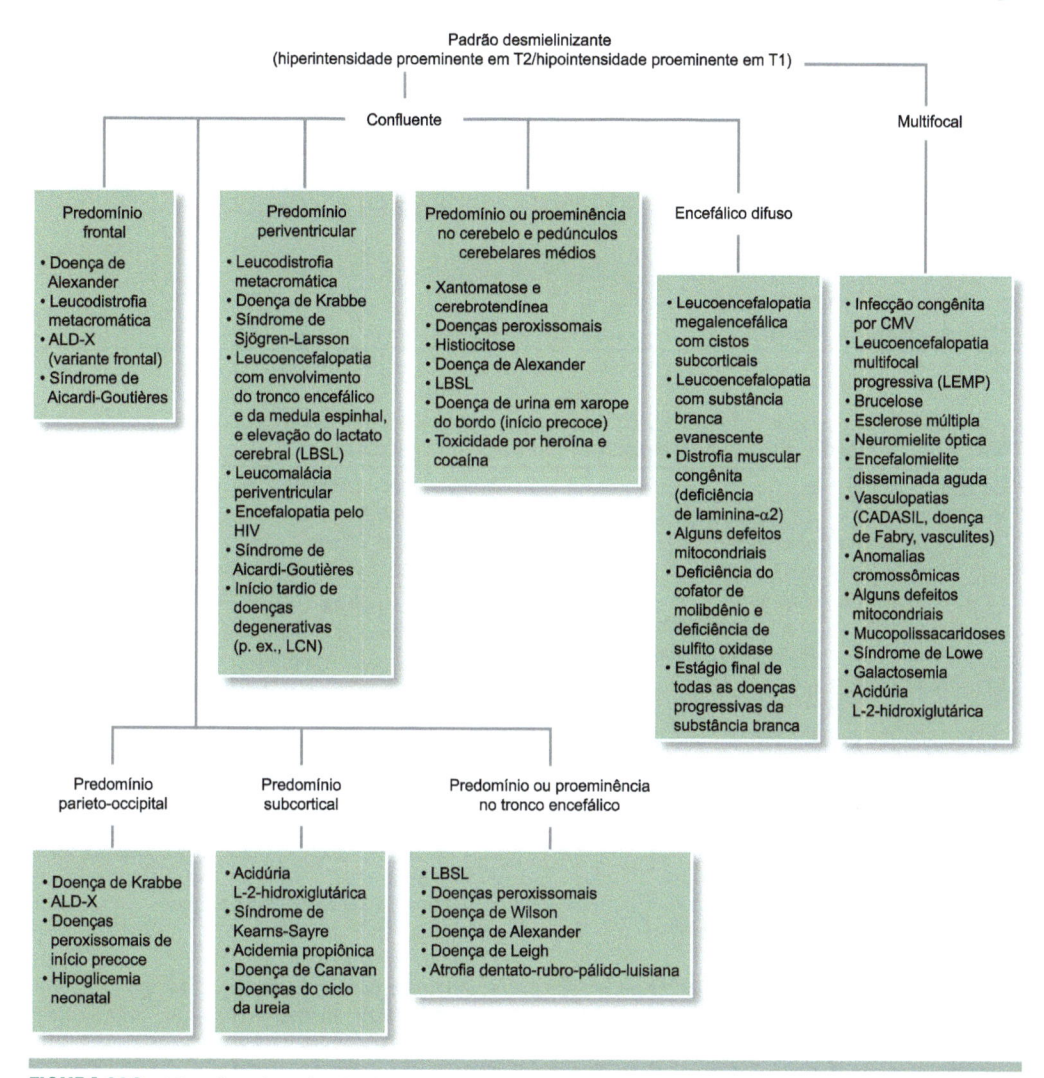

Predomínio ou proeminência no tronco encefálico
- LBSL
- Doenças peroxissomais
- Doença de Wilson
- Doença de Alexander
- Doença de Leigh
- Atrofia dentato-rubro-pálido-luisiana

FIGURA 24.2. Afecções da substância branca encefálica, com desmielinizante.[5]

No caso das leucodistrofias com padrão desmielinizante (Figura 24.2), deve-se tentar estabelecer em qual região cerebral há predomínio das lesões, e assim proceder à investigação etiológica de acordo com as demais características clínicas apresentadas pelo paciente (Tabelas 24.1 a 24.11). Se o aspecto da lesão da substância branca corresponder ao padrão hipomielinizante, deve-se verificar a presença ou ausência de neuropatia periférica, com o objetivo de limitar os diagnósticos possíveis (Figura 24.3).

A seguir, descreveremos as principais leucodistrofias clássicas e algumas das mais importantes leucoencefalopatias genéticas.

TABELA 24.1. Leucodistrofias que apresentam dismorfismos significativos

Doenças hipomielinizantes	Doenças desmielinizantes

• Doença do armazenamento do ácido siálico
  – Tipo finlandesa
  – Tipo infantil
• Fucosidose
• Gangliosidose GM1
• Síndrome de deleção do 18q
• Síndrome de Cockayne
	• Espectro de Zellweger
	• Deficiência de múltiplas sulfatases
	• Doença de Menkes

TABELA 24.2. Leucodistrofias que apresentam alterações oftalmológicas

Catarata
• < 1 ano
  – Síndrome de Cockayne
  – Síndrome de Lowe
  – Síndrome de Zellweger
  – Hipomielinização e catarata congênita
  – Deficiência de fosfoglicerato desidrogenase
  – Galactosemia
  – Sialidose tipo II
  – Síndrome de Tay
  – Displasia óculo-dento-digital
• De 1 a 15 anos
  – Síndrome de Sjögren-Larsson
  – Doença de Wilson
• > 15 anos
  – Xantomatose cerebrotendínea
  – Doença de Fabry
  – Mulheres portadoras do gene mutante para a síndrome de Lowe
Luxação de cristalino
• Deficiência de sulfito oxidase
	Opacificação corneana
	• Doença de Fabry
	• Doença de Wilson
	• Síndrome de Sjögren-Larsson
	Retinose pigmentar
	• Lipofuscinoses ceroides neuronais
	• Doenças peroxissomais
	• Doença de Krabbe (forma de início tardio)
	• Síndrome de Cockayne
	• Doença de Menkes
	Mácula vermelho-cereja
	• Gangliosidoses GM1 e GM2
	• Leucodistrofia metacromática
	Atrofia óptica
	• Doença de Pelizaeus-Merzbacher
	• H-ABC
	• Síndrome de deleção do 18q
	• Síndrome de Cockayne
	• Leucodistrofia metacromática
	• Doença de Krabbe
	• Acidúria L-2 hidroxiglutárica

TABELA 24.3. Leucodistrofias que apresentam alterações dermatológicas

Angioqueratomas
• Doença de Fabry
• Fucosidose
Ictiose
• Deficiência de múltiplas sulfatases
• Síndrome de Sjögren-Larsson
• Síndrome de Tay
Fotossensibilidade
• Síndrome de Tay
• Síndrome de Cockayne
Lesões cutâneas vesicobolhosas
• Acidemia propiônica
	Alopecia
	• Período neonatal à idade escolar
	  – Doença de Menkes
	  – Acidemia propiônica
	Cabelos rarefeitos, *pili torti, tricorrexis*
	• Doença de Menkes
	• Tricotiodistrofia

Padrão hipomielinizante
(hiperintensidade leve em T2, associada ao sinal normal em T1
ou isossinal em T1 ou hipointensidade leve em T1)

Sem envolvimento típico do sistema nervoso periférico

- Doença de Pelizaeus-Merzbacher e doença de Pelizaeus-Merzbacher-*like*
- Tricotiodistrofia com fotossensibilidade (síndrome de Tay)
- Doença do armazenamento de ácido siálico ou sialúria
- Hipomielinização com atrofia dos núcleos da base e cerebelo (H-ABC)
- Fucosidose
- Deficiência da fosfoglicerato desidrogenase
- Displasia óculo-dento-digital
- Galactosemia
- Síndrome 18q-
- Síndrome de Allan-Herndon-Dudley
- Início precoce de doenças degenerativas (gangliosidoses GM1 e GM2 lipofuscinoses ceroides neuronais – formas infantis, doença de Alpers)

Com envolvimento típico do sistema nervoso periférico

- Hipomielinização e catarata congênita (catarata e envolvimento do SNP não obrigatórios)
- Hipomielinização, hipogonadismo hipogonadotrófico e hipodontia (síndrome 4H)
- Síndrome de Cockayne
- Neuropatia periférica, hipomielinização central, síndrome de Waardenburg e doença de Hirschsprung (mutações de gene SOX10)

FIGURA 24.3. Afecções da substância branca encefálica, com padrão hipomielinizante.[5]

TABELA 24.4. Leucodistrofias que apresentam alterações gastrointestinais

Dor abdominal
• Com vômitos, letargia e cetoacidose
  – Acidemia propiônica
• Com dor em extremidades
  – Doença de Fabry
	Pancreatite aguda
	• Síndrome de Sjögren-Larsson
	• Doença da urina em xarope de bordo
	
	Diarreia
	• Síndrome de Tay

TABELA 24.5. Leucodistrofias que apresentam alterações hepáticas

Icterícia colestática
• Xantomatose cerebrotendínea
• Galactosemia
• Doenças peroxissomais
 	
Cirrose
• Galactosemia
• Doenças peroxissomais
• Doença de Wilson
	Insuficiência hepática
	• Congênita
	  – Doença do armazenamento do ácido siálico
	• Neonatal e lactentes
	  – Galactosemia

TABELA 24.6. Leucodistrofias que apresentam alterações renais ou urinárias

Nefrolitíase/nefrocalcinose
- Deficiência do cofator de molibdênio

Síndrome nefrótica
- Doença do armazenamento ácido siálico

Rins policísticos
- Síndrome de Zellweger

Tubulopatias
- Galactosemia
- Síndrome de Lowe

Alterações urinárias (odor)
- Doença da urina do xarope de bordo

TABELA 24.7. Leucodistrofias que apresentam alterações ósseas

Osteopenia
- Doença do armazenamento do ácido siálico
- Xantomatose cerebrotendínea
- Doença de Menkes

Calcificações epifisiais puntiformes
- Doenças peroxissomais

TABELA 24.8. Leucodistrofias que apresentam alterações vasculares

Acidentes tromboembólicos – episódios *stroke-like*
- Doença de Fabry
- Doença de Menkes
- Acidúrias orgânicas

Fenômeno de Raynaud
- Doença de Fabry

TABELA 24.9. Leucodistrofias que apresentam alterações endócrinas

Hipotireoidismo
- Síndrome de Alan-Herndon-Dudley

Hipogonadismo
- Síndrome 4H
- Galactosemia
- Síndrome de Cockayne

Baixa estatura – deficiência do hormônio de crescimento
- Síndrome de deleção do 18q

TABELA 24.10. Leucodistrofias que apresentam alterações cardíacas

Arritmias, defeitos de condução
- Síndrome de Cockayne

Cardiomiopatias
- Doença de Fabry
- Acidemia propiônica

TABELA 24.11. Leucodistrofias que cursam com alterações psíquicas

Depressão
- Lipofuscinose ceroide neuronal
- Doença de Fabry
- Adrenoleucodistrofia

Psicose
- Xantomatose cerebrotendínea
- Leucodistrofia metacromática
- Adrenoleucodistrofia

Leucodistrofias clássicas desmielinizantes
Adrenoleucodistrofia ligada ao X

Considerada a doença peroxissomal mais comum, é causada pela mutação do gene *ABCD1*. Apresenta padrão de herança recessiva ligada ao X e sua fisiopatologia está relacionada com o acúmulo de ácidos graxos de cadeia muito longa, predominantemente na adrenal e no sistema nervoso central.[6] Apresenta três formas clínicas mais comuns: forma cerebral infantil, adrenomieloneuropatia e doença de Addison.[7]

Aproximadamente 35% dos meninos desenvolvem a forma cerebral infantil, com início dos sintomas dos 5 aos 8 anos de idade. Essas crianças apresentam-se normais ao nascimento, com desenvolvimento neurológico adequado até o início das manifestações clínicas. Os sintomas se iniciam com quadro de dificuldade escolar e distúrbios comportamentais, muitas vezes diagnosticados como transtorno de déficit de atenção e hiperatividade. Segue-se deterioração neurológica progressiva, amaurose, surdez e alterações motoras, como ataxia e síndrome piramidal. Ocorre rápida progressão, com evolução para estado vegetativo em 1 a 2 anos. A maioria dos pacientes apresenta insuficiência adrenal antes ou após o desenvolvimento dos sintomas neurológicos e epilepsia está presente em cerca de 20% dos casos.[8]

Na RM de crânio, 85% dos pacientes apresentam o padrão característico, com envolvimento simétrico da substância branca em região parieto-occipital posterior em forma de "asa de borboleta", com realce periférico ao contraste (Figura 24.4). Outras características adicionais incluem o envolvimento do esplênio do corpo caloso e do trato piramidal no tronco ou na cápsula interna.[9] As áreas que apresentam realce ao gadolínio

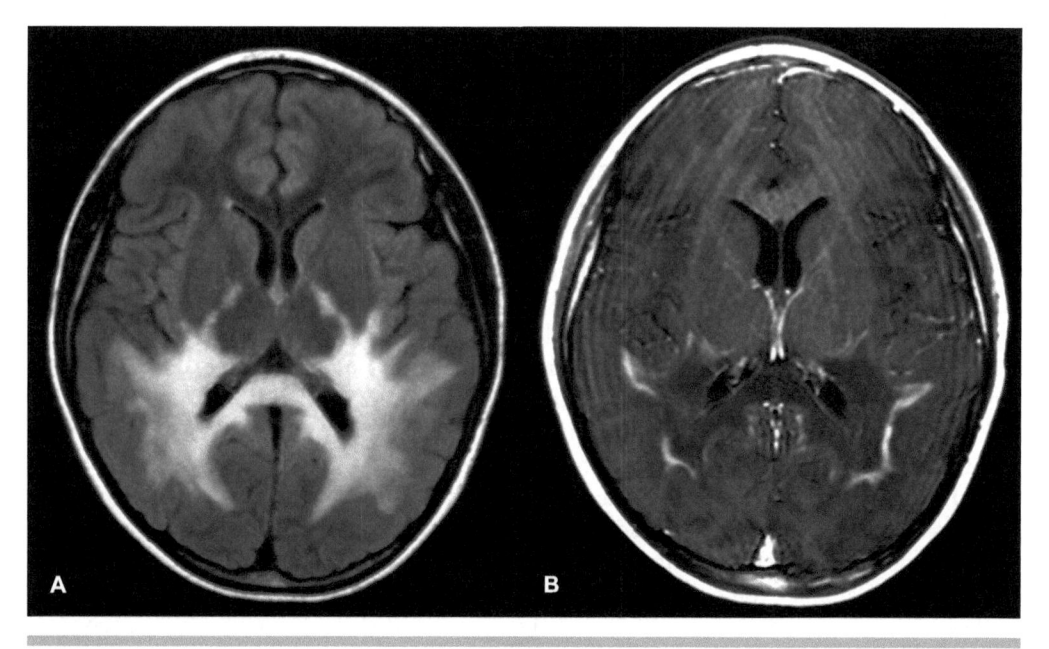

FIGURA 24.4. Adrenoleucodistrofia ligada ao X, em criança com 6 anos de idade. **(A)** Imagem axial FLAIR demonstrando hipersinal anormal nas regiões parieto-occipitais, perna posterior da cápsula interna e acometimento do esplênio do corpo caloso; **(B)** Imagem axial T1 com contraste demonstrando hipossinal T1 na substância branca parieto-occipital e áreas de reforço periférico na zona inflamatória ao redor da região de acometimento da substância branca. (Fonte: Figura do acervo do Dr. Marcelo Masruha Rodrigues.)

podem apresentar restrição à difusão. Há um paralelo bem estabelecido entre a gravidade do quadro clínico e o grau de acometimento da substância branca na neuroimagem. Os outros 15% dos pacientes apresentam padrão de leucodistrofia com predomínio frontal e acometimento concomitante do joelho do corpo caloso e ocasionalmente da substância branca cerebelar.[9] Para esses pacientes não há correlação entre a gravidade clínica e o grau de alteração da substância branca na RM de crânio.

O principal achado bioquímico da doença é a elevação dos ácidos graxos de cadeia muito longa no plasma. Nos casos em que o diagnóstico é inconclusivo, é possível fazer a pesquisa da mutação do gene *ABCD1*.

O tratamento para a forma cerebral da adrenoleucodistrofia ligada ao X é realizado por meio do transplante alogênico de células hematopoéticas, sendo essa a única terapêutica capaz de cessar a progressão da doença. É indicado para meninos assintomáticos ou que apresentem sintomas neurológicos mínimos secundários à desmielinização.[6] Na ausência de sintomas neurológicos, as crianças devem ser acompanhadas até os 12 anos de idade com RM seriadas a cada seis meses, com o objetivo de detectar precocemente o surgimento de lesões desmielinizantes e possibilitar assim o tratamento.[6] A reposição com esteroides deve ser realizada nos casos que apresentam doença de Addison concomitante.

Doença de Alexander

Doença rara, de herança autossômica dominante, cujo gene *GFAP*, localizado no cromossomo 17q21, codifica a proteína glial fibrilar ácida.[10] O defeito genético em sua produção gera uma proteína estruturalmente alterada, com consequente acúmulo nas células gliais e formação de inclusões citoplasmáticas, chamadas fibras de Rosenthal.[11]

As fibras de Rosenthal não são patognomônicas da doença de Alexander, podendo ser encontradas em outras condições como neoplasias gliais, esclerose múltipla e em casos de toxicidade à drogas. Na literatura existem relatos de casos em que o diagnóstico de neoplasia glial perdurou por alguns anos até o diagnóstico correto da doença de Alexander.[10]

Apresenta três formas clínicas reconhecidas, com quadro clínico heterogêneo, a depender da idade de início das manifestações. A forma clínica mais comum é a forma infantil, que corresponde a cerca de 42% dos casos, seguida pela forma do adulto, com 33% dos casos.[12]

Em recém-nascidos, apresenta-se como epilepsia de difícil controle e hidrocefalia secundária à estenose de aqueduto cerebral.[12] Nessa faixa etária, é difícil estabelecer uma clara regressão do desenvolvimento neurológico.

Já na forma infantil, os sintomas se iniciam entre 1 e 2 anos de idade, com atraso do desenvolvimento e perda dos marcos neurológicos já adquiridos. Desenvolvem epilepsia, espasticidade, ataxia e a macrocefalia é um achado bastante comum.[13]

A forma juvenil se apresenta comumente entre os 4 e 10 anos de idade, com achado inicial mais comum a presença de sinais bulbares proeminentes, muitas vezes simulando uma lesão focal de tronco encefálico. Desenvolvem então espasticidade, predominantemente de membros inferiores, ataxia, problemas respiratórios, demência, epilepsia. A megalencefalia também é um achado comum.[12]

São reconhecidos diversos padrões possíveis para a RM dos pacientes com doença de Alexander, a depender da forma de apresentação clínica. O conjunto das características apresentadas abaixo torna quase patognomônico o diagnóstico da doença.[14]

- Envolvimento da substância branca frontal, com hipersinal em T2 e hipossinal em T1 simétrico;
- Borda periventricular, nodular realçada com aparência em "orelha de coelho";

- Hipersinal em T2, edema ou atrofia dos núcleos da base e tálamos;
- Hipersinal em T2 e atrofia no tronco encefálico, medula cervical e cerebelo;
- Realce anormal de estruturas encefálicas.

O sequenciamento do gene *GFAP* identifica cerca de 94% das mutações e, até o momento, não há tratamento específico para essa condição.

Doença de Canavan

Doença de herança autossômica recessiva, caracterizada pela degeneração espongiforme da substância branca cerebral. Ocorre pela mutação do gene *ASPA*, localizado no cromossomo 17p13.3. Já foram identificadas mais de 100 mutações do gene, incluindo deleções, mutações *missense* e *nonsense*.[15]

A incidência da doença de Canavan é bastante elevada na população de judeus asquenazes, sendo duas mutações responsáveis por cerca de 98% dos casos, ambas associadas a fenótipos mais graves.[15]

O gene *ASPA* codifica a enzima aspartoacilase, responsável pela hidrólise do n-acetilaspartato (NAA) em acetato e aspartato nos oligodendrócitos. O acúmulo de NAA no sistema nervoso central tem como características patológicas a desmielinização, a presença de edema intramielínico, além da degeneração espongiforme já citada anteriormente.

São reconhecidas três formas clínicas distintas da doença, sendo a forma infantil a mais comum e as formas congênita e juvenil muito raras.

Na forma infantil, também denominada neonatal, as crianças apresentam-se normais ao nascimento, com início dos sintomas entre 2 e 6 meses de vida. A parada do desenvolvimento neurológico é acompanhada por hipotonia axial e apendicular, irritabilidade, dificuldade de sucção, macrocefalia e atrofia óptica. Durante a evolução da doença, a hipotonia apendicular é substituída por espasticidade. Alguns pacientes podem desenvolver epilepsia.[16,17]

O prognóstico de longo prazo dos casos típicos é sombrio, com óbito ocorrendo geralmente antes da adolescência. Pacientes que apresentam fenótipos mais benignos podem sobreviver até a terceira década de vida.[17]

Na forma juvenil, as crianças podem apresentar atraso leve no desenvolvimento neurológico, muitas vezes não reconhecido pelos familiares. Diferentemente da forma infantil, o perímetro cefálico pode ser normal.

O diagnóstico da doença de Canavan pode ser sugerido a partir de um quadro clínico compatível, associado à dosagem de aspartoacilase em cultura de fibroblastos de pele. Há correlação entre a atividade da enzima e a gravidade da doença; sendo assim, indivíduos com doença grave apresentam níveis imensuráveis da enzima. Na pesquisa de ácidos orgânicos na urina os níveis de NAA encontram-se cerca de 10 a 100 vezes maiores em comparação com os níveis normais.[17]

A avaliação por RM evidencia megalencefalia com acometimento desmielinizante da substância branca, envolvimento das fibras em U, tálamos, globos pálidos e núcleos denteados. São poupadas a cápsula interna, o corpo caloso, o putâmen e o caudado. Na espectroscopia é verificado um pico anormal de NAA, muito elevado, com redução de colina e creatina.[18] O advento da espectroscopia por ressonância magnética praticamente eliminou a necessidade dos estudos bioquímicos para o diagnóstico dessa doença, devido ao padrão característico.

O diagnóstico genético pode ser realizado por meio do sequenciamento do gene *ASPA*.

A maioria das terapêuticas não genéticas para a doença de Canavan são focadas na redução dos níveis de NAA. Diversas pesquisas clínicas estão sendo realizadas com esse objetivo, porém até o presente momento, a única estratégia que demonstrou benefício foi a suplementação de citrato de lítio.[19,20]

Leucodistrofia metacromática

Doença lisossomal autossômica recessiva, causada pela deficiência de arilsulfatase A, cujo gene *ARSA* está localizado no cromossomo 22q13.33. São relatadas mais de 150 mutações do gene. Mais raramente a doença pode ser causada pela deficiência do ativador, saposina B[21] ou pela deficiência de múltiplas sulfatases.[22] A deficiência de arilsulfatase A leva a um acúmulo de sulfatídeos na micróglia, oligodendrócitos e células de Schwann.

Os sulfatídeos são componentes importantes da mielina e o seu excesso é responsável por iniciar uma cascata inflamatória, que culmina na apoptose da glia e de neurônios.[23]

As manifestações clínicas são amplas e heterogêneas, a depender da idade de início. Três formas clínicas são reconhecidas: infantil tardia, juvenil e do adulto. Na maioria dos casos, o prognóstico é sombrio, levando ao óbito em poucos anos após o diagnóstico.

A forma infantil tardia é a mais comum e corresponde a 50% dos casos.[24] O início dos sintomas ocorre entre 1 e 2 anos de idade, com distúrbio de marcha progressivo, fraqueza em membros inferiores e quedas frequentes. Durante a evolução o paciente desenvolve ataxia, espasticidade, distonia, sinais de polineuropatia periférica, perda visual, epilepsia e declínio cognitivo.[25]

Na forma juvenil, que tem início entre os 5 e os 12 anos de idade, as manifestações iniciais podem ser discretas, como queda no rendimento escolar e alterações comportamentais. Essas são seguidas por incontinência urinária, alterações de marcha, ataxia cerebelar e sinais piramidais, e progridem de forma mais lenta que a forma infantil tardia. Outros sinais que podem ser encontrados são: hemiplegia, distonia, coreoatetose e epilepsia.[25]

Na forma de leucodistrofia metacromática secundária à deficiência de múltiplas sulfatases, as crianças podem apresentar sinais dismórficos semelhantes aos encontrados nas mucopolissacaridoses e ictiose.[26]

A RM evidencia desmielinização confluente da substância branca cerebral, com predomínio periventricular. A substância branca perivascular é poupada, gerando o padrão tigroide ou em pele de leopardo. A presença de realce dos nervos cranianos do tronco encefálico é frequente e característica (Figura 24.5). Pode ocorrer acometimento do corpo caloso, cápsula interna e trato piramidal. Nas fases mais tardias ocorre atrofia cerebral e cerebelar.[27]

O diagnóstico é realizado a partir da associação entre quadro clínico, padrão compatível na RM e exames bioquímicos: aumento dos sulfatídeos urinários e deficiência de arilsulfatase A em leucócitos ou fibroblastos. Como achados adicionais que corroboram o diagnóstico, podemos encontrar hiperproteinorraquia e polineuropatia periférica desmielinizante.

As opções terapêuticas para a leucodistrofia metacromática vêm sendo desenvolvidas e, atualmente, estão sendo avaliadas em estudos clínicos. Os possíveis tratamentos em estudo possuem mecanismos de ação em diversas fases da cadeia patogênica da doença, permitindo assim o uso de terapias combinadas, ampliando a possibilidade de sucesso terapêutico.[23,28]

Os pacientes com as formas juvenis se beneficiam do transplante de medula óssea halogênica. Esses pacientes experimentam um alentecimento na progressão da doença e melhora cognitiva. Não existe melhora nos sinais de neuropatia periférica.[23]

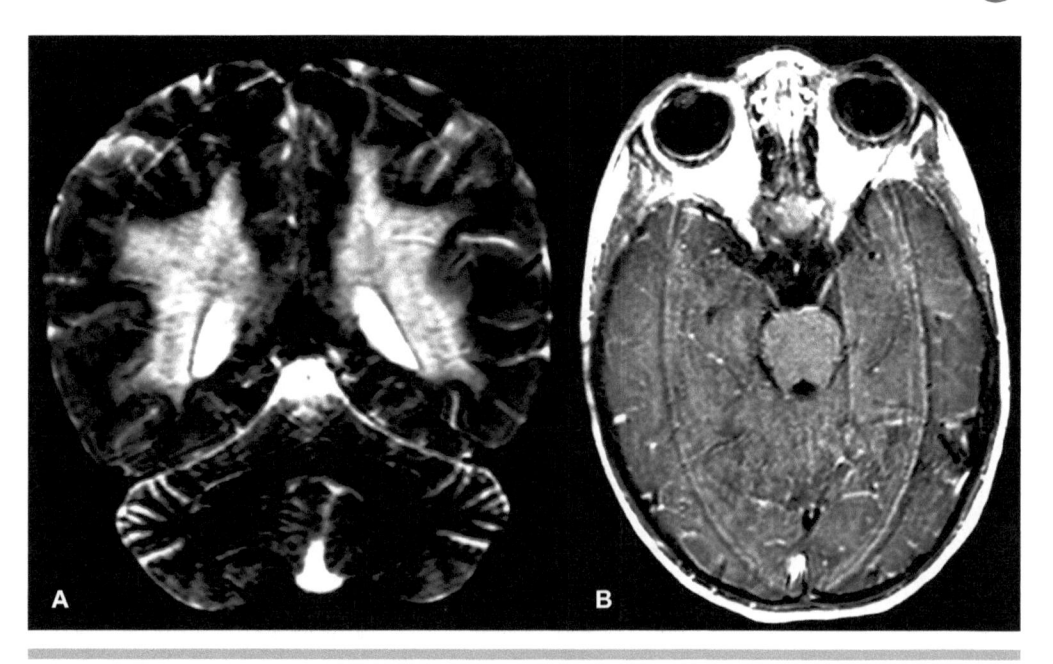

FIGURA 24.5. Leucodistrofia metacromática, em criança com 3 anos de idade. **(A)** Imagem coronal T2 demonstrando hipersinal difuso de predomínio periventricular, com padrão tigroide; **(B)** Imagem axial T1 com contraste demonstrando realce dos nervos abducentes (seta). (Fonte: Figura do acervo do Dr. Marcelo Masruha Rodrigues.)

Doença de Krabbe

Também denominada leucodistrofia de células globoides, é uma doença degenerativa de depósito lisossomal que afeta tanto o sistema nervoso central quanto o sistema nervoso periférico. Afeta um a cada 100.000 nascidos vivos nos Estados Unidos e Europa.[29]

Apresenta herança autossômica recessiva, com mutação do gene da β-galactocerebrosidase (*GALC*), localizado no cromossomo 14q31.3. A redução parcial ou total da função dessa enzima gera o acúmulo de β-galactocerebrosídeo e psicosina, que por fim levam à destruição dos oligodendrócitos e das células de Schwann.[30] São relatadas mais de 128 mutações patogênicas como causa da doença de Krabbe, sendo a deleção de 30 kb encontrada em 45% dos casos.[31]

O fenótipo infantil, que corresponde a 95% dos casos,[31] usualmente se inicia ao redor dos 6 meses de idade, levando ao óbito próximo aos 2 anos. É caracterizado inicialmente por irritabilidade progressiva, choro intenso, vômitos e dificuldades alimentares. Surgem então epilepsia, clonias audiogênicas, espasticidade progressiva e episódios de febre de origem indeterminada. Há uma deterioração rápida das funções motoras e cognitivas, com progressão para espasticidade grave e postura em descerebração.[32] Em algumas crianças há relatos da ocorrência de polineuropatia isolada, previamente às manifestações em sistema nervoso central.[33]

As formas de início tardio podem se iniciar em escolares, adolescentes e adultos jovens. Geralmente se apresentam sob a forma de paraparesia espástica lentamente progressiva, associada a amaurose e neuropatia periférica.

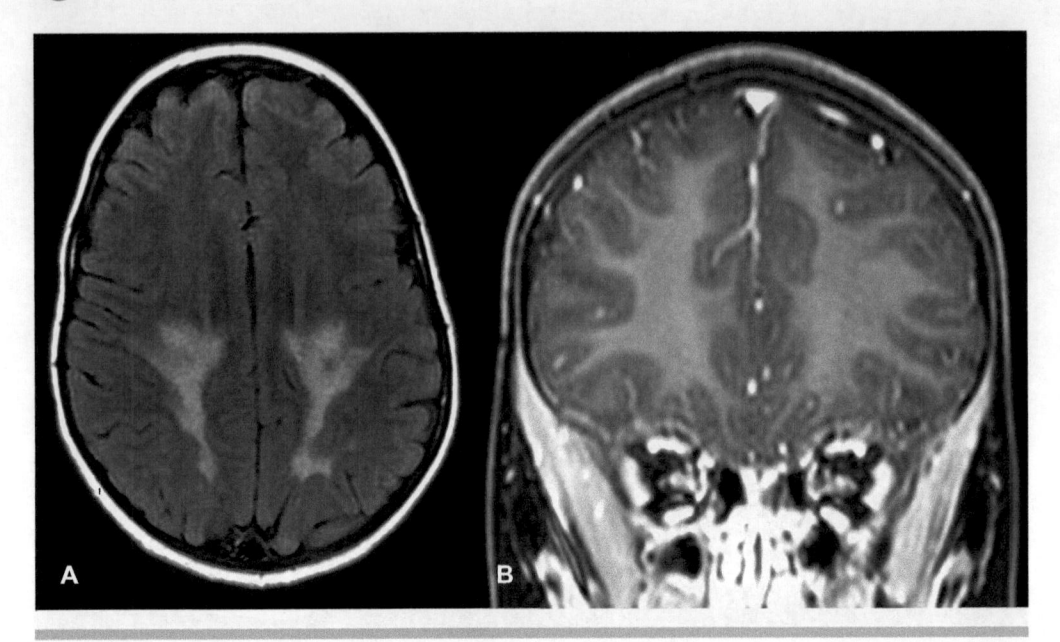

FIGURA 24.6. Doença de Krabbe, em criança com 2 anos de idade. **(A)** Imagem axial FLAIR demonstrando hipersinal anormal nas regiões parieto-occipitais; **(B)** Imagem coronal T1 com contraste demonstrando realce dos nervos ópticos (seta). (Fonte: Figura do acervo do Dr. Marcelo Masruha Rodrigues.)

Existe uma forma relatada na literatura em que a deficiência de saposina A[34] é responsável pela doença. Nesse caso, a dosagem de galactocerebrosidase encontra-se normal nos fibroblastos. O quadro clínico é semelhante à forma infantil da doença de Krabbe.

A RM de crânio apresenta características que podem auxiliar no diagnóstico, entre elas: padrão de leucodistrofia com predomínio na região parieto-occipital e periventricular, espessamento dos nervos cranianos, sobretudo dos nervos ópticos (Figura 24.6), envolvimento da substância branca cerebelar, com aparência anelar ao redor dos núcleos denteados. A espectroscopia revela pico pronunciado de colina e mioinositol, redução moderada de NAA e acúmulo leve de lactato.[9,35]

O diagnóstico é realizado a partir da verificação da deficiência de galactocerebrosidase em cultura de leucócitos ou fibroblastos. Como achados complementares, o estudo do líquor demonstra hiperproteinorraquia e a eletroneuromiografia apresenta padrão de acometimento desmielinizante.[32]

Apesar de não haver tratamento curativo, o transplante de células hematopoéticas mostrou benefício na forma infantil pré-sintomática e nas formas tardias. Há melhora das funções cognitivas, sem benefício no quadro motor. Nos casos sintomáticos somente é realizada terapêutica sintomática.[31]

Outras opções terapêuticas, ainda em estudo, que vêm sendo utilizadas sozinhas ou em conjunto, são a terapia gênica, a terapia de redução de substrato, o uso de chaperonas químicas e a reposição enzimática.[31,36]

Leucoencefalopatia com substância branca evanescente

É considerada uma das leucodistrofias mais prevalentes nas crianças, apesar de sua real incidência ainda não ter sido determinada.[37] Apresenta padrão de herança autossômica recessiva. São reconhecidos cinco genes responsáveis pela doença: *EIF2B1*, *EIF2B2*, *EIF2B3*, *EIF2B4* e *EIF2B5*, que codificam subunidades do fator iniciador da tradução dos eucariontes, responsável pela regulação da síntese proteica.[38]

Inicialmente acreditava-se que a doença era restrita à faixa etária pediátrica, porém nos últimos anos foram descritos casos de início em adultos.

O fenótipo típico se inicia dos 2 aos 6 anos de idade, com quadro progressivo de ataxia cerebelar com espasticidade menos proeminente e declínio intelectual variável. Epilepsia também é um achado comum, geralmente de fácil controle, e algumas crianças podem desenvolver atrofia óptica.[39]

Caracteristicamente o paciente sofre deterioração mais rápida após sustos, traumas cranianos leves e na presença de febre ou doenças infecciosas intercorrentes. Durante esses episódios, os pacientes apresentam vômitos, irritabilidade, hipotonia grave, perda das funções motoras, podendo chegar a estados comatosos. A recuperação, quando ocorre, é de forma incompleta.[39]

A RM de crânio geralmente auxilia de forma definitiva no diagnóstico da doença. A principal característica é o acometimento difuso da substância branca cerebral que, com a progressão da doença, sofre degeneração cística, acompanhada por rarefação mielínica (Figura 24.7). Em fases mais tardias também ocorre atrofia cerebelar (predominantemente vermiana) e do tronco cerebral, que também podem apresentar alteração de sinal. As fibras em U são geralmente poupadas. A espectroscopia evidencia marcada diminuição dos níveis de NAA, colina e creatina.[9]

O diagnóstico é realizado a partir de um quadro clínico sugestivo associado ao padrão de RM de crânio compatível. Pode ser realizado o sequenciamento dos cinco genes responsáveis pela doença.

Leucoencefalopatia megalencefálica com cistos subcorticais

Apresenta herança autossômica recessiva e é causada em 75% dos casos por mutação do gene *MLC1*, enquanto 20% dos casos ocorrem devido à mutação do gene *HEPACAM*.[40]

No fenótipo clássico da doença, as crianças apresentam macrocefalia, que pode estar presente ao nascimento ou, mais comumente, se desenvolve no primeiro ano de vida, com um desenvolvimento neurológico normal ou discretamente atrasado. Segue-se então deterioração lenta das funções motoras, com ataxia e espasticidade, que se iniciam a partir do primeiro ano de vida. Mais tardiamente ocorre declínio cognitivo, alterações comportamentais e podem surgir sintomas extrapiramidais.[41]

O principal marco da doença é sua importante dissociação clínico-radiológica.[42] Enquanto os doentes apresentam quadro clínico brando, a neuroimagem já demonstra alterações importantes. O padrão de imagem é bastante característico, e associado ao quadro clínico pode confirmar o diagnóstico dessa condição. Ocorre degeneração cística bilateral dos lobos temporal anterior e frontoparietal, com acometimento das fibras em U e tumefação da substância branca (Figura 24.8), sendo sucedida por atrofia em fases mais tardias.[42]

O fenótipo atípico está relacionado com mutações no gene *HEPACAM*, e inicialmente apresenta os mesmos sinais da forma clássica, porém na evolução as crianças evoluem com recuperação do quadro motor no segundo ou terceiro ano de vida. Não ocorre regressão neurológica, porém algumas crianças podem evoluir com transtorno do espectro autista e epilepsia.[41]

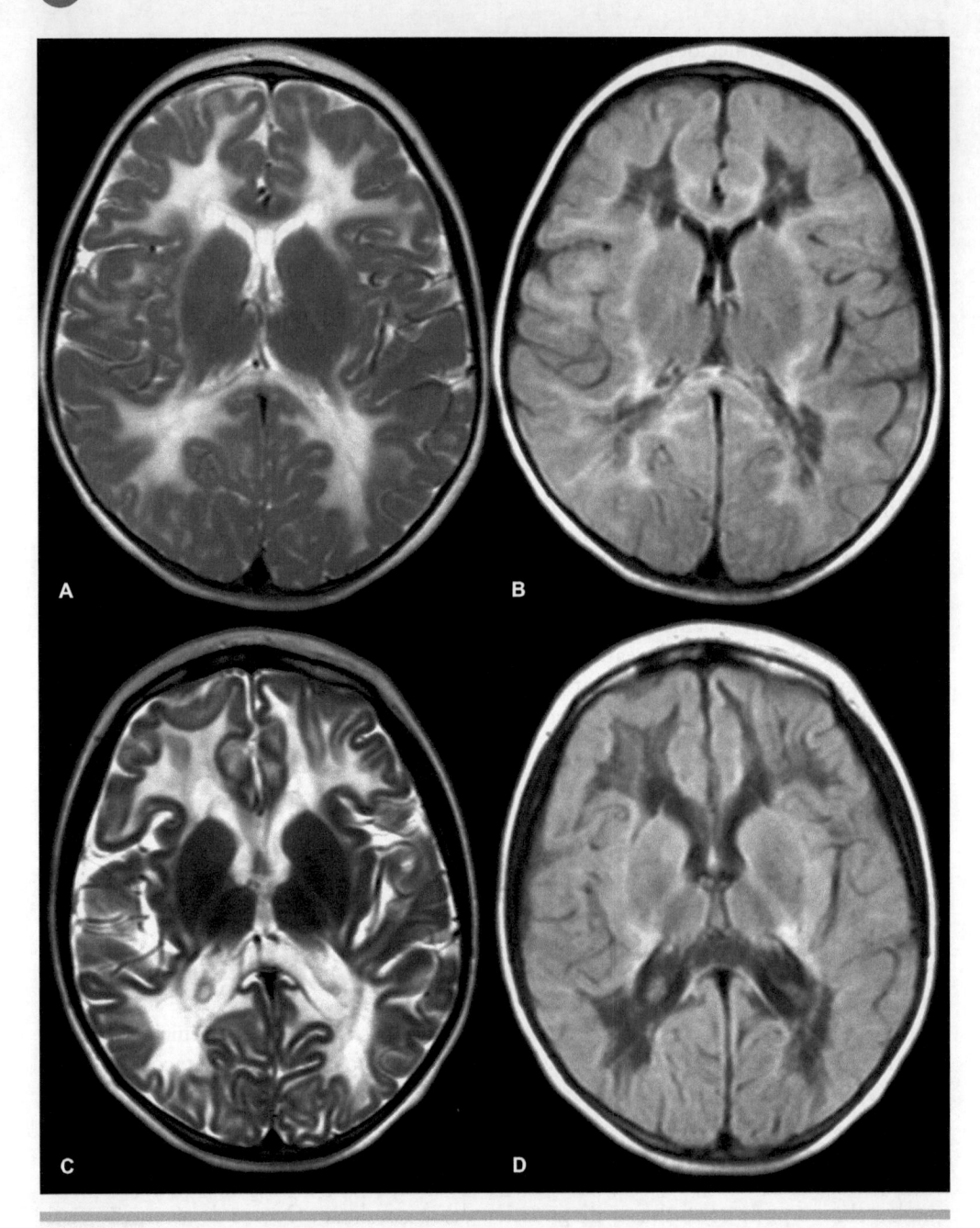

FIGURA 24.7. Leucoencefalopatia com substância branca evanescente, em criança com 5 anos de idade e aos 7 anos de idade. **(A)** Imagem axial T2 demonstrando hipersinal anormal difuso da substância branca; **(B)** Imagem axial FLAIR demonstrando degeneração cística e rarefação da mielina; **(C-D)** Imagens correspondentes após dois anos de evolução, demonstrando a progressão da doença. (Fonte: Figura do acervo do Dr. Marcelo Masruha Rodrigues.)

CAPÍTULO 24 | LEUCODISTROFIAS DA CRIANÇA

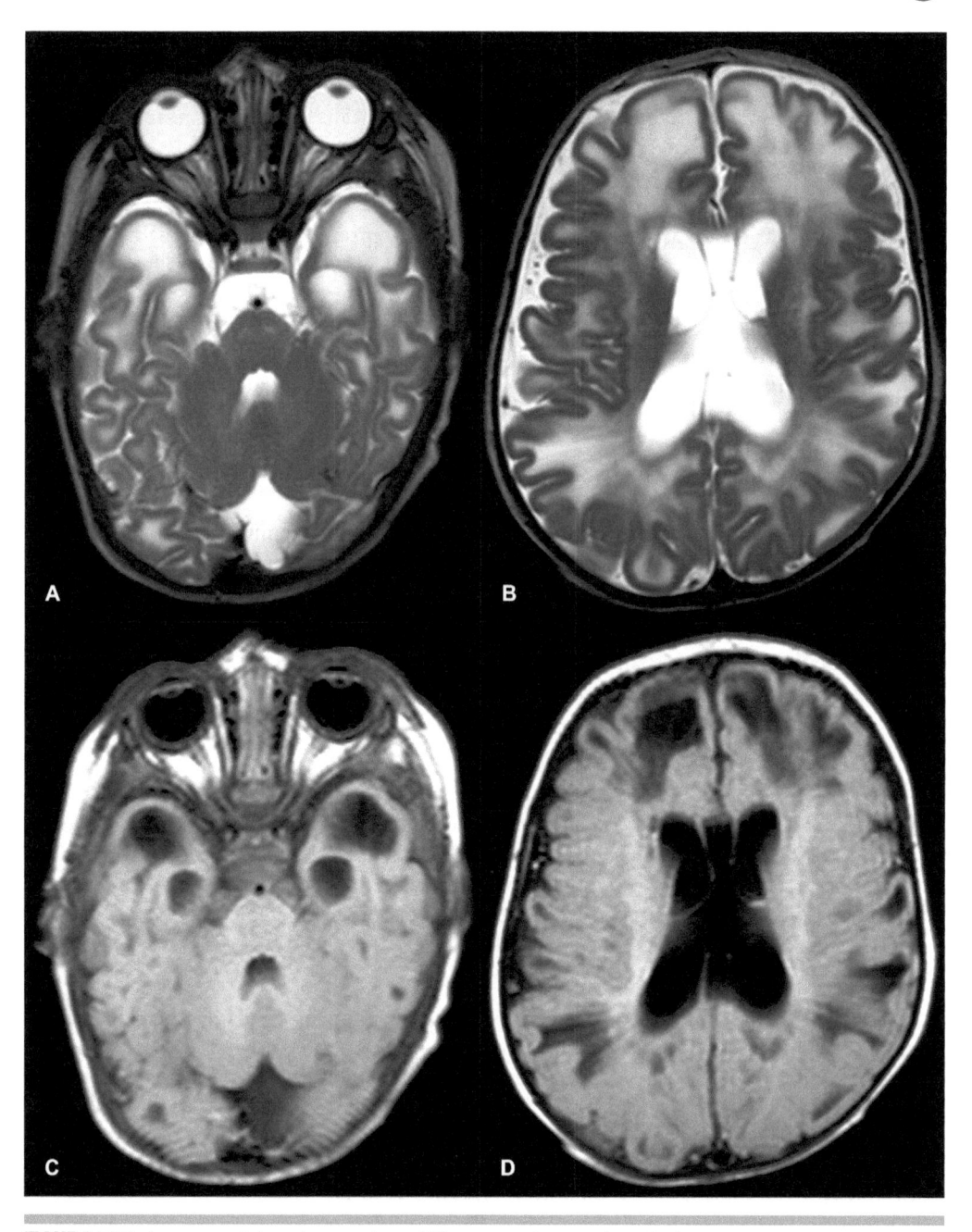

FIGURA 24.8. Leucoencefalopatia megalencefálica com cistos subcorticais, em criança com 4 anos de idade. **(A-B)** Imagens axiais T2 demonstrando hipersinal anormal difuso da substância branca, com comprometimento das fibras U e aspecto tumefativo; **(C-D)** Imagens axiais FLAIR demonstrando degeneração cística bilateral dos lobo temporal anterior e frontoparietal. (Fonte: Figura do acervo do Dr. Marcelo Masruha Rodrigues.)

Leucoencefalopatia com envolvimento do tronco encefálico e da medula espinhal e elevação do lactato cerebral

Apresenta padrão de herança autossômica recessiva, causada por mutação em heterozigose do gene *DARS2*. Este é responsável por codificar a enzima aspartil-tRNA sintetase mitocondrial.[43]

A idade de início dos sintomas pode variar dos 2 aos 15 anos de idade. O quadro clínico é caracterizado por progressão lenta e a doença apresenta baixas taxas de mortalidade, se comportando como um quadro de leucodistrofia leve. Exceção se faz aos casos com início precoce, em que a evolução é rapidamente progressiva e o prognóstico menos favorável. Os principais sintomas são: ataxia, comprometimento do cordão posterior da medula, tremor, síndrome piramidal e déficit cognitivo variável.[43]

A doença é diagnosticada por meio da RM (Figura 24.9), a qual deverá apresentar alterações de sinal características, conforme os critérios abaixo:[44]

Critérios maiores:
- Na substância branca (poupando substância branca subcortical);
- Colunas dorsais e trato corticoespinhal lateral da medula;
- Trato piramidal na altura do bulbo ou na decussação no lemnisco medial.

Critérios menores:
- Esplênio do corpo caloso;
- Braço posterior da cápsula interna;
- Pedúnculos cerebelares superior e inferior;
- Porção intraparenquimatosa do nervo trigêmeo;
- Trato trigeminal mesencefálico;
- Trato espinocerebelar inferior no bulbo;
- Substância branca cerebelar.

Para o diagnóstico é necessária a contemplação de todos os critérios maiores, associada à presença de ao menos um critério menor. Se a RM de medula não estiver disponível, as pirâmides e a decussação de lemnisco medial devem obrigatoriamente estar alteradas.

O diagnóstico pode ser confirmado pelo sequenciamento do gene *DARS2*.

Síndrome de Aicardi-Goutières

Doença de caráter inflamatório reconhecida como importante diagnóstico diferencial de infecções congênitas, sobretudo *Toxoplasma gondii*, citomegalovírus e vírus da zika.

São reconhecidos sete genes causadores da síndrome, com boa correlação genótipo-fenótipo: *TREX1*, *RNASEH2B*, *RNASEH2C*, *RNASEH2A*, *SAMHD1*, *ADAR* e *IFIH1*.[45-47] Todos estão implicados no metabolismo dos ácidos nucleicos. Na maioria dos casos apresenta herança autossômica recessiva, porém foram descritos casos com herança autossômica dominante, estes últimos relacionados com mutação do gene *TREX1* e *IFIH1*.[48]

O quadro clínico pode se iniciar em recém-nascidos ou em lactentes nas primeiras semanas de vida. Em recém-nascidos, se apresenta como um quadro semelhante à infecções congênitas, com alterações neurológicas, hepatoesplenomegalia e trombocitopenia. Entretanto, a forma mais comum é a de início após algumas semanas de vida. A criança passa a apresentar episódios de febre asséptica, encefalopatia grave e progressiva, com irritabilidade, perda de marcos neurológicos já adquiridos e desaceleração do crescimento do perímetro cefálico. Os principais achados neurológicos incluem espasticidade, postura distônica, epilepsia e hipotonia axial. A reação de sobressalto também pode estar presente, assim como vasculopatia cerebral.[48]

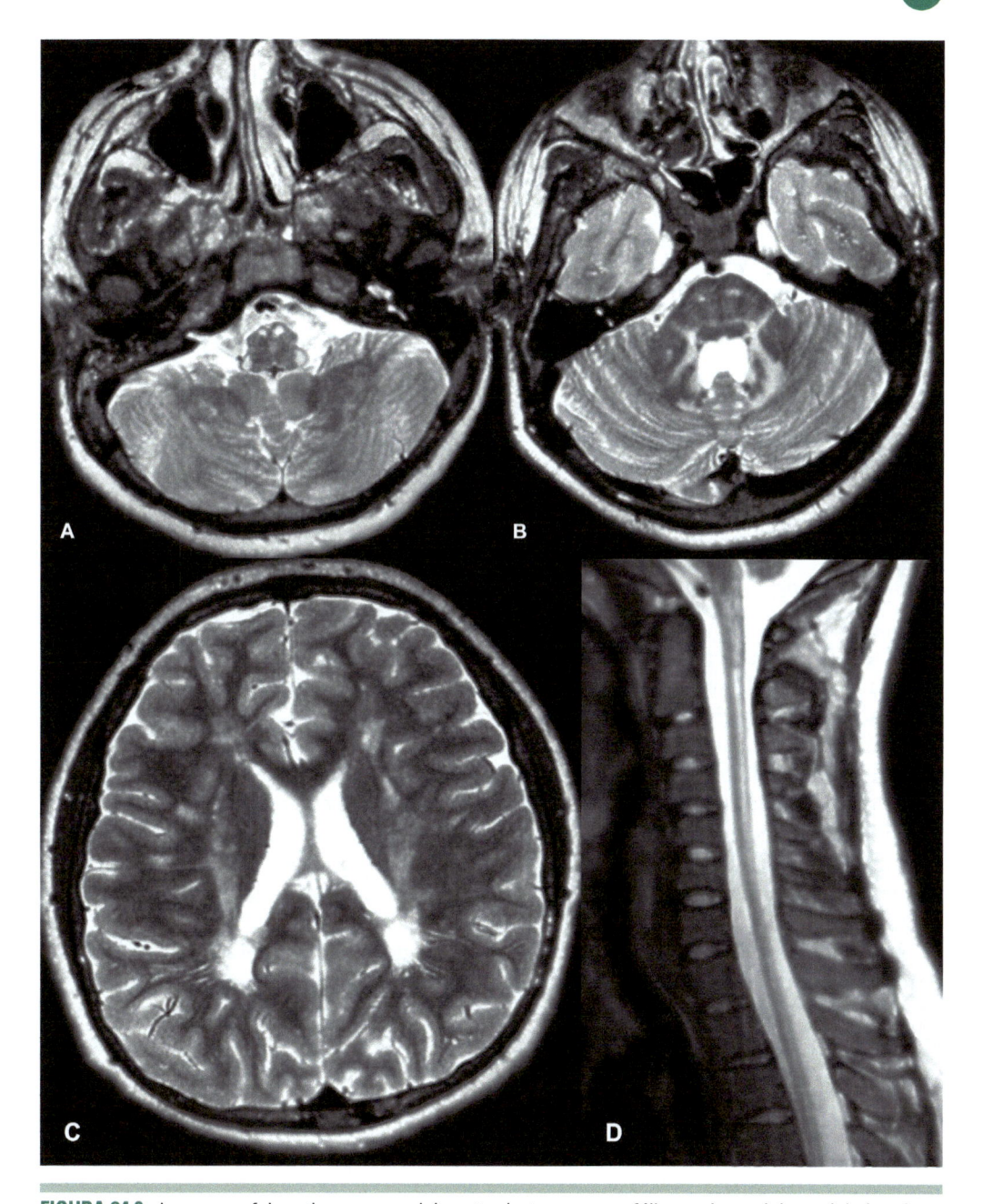

FIGURA 24.9. Leucoencefalopatia com envolvimento do tronco encefálico e da medula espinhal e elevação do lactato cerebral, em criança com 13 anos de idade. **(A, B e C)** Imagens axiais T2 mostram hipersinal da substância branca periventricular e profunda, poupando as fibras U. As anormalidades de sinal também são encontradas no esplênio do corpo caloso, na perna posterior das cápsulas internas, nos tratos piramidais e lemniscos mediais, bem como nos segmentos intrapontinos dos nervos trigêmeos; **(D)** Imagem coronal T2 da medula cervical demonstra hipersinal de toda a extensão das colunas dorsais e tratos corticoespinhais. (Fonte: Imagens gentilmente cedidas pelo Dr. Antônio José da Rocha. Faculdade de Medicina da Santa Casa de São Paulo.)

São características lesões eritematosas e descamativas em pele, localizada nos pés, mãos e orelhas. Em alguns pacientes podem ser encontradas alterações endócrinas, como hipotireoidismo e diabetes *mellitus*.[49]

Alguns genótipos possuem particularidades, como, por exemplo: necrose estriatal bilateral pode ser a apresentação clínica relacionada com o gene *ADAR* e os pacientes com mutação no gene *RNASEH2B* podem apresentar perímetro cefálico normal e cognição preservada.[46]

A análise liquórica pode colaborar com o diagnóstico, no qual serão encontrados níveis aumentados de linfócitos e de interferon alfa, com aumento concomitante deste último no sangue.[26]

O diagnóstico confirmatório pode ser realizado a partir do sequenciamento dos genes envolvidos, ou por meio do sequenciamento do exoma.

A RM de crânio apresenta o achado típico de calcificações puntiformes no putâmen e por vezes na substância branca subcortical. Atrofia progressiva é típica, porém varia enormemente com a gravidade. A desmielinização ocorre geralmente na região periventricular, e menos comumente pode ser de predomínio frontal. Podem ser encontradas lesões císticas nos polos temporais e afilamento do corpo caloso.[9,46]

Xantomatose cerebrotendínea

Doença rara de origem genética, autossômica recessiva, caracterizada por redução na atividade da enzima esterol 27-hidroxilase, membro da família do citocromo P450 e envolvida no metabolismo do colesterol. Como consequência, há depósito de material lipídico em diferentes regiões do organismo.[50]

A manifestação clínica mais precoce da doença é o aparecimento de diarreia crônica na infância, seguido então pelo surgimento de catarata e xantomas tendíneos. As manifestações neurológicas mais comuns incluem: ataxia cerebelar, demência, epilepsia e sinais extrapiramidais. Sintomas neuropsiquiátricos como alterações comportamentais, agitação, depressão e tendência ao suicídio são comuns. Osteoporose, doença arterial coronariana, aterosclerose e parkinsonismo como apresentação inicial do quadro são menos comuns.[51,52]

A RM de crânio evidencia hipersinal nos núcleos denteados e alterações da substância branca cerebral (Figura 24.10), com atrofia cerebral difusa e cerebelar.[53]

O diagnóstico metabólico é feito por meio da dosagem sérica de colestanol, que se encontra aumentado. Ocorre também um aumento da relação colestanol/colesterol plasmático. O diagnóstico genético é estabelecido ao se identificarem mutações em homozigose no gene *CYP27A1*.[50]

A base do tratamento sugerido é o uso do ácido quenodesoxicólico associado ou não à pravastatina. Outros possíveis tratamentos incluem a suplementação com vitamina E e o transplante hepático.[50,51]

Síndrome de Sjögren-Larsson

Doença neurocutânea de herança autossômica recessiva, causada pela mutação do gene *ALDH3A2* localizado no cromossomo 17p11.12. Esse gene é codificador da síntese da desidrogenase de aldeídos graxos.[54] O acúmulo de aldeídos em diversos órgãos leva aos sintomas sistêmicos da doença.

O quadro clínico se inicia em lactentes e é caracterizado por ictiose proeminente e generalizada. Segue-se então o surgimento de manifestações neurológicas, como deficiência

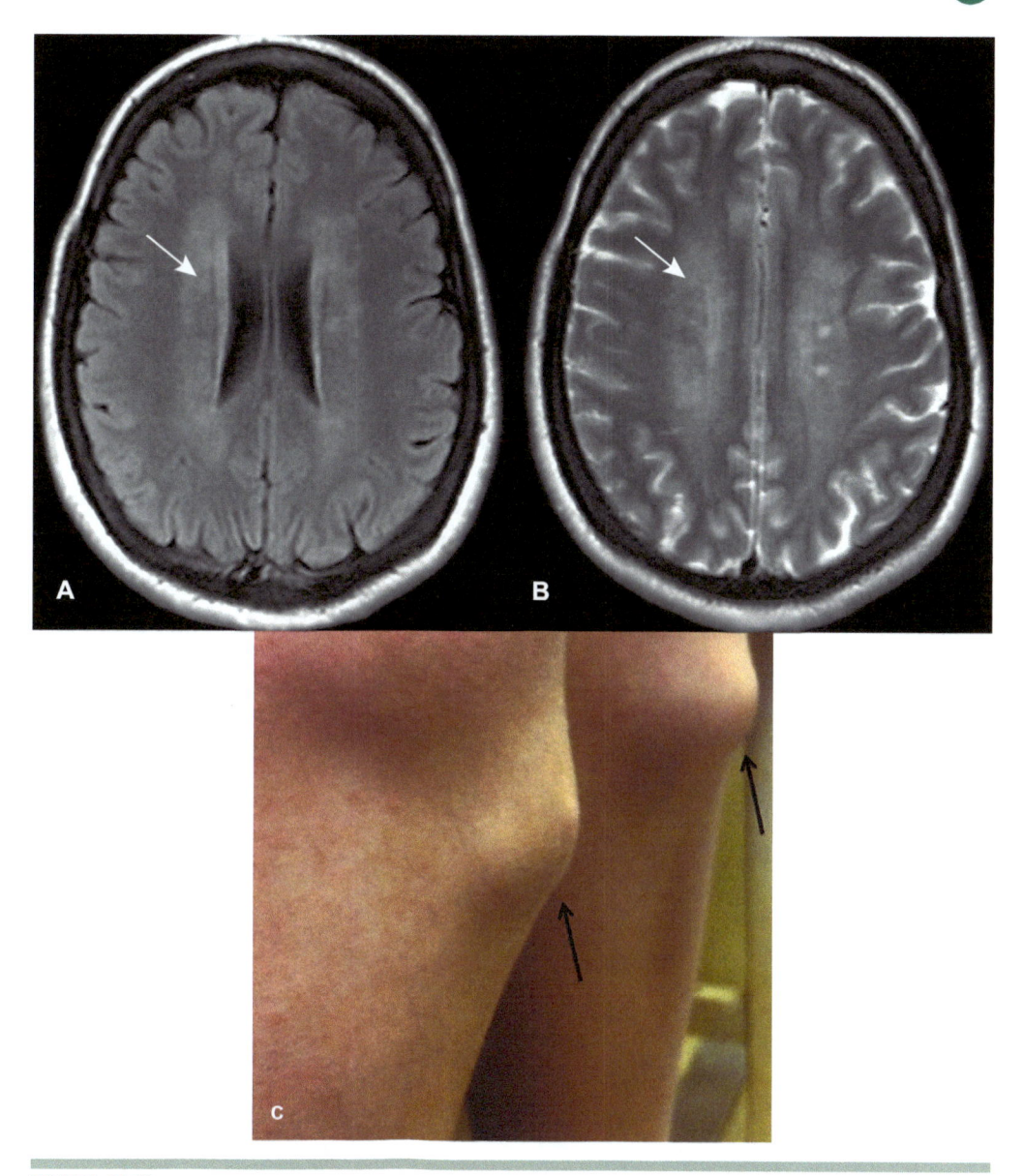

FIGURA 24.10. Xantomatose cerebrotendínea. RM de crânio evidencia alterações da substância branca periventricular **(A)** e nos centros semiovais **(B)**; Presença de xantomas sobre os tendões patelares **(C)**. (Fonte: Imagens gentilmente cedidas pelo Dr. José Luiz Pedroso. Escola Paulista de Medicina – Unifesp.)

intelectual, demência lentamente progressiva e tetraparesia espástica associadas a manifestações oftalmológicas como fotofobia, redução da acuidade visual e cristais maculares.[54,55]

A neuroimagem evidencia leucodistrofia de padrão desmielinizante com predomínio periventricular, com pico lipídico característico na espectroscopia.[9,54]

O diagnóstico é realizado por meio de quadro clínico característico, associado ao padrão de neuroimagem (Figura 24.11). Pode ser realizado o sequenciamento do gene *ALDH3A2*.

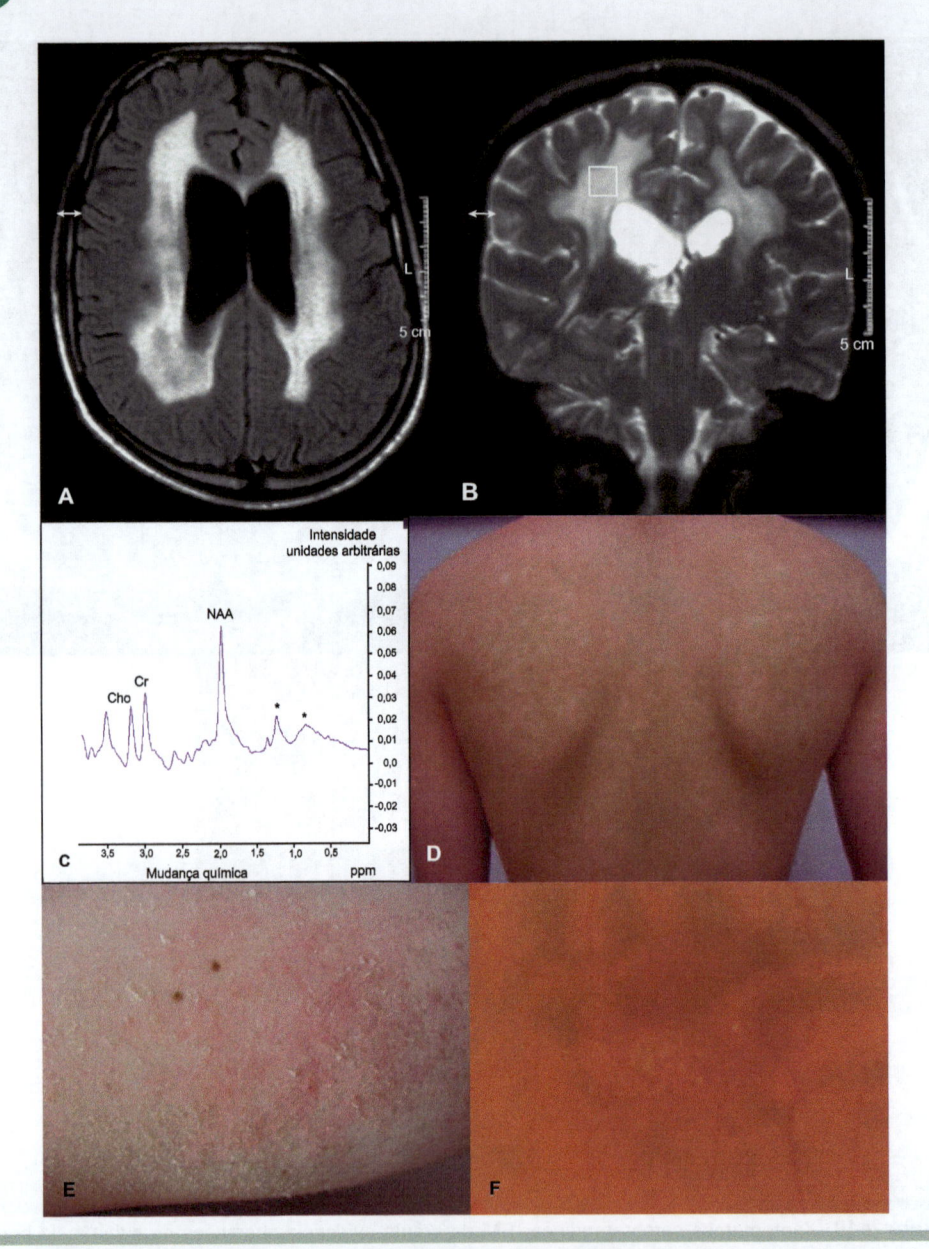

FIGURA 24.11. Síndrome de Sjögren-Larsson. **(A)** Imagem axial FLAIR do encéfalo, ao nível da porção superior dos ventrículos laterais, demonstrando lesões confluentes hiperintensas da substância branca periventricular em ambos os hemisférios; **(B)** Imagem coronal T2 ao nível do tálamo, mostrando as mesmas lesões hiperintensas na substância branca periventricular profunda em ambos os hemisférios. Nota-se o aspecto característico em que há preservação da substância branca subcortical (fibras U) e dilatação de ambos os ventrículos laterais; **(C)** Espectroscopia por RM da substância branca profunda do lobo parietal. O espectro, obtido com um tempo de *echo* de 31 milissegundos, mostrou dois picos anormais nas faixas de 0,9 ppm e 1,3 ppm (asteriscos). Abreviações: NAA, N-acetil aspartato; Cr, creatina; Cho, colina; **(D)** Dorso do paciente, onde se evidenciam as lesões castanho-douradas e descamativas; **(E)** Aspecto eczematizado do joelho direito, ilustrando o caráter pruriginoso das lesões; **(F)** Fundoscopia revelando padrão moteado de pigmentação do epitélio pigmentar da retina e cristais brancos brilhantes na mácula. (Fonte: Figura do acervo do Dr. Marcelo Masruha Rodrigues.)

Espectro de Zellweger

As doenças do espectro de Zellweger constituem um grupo de afecções conhecidas como doenças da biogênese peroxissomal. As principais funções dos peroxissomos englobam o metabolismo do peróxido de hidrogênio e o dos lipídeos, destacando-se nestes últimos a β-oxidação dos ácidos graxos de cadeia muito longa.[56,57]

Os três fenótipos incluídos no espectro, em ordem decrescente de gravidade, são a síndrome de Zellweger, a adrenoleucodistrofia neonatal e a doença de Refsum infantil. Apresentam herança autossômica recessiva, sendo até o momento reconhecidas variantes patogênicas de 12 genes, responsáveis pela produção das peroxinas, proteínas responsáveis pela biogênese dos peroxissomos.[56] Consequentemente, esses podem estar completamente ausentes devido a um defeito na sua formação ou estarem presentes como compartimentos membranosos vazios.

Entre as doenças do espectro, as que apresentam padrão de imagem compatível com leucodistrofias são a síndrome de Zellweger e a adrenoleucodistrofia neonatal, que serão didaticamente divididas abaixo, embora clinicamente ambas apresentem muitas características semelhantes.

A síndrome de Zellweger é o fenótipo mais grave do espectro, com óbito geralmente no primeiro ano de vida. Pode ser causada por variantes patogênicas nos seguintes genes: *PEX1*, *PEX2*, *PEX3*, *PEX5*, *PEX6*, *PEX7*, *PEX10*, *PEX12*, *PEX13*, *PEX14*, *PEX16*, *PEX19* e *PEX26*.[56]

O quadro clínico se inicia em recém-nascidos e é caracterizado por hipotonia grave com hipo ou arreflexia associada a um quadro de epilepsia neonatal e surdez neurossensorial. Ocorre comprometimento ocular precoce, sendo os principais achados catarata e retinopatia pigmentar. O acometimento hepático se manifesta sob a forma de hepatomegalia, cirrose e disgenesia dos ductos biliares. Podem ocorrer calcificações patelares em quadris e outras epífises ósseas e doença policística renal.[58]

A doença apresenta dismorfismos faciais característicos como fronte ampla, fontanela anterior alargada, atraso no fechamento das suturas cranianas, órbitas hipoplásicas, epicanto, ponte nasal ampla e baixa, palato em ogiva e orelhas malformadas.[58]

A adrenoleucodistrofia neonatal está relacionada com os genes *PTS1*, *PEX1*, *PEX10*, *PEX13* e *PEX26*. Também pode se apresentar em recém-nascidos, porém na maioria dos casos se apresenta pouco mais tardiamente, com sintoma inicial o atraso no desenvolvimento neurológico com hipotonia grave, que muitas vezes pode simular quadro de miopatia. Crises convulsivas se iniciam nos primeiros dias de vida, tornando-se refratárias com a evolução da doença.[59]

Ocorre disfunção hepática progressiva e os dismorfismos faciais são menos pronunciados ou até mesmo ausentes.

São crianças gravemente afetadas, porém se comparadas com a síndrome de Zellweger apresentam sobrevida pouco maior. O óbito geralmente ocorre no segundo ano de vida, embora existam relatos de sobrevida até a adolescência.

A RM de crânio das duas condições demonstra leucodistrofia com padrão desmielinizante, associado a distúrbios da migração neuronal, como polimicrogiria e displasias corticais.[9]

Na adrenoleucodistrofia neonatal são verificadas agenesia ou disgenesia parcial do corpo caloso, displasia do núcleo denteado e do núcleo olivar inferior.[9]

A presença de cistos germinolíticos supratentoriais, mais comumente no sulco tálamo-caudado, não são patognomônicos, porém são frequentemente encontrados na síndrome de Zellweger.[9]

O diagnóstico pode ser realizado por meio da mensuração dos níveis de ácidos graxos de cadeia muito longa. A elevação dos níveis de C26:0 e C:26.1 e da relação entre C24/C22 e C26/C22 são consistentes com defeito no metabolismo peroxissomal dos ácidos graxos. São encontrados também aumento dos níveis de ácido fitânico e pipecólico.[57] O diagnóstico genético pode ser realizado a partir do sequenciamento de nova geração.

Leucodistrofias clássicas hipomielinizantes
Doença de Pelizaeus-Merzbacher

É a doença hipomielinizante mais comum e apresenta herança recessiva ligada ao X. Mutações patogênicas do gene *PLP1*, que codifica a proteolipoproteína, principal proteína da mielina, são responsáveis pela doença.

Uma porcentagem pequena dos pacientes que apresentam fenótipo da doença, porém não apresentam a mutação do *PLP1*, são referidos como portadores de uma forma Pelizaeus-Merzbacher-*like*. Nessa forma da doença, de herança autossômica recessiva, ambos os sexos são afetados em igual frequência e é relatada a mutação do gene *GJC2/GJA12*.[60]

O espectro clínico relacionado com a mutação da *PLP1* é amplo, variando desde acometimento congênito até formas de apresentação tardia de SPG2.[61,62]

Na forma de apresentação grave ou "conatal", os recém-nascidos já demonstram sinais característicos, como o nistagmo pendular. Outros sinais encontrados são hipotonia grave, estridor laríngeo, atrofia óptica e epilepsia.[63,64] A evolução é drástica e rapidamente progressiva, com óbito antes dos 10 anos de vida.

A forma clássica da doença, descrita inicialmente por Pelizaeus em 1985 e complementada por Merzbacher em 1910, tem seu início em recém-nascidos e lactentes. Os meninos acometidos apresentam atraso no desenvolvimento neurológico, nistagmo pendular, hipotonia, titubeação da cabeça, ataxia e evoluem com tetraparesia espástica e sintomas extrapiramidais, como distonia e atetose, ao redor dos 5 anos de idade. A maioria das crianças chega a adquirir fala, porém de maneira limitada e algumas são capazes de deambular com apoio. O prognóstico é variável, porém geralmente a expectativa de vida atinge a adolescência.[61,63]

São descritos outros dois fenótipos leves relacionados com a mutação do *PLP1*: a SPG 2 e uma forma *null*. Ambas se apresentam com paraparesia espástica de início tardio, com a forma *null* podendo ser associada também a neuropatia periférica e a SPG 2 associada a deficiência intelectual, ataxia, nistagmo e disartria.[63]

O exame complementar que pode auxiliar na distinção entre a doença de Pelizaeus Merzbacher clássica e sua forma *like* é o potencial evocado auditivo (BERA). É esperada ausência das ondas III, IV e V na forma clássica e exame normal nas formas *like*.[61]

A RM evidencia hipomielinização difusa (Figura 24.1A e B), demonstrada por hipersinal homogêneo em T2 na substância branca predominantemente subcortical, na cápsula interna, nos pedúnculos cerebelares e no tronco encefálico, particularmente na ponte.[61,65] A substância branca cerebelar encontra-se geralmente mielinizada em contraste com o núcleo denteado não mielinizado e o cerebelo pode se apresentar marcadamente atrófico na evolução da doença. Não há correlação entre o grau de hipomielinização e a gravidade dos sintomas, com exceção da forma "conatal".[9]

Nos recém-nascidos, a RM não se apresenta com esse aspecto pelo fato da mielinização ainda ser incipiente.

O quadro clínico compatível associado a esse padrão de imagem praticamente elimina a necessidade de outro exame complementar, entretanto o diagnóstico definitivo é dado pelo sequenciamento do gene *PLP1* para as formas clássicas e *GJA12* para as formas *like*.

Síndrome 4H

É a segunda causa mais comum de doença hipomielinizante. Caracterizada pela tríade hipomielinização, hipogonadismo hipogonadotrófico com ou sem hipodontia. O hipogonadismo hipogonadotrófico e hipodontia não são essenciais para o diagnóstico, pois podem estar ausentes em 1/4 e 1/3 dos pacientes, respectivamente.[66]

Apresenta herança autossômica recessiva, com mutação dos genes *POLR3A*, *POLR3B*, e *POLR1C*, que codificam subunidades da enzima RNA polimerase III.[67]

Geralmente, os pacientes com mutação do *POL3A* são afetados mais tardiamente e apresentam clínica mais grave, com progressão mais rápida e menor expectativa de vida em relação aos pacientes que apresentam mutação do *POL3B*. A mutação menos encontrada é a relacionada com o gene *POLR1C*, e ainda não dispomos de informações relacionadas ao seu fenótipo.[68]

A manifestação neurológica principal é ataxia cerebelar progressiva, com atraso no desenvolvimento neurológico, espasticidade, tremor, distonia e disartria. As manifestações extraneurológicas incluem alterações dentárias como hipodontia, atraso da dentição e erupção dentária fora da ordem esperada, anormalidades endócrinas como amenorreia primária, atraso da puberdade e baixa estatura secundária à deficiência de GH; alterações oculares como miopia grave, nistagmo e limitação no olhar vertical também estão presentes.[66,68]

Os pacientes, nas formas mais brandas da doença, são capazes de adquirir marcha, sendo a ataxia o principal fator limitante para deambulação. No espectro mais grave da doença se encontram os pacientes que não adquirem marcha, apresentam deficiência intelectual leve a moderada, com maior morbimortalidade.[68]

A RM de crânio é essencial para o diagnóstico, tendo em vista que a tríade completa não está presente em todos os pacientes. É caracterizada por hipomielinização com atrofia cerebelar e afilamento de corpo caloso. Algumas estruturas são mais bem mielinizadas, como as radiações ópticas, tálamo ventrolateral, trato piramidal ao nível do braço posterior da cápsula interna, núcleo denteado e lemnisco medial.[69]

O tratamento deve ser multidisciplinar, incluindo acompanhamento com odontologia, fisioterapia, endocrinologia e oftalmologia, tendo em vista a ampla gama de manifestações clínicas. Do ponto de vista neurológico, o tratamento é apenas sintomático.

Síndrome 18q-

Doença cromossômica autossômica dominante de início congênito, que ocorre por deleções variáveis de parto do braço longo do cromossomo 18, onde se localiza o gene da proteína básica da mielina.

Os recém-nascidos apresentam malformações variáveis: anti-hélice proeminente, microcefalia, hipoplasia da porção média da face, boca em carpa, deficiência intelectual, baixa estatura por deficiência de GH, hipotonia, deficiência auditiva, deformidades em pés, cardiopatia congênita e hipotireoidismo.[70]

O diagnóstico é realizado por meio do cariótipo de alta resolução com pesquisa de bandas cromossômicas.

A RM demonstra na sequência ponderada em T2 sinal hiperintenso bilateral e simétrico da substância branca profunda associado ao envolvimento da substância branca subcortical, predominantemente posterior e em região periventricular.[71] Na espectroscopia é possível encontrar elevação dos níveis de colina e alfaglutamato.[9]

Doença de armazenamento de ácido siálico

Doença neurodegenerativa rara, de herança autossômica recessiva, causada pela mutação do gene *SLC17A5* que codifica a sialina. Essa é uma proteína transportadora localizada na membrana lisossomal e a alteração de sua função está relacionada ao acúmulo de ácido siálico nessas organelas.[72] A doença pode apresentar dois fenótipos distintos, com boa correlação fenótipo-genótipo, sendo os indivíduos heterozigotos os que apresentam formas mais graves da doença.[73]

A variante finlandesa é a forma mais comum e também é denominada doença de Salla. Atinge prevalência de 1:100 nesse país, e é raramente encontrada em outras regiões da Europa.[72] As manifestações clínicas apresentam curso lentamente progressivo e podem se iniciar a partir dos primeiros 2 anos de vida. Ocorrem atraso no desenvolvimento neurológico, deficiência intelectual, hipotonia nas fases iniciais, que evoluiu para espasticidade na evolução da doença, ataxia, epilepsia e características faciais grosseiras.[74] As crianças podem ser capazes de andar e pode haver declínio das habilidades adquiridas a partir da terceira década de vida.[75]

A forma infantil não demonstra predominância geográfica; é grave, com início congênito ou nos primeiros meses de vida. As crianças apresentam atraso grave no desenvolvimento neurológico, hipotonia, déficit pôndero-estatural, hepatoesplenomegalia, fácies grosseira, disostose múltipla e *rash* cutâneo telangiectásico. Pode se apresentar como hidropsia fetal.[76] O óbito ocorre frequentemente no primeiro ano de vida.[77]

A avaliação urinária por espectroscopia de massa com excreção aumentada de ácido siálico sugere o diagnóstico. Vacúolos citoplasmáticos e corpúsculos de inclusão linfocitários podem ser visualizados na biópsia de pele ou conjuntiva, quando avaliados por microscopia eletrônica.[77] O diagnóstico também pode ser confirmado pelo sequenciamento do gene *SLC17A5*.

A RM demonstra leucodistrofia de padrão hipomielinizante, com afilamento importante de corpo caloso. Na espectroscopia é possível notar elevação nos níveis de creatina e N-acetilaspartato (NAA), com diminuição nos níveis de colina na substância branca.[9] Quando o voxel é localizado nos núcleos da base, existe elevação dos níveis de creatina, com níveis normais de NAA e colina.[78]

Hipomielinização com atrofia dos núcleos da base e do cerebelo

Trata-se de doença ainda pouco conhecida, descrita em 2012[79] e com poucos relatos na literatura médica. O padrão de herança é autossômico dominante, porém a maioria dos pacientes apresenta mutação *de novo* do gene *TUBB4A*.[80] Esse gene também está envolvido com um fenótipo de hipomielinização isolada, sem acometimento dos núcleos da base.

O quadro clínico se inicia entre os 2 meses e os 3 anos de idade com atraso no desenvolvimento neurológico e ataxia, seguindo-se por involução neurológica, espasticidade, sinais extrapiramidais como distonia, rigidez, ataxia, coreoatetose e crises oculógiras. As funções cognitivas são menos afetadas em relação às funções motoras.[81]

A RM de crânio evidencia hipomielinização difusa, sendo o trato corticoespinhal afetado de forma mais grave. Ocorre também atrofia progressiva da substância branca e do *striatum*. Os globos pálidos e tálamos são tipicamente poupados.[9] A atrofia cerebelar é predominantemente vermiana, porém esse não é um achado obrigatório da doença.[81]

Existem relatos na literatura de melhora clínica com o uso de levodopa[82] e ácido folínico.[83]

Fucosidose

Doença multissistêmica de acúmulo lisossomal com padrão de herança autossômico recessivo. A mutação do gene *FUCA1*, localizado no cromossomo 1p36.11 leva à deficiência de alfa-L-fucosidase gerando o acúmulo de glicolipídeos e glicoproteínas.

O quadro clínico se inicia em lactentes e é caracterizado por deterioração motora e cognitiva progressivas, crises convulsivas, fáceis grosseira com dimorfismos (fronte proeminente, ponte nasal achatada, macroglossia, lábios espessos), retardo de crescimento, infecções respiratórias de repetição, angioqueratomas, visceromegalias e disostose múltipla.[84]

O diagnóstico é confirmado pela demonstração da deficiência enzimática em cultura de leucócitos ou fibroblastos. Podem ser visualizados vacúolos citoplasmáticos em linfócitos e presença de corpúsculos de inclusão na biópsia de pele ou conjuntiva.[85]

A RM apresenta achados inespecíficos como leucodistrofia de padrão hipomielinizante, com perda da substância cinzenta e atrofia difusa.

Displasia óculo-dento-digital

Também conhecida como síndrome de Meyer-Schwickerath, é uma doença rara com cerca de 300 casos relatados na literatura.[86] O padrão de herança é autossômico dominante com alta penetrância e é causada pela mutação em heterozigose do gene *GJA1*, localizado no 6q22-24, responsável por codificar a síntese da proteína conexina-43.[87]

O quadro clínico, como sugerido pelo nome, incluiu manifestações oftalmológicas, dentárias e digitais, com grande variabilidade fenotípica intra e interfamiliar. Algumas das características podem ser notadas ao nascimento, outras aparecem mais tardiamente.

Dentre as anormalidades oculares, as mais comuns são microftalmia, microcórnea, catarata, glaucoma e anormalidades da íris. Essas alterações geralmente levam à perda visual. Sindactilia do quarto sobre o quinto dedo da mão é a anomalia digital mais comum. Entre as anormalidades dentárias, as de maior prevalência são hipoplasia do esmalte, agenesias dentárias e microdontia.[86]

Outros achados menos comuns são: microcefalia, ataxia, espasticidade, deficiência intelectual,[88,89] fenda palatina, hipotricose e queratoderma palmoplantar.[89]

A neuroimagem é inespecífica, e evidencia leucodistrofia de padrão hipomielinizante com a presença de calcificações cerebrais e anormalidades nos núcleos da base.[89]

O diagnóstico é realizado a partir do quadro clínico sugestivo e neuroimagem compatível, com confirmação por meio do sequenciamento do gene *GJA1*.

Hipomielinização e catarata congênita

Doença de herança autossômica recessiva, causada por mutação do gene *FAM126A*, localizado no cromossomo 7p15.3.[90]

Todas as crianças afetadas apresentam antecedentes perinatais normais. O diagnóstico de catarata congênita é realizado normalmente ainda nos primeiros dias de vida. O desenvolvimento neurológico pode ser normal até o primeiro ano de vida, a partir do qual evoluem com atraso no desenvolvimento neurológico, espasticidade lentamente progressiva, ataxia, tremor, deficiência intelectual leve a moderada e neuropatia periférica desmielinizante.[90]

A RM demonstra padrão hipomielinizante da substância branca supratentorial e em alguns casos da substância branca cerebelar, com preservação das estruturas corticais e da substância cinzenta.[91]

A confirmação diagnóstica se dá por meio do sequenciamento do gene *FAM126A*. Não há dados na literatura em relação à sensibilidade para a detecção de variantes patogênicas, portanto na maioria dos casos indica-se a realização de painel genético para leucodistrofias ou sequenciamento genético de nova geração.

Neuropatia periférica, hipomielinização central, síndrome de Waardenburg e doença de Hirschsprung

Corresponde ao fenótipo mais grave da doença de Waardenburg. Apresenta padrão de herança autossômica dominante e é causada por mutações patogênicas do gene *SOX10*, localizado no cromossomo 22q13.1.[92]

Como sugerido pelo nome, a doença combina características de neuropatia periférica desmielinizante, hipomielinização central, síndrome de Waardenburg e doença de Hirschsprung.

O quadro clínico se inicia em recém-nascidos e lactentes que apresentam anormalidades na pigmentação da pele e fâneros, surdez neurossensorial, obstrução intestinal secundária à aganglionose colônica. As manifestações neurológicas incluem, além da neuropatia periférica e hipomielinização, ataxia, atraso no desenvolvimento neurológico, deficiência intelectual e hipotonia.[92]

O diagnóstico pode ser sugerido pelo padrão hipomielinizante na neuroimagem, associado a eletroneuromiografia com redução da velocidade de condução motora associada às demais características clínicas. O diagnóstico genético é realizado a partir do sequenciamento do gene *SOX10*.

Leucoencefalopatias genéticas

Deficiência de fosfoglicerato desidrogenase

Doença metabólica rara de herança autossômica recessiva relacionada com a biossíntese de L-serina, importante constituinte da mielina. É causada pela mutação do gene *PHGDH*, localizado no cromossomo 1q12.[93]

A enzima fosfoglicerato desidrogenase é o primeiro passo da biossíntese da serina e sua deficiência leva a baixos níveis desse aminoácido e em menor escala glicina no líquor e no plasma.[94]

A forma mais comum da doença tem início em recém-nascidos, que apresentam microcefalia, atraso grave no desenvolvimento neurológico e epilepsia intratável.[94] Achados adicionais incluem catarata congênita, nistagmo, trombocitopenia e anemia megaloblástica.[93]

O diagnóstico de certeza é dado pela demonstração da deficiência de fosfoglicerato desidrogenase em cultura de fibroblastos.[94]

Galactosemia

Doença relacionada com o metabolismo da galactose, com padrão de herança autossômica recessiva, causada por mutações no gene *GALT*, localizado no cromossomo 9q13. Até o presente momento, foram relatadas mais de 300 variantes do gene.[95]

São descritas quatro formas clínicas da doença, cada uma relacionada com um defeito enzimático específico, levando assim à fenótipos diferenciados.

A forma clássica da doença está relacionada com a deficiência da enzima galactose-1-fosfato-uridil transferase, responsável pela conversão de galactose-1-fosfato em glicose-1-fosfato.

Os sintomas surgem em recém-nascidos e lactentes após a ingestão de leite materno ou fórmulas infantis e se iniciam com vômitos, diarreia, disfunção hepatocelular e letargia. Se não for realizado o diagnóstico precoce dessa condição, na progressão podem ocorrer catarata, sepse por *Escherichia coli*, déficit pôndero-estatural, hipotonia, atraso do desenvolvimento neurológico e deficiência mental.[96]

Em longo prazo, mesmo em crianças que foram diagnosticadas precocemente e tratadas adequadamente, podem surgir as complicações citadas acima.

O diagnóstico é realizado a partir da confirmação da deficiência da galactose-1-fosfato-uridil transferase nos eritrócitos.[96] Atualmente, a galactosemia é uma das doenças que pode ser diagnosticada precocemente por meio do teste do pezinho ampliado.

O padrão de imagem é inespecífico e demonstra atraso na mielinização e sinal hiperintenso em T2 na substância branca cortical. Nas imagens ponderadas em T1, a substância branca pode parecer normal. São achados menos comuns dilatação ventricular e atrofia cerebelar.[9]

O manejo da doença deve ser feito com restrição de galactose na dieta, e como dito anteriormente é efetivo para evitar complicações graves no período neonatal, porém não previne as complicações crônicas da doença.[96]

Síndrome de Allan-Herndon-Dudley

Doença causada por mutação no gene transportador de monocarboxilato 8 (*MCT8*), responsável pela produção de proteína transportadora de T3 para as células nervosas. A herança é autossômica recessiva ligada ao X com penetrância completa. As mulheres portadoras da mutação em heterozigose são clinicamente normais.

O quadro clínico geralmente se inicia em lactentes e é marcado por atraso do desenvolvimento neurológico com hipotonia axial e apendicular, dificuldades alimentares, microcefalia adquirida, atetose e distonia paroxísticas. Alguns dismorfismos faciais como malformações do pavilhão auditivo, face alongada e *pectus excavatum* podem estar presentes. Na evolução, a hipotonia axial é substituída por espasticidade e contraturas articulares.[97] Os adultos que adquirem marcha apresentam ataxia como achado adicional.

Os pacientes com mutação do *MCT8* apresentam o seguinte perfil hormonal: níveis séricos reduzidos de T3, aumentados de T3 reverso e T4 com TSH normal ou discretamente aumentado.[98] A RM é inespecífica e demonstra atraso de mielinização. O diagnóstico definitivo é realizado por meio do sequenciamento do gene *MCT8*.

Síndrome de Cockayne

Doença de herança autossômica recessiva, que pode ser causada pela mutação de dois genes: *ERCC8* localizado no cromossomo 5q12.1 e *ERCC6* localizado no cromossomo 10q11. Sua fisiopatologia está relacionada com defeito no mecanismo de transcrição ou reparo do DNA.[99]

A doença tem idade de início e curso variáveis, a depender do subtipo clínico. São reconhecidas três apresentações clínicas: tipo I (clássica), tipo II (grave) e tipo III (apresentação tardia).

As crianças apresentam o aspecto característico de "nanismo caquético" ou "anões com cabeça de pássaro". Os achados clínicos incluem falência de crescimento pós-natal, microcefalia progressiva, deficiência intelectual com evolução para demência lentamente progressiva, pele e cabelos finos e ressecados, fotossensibilidade cutânea, perda auditiva neurossensorial, retinopatia pigmentar progressiva, neuropatia periférica e anormalidades dentárias como, por exemplo, cáries, alterações no número e no tamanho dos dentes.[100,101]

Os sinais cardinais na neuroimagem são a atrofia cerebral e cerebelar, com leucodistrofia de padrão hipomielinizante com predomínio periventricular, presença de calcificações principalmente em núcleos da base, núcleo denteado e substância branca subcortical.[9]

Com relação a outros exames subsidiários, a eletroneuromiografia demonstra redução da velocidade de condução motora e o líquor pode demonstrar hiperproteinorraquia.

São relatados na literatura casos de três pacientes apresentando melhora clínica na redução de tremores e melhora na coordenação fina após tratamento com carbidopa/levodopa.[102]

Doença de Fabry

Doença de herança recessiva ligada ao X, cujo gene *GLA* é responsável pela produção da enzima α-galactosidase A, com progressiva deposição de globotriaosilsfingosina no plasma e nos lisossomos.[103] É considerada a segunda doença de depósito lisossomal mais comum, com incidência estimada variando de 1/40.000 a 1/60.000 nascidos vivos.[104]

A doença apresenta extrema variabilidade fenotípica, que está relacionada com a atividade enzimática residual. Esse fato faz com que seja necessária alta suspeição clínica para a realização do diagnóstico.

A forma clássica da doença ocorre em meninos com atividade enzimática menor que 1%. Os sintomas são multissistêmicos e se iniciam na infância ou adolescência com crises episódicas de acroparestesia, hipersensibilidade ao calor ou ao frio, angioqueratomas, dor abdominal com diarreia episódica, hipo ou hiperidrose, dor neuropática, opacidade corneana (córnea verticilata) e proteinúria.[103-105] Na evolução da doença ocorre insuficiência renal e se iniciam as manifestações cardíacas e neurológicas, que são consideradas as principais causas de morbimortalidade na doença.[104]

As manifestações cardíacas são amplas, entre as quais podemos citar miocardiopatia, angina, hipertensão arterial, doença valvular mitral, arritmia, entre outras.

Do ponto de vista neurológico, a doença de Fabry provoca danos microvasculares, sendo então responsável por episódios de ataque isquêmico transitório e acidente vascular cerebral (AVC). Estima-se que a doença seja responsável por 1,2% dos episódios de AVC criptogênico entre 18-55 anos de idade.[106]

A doença cerebrovascular pode coexistir com a doença renal e cardíaca, porém na maioria das vezes aparece de forma isolada e apresenta grande chance de recorrência.[105]

Os dismorfismos faciais podem se tornar mais pronunciados no início da idade adulta. São eles: lóbulos das orelhas proeminentes, sobrancelhas espessas, fronte deprimida, ângulo nasal pronunciado, nariz grande, ponte supraorbitária proeminente e base nasal alargada.[104]

Dentre os pacientes que apresentam atividade enzimática superior a 1%, as manifestações clínicas se iniciam tardiamente, e são descritas três variantes: cardíaca, renal e cerebrovascular.

As mulheres portadoras do gene em heterozigose podem ser assintomáticas ou exibir uma apresentação clínica completa da doença, com início mais tardio e progressão mais lenta.[104]

Para o adequado diagnóstico e seguimento da doença, são indicados: avaliação oftalmológica e audiológica, realização de ecocardiograma, eletrocardiograma, função renal, pesquisa de microalbuminúria e proteinúria e avaliação neurológica.

Os exames subsidiários podem ser úteis para o diagnóstico. A biópsia renal pode evidenciar em alguns casos esclerose glomerular, vacuolização de células epiteliais glomerulares e tubulares. Lipídeos acumulados nos macrófagos poderão ser encontrados no mielograma.[103]

O diagnóstico bioquímico pode ser realizado por meio da mensuração dos níveis de globotriaosilceramida e globotriaosilesfingosina no plasma e no sedimento urinário. A deficiência de α-galactosidase A pode ser demonstrada no plasma, leucócitos e fibroblastos.[103]

A confirmação diagnóstica pode ser realizada por meio de teste genético, com sequenciamento do gene *GLA*.

Atualmente, a estratégia terapêutica para a doença de Fabry é focada na reposição enzimática com agalsidase alfa ou beta, que deve ser iniciada o mais precocemente possível, inclusive em crianças e mulheres heterozigotas que apresentam manifestações renais, cardíacas ou neurológicas.[107]

Deficiência de sulfito oxidase

Doença metabólica grave com padrão de herança autossômica recessiva, causada pela mutação do gene *SUOX* localizado no cromossomo 12q13.2. A enzima é responsável pela metabolização de sulfito em sulfato, e é uma das três enzimas que necessitam de molibdênio como cofator.[108] Sendo assim, geralmente ocorre no contexto da deficiência do cofator de molibdênio, sendo sua apresentação isolada bastante rara.

Apresenta início dos sintomas em recém-nascidos e lactentes. O quadro clínico é caracterizado por epilepsia refratária, movimentos involuntários, atraso do desenvolvimento neurológico, microcefalia adquirida. Cabelos finos, eczema leve, atraso na dentição e luxação do cristalino são outras características comumente encontradas.[108]

A maioria dos doentes apresenta dismorfismos faciais: fronte proeminente, diâmetro bifrontal estreito, olhos encovados, fendas palpebrais alongadas, bochechas proeminentes, nariz pequeno, filtro longo e lábios grossos.[109]

O diagnóstico bioquímico é realizado por meio da demonstração do aumento dos níveis urinários de sulfito no teste com fita reagente. A deficiência da enzima sulfito oxidase demonstrada em fibroblastos confirma o diagnóstico.

A RM neonatal demonstra edema extenso, poupando os córtex frontal e temporal e os tálamos, além de hipoplasia cerebelar. Na evolução ocorre atrofia cerebral de padrão cavitante da substância branca.[9]

Não há tratamento curativo para a doença; no entanto, há relatos de melhora no desenvolvimento neurológico à introdução de dieta hipoproteica (ingestão de metionina 130 mg/dia a 150 mg/dia) e uma mistura sintética de aminoácidos sem cistina ou metionina (50 g/dia).[26]

Deficiência do cofator de molibdênio

O cofator de molibdênio é necessário para a atividade de enzimas como xantina desidrogenase, sulfito oxidase, aldeído oxidase e do componente redutor da amidoxima mitocondrial. A sua deficiência está então relacionada com o acúmulo de substâncias tóxicas não degradadas adequadamente. A doença possui herança autossômica recessiva e os genes *MOCS 1*, *MOCS 2* e *GPHN* estão envolvidos na doença.[110]

Apresenta quadro clínico e padrão de imagem semelhante à deficiência de sulfito oxidase. A deficiência do cofator de molibdênio difere da deficiência isolada de sulfito oxidase por apresentar além de níveis urinários elevados de sulfito, níveis urinários elevados de xantina e hipoxantina e baixos níveis séricos de ácido úrico, devido à alteração da função da xantina desidrogenase.[26]

Doença de Menkes

Doença relacionada com alterações no transporte e metabolismo intracelular do cobre causada por variantes patogênicas do gene *ATP7A*, localizado no cromossomo Xq21.1. Apresenta padrão de herança recessiva ligada ao X.[111]

O início dos sintomas ocorre em lactentes, que apresentam epilepsia grave, hipotonia, hipotermia, atraso no desenvolvimento neurológico, fácies querubínica, cabelos rarefeitos, hipertrofia gengival e hemorragia intracraniana, com hematomas subdurais volumosos (Figura 24.12).[111]

A epilepsia apresenta-se inicialmente como crises focais nos primeiros 3 meses de vida, que progridem para espasmos epilépticos e por fim podem ser multifocais, mioclônicas ou tônicas.[112]

A radiografia demonstra nos ossos desmineralização difusa, e a avaliação do cabelo pode demonstrar *pili torti* (torção do cabelo ao longo de seu eixo), *moniletrix* (variação do diâmetro do fio ao longo do comprimento) e *tricorrexis* nodosa (pequenos nódulos a intervalos variáveis).[111,113]

A neuroimagem demonstra acometimento da substância branca com atrofia cortical rapidamente progressiva, tortuosidade vascular e formação de hematomas subdurais.[9,113]

O diagnóstico metabólico é realizado por meio da dosagem dos níveis séricos de ceruloplasmina e de cobre, que se encontram reduzidos.[114] O diagnóstico confirmatório é realizado por meio do sequenciamento do gene *ATP7A*.

Doença da urina em xarope do bordo

Também conhecida como leucinose, é causada pela deficiência da atividade do complexo da desidrogrenase dos α-cetoácidos de cadeia ramificada dependente de tiamina, gerando o acúmulo de aminoácidos de cadeia ramificada, entre eles leucina, isoleucina e valina e seus respectivos cetoácidos.

O padrão de herança é autossômico recessivo e existem diversos genes catalogados como causadores da síndrome, com boa correlação genótipo-fenótipo. São eles: *DBT*, *PPM1K*, *BCKDHB*, *BCKDHA*, *DLD*.[115]

São reportadas cinco formas clínicas da doença: clássica, intermitente, intermediária, responsiva à tiamina e deficiência de di-hidrolipoil desidrogenase. As formas relacionadas com o padrão leucodistrófico são somente as duas primeiras, sendo a apresentação clássica a mais grave.[116]

A forma clássica é a mais comum, com início dos sintomas nas primeiras 24 horas de vida. Os recém-nascidos apresentam irritabilidade, abaulamento de fontanela, distonia, opistótono, períodos de hipertonia alternados com hipotonia, irregularidade respiratória e odor urinário adocicado (semelhante a caramelo ou açúcar queimado). Se a doença não for rapidamente reconhecida, ocorre a evolução para deterioração neurológica, edema cerebral e óbito no primeiro mês de vida.[116]

Em lactentes ocorrem períodos intermitentes de ataxia, sonolência, alteração comportamental e crises epilépticas. Os ataques são usualmente precipitados por infecções, imunizações ou outras formas de estresse orgânico. O odor urinário adocicado é encontrado somente nos momentos de crises.[115]

A cromatografia de aminoácidos demonstra aumento nos níveis séricos de leucina, valina e isoleucina e cetoacidúria de cadeia ramificada (ácidos isocaproico, metilisovalérico e isovalérico). Ocorre também reação urinária positiva para dinitrofenil-hidrazina. A atividade enzimática pode ser demonstrada em linfócitos e cultura de fibroblastos.[116]

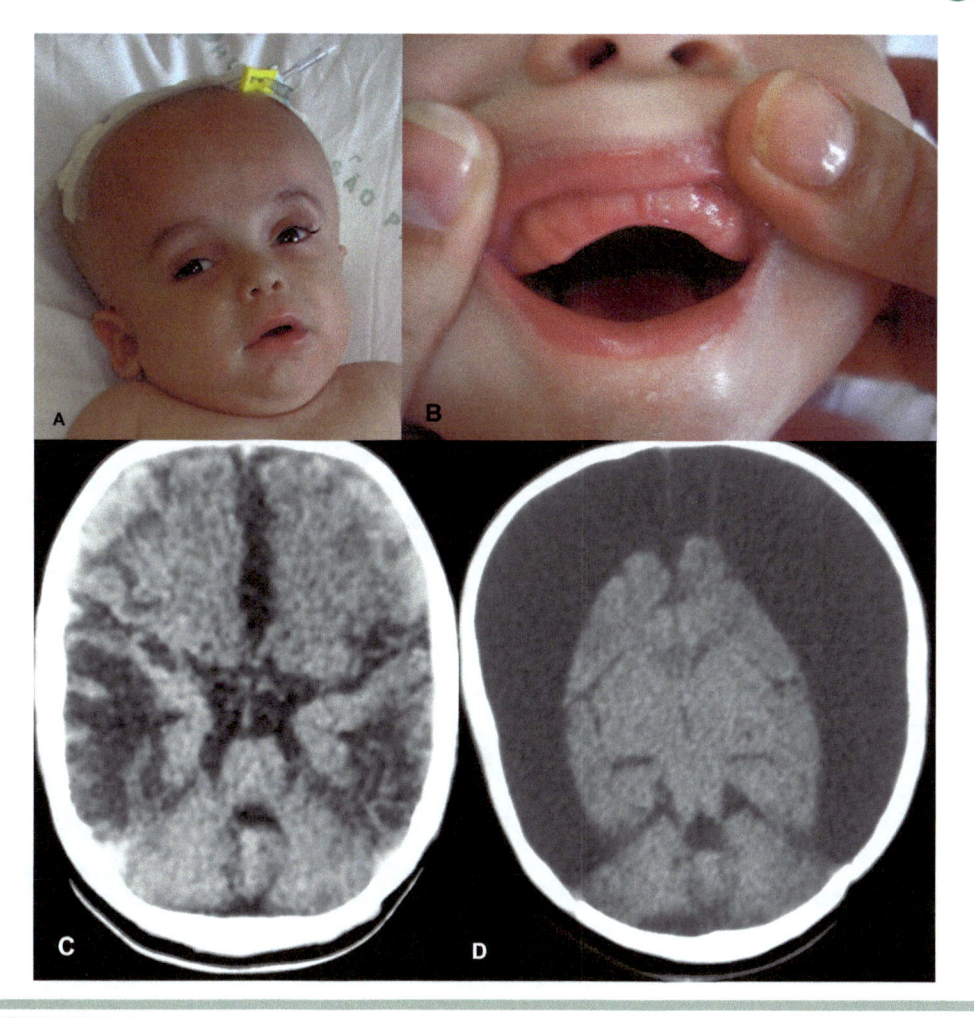

FIGURA 24.12. Doença de Menkes. **(A)** Fácies querubínica; **(B)** Hipertrofia gengival; **(C)** Corte axial de tomografia computadorizada de crânio evidencia hipodensidade da substância branca dos lobos temporais; **(D)** Após alguns meses de seguimento, houve a formação de hematomas subdurais volumosos. (Fonte: Figura do acervo do Dr. Marcelo Masruha Rodrigues.)

A RM de crânio evidencia edema cerebral importante da substância branca cerebral com comprometimento da região tegmentar pontina, globos pálidos, tálamos, pedúnculos cerebelares e trato corticoespinhal (Figura 24.13).[4]

O tratamento consiste na introdução de uma dieta hipoproteica, hipercalórica e restrita de aminoácidos de cadeia ramificada.[117] Há relação entre o tempo em que o tratamento foi instituído com a capacidade intelectual futura dos pacientes.

Em caso de descompensações agudas, deve ser instituído tratamento de emergência com medidas como aférese, diálise ou hemofiltração.[117]

O transplante de fígado vem surgindo como opção terapêutica para alguns doentes. O fígado saudável promove a restauração parcial da atividade enzimática e normalização dos níveis de leucina plasmática horas após o transplante. O controle metabólico adequado propicia melhora no desenvolvimento neurológico e redução do risco de edema cerebral e morte súbita.[118]

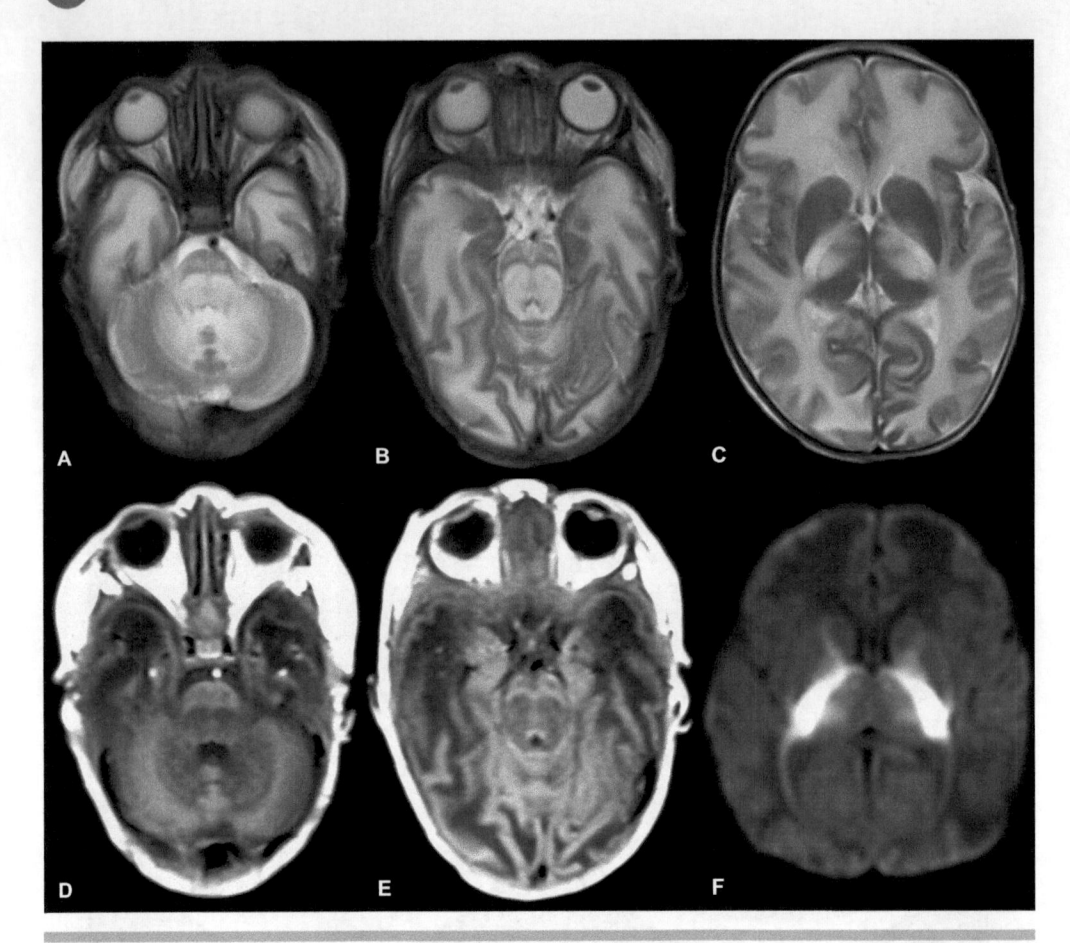

FIGURA 24.13. Doença da urina em xarope do bordo. **(A, B e C)** Imagens de RM no plano axial, ponderadas em T2, demonstrando alteração do sinal habitual com hipersinal no tronco encefálico, substância branca cerebelar, globo pálido, perna posterior das cápsulas internas, assim como em toda a substância branca subcortical e profunda dos hemisférios cerebrais; **(D e E)** Imagens de RM no plano axial, ponderadas em T1, demonstrando o hipossinal nas regiões onde se observa o hipersinal T2; **(F)** Imagem de RM no plano axial, em difusão, demonstrando o hipersinal na região posterior das capsulas internas e nas radiações ópticas. (Fonte: Imagens gentilmente cedidas pelo Dr. Gustavo Novelino Simão. Faculdade de Medicina de Ribeirão Preto – USP.)

Acidúria L-2-hidroxiglutárica

Doença metabólica rara, de herança autossômica recessiva, causada por variantes patogênicas do gene *L2HGDH*, localizado no cromossomo 14q22.1.[119]

O início dos sintomas ocorre em lactentes e pré-escolares e evolui de forma lentamente progressiva. As crianças acometidas apresentam ataxia, epilepsia, transtornos do movimento (coreia, distonia), deficiência intelectual, sinais piramidais, nistagmo, atrofia óptica e perda auditiva. Há risco aumentado para o surgimento de neoplasias cerebrais.[120]

O padrão característico da neuroimagem é a leucoencefalopatia subcortical cavitante e já está presente em fases precoces da doença, com boa correlação entre a extensão da lesão e a gravidade clínica (Figura 24.14).[120]

O diagnóstico é feito na presença de níveis elevados do ácido L2-hidroxiglutárico no plasma, urina e líquor.

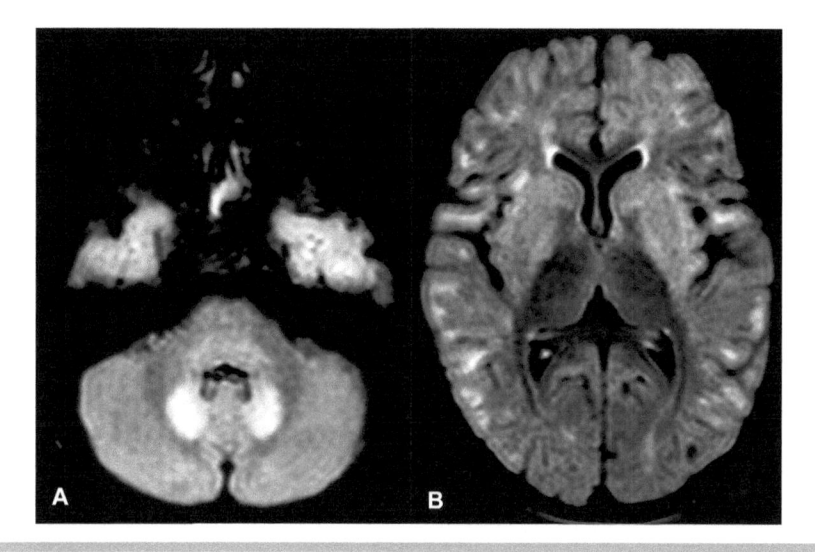

FIGURA 24.14. Acidúria L2-hidroxiglutárica. Imagens axiais FLAIR evidenciam **(A)** hipersinal dos núcleos denteados e **(B)** padrão de leucoencefalopatia subcortical (envolvimento das fibras U). Apesar de não demonstrado nesse caso, também é típico o hipersinal de globos pálidos. Esse conjunto de achados é praticamente patognomônico dessa doença. (Fonte: Figura do acervo do Dr. Marcelo Masruha Rodrigues.)

Acidemia propiônica

Doença autossômica recessiva, está entre as acidemias orgânicas mais frequentes. É secundária à deficiência de propionil-CoA carboxilase, sendo as variantes patogênicas dos genes *PCCA* e *PCCV* responsáveis pela falha metabólica.[121]

As manifestações clínicas surgem mais frequentemente logo após o nascimento; no entanto existem casos de aparecimento mais tardio com descompensações após estresse metabólico.

No quadro clínico clássico, os recém-nascidos apresentam letargia, dificuldade de sucção, vômitos e hipotonia. Na ausência do correto diagnóstico e terapêutica, segue-se quadro de encefalopatia progressiva, epilepsia e falência cardiorrespiratória. São achados hematológicos a neutropenia, a anemia e a trombocitopenia.[121,122]

Na forma de início tardio, as crianças apresentam atividade residual da enzima propionil CoA carboxilase e exibem os sintomas após estresse metabólico, especialmente durante o primeiro ano de vida. Durantes as crises, os doentes podem apresentar cardiomiopatia, falência respiratória, crises convulsivas, distonia, regressão do desenvolvimento, acidente vascular cerebral e encefalopatia aguda.[121,122]

Achados comuns às duas formas clínicas incluem baixa estatura, desaceleração do crescimento do perímetro cefálico, atraso e regressão do desenvolvimento neurológico, epilepsia, deficiência intelectual, neuropatia óptica, hipotonia axial, hipertonia de membros, distúrbios de movimento, hepatomegalia e alteração da função hepática, pancreatite recorrente, desidratação, osteoporose e dermatite.[121,122]

Hiperamonemia, acidose láctica, hiperglicinemia, hiperglicinúria e deficiência nos níveis de carnitina sérica são achados bioquímicos comuns, porém inespecíficos.[122]

O diagnóstico bioquímico é realizado por meio da cromatografia de ácidos orgânicos na urina que evidenciará aumento na excreção de ácido propiônico, metilcitrato, ácido 3-hidroxipropiônico, tiglilglicina e propionilglicina.[26]

A deficiência da atividade da enzima propionil-CoA carboxilase pode ser confirmada em cultura de fibroblastos e leucócitos.

A RM de crânio demonstra atraso na mielinização, atrofia cerebral, alterações de sinal em tálamos e globo pálido. Durante os episódios de encefalopatia aguda, a espectroscopia pode evidenciar pico de lactato e redução dos níveis de NAA, glutamato e glutamina.[4]

O tratamento deve ser realizado com suplementação de L-carnitina na dose de 200-300 mg/kg divididos em 2 a 3 doses diárias e biotina 5 mg ao dia. Deve-se evitar jejum prolongado, estresse catabólico e consumo exagerado de proteínas.[123]

O transplante de fígado pode ser considerado em pacientes com quadros recorrentes de hiperamonemia ou acidose, não adequadamente controlados com as medidas clínicas.[123]

Síndrome de Lowe

Também denominada doença óculo-cérebro-renal, tem herança recessiva ligada ao X. É causada por mutações patogênicas do gene *OCRL1* localizado no Xq26.1. O gene codifica a enzima fosfatidilinositol 4,5-bifosfato-5-fosfatase e sua mutação culmina em acúmulo intracelular de seu substrato PIP2, um fosfolipídeo que desempenha papel essencial nos processos celulares, como sinalização intracelular, tráfego de proteínas e polimerização do citoesqueleto de actina.[124]

Geralmente somente os homens apresentam a doença; no entanto mulheres portadoras podem apresentar alguns dos sintomas.

As anormalidades oftalmológicas incluem catarata congênita, microftalmia e glaucoma de difícil controle, que acarreta perda visual progressiva.[124] Proteinúria com evolução para insuficiência renal e síndrome de Fanconi são os achados nefrológicos mais comuns.[125] Do ponto de vista neurológico, ocorre hipotonia, hiporreflexia, epilepsia e deficiência intelectual.[126]

Outros achados secundários à tubulopatia são fraturas patológicas, deficiência de peso e estatura e raquitismo.[125]

A análise urinária demonstra as alterações secundárias à síndrome de Fanconi: bicarbonatúria, glicosúria, proteinúria, fosfatúria e aminoacidúria.[125,126]

A eletroforese de proteínas séricas apresenta aumento total e da fração α2. Os níveis de colesterol total também encontram-se elevados.[126]

A RM de crânio pode apresentar dois padrões: múltiplas lesões císticas periventriculares ou acometimento isolado da substância branca cerebral. A espectroscopia demonstra elevação nos níveis de mioinositol, que pode corresponder ao acúmulo cerebral de fosfatidilinositol 4,5-bifosfato.[9]

O diagnóstico bioquímico é realizado a partir da demonstração da deficiência da enzima fosfatidilinositol 4,5-bifosfato-5-fosfatase em cultura de fibroblastos.[126] O sequenciamento do gene *OCRL1* fornece o diagnóstico de certeza da doença.

Leucoencefalopatia no contexto de distrofia muscular congênita com deficiência de laminina-α2

Doença neuromuscular de herança autossômica recessiva, cujo gene *LAMA2*, localizado no cromossomo 6q22-23, é responsável pela produção da subunidade α2 da laminina.[127]

Manifesta-se em recém-nascidos e lactentes sob a forma de distrofia muscular congênita e em pré escolares sob a forma de distrofia de cinturas, sendo a deficiência da proteína total e parcial, respectivamente.

O início precoce da doença é caracterizado por hipotonia grave, choro fraco, dificuldade de sucção e com a progressão da doença notam-se atraso no desenvolvimento neurológico e contraturas articulares. Broncoaspiração e refluxo gastroesofágico levam a internações frequentes por infecções respiratórias.

As crianças com deficiência parcial de laminina-α2 se apresentam com atraso no desenvolvimento neurológico, sendo a minoria capaz de adquirir marcha independente. A fraqueza muscular é predominantemente em cintura pélvica e escapular. A cognição, na maioria dos casos é normal.[128]

Na evolução da doença podem ocorrer complicações secundárias à doença muscular, como, por exemplo: escoliose e deformidades torácicas, insuficiência respiratória restritiva progressiva e cardiomiopatia.

Na investigação do quadro, é verificado aumento sérico de creatinoquinase, podendo atingir cerca 4 vezes os valores de referência. A biópsia muscular evidencia padrão distrófico, com deficiência de laminina-α2 na imuno-histoquímica.[128]

A RM de crânio demonstra padrão de leucoencefalopatia difusa, podendo haver associação com malformações do desenvolvimento cortical, como paquigiria occipital e atrofia pontocerebelar (Figura 24.15).[127]

Síndrome de Tay

Também denominada ictiose congênita com tricotiodistrofia, é uma doença rara, autossômica recessiva, causada por mutações patogênicas nos genes *ERCC3*, *GTF2H5* ou *ERCC2*.[26]

O quadro clínico se inicia em lactentes, e as alterações dermatológicas como ictiose, cabelos e unhas quebradiços e fotossensibilidade são bastante pronunciadas. Outras características presentes são deficiência intelectual e pôndero-estatural, hipogamaglobulinemia e infecções recorrentes.[129]

A RM de crânio evidencia padrão hipomielinizante inespecífico, podendo apresentar na espectroscopia pico de mioinositol e níveis reduzidos de colina.[9]

A Tabela 24.12 resume os principais aspectos das leucodistrofias e leucoencefalopatias metabólicas de origem genética mais importantes.

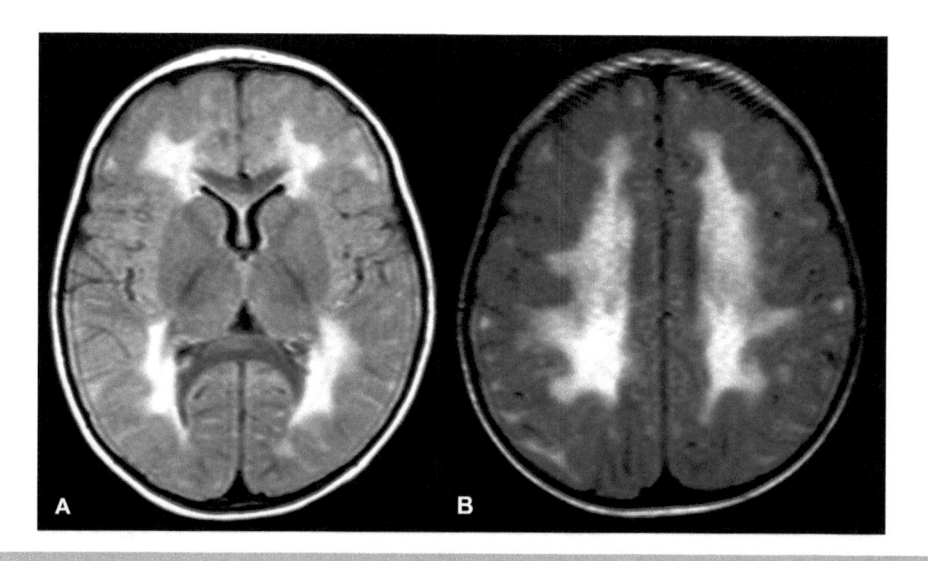

FIGURA 24.15. Distrofia muscular congênita com deficiência de laminina-α2. **(A-B)** Imagens axiais FLAIR evidenciando hipersinal confluente da substância branca, de predomínio profundo, poupando o corpo caloso. (Fonte: Figura do acervo do Dr. Marcelo Masruha Rodrigues.)

TABELA 24.12. Leucodistrofias e outras leucoencefalopatias metabólicas de origem genética[26]

Doença	Subtipos	Herança/ incidência	Gene, região cromossômica	Idade de início	Dados clínicos sugestivos	Defeito básico e exames complementares
Leucodistrofia metacromática (MLD) com deficiência de arilsulfatase A[130] #250100	Forma infantil tardia	AR 1/40.000 a 1/100.000 (forma infantil tardia)	ARSA, 22q13.31-qter	1-2 anos	Distúrbio da marcha; ataxia, espasticidade, distonia e polineuropatia periférica; declínio cognitivo posteriormente	ENMG: polineuropatia periférica desmielinizante; hiperproteinorraquia Sulfatídeos urinários aumentados Deficiência de arilsulfatase A, demonstrada em leucócitos ou fibroblastos Imagem: • Melhor pista: substância branca hemisférica cerebral profunda com aumento de sinal em T2 confluente e em forma de "asa de borboleta" • Inicialmente poupa as fibras "U", sendo envolvidas em fases tardias da doença • Atrofia cerebelar é um achado comum
	Forma juvenil			5-12 anos	Pode iniciar-se com sinais motores ou cognitivos	
	Forma do adulto			Adolescentes e adultos	Sinais cognitivos precoces (inclusive psicose); declínio motor posteriormente	
MLD com defeito do ativador[131] #249900	Similar a MLD com deficiência da arilsulfatase A	AR	PSAP, 10q22.1	Similar a MLD com deficiência da arilsulfatase A	Quadro clínico similar a MLD com deficiência da arilsulfatase A	Sulfatídeos urinários aumentados Atividade normal da arilsulfatase A, demonstrada em leucócitos ou fibroblastos Deficiência da saposina B Sequenciamento genético útil para o diagnóstico
MLD com deficiência de múltiplas sulfatases[132] #272200		AR	SUMF1, 3p26	Neonatal, infantil ou juvenil	Quadro clínico similar a MLD com deficiência da arilsulfatase A, acrescentando-se sinais dismórficos encontrados em mucopolissacaridoses e ictiose	Sulfatídeos urinários aumentados Deficiência de várias sulfatases, demonstrada em leucócitos ou fibroblastos Níveis aumentados de glicosaminoglicanas urinárias

Continua

TABELA 24.12. Leucodistrofias e outras leucoencefalopatias metabólicas de origem genética[26] (continuação)

Doença	Subtipos	Herança/incidência	Gene, região cromossômica	Idade de início	Dados clínicos sugestivos	Defeito básico e exames complementares
Leucodistrofia de células globoides (doença de Krabbe) com deficiência de galactocerebrosidase #245200	Forma infantil[133]	AR 1/100.000 (forma infantil)	GALC, 14q31	4-6 meses	Doença rapidamente progressiva; irritabilidade, hipertonia progressiva, opistótono, epilepsia, clonias audiogênicas. Posteriormente, hiporreflexia	ENMG: polineuropatia periférica desmielinizante; hiperproteinorraquia (pode não estar presente na forma de início tardio) Deficiência de galactocerebrosidase, demonstrada em leucócitos ou fibroblastos Imagem:[134] • Hiperdensidade simétrica nos tálamos e núcleos da base na TC • Espessamento dos nervos ópticos e dos nervos cranianos • Hiperintensidade simétrica e confluente da substância branca periventricular profunda (RM) • Sinal hiperintenso em T2 da substância branca cerebelar (aparência anelar ao redor dos núcleos denteados • Realce das raízes nervosas lombares • Espectroscopia: pico pronunciado de colina, mioinositol; redução moderada de NAA; acúmulo leve de lactato
	Forma de início tardio[135]			Escolares, adolescentes e adultos jovens	Paresia espástica lentamente progressiva; amaurose; polineuropatia periférica	
Doença de Krabbe com defeito do ativador (um único caso relatado na literatura)[136] #611722		AR	PSAP, 10q22.1	3 meses	Quadro clínico similar à forma infantil da leucodistrofia de células globoides (doença de Krabbe) com deficiência de galactocerebrosidase	Deficiência de galactocerebrosidase, demonstrada em leucócitos, porém atividade normal em fibroblastos Deficiência de saposina A (sequenciamento genético possivelmente útil)

Continua

TABELA 24.12. Leucodistrofias e outras leucoencefalopatias metabólicas de origem genética[26] (continuação)

Doença	Herança/ incidência	Subtipos	Gene, região cromossômica	Idade de início	Dados clínicos sugestivos	Defeito básico e exames complementares
Doença do armazenamento de ácido siálico ou sialúria – tipo finlandesa (doença de Salla)[137] #604369	AR Frequente na Finlândia		*SLC17A5*, 6q14-q15	1 – 2 anos	A doença é lentamente progressiva, compatível com expectativa de vida normal. Atraso do desenvolvimento, déficit intelectual, hipotonia, ataxia; posteriormente espasticidade e movimentos involuntários; baixa estatura, fácies grosseira e visceromegalias podem ocorrer	Deficiência de sialina, proteína da membrana lisossomal, responsável por transportar ácido siálico para fora dessas organelas Excreção urinária aumentada de ácido siálico livre Presença de vacúolos citoplasmáticos em linfócitos; presença de corpúsculos de inclusão à ME na biópsia de pele ou conjuntiva Imagem:[138] • Redução no volume da substância branca e hipomielinização marcante • Corpo caloso extremamente fino e hipomielinizado • Espectroscopia: elevação nos níveis de creatina e NAA, diminuição nos níveis de colina (substância branca). Nos núcleos da base existe elevação dos níveis de creatina e NAA e colina normais
Doença do armazenamento de ácido siálico ou sialúria – tipo infantil[139] #269920	AR		Variante alélica da citada acima	Congênita ou nos primeiros meses de vida	Déficit pôndero-estatural, hepatoesplenomegalia, atraso do desenvolvimento grave; pode apresentar fácies grosseira e disostose múltipla; *rash* cutâneo telangiectásico. Óbito frequentemente no primeiro ano de vida	O mesmo descrito acima

Continua

CAPÍTULO 24 | LEUCODISTROFIAS DA CRIANÇA

TABELA 24.12. Leucodistrofias e outras leucoencefalopatias metabólicas de origem genética[26] (continuação)

Doença	Subtipos	Herança/ incidência	Gene, região cromossômica	Idade de início	Dados clínicos sugestivos	Defeito básico e exames complementares
Fucosidose[140] #230000		AR	FUCA1, 1p34	Lactentes	Deterioração neurológica progressiva, fácies grosseira, baixa estatura, disostose múltipla e angioqueratomas, sobretudo na gengiva e genitália (porém não são visualizados quando a evolução é rápida)	Presença de vacúolos citoplasmáticos em linfócitos; presença de corpúsculos de inclusão à ME na biópsia de pele ou conjuntiva Deficiência de α-L-fucosidase, demonstrada em leucócitos ou fibroblastos Imagem:[138] • Perda difusa da substância cinzenta • Tomografia de crânio: atrofia e hipodensidade da substância branca e globos pálidos • RM: sinal hiperintenso na substância branca, atrofia difusa
Gangliosidose GM1	Tipo I (forma infantil precoce)[141] #230500	AR (maior incidência na ilha de Malta)	GLB1, 3p21.33	Congênita ou nos primeiros meses de vida	Hipotonia, atraso do desenvolvimento; fácies grosseira, disostose múltipla; melanocitose dérmica persistente ou progressiva em 25% dos pacientes; hepatoesplenomegalia usualmente presente após seis meses de idade; mácula retiniana vermelho-cereja em 50% dos casos	Deficiência de β-galactosidase, demonstrada em leucócitos ou fibroblastos Imagem:[134] • Tálamos hipointensos em T2, hiperintensos em T1
Gangliosidose GM2 (doença de Tay-Sachs)[142] #272800	Forma infantil	AR (maior incidência em judeus asquenazes)	HEXA, 15q23-q24	3-10 meses	Parada do desenvolvimento e involução; epilepsia; clonias audiogênicas; macrocefalia progressiva; mácula retiniana vermelho-cereja	Deficiência de hexosaminidase A, demonstrada em leucócitos ou fibroblastos Imagem[134]: • Tálamos hipointensos em T2, hiperintensos em T1

Continua

TABELA 24.12. Leucodistrofias e outras leucoencefalopatias metabólicas de origem genética[26] (continuação)

Doença	Subtipos	Herança/incidência	Gene, região cromossômica	Idade de início	Dados clínicos sugestivos	Defeito básico e exames complementares
Doença de Fabry[143] #301500		XR 1/40.000	GLA, Xq22	Adolescentes e adultos	Acroparestesia dolorosa intermitente, angioqueratomas e opacificação corneana	Deficiência de α-galactosidase A, demonstrada em leucócitos ou fibroblastos Imagem:[134] • Tomografia não contrastada: calcificações no pulvinar lateral, globo pálido, putâmen, substância negra, núcleos denteados • RM: hiperintensidade em T1 do pulvinar lateral (patognomônico), hiperintensidades em T2/FLAIR na substância branca periventricular, substância cinzenta profunda
Doença de Niemann-Pick tipo C[144] #257220 / #607625	Forma infantil precoce	AR 1/150.000	NPC1, 18q11-q12 NPC2, 14q24.3	Lactentes	Disfunção hepática grave e atraso do desenvolvimento, seguindo-se de epilepsia (sobretudo mioclonias), espasticidade e paralisia do olhar conjugado vertical	A comprovação laboratorial é difícil Presença de histiócitos azul-marinho e macrófagos espumosos no mielograma Atividade da esfingomielinase encontra-se geralmente normal ou levemente reduzida Níveis reduzidos das taxas de esterificação do colesterol em cultura de fibroblastos As células tendem a corar-se fortemente com o uso do corante filipina, devido ao conteúdo aumentado de colesterol Sequenciamento genético útil para o diagnóstico Imagem:[138] • Atrofia inespecífica da substância cinzenta • Alargamento dos sulcos corticais e dos ventrículos • Hiperintensidade difusa da substância branca • Espectroscopia: diminuição progressiva nos níveis de NAA
	Forma infantil tardia ou juvenil			2-4 anos	Epilepsia (sobretudo mioclonias), ataxia, involução neurológica (principalmente da linguagem), espasticidade, demência, movimentos involuntários e alterações psiquiátricas; paralisia do olhar conjugado vertical e mácula vermelho-cereja; hepatoesplenomegalia é frequente	
	Forma do adulto			Adolescentes e adultos	Quadro clínico semelhante ao descrito acima	

Continua

TABELA 24.12. Leucodistrofias e outras leucoencefalopatias metabólicas de origem genética[26] (continuação)

Doença	Subtipos	Herança/incidência	Gene, região cromossômica	Idade de início	Dados clínicos sugestivos	Defeito básico e exames complementares
Adrenoleucodistrofia ligada ao X (ALD-X)[145] #300100	Forma cerebral infantil	XR 1/40.000	*ABCD1*, Xq28	5-8 anos	Distúrbios comportamentais, seguindo-se por amaurose, surdez e alterações motoras (ataxia e síndrome piramidal). Rápida progressão, com evolução para estado vegetativo em 1 a 2 anos	Níveis plasmáticos elevados de ácidos graxos de cadeia muito longa Deficiência da proteína ABCD1, membro da família dos transportadores ABC (*ATP-binding-cassete*) Imagem:[134] • Desmielinização peritrigonal realçada (TC ou RM) • Geralmente envolvimento posterior, confluente, simétrico • O envolvimento frontal é raro (10%)
Espectro de Zellweger	Síndrome de Zellweger[146, 147] #214100	AR	*PEX1*, 7q21 *PEX2*, 8q21 *PEX3*, 6q23-q24 *PEX5*, 12p13 *PEX6*, 6p21 *PEX7*, 6q22-q24 *PEX10*, 1p36 *PEX12*, cromossomo 17 *PEX13*, 2p15 *PEX14*, 1p36 *PEX16*, 11p12 *PEX19*, 1p19 *PEX26*, 22q11	Congênita	Fácies típica (fronte ampla, bordas supraorbitárias hipoplásicas, epicanto e base nasal ampla/ponte nasal baixa); fontanelas amplas; hipotonia grave, amaurose e surdez; retinose pigmentar; hepatomegalia/disfunção hepática. Cistos renais. Epilepsia e distúrbios de migração neuronal. Na ALD-N, os dismorfismos faciais são mais sutis	Defeitos da biogênese peroxissomal Níveis plasmáticos elevados de ácidos graxos de cadeia muito longa Imagem:[134] • Microgiria, paquigiria, hipomielinização, cistos germinolíticos (a microgiria é mais grave na região da convexidade cerebral baixa e a paquigiria é mais comum em localização frontoparietal) • Perda de volume central é comum
	Adrenoleucodistrofia neonatal (ALD-N)[148] #601539		*PEX10*, 1p36.32 *PEX13*, 2p15 *PEX1*, 7q21-q22 *PEX5*, 12p13.3 *PEX26*, 22q11.21	1-3 meses		• Hipomielinização difusa, cerebelo e tronco cerebral • Espectroscopia: diminuição de NAA e aumento de colina

Continua

TABELA 24.12. Leucodistrofias e outras leucoencefalopatias metabólicas de origem genética[26] (continuação)

Doença	Subtipos	Herança/incidência	Gene, região cromossômica	Idade de início	Dados clínicos sugestivos	Defeito básico e exames complementares
Doença de Canavan[149] #271900		AR (maior incidência em judeus asquenazes)	*ASPA*, 17pter-p13	2-4 meses	Parada do desenvolvimento, hipotonia, irritabilidade, atrofia óptica e macrocefalia. Variantes podem começar o quadro em recém-nascidos e adolescentes	Deficiência de aspartoacilase Níveis elevados de N-acetilaspartato (urina ou espectroscopia por RM) Imagem:[134] • Megalencefalia com aumento difuso do sinal da substância branca em T2 • Substância branca com envolvimento das fibras U, preservando a cápsula interna e o corpo caloso • Envolvimento dos tálamos, globos pálidos e núcleos denteados, preservando os caudados e os putâmens • Espectroscopia: elevação de NAA/creatina e diminuição de colina/creatina
Doença de Alexander[150] #203450	Forma neonatal	AD	*GFAP*, 17q21	Recém-nascidos	Epilepsia e hidrocefalia secundária à estenose de aqueduto cerebral	Sequenciamento do gene *GFAP* (gene que codifica a síntese da proteína fibrilar ácida glial) Imagem:[134] • Lactente macrocefálico com comprometimento da substância branca bifrontal com aumento de sinal em T2 simétrico • Borda periventricular, nodular realçada. A aparência nodular em "orelha de coelho" da borda periventricular é típica da doença de Alexander • Juvenil e adulto: aumento do sinal em T2 do tronco encefálico, cerebelo e medula cervical
	Forma infantil			1-2 anos	Forma mais comum; atraso do desenvolvimento, involução neurológica, epilepsia, espasticidade e macrocefalia	
	Forma juvenil			5-9 anos	Sinais bulbares proeminentes; paresia espástica e ausência de macrocefalia. Pode simular quadro de esclerose múltipla	
	Forma do adulto			Adolescentes e adultos		

Continua

TABELA 24.12. Leucodistrofias e outras leucoencefalopatias metabólicas de origem genética[26] (continuação)

Doença	Subtipos	Herança/incidência	Gene, região cromossômica	Idade de início	Dados clínicos sugestivos	Defeito básico e exames complementares
Leucoencefa-lopatia com substância branca evanescente (ataxia da infância com hipomielinização do sistema nervoso central)[151-153] #603896		AR	eIF2B-1, 12 eIF2B-2, 14q24 eIF2B-3, 1p34.1 eIF2B-4, 2p23.3 eIF2B-5, 3q27	De lactentes até a idade adulta	Frequente identificação de fator desencadeante (trauma craniano, febre); quadro progressivo de ataxia, espasticidade e demência	Sequenciamento dos cinco genes eIF2B (genes codificadores do fator de iniciação da tradução de eucariontes 2B) Imagem:[138] • RM mostra anormalidade de sinal difusa da substância branca que progressivamente adquire o mesmo sinal do líquor • Regiões subcorticais são envolvidas precocemente e de forma grave • Atrofia cerebelar varia de leve a grave iniciando no vérmis cerebelar • Quando a apresentação é neonatal, a RM evidencia substância branca com sinal anormalmente hipointenso em T1, anormalmente hiperintenso em T2, e com intensidade de sinal abaixo do normal nas imagens em FLAIR sugerindo rarefação da substância branca • Espectroscopia: marcada diminuição dos níveis de NAA, colina e creatina
Xantomatose cerebrotendínea[154] #213700		AR	CYP27A1, 2q33-qter	Adolescentes e adultos	Diarreia, ataxia, sinais piramidais, demência, catarata, xantomas tendíneos (estes podem não se desenvolver até a idade adulta) Tratamento:[155] • Administração de ácido quenodesoxicólico (750 mg/dia)	Deficiência da enzima esterol 27-hidroxilase Elevação dos níveis plasmáticos de colestanol e da relação colestanol/colesterol

Continua

TABELA 24.12. Leucodistrofias e outras leucoencefalopatias metabólicas de origem genética[26] (continuação)

Doença	Subtipos	Herança/ incidência	Gene, região cromossômica	Idade de início	Dados clínicos sugestivos	Defeito básico e exames complementares
Xantomatose cerebrotendínea[154] #213700 (continuação)					• Administração de ácido quenodesoxicólico (300 mg/dia) associada a pravastatina (10 mg/dia) • Outros possíveis tratamentos: suplementação com vitamina E, transplante hepático	Imagem:[155] • Atrofia cerebelar, alteração de sinal da substância branca, sinal hiperintenso e simétrico nos núcleos denteados • Redução volumétrica difusa da substância branca e cinzenta
Doença de Pelizaeus-Merzbacher (DPM)[156] #312080		XR	*PLP1*, Xq22	Recém-nascidos e lactentes	Sintomas precoces: hipotonia, atraso do desenvolvimento e nistagmo pendular característico; posteriormente: espasticidade e quadro extrapiramidal. A forma dita "conatal" apresenta início precoce (intraútero) e evolução rapidamente progressiva	Potencial evocado auditivo (BERA) alterado (ondas III, IV e V ausentes) – tal elemento é útil para diferenciar essa condição dos quadros *like* (ver abaixo) Sequenciamento do gene *PLP1* Imagem:[138] • Na TC evidencia-se hipodensidade e progressiva atrofia da substância branca, sendo indistinguível, por esse método, das demais leucoencefalopatias • RM evidencia hipomielinização difusa demonstrada por hipersinal homogêneo em T2 na substância branca predominantemente subcortical, na cápsula interna, nos pedúnculos cerebelares e no tronco encefálico, particularmente na ponte • A substância branca cerebelar encontra-se geralmente mielinizada em contraste com o núcleo denteado não mielinizado • O cerebelo pode se apresentar marcadamente atrófico

Continua

TABELA 24.12. Leucodistrofias e outras leucoencefalopatias metabólicas de origem genética[26] (continuação)

Doença	Subtipos	Herança/ incidência	Gene, região cromossômica	Idade de início	Dados clínicos sugestivos	Defeito básico e exames complementares
Doença de Pelizaeus-Merzbacher-*like* (DPMS)[157, 158] #608804	DPMS tipo 1	AR	GJC2/GJA12, 1q42.13	Lactentes	Quadro clínico semelhante à DPM	Potencial evocado auditivo (BERA) apresenta as ondas III, IV e V Sequenciamento do gene *GJA12* (gene que codifica a síntese da proteína conexina, também conhecida como proteína de junções comunicantes)
	DPMS tipo 2		Desconhecido	Recém-nascidos	Quadro clínico semelhante à forma conatal da DPM	Aumento de N-acetil-aspartil-glutamato no líquor
Deficiência da fosfoglicerato desidrogenase[159] #601815		AR	PHGDH, 1q12	Recém-nascidos	Microcefalia, atraso do desenvolvimento grave e epilepsia intratável	Baixas concentrações dos aminoácidos serina e glicina no líquor. As concentrações plasmáticas podem estar normais Deficiência da fosfoglicerato desidrogenase, demonstrada em fibroblastos
Hipomielinização com atrofia dos núcleos da base e cerebelo (H-ABC)[160] #612438		Desconhecida	Desconhecido	2 meses a 3 anos	Atraso do desenvolvimento neurológico, seguindo-se por involução, espasticidade, rigidez, ataxia, coreoatetose e distonia Tratamento: relato de caso de um paciente de 35 meses de idade tratado com levodopa (200 mg/dia) e carbidopa (20 mg/dia) com melhora clínica significativa[161]	Imagem:[162] • RM de crânio evidencia hipomielinização com atrofia dos núcleos da base e cerebelo

Continua

TABELA 24.12. Leucodistrofias e outras leucoencefalopatias metabólicas de origem genética[26] (continuação)

Doença	Herança/incidência	Subtipos	Gene, região cromossômica	Idade de início	Dados clínicos sugestivos	Defeito básico e exames complementares
Hipomielinização e catarata congênita[163] #610532	AR		FAM126A, 7p15.3	Lactentes	Catarata, atraso do desenvolvimento, espasticidade lentamente progressiva, ataxia, tremor, deficiência intelectual leve/moderada, neuropatia periférica	ENMG: redução da velocidade de condução motora. Sequenciamento do gene FAM126A
Síndrome 18q-[164] #601808	AD 1/40.000		Deleções variáveis de parte do 18q	Congênita	Malformações variáveis (anti-hélice proeminente, microcefalia, hipoplasia da porção média da face, boca de carpa), deficiência intelectual, baixa estatura (deficiência de GH), hipotonia, deficiência auditiva, deformidades dos pés	A deleção cromossômica inclui o gene da proteína básica da mielina. Cariótipo com pesquisa de bandas cromossômicas (alta resolução). Imagem:[165] • RM anormalidades da substância branca predominantemente posteriores e em região periventricular • Sinal hiperintenso em T2 bilateral e simétrico da substância branca profunda associado ao envolvimento da substância branca subcortical • Espectroscopia: elevação dos níveis de colina e alfaglutamato
Hipomielinização, hipogonadismo hipogonadotrófico com ou sem hipodontia (síndrome 4H) – HLD7[166] #607694	AR		POLR3A, 10q22.3	Lactentes	Ataxia progressiva associada à hipodontia e atraso da dentição; possível associação com hipogonadismo hipogonadotrófico	Imagem:[167] • RM evidenciando hipomielinização com rarefação da substância branca • Afilamento do corpo caloso • Atrofia cortical e cerebelar

Continua

CAPÍTULO 24 | LEUCODISTROFIAS DA CRIANÇA

TABELA 24.12. Leucodistrofias e outras leucoencefalopatias metabólicas de origem genética[26] (continuação)

Doença	Subtipos	Herança/ incidência	Gene, região cromossômica	Idade de início	Dados clínicos sugestivos	Defeito básico e exames complementares
Hipomielinização, hipogonadismo hipogonadotrófico com ou sem hipodontia (síndrome 4H) – HLD8[168] #614381		AR	POLR3B, 12q23.3	Infantil precoce (2-4 anos)	Miopia, nistagmo, limitação no olhar vertical. Hipo e oligodontia variável, erupção tardia dos dentes com mal posicionamento dentário. Ataxia cerebelar, tremor, disartria, disdiadococinesia, deficiência cognitiva leve a moderada, espasticidade. Hipogonadismo hipogonadotrófico variável	Imagem:[169] • Hipomielinização difusa • Atrofia cerebelar • Afilamento do corpo caloso
Displasia óculo-dento-digital[170] #164200		AD	GJA1, 6q21-q23.2	Congênita	Microcefalia, anormalidades oculares (microftalmia, microcórnea, catarata, glaucoma, anormalidades da íris), anormalidades dentárias (hipoplasia de esmalte, agenesias dentárias, microdontia), sindactilia, deficiência mental e espasticidade; presença de calcificações cerebrais	Sequenciamento do gene GJA1 (gene que codifica a síntese da proteína conexina-43, também conhecida como proteína de junções comunicantes 43)
Síndrome de Allan-Herndon-Dudley[171] #300523		XR	MCT8, Xq13.2	Lactentes	Malformações variáveis (anti-hélice proeminente, microcefalia de desenvolvimento pós-natal, face alongada, *pectus excavatum*, contraturas articulares); hipotonia neonatal, atraso do desenvolvimento; posteriormente espasticidade	Níveis séricos diminuídos de T4 e T4 livre; nível sérico de TSH normal ou pouco aumentado; nível sérico aumentado de T3. Sequenciamento do gene MCT8 (transportador de monocarboxilato 8)

Continua

TABELA 24.12. Leucodistrofias e outras leucoencefalopatias metabólicas de origem genética[26] (continuação)

Doença	Subtipos	Herança/incidência	Gene, região cromossômica	Idade de início	Dados clínicos sugestivos	Defeito básico e exames complementares
Leucoencefalopatia megalencefálica com cistos subcorticais[172] #604004		AR (maior incidência em subgrupo étnico indiano conhecido como Agrawals)	MLC1, 22q13.33	1-10 anos	Megalencefalia, espasticidade e demência, lentamente progressivas; nos anos iniciais da doença há verdadeira dissociação clínico-radiológica, com o paciente apresentando leves alterações clínicas e neuroimagem com alterações impressionantes	Sequenciamento do gene MLC1 Imagem:[134] • Substância branca tumefeita (tumefação precoce da substância branca diminui com o tempo, sendo sucedida por atrofia) • Cistos temporais e frontoparietais subcorticais • Os cistos aumentam com o tempo • Ausência de realce ou de redução da difusão
Síndrome de Aicardi-Goutières (SAG)[173] #225750	SAG1	AR, AD	TREX1, 3p21.3-p21.2	Recém-nascidos e lactentes	Encefalopatia pós-natal grave, de caráter progressivo, sendo diagnóstico diferencial de infecções congênitas, sobretudo por toxoplasmose e citomegalovírus, devido à presença de calcificações cerebrais; hepatoesplenomegalia e trombocitopenia possíveis, porém pouco comuns	Linfocitose no liquor Níveis séricos e liquóricos aumentados de interferon-α Sequenciamento dos genes Imagem:[138] • Calcificações puntiformes no putâmen e por vezes na substância branca subcortical • Atrofia progressiva é típica, porém varia enormemente em gravidade
	SAG2	AR	RNASEH2B, 13q14.1			
	SAG3	AR	RNASEH2C, 11q13.2			
	SAG4	AR	RNASEH2A, 19p13.13			
	SAG5	AR	SAMHD1, 20q11.2			
Leucoencefalopatia com envolvimento do tronco encefálico e da medula espinhal e elevação do lactato cerebral (LBSL)[174,175] #611105		AR	DARS2, 1q25.1	2-15 anos	Lentamente progressiva, ataxia, tremor, síndrome piramidal e comprometimento cognitivo variável	Níveis elevados de lactato (liquor ou espectroscopia por RM) Sequenciamento do gene DARS2 (gene codificador da aspartil-RNAt sintetase mitocondrial) Imagem:[176] • Envolvimento bilateral e confluente da substância branca periventricular profunda

Continua

TABELA 24.12. Leucodistrofias e outras leucoencefalopatias metabólicas de origem genética[26] (continuação)

Doença	Subtipos	Herança/incidência	Gene, região cromossômica	Idade de início	Dados clínicos sugestivos	Defeito básico e exames complementares
Leucoencefalopatia com envolvimento do tronco encefálico e da medula espinhal e elevação do lactato cerebral (LBSL)[174,175] #611105 *(continuação)*						• Comprometimento da substância branca cerebelar • Envolvimento da porção posterior do corpo caloso e pedúnculos cerebelares • Envolvimento dos tratos corticais (piramidais e sensoriais) em toda a sua extensão • Espectroscopia: pico de lactato
Tricotiodistrofia com fotossensibilidade (síndrome de Tay)[177] #606675		AR	*ERCC3*, 2q21 *GTF2H5*, 6p25.3 *ERCC2*, 19q13.2-q13.3	Lactentes	Ictiose, cabelos e unhas quebradiços, fotossensibilidade, deficiência intelectual e pôndero-estatural; hipogamaglobulinemia e infecções recorrentes	Imagem: • RM de crânio evidencia padrão hipomielinizante
Síndrome de Sjögren-Larsson[178] #270200		AR	*ALDH3A2*, 17p11.12	Lactentes	Ictiose, deficiência intelectual, demência lentamente progressiva, espasticidade, anormalidades retinianas (cristais maculares)	Imagem: • Pico lipídico característico na espectroscopia por RM • Sequenciamento dos gene *ALDH3A2* (gene codificador da síntese da desidrogenase de aldeídos graxos)
Síndrome de Cockayne[179,180] #216400	Tipo A	AR	*ERCC8*, 5q12.1	Recém-nascidos e lactentes	Aspecto característico: "nanismo caquético" ou "anões com cabeça de pássaro", deficiência mental, demência lentamente progressiva, pele e cabelos finos/ressecados, fotossensibilidade e calcificações cerebrais (sobretudo núcleos da base); neuropatia periférica	Defeito de mecanismos do reparo do DNA ENMG: redução da velocidade de condução motora Imagem:[138] • TC de crânio evidencia calcificações cerebrais principalmente em núcleos da base e núcleo denteado cerebelar • Atrofia cerebral e cerebelar
	Tipo B		*ERCC6*, 10q11			

Continua

TABELA 24.12. Leucodistrofias e outras leucoencefalopatias metabólicas de origem genética[26] (continuação)

Doença	Subtipos	Herança/incidência	Gene, região cromossômica	Idade de início	Dados clínicos sugestivos	Defeito básico e exames complementares
Síndrome de Cockayne[179,180] #216400 (continuação)					Tratamento: três pacientes reportados apresentando melhora clínica, redução de tremores e melhora na coordenação fina após tratamento com carbidopa/levodopa[181]	• RM de crânio evidencia sinal hiperintenso em T2 na substância branca periventricular, núcleos da base e núcleos denteados do cerebelo • As fibras U subcorticais são usualmente envolvidas em fases mais tardias da doença
Neuropatia periférica, hipomielinização central, síndrome de Waardenburg e doença de Hirschsprung[182] #611584		AD	*SOX10*, 22q13.1	Recém-nascidos e lactentes	O fenótipo combina características da doença de Hirschsprung, doença de Charcot-Marie-Tooth tipo 1B e a síndrome de Waardenburg-Shah	ENMG: redução da velocidade de condução motora Sequenciamento do gene *SOX10*
Galactosemia[183] #230400		AR	*GALT*, 9p13	Recém-nascidos e lactentes	Vômitos, diarreia, déficit pôndero-estatural, hepatomegalia, disfunção hepática, catarata, hipotonia, atraso do desenvolvimento e deficiência mental. Sepse por *Escherichia coli*	Deficiência da galactose-1-fosfato-uridil transferase (GALT), averiguada em eritrócitos Neuroimagem:[138] • TC de crânio evidencia hipodensidade extensa na substância branca cerebral • RM de crânio evidencia atraso na mielinização, e sinal hiperintenso em T2 na substância branca subcortical • Nas imagens ponderadas em T1, a substância branca pode parecer normal
Deficiência do cofator de molibdênio[184]		AR	*MOCS2*, 5q11 *MOCS1*, 6p21.3 *GPHN*, 14q24	Recém-nascidos	Epilepsia refratária, hemiparesia dupla espástica, microcefalia adquirida (atrofia cerebral	Níveis diminuídos de ácido úrico no plasma e urina Aumento dos níveis urinários de sulfito (teste com fita reagente)

Continua

TABELA 24.12. Leucodistrofias e outras leucoencefalopatias metabólicas de origem genética[26] (continuação)

Doença	Herança/incidência	Subtipos	Gene, região cromossômica	Idade de início	Dados clínicos sugestivos	Defeito básico e exames complementares
Deficiência do cofator de molibdênio[184] (continuação)					com padrão cavitante da substância branca – pode ser confundida com encefalomalácia multicística de origem hipóxico-isquêmica). Cálculos urinários de xantina e luxação do cristalino	
Deficiência de sulfito oxidase (sulfocisteinúria)[185] 272300	AR		SUOX, 12	Recém-nascidos e lactentes	Epilepsia refratária, movimentos involuntários, atraso do desenvolvimento, microcefalia adquirida (atrofia cerebral com padrão cavitante da substância branca – pode ser confundida com encefalomalácia multicística de origem hipóxico-isquêmica). Cabelos finos, eczema leve, atraso da dentição e luxação do cristalino	Aumento dos níveis urinários de sulfito (teste com fita reagente) Deficiência da enzima sulfito oxidase, demonstrada em fibroblastos
Síndrome de Lowe[186] #309000	XR		OCRL1, Xq26.1	Recém-nascidos e lactentes	Hipotonia, hiporreflexia, epilepsia (50% dos casos), déficit ponderoestatural, anormalidades oculares (diminuição da acuidade visual, microftalmia, glaucoma e catarata); insuficiência renal e síndrome de Fanconi. Osteomalácia, raquitismo (renal) e fraturas patológicas	Bicarbonatúria, glicosúria, proteinúria, fosfatúria e aminoacidúria; eletroforese de proteínas séricas anormal (aumento total e da fração α-2); colesterol total elevado Deficiência da fosfatidilinositol 4,5-bifosfato-5-fosfatase, demonstrada em fibroblastos Sequenciamento do gene OCRL1

Continua

TABELA 24.12. Leucodistrofias e outras leucoencefalopatias metabólicas de origem genética[26] (continuação)

Doença	Subtipos	Herança/incidência	Gene, região cromossômica	Idade de início	Dados clínicos sugestivos	Defeito básico e exames complementares
Síndrome de Lowe[186] #309000 (continuação)						Imagem:[138] • RM de crânio: múltiplos e pequenos focos esféricos na substância branca subcortical com densidade semelhante à do líquor • Lesões confluentes que poupam fibras U nas fases iniciais da doença • Espectroscopia: elevação nos níveis de mioinositol
Doença de Wilson[187] #277900		AR 1/30.000	*ATP7B*, 13q14.3-q21.1	De lactentes até a idade adulta	Transtornos do movimento (sobretudo distonia), demência, disartria, sialorreia e disfagia; hepatopatia (desde hepatite fulminante até cirrose hepática); anemia hemolítica Coombs-negativa; disfunção tubular renal; anéis de Kayser-Fleischer Forma de predomínio hepático: < 10 anos Forma de predomínio neurológico: > 10 anos	Redução dos níveis séricos de ceruloplasmina Aumento dos níveis séricos e urinários de cobre Bicarbonatúria, glicosúria, proteinúria, fosfatúria e aminoacidúria Sequenciamento do gene *ATP7B*
Doença de Menkes[188] #309400		XR 1/150.000	*ATP7A*, Xq21.1	Lactentes	Epilepsia (síndrome de West frequente); hipotonia, hipotermia e atraso do desenvolvimento; fácies querubínica; cabelos rarefeitos, *pili torti, tricorrexis* nodosa; hipertrofia gengival e hemorragia intracraniana (hematomas subdurais volumosos)	Redução dos níveis séricos de ceruloplasmina e de cobre Sequenciamento do gene *ATP7A* Imagem:[138] • Radiografias mostram ossos osteoporóticos • Atrofia cortical rapidamente progressiva com formação de hematoma subdural

Continua

TABELA 24.12. Leucodistrofias e outras leucoencefalopatias metabólicas de origem genética[26] (continuação)

Doença	Subtipos	Herança/incidência	Gene, região cromossômica	Idade de início	Dados clínicos sugestivos	Defeito básico e exames complementares
Doença da urina em xarope do bordo[189] #248600	Forma clássica	AR 1/185.000	BCKDHA, 19q13.1-q13.2 BCKDHB, 6q14 DBT, 1p31	Recém-nascidos	Distonia, opistótono, irregularidade respiratória; odor urinário adocicado (semelhante a caramelo ou a açúcar queimado)	Neuroimagem: edema cerebral importante da substância branca cerebral, com comprometimento da região tegmentar pontina Reação urinária positiva para dinitrofenil-hidrazina Níveis plasmáticos elevados de leucina, isoleucina e valina Cetoacidúria de cadeia ramificada (ácidos isocaproico, metilisovalérico e isovalérico)
	Forma intermitente		DLD, 7q31-q32	Lactentes	Períodos intermitentes de ataxia, sonolência, alteração comportamental e crises epilépticas; os ataques são usualmente precipitados por infecções, imunizações ou outras formas de estresse orgânico; odor urinário adocicado (semelhante a caramelo ou a açúcar queimado), porém apenas nos períodos de crise	
Acidúria L-2-hidroxiglutárica[190] #236792		AR	L2HGDH, 14q22.1	Lactentes e pré-escolares	Ataxia, epilepsia, transtornos do movimento (distonia, coreia), deficiência intelectual, sinais piramidais; nistagmo, atrofia óptica e perda auditiva; risco aumentado para neoplasias cerebrais	Neuroimagem: leucoencefalopatia subcortical cavitante Níveis plasmáticos elevados de lisina Níveis elevados do ácido L2-hidroxiglutárico no plasma, urina e liquor
Leucoencefalopatia no contexto de distrofia muscular congênita com deficiência de laminina-α2[191] #607855		AR	LAMA2, 6q22-q23	Recém-nascidos e lactentes	Hipotonia, hipo ou arreflexia, atraso do desenvolvimento, contraturas musculares progressivas	Aumento sérico de creatinoquinase (CK) Neuroimagem: leucoencefalopatia difusa; pode haver associação com malformações do desenvolvimento cortical Biópsia muscular evidencia padrão distrófico, com deficiência de laminina-α2 (imuno-histoquímica)

REFERÊNCIAS BIBLIOGRÁFICAS

1. Ashrafi MR, Tavasoli AR. Childhood leukodystrophies: A literature review of updates on new definitions, classification, diagnostic approach and management. Brain Dev. 2017; 39(5):369-85.
2. Vanderver A, Prust M, Tonduti D, Mochel F, Hussey HM, Helman G, et al. Case definition and classification of leukodystrophies and leukoencephalopathies. Mol Genet Metab. 2015; 114(4):494-500.
3. Bonkowsky JL, Nelson C, Kingston JL, Filloux FM, Mundorff MB, Srivastava R. The burden of inherited leukodystrophies in children. Neurology. 2010; 75(8):718-25.
4. Poretti A, Blaser SI, Lequin MH, Fatemi A, Meoded A, Northington FJ, et al. Neonatal neuroimaging findings in inborn errors of metabolism. J Magn Reson Imaging. 2013; 37(2):294-312.
5. Schiffmann R, van der Knaap MS. Invited article: an MRI-based approach to the diagnosis of white matter disorders. Neurology. 2009; 72(8):750-9.
6. Engelen M, Kemp S, de Visser M, van Geel BM, Wanders RJ, Aubourg P, et al. X-linked adrenoleukodystrophy (X-ALD): clinical presentation and guidelines for diagnosis, follow-up and management. Orphanet J Rare Dis. 2012; 7:51.
7. Tran C, Patel J, Stacy H, Mamak EG, Faghfoury H, Raiman J, et al. Long-term outcome of patients with X-linked adrenoleukodystrophy: A retrospective cohort study. Eur J Paediatr Neurol. 2017; 21(4):600-9.
8. Kemp S, Berger J, Aubourg P. X-linked adrenoleukodystrophy: clinical, metabolic, genetic and pathophysiological aspects. Biochim Biophys Acta. 2012; 1822(9):1465-74.
9. Barkovich AJ, Raybaud C. Pediatric Neuroimaging. 5 ed. Lippincott Williams & Wilkins; 2012.
10. Tavasoli A, Armangue T, Ho CY, Whitehead M, Bornhorst M, Rhee J, et al. Alexander Disease. J Child Neurol. 2017; 32(2):184-7.
11. Graff-Radford J, Schwartz K, Gavrilova RH, Lachance DH, Kumar N. Neuroimaging and clinical features in type II (late-onset) Alexander disease. Neurology. 2014; 82(1):49-56.
12. Srivastava S, Naidu S. Alexander Disease. In: Pagon RA, Adam MP, Ardinger HH, Wallace SE, Amemiya A, Bean LJH, et al. (eds.). Seattle, WA: GeneReviews(R); 1993.
13. Sarkar S, Sinha R, Chakraborty A, Khaitan T, Bhowmik B. Infantile Alexander Disease: Case Report and Review of Literature. J Clin Diagn Res. 2017; 11(6):ZD14-ZD5.
14. van der Knaap MS, Naidu S, Breiter SN, Blaser S, Stroink H, Springer S, et al. Alexander disease: diagnosis with MR imaging. AJNR Am J Neuroradiol. 2001; 22(3):541-52.
15. Mendes MI, Smith DE, Pop A, Lennertz P, Fernandez Ojeda MR, Kanhai WA, et al. Clinically Distinct Phenotypes of Canavan Disease Correlate with Residual Aspartoacylase Enzyme Activity. Hum Mutat. 2017; 38(5):524-31.
16. Hoshino H, Kubota M. Canavan disease: clinical features and recent advances in research. Pediatr Int. 2014; 56(4):477-83.
17. Matalon R, Michals-Matalon K. Canavan Disease. In: Pagon RA, Adam MP, Ardinger HH, Wallace SE, Amemiya A, Bean LJH, et al. (eds.). Seattle, WA: GeneReviews; 1993.
18. Kamate M, Kabate V, Malhotra M. Spongy White Matter: A Novel Neuroimaging Finding in Canavan Disease. Pediatr Neurol. 2016; 56:92-3.
19. Assadi M, Janson C, Wang DJ, Goldfarb O, Suri N, Bilaniuk L, et al. Lithium citrate reduces excessive intra--cerebral N-acetyl aspartate in Canavan disease. Eur J Paediatr Neurol. 2010; 14(4):354-9.
20. Janson CG, Assadi M, Francis J, Bilaniuk L, Shera D, Leone P. Lithium citrate for Canavan disease. Pediatr Neurol. 2005; 33(4):235-43.
21. Kuchar L, Ledvinova J, Hrebicek M, Myskova H, Dvorakova L, Berna L, et al. Prosaposin deficiency and saposin B deficiency (activator-deficient metachromatic leukodystrophy): report on two patients detected by analysis of urinary sphingolipids and carrying novel PSAP gene mutations. Am J Med Genet A. 2009; 149A(4):613-21.
22. Soong BW, Casamassima AC, Fink JK, Constantopoulos G, Horwitz AL. Multiple sulfatase deficiency. Neurology. 1988; 38(8):1273-5.
23. Patil SA, Maegawa GH. Developing therapeutic approaches for metachromatic leukodystrophy. Drug Des Devel Ther. 2013; 7:729-45.
24. Cesani M, Lorioli L, Grossi S, Amico G, Fumagalli F, Spiga I, et al. Mutation Update of ARSA and PSAP Genes Causing Metachromatic Leukodystrophy. Hum Mutat. 2016; 37(1):16-27.
25. Fluharty AL. Arylsulfatase A Deficiency. In: Pagon RA, Adam MP, Ardinger HH, Wallace SE, Amemiya A, Bean LJH, et al. (eds.). Seattle, WA: GeneReviews; 1993.
26. Lin J, Simão GN, Rodrigues MM. Erros Inatos do Metabolismo. In: Rodrigues MM, Vilanova LC (eds.). Tratado de Neurologia Infantil: Atheneu; 2016.
27. Singh P, Kaur R. Diffusion-weighted magnetic resonance imaging findings in a case of metachromatic leukodystrophy. J Pediatr Neurosci. 2016; 11(2):131-3.

28. Rosenberg JB, Kaminsky SM, Aubourg P, Crystal RG, Sondhi D. Gene therapy for metachromatic leukodystrophy. J Neurosci Res. 2016; 94(11):1169-79.
29. Duffner PK, Jalal K, Carter RL. The Hunter's Hope Krabbe family database. Pediatr Neurol. 2009; 40(1): 13-8.
30. Giri S, Khan M, Rattan R, Singh I, Singh AK. Krabbe disease: psychosine-mediated activation of phospholipase A2 in oligodendrocyte cell death. J Lipid Res. 2006; 47(7):1478-92.
31. Graziano AC, Cardile V. History, genetic, and recent advances on Krabbe disease. Gene. 2015; 555(1):2-13.
32. Wenger DA. Krabbe Disease. In: Pagon RA, Adam MP, Ardinger HH, Wallace SE, Amemiya A, Bean LJH, et al. (eds.). Seattle, WA: GeneReviews; 1993.
33. Korn-Lubetzki I, Dor-Wollman T, Soffer D, Raas-Rothschild A, Hurvitz H, Nevo Y. Early peripheral nervous system manifestations of infantile Krabbe disease. Pediatr Neurol. 2003; 28(2):115-8.
34. Spiegel R, Bach G, Sury V, Mengistu G, Meidan B, Shalev S, et al. A mutation in the saposin A coding region of the prosaposin gene in an infant presenting as Krabbe disease: first report of saposin A deficiency in humans. Mol Genet Metab. 2005; 84(2):160-6.
35. Nagar VA, Ursekar MA, Krishnan P, Jankharia BG. Krabbe disease: unusual MRI findings. Pediatr Radiol. 2006; 36(1):61-4.
36. Ricca A, Gritti A. Perspective on innovative therapies for globoid cell leukodystrophy. J Neurosci Res. 2016; 94(11):1304-17.
37. van der Knaap MS, Pronk JC, Scheper GC. Vanishing white matter disease. Lancet Neurol. 2006; 5(5):413-23.
38. van der Lei HD, van Berkel CG, van Wieringen WN, Brenner C, Feigenbaum A, Mercimek-Mahmutoglu S, et al. Genotype-phenotype correlation in vanishing white matter disease. Neurology. 2010; 75(17):1555-9.
39. Bugiani M, Boor I, Powers JM, Scheper GC, van der Knaap MS. Leukoencephalopathy with vanishing white matter: a review. J Neuropathol Exp Neurol. 2010; 69(10):987-96.
40. van der Knaap MS, Boor I, Estevez R. Megalencephalic leukoencephalopathy with subcortical cysts: chronic white matter oedema due to a defect in brain ion and water homoeostasis. Lancet Neurol. 2012; 11(11): 973-85.
41. van der Knaap MS, Scheper GC. Megalencephalic Leukoencephalopathy with Subcortical Cysts. In: Pagon RA, Adam MP, Ardinger HH, Wallace SE, Amemiya A, Bean LJH, et al. (eds.). Seattle, WA: GeneReviews; 1993.
42. Mahmoud IG, Mahmoud M, Refaat M, Girgis M, Waked N, El Badawy A, et al. Clinical, neuroimaging, and genetic characteristics of megalencephalic leukoencephalopathy with subcortical cysts in Egyptian patients. Pediatr Neurol. 2014; 50(2):140-8.
43. van Berge L, Hamilton EM, Linnankivi T, Uziel G, Steenweg ME, Isohanni P, et al. Leukoencephalopathy with brainstem and spinal cord involvement and lactate elevation: clinical and genetic characterization and target for therapy. Brain. 2014; 137(Pt 4):1019-29.
44. Steenweg ME, van Berge L, van Berkel CG, de Coo IF, Temple IK, Brockmann K, et al. Early-onset LBSL: how severe does it get? Neuropediatrics. 2012; 43(6):332-8.
45. Livingston JH, Crow YJ. Neurologic Phenotypes Associated with Mutations in TREX1, RNASEH2A, RNASEH2B, RNASEH2C, SAMHD1, ADAR1, and IFIH1: Aicardi-Goutieres Syndrome and Beyond. Neuropediatrics. 2016; 47(6):355-60.
46. Rice G, Patrick T, Parmar R, Taylor CF, Aeby A, Aicardi J, et al. Clinical and molecular phenotype of Aicardi-Goutieres syndrome. Am J Hum Genet. 2007; 81(4):713-25.
47. Abdel-Salam GMH, Abdel-Hamid MS, Mohammad SA, Abdel-Ghafar SF, Soliman DR, El-Bassyouni HT, et al. Aicardi-Goutieres syndrome: unusual neuro-radiological manifestations. Metab Brain Dis. 2017; 32(3):679-83.
48. Crow YJ. Aicardi-Goutieres Syndrome. In: Pagon RA, Adam MP, Ardinger HH, Wallace SE, Amemiya A, Bean LJH, et al. (eds.). Seattle, WA: GeneReviews; 1993.
49. Merchant R, Verma M, Shah A, Kulkarni S, Jalan A. Aicardi-Goutieres Syndrome. Indian J Pediatr. 2016; 83(8):882-3.
50. Federico A, Dotti MT, Gallus GN. Cerebrotendinous Xanthomatosis. In: Pagon RA, Adam MP, Ardinger HH, Wallace SE, Amemiya A, Bean LJH, et al. (eds.). Seattle, WA: GeneReviews; 1993.
51. Nie S, Chen G, Cao X, Zhang Y. Cerebrotendinous xanthomatosis: a comprehensive review of pathogenesis, clinical manifestations, diagnosis, and management. Orphanet J Rare Dis. 2014; 9:179.
52. Preiss Y, Santos JL, Smalley SV, Maiz A. Cerebrotendinous xanthomatosis: physiopathology, clinical manifestations and genetics. Rev Med Chil. 2014; 142(5):616-22.
53. Mignarri A, Dotti MT, Federico A, De Stefano N, Battaglini M, Grazzini I, et al. The spectrum of magnetic resonance findings in cerebrotendinous xanthomatosis: redefinition and evidence of new markers of disease progression. J Neurol. 2017; 264(5):862-74.

54. Nagappa M, Bindu PS, Chiplunkar S, Gupta N, Sinha S, Mathuranath PS, et al. Child Neurology: Sjogren-Larsson syndrome. Neurology. 2017; 88(1):e1-e4.
55. Cho KH, Shim SH, Kim M. Clinical, Biochemical, and Genetic Aspects of Sjogren-Larsson Syndrome. Clin Genet. 2017.
56. Fujiki Y. Peroxisome biogenesis and human peroxisome-deficiency disorders. Proc Jpn Acad Ser B Phys Biol Sci. 2016; 92(10):463-77.
57. Wanders RJ. Metabolic and molecular basis of peroxisomal disorders: a review. Am J Med Genet A. 2004; 126A(4):355-75.
58. Braverman NE, Raymond GV, Rizzo WB, Moser AB, Wilkinson ME, Stone EM, et al. Peroxisome biogenesis disorders in the Zellweger spectrum: An overview of current diagnosis, clinical manifestations, and treatment guidelines. Mol Genet Metab. 2016; 117(3):313-21.
59. Klouwer FC, Huffnagel IC, Ferdinandusse S, Waterham HR, Wanders RJ, Engelen M, et al. Clinical and Biochemical Pitfalls in the Diagnosis of Peroxisomal Disorders. Neuropediatrics. 2016; 47(4):205-20.
60. Henneke M, Combes P, Diekmann S, Bertini E, Brockmann K, Burlina AP, et al. GJA12 mutations are a rare cause of Pelizaeus-Merzbacher-like disease. Neurology. 2008; 70(10):748-54.
61. Hobson GM, Kamholz J. PLP1-Related Disorders. In: Pagon RA, Adam MP, Ardinger HH, Wallace SE, Amemiya A, Bean LJH, et al. (eds.). Seattle, WA: GeneReviews; 1993.
62. Garbern JY. Pelizaeus-Merzbacher disease: Genetic and cellular pathogenesis. Cell Mol Life Sci. 2007; 64(1):50-65.
63. Osorio MJ, Rowitch DH, Tesar P, Wernig M, Windrem MS, Goldman SA. Concise Review: Stem Cell-Based Treatment of Pelizaeus-Merzbacher Disease. Stem Cells. 2017; 35(2):311-5.
64. Renier WO, Gabreels FJ, Hustinx TW, Jaspar HH, Geelen JA, Van Haelst UJ, et al. Connatal Pelizaeus-Merzbacher disease with congenital stridor in two maternal cousins. Acta Neuropathol. 1981; 54(1):11-7.
65. Plecko B, Stockler-Ipsiroglu S, Gruber S, Mlynarik V, Moser E, Simbrunner J, et al. Degree of hypomyelination and magnetic resonance spectroscopy findings in patients with Pelizaeus Merzbacher phenotype. Neuropediatrics. 2003; 34(3):127-36.
66. Wolf NI, Vanderver A, van Spaendonk RM, Schiffmann R, Brais B, Bugiani M, et al. Clinical spectrum of 4H leukodystrophy caused by POLR3A and POLR3B mutations. Neurology. 2014; 83(21):1898-905.
67. Bernard G, Chouery E, Putorti ML, Tetreault M, Takanohashi A, Carosso G, et al. Mutations of POLR3A encoding a catalytic subunit of RNA polymerase Pol III cause a recessive hypomyelinating leukodystrophy. Am J Hum Genet. 2011; 89(3):415-23.
68. Bernard G, Vanderver A. POLR3-Related Leukodystrophy. In: Pagon RA, Adam MP, Ardinger HH, Wallace SE, Amemiya A, Bean LJH, et al. (eds.). Seattle, WA: GeneReviews; 1993.
69. La Piana R, Cayami FK, Tran LT, Guerrero K, van Spaendonk R, Ounap K, et al. Diffuse hypomyelination is not obligate for POLR3-related disorders. Neurology. 2016; 86(17):1622-6.
70. Ozsu E, Mutlu GY, Yuksel AB, Hatun S. Features of two cases with 18q deletion syndrome. J Clin Res Pediatr Endocrinol. 2014; 6(1):51-4.
71. Linnankivi T, Tienari P, Somer M, Kahkonen M, Lonnqvist T, Valanne L, et al. 18q deletions: clinical, molecular, and brain MRI findings of 14 individuals. Am J Med Genet A. 2006; 140(4):331-9.
72. Aula N, Salomaki P, Timonen R, Verheijen F, Mancini G, Mansson JE, et al. The spectrum of SLC17A5-gene mutations resulting in free sialic acid-storage diseases indicates some genotype-phenotype correlation. Am J Hum Genet. 2000; 67(4):832-40.
73. Varho TT, Alajoki LE, Posti KM, Korhonen TT, Renlund MG, Nyman SR, et al. Phenotypic spectrum of Salla disease, a free sialic acid storage disorder. Pediatr Neurol. 2002; 26(4):267-73.
74. Tarailo-Graovac M, Drogemoller BI, Wasserman WW, Ross CJ, van den Ouweland AM, Darin N, et al. Identification of a large intronic transposal insertion in SLC17A5 causing sialic acid storage disease. Orphanet J Rare Dis. 2017; 12(1):28.
75. Paavola LE, Remes AM, Harila MJ, Varho TT, Korhonen TT, Majamaa K. A 13-year follow-up of Finnish patients with Salla disease. J Neurodev Disord. 2015; 7(1):20.
76. Froissart R, Cheillan D, Bouvier R, Tourret S, Bonnet V, Piraud M, et al. Clinical, morphological, and molecular aspects of sialic acid storage disease manifesting in utero. J Med Genet. 2005; 42(11):829-36.
77. Lemyre E, Russo P, Melancon SB, Gagne R, Potier M, Lambert M. Clinical spectrum of infantile free sialic acid storage disease. Am J Med Genet. 1999; 82(5):385-91.
78. Haataja L, Parkkola R, Sonninen P, Vanhanen SL, Schleutker J, Aarimaa T, et al. Phenotypic variation and magnetic resonance imaging (MRI) in Salla disease, a free sialic acid storage disorder. Neuropediatrics. 1994; 25(5):238-44.
79. van der Knaap MS, Naidu S, Pouwels PJ, Bonavita S, van Coster R, Lagae L, et al. New syndrome characterized by hypomyelination with atrophy of the basal ganglia and cerebellum. AJNR Am J Neuroradiol. 2002; 23(9):1466-74.

80. Hamilton EM, Polder E, Vanderver A, Naidu S, Schiffmann R, Fisher K, et al. Hypomyelination with atrophy of the basal ganglia and cerebellum: further delineation of the phenotype and genotype-phenotype correlation. Brain. 2014; 137(Pt 7):1921-30.
81. van der Knaap MS, Linnankivi T, Paetau A, Feigenbaum A, Wakusawa K, Haginoya K, et al. Hypomyelination with atrophy of the basal ganglia and cerebellum: follow-up and pathology. Neurology. 2007; 69(2):166-71.
82. Wakusawa K, Uematsu M, Tsuchiya S, Haginoya K, Blau N. The cerebrospinal fluid level of 5-methyltetrahydrofolate in a Japanese boy with hypomyelination with atrophy of the basal ganglia and cerebellum. Tohoku J Exp Med. 2007; 213(4):373.
83. Mercimek-Mahmutoglu S, Stockler-Ipsiroglu S. Cerebral folate deficiency and folinic acid treatment in hypomyelination with atrophy of the basal ganglia and cerebellum (H-ABC) syndrome. Tohoku J Exp Med. 2007; 211(1):95-6.
84. Willems PJ, Gatti R, Darby JK, Romeo G, Durand P, Dumon JE, et al. Fucosidosis revisited: a review of 77 patients. Am J Med Genet. 1991; 38(1):111-31.
85. Renaud DL. Lysosomal disorders associated with leukoencephalopathy. Semin Neurol. 2012; 32(1):51-4.
86. Doshi DC, Limdi PK, Parekh NV, Gohil NR. Oculodentodigital dysplasia. Indian J Ophthalmol. 2016; 64(3):227-30.
87. Paznekas WA, Karczeski B, Vermeer S, Lowry RB, Delatycki M, Laurence F, et al. GJA1 mutations, variants, and connexin 43 dysfunction as it relates to the oculodentodigital dysplasia phenotype. Hum Mutat. 2009; 30(5):724-33.
88. De Bock M, Kerrebrouck M, Wang N, Leybaert L. Neurological manifestations of oculodentodigital dysplasia: a Cx43 channelopathy of the central nervous system? Front Pharmacol. 2013; 4:120.
89. Loddenkemper T, Grote K, Evers S, Oelerich M, Stogbauer F. Neurological manifestations of the oculodentodigital dysplasia syndrome. J Neurol. 2002; 249(5):584-95.
90. Biancheri R, Zara F, Bruno C, Rossi A, Bordo L, Gazzerro E, et al. Phenotypic characterization of hypomyelination and congenital cataract. Ann Neurol. 2007; 62(2):121-7.
91. Rossi A, Biancheri R, Zara F, Bruno C, Uziel G, van der Knaap MS, et al. Hypomyelination and congenital cataract: neuroimaging features of a novel inherited white matter disorder. AJNR Am J Neuroradiol. 2008; 29(2):301-5.
92. Verheij JB, Sival DA, van der Hoeven JH, Vos YJ, Meiners LC, Brouwer OF, et al. Shah-Waardenburg syndrome and PCWH associated with SOX10 mutations: a case report and review of the literature. Eur J Paediatr Neurol. 2006; 10(1):11-7.
93. De Koning TJ, Duran M, Van Maldergem L, Pineda M, Dorland L, Gooskens R, et al. Congenital microcephaly and seizures due to 3-phosphoglycerate dehydrogenase deficiency: outcome of treatment with amino acids. J Inherit Metab Dis. 2002; 25(2):119-25.
94. Jaeken J, Detheux M, Van Maldergem L, Foulon M, Carchon H, Van Schaftingen E. 3-Phosphoglycerate dehydrogenase deficiency: an inborn error of serine biosynthesis. Arch Dis Child. 1996; 74(6):542-5.
95. Calderon FR, Phansalkar AR, Crockett DK, Miller M, Mao R. Mutation database for the galactose-1--phosphate uridyltransferase (GALT) gene. Hum Mutat. 2007; 28(10):939-43.
96. Coelho AI, Rubio-Gozalbo ME, Vicente JB, Rivera I. Sweet and sour: an update on classic galactosemia. J Inherit Metab Dis. 2017; 40(3):325-42.
97. Boccone L, Mariotti S, Dessi V, Pruna D, Meloni A, Loudianos G. Allan-Herndon-Dudley syndrome (AHDS) caused by a novel SLC16A2 gene mutation showing severe neurologic features and unexpectedly low TRH-stimulated serum TSH. Eur J Med Genet. 2010; 53(6):392-5.
98. Schwartz CE, Stevenson RE. The MCT8 thyroid hormone transporter and Allan-Herndon-Dudley syndrome. Best Pract Res Clin Endocrinol Metab. 2007; 21(2):307-21.
99. Bertola DR, Cao H, Albano LM, Oliveira DP, Kok F, Marques-Dias MJ, et al. Cockayne syndrome type A: novel mutations in eight typical patients. J Hum Genet. 2006; 51(8):701-5.
100. Laugel V. Cockayne syndrome: the expanding clinical and mutational spectrum. Mech Ageing Dev. 2013; 134(5-6):161-70.
101. Wilson BT, Stark Z, Sutton RE, Danda S, Ekbote AV, Elsayed SM, et al. The Cockayne Syndrome Natural History (CoSyNH) study: clinical findings in 102 individuals and recommendations for care. Genet Med. 2016; 18(5):483-93.
102. Neilan EG, Delgado MR, Donovan MA, Kim SY, Jou RL, Wu BL, et al. Response of motor complications in Cockayne syndrome to carbidopa-levodopa. Arch Neurol. 2008; 65(8):1117-21.
103. Schiffmann R. Fabry disease. Pharmacol Ther. 2009; 122(1):65-77.
104. Mehta A, Hughes DA. Fabry Disease. In: Pagon RA, Adam MP, Ardinger HH, Wallace SE, Amemiya A, Bean LJH, et al. (eds.). Seattle, WA: GeneReviews; 1993.

105. Mehta A, Beck M, Eyskens F, Feliciani C, Kantola I, Ramaswami U, et al. Fabry disease: a review of current management strategies. QJM. 2010; 103(9):641-59.
106. Rolfs A, Fazekas F, Grittner U, Dichgans M, Martus P, Holzhausen M, et al. Acute cerebrovascular disease in the young: the Stroke in Young Fabry Patients study. Stroke. 2013; 44(2):340-9.
107. Biegstraaten M, Arngrimsson R, Barbey F, Boks L, Cecchi F, Deegan PB, et al. Recommendations for initiation and cessation of enzyme replacement therapy in patients with Fabry disease: the European Fabry Working Group consensus document. Orphanet J Rare Dis. 2015; 10:36.
108. Tan WH, Eichler FS, Hoda S, Lee MS, Baris H, Hanley CA, et al. Isolated sulfite oxidase deficiency: a case report with a novel mutation and review of the literature. Pediatrics. 2005; 116(3):757-66.
109. Klein JL, Lemmon ME, Northington FJ, Boltshauser E, Huisman TA, Poretti A. Clinical and neuroimaging features as diagnostic guides in neonatal neurology diseases with cerebellar involvement. Cerebellum Ataxias. 2016; 3:1.
110. Reiss J, Johnson JL. Mutations in the molybdenum cofactor biosynthetic genes MOCS1, MOCS2, and GEPH. Hum Mutat. 2003; 21(6):569-76.
111. Aldecoa V, Escofet-Soteras C, Artuch R, Ormazabal A, Gabau-Vila E, Martin-Martinez C. Menkes disease: its clinical, biochemical and molecular diagnosis. Rev Neurol. 2008; 46(7):446-7.
112. Jain P, Kannan L, Chakrabarty B, Kumar A, Gupta N, Kabra M, et al. Menkes disease - An important cause of early onset refractory seizures. J Pediatr Neurosci. 2014; 9(1):11-6.
113. Manara R, D'Agata L, Rocco MC, Cusmai R, Freri E, Pinelli L, et al. Neuroimaging Changes in Menkes Disease, Part 1. AJNR Am J Neuroradiol; 2017.
114. de Bie P, Muller P, Wijmenga C, Klomp LW. Molecular pathogenesis of Wilson and Menkes disease: correlation of mutations with molecular defects and disease phenotypes. J Med Genet. 2007; 44(11):673-88.
115. Gupta D, Bijarnia-Mahay S, Saxena R, Kohli S, Dua-Puri R, Verma J, et al. Identification of mutations, genotype-phenotype correlation and prenatal diagnosis of maple syrup urine disease in Indian patients. Eur J Med Genet. 2015; 58(9):471-8.
116. Strauss KA, Puffenberger EG, Morton DH. Maple Syrup Urine Disease. In: Pagon RA, Adam MP, Ardinger HH, Wallace SE, Amemiya A, Bean LJH, et al. (eds.). Seattle, WA: GeneReviews; 1993.
117. Lee JY, Chiong MA, Estrada SC, Cutiongco-De la Paz EM, Silao CL, Padilla CD. Maple syrup urine disease (MSUD) – clinical profile of 47 Filipino patients. J Inherit Metab Dis. 2008; 31(Suppl 2):S281-5.
118. Diaz VM, Camarena C, de la Vega A, Martinez-Pardo M, Diaz C, Lopez M, et al. Liver transplantation for classical maple syrup urine disease: long-term follow-up. J Pediatr Gastroenterol Nutr. 2014; 59(5):636-9.
119. Van Schaftingen E, Rzem R, Veiga-da-Cunha M. L-2-Hydroxyglutaric aciduria, a disorder of metabolite repair. J Inherit Metab Dis. 2009; 32(2):135-42.
120. Moroni I, D'Incerti L, Farina L, Rimoldi M, Uziel G. Clinical, biochemical and neuroradiological findings in L-2-hydroxyglutaric aciduria. Neurol Sci. 2000; 21(2):103-8.
121. Pena L, Franks J, Chapman KA, Gropman A, Ah Mew N, Chakrapani A, et al. Natural history of propionic acidemia. Mol Genet Metab. 2012; 105(1):5-9.
122. Shchelochkov OA, Carrillo N, Venditti C. Propionic Acidemia. In: Pagon RA, Adam MP, Ardinger HH, Wallace SE, Amemiya A, Bean LJH, et al. (eds.). Seattle, WA: GeneReviews; 1993.
123. Sutton VR, Chapman KA, Gropman AL, MacLeod E, Stagni K, Summar ML, et al. Chronic management and health supervision of individuals with propionic acidemia. Mol Genet Metab. 2012; 105(1):26-33.
124. Song E, Luo N, Alvarado JA, Lim M, Walnuss C, Neely D, et al. Ocular Pathology of Oculocerebrorenal Syndrome of Lowe: Novel Mutations and Genotype-Phenotype Analysis. Sci Rep. 2017; 7(1):1442.
125. Maia ML, do Val ML, Genzani CP, Fernandes FA, de Andrade MC, Carvalhaes JT. Lowe syndrome: report of five cases. J Bras Nefrol. 2010; 32(2):216-22.
126. Lewis RA, Nussbaum RL, Brewer ED. Lowe Syndrome. In: Pagon RA, Adam MP, Ardinger HH, Wallace SE, Amemiya A, Bean LJH, et al. (eds.). Seattle, WA: GeneReviews; 1993.
127. Quijano-Roy S, Sparks SE, Rutkowski A. LAMA2-Related Muscular Dystrophy. In: Pagon RA, Adam MP, Ardinger HH, Wallace SE, Amemiya A, Bean LJH, et al. (eds.). Seattle, WA: GeneReviews; 1993.
128. Amato AA, Russell JA. Neuromuscular Disorders: McGraw-Hill; 2008.
129. Faghri S, Tamura D, Kraemer KH, Digiovanna JJ. Trichothiodystrophy: a systematic review of 112 published cases characterises a wide spectrum of clinical manifestations. J Med Genet. 2008; 45(10):609-21.
130. Biffi A, Cesani M, Fumagalli F, Del Carro U, Baldoli C, Canale S, et al. Metachromatic leukodystrophy-mutation analysis provides further evidence of genotype-phenotype correlation. Clin Genet. 2008; 74:349-57.
131. Kuchar L, Ledvinova J, Hrebicek M, Myskova H, Dvorakova L, Berna L, et al. Prosaposin deficiency and saposin B deficiency (activator-deficient metachromatic leukodystrophy): report on two patients detected by analysis of urinary sphingolipids and carrying novel PSAP gene mutations. Am J Med Genet. 2009; 149A:613-21.

132. Soong B, Casamassima A, Fink J, Constantopoulos G, Horwitz A. Multiple sulfatase deficiency. Neurology. 1988; 38:1273-5.
133. Korn-Lubetzki I, Nevo Y. Infantile Krabbe disease. . Arch Neurol. 2003; 60:1643-4.
134. Osborn AG, Salzman KL, Barkovich AJ, Katzman GL, Provenzale JM, Harnsberger HR, et al. (eds.). Diagnóstico por imagem: cérebro. 2 ed. Rio de Janeiro: Guanabara Koogan; 2011.
135. Lyon G, Kolodny EH, Pastores GM (eds.). Neurology of Hereditary Metabolic Diseases in Children. 3 ed. McGraw-Hill; 2006.
136. Spiegel R, Bach G, Sury V, Mengistu G, Meidan B, Shalev S, et al. A mutation in the saposin A coding region of the prosaposin gene in an infant presenting as Krabbe disease: report of saposin A deficiency in humans. Molec Genet Metab. 2005; 84:160-6.
137. Haataja L, Parkkola R, Sonninen P, Vanhanen S-L, Schleutker J, Aarimaa T, et al. Phenotypic variation and magnetic resonance imaging (MRI) in Salla disease, a free sialic acid storage disorder. Neuropediatrics. 1994; 25:238-44.
138. Barkovich AJ (ed.). Pediatric neuroimaging. 4 ed. Philadelphia: Lippincott Williams and Wilkins; 2005.
139. Lemyre E, Russo P, Melancon S, Gagne R, Potier M, Lambert M. Clinical spectrum of infantile free sialic acid storage disease. Am J Med Genet. 1999; 82:385-91.
140. Willems P, Gatti R, Darby J, Romeo G, Durand P, Dumon J, et al. Fucosidosis revisited: a review of 77 patients. Am J Med Genet. 1991; 38:111-31.
141. Suzuki Y, Oshima A, Nanba E. Beta-galactosidase deficiency (beta-galactosidosis): GM1 gangliosidosis and Morquio B disease. In: Scriver C, Beaudet A, Sly W, Valle D (eds.). The Metabolic and Molecular Bases of Inherited Disease. 8 ed. New York: McGraw-Hill; 2001. p. 3775-809.
142. Fernandes Filho J, Shapiro B. Tay-Sachs disease. Arch Neurol. 2004; 61:1466-8.
143. Schiffmann R. Fabry disease. Pharm Ther. 2009; 122:65-77.
144. Imrie J, Wraith J. Niemann-Pick disease type C. Arch Dis Child. 2001; 84:427-9.
145. Moser H, Raymond G, Dubey P. Adrenoleukodystrophy: new approaches to a neurodegenerative disease. JAMA. 2005; 294:3131-4.
146. Distel B, Erdmann R, Gould S, Blobel G, Crane D, Cregg J, et al. A unified nomenclature for peroxisome biogenesis factors. J Cell Biol. 1996; 135:1-3.
147. Ebberink M, Mooijer P, Gootjes J, Koster J, Wanders R, Waterham H. Genetic classification and mutational spectrum of more than 600 patients with a Zellweger syndrome spectrum disorder. Hum Mutat. 2011; 32:59-69.
148. Steinberg S, Dodt G, Raymond G, Braverman N, Moser A, Moser H. Peroxisome biogenesis disorders. Biochim Biophys Acta. 2006; 1763:1733-48.
149. Ishiyama G, Lopez I, Baloh R, Ishiyama A. Canavan's leukodystrophy is associated with defects in cochlear neurodevelopment and deafness. Neurology. 2003; 60:1702-4.
150. Rodriguez D, Gauthier F, Bertini E, Bugiani M, Brenner M, N'guyen S, et al. Infantile Alexander disease: spectrum of GFAP mutations and genotype-phenotype correlation. Am J Hum Genet. 2001; 69:1134-40.
151. van der Knaap M, Barth P, Gabreels F, Franzoni E, Begeer J, Stroink H, et al. A new leukoencephalopathy with vanishing white matter. Neurology. 1997; 48:845-55.
152. van der Knaap M, Kamphorst W, Barth P, Kraaijeveld C, Gut E, Valk J. Phenotypic variation in leukoencephalopathy with vanishing white matter. Neurology. 1998; 51:540-7.
153. Maletkovic J, Schiffmann R, Gorospe J, Gordon E, Mintz M, Hoffman E, et al. Genetic and clinical heterogeneity in eIF2B-related disorder. J Child Neurol. 2008; 23:205-15.
154. Moghadasian M, Salen G, Frohlich J, Scudamore C. Cerebrotendinous xanthomatosis: a rare disease with diverse manifestations. Arch Neurol. 2002; 59:527-9.
155. Nie S, Chen G, Cao X, Zhang Y. Cerebrotendinous xanthomatosis: a comprehensive review of pathogenesis, clinical manifestations, diagnosis, and management. Orphanet Journal of Rare Diseases. 2014; 9: 179-90.
156. Cailloux F, Gauthier-Barichard F, Mimault C, Isabelle V, Courtois V, Giraud G, et al. Genotype-phenotype correlation in inherited brain myelination defects due to proteolipid protein gene mutations. Europ J Hum Genet. 2000; 8:837-45.
157. Biancheri R, Rosano C, Denegri L, Lamantea E, Pinto F, Lanza F, et al. Expanded spectrum of Pelizaeus--Merzbacher-like disease: literature revision and description of a novel GJC2 mutation in an unusually severe form. Europ J Hum Genet. 2013; 21:34-9.
158. Bugiani M, Al Shahwan S, Lamantea E, Bizzi A, Bakhsh E, Moroni I, et al. GJA12 mutations in children with recessive hypomyelinating leukoencephalopathy. Neurology. 2006; 67:273-9.
159. Jaeken J, Detheux M, Van Maldergem L, Foulon M, Carchon H, Van Schaftingen E. 3-Phosphoglycerate dehydrogenase deficiency: an inborn error of serine biosynthesis. Arch Dis Child. 1996; 74:542-5.

160. Mercimek-Mahmutoglu S, van der Knaap M, Baric I, Prayer D, Stoeckler-Ipsiroglu S. Hypomyelination with atrophy of the basal ganglia and cerebellum (H-ABC). Report of a new case. Neuropediatrics. 2005; 36:223-6.
161. Wakusawa K, Haginoya K, Kitamura T, Togashi N, Ishitobi M, Yokoyama H, et al. Effective treatment with levodopa and carbidopa for hypomyelination with atrophy of the basal ganglia and cerebellum. Tohoku J Exp Med. 2006; 209:163-7.
162. van der Knaap M, Naidu S, Pouwels P, Bonavita S, van Coster R, Lagae L, et al. New syndrome characterized by hypomyelination with atrophy of the basal ganglia and cerebellum. Am J Neuroradiol. 2002; 23:1466-74.
163. Biancheri R, Zara F, Rossi A, Mathot M, Nassogne M, Yalcinkaya C, et al. Hypomyelination and congenital cataract: broadening the clinical phenotype. Arch Neurol. 2011; 68:1191-4.
164. Feenstra I, Vissers L, Orsel M, van Kessel A, Brunner H, Veltman J, et al. Genotype-phenotype mapping of chromosome 18q deletions by high-resolution array CGH: an update of the phenotypic map. Am J Med Genet. 2007; 143:1858-67.
165. Lancaster J, Cody J, Andrews T. Myelination in children with partial deletions of chromosome 18q. AJNR Am J Neuroradiol. 2005; 26:447-54.
166. Bernard G, Chouery E, Putorti M, Tetreault M, Takanohashi A, Carosso G, et al. Mutations of POLR3A encoding a catalytic subunit of RNA polymerase pol III cause a recessive hypomyelinating leukodystrophy. Am J Hum Genet. 2011; 89:415-23.
167. Timmons M, Tsokos M, Abu Asab M, Seminara S, Zirzow G, Kaneski C, et al. Peripheral and central hypomyelination with hypogonadotropic hypogonadism and hypodontia. Neurology. 2006; 67:2066-9.
168. Wolf N, Vanderver A, van Spaendonk R, Schiffmann R, Brais B, Bugiani M, et al. Clinical spectrum of 4H leukodystrophy caused by POLR3A and POLR3B mutations. Neurology. 2014; 83:1898-905.
169. Sasaki M, Takanashi J, Tada H, Sakuma H, Furushima W, Sato N. Diffuse cerebral hypomyelination with cerebellar atrophy and hypoplasia of the corpus callosum. Brain Dev. 2009; 31:582-7.
170. Loddenkemper T, Grote K, Evers S, Oelerich M, Stogbauer F. Neurological manifestations of the oculodentodigital dysplasia syndrome. J Neurol Sci. 2002; 249:584-95.
171. Papadimitriou A, Dumitrescu A, Papavasiliou A, Fretzayas A, Nicolaidou P, Refetoff S. A novel monocarboxylate transporter 8 gene mutation as a cause of severe neonatal hypotonia and developmental delay. Pediatrics. 2008; 121:e199-e292.
172. Patrono C, Di Giacinto G, Eymard-Pierre E, Santorelli F, Rodriguez D, De Stefano N, et al. Genetic heterogeneity of megalencephalic leukoencephalopathy and subcortical cysts. Neurology. 2003; 61:534-7.
173. Crow Y, Rehwinkel J. Aicardi-Goutieres syndrome and related phenotypes: linking nucleic acid metabolism with autoimmunity. J Hum Molec Genet. 2009; 18:R130-R6.
174. van der Knaap M, van der Voorn P, Barkhof F, Van Coster R, Krageloh-Mann I, Feigenbaum A, et al. A new leukoencephalopathy with brainstem and spinal cord involvement and high lactate. Ann Neurol. 2002; 53:252-8.
175. Scheper G, van der Klok T, van Andel R, van Berkel C, Sissler M, Smet J, et al. Mitochondrial aspartyl-tRNA synthetase deficiency causes leukoencephalopathy with brain stem and spinal cord involvement and lactate elevation. Nature Genet. 2007; 39:534-9.
176. Alibas H, Koytak P, Ekinci G, Uluc K. A Case with leukoencephalopathy with brainstem and spinal cord involvement and elevated lactate (LBSL) with Its characteristic clinical and neuroimaging findings. Clinical Neuroradiology. 2014; 24:297-300.
177. Faghri S, Tamura D, Kraemer K, DiGiovanna J. Trichothiodystrophy: a systematic review of 112 published cases characterises a wide spectrum of clinical manifestations. J Med Genet. 2008; 45:609-21.
178. Sillen A, Anton-Lamprecht I, Braun-Quentin C, Kraus C, Sayli B, Ayuso C, et al. Spectrum of mutations and sequence variants in the FALDH gene in patients with Sjogren-Larsson syndrome. Hum Mutat. 1998; 12:377-84.
179. Bertola D, Cao H, Albano L, Oliveira D, Kok F, Marques-Dias M, et al. Cockayne syndrome type A: novel mutations in eight typical patients. J Hum Genet. 2006; 51:701-5.
180. Mahmoud A, Yousef G, Al-Hifzi I, Diamandis E. Cockayne syndrome in three sisters with varying clinical presentation. Am J Med Genet. 2002; 111:81-5.
181. Neilan E, Delgado M, Donovan M, Kim S, Jou R, Wu B-L, et al. Response of motor complications in Cockayne syndrome to carbidopa-levodopa. Arch Neurol. 2008; 65:1117-21.
182. Bondurand N, Dastot-Le Moal F, Stanchina L, Collot N, Baral V, Marlin S, et al. Deletions at the SOX10 gene locus gene Waardenburg syndrome types 2 and 4. Am J Hum Genet. 2007; 81:1169-85.
183. Bosch A. Classical galactosaemia revisited. J Inherit Metab Dis. 2006; 29:516-25.

184. Reiss J, Johnson J. Mutations in the molybdenum cofactor biosynthetic genes MOCS1, MOCS2, and GEPH. Hum Mutat. 2003; 21:569-76.
185. Shih V, Abrams I, Johnson J, Carney M, Mandell R, Robb R, et al. Sulfite oxidase deficiency: biochemical and clinical investigations of a hereditary metabolic disorder in sulfur metabolism. New Eng J Med. 1977; 297:1022-8.
186. Charnas L, Bernardini I, Rader D, Hoeg J, Gahl W. Clinical and laboratory findings in the oculocerebrorenal syndrome of Lowe, with special reference to growth and renal function. New Eng J Med. 1991; 324:1318-25.
187. Gow P, Smallwood R, Angus P, Smith A, Wall A, Sewell R. Diagnosis of Wilson's disease: an experience over three decades. Gut. 2000; 46:415-9.
188. De Bie P, Muller P, Wijmenga C, Klomp L. Molecular pathogenesis of Wilson and Menkes disease: correlation of mutations with molecular defects and disease phenotypes. J Med Genet. 2007; 44:673-88.
189. Chuang D, Shih V. Maple syrup urine disease (branched-chain ketoaciduria). In: Scriver C, Beaudet A, Sly W, Valle D (eds.). The Metabolic and Molecular Bases of Inherited Disease. II. New York: McGraw-Hill. 2001; p. 1971-2005.
190. Seijo-Martinez M, Navarro C, Castro del Rio M, Vila O, Puig M, Ribes A, et al. L-2-hydroxyglutaric aciduria: clinical, neuroimaging, and neuropathological findings. Arch Neurol. 2005; 62:666-70.
191. Jones K, Morgan G, Johnston H, Tobias V, Ouvrier R, Wilkinson I, et al. The expanding phenotype of laminin alpha-2 chain (merosin) abnormalities: case series and review. J Med Genet. 2001; 38:649-57.

Leucodistrofias do Adulto 25

Anderson Rodrigues Brandão de Paiva
Lucas Lopes Resende
Leandro Tavares Lucato

O termo leucoencefalopatia refere-se a doenças com comprometimento predominante da substância branca cerebral, independentemente da causa. As causas adquiridas, como doenças desmielinizantes, infecciosas, pós-infecciosas, tóxicas, metabólicas, neoplásicas e vasculares são as mais comuns na prática neurológica de pacientes adultos (aqui definidos como maiores de 16 anos, por ser este o corte de idade mais comumente adotado na literatura).[1]

Já as causas genéticas de leucoencefalopatia representam um enorme desafio para o neurologista clínico. A literatura a respeito é pobre e confusa, com a maioria das publicações referindo-se a doenças de início na infância e com fluxogramas ou tabelas de difícil aplicação em adultos, tendo em vista que as mesmas doenças descritas na infância, quando têm início na idade adulta, frequentemente têm apresentações clínica e neurorradiológica completamente distintas.

Essa realidade começou a mudar nos últimos anos, com um número crescente de revisões e estudos dedicados à população adulta com leucodistrofia.[2-6]

Neste capítulo, adotaremos as mesmas definições e a divisão propostas no capítulo anterior. Assim, dividiremos as doenças genéticas da substância branca em:
- Leucodistrofias clássicas (LD);
- Leucoencefalopatias genéticas (LG).

Leucodistrofias são doenças genéticas que afetam primariamente a substância branca do sistema nervoso central, com ou sem comprometimento do sistema nervoso periférico. Essas doenças têm em comum anormalidades na bainha de mielina e a neuropatologia evidencia principalmente o envolvimento de células da glia. Já as leucoencefalopatias genéticas, são as doenças hereditárias da substância branca que não preenchem critérios para leucodistrofias, ou seja, secundárias a outros mecanismos de lesão, como alterações vasculares ou sistêmicas.[2]

Tais definições foram recentemente questionadas[7,8] e uma nova definição de leucodistrofia foi proposta, a saber: doenças geneticamente determinadas que afetam primariamente a substância branca do sistema nervoso central, independentemente do componente estrutural da substância branca envolvido, do mecanismo molecular ou do curso da doença.[7]

É importante que o leitor esteja atento a essa profusão de termos e definições, o que adiciona complexidade ao estudo do tema. Neste capítulo, adotaremos a distinção entre leucodistrofias e leucoencefalopatias genéticas, por nos parecer etimologicamente mais adequada e por terem sido essas definições as mais utilizadas nos artigos publicados nos últimos anos.

Ressalta-se que são três os cenários possíveis com os quais o neurologista pode se deparar:
1. Doenças que se iniciaram na infância e o paciente chegou à idade adulta (não é incomum que chegue sem diagnóstico);
2. Doenças que tipicamente se iniciam na infância, mas tiveram início tardio – em outras palavras, doenças em que os genes podem se expressar na infância, adolescência ou na vida adulta;
3. Doenças que se manifestam exclusivamente na vida adulta.

Na Tabela 25.1, listamos as principais leucodistrofias clássicas da infância com apresentação em adultos, bem como leucoencefalopatias genéticas de apresentação exclusivamente em adultos.

O diagnóstico de LD/LG raramente é suspeitado antes da realização da imagem por ressonância magnética (RM). Soma-se a isso o fato de que, embora as LD/LG sejam muito heterogêneas enquanto grupo, cada entidade costuma ter um padrão de imagem bastante característico e consistente. Assim, é natural que classificações e abordagens diagnósticas tenham sido sugeridas tendo como ponto de partida a RM. Destacamos a proposta elaborada por Labauge e colaboradores, em 2014,[9] por ser dedicada exclusivamente a pacientes adultos.

Esses autores propuseram um algoritmo simples e bastante prático para orientar a investigação diagnóstica (Figura 25.1). Sabe-se que a avaliação da RM ajuda a separar as causas adquiridas das causas genéticas. Quadros com distribuição assimétrica das lesões, rápida evolução e impregnação pelo gadolínio favorecem etiologias adquiridas, enquanto distribuição simétrica e confluente favorece etiologia genética.[9] No entanto, essa regra tem

TABELA 25.1. Leucodistrofias/leucoencefalopatias genéticas em adultos

Doença	Idade de início	Investigações úteis	Gene
Adrenomieloneuropatia/ adrenoleucodistrofia ligada ao X (AMN/ALD-X)	Da infância à vida adulta	Dosagem sérica dos ácidos graxos de cadeia muito longa	ABCD1
Arteriopatia cerebral autossômica dominante com infartos subcorticais e leucoencefalopatia (CADASIL)	• Enxaqueca: da infância à vida adulta; • Eventos isquêmicos: 20 a 70 anos; média de 50 anos	Microscopia eletrônica de biópsia de pele	NOTCH3
Doença de Krabbe	Até 60 anos	Atividade da enzima galactocerebrosidase (GALC)	GALC
Leucodistrofia metacromática	Até 70 anos	Atividade da enzima arilsulfatase A (ARSA)	ARSA

Continua

TABELA 25.1. Leucodistrofias/leucoencefalopatias genéticas em adultos (continuação)

Doença	Idade de início	Investigações úteis	Gene
Xantomatose cerebrotendínea (XCT)	Da adolescência à vida adulta	Perfil de esteróis (colestanol) Álcoois biliares na urina	CYP27A1
Doenças mitocondriais	Da infância à vida adulta	Lactato (sangue e líquor)	Vários
Leucoencefalopatia com esferoides axonais e glia pigmentada de início no adulto (ALSP)	15 a 78 anos	Biópsia cerebral (substituída por testagem genética)	CSF1R
Doença por corpos de poliglicosanos do adulto	40 a 60 anos	Biópsia de nervo sural. Atividade de GBE em fibroblastos	GBE
Doença de Alexander	Da infância à vida adulta	Biópsia cerebral (substituída por testagem genética)	GFAP
Leucodistrofia autossômica dominante desmielinizante do adulto (ADLD)	30 a 50 anos	–	LMNB1
Doença da substância branca evanescente	Da infância à vida adulta	–	EIF2B1-5
Arteriopatia autossômica recessiva com infartos subcorticais e leucoencefalopatia (CARASIL)	20-50 anos	–	HTRA1
Deficiência de hexosaminidase A (gangliosidose GM2, doença de Tay-Sachs do adulto)	20-40 anos	Atividade enzimática de β-hexa A (em leucócitos)	HEXA
Leucoencefalopatia megalencefálica com cistos subcorticais	6 meses a 50 anos	–	MLC1; HEPACAM
Acidúria L2-hidroxiglutárica	Da infância à vida adulta	Ácido 2-hidroxiglutárico	L2HGDH
Doença de Nasu-Hakola	10 a 45 anos	Radiografia das mãos	TREM2; TYROBP
Arteriopatia relacionada a catepsina-A com infartos e leucoencefalopatia (CARASAL)	20 a 40 anos	–	CTSA
Leucoencefalopatia progressiva com falência ovariana relacionada a AARS2	Da infância à vida adulta	–	AARS2
Doença de Fabry	Da infância à vida adulta	Atividade enzimática da α-galactosidase A	GLA
Doença de Pelizaeus-Merzbacher	Da infância à vida adulta	–	PLP1
Leucodistrofia hipomielinizante com atrofia de gânglios da base e cerebelo (H-ABC)	H-ABC: início na infância DYT4: início na vida adulta	–	TUBB4A

Adaptada de Ahmed et al., 2014.[5]

```
                    ┌─────────────────────┐
                    │  Leucoencefalopatias │
                    └──────────┬──────────┘
                ┌──────────────┴──────────────┐
         ┌──────┴──────┐               ┌──────┴──────┐
         │  Adquiridas │               │  Genéticas  │
         └─────────────┘               └──────┬──────┘
                                 ┌────────────┴────────────┐
                          ┌──────┴──────┐           ┌──────┴──────┐
                          │  Vasculares │           │Não vasculares│
                          └─────────────┘           └──────┬──────┘
                                                   ┌──────┴──────┐
                                            ┌──────┴─────┐ ┌─────┴────┐
                                            │  Cavitantes│ │  Outras  │
                                            └────────────┘ └──────────┘
```

- Distribuição assimétrica
- Impregnação pelo gadolínio
- Rápida evolução

- Micro-hemorragias
- Infartos lacunares
- Lesões de tronco externas e susbstância branca profunda

Grandes áreas de hipossinal em meio a áreas de hipersinal no FLAIR

Ex.: CADASIL

Ex.: doença da substância branca evanescente

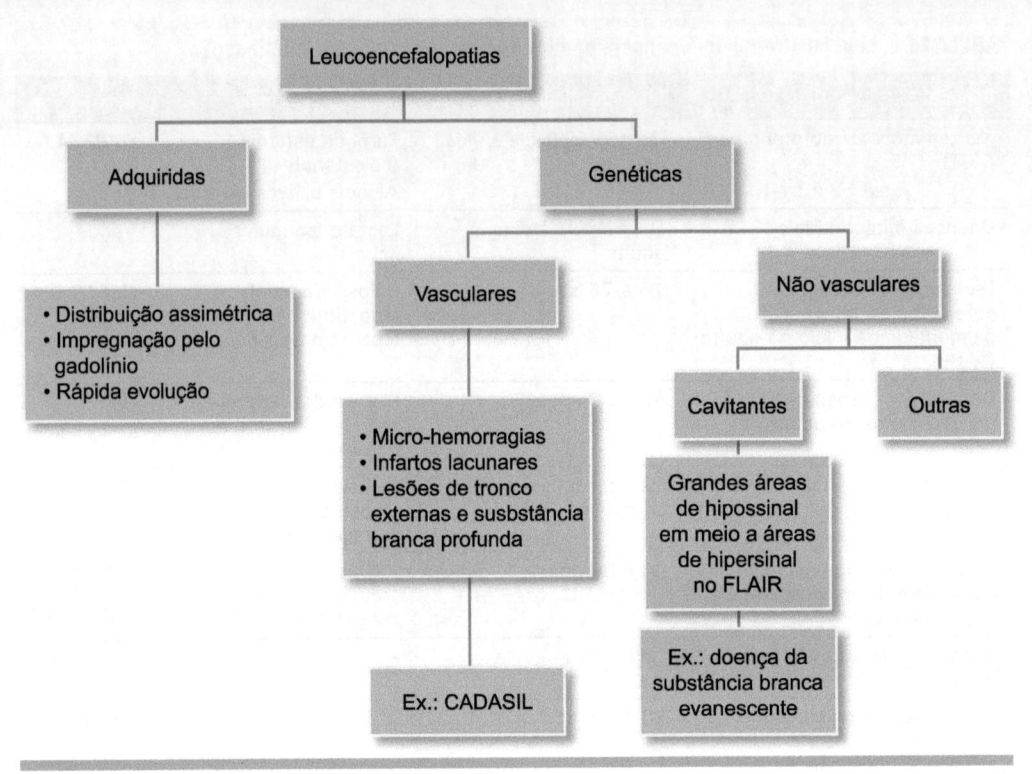

FIGURA 25.1. Algoritmo diagnóstico para leucoencefalopatias do adulto. (Adaptada de Labauge et al., 2014.[9])

muitas exceções, com casos de LD/LG com apresentação assimétrica, impregnação pelo gadolínio e rápida evolução, e casos com distribuição simétrica e confluente de etiologia adquirida, em geral tóxica ou metabólica.[10]

Uma vez feita a suspeita de etiologia genética, tentamos a classificação da imagem em um de três padrões: vascular, cavitante e outros (não vascular, ou não cavitante). Definido o padrão, teríamos as principais hipóteses para cada grupo e procederíamos com as investigações pertinentes (Tabela 25.2).

Sendo o terceiro grupo o mais heterogêneo, podemos tentar refinar nossa avaliação da RM na busca de algum padrão típico ou predomínio de acometimento. A avaliação da fossa posterior e a busca por achados adicionais como calcificações e cistos também podem ter grande valor diagnóstico (Tabela 25.3).

Obviamente, tais investigações podem ser mais direcionadas a partir de dados clínicos. Embora as manifestações clínicas das LD/LG sejam muitas vezes inespecíficas, tanto em crianças como em adultos, alguns achados neurológicos e extraneurológicos podem ser muito úteis (Tabela 25.4).

Em adultos, as manifestações clínicas mais comuns são as cognitivo-comportamentais e as alterações de marcha por acometimento de tratos longos, como espasticidade e ataxia. Movimentos anormais, manifestações bulbares, neuropatia periférica e mais raramente epilepsia também podem estar presentes.[4]

TABELA 25.2. Leucodistrofias/leucoencefalopatias genéticas em adultos divididas conforme o padrão de acometimento

Padrão de acometimento	Características da imagem por ressonância magnética	Doenças mais comuns	Principais exames
Vascular	Hipersinal em T2/FLAIR em substância cinzenta profunda, ponte, lobos temporais e cápsulas externas Infartos subcorticais Micro-hemorragias Calcificações Espaços perivasculares dilatados	CADASIL CARASIL Doenças relacionadas a *COL4A1/COL4A2* Microangiopatia cerebrorretinal com calcificações e cistos Doença de Fabry Xantomatose cerebrotendínea	*NOTCH3* *COL4A1* Colestanol Atividade de α-galactosidase A
Cavitante	Associação de hipossinal com grandes áreas de desmielinização visualizadas em FLAIR	Doença da substância branca evanescente Leucoencefalopatia megalencefálica com cistos subcortiais Doenças mitocondriais	*EIF2B1-5*
Outro (não vascular; não cavitante)	Outro padrão que não sugira acometimento vascular ou cavitante	Adrenoleucodistrofia ligada ao X Leucodistrofia metacromática Doença de Krabbe Xantomatose cerebrotendínea Leucoencefalopatia com esferoides axonais e glia pigmentada de início no adulto	Ácidos graxos de cadeia muito longa Arilsulfatase A Galactocerebrosidase Colestanol Homocisteína

Ao contrário do que ocorre na infância, em que predominam as LD/LG autossômicas recessivas, em adultos as autossômicas dominantes parecem ser mais comuns, embora isso nem sempre fique claro pela história. Há também casos de mutação *de novo*, como ocorre na doença de Alexander e em alguns casos de adrenomieloneuropatia/adrenoleucodistrofia ligada ao X (AMN/ALD-X), e casos de doenças autossômicas dominantes com penetrância incompleta – como a leucoencefalopatia com esferoides axonais e glia pigmentada de início no adulto[11] (Tabela 25.5).

É interessante notar que mesmo após uma avaliação clínica e neurorradiológica sistematizada associada a avaliação laboratorial extensa, um percentual relevante dos casos podem continuar sem diagnóstico.

Em 2015, Ayrignac e colaboradores[11] publicaram uma série de 154 casos de LD/LG de início na idade adulta, classificando-os a partir da RM em um dos três grupos sugeridos por Labauge em 2014.[9] A série se distribuiu da seguinte forma: 55 pacientes (36%) pertencentes ao grupo com padrão vascular; 17 (11%) pertencentes ao grupo cavitante; e 82 (53%) pertencentes ao grupo não vascular/não cavitante. Um diagnóstico final foi possível em 64% dos casos, sendo que nos dois primeiros grupos, o percentual de diagnósticos foi de 75 e 76%, respectivamente. Já no terceiro grupo, apenas 54% dos pacientes tiveram um diagnóstico.

TABELA 25.3. Achados adicionais de imagem que podem ajudar no diagnóstico

Padrões na RM	Doenças
Tratos corticoespinhais	• AMN/ALD-X • Doença de Krabbe • Leucoencefalopatia megalencefálica com cistos subcorticais • Leucodistrofia autossômica dominante desmielinizante do adulto • Leucoencefalopatia com acometimento de tronco encefálico e medula espinhal e elevação de lactato
Calcificações	• Microangiopatia cerebrorretiniana com calcificações e cistos (síndrome de Labrune) • Doenças associadas ao *COL4A1* e *COL4A2* • Doença de Fabry • Leucoencefalopatia com esferoides axonais e glia pigmentada de início no adulto • Doenças mitocondriais
Cistos/cavitações	• Doença da substância branca evanescente • Leucoencefalopatia com esferoides axonais e glia pigmentada de início no adulto • Leucoencefalopatia megalencefálica com cistos subcorticais • Microangiopatia cerebrorretiniana com calcificações e cistos (síndrome de Labrune) • Acidúria L2-hidroxiglutárica
Predomínio frontal	• Leucodistrofia metacromática • Leucoencefalopatia com esferoides axonais e glia pigmentada de início no adulto • ALD-X • Doença de Alexander
Predomínio parieto-occipital	• ALD-X • Doença de Krabbe
Acometimento de tronco encefálico	• Leucoencefalopatia com acometimento de tronco encefálico e medula espinhal e elevação de lactato • Doenças peroxissomais • Doença de Alexander • Leucodistrofia autossômica dominante desmielinizante do adulto • Doença por corpos de poliglicosanos do adulto
Acometimento cerebelar	• Xantomatose cerebrotendínea • Síndrome de tremor-ataxia relacionada ao X • Leucodistrofia autossômica dominante desmielinizante do adulto • Leucoencefalopatia com acometimento de tronco encefálico e medula espinhal e elevação de lactato • Doenças mitocondriais
Pedúnculos cerebelares médios	• Síndrome de tremor-ataxia relacionada ao X • Leucodistrofia autossômica dominante desmielinizante do adulto • Leucoencefalopatia com acometimento de tronco encefálico e medula espinhal e elevação de lactato
Acometimento de medula espinhal	• Leucoencefalopatia com acometimento de tronco encefálico e medula espinhal e elevação de lactate • Doença de Alexander • Doenças mitocondriais
Impregnação pelo contraste	• AMN/ALD-X • Microangiopatia cerebrorretiniana com calcificações e cistos (síndrome de Labrune) • Doença de Alexander

Adaptada de Labauge 2014.[9]

TABELA 25.4. Achados neurológicos e extraneurológicos de maior valor diagnóstico

Neuropatia periférica	• AMN/ADL-X • Leucodistrofia metacromática • Doença de Krabbe • Doenças mitocondriais • Xantomatose cerebrotendínea • Doença de Fabry • Doença por corpos de poliglicosanos do adulto	
Alterações visuais	Catarata	Xantomatose cerebrotendínea Doença relacionada ao *COL4A1*
	Córnea *verticillata*	Doença de Fabry
	Tortuosidades arteriolares e hemorragias retinianas	Doença relacionada ao *COL4A1*
	Retinite pigmentosa	Doenças mitocondriais
	Telangiectasias retinianas	Microangiopatia cerebrorretiniana com calcificações e cistos (síndrome de Labrune)
	Atrofia óptica	Doenças mitocondriais
Hipoacusia	• Doença de Fabry • Doenças mitocondriais	
Disautonomia	• Leucodistrofia autossômica dominante desmielinizante do adulto • Doença por corpos de poliglicosanos do adulto	
Tremor palatal	• Doença de Alexander	
Enxaqueca	• CADASIL	
Acidente vascular encefálico	• CADASIL • CARASIL • CARASAL • Doença de Fabry	
Alterações cutâneas	Xantomas tendíneos	Xantomatose cerebrotendínea
	Angioqueratomas	Doença de Fabry
	Hipercromia	AMN/ALD-X
Alterações endocrinológicas	Insuficiência adrenal	AMN/ALD-X Leucodistrofia 4H
	Falência ovariana precoce	Doença da substância branca evanescente Leucoencefalopatia relacionada a *AARS2* Síndrome do tremor-ataxia ligada ao X
	Diabetes	Doenças mitocondriais
	Hipogonadismo hipogonadotrófico	Leucodistrofia 4H Distúrbios relacionados a *PNPLA6*
Alterações viscerais	Diarreia	Xantomatose cerebrotendínea
	Dismotilidade gastrointestinal	Encefalopatia mitocondrial neurogastrointestinal
	Colelitíase	Leucodistrofia metacromática
	Cardiopatia	Doença de Fabry Doenças mitocondriais
	Nefropatia	Doença de Fabry Doença relacionada a *COL4A1*
Alterações ósseas	Síndrome de Nasu-Hakola	

Adaptada de Labauge 2014.[9]

TABELA 25.5. Padrão de herança das principais leucodistrofias e leucoencefalopatias genéticas

Autossômicas dominantes	• CADASIL • Leucodistrofia autossômica dominante desmielinizante do adulto • Leucoencefalopatia com esferoides axonais e glia pigmentada de início no adulto • Doença de Alexander • Doença relacionada a *COL4A1* • Leucodistrofia cerebral com vasculopatia retiniana (*TREX1*)
Ligadas ao X	• AMN/ALD-X • Síndrome de tremor-ataxia ligada ao X • Doença de Fabry • Doença de Pelizaeus-Merzbacher
Autossômicas recessivas	• Todas as demais

Em 2017, Lynch e colaboradores,[6] utilizando sequenciamento de nova geração, avaliaram 100 pacientes adultos com LD/LG não resolvidos mesmo após extensa avaliação laboratorial, independentemente da idade de início dos sintomas, e obtiveram um diagnóstico final em 26 deles.

Ainda não há na literatura uma recomendação formal sobre o melhor algoritmo diagnóstico a seguir no que se refere ao uso de testes genéticos em pacientes adultos com LD/LG. No entanto, é evidente que a avaliação não enviesada de todos os genes produtores de proteínas feita pelo uso do exoma completo é muito atraente quando se lida com fenótipos complexos e múltiplos genes[12] – como é o caso das LD/LG.

Certamente, quando há um fenótipo muito típico, como pode ocorrer por exemplo em CADASIL, pedir a testagem de um único gene (*NOTCH3* no caso) é mais custo-efetivo. Mesmo assim, não se pode excluir de antemão alguma surpresa; na verdade estamos frente a um caso de uma doença nova, simulando uma condição já bem descrita – como em pacientes com CARASAL, uma condição muito semelhante a CADASIL.[13] Assim, no momento de escolher entre pedir um único teste genético, um painel de genes ou o sequenciamento completo do exoma (SCE), temos os possíveis cenários:

1. Fenótipo bem definido, um gene candidato: solicitar teste do gene suspeito;
2. Fenótipo bem definido, múltiplos genes candidatos: solicitar genes suspeitos ou painel de genes;
3. Fenótipo indefinido e, consequentemente, múltiplos genes possíveis: painel de genes ou sequenciamento completo do exoma (SCE).

O médico deve ter em mente as limitações do uso de painéis (que genes foram incluídos, impossibilidade de reanálise e de identificação de novos genes) e do SCE (não identificação de expansões de nucleotídeos e de mutações intrônicas e uso limitado na identificação de mutações por variação no número de cópias). Acreditamos que muitas vezes o custo pode influenciar sobremaneira a decisão e esperamos que nos próximos anos, com a queda dos custos das técnicas de sequenciamento de nova geração, o SCE torne-se mais disponível.

A seguir, descreveremos as principais leucodistrofias/leucoencefalopatias genéticas que classicamente se apresentam na infância, mas que também podem se manifestar em adultos, seguidas daquelas que se manifestam somente em adultos.

Leucodistrofias/leucoencefalopatias genéticas clássicas
Adrenoleucodistrofia ligada ao X

A adrenoleucodistrofia é uma doença ligada ao X causada por mutação em *ABCD1* e que resulta em um defeito da betaoxidação peroxissomal e consequente acúmulo de ácidos graxos de cadeia muito longa (AGCML) em todos os tecidos.[14] Suas manifestações decorrem do acometimento do córtex adrenal, da mielina do sistema nervoso central e das células de Leydig dos testículos.[14]

São três os fenótipos mais comumente descritos: forma cerebral da criança (descrita no capítulo anterior), adrenomieloneuropatia e insuficiência adrenal sem manifestações neurológicas ("doença de Addison isolada").[15]

A adrenomieloneuropatia representa cerca de 40% dos pacientes[15] e manifesta-se no adulto jovem, em geral entre 20 e 40 anos, com paraparesia espástica lentamente progressiva associada a ataxia sensitiva, disfunções esfincterianas e perda de sensibilidade em membros inferiores. Tais sinais e sintomas decorrem de acometimento medular e de nervos periféricos (axonopatia), em geral com predomínio do acometimento medular. Assim, deve figurar entre os diagnósticos diferenciais de pacientes com suspeita de paraplegia espástica hereditária. Não há comprometimento cognitivo e cerca de 70% dos pacientes com adrenomieloneuropatia possuem algum grau de insuficiência adrenal no momento do diagnóstico. Alguns sinais cutâneos podem auxiliar no diagnóstico, como hipercromia gengival e de cicatrizes (secundárias a insuficiência adrenal) e alopecia. Raramente insuficiência testicular pode ser encontrada. Tênues alterações de sinal em trato corticoespinhal podem estar presentes, sem que isso defina evolução para a forma cerebral do adulto da adrenoleucodistrofia.

Cerca de 20 a 40% dos pacientes com adrenomieloneuropatia podem evoluir com desmielinização em substância branca cerebral, algumas vezes desencadeada por traumatismos cranioencefálicos. Tal desmielinização pode ser focal ou até disseminada, com evolução catastrófica para a forma cerebral do adulto. Tal apresentação assemelha-se à forma cerebral da criança, com graves comprometimentos cognitivo e motor, perda visual e por vezes crises epilépticas.

A forma cerebral do adulto da ADL-X pode se apresentar isoladamente, sem necessariamente ser precedida por AMN-X. A evolução da ADL-X em adultos tende a ser um pouco mais lenta que em crianças e podem predominar as manifestações neuropsiquiátricas, por vezes simulando quadros demenciais ou psicóticos. Os achados da RM assemelham-se aos encontrados em crianças com ADL-X, com hipersinal em T2/FLAIR parieto-occipital e em esplênio do corpo caloso, simétrico, com ou sem impregnação pelo gadolínio (Figura 25.2). Algumas apresentações mais raras são descritas, como a variante frontal, com acometimento inicial da substância branca dos lobos frontais e joelho do corpo caloso, e a variante olivopontocerebelar, com acometimento de cerebelo, pedúnculos cerebelares e trato corticoespinhal.[16,17] Ressalta-se que as alterações da RM podem anteceder as manifestações clínicas, tornando o acompanhamento com RM periódicas importante para guiar decisões clínicas.

As mulheres heterozigotas podem apresentar um quadro semelhante à AMN-X, com incidência crescente com o avançar da idade. No entanto, raramente apresentam insuficiência adrenal e podem ter a dosagem sérica de AGCML normal, sendo diagnosticadas apenas por meio da pesquisa de mutação em ABCD1.[15,18,19]

O diagnóstico tanto da AMN-X como da ADL-X pode ser bioquímico pela dosagem sérica dos AGCML ou pela pesquisa de mutação em *ABCD1*. Mais de 600 mutações desse gene já foram descritas, a maioria por substituição simples de aminoácidos (mutações

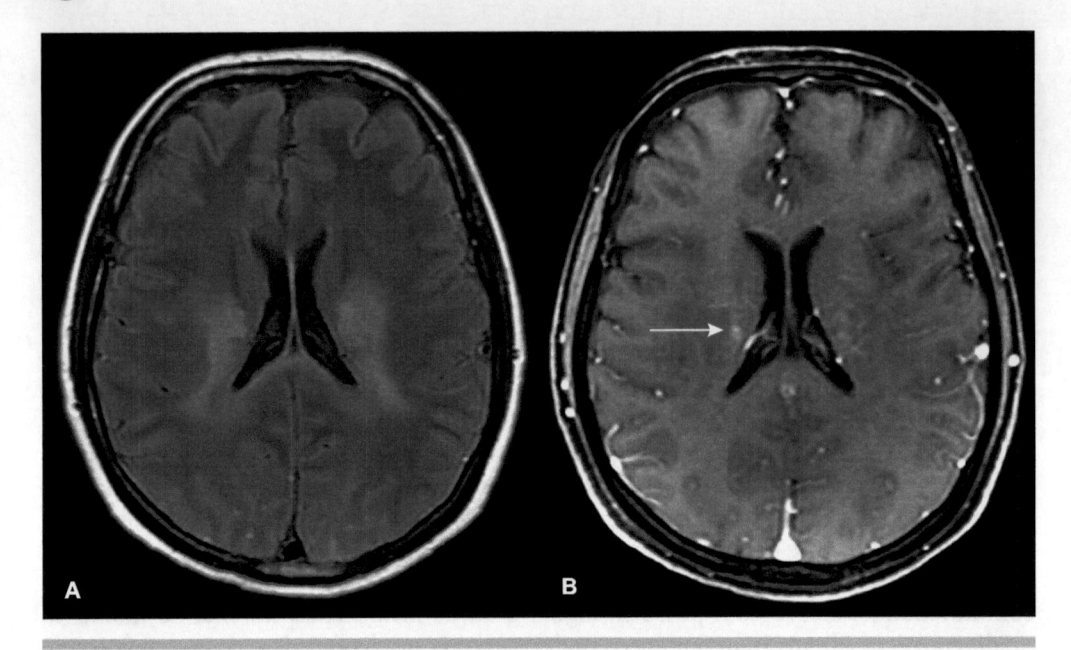

FIGURA 25.2. Adrenoleucodistrofia ligada ao X. Imagem axial FLAIR **(A)** mostra hipersinal bilateral e simétrico nas regiões periventriculares posteriores. A imagem correspondente pesada em T1 pós-contraste **(B)** demonstra pequeno foco de realce (seta). (Fonte: Propriedade do autor.)

tipo *missense*) e não há correlação entre os níveis de AGCML e a gravidade do quadro ou correlações genotípicas-fenotípicas.[20]

O tratamento é basicamente de suporte, com reposição de corticoesteroides nos portadores de insuficiência adrenal e fisioterapia motora para as manifestações motoras daqueles com AMN-X. O transplante de medula óssea (TMO) para adultos com ADL-X ainda carece de mais estudos. Em um estudo em que 14 pacientes com ADL-X foram submetidos ao TMO, aqueles com escore EDSS (*expanded disability status scale*) inferior a 6 obtiveram melhor resultado de sobrevida e preservação da marcha. No entanto, seis pacientes desse estudo não sobreviveram.[21]

Doença de Alexander

A doença de Alexander é uma leucodistrofia autossômica dominante causada por mutação em *GFAP* que leva ao acúmulo citoplasmático da proteína filamentar intermediária GFAP (*glial fibrillary acidic protein*) em astrócitos. Tais agregados proteicos formam o achado neuropatológico chamado fibras de Rosenthal.[22]

Apresenta três formas clínicas reconhecidas, com quadro clínico heterogêneo, a depender da idade de início das manifestações: a forma infantil (início até os 2 anos de idade), juvenil (início de 2 a 14 anos) e adulta (acima de 14 anos).[22]

Em adultos, predominam as manifestações bulbares, como disartria, disfonia, paralisia de corda vocal, rinolalia e disfagia, além de espasticidade e ataxia. A espasticidade pode ser assimétrica e por vezes ser a única manifestação, sem os achados bulbares. Anormalidades da movimentação ocular, disfunção autonômica e tremor palatal também podem estar presentes. Estima-se que este último ocorra em cerca de 41% dos pacientes. Declínio cognitivo e crises epilépticas são pouco frequentes em adultos.[23]

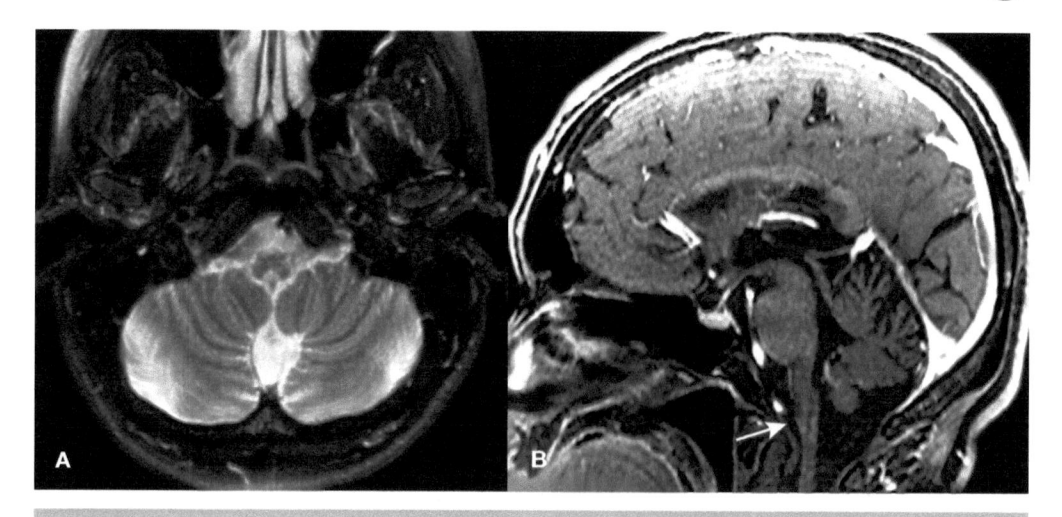

FIGURA 25.3. Doença de Alexander do adulto. Imagem axial pesada em T2 **(A)** mostra claramente a redução de volume do bulbo, com focos de hipersinal. A imagem sagital pesada em T1 após o uso do gadolínio **(B)** permite identificar a redução de volume do bulbo e da porção superior da medula espinhal cervical, o chamado "sinal do girino" (seta). (Fonte: Propriedade do autor.)

Os achados de RM de crânio são bastante distintos dos encontrados nas formas infantil e juvenil, apresentando atrofia e alteração de sinal em bulbo e medula espinhal, sendo a alteração de sinal da substância branca supratentorial inconstante.[24] Um achado muito sugestivo da doença é o "sinal do girino",[25] visualizado nas aquisições sagitais, em que se observa atrofia de bulbo e medula espinhal cervical com preservação de volume da ponte (Figura 25.3).

O diagnóstico atualmente é feito pela pesquisa de mutação em *GFAP*, não sendo mais necessária a biópsia de sistema nervoso central em busca das fibras de Rosenthal. Ressaltamos que embora seja uma doença autossômica dominante, acredita-se que muitos casos se devam a mutação *de novo*.[26] O tratamento é de suporte.

Leucodistrofia metacromática

A leucodistrofia metacromática é uma doença lisossômica de depósito de esfingolipídeos, autossômica recessiva, por deficiência da enzima arilsulfatase A. Mais raramente, a deficiência da proteína ativadora saposina B foi descrita como causadora de um fenótipo clínico semelhante, mas com atividade de arilsulfatase A normal. Em ambas as condições, sulfatídeos não são degradados e se acumulam nos oligodendrócitos, células de Schwann e alguns neurônios, levando a desmielinização progressiva.[27]

Mais de 150 mutações já foram descritas no gene implicado na doença, *ARSA*, e algumas correlações genotípicas-fenotípicas foram possíveis, baseadas na atividade enzimática residual.[28,29] Assim, temos que:

- Pacientes homozigotos para alelos que não expressam nenhuma atividade enzimática sempre exibem a forma mais grave da doença;
- Heterozigose para alelo nulo e alelo que expressa baixa atividade enzimática muitas vezes se associa com a forma juvenil e por vezes com a forma adulta;
- Homozigose para alelos que expressam baixa atividade enzimática é frequentemente associada com a forma mais leve do adulto, embora também possa ocorrer na forma juvenil.

A arilsulfatase A é uma enzima lisossômica que catalisa a primeira etapa da via de degradação do esfingolipídeo 3-O-sulfogalactosilceramida (sulfatídeo). O sulfatídeo é importante para organização das junções axogliais paranodais e é essencial para a localização correta dos canais iônicos nessa região. Também é importante na diferenciação de oligodendrócitos, parecendo ser um importante regulador negativo.

O acúmulo de sulfatídeo não se restringe aos oligodendrócitos e células de Schwann, mas também ocorre em neurônios. Tal acúmulo é responsável pela maioria dos sintomas iniciais da doença. A desmielinização torna-se evidente somente em fases mais avançadas da doença.[27]

Clinicamente, a leucodistrofia metacromática é heterogênea no que concerne a idade de início, a velocidade de progressão e os sintomas iniciais.[30] A forma do adulto, de início após os 14 anos e que corresponde a 15-20% dos casos, caracteriza-se por quadro insidioso de declínio intelectual, instabilidade emocional, alterações comportamentais e déficits de memória. Muitos desses pacientes são erroneamente diagnosticados e tratados como portadores de esquizofrenia. Manifestações motoras em geral são mais tardias, com espasticidade, movimentos anormais, ataxia cerebelar e neuropatia periférica. Esta última é bastante frequente em adultos e pode ser a manifestação inicial, embora também possa estar ausente em alguns casos. Raramente podem apresentar crises epilépticas. A hiperproteinorraquia comumente encontrada em casos de início precoce é um achado inconstante em adultos. Colecistite por acúmulo de sulfatídeos na parede da vesícula biliar é um achado extraneurológico significativo, que pode auxiliar no diagnóstico. O curso é indolente e a sobrevida média é de 12 anos após o diagnóstico, embora alguns pacientes sobrevivam décadas após as primeiras manifestações.[27,30]

Vale ressaltar que na maioria dos pacientes a desmielinização afeta os sistemas nervosos central e periférico, embora possa ser mais evidente em apenas um dos sistemas. No sistema nervoso periférico, as fibras sensitivas são frequentemente mais afetadas que as fibras motoras.[30]

A RM de encéfalo mostra acometimento predominante de substância branca de lobos frontais, sem o característico padrão tigroide ou em pele de leopardo visto na forma infantil. O acometimento dos tratos piramidais é frequente e pode ocorrer significativa atrofia. Não há impregnação pelo contraste paramagnético. A espectroscopia mostra elevação da colina.[31,32]

O diagnóstico laboratorial da leucodistrofia metacromática é feito com a quantificação da excreção de sulfatídeos na urina, que se encontra elevada. A mensuração da atividade enzimática de arilsulfatase A em leucócitos sanguíneos também deve ser feita; porém, isoladamente não confirma o diagnóstico, pois pode estar normal em pacientes com deficiência de saposina B e diminuída em pessoas assintomáticas com pseudodeficiência de arilsulfatase A (presente em 0,2 a 0,5% da população caucasiana).[30]

O diagnóstico bioquímico pode ser confirmado pelos achados anatomopatológicos de biópsia de nervo periférico ou sistema nervoso central com acúmulo lipídico com metacromasia, ou pela pesquisa de mutações em *ARSA* ou PSAP.[30]

O tratamento é basicamente de suporte. O transplante de células-tronco hematopoéticas já foi tentado em pacientes com a forma infantil tardia e na forma do adulto em estágios avançados, porém não houve benefício. Na forma juvenil e nos estágios iniciais da forma do adulto o transplante de células tronco hematopoéticas pode ser considerado.[33,34]

Doença de Krabbe

A doença de Krabbe, também denominada leucodistrofia de células globoides, é uma doença lisossomal autossômica recessiva por deficiência de galactocerebrosidase

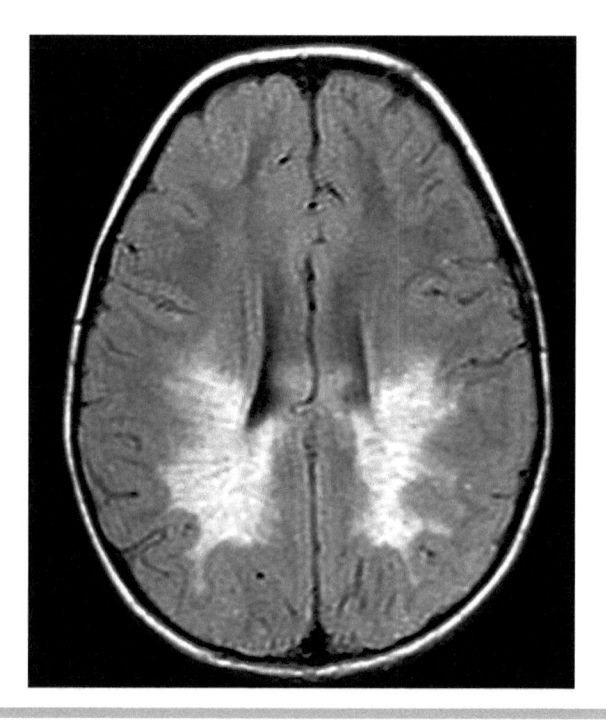

FIGURA 25.4. Doença de Krabbe de início tardio. Imagem axial FLAIR mostra o acometimento periventricular posterior bilateral e simétrico, parieto-occipital, que pode ser observado nessa entidade. (Fonte: Propriedade do autor.)

que resulta em acúmulo de galactosilceramida e psicosina em oligodendrócitos e células de Schwann.[35,36]

Cerca de 5% dos pacientes apresentam início dos sintomas na adolescência ou vida adulta. O sintoma inicial mais comum é alteração de marcha, em geral por paraparesia espástica ou neuropatia periférica (presente em 60% dos adultos) ou ambas. Perda de destreza manual ou parestesias de extremidades também podem ser precoces. Podem ocorrer perda visual e declínio cognitivo lentamente progressivos, mas raramente são as manifestações iniciais.[35-38]

A RM de crânio pode mostrar acometimento de substância branca bilateral com predomínio em tratos piramidais, região parieto-occipital e periventricular (Figura 25.4), mas pode até ser normal, mesmo em pacientes com doença avançada. Assim, indivíduos com doença de Krabbe podem ser erroneamente diagnosticados como portadores de paraplegia espástica hereditária, doença do neurônio motor ou esclerose múltipla.[39]

A análise do líquor pode demonstrar hiperproteinorraquia, mas esta é inconstante em adultos, e a eletroneuromiografia apresenta padrão de acometimento desmielinizante.[36] O diagnóstico é feito pela demonstração da deficiência de galactocerebrosidase em cultura de leucócitos ou fibroblastos ou pelo achado de mutações patogênicas em *GALC*.[35]

A única opção terapêutica aprovada até o momento é o transplante de células hematopoéticas. Em adultos houve melhora das funções cognitivas, sem melhora dos aspectos motores, que por vezes continuaram piorando pela neuropatia periférica. Outras opções de tratamento em estudo são o uso de chaperonas químicas e a terapia de reposição enzimática.[40]

Leucoencefalopatia com substância branca evanescente

É uma leucodistrofia autossômica recessiva causada por alteração no fator de iniciação eucariótico 2B, uma proteína de cinco subunidades, reguladora essencial da tradução do RNAm. São reconhecidos cinco genes responsáveis pela doença: *EIF2B1*, *EIF2B2*, *EIF2B3*, *EIF2B4* e *EIF2B5*. A maioria dos pacientes são heterozigotos compostos e o gene mais comumente implicado é *EIF2B5*.[41-44]

Embora sua prevalência seja desconhecida, acredita-se que seja uma das leucodistrofias mais comuns em adultos, pois em estudos de pacientes sem diagnóstico prévio, foi uma das condições mais frequentes.

Clinicamente, em adultos predominam as manifestações cognitivo-comportamentais, que tendem a ser precoces. Podem apresentar sinais piramidais, ataxia cerebelar e epilepsia (em geral de fácil controle). Neuropatia periférica é bastante rara. As alterações neurorradiológicas podem anteceder as manifestações clínicas. Traumas e infecções, assim como em crianças, também podem desencadear ou agravar os sintomas em adultos. Menopausa precoce é uma manifestação que ajuda muito a limitar os diagnósticos diferenciais, mas nem sempre está presente.[43]

A RM de crânio geralmente é diagnóstica. Há acometimento difuso e simétrico da substância branca cerebral, com progressiva substituição desta por líquor, até o surgimento de cistos (Figura 25.5). Tais cistos tendem a se localizar mais anteriormente e, curiosamente, não é comum ocorrer dilatação compensatória dos ventrículos laterais. O acometimento de corpo caloso é muito comum em adultos, assim como a atrofia cortical. Já a degeneração cística pode estar ausente. Em fases avançadas, pode ocorrer envolvimento de tronco encefálico e cerebelo. A espectroscopia mostra diminuição significativa de todos os metabólitos.[43]

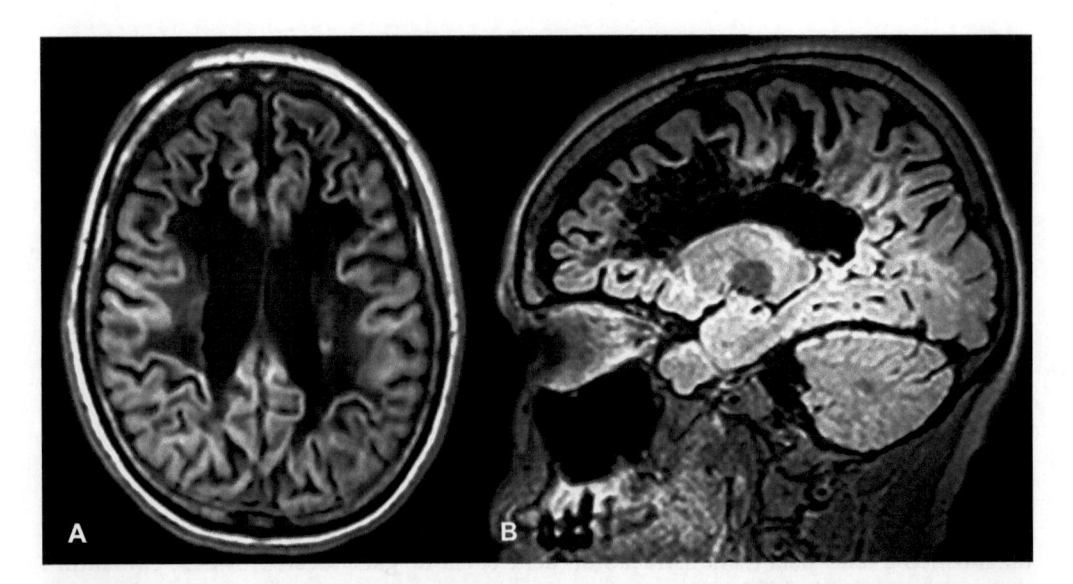

FIGURA 25.5. Leucoencefalopatia com substância branca evanescente. Imagem axial pesada em T1 *inversion-recovery* **(A)** mostra o hipossinal difuso da substância branca cerebral nessa doença. A imagem FLAIR obtida no plano sagital **(B)** permite identificar as áreas de rarefação cística da substância branca, com sinal semelhante do líquor, havendo algumas "traves" de permeio, perpendiculares às paredes ventriculares, que representam áreas de substância branca preservada em meio à degeneração cística. (Fonte: Propriedade do autor.)

O diagnóstico pode ser feito a partir das avaliações clínica e neurorradiológica, mas deve idealmente ser confirmado pelo sequenciamento dos genes implicados. O tratamento é de suporte.[43]

Leucoencefalopatia megalencefálica com cistos subcorticais

Trata-se de uma doença autossômica recessiva causada por mutação do *MLC1* ou *HEPACAM*.[45] Há poucos relatos de casos em adultos, todos de pacientes que apresentaram os primeiros sintomas ainda na infância e chegaram à vida adulta ainda sem diagnóstico.[46,47]

Os sintomas são os mesmos descritos no fenótipo clássico da infância – macrocefalia, deficiência intelectual, espasticidade, ataxia, movimentos anormais e por vezes epilepsia.

Os achados de neuroimagem também são os tipicamente descritos na infância – degeneração cística bilateral dos lobos temporal anterior e frontoparietal, com acometimento das fibras em U e tumefação da substância branca.[48]

Leucoencefalopatia com envolvimento do tronco encefálico e da medula espinhal

Trata-se de uma doença autossômica recessiva por mutação em *DARS2*, que codifica a enzima aspartil-RNAt sintetase mitocondrial.[49]

Sendo a maioria dos casos de início na infância ou na adolescência de progressão lenta, é possível encontrar pacientes adultos com o quadro clínico típico de ataxia cerebelar ou mista, tremor, espasticidade e déficit cognitivo variável.[49] Há descrições de casos de início na idade adulta, a maioria mulheres, em geral com sintomas mais leves.[49] O sintoma inicial mais comum é a ataxia cerebelar e a maioria dos pacientes mantém a capacidade de deambulação independente após 10 anos de evolução.

As alterações da RM são as mesmas descritas em crianças e adolescentes, podendo ser menos evidentes ou não apresentar todas as características. Ainda assim, são achados típicos: lesões de substância branca multifocais ou homogêneas e confluentes poupando região subcortical; acometimento de colunas dorsais e tratos corticoespinhais laterais na medula; acometimento da decussação das pirâmides bulbares e/ou do lemnisco medial no bulbo; e concomitante lesão de pelo menos uma das seguintes estruturas: esplênio do corpo caloso, perna posterior da cápsula interna, pedúnculos cerebelares superiores ou inferiores, parte intraparenquimatosa do nervo trigêmeo, trato trigeminal mesencefálico, tratos espinocerebelares anteriores ou substância branca cerebelar[50] (Figura 25.6).

O diagnóstico pode ser confirmado pelo sequenciamento do gene *DARS2* e o tratamento é de suporte.

Xantomatose cerebrotendínea

Trata-se de uma doença autossômica recessiva causada por mutação de *CYP27A1*, gene responsável pela enzima mitocondrial esterol 27-hidroxilase, membro da família do citocromo P450 e envolvida no metabolismo do colesterol. A deficiência dessa enzima resulta em elevação de colestanol no plasma e na bile e seu acúmulo em sistema nervoso central, olhos, tendões e outros tecidos.[51]

Os sintomas tipicamente se iniciam na infância com diarreia crônica. Catarata precoce (juvenil) também é comum. Em adultos, os achados mais comuns são os xantomas,

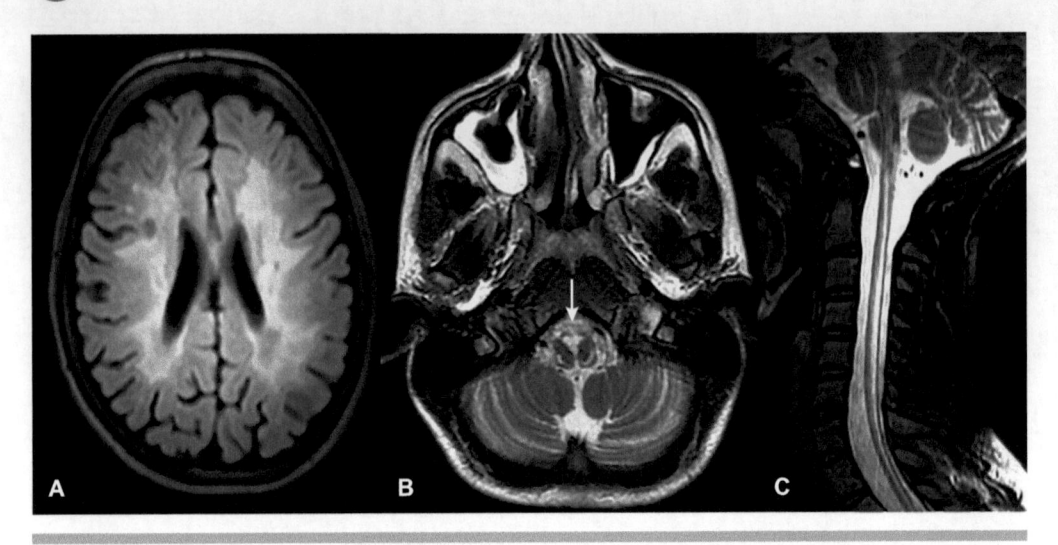

FIGURA 25.6. Leucoencefalopatia com envolvimento do tronco encefálico e da medula espinhal. Imagem axial FLAIR **(A)** demonstra hipersinal difuso da substância branca cerebral bilateralmente, poupando relativamente as porções subcorticais. Imagem axial pesada em T2 **(B)** mostra zonas de hipersinal no bulbo, envolvendo o plano das pirâmides bulbares e sua decussação (seta). Imagem sagital pesada em T2 da coluna cervical **(C)** mostra acometimento extenso com zonas de hipersinal na medula espinhal. (Fonte: Propriedade do autor.)

particularmente do tendão de Aquiles, associados a aterosclerose precoce e manifestações neurológicas. Alterações psiquiátricas como mudanças comportamentais e depressão com ideação suicida podem ocorrer e por vezes anteceder as manifestações neurológicas. Estas consistem em: sinais piramidais, ataxia cerebelar, crises epilépticas, tremor palatal e declínio cognitivo.[52,53]

A RM de crânio evidencia alterações da substância branca cerebral periventricular, com alteração de sinal de núcleos denteados, substância negra e globos pálidos (Figura 25.7). Atrofia cerebral difusa e atrofia cerebelar podem ocorrer.[54]

O diagnóstico pode ser feito pela dosagem sérica de colestanol, que se encontra aumentado, ou pela pesquisa de mutações em *CYP27A1*.[51]

O tratamento com ácido quenodesoxicólico normaliza a síntese de ácidos biliares e reduz os níveis plasmáticos de colestanol. O tratamento precoce é fundamental para prevenir danos neurológicos irreversíveis, mas infelizmente o mais comum é que o diagnóstico só seja feito na vida adulta, quando as manifestações neurológicas já surgiram. Ainda assim, o tratamento com ácido quenodesoxicólico, associado ou não a estatinas, é capaz de estabilizar o quadro neurológico.[2,51,52,55]

Leucodistrofias hipomielinizantes

Doenças relacionadas a PLP1

As doenças relacionadas a *PLP1* são doenças ligadas ao X que compreendem um amplo espectro de fenótipos que engloba a doença de Pelizaeus-Merzbacher (PMD) e a paraplegia espástica hereditária tipo 2 (SPG2).[56] *PLP1* codifica duas proteínas importantes da bainha de mielina do sistema nervoso central: a proteína proteolipídica da mielina PLP (o

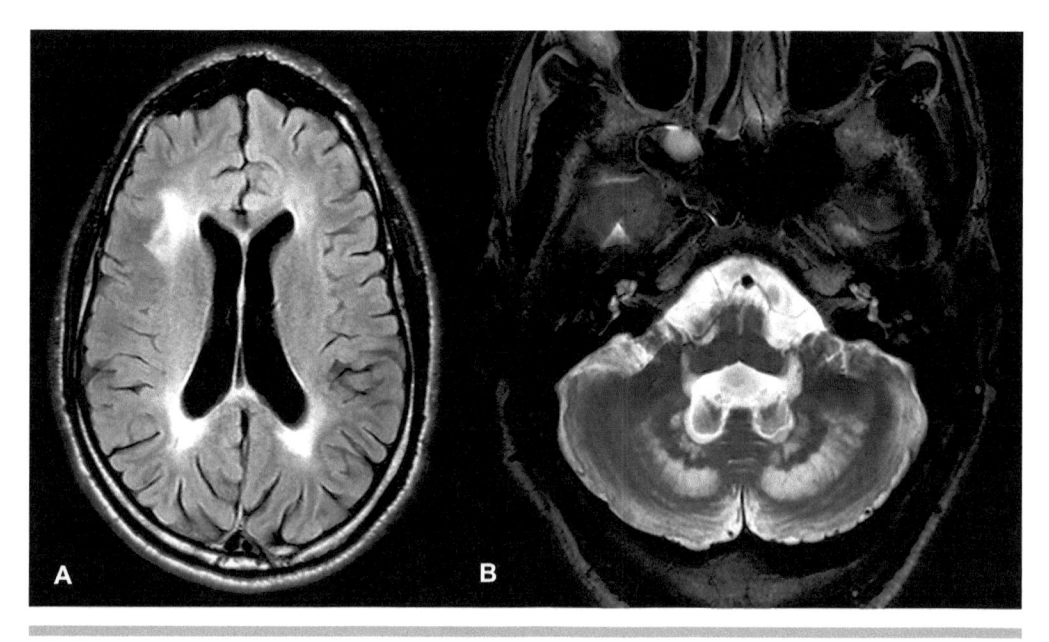

FIGURA 25.7. Xantomatose cerebrotendínea. Imagem axial FLAIR **(A)** mostra zonas de hipersinal que predominam nas regiões periatriais. Imagem axial pesada em T2 **(B)** demonstra hipersinal bilateral e simétrico na profundidade dos hemisférios cerebelares, envolvendo os núcleos denteados (que são observados com seu sinal habitual em meio à alteração de sinal). (Fonte: Propriedade do autor.)

componente mais abundante da mielina do SNC) e sua isoforma DM20. Há acúmulo de PLP ou das duas proteínas no retículo endoplasmático de oligodendrócitos nessas doenças, podendo levar à apoptose nos casos mais graves.[56-58]

Clinicamente, há grande variabilidade fenotípica, com casos graves de início neonatal a formas do adulto como SPG não complicada. Mulheres heterozigotas podem apresentar sintomas, em geral mais leves.[59]

Os pacientes classificados como SPG2 podem se apresentar com paraparesia espástica progressiva, sem outros sintomas e sinais associados ou como SPG2 complicada, com ataxia, nistagmo, disautonomia, declínio cognitivo, atrofia óptica, neuropatia periférica e leucoencefalopatia.[56] Assim, muitas vezes pode ser difícil distinguir uma forma leve de PMD de uma forma complicada de SPG2. Adultos tendem a se apresentar com o fenótipo SPG2 "pura" ou complicada, sendo muito raros os casos de início após os 30 anos.[60,61]

A RM de pacientes adultos apresenta leucoencefalopatia periventricular e difusa com afilamento de corpo caloso[60] (Figura 25.8). Um padrão de lesões salpicadas e confluentes também é descrito.[61]

O diagnóstico é confirmado pela demonstração de mutação em *PLP1*, localizado no cromossomo Xq22. As mutações mais comumente encontradas são duplicações,[62] mas inserções, deleções, rearranjos cromossomiais e mutações de ponto também são descritas.[63] Não há correlação entre o tamanho da duplicação e o fenótipo,[64] mas mutações de ponto (tipo *missense*) em regiões altamente conservadas têm correlação com a gravidade do fenótipo.[63]

O tratamento é sintomático.

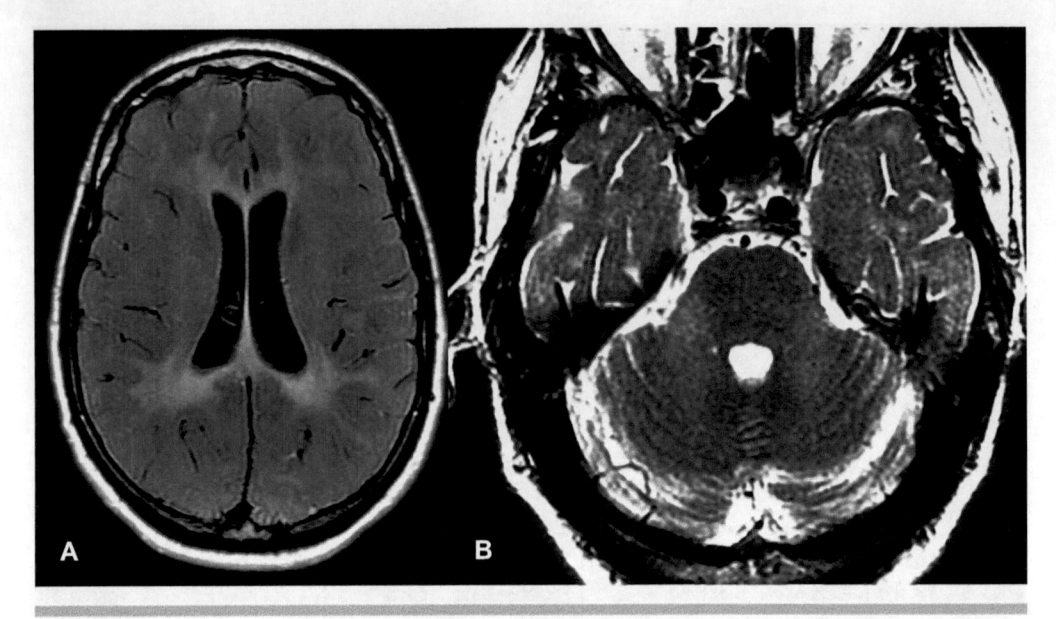

FIGURA 25.8. Paraplegia espástica hereditária tipo 2 (SPG2). Imagem axial FLAIR **(A)** mostra zonas de hipersinal na substância branca cerebral, bilaterais, com predomínio periventricular. Imagem axial pesada em T2 **(B)** mostra leve hipersinal difuso da substância branca, mais evidente nos pedúnculos cerebelares médios. (Fonte: Propriedade do autor.)

Síndrome 4H (hipomielinização, hipodontia, hipogonadismo hipogonadotrófico)

É um doença autossômica recessiva, considerada a segunda causa mais comum de doença hipomielinizante da infância e existem alguns casos descritos em adultos. Caracterizada pela tríade hipomielinização, hipogonadismo hipogonadotrófico com ou sem hipodontia.[65]

Clinicamente predominam as manifestações motoras, com significativa paraparesia espástica, podendo haver ataxia cerebelar e movimentos anormais, tipicamente distonia. Em alguns casos, há antecedentes de transtornos de aprendizagem ou do espectro autista que ficaram sem diagnóstico específico na infância. Em outros casos, a cognição é normal até a vida adulta. A presença de miopia e hipogonadismo hipogonadotrófico devem alertar o neurologista para esse diagnóstico. A dentição em adultos em geral é normal, mas pode haver história de anormalidades da erupção da primeira dentição na infância.[3,65,67]

A RM de crânio pode apresentar alterações mais sutis quando comparada à de indivíduos mais jovens com a doença. Há hipomielinização, podendo estar associada a atrofia cerebelar e/ou afilamento de corpo caloso.[67,68]

O diagnóstico é confirmado por demonstração de mutação em POLR3A ou POLR3B, que codificam a polimerase III (Pol III), importante para a síntese proteica. O tratamento é sintomático.

Leucodistrofias/leucoencefalopatias genéticas de início no adulto

Leucoencefalopatias genéticas de origem vascular

O acometimento de substância branca por doença de pequenos vasos cerebrais (microangiopatia) é um achado comum na prática neurológica, sendo na grande maioria dos casos secundário a causas adquiridas. No entanto, estima-se que cerca de 5% desses

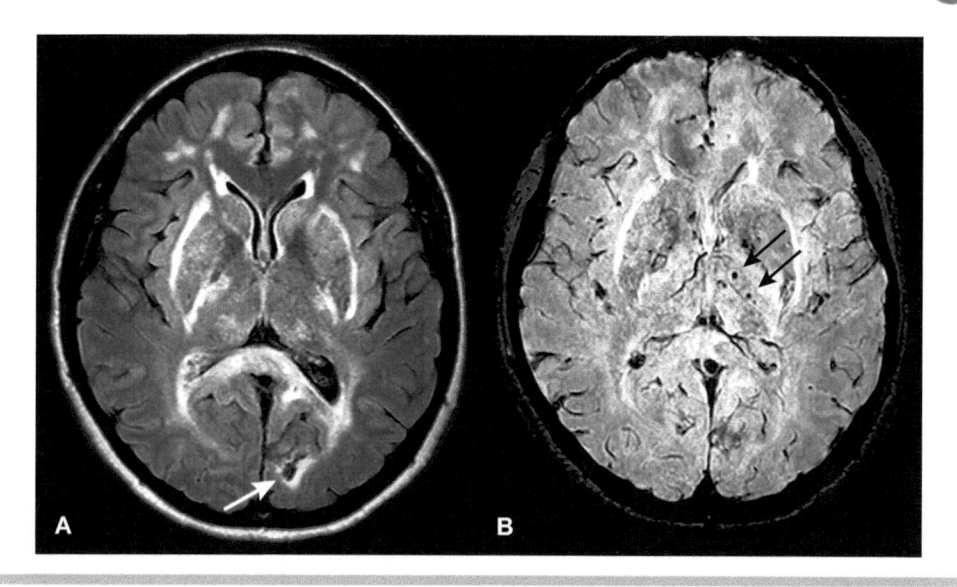

FIGURA 25.9. CADASIL (*cerebral autosomal dominant arteriopathy with subcortical infarcts and leukoencephalopathy*). Imagem axial FLAIR **(A)** evidencia focos de hipersinal esparsos na substância branca, com destaque para as cápsulas externas e o esplênio do corpo caloso. Notar pequena sequela isquêmica cavitada na porção parassagital do lobo occipital esquerdo (seta). Imagem axial SWI (*susceptibility-weighted imaging*) **(B)** demonstra micro-hemorragias que podem ser observadas na doença, localizadas no tálamo esquerdo (setas). (Fonte: Propriedade do autor.)

pacientes apresentam doença de pequenos vasos de origem monogênica.[69] Em geral são pacientes jovens ou eventualmente idosos sem fatores de risco cardiovascular.

Dentre essas causas genéticas, destacamos as seguintes, que frequentemente entram no diagnóstico diferencial de LD/LE: CADASIL, CARASIL, doenças relacionadas a mutação do colágeno tipo IV, vasculopatia retiniana com leucodistrofia cerebral e doença de Fabry.

Clinicamente, a maioria dessas doenças se manifesta como acidente vascular encefálico em jovem, mas também é comum a ocorrência de demência vascular e/ou alteração da marcha.[70] As imagens de RM de crânio demonstram uma padrão que é bastante familiar ao neurologista que atende idosos com doença cerebrovascular e apresenta infartos lacunares cumulativos com micro-hemorragias, supra e infratentoriais.

CADASIL (*cerebral autosomal dominant arteriopathy with subcortical infarcts and leukoencephalopathy*) é sem dúvida a mais importante e mais prevalente dentre as doenças citadas acima e se caracteriza por quatro achados clínicos principais: acidentes vasculares encefálicos isquêmicos subcorticais recorrentes de início no adulto jovem; declínio cognitivo; migrânea com aura e manifestações psiquiátricas (transtorno de humor e apatia). Os infartos cerebrais são tipicamente lacunares e o quadro demencial tem uma progressão em escadas, como ocorre em demência vascular relacionada aos fatores de risco cardiovasculares. A migrânea, as alterações de humor e apatia não estão presentes em todos os casos e o curso clínico é variável, com alguns pacientes totalmente incapacitados por volta dos 50 anos e outros ainda independentes aos 80 anos.[71]

A RM de crânio em pacientes com CADASIL mostra lesões lacunares cumulativas, micro-hemorragias predominantemente em tálamo e as lesões mais sugestivas são o acometimento de polos temporais e cápsula externa,[71] embora essas lesões não estejam sempre presentes (Figura 25.9).

É uma doença de herança autossômica dominante secundária a mutações em NOTCH3.[72] O diagnóstico era classicamente feito pela análise por microscopia eletrônica de espécimes de biópsia de pele (em busca de Notch3 nas paredes dos vasos), mas atualmente pode ser feito pela pesquisa de mutações em NOTCH3. O tratamento é sintomático e deve-se dar especial atenção ao controle dos fatores de risco cardiovasculares.

CARASIL (*cerebral autosomal recessive arteriopathy with subcortical infarcts and leukoencephalopathy*) é também uma doença hereditária de pequenos vasos, considerada bastante semelhante a CADASIL, diferindo principalmente pelo seu modo de herança (autossômica recessiva). No entanto, algumas outras diferenças podem ser apontadas: CADASIL é pan-étnica, enquanto CARASIL predomina no Japão, embora já tenha sido descrita em outras populações, inclusive no Brasil;[72,73] clinicamente, alopecia precoce e dor lombar por hérnia discal e alterações espondilóticas são frequentes, pois CARASIL afeta também o tecido conectivo; os achados de RM de crânio são bastante semelhantes aos encontrados em CADASIL, mas tendem a ser mais homogêneos e poupar as fibras em "U".

O diagnóstico pode ser confirmado pelo encontro de mutações bialélicas em HTRA1; porém, mais recentemente tem sido descrito que a mutação em heterozigose também pode causar doença de pequenos vasos cerebrais com um padrão de herança autossômico dominante.[74]

As doenças relacionadas ao colágeno tipo IV (COL4A1 e COL4A2) foram inicialmente descritas em crianças com porencefalia, mas há também descrições de pacientes adultos acometidos. Sendo o colágeno tipo IV um dos principais componentes da membrana basal em diversos tecidos, é de se esperar que as manifestações das mutações em COL4A1 e COL4A2 sejam sistêmicas. Assim, esses pacientes se apresentam com combinações variadas de acidentes vasculares encefálicos recorrentes isquêmicos e/ou hemorrágicos, aneurismas, nefropatia, miopatia, cardiopatia e anormalidades oftalmológicas.[75]

A vasculopatia retiniana com leucodistrofia cerebral é uma doença autossômica dominante de início no adulto causada por mutação em TREX1, que é o mesmo implicado na síndrome de Aicardi-Goutieres, encefalopatia grave da infância, autossômica recessiva, com calcificações em núcleos da base e leucodistrofia. Em adultos manifesta-se com perda visual, acidente vascular encefálico recorrente e consequente declínio cognitivo e sinais focais. Alguns apresentam manifestações sistêmicas como fenômeno de Raynaud, cirrose hepática e glomerulopatia.[76]

A doença de Fabry é uma doença lisossomal ligada ao X causada pela deficiência ou ausência da α-galactosidase A. Tipicamente apresenta-se na infância ou adolescência com acroparestesias (polineuropatia periférica), angioqueratomas, opacidades de córnea e cristalino e proteinúria, podendo evoluir mais tarde com cardiopatia e doença cerebrovascular. No entanto, caso haja uma atividade residual (> 1%) da α-galactosidase A, apresentações mais brandas podem surgir, por vezes apenas com acidente vascular encefálico isquêmico criptogênico. Ressalta-se também que mulheres portadoras da mutação podem apresentar manifestações apenas cardíacas e/ou cerebrovasculares na idade adulta. É fundamental que essa doença seja reconhecida, pois é passível de tratamento específico, com terapia de reposição enzimática.[77]

Leucoencefalopatias genéticas de origem mitocondrial

As disfunções mitocondriais resultam em distúrbios do metabolismo energético celular e, consequentemente, afetam preferencialmente os órgãos de maior demanda energética, como encéfalo e músculos, mas podem ser multissistêmicas. Tipicamente, as lesões encefálicas mais comuns afetam simetricamente os núcleos da base e o tronco encefálico, mas algumas síndromes levam a extenso acometimento de substância branca.[78]

As manifestações clínicas que tipicamente podem ocorrer em doenças mitocondriais, independente de sua base genética, em diversas combinações, em qualquer idade, são: ptose palpebral, oftalmoparesia externa, miopatia, intolerância a exercícios, cardiomiopatia, atrofia óptica, hipoacusia/surdez neurossensorial, baixa estatura, retinopatia pigmentar, diabetes *mellitus*, encefalopatia, crises epilépticas, demência, espasticidade, ataxia, episódios *stroke-like* e migrânea.[79]

Embora várias síndromes de origem mitocondrial possam cursar com lesões de substância branca, destacamos duas, por apresentarem leucoencefalopatia de forma mais consistente: leucoencefalopatia com acometimento de tronco encefálico e medula e elevação de lactato (*leukoencephalopathy with brainstem and spinal cord involvement and lactate elevation* – LBSL) e encefalomiopatia neurogastrointestinal mitocondrial (*mitochondrial neurogastrointestinal encephalomyopathy* – MNGIE).[80,81]

Leucoencefalopatia com esferoides axonais e glia pigmentada de início no adulto

A leucoencefalopatia com esferoides axonais e glia pigmentada de início no adulto (*adult-onset leukoencephalopathy with axonal spheroids and pigmented glia* – ALSP) é uma doença autossômica dominante, inicialmente definida a partir dos seus achados neuropatológicos como duas entidades distintas: leucodistrofia ortocromática pigmentada familial (*familial pigmented orthochromatic leukodystrophy* – POLD) e leucoencefalopatia difusa hereditária com esferoides axonais (*hereditary diffuse leukoencephalopathy with axonal spheroids* – HDLS). Antes mesmo da definição de sua base genética, as semelhanças entre as duas condições já tinham sido assinaladas.[82,83] Na ocasião, foi proposto o nome atual da doença. Tais semelhanças foram ratificadas quando foi demonstrada a base genética comum de pacientes inicialmente descritos como portadores de POLD e HDLS.[84]

Os aspectos neuropatológicos únicos dessa doença são: perda axonal na substância branca cerebral, com esferoides axonais (edema) e presença variável de micróglia pigmentada. Tais alterações decorrem da mutação em heterozigose em *CSF1R*, que codifica o receptor do fator-1 estimulador de colônia (*colony stimulating factor-1 receptor*), que é muito expresso em células da linhagem mieloide, incluindo a micróglia. Esse receptor regula a proliferação, diferenciação e sobrevida da micróglia.[85]

Não há dados robustos sobre incidência e prevalência de ALSP, mas estima-se que seja mais comum do que se imagina.[86] Em uma população de 114 pacientes com leucodistrofia de início na idade adulta, foram encontrados 12 pacientes (11%) com mutação em *CSF1R*.[88] Em uma coorte de 48 pacientes, foram encontrados cinco pacientes (10%).[85] Já em uma população semelhante de 25 pacientes, esse diagnóstico foi confirmado em seis (24%).[89]

Clinicamente predominam os sintomas cognitivo-comportamentais, com predomínio de disfunção executiva e alterações de personalidade (desinibição, perda de autocrítica, perseveração), que costumam ser precoces.[86] Assim, ALSP é um importante diagnóstico diferencial da variante comportamental da degeneração lobar frontotemporal (DFT). Inicia-se em geral na 5ª década, mas pode variar de 20 a 60 anos.[88]

Sintomas adicionais incluem: espasticidade (especialmente em membros inferiores), crises epilépticas, distonia, parkinsonismo, ataxia, cefaleia, síndrome pseudobulbar e defeitos de campos visuais. O curso é progressivo, podendo variar de 2 a 30 anos, com sobrevida média de 8 anos.[86]

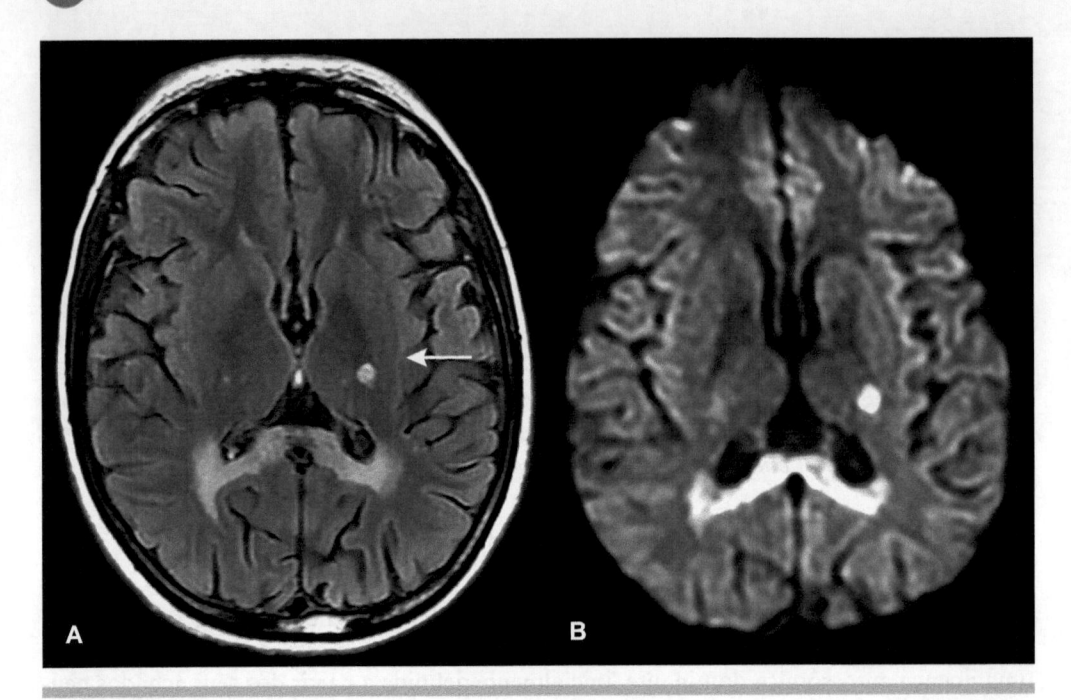

FIGURA 25.10. Leucoencefalopatia com esferoides axonais e glia pigmentada de início no adulto. Imagem axial FLAIR **(A)** mostra zonas de hipersinal periatriais que confluem por meio do envolvimento do esplênio do corpo caloso. Notar ainda lesão no braço posterior da cápsula interna esquerda, na topografia do trato corticoespinhal (seta). As lesões apresentam restrição à difusão das moléculas de água, vista como hipersinal na imagem de difusão **(B)**. (Fonte: Propriedade do autor.)

Do ponto de vista neurorradiológico, os achados mais comuns são alterações de sinal da substância branca em lobos frontais ou frontoparietais, corpo caloso e tratos corticoespinhais. Tais lesões são inicialmente focais, assimétricas, podendo ser puntiformes, e tendem a se tornar confluentes[87] (Figura 25.10). Pode haver atrofia cortical e de corpo caloso. Notadamente não há lesão de substância cinzenta. Não há atrofia de tronco encefálico e o acometimento cerebelar é mínimo.

As alterações da RM de crânio podem anteceder os primeiros sinais clínicos em pelo menos 5 anos.[90] Outro achado significativo é a presença de pequenas calcificações, predominantemente em lobos frontais, próximas aos cornos anteriores dos ventrículos laterais.[90]

O diagnóstico historicamente era feito por biópsia de SNC, mas isso não mais se justifica desde a identificação do *CSF1R* como responsável pela doença. Todas as mutações descritas até o momento (mutações de ponto com trocas simples de aminoácidos, perda de sentido, mudança da matriz de leitura, em sítios de reformatação e também deleções) se localizam no domínio tirosina-quinase da proteína, codificado pelos éxons 12-22. Essa é a porção intracelular que ativa uma série de vias que atuam na regulação da micróglia. As mutações patogênicas levam à formação de proteínas truncadas e à haploinsuficiência de *CSF1R*, ocasionando a doença.[91]

É interessante notar que a ALSP e a doença de Nasu-Hakola são leucoencefalopatias relacionadas à micróglia e que o papel desta na manutenção do SNC e em doenças mais comuns vem sendo desvendado.[85] O *TREM2*, outro receptor de superfície da micróglia, quando mutado em homozigose leva à doença de Nasu-Hakola, mas em heterozigose, é um fator de risco para doença de Alzheimer.

Leucodistrofia desmielinizante autossômica dominante de início no adulto (com disautonomia)

A leucodistrofia desmielinizante autossômica dominante de início no adulto (*adult-onset autosomal dominant demyelinating leukodystrophy* – ADLD), ou mais recentemente chamada leucodistrofia autossômica dominante do adulto *LMNB1*-relacionada,[92] é uma doença causada pelo acúmulo da proteína lamina B1, pertencente à família das proteínas filamentares intermediárias (como a GFAP, implicada na doença de Alexander) e parte do envelope nuclear. Tal acúmulo proteico leva a desmielinização por disfunção de astrócitos com preservação da oligodendróglia.[93]

A prevalência da ADLD é desconhecida, mas há relatos de casos provenientes de diversos grupos étnicos.[94]

Clinicamente, caracteriza-se por início entre a quarta e a sexta décadas de vida, com disautonomia precoce, antecedendo ou iniciando conjuntamente com alteração da marcha e incoordenação.[92] Curiosamente, um dos poucos casos descritos na literatura em que os sintomas motores antecederam os autonômicos foi de um paciente brasileiro.[95] Ainda assim, disautonomia (com disfunção vesical, constipação, hipotensão ortostática e disfunção erétil) é uma das manifestações mais constantes dessa doença.

É lentamente progressiva, com sobrevida média de 18 anos, e geralmente segue uma ordem de surgimento dos sintomas: disautonomia seguida de paraparesia espástica que evolui para tetraparesia e finalmente paralisia pseudobulbar.[92]

Sinais cerebelares tipicamente surgem ao mesmo tempo que os sinais piramidais. Assim, ADLD deve ser incluída no diagnóstico diferencial das síndromes atáxico-espásticas. Ataxia de marcha, dismetria, disdiadococinesia, tremor de intenção e seguimento sacádico são os achados mais comuns, sendo nistagmo encontrado em menor proporção de pacientes.[92] Declínio cognitivo e manifestações psiquiátricas surgem mais tardiamente. Pode haver ainda perda de propriocepção e palestesia, principalmente em membros inferiores, por lesão medular. Neuropatia periférica ainda não foi descrita nessa condição.[94]

As alterações neurorradiológicas podem anteceder o início dos sintomas em até 16 anos e por vezes se observa significativa dissociação clínico-radiológica, com alterações extensas na RM de crânio e relativamente poucas manifestações clínicas.[96] As alterações mais precoces parecem ser hipersinal em T2/FLAIR da substância branca abaixo do córtex motor se estendendo para perna posterior da cápsula interna e, posteriormente, para todo o trato corticoespinhal até o bulbo.

Subsequentemente, há envolvimento de corpo caloso e pedúnculos cerebelares e finalmente da substância branca frontoparietal, com relativa preservação da substância branca periventricular[96] (Figura 25.11). Não há captação por contraste ou restrição à difusão das moléculas de água.[93] O acometimento de medula espinhal é também marcante e precoce em pacientes com ADLD. Há atrofia de toda a extensão da medula espinhal e leve alteração de sinal (Figura 25.11). Acredita-se que, pelo menos em parte, os sintomas disautonômicos se devem a esse envolvimento medular.[97]

O diagnóstico é confirmado pela demonstração de duplicação de *LMNB1*[93] ou, mais raramente, sua deleção, desde que envolva a região promotora.[95] A duplicação desse gene leva à superexpressão da proteína lamina B1. Curiosamente, são descritos autoanticorpos contra a lamina B em pacientes com doenças autoimunes, inclusive esclerose múltipla.[93] Assim, não causa surpresa o fato de ADLD e esclerose múltipla terem várias

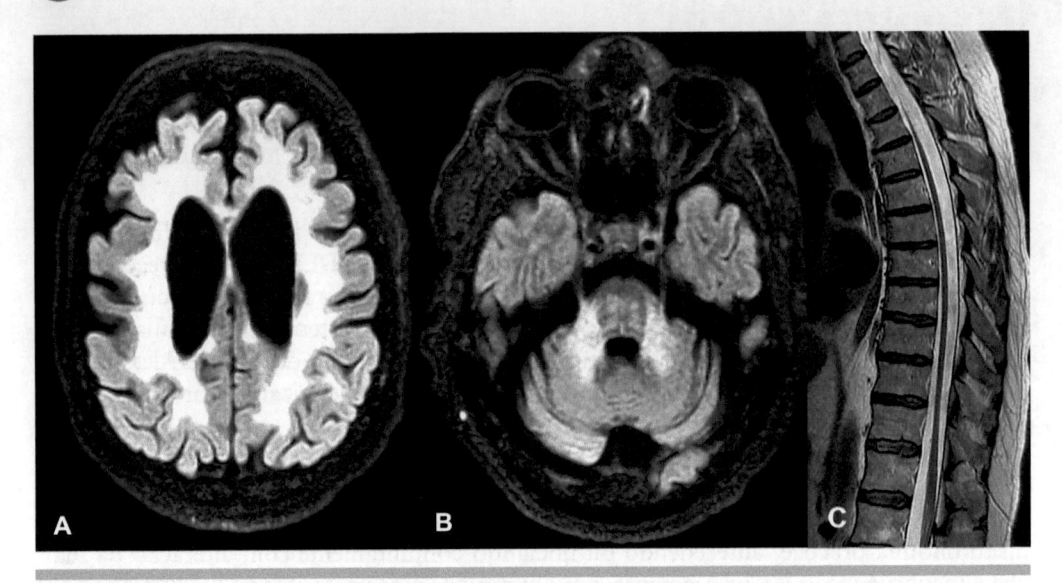

FIGURA 25.11. Leucodistrofia desmielinizante autossômica dominante de início no adulto (com disautonomia). Imagem axial FLAIR **(A)** mostra hipersinal difuso da substância branca cerebral. Outra imagem FLAIR no plano da fossa posterior **(B)** demonstra acometimento simétrico dos pedúnculos cerebelares médios e de áreas do tronco encefálico, manifesto por hipersinal nessas regiões. Imagem sagital pesada em T2 da coluna torácica **(C)** evidencia atrofia da medula espinhal nesse segmento. (Fonte: Propriedade do autor.)

características em comum e a ADLD ser frequentemente diagnosticada como esclerose múltipla primariamente progressiva.

O tratamento é de suporte.

Leucoencefalopatia relacionada a AARS2

Trata-se de uma doença autossômica recessiva recentemente descrita relacionada a *AARS2*, gene responsável pela produção de uma sintetase mitocondrial de alanil-RNAt.[98] As manifestações clínicas podem ter início da infância à vida adulta e consistem em combinações variadas de ataxia cerebelar, síndrome do neurônio motor superior e declínio cognitivo com predomínio de sinais de lobo frontal. Falência ovariana esteve invariavelmente presente em todos os casos femininos descritos até o momento e são uma valiosa pista diagnóstica.

Os achados de RM são hipersinal heterogêneo em T2 na substância branca frontoparietal e periventricular, assimétrico, com acometimento de corpo caloso e tratos piramidais, além de graus variados de atrofia cerebelar. Áreas de restrição à difusão das moléculas de água puntiformes podem ser encontradas – como em casos de ALSP.[98,99]

O diagnóstico é confirmado pela demonstração de mutação em *AARS2* (em geral em heterozigose composta) e o tratamento é sintomático.

Doença por corpos de poliglicosanos do adulto

Trata-se de uma doença autossômica recessiva por mutações em *GBE1*, que tipicamente se manifesta após os 40 anos de idade com quadro progressivo de bexiga neurogênica, alterações de marcha, perda sensitiva distal em membros inferiores e leve declínio cognitivo (em geral por disfunção executiva). As alterações de marcha se devem a síndromes do neurônio motor superior e inferior. É mais comum em judeus asquenazes.[100]

A RM do crânio mostra acometimento multifocal de substância branca subcortical e periventricular, ponte superior, pedúnculos cerebelares superiores, núcleos denteados e bulbo anterior, por vezes se estendendo até a transição do bulbo para a medula cervical.[100,101] Atrofia cerebral, cerebelar e de medula espinhal podem estar presentes. A eletroneuromiografia mostra polirradiculoneuropatia axonal em membros inferiores. A proteína no líquor pode estar elevada.[100,101]

O diagnóstico pode ser feito pela demonstração de corpos de poliglicosanos na biópsia de pele ou de nervo sural, mas atualmente é mais comum o diagnóstico molecular pelo sequenciamento de *GBE1*.

Conclusão

Pacientes adultos com leucodistrofias/leucoencefalopatias genéticas constituem um grupo bastante heterogêneo, mas no qual apresentações clínicas únicas e certos padrões de RM de crânio permitem diagnósticos precisos quando há uma boa correlação fenótipo-genótipo.

No entanto, uma significativa parcela dos pacientes apresenta manifestações clínicas e neurorradiológicas inespecíficas. Nesse grupo, uma investigação bioquímica/metabólica extensa tende a ser infrutífera após uma investigação inicial focada em excluir as causas mais comuns.[5] Para esses, as técnicas de sequenciamento de nova geração oferecem, sem dúvida, uma abordagem mais eficiente.[6]

Restarão ainda aqueles pacientes que, mesmo após o sequenciamento completo do exoma ou mesmo do genoma continuarão sem diagnóstico. São pacientes que possuem mutações não detectáveis pelas técnicas atuais de sequenciamento de nova geração (mutações intrônicas ou variação no número de cópias) ou eventualmente doenças adquiridas. Esse é um grupo particularmente desafiador em que estudos de sequenciamento completo do exoma/genoma associado a estudos de segregação e estudos funcionais podem solucionar no futuro.[6]

REFERÊNCIAS BIBLIOGRÁFICAS

1. Ashrafi MR, Tavasoli AR. Childhood leukodystrophies: A literature review of updates on new definitions, classification, diagnostic approach and management. Brain Dev. 2017; 39(5):369-85.
2. Renaud D. Adult-onset leukoencephalopathies. Continuum (Minneap Minn). 2016; 22(2):559-78.
3. Vanderver A. Genetic leukoencephalopathies in adults. Continuum (Minneap Minn). 2016; 22(3):916-42.
4. Leite CC, Lucato LT, Santos GT, Kok F, Brandão AR, Castillo M. Imaging of adult leukodystrophies. Arq Neuropsiquiatr. 2014; 72(8):625-32.
5. Ahmed RM, Murphy E, Parton M, Schott JM, Mummery CJ, Rohrer JD, et al. A practical approach to diagnosing adult onset leukodystrophies. J Neurol Neurosurg Psychiatry. 2014; 85:770-81.
6. Lynch DS, Paiva ARB, Zhang WJ, Bugiardini E, Freua F, Lucato LT, et al. Clinical and genetic characterization of leukoencephalopathies in adults. Brain. 2017; 140(5):1204-11.
7. Kevelam SH, Steenweg ME, Srivastava S, Helman G, Naidu S, Schiffmann R, Blaser S, Vanderver A, Wolf NI, van der Knaap MS. Update on Leukodystrophies: A historical perspective and adapted definition. Neuropediatrics 2016; 47:349-54.
8. Van der Knaap MS, Bugiani M. Leukodystrophies: a proposed classification system based on pathological changes and pathogenetic mechanisms. Acta Neuropathol. 2017; 134(3):351-82.
9. Labauge P, Carra-Dalliere C, Champfleur NM, Ayrignac X, Boespflug-Tanguy O. MRI pattern approach of adult-onset inherited leukoencephalopathies. Neurol Clin Pract. 2014; 4:287-95.

10. Kumar Y, Drumsta D, Mangla M, Gupta N, Hooda K, Almast J, et al. Toxins in Brain! Magnetic Resonance (MR) Imaging of Toxic Leukoencephalopathy - A Pictorial Essay. Pol J Radiol. 2017; 82:311-9.
11. Ayrignac X, Carra-Dalliere C, Champfleur NM, Denier C, Aubourg P, Bellesme C, et al. Adult-onset genetic leukoencephalopathies: A MRI pattern-based approach in a comprehensive study of 154 patients. Brain. 2015; 138:284-92.
12. Fogel BL, Satya-Murti S, Cohen BH. Clinical exome sequencing in neurologic disease. Neurol Clin Pract. 2016; 6:164-76.
13. Bugiani M, Kevelam SH, Bakels HS, Waisfisz Q, Ceuterick-de Groote C, Niessen HW, et al. Cathepsin A-related arteriopathy with strokes and leukoencephalopathy (CARASAL). Neurology. 2016; 87(17):1777-86.
14. Moser HW, Mahmood A, Raymond GV. X-linked adrenoleukodystrophy. Nat Clin Pract Neurol. 2007; 3(3):140-51.
15. Steinberg SJ, Moser AB, Raymond GV. X-Linked Adrenoleukodystrophy. 1999 mar 26 [Updated 2015 Apr 9]. In: Pagon RA, Adam MP, Ardinger HH, Wallace SE, Amemiya A, Bean LJH, et al. (eds.). Seattle, WA: GeneReviews; 1993.
16. Inoue S, Terada S, Matsumoto T, Ujike H, Uchitomi Y. A case of adult-onset adrenoleukodystrophy with frontal lobe dysfunction: a novel point mutation in the ABCD1 gene. Intern Med. 2012; 51(11):1403-6.
17. Ogaki K, Koga S, Aoki N, Lin W, Suzuki K, Ross OA. Adult-onset cerebello-brainstem dominant form of X-linked adrenoleukodystrophy presenting as multiple system atrophy: case report and literature review. Neuropathology. 2016; 36(1):64-76.
18. Engelen M, Kemp S, de Visser M, van Geel BM, Wanders RJ, Aubourg P, et al. X-linked adrenoleukodystrophy (X-ALD): clinical presentation and guidelines for diagnosis, follow-up and management. Orphanet J Rare Dis. 2012; 7(1):1-14.
19. Engelen M, Barbier M, Dijkstra IM, Schur R, de Bie RM, Verhamme C, et al. X-linked adrenoleukodystrophy in women: a cross-sectional cohort study. Brain. 2014; 137(3):693-706.
20. Stenson PD, Ball EV, Mort M, Phillips AD, Shiel JA, Thomas NST, et al. The Human Gene Mutation Database (HGMD®): 2003 Update. Hum Mutat. 2003; 21:577-81. The Human Gene Mutation Database. http://www.hgmd.cf.ac.uk/ac/gene.php?gene=abcd1. Disponível em: http://www.hgmd.cf.ac.uk/. Acessado em: 12 mai 2017.
21. Kühl J-S, Suarez F, Gillett G, Hemmati P, Snowden J, Stadler M, et al. Long-term outcomes of allogeneic haematopoietic stem cell transplantation for adult cerebral X-linked adrenoleukodystrophy. Brain. 2017; 140(4):953-66.
22. Srivastava S, Naidu S. Alexander Disease. 2002 Nov 15 [Updated 2015 Jan 8]. In: Pagon RA, Adam MP, Ardinger HH, et al. (eds.). GeneReviews [Internet]. Seattle, WA: University of Washington; 1993-2017.
23. Pareyson D, Fancellu R, Mariotti C, Romano S, Salmaggi A, Carella F, et al. Adult-onset Alexander disease: a series of eleven unrelated cases with review of the literature. Brain. 2008; 131:2321-31.
24. Balbi P, Salvini S, Fundarò C, Frazzitta G, Maestri R, Mosah D, et al. The clinical spectrum of late-onset Alexander disease: a systematic literature review. J Neurol. 2010; 257(12):1955-62.
25. Namekawa M, Takiyama Y, Aoki Y, Takayashiki N, Sakoe K, Shimazaki H, et al. Identification of GFAP gene mutation in hereditary adult-onset Alexander's disease. Ann Neurol. 2002; 52:779-85.
26. van der Knaap MS, Salomons GS, Li R, Franzoni E, Gutierrez-Solana LG, Smit LM, et al. Unusual variants of Alexander's disease. Ann Neurol. 2005; 57:327-38.
27. Gieselmann V, Krägeloh-Mann I. Metachromatic leukodystrophy – an update. Neuropediatrics. 2010; 41:1-6.
28. Cesani M, Lorioli L, Grossi S, Amico G, Fumagalli F, Spiga I, et al. Mutation Update of ARSA and PSAP Genes Causing Metachromatic Leukodystrophy. Hum Mutat. 2016; 37(1):16-27.
29. Biffi A, Cesani M, Fumagalli F, Del Carro U, Baldoli C, Canale S, et al. Metachromatic leukodystrophy-mutation analysis provides further evidence of genotype-phenotype correlation. Clin Genet. 2008; 74:349-57.
30. Fluharty AL. Arylsulfatase A Deficiency. 2006 May 30 [Updated 2014 Feb 6]. In: Adam MP, Ardinger HH, Pagon RA, et al. (eds.). GeneReviews® [Internet]. Seattle (WA): University of Washington; 1993-2017.
31. Eichler F, Grodd W, Grant E, et al. Metachromatic leukodystrophy: a scoring system for brain MR imaging observations. AJNR. 2009; 30:1893-7.
32. Martin A, Sevin C, Lazarus C, et al. Toward a better understanding of brain lesions during metachromatic leukodystrophy evolution. AJNR. 2012; 33:1731-9.
33. Patil SA, Maegawa GH. Developing therapeutic approaches for metachromatic leukodystrophy. Drug Des Devel Ther. 2013; 7:729-45.
34. Rosenberg JB, Kaminsky SM, Aubourg P, Crystal RG, Sondhi D. Gene therapy for metachromatic leukodystrophy. J Neurosci Res. 2016; 94(11):1169-79.
35. Graziano AC, Cardile V. History, genetic, and recent advances on Krabbe disease. Gene. 2015; 555(1):2-13.

36. Wenger DA. Krabbe Disease. In: Pagon RA, Adam MP, Ardinger HH, Wallace SE, Amemiya A, Bean LJH, et al. (eds.). Seattle, WA: GeneReviews; 1993.
37. Duffner PK, Barczykowski A, Kay DM, et al. Later onset phenotypes of Krabbe disease: results of the worldwide registry. Pediatr Neurol. 2012; 46(5):298-306.
38. Malandrini A, D'Eramo C, Palmeri S, et al. Peripheral neuropathy in late-onset Krabbe disease: report of three cases. Neurol Sci. 2013; 34(1):79-83.
39. Nagar VA, Ursekar MA, Krishnan P, Jankharia BG. Krabbe disease: unusual MRI findings. Pediatr Radiol. 2006; 36(1):61-4.
40. Ricca A, Gritti A. Perspective on innovative therapies for globoid cell leukodystrophy. J Neurosci Res. 2016; 94(11):1304.
41. van der KnaapMS, Barth PG, Gabreels FJ, et al. A new leukoencephalopathy with vanishing white matter. Neurology. 1997; 48(4):845-55.
42. van der Knaap MS, Leegwater PA, Konst AA, et al. Mutations in each of the five subunits of translation initiation factor eIF2B can cause leukoencephalopathy with vanishing white matter. Ann Neurol. 2002; 51(2):264-270.
43. Schiffmann R, Fogli A, van der Knaap MS, et al. Childhood Ataxia with Central Nervous System Hypomyelination/Vanishing White Matter. 2003 fev 20 [Updated 2012 Aug 9]. In: Pagon RA, Adam MP, Ardinger HH, et al. (eds.). GeneReviews [Internet]. Seattle, WA: University of Washington; 1993-2017.
44. Liu R, van der Lei HD, Wang X, Wortham NC, Tang H, van Berkel CG, et al. Severity of vanishing white matter disease does not correlate with deficits in eIF2B activity or the integrity of eIF2B complexes. Hum Mutat. 2011; 32(9):1036-45.
45. van der Knaap MS, Boor I, Estevez R. Megalencephalic leukoencephalopathy with subcortical cysts: chronic white matter oedema due to a defect in brain ion and water homoeostasis. Lancet Neurol. 2012; 11(11): 973-85.
46. Itoh N, Maeda M, Naito Y, Narita Y, Kuzuhara S. An adult case of megalencephalic leukoencephalopathy with subcortical cysts with S93L mutation in MLC1 gene: a case report and diffusion MRI. Eur Neurol. 2006; 56:243-5.
47. Koyama S, Kawanami T, Arawaka S, Wada M, Kato T. A Japanese adult case of megalencephalic leukoencephalopathy with subcortical cysts with a good long-term prognosis. Intern Med. 2012; 51(5):503-6.
48. Mahmoud IG, Mahmoud M, Refaat M, Girgis M, Waked N, El Badawy A, et al. Clinical, neuroimaging, and genetic characteristics of megalencephalic leukoencephalopathy with subcortical cysts in Egyptian patients. Pediatr Neurol. 2014; 50(2):140-8.
49. van Berge L, Hamilton EM, Linnankivi T, Uziel G, Steenweg ME, Isohanni P, et al. Leukoencephalopathy with brainstem and spinal cord involvement and lactate elevation: clinical and genetic characterization and target for therapy. Brain. 2014; 137(4):1019-29.
50. van der Knaap MS, van der Voorn P, Barkhof F, van Coster R, Krageloh-Mann I, Feigenbaum A, et al. A new leukoencephalopathy with brainstem and spinal cord involvement and high lactate. Ann Neurol. 2003; 53:252-8.
51. Federico A, Dotti MT, Gallus GN. Cerebrotendinous Xanthomatosis. In: Pagon RA, Adam MP, Ardinger HH, Wallace SE, Amemiya A, Bean LJH, et al. (eds.). Seattle, WA: GeneReviews; 1993.
52. Nie S, Chen G, Cao X, Zhang Y. Cerebrotendinous xanthomatosis: a comprehensive review of pathogenesis, clinical manifestations, diagnosis, and management. Orphanet J Rare Dis. 2014; 9:179.
53. Preiss Y, Santos JL, Smalley SV, Maiz A. Cerebrotendinous xanthomatosis: physiopathology, clinical manifestations and genetics. Rev Med Chil. 2014; 142(5):616-22.
54. Mignarri A, Dotti MT, Federico A, De Stefano N, Battaglini M, Grazzini I, et al. The spectrum of magnetic resonance findings in cerebrotendinous xanthomatosis: redefinition and evidence of new markers of disease progression. J Neurol. 2017; 264(5):862-74.
55. Moghadasian M, Salen G, Frohlich J, Scudamore C. Cerebrotendinous xanthomatosis: a rare disease with diverse manifestations. Arch Neurol. 2002; 59:527-9.
56. Hobson GM, Kamholz J. PLP1-Related Disorders. In: Pagon RA, Adam MP, Ardinger HH, Wallace SE, Amemiya A, Bean LJH, et al. (eds.). Seattle, WA: GeneReviews; 1993.
57. Southwood CM, Garbern J, Jiang W, Gow A. The unfolded protein response modulates disease severity in Pelizaeus-Merzbacher disease. Neuron. 2002; 36:585-96.
58. Garbern JY. Pelizaeus-Merzbacher disease: Genetic and cellular pathogenesis. Cell Mol Life Sci. 2007; 64(1):50-65.
59. Hurst S, Garbern J, Trepanier A, Gow A. Quantifying the carrier female phenotype in Pelizaeus-Merzbacher disease. Genet Med. 2006; 8:371-8.

60. Suzuki S, Iwaki T, Arakawa K, Furuya H, Fujii N, Iwaki A. An autopsy case of adult-onset hereditary spastic paraplegia type 2 with a novel mutation in exon 7 of the proteolipid protein 1 gene. Acta Neuropathol. 2011; 122(6):775-81.
61. Rubegni A, Battisti C, Tessa A, Cerase A, Doccini S, Malandrini A, et al. SPG2 mimicking multiple sclerosis in a family identified using next generation sequencing. J Neurol Sci. 2017; 375:198-202.
62. Mimault C, Giraud G, Courtois V, Cailloux F, Boire JY, Dastugue B, et al. Proteolipoprotein gene analysis in 82 patients with sporadic Pelizaeus- Merzbacher Disease: duplications, the major cause of the disease, originate more frequently in male germ cells, but point mutations do not. The Clinical European Network on Brain Dysmyelinating Disease. Am J Hum Genet. 1999; 65:360-9.
63. Cailloux F, Gauthier-Barichard F, Mimault C, Isabelle V, Courtois V, Giraud G, et al. Genotype-phenotype correlation in inherited brain myelination defects due to proteolipid protein gene mutations. Clinical European Network on Brain Dysmyelinating Disease. Eur J Hum Genet. 2000; 8:837-45.
64. Regis S, Biancheri R, Bertini E, Burlina A, Lualdi S, Bianco MG, et al. Genotype-phenotype correlation in five Pelizaeus-Merzbacher disease patients with *PLP1* gene duplications. Clin Genet. 2008; 73:279-87.
65. Wolf NI, Vanderver A, van Spaendonk RM, Schiffmann R, Brais B, Bugiani M, et al. Clinical spectrum of 4H leukodystrophy caused by POLR3A and POLR3B mutations. Neurology. 2014; 83(21):1898-905.
66. Bernard G, Chouery E, Putorti ML, Tetreault M, Takanohashi A, Carosso G, et al. Mutations of POLR3A encoding a catalytic subunit of RNA polymerase Pol III cause a recessive hypomyelinating leukodystrophy. Am J Hum Genet. 2011; 89(3):415-23.
67. Bernard G, Vanderver A. POLR3-Related Leukodystrophy. In: Pagon RA, Adam MP, Ardinger HH, Wallace SE, Amemiya A, Bean LJH, et al. (eds.). Seattle, WA: GeneReviews; 1993.
68. La Piana R, Cayami FK, Tran LT, Guerrero K, van Spaendonk R, Ounap K, et al. Diffuse hypomyelination is not obligate for POLR3-related disorders. Neurology. 2016; 86(17):1622-6.
69. Yamamoto Y, Craggs L, Baumann M, Kalimo H, Kalaria RN. Review: molecular genetics and pathology of hereditary small vessel diseases of the brain. Neuropathol Appl Neurobiol. 2011; 37:94-113.
70. Sondergaard CB, Nielsen JE, Hansen CK, Christensen H. Hereditary cerebral small vessel disease and stroke. Clin Neurol Neurosurg. 2017; 155:45-57.
71. Rutten J, Lesnik Oberstein SAJ. CADASIL. 2000 mar 15 [Updated 2016 Jul 14]. In: Pagon RA, Adam MP, Ardinger HH, et al. (eds.). GeneReviews [Internet]. Seattle, WA: University of Washington; 1993-2017.
72. Tikka S, Baumann M, Siitonen M, Pasanen P, Pöyhönen M, Myllykangas L, et al. CADASIL and CARASIL. Brain Pathol. 2014; 24(5):525-44.
73. Souza PVS, Pinto WBVR, Oliveira ASB. Lumbago and alopecia in patient with leukodystrophy: think on CARASIL. Arq Neuropsiquiatr. 2016; 74(7):599-600.
74. Bougea A, Velonakis G, Spantideas N, Anagnostou E, Paraskevas G, Kapaki E, et al. The first Greek case of heterozygous cerebral autosomal recessive arteriopathy with subcortical infarcts and leukoencephalopathy: An atypical clinico-radiological presentation. Neuroradiol J. 2017; 30(6):583-5.
75. Meuwissen M, Halley D, Smit L, Lequin M, Cobben J, de Coo R, et al. The expanding phenotype of COL4A1 and COL4A2 mutations: clinical data on 13 newly identified families and a review of the literature. Genet Med. 2015; 17(11):843-53.
76. Richards A, van den Maagdenberg AMJM, Jen JC, Kavanagh D, Bertram P, Spitzer D, et al. C-terminal truncations in human 3'-5' DNA exonuclease TREX1 cause autosomal dominant retinal vasculopathy with cerebral leukodystrophy. Nat Genet. 2007; 39(9):1068-70.
77. Mehta A, Hughes DA. Fabry Disease. In: Pagon RA, Adam MP, Ardinger HH, Wallace SE, Amemiya A, Bean LJH, et al. (eds.). Seattle, WA: GeneReviews; 1993.
78. Wong LJC. Mitochondrial syndromes with leukoencephalopathies. Semin Neurol. 2012; 32:55-61.
79. Chinnery PF. Mitochondrial Disorders Overview. 2000 Jun 8 [Updated 2014 Aug 14]. In: Pagon RA, Adam MP, Ardinger HH, et al. (eds.). GeneReviews [Internet]. Seattle, WA: University of Washington; 1993-2017.
80. van der Knaap MS, Salomons GS. Leukoencephalopathy with Brain Stem and Spinal Cord Involvement and Lactate Elevation. 2010 mai 25 [Updated 2015 Feb 12]. In: Pagon RA, Adam MP, Ardinger HH, et al. (eds.). GeneReviews [Internet]. Seattle, WA: University of Washington; 1993-2017.
81. Hirano M. Mitochondrial Neurogastrointestinal Encephalopathy Disease. 2005 abr 22 [Updated 2016 Jan 14]. In: Pagon RA, Adam MP, Ardinger HH, et al. (eds.). GeneReviews [Internet]. Seattle, WA: University of Washington; 1993-2017.
82. Rademakers R, Baker M, Nicholson AM, Rutherdord NJ, Finch N, Soto-Ortolaza A, et al. Mutations in the colony stimulating factor 1 receptor (CSF1R) gene cause hereditary diffuse leukoencephalopathy with spheroids. Nature Genet. 2012; 44:200-5.
83. Wider C, Van Gerpen JA, Dearmond S, Shuster EA, Dickson DW, Wszolek ZK. Leukoencephalopathy with spheroids (HDLS) and pigmentary leukodystrophy (POLD): a single entity? Neurology. 2009; 72:1953-9.

84. Nicholson AM, Baker MC, Finch NA, Rutherford NJ, Wider C, Graff-Radford NR, et al. CSF1R mutations link POLD and HDLS as a single disease entity. Neurology. 2013; 80:1033-40.
85. Lynch D, Jaunmuktane Z, Sheerin U-M, Phadke R, Brandner S, Milonas I, et al. Hereditary leukoencephalopathy with axonal spheroids: a spectrum of phenotypes from CNS vasculitis to parkinsonism in an adult onset leukodystrophy series. J Neurol Neurosurg Psychiatry. 2015; 87(5):512-9.
86. Sundal C, Wszolek Z. Adult-Onset Leukoencephalopathy with Axonal Spheroids and Pigmented Glia. 2012 ago 30 [Updated 2014 Dec 18]. In: Pagon RA, Adam MP, Ardinger HH, et al. (eds.). GeneReviews [Internet]. Seattle, WA: University of Washington; 1993-2017.
87. Sundal S, Lash J, Aasly J, Oygarden S, Roeber S, Kretzochman H, et al. Hereditary diffuse leukoencephalopathy with axonal spheroids (HDLS): a misdiagnoses disease entity. J Neurol Sci. 2012; 314:130-7.
88. Guerreiro R, Kara E, Le Ber I, Bras J, Rohrer JD, Taipa R, et al. Genetic analysis of inherited leukodystrophies: genotype-phenotype correlations in the CSF1R gene. JAMA Neurol. 2013; 70:875-82.
89. Karle KN, Biskup S, Schüle R, Schweitzer KJ, Krüger R, Bauer P, Bet al. De novo mutations in hereditary diffuse leukoencephalopathy with axonal spheroids (HDLS). Neurology. 2013; 81:2039-44.
90. Konno T, Tada M, Koyama A, Nozaki H, Harigaya Y, Nishimiya J, et al. Haploinsufficiency of CSF-1R and clinicopathologic characterization in patients with HDLS. Neurology. 2014; 82:139-48.
91. Stabile C, Taglia I, Battisti C, Bianchi S, Federico A. Hereditary diffuse leukoencephalopathy with axonal spheroids (HDLS): update on molecular genetics. Neurol Sci. 2016; 37(9):1565-9.
92. Finnsson J, Sundblom J, Dahl N, Melberg A, Raininko R. *LMNB1*-related autosomal-dominant leukodystrophy: Clinical and radiological course. Ann Neurol. 2015; 78:412-25.
93. Padiath QS, Saigoh K, Schiffmann R, Asahara H, Yamada T, Koeppen A, et al. Lamin B1 duplications cause autosomal dominant leukodystrophy. Nat Genet. 2006; 38:1114-23.
94. Nahhas N, Sabet Rasekh P, Vanderver A, et al. Autosomal Dominant Leukodystrophy with Autonomic Disease. 2016 jan 7. In: Pagon RA, Adam MP, Ardinger HH, et al. (eds.). GeneReviews [Internet]. Seattle, WA: University of Washington; 1993-2017.
95. Giorgio E, Rolyan H, Kropp L, Chakka AB, Yatsenko S, Di Gregorio E, Lacerenza D, et al. Analysis of *LMNB1* duplications in autosomal dominant leukodystrophy provides insights into duplication mechanisms and allele-specific expression. Hum Mutat. 2013; 34:1160-71.
96. Melberg A, Hallberg L, Kalimo H, Raininko R. MR characteristics and neuropathology in adult-onset autosomal dominant leukodystrophy with autonomic symptoms. AJNR Am J Neuroradiol. 2006; 27:904-11.
97. Sundblom J, Melberg A, Kalimo H, Smits A, Raininko R. MR imaging characteristics and neuropathology of the spinal cord in adult-onset autosomal dominant leukodystrophy with autonomic symptoms. AJNR Am J Neuroradiol. 2009; 30:328-35.
98. Dallabona C, Diodato D, Kevelam S, et al. Novel (ovario) leukodystrophy related to *AARS2* mutations. Neurology. 2014; 82:2063-71.
99. Lynch DS, Zhang WJ, Lakshmanan R, et al. Analysis of Mutations in *AARS2* in a Series of *CSF1R*-Negative Patients With Adult-Onset Leukoencephalopathy With Axonal Spheroids and Pigmented Glia. JAMA Neurol. 2016; 73(12):1433-39.
100. Mochel F, Schiffmann R, Steenweg ME, et al. Adult polyglucosan body disease: natural history and key magnetic resonance imaging findings. Ann Neurol. 2012; 72(3):433-41.
101. Klein CJ. Adult Polyglucosan Body Disease. 2009 abr 2 [Updated 2013 Dec 19]. In: Adam MP, Ardinger HH, Pagon RA, et al. (eds.). GeneReviews [Internet]. Seattle, WA: University of Washington; 1993-2018.

SEÇÃO 9

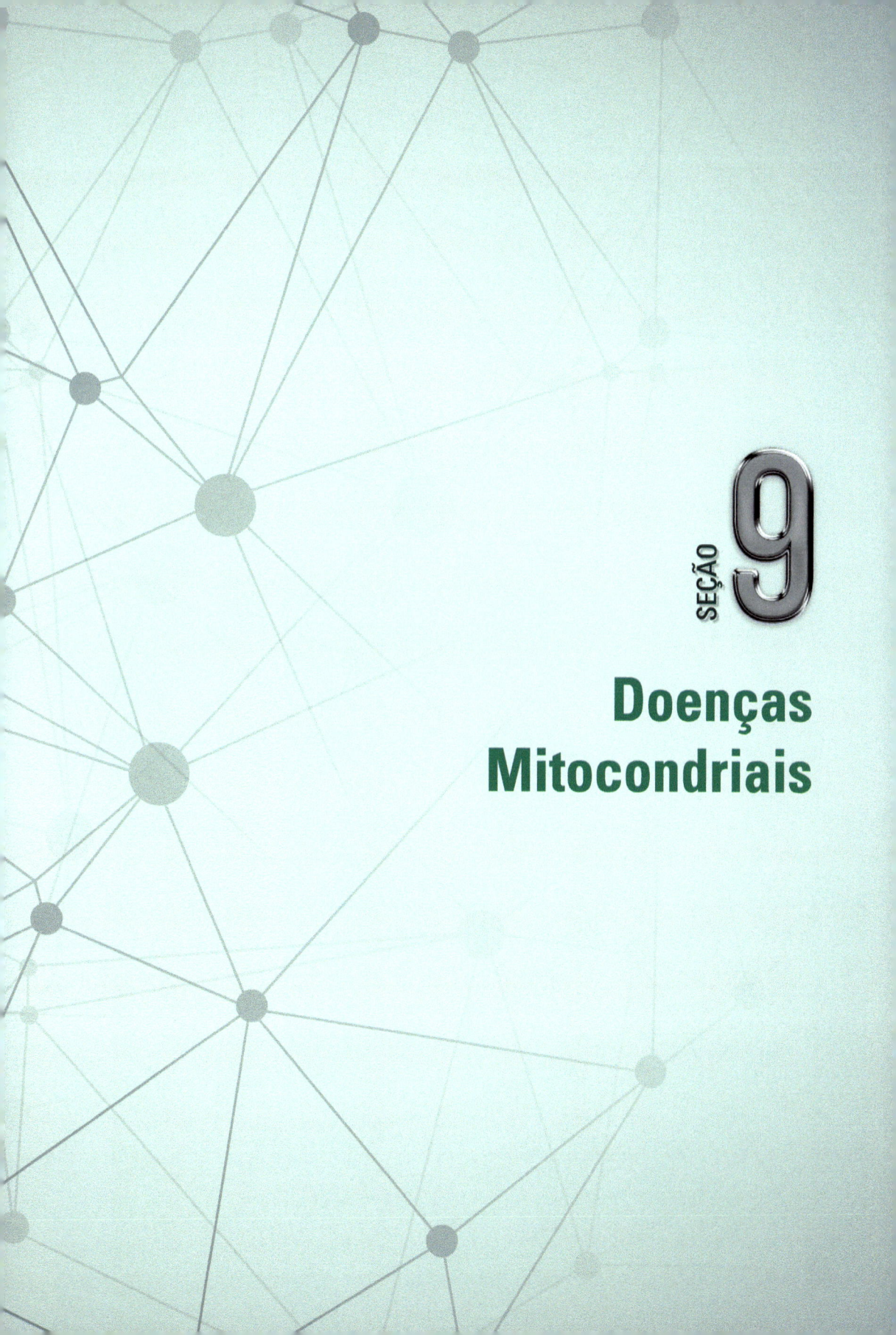

Doenças Mitocondriais

Doenças Mitocondriais 26

Célia Harumi Tengan
Cláudia F. R. Sobreira

Definição

As doenças mitocondriais compõem um grupo heterogêneo de doenças do metabolismo energético, predominantemente de origem genética. Em sua definição mais abrangente, englobam todas as enfermidades decorrentes de disfunção da mitocôndria. Entretanto, nas últimas décadas, o termo doença mitocondrial tem sido aplicado de forma mais restritiva às enfermidades resultantes de disfunção da fosforilação oxidativa (OXPHOS), devido à complexidade e ao grande avanço no conhecimento e na identificação das doenças desse subgrupo.[1]

Portanto, no presente capítulo, abordaremos as doenças mitocondriais resultantes de disfunção da OXPHOS.

Etiopatogenia e padrão de herança

A OXPHOS é a via metabólica mitocondrial que congrega a atividade da cadeia respiratória e da enzima ATP sintase, resultando na produção de energia por meio do processo de oxidorredução de substratos e da fosforilação do ADP produzindo ATP (Figura 26.1). Nesse processo, ocorre fluxo de elétrons dos complexos I e II até o complexo IV (citocromo c oxidase) da cadeia respiratória, além de fluxo de prótons (H^+) da matriz mitocondrial para o compartimento entre as membranas mitocondriais interna e externa (espaço intermembranas). O gradiente de prótons gerado pela cadeia respiratória é utilizado pela ATP sintase (complexo V) para a produção de ATP.[2]

A OXPHOS está sob o controle de dois genomas: o mitocondrial e o nuclear, já que 13 subunidades dos complexos enzimáticos I, III, IV e V são codificadas pelo DNA mitocondrial (DNAmt), enquanto as demais subunidades desses complexos são codificadas pelo DNA nuclear (DNAn). A exceção é o complexo II da cadeia respiratória, cujas subunidades são codificadas apenas pelo genoma nuclear. No DNAn, estão também os genes das demais proteínas necessárias ao funcionamento da OXPHOS, incluindo aquelas responsáveis pela replicação e manutenção do DNAmt e pela tradução de proteínas codificadas por esse genoma.

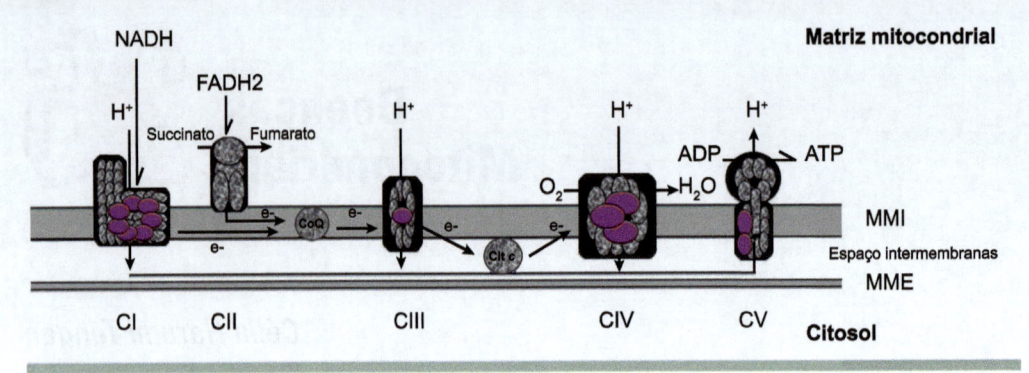

FIGURA 26.1. Representação esquemática da OXPHOS (fosforilação oxidativa). (Fonte: Acervo pessoal da Dra. Cláudia Sobreira.)

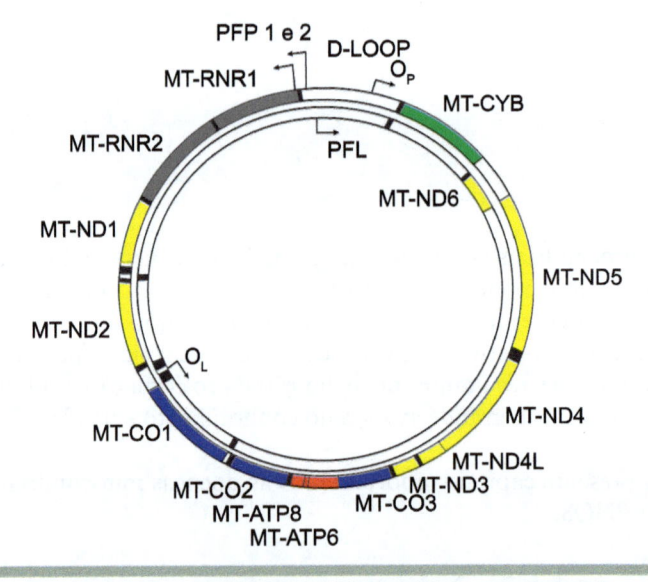

FIGURA 26.2. Representação esquemática do DNA mitocondrial. (Fonte: Acervo pessoal da Dra. Cláudia Sobreira.)

O DNAmt é uma molécula de DNA circular, de fita dupla, com cerca de 16.569 pares de bases que codificam 13 proteínas (7 subunidades do complexo I, 1 subunidade do complexo III, 3 subunidades do complexo IV e 2 subunidades do complexo V), 22 RNAs transportadores (tRNA) e 2 RNAs ribossômicos (rRNA) necessários à produção dessas 13 proteínas na matriz mitocondrial (Figura 26.2).

Portanto, a OXPHOS é a única via metabólica que possui genes codificados pelo DNAmt, o que torna as doenças desse grupo bastante peculiares no que diz respeito ao padrão de herança genética e ao quadro clínico.[3]

Nas doenças da OXPHOS por mutação no DNAmt, a transmissão genética ocorre em um padrão de herança materna, uma vez que o DNAmt paterno é eliminado do embrião. Nesse caso, homens e mulheres podem ser acometidos, mas apenas as mulheres transmitirão a doença. Esse fato é bem determinado para as mutações de ponto (mutações que envolvem a troca de um único nucleotídeo) e pequenas deleções (perdas de

TABELA 26.1. Classificação das doenças mitocondriais da OXPHOS baseada no defeito genético

Mutações no DNAmt	
Genes codificadores de proteínas	Genes de mRNAs
Genes de síntese proteica	Genes de tRNAs e rRNAs
Grandes rearranjos	Deleções únicas
Mutações em genes do DNAn	
Complexos enzimáticos da OXPHOS	Subunidades dos complexos I a V
Fatores de montagem da OXPHOS	Proteínas para montagem dos complexos I a V
Síntese do DNAmt, RNAs e proteínas	Genes envolvidos na replicação do DNAmt; síntese/recuperação de nucleotídeos; metabolismo de RNA; aminoacil-tRNA sintetases; regulação da tradução proteica; proteínas ribossomais
Cofatores	Montagem de *clusters* Fe-S; cobre; heme; FAD/NAD(P); biogênese da coenzima Q10
Homeostase mitocondrial	Importação proteica; controle de qualidade proteica; metabolismo de fosfolipídeos; fusão e fissão mitocondrial

DNAmt: DNA mitocondrial; DNAn: DNA nuclear; OXPHOS: fosforilação oxidativa; Fe-S: ferro-enxofre; FAD: flavina adenina dinucleotídeo; NAD(P): nicotinamida adenina dinucleotídeo (fosfato).

poucos nucleotídeos) ou inserções (ganhos de poucos nucleotídeos). Entretanto, deleções envolvendo milhares de pares de base, que podem ou não vir acompanhadas de duplicações (ambos chamados grandes rearranjos do DNAmt) usualmente não são transmitidos, constituindo casos esporádicos da doença.[4]

Já as doenças da OXPHOS decorrentes de mutação no DNAn apresentam padrão de herança mendeliano. A Tabela 26.1 apresenta uma classificação das doenças mitocondriais da OXPHOS, baseada no defeito genético.[5]

Dentro do subgrupo de doenças da OXPHOS por defeito no DNAn, há aquelas em que mutações em genes nucleares que codificam proteínas relacionadas à replicação e manutenção do DNAmt levam a alteração secundária do genoma mitocondrial.[6] Nesse caso, pode-se observar depleção (redução do número de cópias) ou a presença de deleções múltiplas do genoma mitocondrial. O termo "deleções múltiplas" indica haver, em um mesmo indivíduo, moléculas de DNAmt com deleções de diferentes tamanhos e localizações. Como a alteração genética ocorre primariamente no DNAn, o padrão de herança é mendeliano (autossômico dominante ou recessivo).

As mutações do DNAmt podem ocasionar diferentes repercussões, conforme os genes envolvidos. Mutações em genes de síntese, especialmente os de tRNAs, levam ao acometimento de múltiplos complexos enzimáticos da OXPHOS, poupando o complexo II, já que não há genes do complexo II codificados pelo DNAmt. Isso ocorre também nas grandes deleções da molécula, já que nessa situação ocorre a perda de vários genes, incluindo alguns genes de tRNAs. Ao contrário, mutações em genes que codificam subunidades das enzimas da OXPHOS resultam em disfunção do complexo enzimático envolvido.

Mutações do DNAn também podem gerar múltiplos defeitos enzimáticos na OXPHOS, como é o caso das que envolvem genes relacionados à replicação e manutenção do DNAmt, assim como genes que participam de etapas cruciais da tradução proteica intramitocondrial.[7]

Outra peculiaridade do DNAmt é que está presente em múltiplas cópias em cada célula (com exceção dos eritrócitos, que não contêm mitocôndrias). Quando ocorrem mutações, estas podem acometer a totalidade do DNAmt de um determinado tecido (homoplasmia) ou coexistir com moléculas normais de DNAmt (heteroplasmia). Quando presente em heteroplasmia, a manifestação da disfunção mitocondrial ocorrerá apenas em células ou tecidos com proporções elevadas de DNAmt mutante, com variações de acordo com a mutação e o tecido em questão (limiar de manifestação). No contexto da heteroplasmia, a manifestação da disfunção mitocondrial deve também estar relacionada à redução do número absoluto de cópias do DNAmt normal. Diferentes células do mesmo tecido e diferentes tecidos do mesmo indivíduo podem conter proporções distintas de DNAmt mutante, já que a distribuição das mitocôndrias, e consequentemente do genoma mitocondrial, às células filhas ocorre em um padrão aleatório, por meio do processo denominado segregação replicativa.[8]

Essas características contribuem para a grande variabilidade clínica observada nas doenças mitocondriais. A variabilidade ocorre mesmo em indivíduos que apresentam a mesma mutação genética (heterogeneidade clínica), assim como diferentes mutações podem gerar apresentações clínicas semelhantes (heterogeneidade genética). Exemplo de heterogeneidade clínica (mesma mutação gerando quadros clínicos distintos) é a mutação m.3243A>G, que pode resultar em fenótipos distintos como a encefalopatia mitocondrial com episódios semelhantes a acidente vascular cerebral (MELAS), a oftalmoplegia externa progressiva crônica (CPEO), diabetes e surdez de herança maternal (MIDD). Para exemplificar a heterogeneidade genética (mesmo quadro clínico causado por diferentes mutações) citamos novamente a CPEO, causada mais frequentemente por grandes rearranjos do DNAmt (deleção única/duplicação), mas que também pode resultar da mutação m.3243A>G e de mutações em genes nucleares.

Epidemiologia

Antes consideradas doenças raras, nos dias atuais as doenças mitocondriais, como grupo, estão entre as afecções genéticas mais frequentes. Entretanto, a grande variabilidade clínica e genética dificulta a identificação mais precisa da incidência e prevalência desse grupo de doenças.

Estudos epidemiológicos realizados em vários países europeus e no Japão estimam que a prevalência das doenças mitocondriais em crianças e adolescentes varie de 4,7 a 15 casos por 100.000 indivíduos.[4]

Nos adultos, a prevalência das doenças mitocondriais na região Nordeste da Inglaterra é de 9,6 casos por 100.000 indivíduos para as mitocondriopatias relacionadas ao DNAmt, e de 2,9 casos por 100.000 indivíduos para as decorrentes de mutação no DNAn.[9] Nessa mesma região da Inglaterra, as mutações do DNAmt mais prevalentes nos adultos são as mutações nos genes de subunidades do complexo I relacionadas à neuropatia óptica hereditária de Leber (LHON), a m.3243A>G no gene do tRNA da leucina (*MT-TL1*) com prevalências de 3,7, 3,5 e 1,5 por 100.000 indivíduos, respectivamente.[9]

Quadro clínico

As doenças mitocondriais podem ter início em qualquer idade. Nas faixas etárias mais precoces predominam os quadros clínicos mais graves e são frequentes as mutações nucleares, com herança autossômica recessiva; e subsequentemente se observam mutações do DNAmt presentes em elevadas proporções. Nos adultos, predominam as mutações do DNAmt.

Observa-se grande variabilidade clínica nas doenças da OXPHOS. Há frequente envolvimento de diferentes órgãos, resultando em manifestações multissistêmicas (Tabela 26.2), mas também fenótipos com acometimento isolado de tecidos ou órgãos, como o nervo óptico, o músculo esquelético, o encéfalo, o coração e o fígado.[10]

TABELA 26.2. Principais manifestações clínicas nas doenças mitocondriais

Neurológico	
• Encefalomiopatia	• Miopatia
• Atraso/regressão do desenvolvimento	• Rabdomiólise
• Crises epilépticas	• Neuropatia periférica
• Episódios semelhantes a AVC	• Surdez neurossensorial
• Demência	• Paraparesia espástica
• Ataxia	• Enxaqueca
• Parkinsonismo/distonia	• Distúrbios psiquiátricos

Oftalmológico	
• Retinopatia pigmentar	• Oftalmoplegia externa
• Atrofia óptica	• Ptose palpebral

Cardíaco	
• Cardiomiopatia hipertrófica	• Bloqueio cardíaco

Endócrino	
• Diabetes *mellitus*	• Hipoparatireoidismo
• Hipogonadismo	• Infertilidade

Renal	
• Disfunção tubular renal	• Doença túbulo-intersticial
• Aminoacidúria	

Digestivo	
• Disfagia	• Vômitos
• Dismotilidade gastrointestinal	• Deficiência pancreática exócrina
• Pseudo-obstrução intestinal	• Insuficiência hepatocelular

Hematológico	
• Anemia sideroblástica	• Pancitopenia

Dermatológico	
• Lipomatose	

Ósteo-articular	
• Cifoescoliose	

AVC: acidente vascular isquêmico.

Há, entretanto, quadros clínicos clássicos observados nas mitocondriopatias, como os descritos a seguir.[4]

A síndrome de Leigh é considerada a encefalopatia mitocondrial mais frequente na infância. Caracteriza-se por episódios agudos ou subagudos de regressão do desenvolvimento, decorrentes de uma encefalomielopatia necrosante com degeneração progressiva, espongiforme, envolvendo simetricamente áreas do sistema nervoso central como o tálamo, os núcleos da base, o tronco encefálico e a medula espinhal (Figura 26.3). Os sintomas iniciam-se, geralmente, entre 3 meses e 2 anos de vida. São frequentes hipotonia, disfagia, epilepsia e distonia. Embora possa ocorrer recuperação parcial dos déficits neurológicos, apresenta caráter progressivo.

Na síndrome de Alpers-Huttenlocher, também caracterizada por encefalopatia grave e progressiva de início na infância, observa-se epilepsia de difícil controle com regressão psicomotora, havendo frequente envolvimento hepático.

O espectro ataxia-neuropatia engloba as síndromes de ataxia recessiva mitocondrial (MIRAS) e ataxia sensitiva, neuropatia, disartria e oftalmoplegia (SANDO), ambas caracterizadas pela associação de neuropatia sensitiva axonal e ataxia, que pode ser sensitiva e/ou cerebelar, com evolução progressiva.

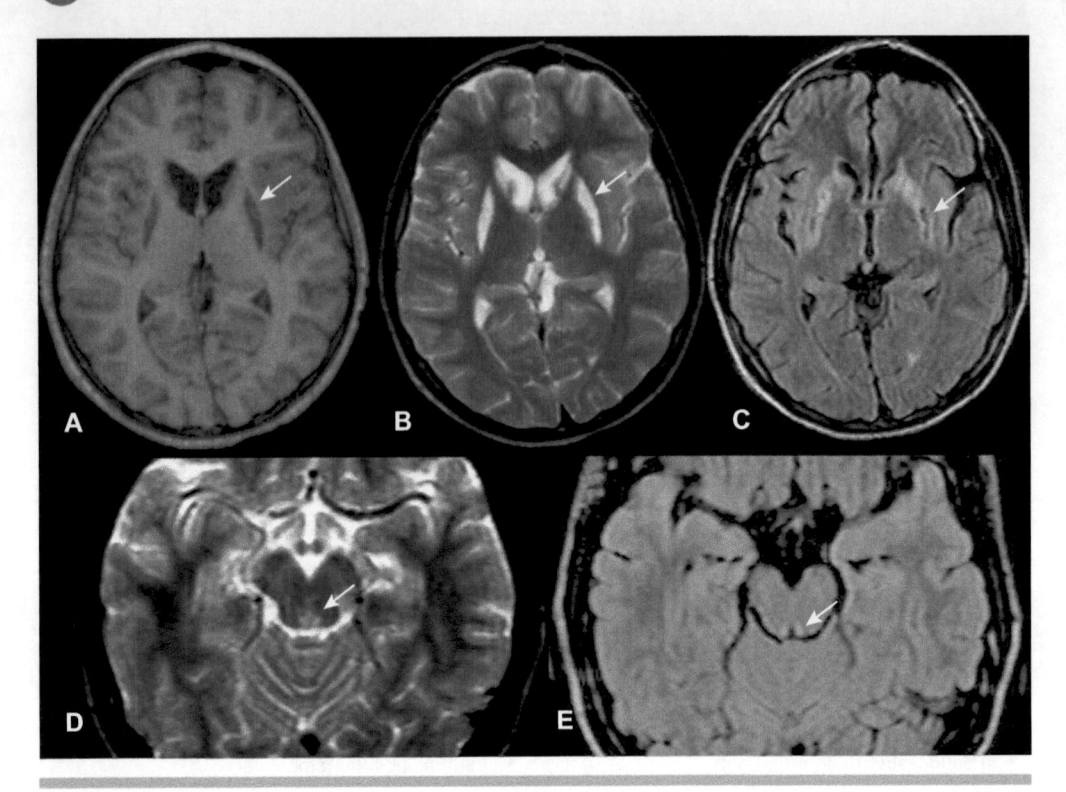

FIGURA 26.3. (A-E) Ressonância magnética de crânio de uma criança com síndrome de Leigh. (Fonte: Figura cedida pelo Dr. Antônio Carlos dos Santos – FMRP-USP.)

A síndrome de Pearson caracteristicamente acomete crianças, as quais apresentam anemia sideroblástica, pancitopenia, disfunção pancreática usualmente exócrina, podendo também ocorrer disfunção pancreática endócrina e tubulopatia renal. Na adolescência ou idade adulta, essas crianças poderão desenvolver miopatia mitocondrial com oftalmoplegia externa progressiva (PEO), pois são doenças relacionadas do ponto de vista molecular.

Fenótipos mais raros observados em crianças incluem: a síndrome de Sengers, na qual ocorre miopatia com intolerância ao exercício e acidose láctica, associada a cardiomiopatia hipertrófica e catarata congênita; a associação de uma encefalopatia com lesões encefálicas como as observadas na síndrome de Leigh; e surdez, na vigência de acidúria metilglutacônica, que compõem a síndrome MEGDEL.

Quadros relativamente isolados de acometimento miopático (miopatia progressiva) ou de envolvimento difuso do neurônio motor inferior também podem ser observados na infância.

A oftalmoplegia externa progressiva crônica (CPEO) é uma das síndromes clínicas mitocondriais mais frequentes no adulto. As manifestações podem se iniciar na infância, mas comumente os primeiros sintomas ocorrem no final da adolescência ou na idade adulta. O quadro clínico das miopatias mitocondriais que cursam com PEO varia dentro de um espectro de apresentações que vai desde uma miopatia ocular pura até um quadro multissistêmico no qual a miopatia se associa a encefalopatia, cardiopatia, neuropatia periférica, surdez, endocrinopatias, alterações gastrointestinais, entre outras. A síndrome de Kearns-Sayre é um exemplo de PEO com manifestações multissistêmicas, sendo definida pelo

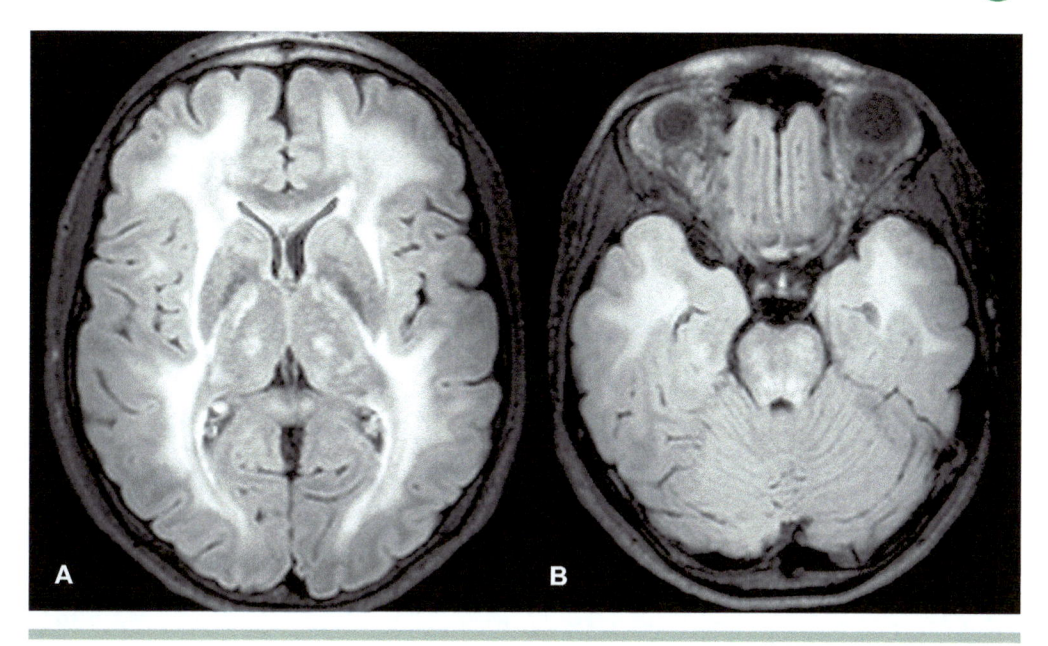

FIGURA 26.4. (A-B) Ressonância magnética de crânio na MNGIE (encefalopatia neurogastrointestinal mitocondrial). (Fonte: Figura cedida pelo Dr. Antônio Carlos dos Santos – FMRP-USP.)

início antes dos 20 anos de PEO e retinopatia pigmentar e ao menos uma das seguintes alterações: bloqueio cardíaco, hiperproteinorraquia acima de 100 mg/dL, ataxia cerebelar. A síndrome de Kearns-Sayre é um dos fenótipos mais graves dentre as mitocondriopatias com PEO, sendo frequentes, além das manifestações descritas acima, fraqueza muscular, envolvendo inclusive a musculatura de inervação bulbar, diabetes, sintomas gastrointestinais, surdez e disfunção cognitiva.

A encefalopatia neurogastrointestinal mitocondrial (MNGIE) também se manifesta com PEO, embora os transtornos relacionados à alteração da motilidade gastrointestinal decorrente de desnervação visceral resultem em maior morbidade. Hipotrofia muscular global, neuropatia periférica desmielinizante e alteração difusa da substância branca cerebral também são características frequentes da doença (Figura 26.4). Outras alterações incluem retinopatia e surdez.

A neuropatia óptica hereditária de Leber (LHON) é caracterizada por um quadro subagudo de perda visual predominantemente em indivíduos do sexo masculino. O início pode ser unilateral, mas usualmente evolui rapidamente para acometimento bilateral. Há quadros atípicos que se assemelham a esclerose múltipla, eventualmente distonia ou cardiopatia.

Encefalomiopatia mitocondrial com acidose láctica e episódios semelhantes a acidente vascular cerebral isquêmico (MELAS) é uma síndrome mitocondrial clássica à qual podem se associar crises epilépticas, ataxia cerebelar, surdez neurossensorial, retinopatia, cardiomiopatia, diabetes e outras manifestações multissistêmicas (Figura 26.5).

Epilepsia mioclônica com fibras vermelhas rasgadas (MERRF) é caracterizada por epilepsia mioclônica progressiva que frequentemente se associa a ataxia e acidose láctica. São observados outros sinais de acometimento do sistema nervoso central, como espasticidade. Manifestações multissistêmicas incluem surdez neurossensorial, retinopatia e cardiopatia.

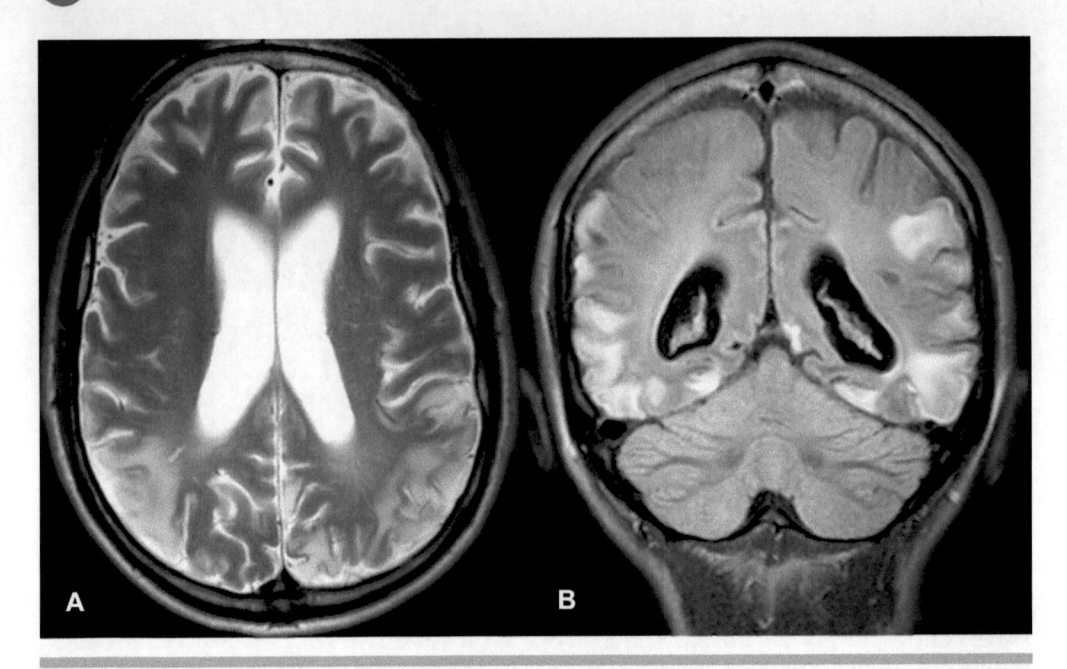

FIGURA 26.5. (A-B) Ressonância magnética de crânio na MELAS (encefalomiopatia mitocondrial com acidose láctica e episódios semelhantes a acidente vascular cerebral isquêmico). (Fonte: Figura cedida pelo Dr. Antônio Carlos dos Santos – FMRP-USP.)

A síndrome NARP caracteriza-se pela ocorrência de neuropatia motora, ataxia e retinite pigmentar, sendo frequente a observação de disfunção cognitiva, crises epilépticas, perda auditiva, quadros psiquiátricos, oftalmoparesia e cardiopatia. Podem ocorrer lesões bilaterais nos núcleos da base, em geral mais discretas que na síndrome de Leigh.

Frequentemente, no entanto, ocorrem quadros clínicos menos característicos e inespecíficos em todas as faixas etárias.

Avaliação diagnóstica

Devido à grande variabilidade nas apresentações clínicas e número muito grande de genes afetados nas doenças mitocondriais, o diagnóstico é sempre um desafio. Há necessidade de uma avaliação clínica bastante detalhada associada a diversos recursos diagnósticos disponíveis na prática clínica e outros mais específicos, que são encontrados apenas em centros de pesquisa especializados na área.[11,12] Mesmo com a maior disponibilidade de testes genético-moleculares com técnicas de sequenciamento de nova geração, a avaliação clínica minuciosa e investigação detalhada ainda são necessárias para um direcionamento adequado de quais genes ou grupos de genes devem ser investigados. A confirmação do diagnóstico de doença mitocondrial só é possível com a detecção de deficiência enzimática da cadeia respiratória em tecidos afetados e/ou presença de mutações confirmadamente patogênicas no DNAmt ou genes nucleares associadas a doenças mitocondriais. Assim, devemos considerar que a investigação diagnóstica de um paciente com suspeita de doença mitocondrial deve ter três focos de atenção: análise das manifestações clínicas, alterações em exames subsidiários, avaliação enzimática e análise de DNA.

Avaliação clínica e exames subsidiários

Do ponto de vista clínico, a história do paciente deve ser detalhada e atentar para características que possam ser sugestivas de doença mitocondrial, como herança com padrão de transmissão materna ou quadro clínico compatível com uma síndrome clássica ou fenótipo descrito previamente na literatura.[13] No entanto, devemos ressaltar que essas características podem não ser encontradas e não constituem a maioria dos casos, o que confere maior dificuldade no diagnóstico. Outra característica que pode indicar a possibilidade de uma doença mitocondrial é o comprometimento multissistêmico, especialmente quando o sistema nervoso central e músculo esquelético são acometidos. Porém, há necessidade de exclusão de outras causas que também podem ter comprometimento de múltiplos órgãos. Assim, diante de casos com comprometimento multissistêmico, para que possamos considerar o diagnóstico de doença mitocondrial, deve haver algum indício de disfunção mitocondrial detectado por exames subsidiários ou avaliação específica.

Algumas síndromes clínicas específicas podem indicar o tipo de alteração genética, como no caso da síndrome de Kearns-Sayre e síndrome de Pearson, que na grande maioria das vezes são causadas por deleções no DNAmt. É importante ressaltar que, apesar de serem causadas por mutações no DNAmt, os casos são geralmente esporádicos, sem o padrão clássico de herança materna. Um outro exemplo é a associação de neuropatia do nervo óptico com transmissão materna, que é fortemente sugestiva de LHON, sendo que esse fenótipo já nos direciona para a investigação das mutações específicas para essa síndrome.

Tanto a história clínica como a avaliação por exames subsidiários devem envolver a investigação de comprometimento de outros órgãos, pois algumas manifestações são frequentes (Tabela 26.2) e muitas vezes detectadas apenas por meio de exames específicos. Por isso, recomenda-se avaliação endocrinológica, cardíaca com ecocardiograma e eletrocardiograma, da função hepática, audição e oftalmológica.

Existem algumas alterações em exames subsidiários que sugerem a presença de disfunção mitocondrial mas não são consideradas diagnósticas, pois podem ser encontradas em outras situações além das doenças mitocondriais. Podemos citar três alterações que são frequentemente encontradas nesses casos: aumento de lactato sérico, alterações na ressonância magnética do crânio (RMC) e alterações na espectroscopia de prótons por RMC.

Usualmente, recomenda-se a avaliação de alguns biomarcadores no sangue, urina e líquor como lactato (sangue, líquor), piruvato (sangue, líquor), aminoácidos (sangue, urina, líquor), acilcarnitininas (sangue) e ácidos orgânicos (urina). Níveis elevados de lactato sérico podem ser encontrados com frequência na síndrome de MELAS. Tem relevância quando há uma elevação importante (> 3 mmol/L no plasma) e quando o lactato é muito mais elevado que o piruvato (relação maior que 25:1). Quando essa alteração ocorre, é sugestiva de maior conversão de piruvato em lactato pela via anaeróbica devido à deficiência da cadeia respiratória. No entanto, a elevação de lactato no sangue somente deve ser considerada relevante se houver garantias de que foi coletado de forma adequada, já que níveis elevados de lactato também podem ser encontrados no caso de coleta inadequada com uso de manguito e em crianças com agitação motora durante a coleta. Por esse motivo, é recomendado que se obtenha no mínimo duas medidas para que a alteração seja confirmada. Aumento do nível de lactato também pode ser encontrado no líquor; porém, não é específico, já que pode estar presente em outras situações como sofrimento tecidual, processos inflamatórios ou *status epilepticus*. Adicionalmente, outras doenças metabólicas e acidemias orgânicas podem alterar o nível de lactato. Por outro lado, níveis normais de lactato não afastam o diagnóstico de doença mitocondrial. Quando líquor é obtido, recomenda-se que seja feita a medida de 5-metiltetra-hidrofolato, porque deficiência cerebral de folato foi identificada na síndrome de Kearns-Sayre, em pacientes com mutações no gene *POLG* e na deficiência do complexo I, sendo potencialmente tratável.[14]

Quando há envolvimento do sistema nervoso central, recomenda-se a avaliação pela RMC, que pode mostrar alterações sugestivas de determinadas síndromes, como a síndrome de Leigh (Figura 26.3) e a MELAS (Figura 26.5). No entanto, alterações inespecíficas também podem ser encontradas e um exame sem alteração não afasta o diagnóstico. Um achado bem característico de síndrome de Leigh é o comprometimento de gânglios da base, mesencéfalo, ponte, decorrente de desmielinização ou retardo na mielinização pelo defeito energético. Na síndrome MELAS, as lesões são geralmente transitórias, podendo ser confundidas com infarto cerebral, mas são lesões que não respeitam os territórios vasculares e têm localização preferencial nas regiões occipitais. Existem basicamente duas hipóteses para explicar essas lesões: a primeira é de que seriam decorrentes de uma deficiência energética celular, e a segunda, por uma microangiopatia causada pelo acúmulo de mitocôndrias anormais no endotélio, que levaria a uma disfunção do endotélio de pequenas arteríolas e capilares. Em outros casos, especialmente nas crianças, a RMC também pode mostrar lesões inespecíficas com comprometimento de substância branca, compatíveis com retardo de mielinização e desmielinização, podendo ser caracterizados como leucoencefalopatia nos casos mais intensos. As síndromes de Leigh, MNGIE e síndrome de Kearns-Sayre são alguns exemplos em que alterações na substância branca podem ser encontradas e a RMC pode ser também utilizada para o acompanhamento da evolução da doença.[15]

A espectroscopia por ressonância magnética, utilizada para avaliação de lactato no cérebro, pode auxiliar no diagnóstico, especialmente nos casos de MELAS. No entanto, a observação de pico de lactato pela espectroscopia de próton de hidrogênio não é uma alteração específica de doença mitocondrial e pode ser encontrada em outras situações como hipóxia, isquemia, lesões tumorais e outras doenças metabólicas.[14]

Avaliação enzimática

A melhor maneira de confirmar a deficiência mitocondrial é por meio da análise das atividades dos complexos da cadeia respiratória. Essa avaliação pode ser feita em amostras de tecidos comprometidos como músculo esquelético e fígado, ou de fibroblastos. O comprometimento das atividades dos complexos enzimáticos da cadeia respiratória pode ser caracterizado como um defeito isolado de apenas um dos complexos enzimáticos ou por comprometimento de dois ou mais complexos. Quando o DNAmt é afetado, os complexos que apresentam subunidades codificadas pelo DNAmt são afetados, levando a um padrão de deficiência dos complexos I, III e IV. As deficiências isoladas de um dos complexos da cadeia respiratória podem ocorrer devido a um comprometimento de uma das subunidades do complexo ou no processamento e montagem do mesmo. Um exemplo desse tipo de deficiência é a do complexo I, muito comum nas encefalomiopatias mitocondriais na criança. Assim, a caracterização do padrão bioquímico auxilia no direcionamento da investigação de genes na pesquisa de mutações, reduzindo o espectro de genes candidatos para as análises de DNA.[16] Os principais padrões de deficiências enzimáticas estão demonstrados na Tabela 26.3, junto com as principais alterações moleculares.[17]

Os complexos enzimáticos da cadeia respiratória podem ser analisados diretamente por ensaios espectrofotométricos ou por meio de reações histoquímicas em tecidos afetados, como no músculo esquelético. No Brasil, a biópsia muscular é acessível em diferentes centros especializados do país. Apesar de invasivo, é um procedimento simples e de rápido processamento, possibilitando o esclarecimento diagnóstico quando as alterações típicas

TABELA 26.3. Principais padrões de deficiência enzimática da cadeia respiratória relacionados aos tipos de alterações moleculares nas doenças mitocondriais

Alteração enzimática	Alteração molecular e/ou gene afetado
Deficiência dos complexos I + III + IV	Mutações no DNAmt: • Deleções únicas • Mutações em genes codificadores de tRNAs Mutações em genes nucleares com alteração secundária no DNAmt: • Deleções múltiplas • Depleção do DNAmt • Defeito na tradução e síntese de proteínas
Deficiências isoladas dos complexos I ou II ou III ou IV ou V	Genes que codificam subunidades do complexo: • DNAmt • Genes nucleares Genes nucleares envolvidos no processo de importação, processamento e montagem do complexo
Deficiência isolada do complexo II	Genes nucleares que codificam subunidades do complexo

de doença mitocondrial são encontradas. A realização de reações histoquímicas na biópsia muscular possibilita a análise de dois dos complexos da cadeia respiratória, o complexo II (succinato desidrogenase – SDH) e o complexo IV (citocromo c oxidase – COX). Dessa forma, consegue-se visualizar a alteração característica de doenças mitocondriais, que é a presença de fibras com proliferação mitocondrial (RRF – *ragged red fibers*) associadas ou não a redução da atividade enzimática do complexo IV da cadeia respiratória (COX) (Figura 26.6). Acredita-se que a proliferação mitocondrial seja um fenômeno compensatório diante de uma deficiência mitocondrial. Na deficiência da COX, devido ao comprometimento do DNAmt, geralmente há um padrão focal de deficiência, em que

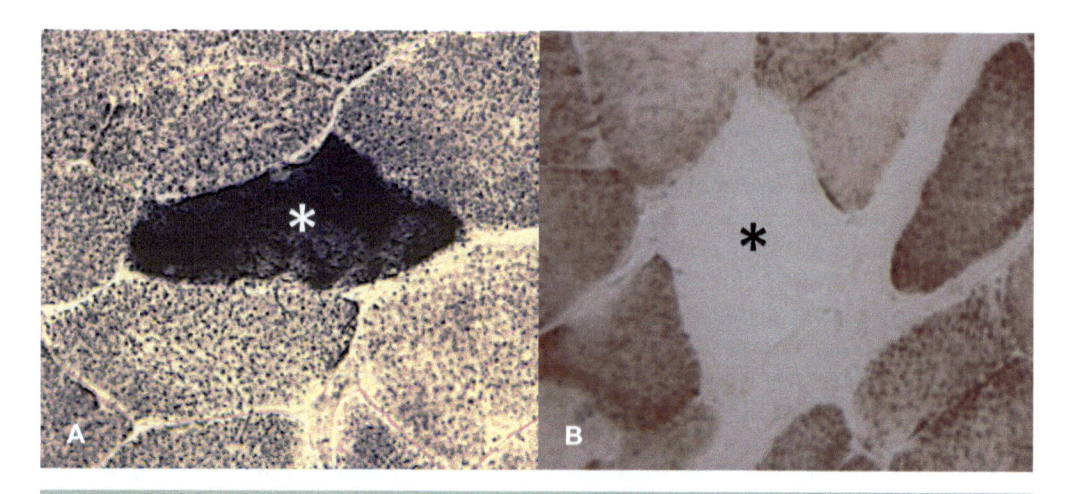

FIGURA 26.6. Fibras musculares com alterações mitocondriais. Fibra muscular com intensa proliferação mitocondrial **(A)** vista pela reação histoquímica para succinato desidrogenase (SDH, complexo II). A reação para a enzima citocromo c oxidase (COX) mostra fibra muscular com deficiência do complexo IV **(B)**. (Fonte: Acervo pessoal da Dra. Célia Harumi Tengan.)

apenas algumas fibras são acometidas de forma esparsa pelo músculo todo. As alterações que comprometem o complexo IV por mutações em genes nucleares levam, geralmente, a um padrão de deficiência difusa no músculo. Em outras situações, em que o complexo IV não é acometido, por exemplo, nas mutações que afetam o gene *MTCYB*, as RRFs apresentam atividade da COX. A deficiência do complexo II, forma mais rara, também pode ser detectada pela histoquímica do músculo. Assim, os padrões detectados pela histoquímica de músculo podem sugerir os mais prováveis genes afetados. Apesar dessas alterações poderem confirmar o diagnóstico de doença mitocondrial, deve-se ter cautela quando as RRFs e fibras com deficiência da COX são encontradas em um pequeno número de fibras (menor que 1%), pois essas fibras também podem ser encontradas em baixas proporções em músculo de indivíduos idosos.

O método de histoquímica possibilita a avaliação somente de dois complexos enzimáticos da cadeia respiratória, os complexos II e IV. A avaliação dessas enzimas por espectrofotometria é mais indicada para a análise dos outros complexos enzimáticos da cadeia respiratória e geralmente é realizada no músculo esquelético ou fibroblastos. Esse é um método que consegue detectar as deficiências envolvendo o complexo I, que é uma importante causa das encefalopatias mitocondriais infantis. No entanto, esse tipo de avaliação não está facilmente disponível no Brasil e é realizada somente em centros especializados no Brasil e no exterior. Além disso, há dificuldades técnicas que devem ser consideradas e que podem influenciar os resultados, como qualidade da amostra, armazenamento e transporte adequados e protocolo bem padronizado. Deve também ser lembrado que o resultado normal não afasta o diagnóstico e temos que ter em mente que esse tipo de avaliação não consegue diferenciar a redução enzimática primária da secundária a outras situações que comprometem a função mitocondrial.

Análise de DNA

A pesquisa de mutações nas doenças mitocondriais é uma tarefa bastante difícil devido à enorme quantidade de genes afetados e variação de apresentações clínicas. Mutações podem ser encontradas no DNAmt e em genes nucleares. Inúmeras mutações já foram detectadas ao longo de praticamente toda a sequência do DNAmt sem um local preferencial.

Mas há algumas mutações que são consideradas as mais frequentes e, por isso, são pesquisadas em uma etapa inicial de acordo com o quadro clínico do paciente. São elas: as mutações m.3243 A>G, m.8344 A>G e m.8993 A>G/C. A primeira é tipicamente encontrada no fenótipo MELAS, mas também pode ser encontrada em pacientes com miopatia, oftalmoplegia externa crônica progressiva, diabetes e surdez. A mutação m.8344 A>G é a mutação mais característica do fenótipo MERRF, sendo então a primeira candidata diante desse tipo de apresentação clínica. As mutações m.8993 T>G/C podem ser encontradas nos casos de síndrome de Leigh e NARP, sendo que a proporção de DNAmt mutante está correlacionada com a gravidade da doença.

Casos com a apresentação de LHON têm indicação de pesquisa das mutações m.11778 G>A, m.3460 G>A e m.14484 T>C, que correspondem às mutações encontradas na grande maioria dos casos.

Uma grande deleção do DNAmt, denominada deleção comum, com tamanho de 4,9 kb, geralmente está associada aos fenótipos de síndrome de Pearson e síndrome de Kearns-Sayre. No entanto, é importante ressaltar que as deleções só são identificadas em tecidos afetados. No caso da síndrome de Pearson, a mutação pode ser encontrada no sangue, pois o tecido hematopoético está afetado; mas, no caso da síndrome de Kearns-Sayre, não está presente no sangue e é identificada no músculo esquelético, obtido por biópsia. As pesquisas de mutações do DNAmt podem ter resultados negativos quando realizadas em tecidos não afetados porque podem estar ausentes ou em baixas proporções. Em casos como a LHON, a análise das mutações pode ser realizada no sangue, pois a mutação é usualmente homoplásmica nesse tecido. Já em outros casos, quando negativa, deve ser feita no tecido comprometido. Análises em material obtido de urina e células bucais podem dar resultados positivos, mas em caso negativo também não se pode excluir a presença de mutação. No caso das deleções do DNAmt, o método ideal para a detecção é por *Southern blot*. A detecção por reação em cadeia da polimerase (PCR) pode gerar falso-positivos, pois deleções do DNAmt podem estar presentes em quantidades pequenas em indivíduos normais e são facilmente detectadas pelo método de PCR. Nos casos em que essas mutações mais frequentes não são encontradas, há necessidade de um *screening* de todo o DNAmt. Diante do achado de mutações no DNAmt, é importante avaliar se a mutação tem a sua patogenicidade comprovada na literatura e se está em proporções elevadas, correlacionando-se com o fenótipo. Mutações com baixo grau de heteroplasmia, ou seja, proporção baixa, podem não ser relevantes para a manifestação clínica.

A pesquisa de mutações em genes nucleares é bastante extensa e complexa, devido ao grande número de genes descritos nas doenças mitocondriais. Dependendo da apresentação clínica, essa pesquisa pode ser direcionada para um gene específico, painel de genes ou, caso ambos sejam negativos, uma análise mais extensa pode ser realizada utilizando-se os métodos de sequenciamento de nova geração para análises de exoma e genoma. A utilização dessas novas tecnologias de sequenciamento possibilita uma análise de um grande número de genes de forma mais rápida e menos trabalhosa, porém é ainda cara e não isenta da avaliação clínica minuciosa, pois esta direcionará a análise de possíveis genes e suas variantes. Estudos analisando esses métodos relatam que há uma grande parcela de casos em que não há identificação de mutações conhecidas e também há identificação de variantes com significância ainda desconhecida; por isso, recomenda-se cautela na interpretação desses resultados.[17,18]

Tratamento

Apesar dos grandes avanços em relação à identificação de mutações genéticas e no entendimento das bases moleculares e bioquímicas das doenças mitocondriais, ainda não há um tratamento curativo. No entanto, os doentes se beneficiam de um tratamento sintomático e preventivo em relação a complicações e doenças associadas, o que melhora significativamente a qualidade de vida desses pacientes. O acompanhamento médico periódico também é recomendado, já que várias das manifestações clínicas podem surgir durante a evolução da doença.

Tratamento sintomático

Destacamos aqui alguns cuidados e tratamentos relacionados às principais manifestações nas doenças mitocondriais como miopatia, ptose palpebral, deficiência auditiva, disfagia, miocardiopatia e distúrbios de condução cardíaca, disfagia, epilepsia e endocrinopatia.

Sintomas musculares, como fraqueza muscular e intolerância ao exercício, estão entre os mais comuns nas doenças mitocondriais e comprometem a qualidade de vida dos pacientes. Uma possibilidade que tem sido utilizada na tentativa de amenizar esses sintomas é por meio do exercício físico, tanto aeróbico como resistido.[19] O treinamento com exercícios aeróbicos melhora a perfusão dos músculos e a VO_2 máx.; já os exercícios resistidos melhoram a força muscular. Então, para aqueles com maior comprometimento da força muscular, recomenda-se um treinamento com exercícios resistidos e, nos casos com melhores condições físicas, a associação com o treinamento aeróbico. Em ambos os casos, o paciente deve ser acompanhado por um profissional especializado, os exercícios instituídos de forma lenta e gradual e devem ser bem monitorados de acordo com as condições físicas do paciente. A avaliação cardiológica deve ser realizada antes do início do treinamento físico. Não devem ser realizados caso o paciente esteja com algum tipo de intercorrência ou não se sentir bem o suficiente para a atividade.[14,19]

Pacientes com CPEO e síndrome de Kearns-Sayre apresentam oftalmoplegia acompanhada de ptose palpebral. Embora a oftalmoplegia não represente importante queixa dos pacientes, a ptose pode apresentar incômodo quando reduz significativamente o campo de visão. Esse sintoma pode ser minimizado cirurgicamente por meio de elevação da pálpebra utilizando o músculo frontal. No entanto, deve ter indicação precisa, apenas quando realmente houver comprometimento importante do campo visual e deve ser realizada por especialistas na área, já que uma complicação frequente é a ceratite por exposição inadequada da córnea e secura do olho.[20]

A perda auditiva neurossensorial é um sintoma comum em várias apresentações das doenças mitocondriais, tanto em adultos como em crianças. A recuperação da percepção dos sons e melhora consequente da fala tem sido conseguida por meio do implante coclear, recomendado para esses casos.[21] Esse procedimento tem resultados positivos e duradouros, mesmo após muitos anos de evolução da doença.[22]

O acompanhamento cardiológico é indicado, especialmente nos pacientes com síndrome de Kearns-Sayre, pois durante a evolução há o aparecimento de defeitos de condução que podem requerer a implantação de marca-passo cardíaco. Nos casos com miocardiopatia grave, a indicação de transplante cardíaco é controversa, devido ao caráter multissistêmico da doença; no entanto, pode ser considerado se o paciente apresentar a miocardiopatia como manifestação isolada.[23]

Casos com epilepsia devem receber atenção em relação aos anticonvulsivantes utilizados, pois algumas drogas apresentam toxicidade mitocondrial, como o ácido valproico. Essa droga é contraindicada em pacientes com mutações no *POLG1*, pois pode desencadear insuficiência hepática.[24]

A endocrinopatia mais frequente é o diabetes *mellitus*, que é tratado com dieta e terapia farmacológica usual. Da mesma forma, a reposição hormonal específica é indicada nas outras endocrinopatias como hipogonadismo, hipotireoidismo ou hipoparatireoidismo.

Alterações na deglutição devem receber atenção de fonoaudiólogos para que se previnam dificuldades na alimentação e haja também um ajuste no tipo de dieta do paciente. É muito importante que o paciente esteja bem nutrido e, em casos mais severos, pode ser necessária a indicação de gastrostomia.[25]

Em geral, devido ao seu caráter multissistêmico, o paciente com doença mitocondrial deve ser acompanhado por uma equipe multidisciplinar para que todos os tipos de manifestações e complicações possam ser tratados e prevenidos de forma adequada.

Tratamento específico

Inúmeros estudos têm sido realizados no sentido de encontrar tratamentos que possam levar a uma melhora efetiva do paciente. Esses estudos podem ser divididos nas seguintes estratégias: 1) aumentar a capacidade antioxidante; 2) suplementação de substâncias deficientes ou que possam melhorar a capacidade energética; 3) induzir biogênese mitocondrial; e 4) reduzir a quantidade de DNAmt mutante.

A combinação de vitaminas e cofatores, como a riboflavina (vitamina B2), tiamina (vitamina B1), vitamina E e C, ácido fólico e L-carnitina, é geralmente utilizada em pacientes com doença mitocondrial com o intuito de ação antioxidante ou de suplantar o defeito metabólico. Até o momento, não há fortes evidências que mostrem a melhora clínica com esse tipo de tratamento. No entanto, de acordo com o Consenso da Sociedade de Medicina Mitocondrial,[14] que realizou uma revisão sistemática sobre os tratamentos, chegou-se a uma recomendação de que o ácido alfalipoico e a riboflavina devem ser oferecidos aos pacientes com doença mitocondrial, pois há estudos que relatam alguma melhora clínica quando utilizados em combinação com outros cofatores. De forma similar, existe também a recomendação do uso da coenzima Q10, ou de sua forma reduzida (ubiquinol) para esses pacientes. A coenzima Q10 é um componente da cadeia respiratória e também age como antioxidante. Quando ausente, ocorre a interrupção do fluxo de elétrons dos complexos I e II ao complexo III, o que promove a redução na geração de ATP. A coenzima Q10 tem sido recomendada mesmo naqueles pacientes que não apresentam deficiência de Q10 documentada. Além disso, pacientes com comprometimento do sistema nervoso central, especialmente na síndrome de Kearns-Sayre, ou com deficiência de ácido fólico, devem receber suplementação de ácido fólico. A L-carnitina só deve ser administrada nos casos em que há deficiência comprovada.

Recentemente, foi publicado um Consenso relacionado à LHON, que recomenda o uso de idebenona nos casos subagudos e com menos de 12 meses de manifestação, com introdução o mais precoce possível, porém não recomenda a manutenção nos casos não responsivos.[26] A idebenona age como um antioxidante, mas também tem um efeito de fornecer elétrons para o complexo III, o que poderia suplantar a deficiência do complexo I existente na LHON.

Devemos ressaltar que o ácido dicloroacético (DCA) foi estudado como tratamento para reduzir os níveis de ácido láctico; no entanto, um estudo randomizado, controlado, duplo-cego com pacientes com MELAS foi interrompido devido à sua toxicidade levando a neuropatia periférica dolorosa.[27]

Outras estratégias no sentido de aumentar a quantidade de mitocôndrias para tentar melhorar o aporte energético têm sido estudadas, como no caso do exercício físico, mencionado anteriormente, e algumas drogas como o bezafibrato.[28] Em outra linha, alguns grupos têm focado em tratamentos específicos para determinadas mutações, baseados na técnica de edição de genes com o intuito de reduzir a quantidade de DNAmt mutante.[29]

Prevenção

O aconselhamento genético é a forma mais clássica de prevenção da doença quando conhecemos o padrão de herança da alteração genética do paciente. Nas doenças mitocondriais há algumas dificuldades em relação às mutações no DNAmt, pois em alguns casos é difícil prever a proporção de DNAmt mutante que será transmitido ao oócito e os níveis de heteroplasmia nos tecidos. Por isso, técnicas baseadas na fertilização *in vitro* têm ganhado mais força para evitar a doença em uma família com diagnóstico genético definido. Nessa técnica, o óvulo ou oócito contendo DNAmt mutante da paciente tem o seu material genético nuclear transferido para um óvulo enucleado de uma doadora. Dessa forma, após a fertilização obtém-se uma célula-ovo com o material nuclear da paciente e o DNAmt normal da doadora, sendo que este será implantado na paciente. Assim, consegue-se evitar a transmissão materna da mutação.[30] Entretanto, esse procedimento ainda precisa ser bem avaliado pois há necessidade de técnicas bem padronizadas, equipe experiente, além da necessidade de se avaliar os critérios de inclusão e questões éticas.

Considerações finais

As doenças mitocondriais são de difícil diagnóstico devido à grande variabilidade nas apresentações clínicas e inúmeros genes acometidos. Apesar dos avanços no diagnóstico molecular, possibilitados pelas novas técnicas de sequenciamento, ainda há necessidade de uma avaliação clínica e laboratorial bastante minuciosa para que se chegue a uma confirmação diagnóstica. Devemos lembrar que o doente apresenta muitos sintomas em diferentes órgãos, que merecem a atenção, e por isso o acompanhamento médico é bastante importante. Apesar de ainda não termos um tratamento curativo, os cuidados com as doenças associadas que possuem tratamento específico podem melhorar muito a qualidade de vida desses pacientes, mesmo não tendo um diagnóstico genético definido. A pesquisa na área de medicina mitocondrial tem avançado a passos largos e, hoje, já conseguimos vislumbrar algumas possibilidades de tratamento que estão em estudo.

REFERÊNCIAS BIBLIOGRÁFICAS

1. Pavlakis SG, Hirano M. Mitochondrial diseases: a clinical and molecular history. Ped Neurol. 2016; 63:3-5.
2. Nelson DL, Cox MM. Oxidative Phosphorylation in Lehninger: Principles of Biochemistry. 6 ed. W. H. Freeman and Company; 2013.
3. DiMauro S, Schon EA, Carelli V, Hirano M. The clinical maze of mitochondrial neurology. Nat Rev Neurol. 2013; 9(8):429-44.
4. Gorman GS, Chinnery PF, DiMauro A, Hirano M, Koga Y, McFarland R, et al. Mitochondrial diseases. Nat Ver Dis Primers. 2016; 2:1-22.
5. Craven L, Alston CL, Taylor RW, Turnbull DM. Recent advances in mitochondrial disease. Annu Rev Genom Hum Genet. 2017; 18:257-75.
6. Ahmed N, Ronchi D, Comi GP. Genes and pathways involved in adult onset disorders featuring muscle mitochondrial DNA instability. Int J Mol Sci. 2015; 16:18054-76.
7. Lightowlers RN, Taylor RW, Turnbull DM. Mutations causing mitochondrial disease: what is new and what challenges remain? Science. 2015; 349(6255):1494-9.
8. Wallace DC, Chalkia D. Mitochondrial DNA genetics and the heteroplasmy conundrum in evolution and disease. Cold Spring Harb Perspect Biol. 2013; 5(11):a021220.
9. Gorman GS, Schaefer AM, Ng Y, Gomez N, Blakely EL, Alston CL, et al. Prevalence of nuclear and mitochondrial DNA mutations related to adult mitochondrial disease. Ann Neurol. 2015; 77(5):753-9.
10. DiDonato S. Multisystem manifestations of mitochondrial disorders. J Neurol. 2009; 256:693-710.
11. Rotig A, Lebon S, Zinovieva E, Mollet J, Sarzi E, Bonnefont JP, et al. Molecular diagnostics of mitochondrial disorders. Biochim Biophys Acta. 2004; 1659(2-3):129-35.
12. Taylor RW, Schaefer AM, Barron MJ, McFarland R, Turnbull DM. The diagnosis of mitochondrial muscle disease. Neuromuscul Disord. 2004; 14(4):237-45.
13. Schapira AH. Mitochondrial disease. Lancet. 2006; 368(9529):70-82.
14. Parikh S, Goldstein A, Koenig MK, Scaglia F, Enns GM, Saneto R, et al. Diagnosis and management of mitochondrial disease: a consensus statement from the Mitochondrial Medicine Society. Genet Med. 2015; 17(9):689-701.
15. El-Hattab AW, Scaglia F. Mitochondrial cytopathies. Cell Calcium. 2016; 60(3):199-206.
16. Tuppen HA, Blakely EL, Turnbull DM, Taylor RW. Mitochondrial DNA mutations and human disease. Biochim Biophys Acta. 2010; 1797(2):113-28.
17. Ohtake A, Murayama K, Mori M, Harashima H, Yamazaki T, Tamaru S, et al. Diagnosis and molecular basis of mitochondrial respiratory chain disorders: exome sequencing for disease gene identification. Biochim Biophys Acta. 2014; 1840(4):1355-9.
18. Calvo SE, Compton AG, Hershman SG, Lim SC, Lieber DS, Tucker EJ, et al. Molecular diagnosis of infantile mitochondrial disease with targeted next-generation sequencing. Sci Transl Med. 2012; 4(118):118ra110.
19. Tarnopolsky MA. Exercise as a therapeutic strategy for primary mitochondrial cytopathies. J Child Neurol. 2014; 29(9):1225-34.
20. McClelland C, Manousakis G, Lee MS. Progressive External Ophthalmoplegia. Curr Neurol Neurosci Rep. 2016; 16(6):53.

21. Sinnathuray AR, Raut V, Awa A, Magee A, Toner JG. A review of cochlear implantation in mitochondrial sensorineural hearing loss. Otol Neurotol. 2003; 24(3):418-26.
22. Yamamoto N, Okuyama H, Hiraumi H, Sakamoto T, Matsuura H, Ito J. The Outcome of Cochlear Implantation for Mitochondrial Disease Patients With Syndromic Hearing Loss. Otol Neurotol. 2015; 36(8): e129-133.
23. Limongelli G, Masarone D, Pacileo G. Mitochondrial disease and the heart. Heart. 2017; 103(5):390-8.
24. Finsterer J, Zarrouk Mahjoub S. Epilepsy in mitochondrial disorders. Seizure. 2012; 21(5):316-321.
25. Davison JE, Rahman S. Recognition, investigation and management of mitochondrial disease. Arch Dis Child. 2017; 102(11):1082-90.
26. Carelli V, Carbonelli M, de Coo IF, Kawasaki A, Klopstock T, Lagreze WA, et al. International Consensus Statement on the Clinical and Therapeutic Management of Leber Hereditary Optic Neuropathy. J Neuro-ophthalmol. 2017; 37(4):371-81.
27. Kaufmann P, Engelstad K, Wei Y, Jhung S, Sano MC, Shungu DC, et al. Dichloroacetate causes toxic neuropathy in MELAS: a randomized, controlled clinical trial. Neurology. 2006; 66(3):324-30.
28. Koopman WJ, Beyrath J, Fung CW, Koene S, Rodenburg RJ, Willems PH, et al. Mitochondrial disorders in children: toward development of small-molecule treatment strategies. EMBO Mol Med. 2016; 8(4):311-27.
29. Hashimoto M, Bacman SR, Peralta S, Falk MJ, Chomyn A, Chan DC, et al. MitoTALEN: A General Approach to Reduce Mutant mtDNA Loads and Restore Oxidative Phosphorylation Function in Mitochondrial Diseases. Mol Ther. 2015; 23(10):1592-9.
30. Amato P, Tachibana M, Sparman M, Mitalipov S. Three-parent in vitro fertilization: gene replacement for the prevention of inherited mitochondrial diseases. Fertil Steril. 2014; 101(1):31-5.

SEÇÃO 10

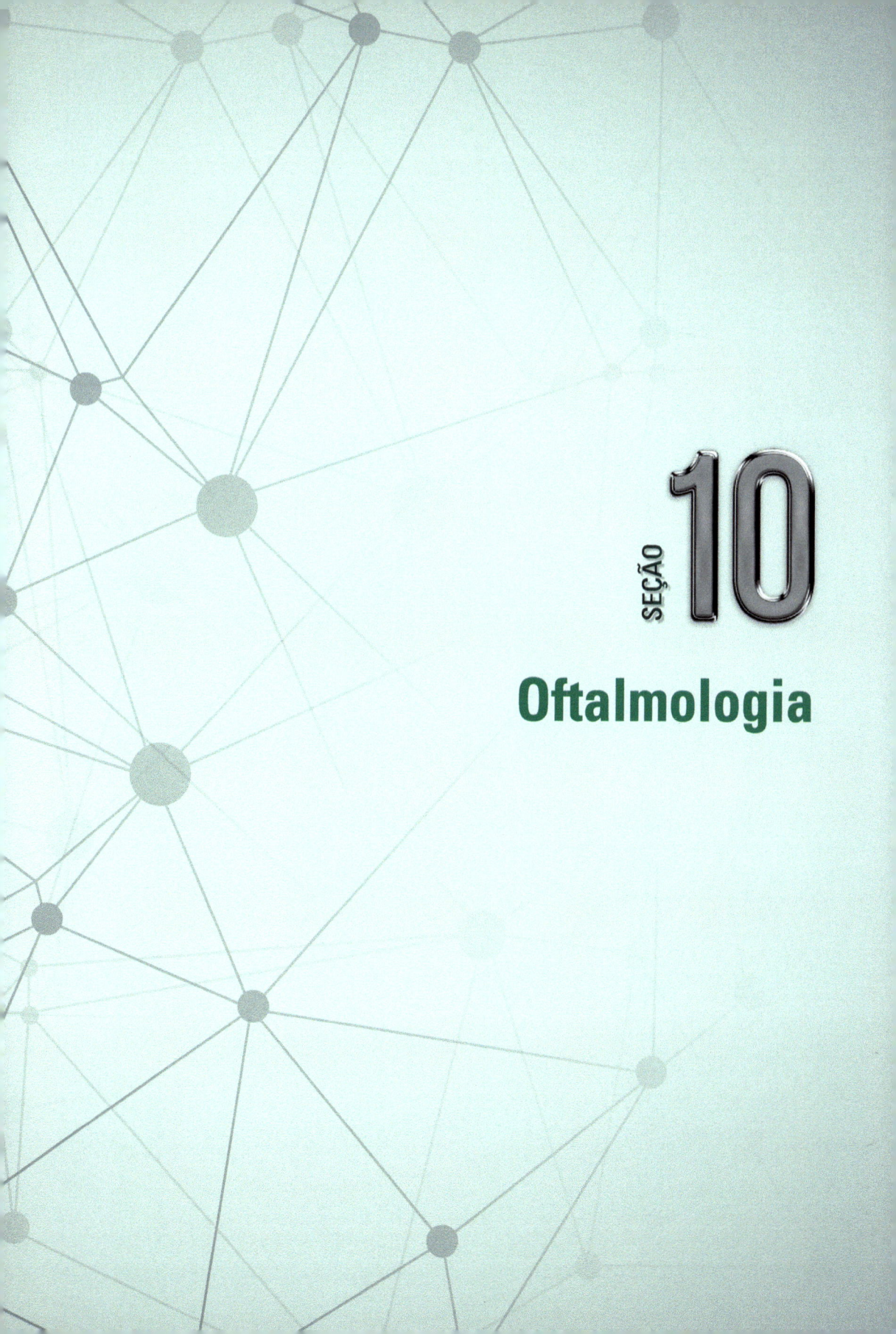

Oftalmologia

Oftalmologia 27

Flavio Moura Rezende Filho
Juliana Maria Ferraz Sallum

Introdução

A retina e o nervo óptico são sofisticadas projeções do encéfalo, que requerem o bom funcionamento e interação de um grande número de genes para desempenhar seu papel. A expressão de parte desses genes também ocorre em outras regiões do sistema nervoso. O sistema oculomotor, difusamente distribuído pelo encéfalo, também se encontra na interface da neurologia com a oftalmologia. Há ainda defeitos genéticos que influenciam a embriogênese do olho e do sistema nervoso. Assim, doenças genéticas em que predominam manifestações neurológicas podem se apresentar com anormalidade da retina, do nervo óptico, de outras estruturas do globo ocular ou do sistema oculomotor.

A detecção de padrões de acometimento do sistema visual pode fornecer pistas importantes para o diagnóstico de uma condição neurogenética. O objetivo primário deste capítulo é abordar as principais manifestações oculares que ocorrem em doenças neurogenéticas com fenótipos complexos. O capítulo está dividido em "alterações do sistema visual aferente" e "alterações do sistema visual eferente" por motivos didáticos, mas não é infrequente que anormalidades dos dois sistemas coexistam. Abordar todas as doenças neurogenéticas com manifestações oftalmológicas é uma tarefa hercúlea que está além dos objetivos deste capítulo, portanto procuramos tratar dos principais grupos de doenças e daquelas em que os achados oftalmológicos são mais característicos.

Alterações do sistema visual aferente

O sistema visual aferente compreende o segmento anterior e posterior do globo ocular, a retina, o nervo, o quiasma e o trato óptico, o corpo geniculado lateral, as radiações ópticas e o córtex visual. São de especial interesse no contexto das afecções neurogenéticas a retina e o nervo óptico, mas anormalidades do segmento anterior também ocorrem e podem indicar o diagnóstico.

Segmento anterior

As alterações do segmento anterior podem ser detectadas por meio da biomicroscopia anterior, realizada com uma lâmpada de fenda. As estruturas de interesse incluem principalmente a córnea, o cristalino e a íris.

Anormalidades da córnea podem ser altamente específicas, a exemplo da córnea *verticillata* nas mulheres portadoras de mutação no gene da α-galactosidase, causadora da doença de Fabry, e da distrofia corneana em treliça (*lattice*), vista na doença de Meretoja, amiloidose causada por mutação no gene da gelsolina (GSN). Os anéis de Kayser-Fleischer indicam doença de Wilson, e correspondem a depósitos de cobre na membrana de Descemet, com aparência marrom ou dourada, localizados ao redor da córnea (Figura 27.1). Os achados da biomicroscopia são muitas vezes sutis, e convém especificar o que se procura para o oftalmologista.

Certas condições genéticas alteram a arquitetura do cristalino e produzem cataratas. A catarata em doenças neurogenéticas se distingue por ocorrer precocemente, e por padrões característicos, como o aspecto em "árvore de Natal" na distrofia miotônica tipo 1 e de "girassol" na doença de Wilson. Catarata congênita é vista na síndrome de Marinesco-Sjogren e catarata precoce é um sinal observado na xantomatose cerebrotendínea, na lipofuscinose ceroide neuronal (CLN3), e em doenças mitocondriais.

Anomalias da íris frequentemente resultam de defeitos em genes que coordenam a embriogênese. A heterocromia de íris (íris de cores diferentes ou área hipocrômica setorial) ocorre na síndrome de Waardenburg (Figura 27.2) e a hipoplasia de íris (ou aniridia em casos mais graves) na síndrome de Gillespie. As pupilas crenadas (*scalloped pupils*) representam uma anormalidade adquirida, vista nos pacientes com paramiloidose, que resulta da disfunção de fibras autonômicas que suprem os músculos responsáveis pela movimentação pupilar.

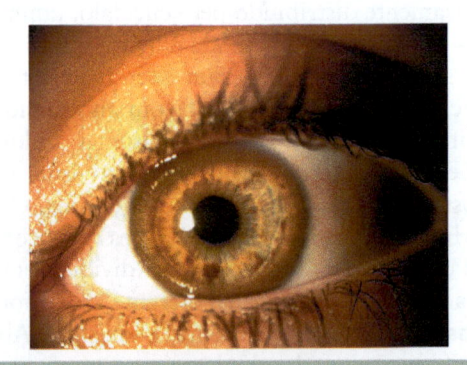

FIGURA 27.1. Anel de Kayser-Fleischer em paciente com doença de Wilson. (Fonte: Propriedade do autor.)

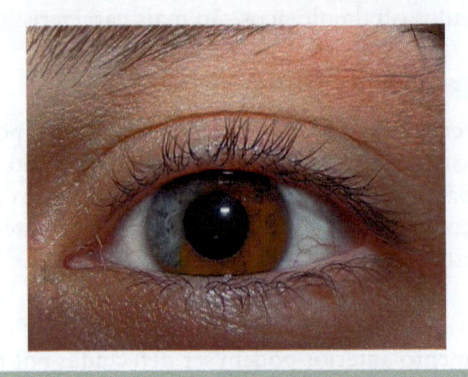

FIGURA 27.2. Heterocromia *iridis* em um paciente com a síndrome de Waardenburg. (Fonte: Propriedade do autor.)

Segmento posterior

No segmento posterior são de especial interesse a retina e o nervo óptico.

Retinopatia

A maioria dos pacientes com doenças genéticas da retina perdem acuidade e/ou campo visual de forma progressiva. Defeitos genéticos distintos levam à ativação de diferentes vias de sinalização molecular, que culminam com atrofia do segmento externo dos fotorreceptores e apoptose. Na maior parte das doenças o processo patogênico afeta predominantemente bastonetes, mas em algumas condições o envolvimento de cones e do epitélio pigmentado da retina pode ser mais marcante. Uma grande variedade fenotípica de alterações estruturais pode ser observada na fundoscopia, e métodos complementares são capazes de evidenciar anormalidades quando as doenças estão em estágios iniciais.

Retinose pigmentar

A retinose pigmentar (Figura 27.3) classicamente é entendida como uma distrofia de fotorreceptores, que acomete primariamente os bastonetes. Trata-se de degeneração retiniana de causa genética. A designação pigmentar se deve à deposição de pigmentos que ocorre na retina com o passar do tempo. A tríade clássica de achados fundoscópicos da retinose pigmentar é formada por afilamento dos vasos da retina, alterações pigmentares retinianas, incluindo hipopigmentação e/ou hiperpigmentação, e palidez do disco óptico (em estágios mais avançados). A hiperpigmentação se manifesta na forma de múltiplos depósitos de pigmento (melanina) com aspecto de espículas ósseas, localizados principalmente na periferia da retina.

Pode-se apresentar de forma isolada ou em conjunto com anormalidades de outros órgãos (retinose pigmentar sindrômica). Investigações no nível molecular identificaram mais de 40 genes causadores de retinose pigmentar "isolada" e mais de 50 genes causadores de retinose pigmentar sindrômica. A associação mais comum nas retinoses sindrômicas é a de surdez com retinopatia (30%). A síndrome de Usher e a síndrome de Alstrom são exemplos de retinose pigmentar sindrômica, com poucas manifestações neurológicas. Em doenças em que as manifestações neurológicas predominam, ditas neurogenéticas, a retinose pigmentar constitui um achado fenotípico que pode auxiliar no diagnóstico (Tabela 27.1).

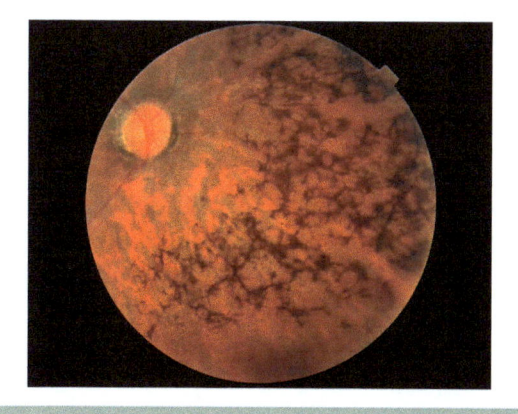

FIGURA 27.3. Retinose pigmentar não sindrômica. Nota-se a deposição de pigmento na média periferia da retina, com aspecto de "espículas ósseas" e afilamento dos vasos retinianos. O disco óptico não exibe sinais de atrofia. (Fonte: Propriedade do autor.)

TABELA 27.1. Doenças neurogenéticas associadas com manifestações oftalmológicas

Grupo	Doenças e genes causadores (em parênteses)	Sistema visual aferente	Sistema visual eferente	Quadro clínico
Ataxias cerebelares recessivas	Ataxia de Friedreich (FRDXA)	Neuropatia óptica	Perseguição sacádica, *square-wave jerks*, nistagmo evocado pelo olhar	Pés cavos, escoliose, miocardiopatia, intolerância a glicose, ataxia, neuropatia periférica axonal, sinal de Babinski, ausência de atrofia cerebelar nas formas típicas
	Ataxia espástica recessiva de Charlevoix-Saguenay (SACS)	Aumento da visibilidade da camada de fibras nervosas na fundoscopia, espessamento da camada de fibras nervosas na OCT	Perseguição sacádica, *square-wave jerks*, nistagmo evocado pelo olhar, paralisia supranuclear do olhar vertical em alguns pacientes.	Ataxia espástica com início na primeira década de vida, neuropatia periférica axonal-desmielinizante, amiotrofia distal, pés cavos, hipointensidades lineares pontinas em T2, atrofia do verme cerebelar.
	Abetalipoproteinemia (MTP)	Retinose pigmentar	Perseguição sacádica, nistagmo evocado pelo olhar	Síndrome desabsortiva (diarreia), acantocitose, ataxia, neuropatia periférica desmielinizante.
	Ataxia por deficiência de vitamina E (TTPA)	Retinose pigmentar (pouco frequente)	Perseguição sacádica, nistagmo evocado pelo olhar	Cardiomiopatia, ataxia, neuropatia periférica
	Doença de Refsum (PHYH)	Retinose pigmentar	Perseguição sacádica, nistagmo evocado pelo olhar	Cardiomiopatia, ictiose, displasia epifisária múltipla, encurtamento de metacarpos e metatarsos, pés cavos, surdez sensorioneural, anosmia, ataxia, neuropatia periférica desmielinizante, hiperproteinorraquia, ácido fitânico elevado.
	Síndrome de Boucher-Neuhauser (PNPLA6)	Retinose pigmentar, distrofia de coroide	Perseguição sacádica, nistagmo evocado pelo olhar	Hipogonadismo hipogonadotrófico, cílios longos, ataxia, sinais piramidais, neuropatia periférixa axonal
	Deficiência primária de coenzima q10 (COQ2)	Retinose pigmentar	Perseguição sacádica, nistagmo evocado pelo olhar	Cardiomiopatia, insuficiência hepática, síndrome nefrótica, encefalopatia, epilepsia, retardo mental, acidemia láctica
	Síndrome de Marinesco-Sjogren (SIL1)	Catarata congênita	Perseguição sacádica, nistagmo evocado pelo olhar	Cifoescoliose, miopatia, ataxia, retardo mental, espasticidade, hipogonadismo hipergonadotrófico, ictiose

Continua

TABELA 27.1. Doenças neurogenéticas associadas com manifestações oftalmológicas (continuação)

Grupo	Doenças e genes causadores (em parênteses)	Sistema visual aferente	Sistema visual eferente	Quadro clínico
Ataxias cerebelares recessivas (continuação)	Xantomatose cerebrotendínea (CYP27A1)	Catarata precoce	Perseguição sacádica, nistagmo	Infarto do miocárdio, xantomas tendíneos, xantelasmas, diarreia, ataxia, declínio cognitivo, anormalidades psiquiátricas, sinais piramidais, neuropatia periférica, colestanol elevado no sangue periférico
	Ataxia-telangiectasia (ATM)	–	Apraxia ocular	Baixa estatura, atraso da puberdade, infecções respiratórias recorrentes, telangiectasias conjuntivais, na região malar e pavilhão auricular, escleroderma, manchas café com leite, distonia, coreia, polineuropatia periférica axonal, risco aumentado de neoplasias linfoproliferativas, alfafetoproteína elevada.
	Ataxia com apraxia ocular do tipo 1 (APTX)	–	Apraxia ocular, sácades hipométricas, nistagmo evocado pelo olhar, oftalmoparesia	Início na primeira década de vida, coreia, distonia, pés cavos, declínio cognitivo, polineuropatia periférica axonal, ataxia, hipoalbuminemia.
	Ataxia com apraxia ocular do tipo 2 (SETX)	–	Apraxia ocular, perseguição sacádica, nistagmo evocado pelo olhar	Início na segunda década de vida, pés cavos, escoliose, coreia, distonia, polineuropatia periférica axonal, amiotrofia distal, ataxia, alfafetoproteína elevada.
	Ataxia com apraxia ocular do tipo 3 (PIK3R5)	–	Apraxia ocular, sácades hipométricas, nistagmo evocado pelo olhar, oftalmoparesia	Polineuropatia axonal, ataxia. Apenas uma família descrita (origem árabe).
	Ataxia com apraxia ocular do tipo 4 (PNKP)	–	Apraxia ocular, sácades hipométricas, nistagmo evocado pelo olhar, oftalmoparesia	Início na primeira década, rapidamente progressiva, amiotrofia distal, tetraparesia, polineuropatia periférica axonal, distonia, ataxia. Alfafetoproteína elevada em alguns pacientes. Alta prevalência em portugueses e descendentes (pode ser o segundo tipo mais comum no Brasil)

Continua

TABELA 27.1. Doenças neurogenéticas associadas com manifestações oftalmológicas (continuação)

Grupo	Doenças e genes causadores (em parênteses)	Sistema visual aferente	Sistema visual eferente	Quadro clínico
Ataxias cerebelares dominantes	Ataxia espinocerebelar tipo 7 (ATXN7)	Distrofia de cones, retinose pigmentar	Perseguição sacádica, nistagmo evocado pelo olhar, oftalmoparesia	Ataxia, espasticidade, hiper-reflexia, parkinsonismo, neuropatia periférica
	Ataxia espinocerebelar tipo 3 (ATXN3)	Atrofia da camada de fibras nervosas na OCT	Perseguição sacádica, nistagmo evocado pelo olhar, sinal de Coillier, oftalmoparesia, paralisia supranuclear vertical, oftalmoparesia internuclear	Ataxia, sinais piramidais, amiotrofia distal, parkinsonismo, distonia, neuropatia periférica
	Ataxia espinocerebelar tipo 2 (ATXN2)	Atrofia da camada de fibras nervosas na OCT	Ausência de nistagmo, aumento da latência e redução da velocidade das sácades, oftalmoparesia	Ataxia, arreflexia, neuropatia periférica, parkinsonismo, sinais de envolvimento do neurônio motor inferior
	Ataxia espinocerebelar tipo 1 (ATXN1)	Maculopatia, atrofia da camada de fibras nervosas na OCT	Perseguição sacádica, nistagmo evocado pelo olhar	Ataxia, hiper-reflexia
Leucodistrofias	Adrenoleucodistrofia (ABCD1)	Atrofia óptica, desmielinização dos nervos ópticos na RM, deposição de pigmento na mácula	Nistagmo	Declínio cognitivo, tetraparesia, espasticidade, ataxia, crises epilépticas, paralisia pseudobulbar
	Doença de Pelizaeus-Merzbacher (PLP1)	Atrofia óptica	Nistagmo pendular	Início na infância, microcefalia, espasticidade, coreoatetose, distonia, ataxia, tremor e movimentos rotatórios da cabeça, hipomielinização
	Leucodistrofia metacromática (ARSA)	Atrofia óptica	Nistagmo, perseguição sacádica	Declínio cognitivo, ataxia, tetraparesia espasticidade, neuropatia periférica desmielinizante, alterações psiquiátricas, hiperproteinorraquia
	Leucoencefalopatia da substância branca evanescente, doença de Van der Knaap (EIF2B)	Atrofia óptica	Nistagmo, perseguição sacádica	Declínio cognitivo, tetraparesia espástica, ataxia, epilepsia, alterações psiquiátricas, piora mais marcada após traumatismo cranioencefálico ou febre, falência ovariana, leucodistrofia cavitante

Continua

TABELA 27.1. Doenças neurogenéticas associadas com manifestações oftalmológicas (continuação)

Grupo	Doenças e genes causadores (em parênteses)	Sistema visual aferente	Sistema visual eferente	Quadro clínico
Leucodistrofias (continuação)	Doença de Krabbe (GALC)	Atrofia óptica, aumento do volume dos nervos ópticos na ressonância magnética	—	Marcante irritabilidade, hipersensibilidade a estímulos, perda dos marcos do desenvolvimento, espasticidade importante, epilepsia, hipersinal do trato corticoespinhal na RM
	Doença de Canavan (ASPA)	Atrofia óptica	—	Início na infância, macrocrania, atraso no fechamento da fontanela, espasticidade, crises epilépticas, opistótono
Neuropatias hereditárias	Doença de Charcot-Marie-Tooth, CMT2A (MFN2)	Atrofia óptica	Nistagmo pendular	Polineuropatia sensitivo-motora axonal, pés cavos, atrofia peroneal
	CMTX5 (PRPS1)	Atrofia óptica, ocasionalmente retinose pigmentar	Nistagmo pendular	Surdez neurossensorial, polineuropatia sensitivo-motora axonal, pés cavos
	Neuropatia sensitiva e autonômica hereditária do tipo 3, HSAN3 (IKBKAP)	Atrofia óptica	—	Disfunção autonômica, hipoestesia térmica e dolorosa, hipotonia
Doenças mitocondriais	MELAS (MTTL1, MTTQ, MTTH, MTTK, MTTC, MTTS1, MTND1, MTND5, MTND6, MTTS2)	Cataratas, cegueira cortical	—	Miocardiopatia, miopatia, episódios stroke-like, enxaqueca, epilepsia, encefalopatia, surdez neurossensorial
	Síndrome de Leigh (múltiplos genes relacionados aos complexos I, II, III e IV das cadeias respiratórias mitocondriais)	Retinose pigmentar, atrofia óptica	Nistagmo, perseguição sacádica, ptose	Retardo mental, encefalopatia, epilepsia, distonia, ataxia, sinais piramidais, necrose dos gânglios da base, tálamo, cerebelo
	Síndrome de Kearns-Sayre (MTTL1)	Retinose pigmentar	Oftalmoparesia externa progressiva, ptose	Surdez neurossensorial, miocardiopatia, distúrbios de condução cardíaca, nefropatia, miopatia, polineuropatia, anemia sideroblástica, ataxia, epilepsia, demência, hiperproteinorraquia

Continua

TABELA 27.1. Doenças neurogenéticas associadas com manifestações oftalmológicas (continuação)

Grupo	Doenças e genes causadores (em parênteses)	Sistema visual aferente	Sistema visual eferente	Quadro clínico
Doenças mitocondriais (continuação)	SANDO (POLG)	Catarata	Oftalmoparesia externa progressiva, ptose, paralisia do olhar para cima	Miocardiopatia, pseudo-obstrução intestinal, surdez neurossensorial, miopatia, neuropatia, ataxia sensitiva, disartria, epilepsia, enxaqueca
	NARP (MTATP6)	Retinose pigmentar, retinopatia em sal e pimenta	Nistagmo, contração pupilar débil	Atraso no desenvolvimento, epilepsia, miopatia, polineuropatia periférica
Distrofias musculares	Distrofia miotônica tipo 1 (DMPK)	Catarata em "árvore de Natal", membrana epirretiniana, depósitos de pigmento na mácula	–	Distúrbios de condução cardíaca, calvície frontal, hipogonadismo, amiotrofia de músculos da face e do pescoço, miotonia
	Distrofia muscular fácio-escápulo-umeral (D4Z4)	Telangiectasias retinianas, descolamento de retina	–	Miopatia afetando face, ombro e antebraço, com início na primeira ou segunda década de vida
Paraparesias espásticas hereditárias	Paraparesia espástica hereditária tipo 7 (SPG7)	Atrofia óptica	Nistagmo, perseguição sacádica, paralisia supranuclear do olhar	Pés cavos, hipopalestesia, paraparesia espástica, ataxia, paraparesia espástica
	Paraparesia espástica hereditária tipo 11 (SPG11)	Retinose pigmentar, lesões hiperpigmentadas com centro hipopigmentado, aspecto *fundus flavimaculatus* (lesões amareladas)	Nistagmo, perseguição sacádica	Retardo mental, parkinsonismo, ataxia, atrofia do corpo caloso, polineuropatia periférica, paraparesia espástica
	Paraparesia espástica hereditária tipo 15 (ZFYVE26)	Retinose pigmentar	Nistagmo, perseguição sacádica	Retardo mental, parkinsonismo, ataxia, atrofia do corpo caloso, polineuropatia periférica, paraparesia espástica
	SPG35 (FA2H)	Atrofia óptica	Nistagmo, perseguição sacádica	Declínio cognitivo, ataxia, distonia, atrofia do corpo caloso, alterações da substância branca, paraparesia espástica

Continua

TABELA 27.1. Doenças neurogenéticas associadas com manifestações oftalmológicas (continuação)

Grupo	Doenças e genes causadores (em parênteses)	Sistema visual aferente	Sistema visual eferente	Quadro clínico
Paraparesias espásticas hereditárias (continuação)	SPOAN (KLC2)	Atrofia óptica precoce	Nistagmo pendular	Pés cavos, hiperidrose, amiotrofia distal, polineuropatia axonal, paraparesia espástica (comum no Nordeste do Brasil)
Neurodegeneração com acúmulo cerebral de ferro	Deficiência de pantotenato-quinase (PANK2)	Atrofia óptica, retinose pigmentar	Nistagmo, perseguição sacádica	Distrofonia proeminente, ataxia, distonia, parkinsonismo, sinais piramidais, depósito de ferro nos gânglios da base
	Neurodegeneração associada com proteína da membrana mitocondrial (C19ORF12)	Atrofia óptica	Nistagmo, perseguição sacádica	Distonia, parkinsonismo, ataxia, sinais piramidais, polineuropatia periférica, amiotrofia distal, depósito de ferro nos globos pálidos e substância negra
	PLAN (PLA2G6)	Atrofia óptica e atrofia dos quiasmas ópticos	Nistagmo	Regressão psicomotora, hipotonia, sinais piramidais, ataxia, epilepsia, hipersinal do córtex cerebelar em T2 na RM, atrofia cerebelar
	Aceruloplasminemia (CP)	Retinose pigmentar (deposição de ferro na retina)	Blefaroespasmo, nistagmo	Diabetes, anemia microcítica, ferro sérico diminuído, ferritina sérica aumentada, aceruloplasminemia, taxia, distonia, coreia, demência
Doenças de depósito	Doença de Niemann-Pick tipo C (NPC1/NPC2)	—	Sácades verticais lentas com intrusões de movimentos horizontais e preservação da perseguição lenta vertical, evoluindo para perda do reflexo optocinético vertical e paralisia completa das sácades verticais, do tipo supranuclear	Anormalidades neuropsiquiátricas, distonia, ataxia, disartria, disfagia, mioclonias, epilepsia, cataplexia gelástica (mais comum em crianças)
	Doença de Tay-Sachs (HEXA)	Mácula vermelho-cereja, perda visual	Sácades hipométricas, flutuação da velocidade das sácades com término prematuro, nistagmo.	Regressão do desenvolvimento nos pacientes com início precoce. Sinais piramidais, neuronopatia motora (amiotrofia, fraqueza), ataxia, anormalidades extrapiramidais, distúrbios psiquiátricos. Praticamente exclusiva de judeus asquenazes

Continua

TABELA 27.1. Doenças neurogenéticas associadas com manifestações oftalmológicas (continuação)

Grupo	Doenças e genes causadores (em parênteses)	Sistema visual aferente	Sistema visual eferente	Quadro clínico
Doenças de depósito (continuação)	Doença de Sandhoff (HEXB)	Mácula vermelho-cereja, perda visual	Sácades hipométricas, perseguição sacádica, nistagmo	Hepatoesplenomegalia, diarreia crônica, macroglossia. Regressão do desenvolvimento nos pacientes com início precoce. Comprometimento de neurônio motor superior e inferior, ataxia, disautonomia. Alterações oculares são raras em adultos
	Deficiência do ativador da hexosaminidase, variante AB da doença de Tay-Sachs (GM2A)	Mácula vermelho-cereja, perda visual	Olhar conjugado errático (roving eyes)	Hipotonia profunda, epilepsia mioclônica, distonia, coreia, reação de startle, sinais piramidais. Início precoce (infância), gravidade variável
	Variante B1 da doença de Tay-Sachs (HEXA)	Mácula vermelho-cereja, perda visual	Não descritos	Regressão do desenvolvimento, hipotonia, perda da fala, tremor, distonia, epilepsia grave. Maior frequência em portugueses e descendentes
	Gangliosidoses GM1 (GLB1)	Mácula vermelho-cereja (tipo I), atrofia óptica (tipo II)	—	Tipo I: Cardiomiopatia, hepatoesplenomegalia, fácies infiltrada, dismorfismos faciais, anormalidades ósseas, morte na infância. Tipo II: Declínio psicomotor progressivo, epilepsia mioclônica, atrofia cerebral, tetraplegia espástica
	Sialidose (NEU1)	Mácula vermelho-cereja, perda visual, turvação do cristalino	Nistagmo evocado pelo olhar	Epilepsia mioclônica, retardo mental, ataxia, sinais piramidais, dismorfismos (tipo I)
	Glicosialidose (CTSA)	Mácula vermelho-cereja, opacidade corneana, telangiectasias conjuntivais	—	Disostose multiplex, nanismo, fácies de gárgula, valvopatias mitral e aórtica, hemangiomas cutâneos, disseminados, retardo mental, epilepsia.
	Doença de depósito do ácido siálico (SLC17A5)	Córnea clara, fundo albinoide	Ptose, nistagmo	Fácies infiltrada, dismorfismos, anomalias ósseas, hepatoesplenomegalia, hipopigmentação da pele e cabelos claros, atraso no desenvolvimento, hipotonia, crises epilépticas, hidrocefalia, atrofia cerebral

Continua

TABELA 27.1. Doenças neurogenéticas associadas com manifestações oftalmológicas (continuação)

Grupo	Doenças e genes causadores (em parênteses)	Sistema visual aferente	Sistema visual eferente	Quadro clínico
Doenças de depósito (continuação)	Doença de Gaucher (GBA)	Opacidades corneanas (subtipo 3C), turvação do vítreo, opacidades pré-retinianas (pontos brancos), atrofia da camada de células ganglionares na OCT.	Sácades horizontais lentas com sácades torcionais compensatórias, evoluindo para paralisia supranuclear das sácades horizontais, esotropia bilateral. Oftalmoparesia global em fases tardias.	Tipo I: Envolvimento visceral predominante (hepatoesplenomegalia), sem alterações oculomotoras, mas pode haver parkinsonismo. Tipo II: Início na infância, epilepsia mioclônica, disartria, disfagia, apneia, estridor, sinais piramidais, caquexia, artrogripose, microcefalia Tipo III: Envolvimento ocular puro ou progressão neurológica com mioclonias e crises convulsivas, sinais piramidais, demência e ataxia. Acometimento visceral leve a importante. 3A: Mioclonia e demência 3B: Doença visceral agressiva 3C: Calcificações cardiovasculares
	Doença de Fabry (GLA)	Opacidade na córnea e no cristalino, córnea *verticillata* em mulheres portadoras da mutação	-	Cardiomiopatia, valvopatia, nefropatia, angioqueratomas, dor abdominal, diarreia episódica, AITs, AVCs, acroparestesias, dor neuropática nas extremidades, disfunção autonômica
Amiloidoses	Paramiloidose (polineuropatia amiloidótica familiar) (TTR)	Pupilas crenadas (*scalopped pupils*), turvação do vítreo	Nistagmo	Polineuropatia sensitivo-motora, com marcante envolvimento autonômico, distúrbios de condução cardíaca, cardiomiopatia. Sinais piramidais, episódios *stroke-like*, demência, ataxia (forma leptomeníngea)
	Doença de Meretoja (GSN)	Distrofia corneana em treliça	-	Cardiomiopatia, cútis *laxa*, envolvimento dos nervos cranianos (especialmente o nervo facial), paralisia bulbar, redução da palestesia e sensibilidade dolorosa. Pacientes de origem finlandesa.

Continua

TABELA 27.1. Doenças neurogenéticas associadas com manifestações oftalmológicas (continuação)

Grupo	Doenças e genes causadores (em parênteses)	Sistema visual aferente	Sistema visual eferente	Quadro clínico
Lipofuscinoses ceroides neuronais (continuação)	CLN1 (TPP1)	Degeneração macular e retiniana, atrofia óptica, sem deposição de pigmento. Respostas de cones e bastonetes muito reduzidas ou abolidas no eletrorretinograma	Nistagmo, perseguição sacádica	Ataxia, crises convulsivas, mioclonias, anormalidades do sono, declínio cognitivo, retardo mental, hipotonia, sinais piramidais, alucinações, depressão. Hipossinal dos tálamos em T2.
	CLN2 (TPP1)	Degeneração macular e retiniana, atrofia óptica, sem deposição de pigmento. Respostas de cones e bastonetes muito reduzidas ou abolidas no eletrorretinograma	Nistagmo, perseguição sacádica	Ataxia, anormalidades da fala e da linguagem, regressão do desenvolvimento, mioclonias, crises convulsivas. Atrofia cerebral e cerebelar.
	CLN3, doença de Batten (CLN3)	Distrofia macular (em alvo ou *bullseye*), retinose pigmentar, atrofia óptica, catarata precoce, glaucoma, respostas abolidas no eletrorretinograma	Nistagmo, perseguição sacádica	Alterações comportamentais, dificuldade na escola, psicose, ataxia, crises convulsivas, mioclonias, parkinsonismo, distonia, demência. Atrofia cerebral e cerebelar.
	CLN4, doença de Kuffs (CLN6)	Não há perda visual significativa ou degeneração retiniana	Nistagmo, perseguição sacádica	Tipo A: epilepsia mioclônica progressiva. Tipo B: demência, ataxia, sinais extrapiramidais
	CLN5 (CLN5)	Degeneração retiniana, perda visual progressiva, respostas de cones e bastonetes diminuídas ou abolidas no eletrorretinograma	Nistagmo	Regressão do desenvolvimento, declínio cognitivo, ataxia, mioclonias, crises convulsivas. Atrofia cerebral e cerebelar.

Continua

TABELA 27.1. Doenças neurogenéticas associadas com manifestações oftalmológicas (continuação)

Grupo	Doenças e genes causadores (em parênteses)	Sistema visual aferente	Sistema visual eferente	Quadro clínico
Lipofuscinoses ceroides neuronais (continuação)	CLN6 (CLN6)	Degeneração retiniana, perda visual progressiva	Nistagmo	Similar a CLN2
	CLN7 (MFSD8)	Retinopatia, atrofia óptica	Nistagmo	Ataxia, declínio cognitivo, regressão do desenvolvimento, crises convulsivas, mioclonias, alterações do sono, progressão rápida
	CLN8 (CLN8)	Perda visual progressiva, respostas ausentes no eletrorretinograma	Nistagmo	Ataxia, dificuldades de fala e linguagem, mioclonias, crises convulsivas, regressão do desenvolvimento, doença agressiva
	CLN10 (CTSD)	Retinose pigmentar, perda visual progressiva	Nistagmo	Dismorfismos faciais, obliteração das fontanelas, cavalgamento das suturas cranianas, ataxia, sinais piramidais, epilepsia, regressão do desenvolvimento, polineuropatia periférica do tipo axonal. Existe uma forma congênita grave
	CLN11 (GRN)	Perda visual progressiva, atrofia óptica, distrofia de retina	Nistagmo, perseguição sacádica	Forma autossômica recessiva: epilepsia mioclônica, ataxia, demência. Forma autossômica dominante: demência frontotemporal, ataxia, epilepsia mioclônica (depósitos de TDP-43)
	CLN12, síndrome de Kufor-Rakeb (ATP13A2)	Depósitos de lipofuscina na retina, mas sem sintomas visuais significativos	Paralisia supranuclear vertical, crises oculógiras, sácades lentas	Parkinsonismo, distonia, ataxia, demência, paraparesia espástica, polimioclonia na face, palato e dedos, depósito de ferro nos gânglios da base
	CLN13 (CTSF)	Não há perda visual	Nistagmo, perseguição sacádica	Ataxia, mioclonia, declínio cognitivo, sinais piramidais, discinesia orofacial. Pode haver epilepsia

Continua

TABELA 27.1. Doenças neurogenéticas associadas com manifestações oftalmológicas (continuação)

Grupo	Doenças e genes causadores (em parênteses)	Sistema visual aferente	Sistema visual eferente	Quadro clínico
Lipofuscinoses ceroides neuronais (continuação)	CLN14 (KCTD7)	Perda visual em uma família e atrofia óptica em um paciente	-	Ataxia, mioclonia, crises convulsivas, regressão do desenvolvimento. Achados típicos de lipofuscinose na microscopia eletrônica apenas em uma família.
Facomatoses	Neurofibromatose do tipo 1 (NF1)	Nódulos de Lisch, glioma da via óptica, vasos em "bola de barbantes" na retina. Agenesia da asa do esfenoide e proptose pulsátil, microftalmia, enoftalmia, espessamento de nervos corneanos. Atrofia na camada de fibras nervosas na OCT.	Neurofibroma plexiforme da pálpebra superior causando ptose.	Neurofibromas múltiplos, neurofibromas plexiformes, efélides axilares e inguinais, manchas café com leite, estenose da artéria renal, espinha bífida, pseudoartrose, dificuldade de aprendizado, estenose do aqueduto cerebral e hidrocefalia. Propensão a neoplasias: meningioma, tumores do hipotálamo, neurofibrossarcoma, rabdomiossarcoma, tumor carcinoide duodenal, somatostatinoma, adenoma de paratireoide, feocromocitoma, astrocitoma pilocítico, tumores malignos dos nervos periféricos.
	Esclerose tuberosa (TSC)	Hamartomas astrocíticos na retina, despigmentação ou hiperpigmentação da retina, coloboma da íris, despigmentação da íris	Ptose decorrente de angiofibroma palpebral	Síndrome de Wolf-Parkinson-White, rabdomioma, linfangioleiomiomatos, cistos e tumores renais, angiofibromas faciais, fibromas subungueais, máculas hipocrômicas. Crises epilépticas (incluindo espasmos infantis), retardo mental (30% dos casos), hamartomas do encéfalo, túberes corticais e calcificações intracranianas, autismo e transtorno de déficit de atenção e hiperatividade.

Continua

TABELA 27.1. Doenças neurogenéticas associadas com manifestações oftalmológicas (continuação)

Grupo	Doenças e genes causadores (em parênteses)	Sistema visual aferente	Sistema visual eferente	Quadro clínico
Facomatoses (continuação)	Doença de von-Hippel-Lindau (VHL)	Hemangioblastoma da retina	–	Tumores do saco endolinfático, hemangiomas pulmonares, cistos pancreáticos, hemangioblastoma pancreático, cistos renais múltiplos, hemangioblastoma renal, carcinoma de células renais, hemangioblastomas do cerebelo e de medula espinhal. Propensão a neoplasias: feocromocitoma, hipernefroma, paraganglioma, tumores do pâncreas, adenocarcinoma da ampola de Vater.
Outras	Doença de Huntington (HTT1)	Atrofia da camada de fibras nervosas na OCT	Anormalidades da atividade antissacádica, aumento da latência, diminuição da amplitude e da velocidade das sácades, especialmente as verticais	Distúrbios psiquiátricos (especialmente depressão), coreia, demência. Liberação piramidal, bradicinesia e epilepsia nas formas juvenis.
	Ataxia-tremor associados a síndrome do X frágil (FMR1)	–	Nistagmo evocado pelo olhar, perseguição sacádica, paralisia supranuclear do olhar vertical, redução do reflexo optocinético vertical (fenótipo semelhante à paralisia supranuclear progressiva)	Ataxia, tremor de ação, parkinsonismo, anormalidade psiquiátricas, declínio cognitivo, hiperintensidades em T2 nos pedúnculos cerebelares, atrofia cerebelar.
	Síndrome de Gillespie (ITPR1)	Aniridia ou hipoplasia da íris	Nistagmo evocado pelo olhar, perseguição sacádica	Ataxia congênita, hipotonia, retardo mental.
	Síndrome de Waardenburg	Heterocromia *iridis*, distopia *cantorum*, hipertelorismo, retina hipopigmentada	–	Dismorfismos faciais, epilepsia, espinha bífida, mielomeningocele, epilepsia.
	Doença de Wilson (ATP7B)	Anéis de Kayser-Fleisher, catarata em girassol	Nistagmo, espasmo de convergência	Hepatopatia, anemia hemolítica, ataxia, distonia, parkinsonismo, anormalidades psiquiátricas, polineuropatia periférica, hipoceruloplasminemia, elevada excreção de cobre urinário

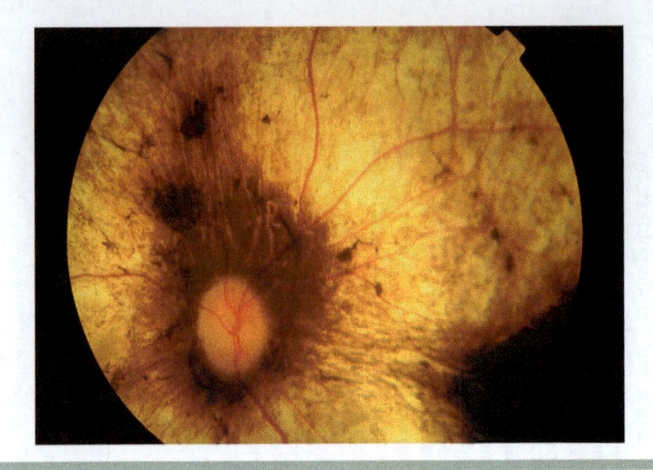

FIGURA 27.4. Distrofia coriorretiniana avançada, em uma paciente com mutação do gene PNPLA6 e síndrome de Boucher-Neuhauser. Nota-se atenuação dos vasos retinianos e atrofia coriorretiniana. (Fonte: Propriedade do autor.)

A maior densidade de bastonetes é encontrada na média periferia da retina, e o dano a essas células leva à perda na meia periferia e periferia do campo visual e nictalopia (dificuldade de enxergar à noite ou em ambientes com pouca luz). Algumas formas de distrofias retinianas avançadas podem ser encontradas por exemplo na lipofuscionose ceroide neuronal (Figura 27.4).

Maculopatia

O comprometimento dos cones causa perda da visão central, traduzida clinicamente por diminuição da acuidade visual, escotoma central, diminuição da percepção de cores e fotofobia. Os pacientes afetados frequentemente referem maior facilidade de enxergar à noite. Desde o início, a fixação é paracentral, desviando do escotoma central. O exame de campo visual mostra diminuição de sensibilidade central e escotoma.

Depósitos de lipofuscina na retina ocorrem em algumas doenças, especialmente na mácula. Esse pigmento se origina de resíduos do processamento incompleto dos segmentos externos dos fotorreceptores pelo epitélio pigmentar da retina.

As doenças da mácula, maculopatias, apresentam esses sinais e sintomas. O comprometimento macular pode ser isolado, como na forma clássica da distrofia de cones, ou pode se associar ao comprometimento dos bastonetes, de forma precoce ou tardia, a depender do gene comprometido. Isso ocorre nas distrofias de cones e bastonetes ou em uma forma avançada de retinose pigmentar.

A ataxia espinocerebelar tipo 7, por exemplo, pode ter como manifestação inicial o comprometimento macular e evoluir para uma atrofia generalizada de retina e nervo óptico. A mesma evolução pode caracterizar uma lipofuscinose ceroide neuronal tipo 3 (CLN3). O oftalmologista deve ficar atento à possibilidade de mudança de diagnóstico de um paciente com distrofia de cones supostamente clássica, que passa a apresentar sinais neurológicos, como ataxia, epilepsia, alteração comportamental ou distúrbio de sono. De forma análoga, o neurologista deve ser capaz de restringir as hipóteses diagnósticas quando sinais de maculopatia se associam a determinada síndrome clínica. A presença de maculopatia em uma ataxia cerebelar autossômica dominante é altamente sugestiva de ataxia espinocerebelar do tipo 7 (Figuras 27.5 e 27.6).

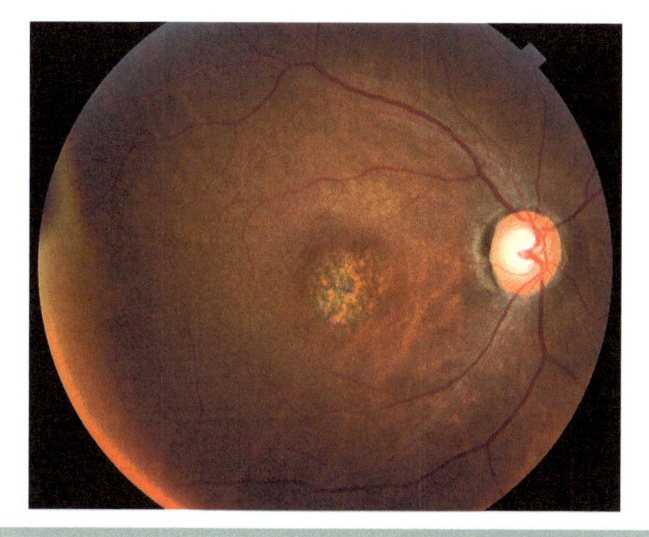

FIGURA 27.5. Distrofia macular em paciente com SCA7. (Fonte: Propriedade do autor.)

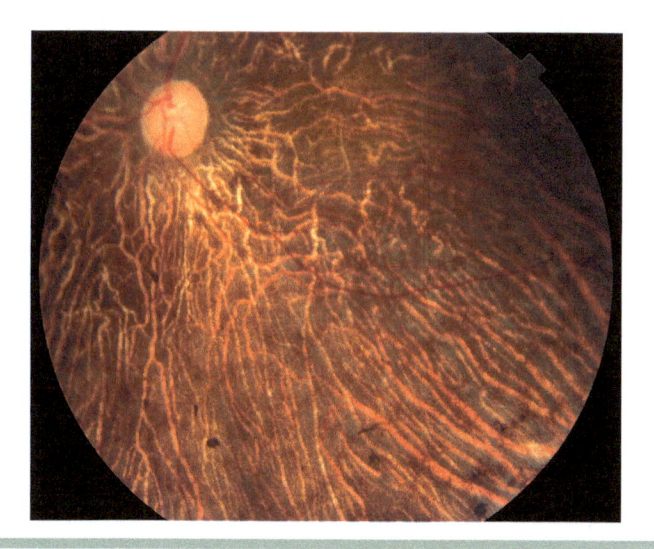

FIGURA 27.6. Marcante distrofia de cones e bastonetes em paciente com SCA7. Nota-se afilamento dos vasos da retina e atrofia macular. A degeneração retiniana é tão intensa que os contornos dos vasos da coroide podem ser vistos. (Fonte: Propriedade do autor.)

A mácula do paciente com distrofia de cones clássica apresenta o aspecto de *bullseye* (em alvo), porque há preservação inicial da área foveolar e atrofia macular ao redor, com aspecto normal nas regiões da retina fora da mácula. Esse aspecto é evidenciado na retinografia fluorescente (contrastado com fluoresceína endovenosa) ou autofluorescente (que mede a fluorescência tecidual, aumentada nas áreas ricas em lipofuscina, sem injeção de contraste). Em fases avançadas, a atrofia se propaga e forma área geográfica de atrofia macular.

O diagnóstico das distrofias retinianas é clínico, empregando a fundoscopia com as pupilas dilatadas para examinar a retina (mapeamento de retina). Os exames subsidiários ressaltam características anatômicas, revelam complicações e caracterizam a intensidade da perda funcional.

O exame de tomografia de coerência óptica é útil para observação das camadas da retina, dentre elas a camada dos fotorreceptores. Edema na mácula pode ser evidenciado nesse exame e constitui complicação passível de tratamento. A medida da atividade elétrica dos fotorreceptores pode ser feita com o eletrorretinograma em contexto escotópico ou fotópico e avalia a função dos bastonetes e cones, respectivamente, além de nuances funcionais da retina.

Neuropatia óptica

Como a retina, o nervo óptico também é um tecido muito ativo e com grandes gastos energéticos. As células ganglionares da retina e seus axônios, que formam o nervo óptico, contêm uma grande quantidade de mitocôndrias. O metabolismo mitocondrial está estreitamente relacionado com a função do nervo óptico. Anormalidades do DNA mitocondrial ou de genes somáticos que exercem influência sobre a atividade mitocondrial podem resultar em neuropatia óptica. A maioria dos pacientes se apresenta com perda da acuidade visual bilateral e progressiva, com início nas duas primeiras décadas de vida, usualmente associada com escotoma central ou cecocentral. A atrofia óptica difusa é o achado característico encontrado na fundoscopia, que revela retina e mácula preservadas. Os achados dos exames complementares tipicamente incluem redução na espessura da camada de fibras nervosas na OCT peripapilar, que pode ocorrer mesmo na fase pré-sintomática, e aumento do tempo de latência do potencial evocado visual, sugerindo doença da via óptica. Uma notável exceção ao padrão habitual de envolvimento bilateral e curso progressivo é a neuropatia óptica hereditária de Leber, em que a perda visual costuma ser inicialmente unilateral e depois de semanas envolver o segundo olho, instalando-se de forma subaguda.

Atrofias ópticas primárias

A atrofia óptica pode ser a manifestação principal de uma doença genética, ou estar associada a um fenótipo sistêmico complexo. As principais formas de neuropatia óptica primária, em que o envolvimento do nervo óptico é o principal elemento do quadro clínico, são a neuropatia óptica hereditária de Leber, as doenças do complexo OPA e a síndrome de Wolfram.

Atrofia óptica autossômica dominante

Atrofia óptica autossômica dominante, também conhecida como atrofia óptica de Kjer, é causada por mutações no gene *OPA1*. Mutações de *OPA1* são a causa mais frequente de atrofia óptica hereditária. Os primeiros sintomas ocorrem durante a infância. Apesar da herança ser autossômica dominante, casos aparentemente esporádicos de atrofia óptica também podem decorrer de mutação no *OPA1*. Essa circunstância clínica pode resultar da expressividade variável da doença e do comprometimento leve ou subclínico em outros membros da família, mas mutações *de novo* também ocorrem.

Atrofia óptica relacionada com *OPA1* é caracterizada por atrofia óptica bilateral de início precoce com progressão lenta e fenótipo variável. A prevalência é de até 1:10.000. Tipicamente, a atrofia óptica manifesta-se entre 4 e 6 anos de idade. Pode não ser diagnosticada prontamente sem uma avaliação oftalmológica minuciosa, devido ao fenótipo geralmente ser leve e sem perda visual aguda. A acuidade visual se deteriora quando os

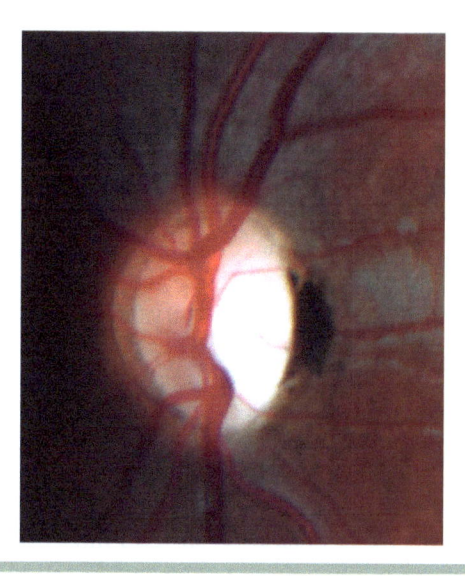

FIGURA 27.7. Atrofia óptica em um paciente com mutação do OPA1. (Fonte: Propriedade do autor.)

pacientes envelhecem. Alguns pacientes não experimentam nenhuma perda visual, enquanto outros apresentam uma redução significativa da acuidade visual. A fundoscopia revela palidez do disco óptico, os potenciais evocados visuais podem mostrar atraso e amplitude diminuída e o eletrorretinograma indica disfunção das células ganglionares da retina. Além disso, pacientes com mutações em OPA1 têm geralmente tritanopia.

Até 20% dos portadores de mutação OPA1 (Figura 27.7) têm manifestações extraoftalmológicas. A maioria desses indivíduos apresenta perda auditiva neurossensorial (mutação p.Arg445His), que varia de grave e congênita a subclínica e somente detectável por exames audiológicos específicos. Outros achados extraoftalmológicos incluem miopatia proximal, ataxia (cerebelar e sensitiva), oftalmoplegia externa progressiva e polineuropatia periférica axonal sensitivo-motora. Recentemente foi descrita associação com paraparesia espástica, semelhante ao fenótipo das paraparesias espásticas hereditárias, e uma doença semelhante à esclerose múltipla. Esses achados neurológicos geralmente não se apresentam antes da idade adulta.

O gene *OPA1*, localizado no lócus cromossômico 3q29, foi identificado como o causador da atrofia óptica autossômica dominante em 2000. É uma proteína GTP codificada no núcleo, relacionada à dinamina mitocondrial, que se localiza na membrana mitocondrial interna e regula vários processos celulares importantes, incluindo a estabilidade da rede mitocondrial, produção bioenergética mitocondrial e sequestro de moléculas pró-apoptóticas do citocromo c oxidase dentro dos espaços das cristas mitocondriais. Em concordância com a evidência genética de mitocondriopatia, os pacientes com mutações em OPA1 apresentam de uma miopatia mitocondrial no exame de biópsia muscular.

As mutações relatadas em OPA1 incluem *nonsense*, *missense* e *splice*. Um número significativo de indivíduos afetados também tem deleções ou duplicações de um ou mais éxons. Diante da penetrância reduzida relatada em algumas mutações e da ampla variabilidade fenotípica, o teste para OPA1 também é recomendado em pacientes sem histórico familiar de perda visual.

Atrofia óptica relacionada ao OPA3: atrofia óptica do tipo 3 (OPA3)

Em algumas famílias com atrofia óptica autossômica dominante, mutações em heterozigose foram identificadas no gene *OPA3*. Mutações bialélicas no OPA3 causam acidúria 3-metilglutacônica do tipo 3 (síndrome de Costeff), um distúrbio metabólico caracterizado por atrofia óptica bilateral de início precoce, espasticidade, sinais extrapiramidais e déficit cognitivo. Pacientes com mutações em heterozigose no OPA3 apresentam atrofia óptica, usualmente com início na infância. Nesses indivíduos também é frequentemente encontrada catarata de início precoce. A perda de acuidade visual na maioria dos pacientes é moderada e lentamente progressiva. Características extraoftalmológicas como arreflexia e ataxia também foram relatadas.

A função exata do OPA3 não é conhecida. OPA3 é encontrado na membrana mitocondrial externa e desempenha um papel na fissão mitocondrial. Em pacientes com atrofia óptica e mutações nesse gene foi descrita uma atividade reduzida do complexo mitocondrial IV e um aumento da atividade do complexo V, reforçando a conexão do OPA3 com a função mitocondrial.

O estudo dos lócus gênicos associados com fenótipos em que a atrofia óptica é o achado principal revelou até o momento 11 doenças do grupo OPA. Os OPAs 1, 3, 4, 5, 8 têm herança autossômica dominante, o OPA2 tem herança ligada ao X, e os OPAs 6, 7, 9, 10 e 11; herança recessiva. Os mais estudados até o momento são OPA1, OPA3 e OPA7.

Atrofia óptica relacionada à TMEM126A: atrofia óptica do tipo 7 (OPA7)

Em famílias com atrofia óptica autossômica recessiva do Norte da África, uma mutação homozigótica (c.163C> T, p.Arg55X) no gene *TMEM126A* foi identificada. Nos indivíduos estudados, a perda visual ocorreu na infância. Polineuropatia axonal sensitivo-motora e defeitos auditivos neurossensoriais podem ocorrer.

A proteína TMEM126A exibe colocalização com componentes mitocondriais, como a subunidade α da ATP sintase (ATP5A), subunidade β da ATP sintase (ATP5B), a subunidade do complexo mitocondrial II (SDHA) e a subunidade 1 do complexo IV (MTCO1). Isso pode indicar que o gene *TMEM126A* desempenha papel importante na função mitocondrial.

Neuropatia óptica hereditária de Leber (LHON)

A LHON geralmente causa perda visual subaguda, seja de forma síncrona ou monocular com envolvimento sequencial do outro olho. A prevalência estimada de LHON associada às mutações m.11778G>A, m.14484T>C ou m.3460G>A é de 1:45.000. A maioria dos pacientes é totalmente assintomática até instalar-se grave declínio na acuidade visual no estágio agudo. Na fase crônica, o déficit visual permanece estável. A recuperação visual na LHON é rara e, se ocorrer, é mais provável que se trate de uma mutação m.14484.

A deficiência visual é usualmente grave. Durante a fase aguda ocorre edema do disco óptico, aumento da visibilidade da camada de fibras nervosas peripapilares, teleangiectasias ao redor do disco óptico e tortuosidade vascular. Essas mudanças podem, contudo, ser sutis. No estágio crônico (atrófico) aparece palidez do disco óptico, que é semelhante a outras atrofias ópticas.

A maioria dos pacientes são jovens do sexo masculino em sua segunda e terceira década de vida. Os homens são afetados aproximadamente cinco vezes mais que as mulheres.

Achados extraoftalmológicas podem incluir defeitos da condução cardíaca, tremor postural, distonia, rigidez em roda denteada, ataxia, espasticidade, polineuropatia periférica, síndrome cordonal posterior e miopatia. A neuroimagem pode revelar anormalidades nos gânglios da base nesses casos. Os achados neurológicos não são clinicamente relevantes na maior parte dos indivíduos com LHON.

Em mulheres, um fenótipo semelhante à esclerose múltipla pode ocorrer ocasionalmente. Em algumas famílias, formas graves de uma doença neurológica que se apresenta com ataxia, distonia e encefalopatia foram relatadas.

A LHON tem penetrância reduzida, e apenas 50% dos homens portadores de mutações e 10% das mulheres portadoras desenvolvem sintomas. Isso sugere que fatores ambientais e outros lócus gênicos podem contribuir para a instalação da LHON.

A LHON é causada por mutações do DNA mitocondrial que codifica subunidades NADH desidrogenase. No total, 90% dos pacientes abrigam uma das três mutações principais: m.11778G>A (MT-ND4; mutação mais comum), m.14484T>C (MT-ND6) ou m.3460G>A (MT-ND1). Nos 10% restantes, mutações em outras localizações do DNA mitocondrial foram relatadas.

No que concerne à correlação genótipo-fenótipo, a mutação m.11778G>A costuma ter o pior desfecho visual. Na maioria dos pacientes, as mutações são homoplásmicas. A heteroplasmia pode contribuir para a penetrância reduzida da LHON, assim como o haplótipo de DNA mitocondrial. Além disso, há evidências de genes modificadores ligados ao X, que podem explicar a predominância masculina de pacientes sintomáticos. Também foi sugerido que fatores hormonais podem influenciar o início dos sintomas. Além disso, a importância de elementos ambientais como o consumo de tabaco e álcool foi destacada como fator desencadeante.

Houve ensaios clínicos investigando o efeito de ibedenona em pacientes com LHON, mostrando um benefício especialmente em pacientes com acuidades visuais à direita e à esquerda discordantes no início do estudo. A terapia gênica está em estudo para essa doença.

Atrofia óptica relacionada à WFS1 e síndrome de Wolfram

Mutações bialélicas no gene *WFS1* causam a síndrome de Wolfram. Essa síndrome é uma doença multissistêmica. Os achados dessa condição incluem diabetes *insipidus*, diabetes *mellitus*, atrofia óptica (Figura 27.8) e surdez neurossensorial. Os pacientes também apresentam ataxia, polineuropatia periférica, demência e distúrbios psiquiátricos. Como consequência, muitos pacientes têm uma expectativa de vida reduzida. No entanto, o fenótipo é variável e, em alguns casos, menos grave. Os indivíduos com fenótipo mais brando podem, por exemplo, ter apenas atrofia óptica e diabetes *mellitus*.

Algumas mutações no gene *WFS1* podem causar atrofia óptica de caráter autossômico dominante. Nas famílias afetadas, a idade de início e o grau de perda visual são altamente variáveis. A doença varia de leve a grave com o início da adolescência até a idade adulta. Pacientes com atrofia óptica dominante relacionada ao gene *WFS1* frequentemente apresentam sintomas adicionais também observados na síndrome de Wolfram herdada de forma recessiva, incluindo perda auditiva e anormalidades psiquiátricas. Além disso, perda auditiva congênita isolada pode ocorrer.

A proteína WFS1 está localizada no retículo endoplasmático. Trata-se de uma glicoproteína de membrana integral sensível à endoglicosidase H. A função anormal do gene parece resultar em dano ao retículo endoplasmático, dificultando a progressão do ciclo celular.

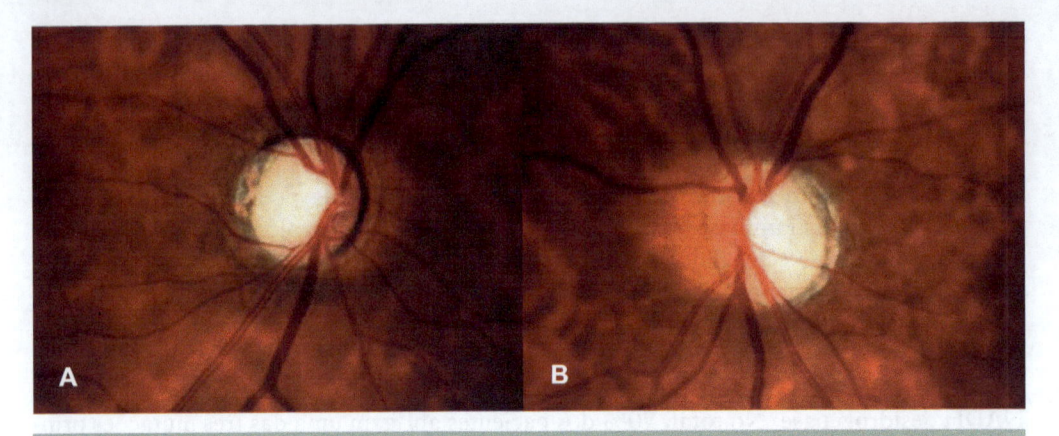

FIGURA 27.8. Atrofia óptica global e bilateral em um paciente adulto com a síndrome de Wolfram. (Fonte: Propriedade do autor.)

TABELA 27.2. Características clínicas e genéticas das formas primárias de atrofia óptica

Doença (gene)	Doença de Kjer (OPA1)	LOHN (MTND)	Atrofia óptica do tipo 3 (OPA3)	OPA7 (TMEM126A)	Atrofia óptica associada ao gene WFS1
Padrão de herança	AD	Mitocondrial	AD	AR	AD
Grupo etário afetado	Crianças (mediana 5 anos) e adultos jovens (21-30)	Adultos jovens, mais tardia em mulheres	Crianças mais velhas e adolescentes	Variável (crianças e adultos jovens)	Variável (crianças e adultos)
Achados oftalmológicos	Progressão lenta, tritanomalia	Perda visual subaguda, frequentemente com início unilateral e acometimento sequencial do outro olho	Frequentemente associado com catarata	Progressão marcante desde o início	Muito variável
Perda visual	Moderada a grave	Grave	Moderada	Grave	Variável
Achados extraoftalmológicos	Ataxia, polineuropatia periférica, sinais piramidais, oftalmoparesia externa progressiva (20% dos pacientes)	Fenótipo semelhante a esclerose múltipla, distonia, ataxia, espasticidade, miopatia	Sinais neurológicos tardios (vida adulta): ataxia e arreflexia	Perda auditiva neurossensorial	Surdez neurossensorial, intolerância a glicose, anormalidades psiquiátricas
Origem étnica	–	Mais prevalente no Norte da Europa	Francesa	Norte da África	–

Alterações oftalmológicas associadas a doenças neurogenéticas

A seguir tratamos das doenças genéticas em que as manifestações mais importantes são de caráter neurológico, e que apresentam achados oftalmológicos característicos. Priorizamos os grupos de doenças mais prevalentes e aquelas condições em que os achados oftalmológicos tem maior impacto em relação ao diagnóstico e eventualmente tratamento.

Ataxias cerebelares hereditárias
Ataxia de Friedreich

A ataxia de Friedreich (AF) é responsável por pelo menos metade dos casos hereditários de ataxia, com uma distribuição igual entre os sexos. A prevalência de AF é estimada entre um em 22.000 a dois em 100.000. O início dos sintomas frequentemente se dá antes dos 25 anos, mas os sintomas ocorrem após os 25 em até 25% dos pacientes. Ataxia axial e apendicular e arreflexia são os achados mais consistentes. Outros sintomas, como disartria, sinais de disfunção do trato piramidal, perda da artrestesia e palestesia podem se desenvolver. Atrofia do nervo óptico, que frequentemente permanece assintomática, ocorre em aproximadamente 25% dos indivíduos com AF. A tomografia de coerência óptica é anormal em praticamente todos os indivíduos, mas a acuidade visual só se mostra alterada em até 20% dos casos.

A etiologia molecular da atrofia óptica na AF ainda não é conhecida. É relatada com maior frequência em pacientes com maior número de repetições GAA no gene da frataxina e também em heterozigotos compostos. Heterozigose composta de expansões GAA e mutação *missense* Gly130Val pode produzir uma perda visual catastrófica. Dois terços dos pacientes apresentam potenciais evocados visuais anormais com amplitude reduzida e latência aumentada.

Nistagmo evocado pelo olhar ocorre em apenas 20% dos pacientes, mas um exame cuidadoso da motricidade ocular extrínseca revela que o sistema visual eferente está anormal em quase todos os indivíduos. Os achados anormais incluem perseguição sacádica, sácades dismétricas, espasmos de onda quadrada (*square-wave jerks*) e falhas de fixação. Dez por cento desenvolvem surdez neurossensorial. Mais 10% têm diabetes *mellitus*, que está associada a uma maior incidência de atrofia óptica e surdez. Mais de 75% dos pacientes possuem anormalidades cardíacas. AF é um distúrbio progressivo que resulta em perda da capacidade de deambular em cerca de 25 anos. AF típica é causada por um número excessivo de repetições da sequência de trinucleotídeos GAA (guanina-adenina-adenina) no primeiro íntron do gene da frataxina (*FXN*). Essa expansão altera a transcrição de frataxina de maneira a reduzir a quantidade de proteína sintetizada. O número de repetições do GAA se correlaciona com a redução da expressão da frataxina, que se correlaciona, por sua vez, com gravidade da doença. Expansões GAA maiores resultam em um início mais precoce, e perda da deambulação mais cedo. Outra fonte de variabilidade na apresentação clínica da AF são mutações em éxons do gene *FXN*, presentes em 1 a 5% dos indivíduos afetados.

Ataxias recessivas com fenótipo semelhante ao da ataxia de Friedreich

Esse grupo inclui a abetalipoproteinemia, a doença de Refsum, as ataxias com apraxia oculomotora, a ataxia-telangiectasia, e a ataxia por deficiência de vitamina E. Na abetalipoproteinemia e na doença de Refsum o exame oftalmológico revela caracteristicamente a presença de retinose pigmentar, o que ajuda a distingui-las da AF, em que a retina é normal na fundoscopia. Retinose pigmentar ocorre com menor frequência na ataxia por deficiência de vitamina E, mas não é vista nas ataxias com apraxia oculomotora. Nesse último grupo, a disfunção do sistema visual eferente auxilia no diagnóstico.

Ataxia espástica recessiva de Charlevoix-Saguenay (ARSACS)

ARSACS é uma doença neurodegenerativa rara descrita pela primeira vez por pesquisadores canadenses no final da década de 1970. O relato original de ARSACS foi obtido de pacientes das regiões de Charlevoix e de Saguenay-Lac-Saint-Jean, no nordeste de Quebec, onde o distúrbio é altamente prevalente. O ARSACS típico de Quebec se manifesta na infância com instabilidade ao aprender a andar e quedas, e evolui com ataxia cerebelar lentamente progressiva, espasticidade e neuropatia periférica. O fenótipo encontrado em Quebec foi ligado a duas mutações no gene *SACS*, cujo produto é a proteína sacsina. A possibilidade de sequenciamento do gene *SACS* levou à confirmação molecular de casos de ARSACS em vários países, incluindo Japão, Itália, Turquia, Túnis, França, Argélia, Alemanha, Bélgica, Holanda e Brasil.

A ressonância magnética do crânio de indivíduos com ARSACS revela atrofia cerebelar e hipointensidades pontinas lineares em T2. Todos os pacientes de Quebec também apresentam um achado muito específico na fundoscopia, que consiste em estrias retinianas peripapilares obscurecendo o contorno dos vasos da retina. Os achados da fundoscopia foram descritos em indivíduos de várias origens étnicas, mas são menos frequentes em não canadenses. Em nossa série de 13 pacientes, 12 apresentavam estrias retinianas peripapilares. A tomografia de coerência óptica (OCT) pode ser mais sensível na detecção de anormalidades da arquitetura retiniana em pacientes com ARSACS, e revela marcante espessamento da camada de fibras nervosas da retina e atenuação da depressão foveal, achados que não ocorrem em nenhuma outra condição neurodegenerativa conhecida (Figuras 27.9 e 27.10).

Existe considerável variabilidade fenotípica fora do Canadá, e foram descritas apresentações atípicas, incluindo paralisia supranuclear do olhar vertical, degeneração retiniana,

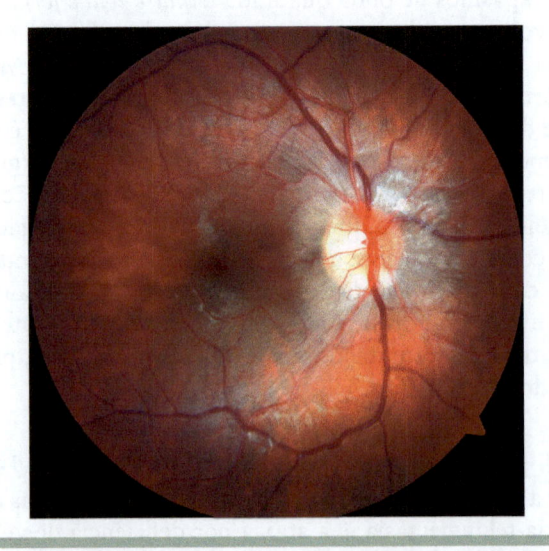

FIGURA 27.9. Aumento da visibilidade das fibras nervosas da retina em uma paciente com ARSACS, se apresentando na forma de estrias retinianas peripapilares que obscurecem o contorno dos vasos da retina. (Fonte: Propriedade do autor.)

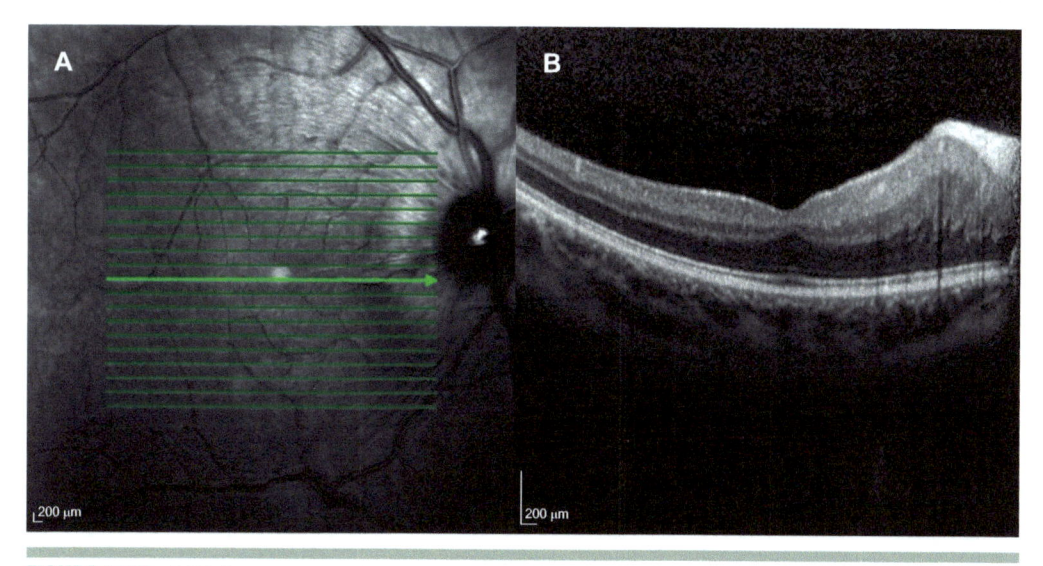

FIGURA 27.10. OCT da mesma paciente mostrada na Figura 27.11. Nota-se atenuação da depressão foveal, que é ocupada por camadas da retina interna – no olho normal nenhuma camada retiniana se coloca à frente da fóvea. A camada de fibras nervosas e a camada de células ganglionares tem espessura muito aumentada. (Fonte: Propriedade do autor.)

atrofia óptica, epilepsia mioclônica progressiva, surdez neurossensorial, retardo mental, início na idade adulta, paraparesia espástica pura, ataxia pura e neuropatia periférica pura. Nesses casos, identificar achados típicos na fundoscopia ou OCT pode ser de grande ajuda para o diagnóstico.

De forma análoga a outros tipos de ataxia hereditária com envolvimento retiniano, no ARSACS o gene causador está envolvido com a função mitocondrial, e parece regular a fusão e fissão das mitocôndrias.

Ataxias espinocerebelares (SCAs)

As SCAs formam um grupo fenotipicamente diversificado e geneticamente heterogêneo de distúrbios com padrão de herança autossômico dominante e prevalência de 5-7 por 100.000. A causa mais comum de SCA é uma expansão no número de repetições CAG de determinado gene, que codifica uma proteína rica em resíduos de glutamina. Existem atualmente 43 tipos de SCAs, dos quais os mais comuns são o 1, 2, 3, 6 e 7, compreendendo 80% dos casos de herança dominante.

O início da doença é geralmente entre 30 e 50 anos de idade, mas pode ocorrer na infância na SCA7 e excepcionalmente no período neonatal (SCA2). A idade de início se correlaciona inversamente com o comprimento da expansão de repetições CAG. Clinicamente, as SCAs são caracterizadas por degeneração cerebelar e seus sinais e sintomas, incluindo incoordenação, marcha atáxica e tremor cerebelar, que se associam a sinais extrapiramidais, liberação piramidal e neuropatia periférica, em graus variados.

No que concerne ao sistema visual aferente, a SCA com comprometimento mais importante é certamente a tipo 7, em que se instala distrofia de cones e de bastonetes. O envolvimento macular é o achado inicial, mas o avançar da doença resulta em uma extensa degeneração da retina central e periférica. O aspecto da fundoscopia pode mostrar apenas atenuação dos vasos retinianos e perda do reflexo foveal nas fases iniciais, que progride para atrofia da mácula com alterações pigmentares granulares. A histologia revela completa ausência de fotorreceptores, perda grave de células ganglionares e atrofia das camadas plexiformes e nucleares. De forma análoga, a OCT mostra redução do volume macular e afilamento da camada de fibras nervosas da retina.

Existem evidências de uma maculopatia na SCA1, mas inconstante e muito menos exuberante que na SCA7. Foi demonstrada perda visual progressiva e hipopigmentação da região macular, bem como atrofia óptica, e redução global da espessura da camada de fibras nervosas da retina com predomínio temporal, identificadas por OCT.

A OCT revelou redução da espessura da retina perifoveal em SCA1, SCA2, SCA3 e SCA6, e redução da espessura da camada de fibras nervosas na SCA2 e SCA3. Na SCA3 a espessura da camada de fibras nervosas se correlacionou negativamente com o grau de comprometimento neurológico, medido pelas escalas de gravidade da ataxia. A presença de expansões CAG anormais bialélicas causa degeneração retiniana na SCA6.

Paraparesias espásticas hereditárias

As paraplegias espásticas hereditárias (SPGs) são um grupo clínica e geneticamente diversificado de desordens neurodegenerativas. Os sinais cardinais de uma SPG são espasticidade progressiva e fraqueza dos membros inferiores. As SPGs são classificadas em formas "puras" e "complicadas". Nas SPGs puras, os sintomas são limitados a fraqueza e espasticidade dos membros inferiores, com ou sem sinais leves de neuropatia periférica. Se manifestações adicionais estiverem presentes, como atrofia óptica, ataxia, declínio cognitivo ou neuropatia periférica, a condição é dita uma SPG complicada. A herança pode ser autossômica dominante, autossômica recessiva ou ligada ao X. Mais de 70 lócus cromossômicos estão associados com SPG. A prevalência é estimada em 3-10 em 100.000 na Europa. Como discutimos nas seções a seguir, envolvimento oftalmológico é particularmente comum em dois tipos de SPG: SPG7 e síndrome de Kjellin (SPGs 11 e 15).

SPG7

A SPG7 resulta de mutações no gene *SPG7* e é um dos tipos mais comuns de SPG autossômica recessiva, particularmente em pacientes de descendência britânica. Anormalidades do nervo óptico foram documentadas em SPG7, mas dada a raridade dessa condição, o número de pacientes avaliados é pequeno até o momento. A redução da espessura da camada de fibras nervosas da retina parece ocorrer em todos os pacientes, independente da presença de queixas visuais. Atrofia óptica é menos frequente, mas a perda de visão parece se instalar em um número maior de pacientes a depender da duração da doença. Foi sugerido que os achados da OCT poderiam ser utilizados como biomarcadores na SPG7. A patogênese da atrofia óptica na SPG7 é desconhecida, mas os defeitos mitocondriais parecem ter um papel crucial. O gene *SPG7* codifica a proteína paraplegina, que é uma metaloprotease mitocondrial. Considera-se que a paraplegina desempenha um papel fundamental na clivagem da proteína OPA1 em suas duas subunidades ativas, um passo importante na via de fusão mitocondrial.

Outra evidência da importância das vias metabólicas mitocondriais em indivíduos com a combinação de atrofia óptica e SPG é vista em pacientes com mutações no gene *C12ORF65* (SPG55), uma doença autossômica recessiva rara. Nesse caso, disfunção mitocondrial devido ao comprometimento do DNA mitocondrial (mtDNA) está implicada. A OCT pode fornecer informações úteis quanto à atrofia óptica, particularmente no contexto de acuidade visual reduzida, nos portadores de SPG7 ou SPG55.

Síndrome de Kjellin

A síndrome de Kjellin é uma SPG complicada autossômica recessiva e pode ser causada por mutações em pelo menos dois genes diferentes (*SPG11* e *SPG15*). Além da paraplegia, os pacientes apresentam retinose pigmentar, sinais cerebelares e deficiência mental de início precoce, com redução da expectativa de vida. A deficiência mental pode tornar difícil o exame do sistema visual nos indivíduos afetados. As alterações do pigmento da retina parecem ser quase universais, com vários graus de gravidade, e ocorrem inclusive nos indivíduos heterozigotos. Essas alterações manifestam-se geralmente após os 20 anos e são progressivas. A fundoscopia é caracterizada por manchas amarelas do tipo *fundus flavimaculatus* com lesões reticulares cinzentas ocasionais na região macular ou média periferia e lesões amarelas periféricas. A acuidade visual permanece normal ou muito pouco afetada. Defeitos de visão de cores (azul-amarelo) também foram observados.

Leucodistrofias

Uma vez que a o nervo óptico é um trato de substância branca encefálica projetando-se para as órbitas, não é surpreendente que atrofia óptica seja encontrada em grande parte das leucodistrofias, doenças primárias da substância branca.

O primeiro tipo a ser mencionado é a leucodistrofia metacromática. Essa desordem é causada por uma deficiência de arilsulfatase A e segue um padrão autossômico recessivo de herança. Demência e cegueira resultam de desmielinização subcortical progressiva, de predomínio posterior. Atrofia óptica ocorre em quase 50% dos pacientes. Na forma infantil, armazenamento de lipídeos complexos metacromáticos no nervo óptico, células ganglionares da retina e nos nervos ciliares foi observado. O metabolismo globalmente anormal da mielina também afeta a mielinização cerebelar, do trato piramidal e dos nervos periféricos, provocando fraqueza, espasticidade, ataxia e polineuropatia. A redução da atividade da arilsulfatase A em leucócitos é diagnóstica. Transplante de medula óssea pode ser uma opção de tratamento.

A doença de Krabbe é outra condição autossômica recessiva, progressiva e desmielinizante. É causada por uma deficiência de galactosilceramida β-galactosidase. Armazenamento anormal de galactosilceramida é visto como um material positivo para o ácido periódico de Schiff de localização extracelular e ceritina em células microgliais. Mais tarde, essas células assumem uma aparência globoide na substância branca do SNC. A desmielinização cerebral difusa resultante, afetando toda a via visual, produz cegueira e retardo psicomotor na infância. A gravidade da atrofia óptica varia, mas é pior nos fenótipos que se instalam na infância. A neuroimagem pode revelar aumento do volume do quiasma e da porção proximal dos nervos ópticos, cuja fisiopatologia ainda não é totalmente compreendida e que não ocorre em outras leucodistrofias. Os potenciais evocados visuais também podem variar e ser normais nos pacientes com início tardio, contrastando com os de início precoce. A deficiência de galactosilceramida β-galactosidase em leucócitos ou culturas de fibroblastos é diagnóstica. Transplante de medula óssea também pode ser uma opção terapêutica nos casos de doença de Krabbe.

A doença de Pelizaeus-Merzbacher é causada por mutações e alterações na expressão do gene da proteína proteolipídica-1 (*PLP1*) no cromossomo X. PLP é parte da bainha de mielina no SNC, e a desmielinização dos hemisférios cerebrais é a causa dos sintomas. Os sinais iniciais são nistagmo pendular, movimentos rotatórios da cabeça, e possivelmente tremor cefálico. Mais tarde, no curso desse distúrbio, demência, coreoatetose, ataxia e espasticidade se desenvolvem, seguidos pela atrofia óptica. A análise de mutação e dosagem da expressão do gene *PLP1* são cruciais para o diagnóstico.

A adrenoleucodistrofia é outro distúrbio neurológico ligado ao cromossomo X. Deficiência de acil-coenzima A sintetase peroxissomal, causada por mutações no gene *ABCD1*, leva ao acúmulo de ácidos graxos saturados de cadeia muito longa. Essa desordem afeta a mielinização do SNC, o córtex adrenal e as células de Leydig dos testículos. A idade de início é geralmente em torno de 7 anos de idade e meninos afetados apresentam problemas comportamentais (por exemplo, hiperatividade e labilidade emocional) e epilepsia. Incoordenação motora, sinais piramidais, declínio cognitivo, paralisia pseudobulbar, deterioração visual e auditiva instalam-se rapidamente. A perda visual é em parte devida à desmielinização periventricular. A atrofia óptica se acentua com a desmielinização do quiasma e dos nervos ópticos.

Doenças de depósito lisossomal

Os distúrbios do armazenamento lisossomal são um grupo clinicamente heterogêneo de erros inatos do metabolismo, associado ao acúmulo de macromoléculas incompletamente degradadas dentro de vários locais celulares. Indivíduos afetados apresentam uma ampla gama de manifestações clínicas, a depender dos tipos celulares em que ocorre acúmulo anormal de macromoléculas. Na doença de Sandhoff, por exemplo, glicoesfingolipídeos se acumulam nos cardiomiócitos, hepatócitos e células esplênicas, o que resulta em cardiomegalia, hepatomegalia e esplenomegalia. Esses achados ajudam a diferenciá-la da doença de Tay-Sachs, em que o acúmulo de glicoesfingolipídeos ocorre exclusivamente nos neurônios do sistema nervoso central, cujo corpo celular assume aspecto de balão.

O início dos sintomas das doenças de depósito lisossomal pode variar desde o nascimento até a idade adulta. A frequência de achados oftalmológicos que sugerem doença de depósito é inversamente proporcional à idade de início, e são em geral raros nos pacientes adultos. O acúmulo de macromoléculas na córnea e no cristalino leva à opacidade dessas estruturas, o que pode ser visto, por exemplo, na doença de Fabry.

O achado oftalmológico mais marcante é a presença da mácula vermelho-cereja ou ponto vermelho-cereja. O aspecto observado na fundoscopia é de uma mácula esbranquiçada, em cujo centro pode ser vista uma fóvea que mantém a cor vermelha (ou vermelho-cereja). Isso ocorre porque os lipídeos se acumulam nas células ganglionares da retina e possivelmente em outros tipos celulares, que não têm presença expressiva na fóvea.

A mácula vermelho-cereja foi descrita em outras condições, incluindo retinopatia por substâncias tóxicas (metanol, dapsona, quinino), oclusão da artéria central da retina e hemorragia macular. Nessas doenças o mecanismo para o surgimento do ponto cereja-vermelho é diferente.

O ponto vermelho-cereja (Figura 27.11) encontrado no contexto de uma doença neurodegenerativa tem grande valor semiológico, pois restringe as possibilidades de diagnóstico a um número relativamente pequeno de doenças (Tabela 27.3).

TABELA 27.3. Doenças neurodegenerativas em que ocorre a mácula vermelho-cereja

- Galactosialidose
- Gangliosidose GM1
- Doença de armazenamento de ácido siálico livre infantil (ISSD)
- Doença de Niemann-Pick tipo A
- Sialidose tipo 1
- Doença de Sandhoff
- Doença de Tay-Sachs (e variantes B1 e AB)

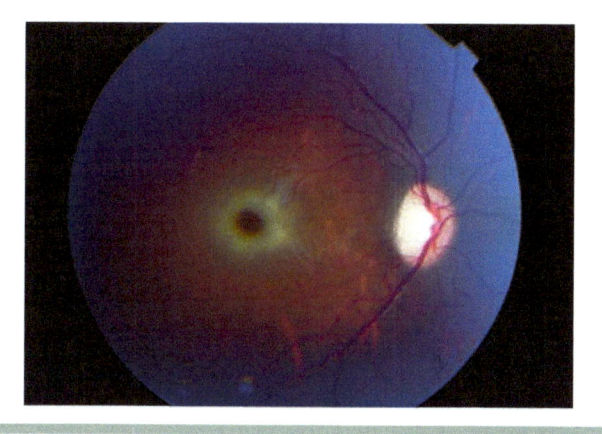

FIGURA 27.11. Ponto vermelho-cereja em uma paciente com sialidose (síndrome da mácula vermelho-cereja-mioclonia). (Fonte: Propriedade do autor.)

Lipofuscinoses ceroides neuronais (CLN)

As CLN constituem um grupo de doenças neurodegenerativas graves que se manifestam predominantemente em crianças, e se caracterizam por depósitos intracelulares de material autofluorescente. Até o momento são conhecidos 14 tipos de CLN, e 12 lócus gênicos (*CLN6* é o gene responsável pelos tipos CLN4 e CLN6, e *CLN9* ainda não teve o lócus identificado).

Embora as lipofuscinoses apresentem grande heterogeneidade clínica e genética, existem achados comuns a esse grupo de doenças que devem levar a suspeita diagnóstica, dos quais se destacam: regressão do desenvolvimento ou declínio cognitivo, epilepsia frequentemente associada a mioclonias, alterações psiquiátricas, ataxia e perda visual progressiva.

Os achados oftalmológicos iniciais podem ser bastante sutis, e se caracterizar apenas por atenuação dos vasos da retinianos e perda do reflexo foveal, indicando distrofia de cones. Conforme a doença progride, fica mais evidente uma maculopatia, e pode ser observada atrofia óptica (Figura 27.12). Nos estágios seguintes a distrofia de retina

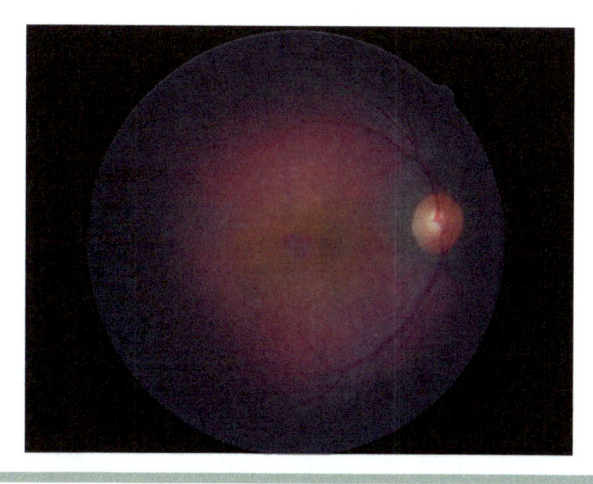

FIGURA 27.12. Distrofia macular em um paciente com doença de Batten (CLN3). (Fonte: Propriedade do autor.)

se torna generalizada com comprometimento de cones e bastonetes. Retinose pigmentar franca é descrita na CLN3 e na CLN10, mas não ocorre deposição de pigmento em CLN1 e CLN2. Nem todos os genes de CLN estão relacionados com perda visual. CLN4 e CLN13 não apresentam envolvimento da retina ou do nervo óptico, enquanto CLN12 (síndrome de Kufor-Rakeb) exibe depósitos retinianos de lipofuscina, mas sem disfunção visual aferente. Pacientes que apresentam os primeiros sintomas na idade adulta não desenvolvem perda visual, mesmo quando o gene causador provoca retinopatia em crianças (gene *CLN6*).

A doença de Batten é a mais estudada do ponto de vista oftalmológico. Recentemente foi descrito que está associada com glaucoma e com catarata, achados que ainda não foram relatados em outras CLN.

As alterações no eletrorretinograma são profundas e constituem um dado importante para o diagnóstico das CLN. A ausência, ou quase ausência, de resposta à estimulação fótica e escotópica é característica, e ajuda a distinguir a retinopatia da lipofuscinose de outras formas de retinopatia de origem genética.

Distrofias musculares
Distrofia miotônica tipo 1

A distrofia miotônica tipo 1 (DM1) é a forma mais comum de distrofia muscular em adultos, com prevalência de 1-10 em 100.000. A doença é causada por uma expansão no número de trinucleotídeos CTG no gene *DMPK*, e há uma associação positiva entre o comprimento da expansão ou número de repetições CTG e a gravidade da doença.

Embora a doença muscular seja o achado mais característico da DM1, uma ampla gama de anormalidades oculares também foi relatada nessa condição. As alterações oculares mais frequentes na DM1 são catarata precoce, hipotonia ocular e alterações do pigmento retiniano. Pigmentação na retina periférica foi descrita em 50% dos pacientes com DM1.

Utilizando OCT como método diagnóstico, a prevalência de membrana epirretiniana em pacientes com DM1 é maior do que em indivíduos saudáveis. A membrana epirretiniana é uma fina camada de tecido glial na interface vitreorretiniana, que pode ser assintomática e causar diminuição da acuidade visual e visão distorcida. Remoção cirúrgica da membrana epirretiniana leva a melhora da acuidade visual, razão pela qual é importante identificá-la. A atrofia óptica é rara na DM1, mas foi descrita uma paciente com atrofia óptica bilateral, visível no exame clínico, com defeitos de campo visual e diminuição da acuidade.

As cataratas caracteristicamente encontradas em pacientes com DM1 são opacidades puntiformes iridescentes ou estelares no polo posterior da lente, muitas vezes descritas como cataratas em "árvore de Natal". Essas cataratas tendem a ser bilaterais e constituem um achado específico da DM1. A gravidade da catarata não é um indicador de gravidade da doença.

Pressão intraocular baixa é um achado comum na DM1, e o mecanismo subjacente presumido está relacionado ao corpo ciliar. Os processos ciliares de pacientes com DM1 são mais curtos e menos pigmentados do que aqueles de indivíduos saudáveis. Ptose miogênica, uma queda da pálpebra que pode prejudicar substancialmente a função visual, é encontrada na DM1, em até 82% dos pacientes. Correção cirúrgica desse tipo de ptose é difícil e é feita apenas quando a pálpebra está obstruindo o eixo visual. Mesmo após a cirurgia, recorrência da ptose é possível.

Erros de refração na DM1 foram estudados principalmente em pacientes com idade inferior a 18 anos. Hipermetropia é o achado mais comum, e altos níveis de hipermetropia foram encontrados em pacientes com expansões CTG de maior extensão.

Exame oftalmológico completo, com biomicroscopia anterior e, se indicada, OCT, é importante na DM1, devido à diversidade de apresentações oculares e seu potencial para causar disfunção visual. Quando reconhecidas, catarata, membrana epirretiniana e ptose podem ser passíveis de correção cirúrgica.

Distrofia muscular fácio-escápulo-umeral (FSHD)

FSHD é a segunda distrofia muscular mais comum em adultos, com uma prevalência de aproximadamente 1 em 20.000. Tem um padrão de herança autossômica dominante e é causada pela deleção de repetições D4Z4 em *tandem* no cromossomo 4q35. A doença é caracterizada por fraqueza lentamente progressiva dos músculos da face, ombro e braços, e início na primeira ou segunda década de vida.

Setenta e cinco por cento dos indivíduos tem telangiectasias retinianas assintomáticas, detectadas nos exames de triagem. Em alguns casos, esse achado progride para exsudação e descolamento de retina grave. Em casos extremos pode ocorrer glaucoma neovascular e ser necessária a enucleação.

Um exame clínico completo do fundo de olho pode detectar as alterações vasculares da retina, que são tratáveis, mas podem progredir. O uso da OCT para examinar pacientes com FSHD exemplifica a aplicação dessa ferramenta de imagem nas doenças neurodegenerativas.

Neurodegeneração com depósito cerebral de ferro

A neurodegeneração com acúmulo cerebral de ferro (NBIA) é um grupo de doenças com marcante variabilidade clínica e genética. Seis genes nucleares são conhecidos por causar a doença. Deposição excessiva de ferro está ligada à morte neuronal em várias regiões do cérebro, particularmente o globo pálido, e resulta em disfunção extrapiramidal progressiva. O depósito de ferro na retina pode resultar em retinose pigmentar e atrofia óptica.

Doença de Hallervorden-Spatz, também conhecida como neurodegeneração associada à pantotenato quinase, é causada por mutações no gene da pantotenato quinase 2 (*PANK2*). Distonia progressiva com início precoce antes dos 10 anos de idade é o achado típico. Disartria e retinopatia pigmentar são frequentemente observadas. Contudo, aproximadamente 25% dos pacientes exibem um fenótipo "atípico" com início após os 10 anos de idade, defeitos de fala proeminentes, distúrbios psiquiátricos e progressão menos grave da doença.

A distrofia neuroaxonal infantil é um distúrbio que usualmente se manifesta na infância com hipotonia, retardo psicomotor e sinais piramidais. Mutações recessivas no gene *PLA2G6* são a causa dessa doença. Estrabismo, nistagmo e atrofia óptica comumente estão associados com essa desordem de progressão rápida. Uma forma atípica que se apresenta com ataxia, dificuldades de fala e sinais de autismo pode ocorrer. As mutações do PLA2G6 podem ainda resultar em distonia e parkinsonismo sem depósitos cerebrais de ferro.

Neurodegeneração associada à proteína da membrana mitocondrial (MPAN) é uma condição autossômica recessiva e pode representar até 30% dos casos de NBIA. A MPAN é causada por uma mutação no gene *C19ORF12*, que codifica uma proteína de membrana mitocondrial de função ainda não completamente compreendida. Mutações no

C19ORF12 podem prejudicar as interações proteína-lipídeo. O MPAN leva a distonia, sinais piramidais, espasticidade e comprometimento cognitivo. Atrofia óptica é uma característica comum dessa condição, mas não está presente em todos os indivíduos. OCT pode auxiliar no diagnóstico da atrofia óptica em indivíduos afetados, embora seja necessário considerar limitações relacionadas à idade e capacidade mental do paciente.

Ceruloplasmina sérica baixa e ferritina alta são características de outra forma adulta de NBIA, a aceruloplasminemia. O fenótipo mais usual inclui diabetes *mellitus*, anemia, degeneração da retina e distúrbios extrapiramidais.

Polineuropatias hereditárias

Um grande número de doenças pertence a esse grupo, destacando-se o espectro Charcot-Marie-Tooth. As anormalidades genéticas que provocam neuropatia periférica também podem resultar em atrofia óptica, e o mecanismo molecular subjacente pode envolver o metabolismo mitocondrial.

Doença de Charcot-Marie-Tooth tipo 6 (CMT6) ou neuropatia motora e sensitiva hereditária VI (HMSN6)

Esse subtipo de neuropatia hereditária é herdado de forma autossômica dominante e se apresenta com polineuropatia axonal sensitivo-motora, associada a atrofia do nervo óptico. A perda visual começa com frequência aos 7 a 10 anos de idade e pode progredir para uma atrofia óptica. Existe variabilidade fenotípica nos achados neurológicos e oftalmológicos do HSMN6. A maioria dos pacientes apresenta a combinação de neuropatia óptica com polineuropatia, mas alguns apresentam exclusivamente atrofia óptica e outros apenas polineuropatia. Atrofia óptica e perda visual foram mais frequentemente observadas na infância. Sinais adicionais incluem perda auditiva neurossensorial, zumbido, perseguição ocular em roda denteada e anosmia. Penetrância incompleta também é observada. Mais recentemente, foram identificadas seis famílias não relacionadas com dez pacientes afetados. Todos os pacientes exibiam início precoce de uma neuropatia axonal grave a partir de aproximadamente 2 anos de idade. Uma recuperação significativa da acuidade visual após vários anos pode ser observada em parcela significativa dos indivíduos afetados. Mutações na mitofusina mitocondrial, a mitofusina 2 (MFN2) constituem o substrato molecular. O gene *MFN2* (MFN2) codifica uma grande GTPase transmembrana mitocondrial e desempenha um papel importante na regulação da arquitetura da rede mitocondrial, por meio da fusão das mitocôndrias.

Doença de Charcot-Marie-Tooth ligada ao X do tipo 5

A atrofia óptica hereditária com surdez progressiva e polineuropatia foi classificada como neuropatia de Charcot-Marie-Tooth tipo 5 ligada ao X (CMTX5). Os pacientes apresentam surdez neurossensorial progressiva, polineuropatia sensitivo-motora axonal, atrofia óptica e ocasionalmente retinose pigmentar. A doença ocorre em crianças e adolescentes, está associada com mutações no gene da fosforibosilpirofosfato-sintetase I (PRPS1) e resulta da atividade enzimática reduzida. Transtorno alélico, a superatividade do PRPS1 produz aumento da atividade enzimática e leva a um fenótipo neurológico mais grave, em que ocasionalmente pode ser identificada surdez neurossensorial. A síndrome de Arts, um distúrbio alélico adicional, resulta de perda da atividade do PRPS1 e produz um fenótipo neurológico também grave, caracterizado por retardo mental, hipotonia de início na infância e infecções respiratórias recorrentes.

Disautonomia familiar ou neuropatia autonômica e sensitiva hereditária tipo 3 (HSAN3)

A HSAN3 segue um padrão autossômico recessivo de herança. O diagnóstico clínico baseia-se nos seguintes critérios: injeção intradérmica de histamina não causa *flare* axonal (vasodilatação e coceira); papilas linguais fungiformes estão ausentes; a pupila mostra miose após instilação conjuntival de cloreto de metacolina (2,5%); reflexos tendinosos profundos estão ausentes e o fluxo lacrimal é reduzido. Os melhores critérios diagnósticos são achados neuropatológicos consistentes na biópsia do nervo sural. Isso também é útil para distinguir HSAN3 de outros tipos de neuropatias sensitivas congênitas. Atrofia óptica pode ocorrer após a primeira década da vida. Essa é uma característica mais raramente diagnosticada, mas o tempo de vida dos pacientes HSAN3 está aumentando e, portanto, a probabilidade de identificar atrofia óptica é agora maior. HSAN3 é causada por mutações no gene *IKBKAP*. A ocorrência é quase exclusivamente restrita a descendentes de judeus asquenazes.

Doenças mitocondriais

A disfunção mitocondrial tem papel importante em certas doenças neurodegenerativas hereditárias, e resulta de mutações em DNA mitocondrial ou DNA nuclear. Doenças mitocondriais frequentemente afetam o sistema nervoso central e periférico e são clinicamente heterogêneas, variando de perda visual isolada com início na infância à doença neurodegenerativa multissistêmica.

As principais funções das mitocôndrias são a respiração celular e produção de energia. Tecidos que são altamente dependentes do metabolismo aeróbico, incluindo as estruturas oculares, são preferencialmente afetados. Envolvimento do nervo óptico é uma manifestação frequente de doença mitocondrial e em muitos casos ocorre perda visual profunda.

As desordens resultantes de defeitos do DNA mitocondrial incluem LHON, síndrome de Leigh, fraqueza muscular neurogênica com ataxia e retinite pigmentosa (NARP), síndrome de Kearns-Sayre, encefalomiopatia mitocondrial, acidose láctica e episódios semelhantes a acidente vascular cerebral (MELAS) e epilepsia mioclônica com fibras vermelhas irregulares associadas (MERRF). A disfunção mitocondrial também tem um papel central em outras doenças neurogenéticas, como o complexo OPA, AF, SPG7 e CMT6. Em algumas condições, incluindo síndrome de Kearns-Sayre e NARP, os achados oftalmológicos fazem parte dos critérios diagnósticos.

Transtornos neurodegenerativos hereditários associados com disfunção mitocondrial comumente manifestam-se com disfunção do nervo óptico. Nessas neuropatias ópticas, parece haver perda preferencial de fibras nervosas que servem à visão central, visão de cores e sensibilidade ao contraste. Essas fibras são os axônios das células ganglionares da retina, cujos corpos celulares estão localizados na mácula, e formam o feixe papilomacular. Perda dessas fibras explica a redução da acuidade visual em pacientes com desordens mitocondriais.

Acredita-se que o feixe papilomacular é mais suscetível aos efeitos da doença mitocondrial, porque essas fibras nervosas são relativamente finas. Fibras mais finas têm menos mitocôndrias disponíveis para a produção de energia, mas a demanda não é proporcionalmente reduzida. A OCT tem um papel importante na detecção de perda de células ganglionares da retina e monitoramento da progressão da doença mitocondrial. Além disso, há um papel emergente para a OCT na identificação de pacientes em risco de perda visual e portadores de doença mitocondrial. Por exemplo, portadores assintomáticos de LHON apresentam camada de fibras nervosas da retina mais espessa do que controles, particularmente no setor temporal.

Facomatoses

As facomatoses são doenças multissistêmicas associadas a anormalidades no funcionamento de genes supressores tumorais e presença de tumores, máculas ou cistos (previamente designados "facomas"), que podem proliferar e se tornar malignos. O grupo engloba a neurofibromatose tipo 1, a esclerose tuberosa e a doença de Von-Hippel-Lindau.

A neurofibromatose tipo 1 é uma condição autossômica dominante que resulta de mutações no gene *NF1*. Os neurofibromas cutâneos, múltiplos e difusamente distribuídos, constituem o achado mais característico, frequentemente associado a efélides nas axilas e região inguinal, assim como manchas café com leite. Os pacientes podem apresentar dificuldades de aprendizado, retardo mental leve, estenose do aqueduto cerebral e hidrocefalia. Do ponto de vista oftalmológico destacam-se os nódulos de Lisch na íris e o glioma da via óptica, mas outras anormalidades foram descritas, incluindo agenesia da asa do esfenoide e proptose pulsátil, microftalmia, enoftalmia, neurofibroma plexiforme da pálpebra superior e espessamento de nervos corneanos.

Os nódulos de Lisch (Figura 27.13) são hamartomas da íris de coloração variando entre creme em íris castanha e marrom em íris verde ou azul, que surgem a partir de 2 anos de idade. Estão presentes em 50% das crianças e 90% dos adultos. Podem ser visualizados a olho nu com auxílio de uma fonte de luz projetada lateralmente, mas ficam evidentes no exame de lâmpada de fenda.

A anormalidade com maior impacto sobre a função visual de pacientes com neurofibromatose é o glioma da via óptica. De 10-15% das crianças portadoras de neurofibromatose com até 8 anos apresentam gliomas da via óptica. Um terço desses gliomas produz sintomas, incluindo redução da acuidade visual, perda de campo visual, perda da visão de cores, proptose e puberdade precoce. A maioria dos tumores da via óptica em pacientes com neurofibromatose são gliomas de baixo grau com prognóstico favorável, que podem ser observados ao longo do tempo. Aqueles que progridem podem ser tratados com quimioterapia, e a cirurgia pode ser indicada quando a perda visual é completa.

Esclerose tuberosa

A esclerose tuberosa é uma doença multissistêmica de herança autossômica dominante, causada por mutações no gene *TSC1*. Essa condição está associada a alterações cutâneas, renais, cardíacas, neurológicas, endocrinológicas, ósseas e propensão a neoplasias

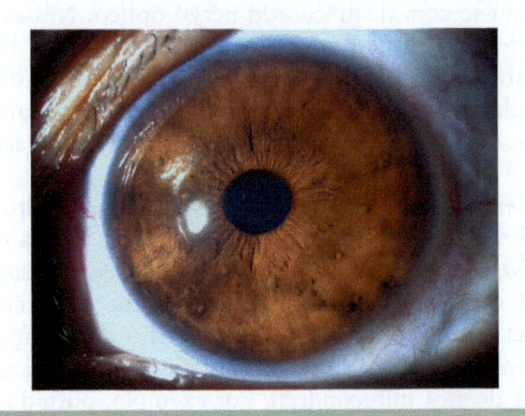

FIGURA 27.13. Nódulos de Lisch em um paciente com neurofibromatose do tipo 1. (Fonte: Propriedade do autor.)

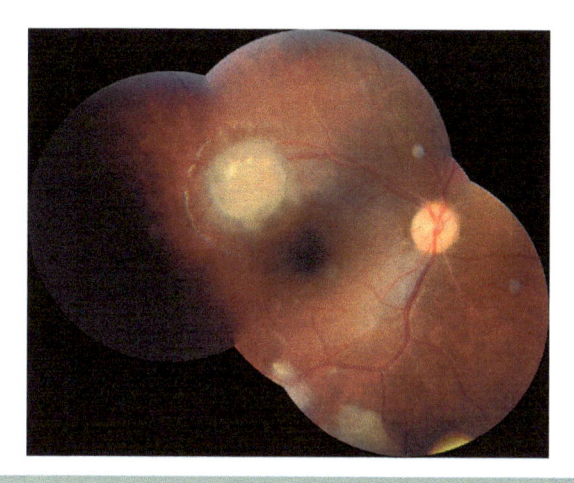

FIGURA 27.14. Retinografia de um paciente adulto com esclerose tuberosa, evidenciando múltiplas lesões amareladas e de bordas mal definidas, compatíveis com hamartomas astrocíticos. (Fonte: Propriedade do autor.)

malignas. Os achados cutâneos são bastante característicos e incluem os angiofibromas faciais (adenomas sebáceos), fibromas subungueais, manchas café com leite, máculas hipocrômicas e nódulos subcutâneos. Os pacientes podem apresentar síndrome de Wolff-Parkinson-White e desenvolver rabdomiomas cardíacos, além de tumores renais, em sua maioria angiomiolipomas.

Manifestações neurológicas da doença incluem crises epilépticas, retardo mental (30% dos casos), hamartomas do encéfalo, túberes corticais e calcificações intracranianas. Parcela significativa dos pacientes também apresenta autismo e transtorno de déficit de atenção e hiperatividade.

O exame oftalmológico revela hamartomas astrocíticos retinianos (Figura 27.14), despigmentação ou hiperpigmentação da retina, lesões hipocrômicas da íris e coloboma da íris. Os hamartomas da retina aumentam de volume com o tempo e podem causar perda visual se estiverem próximos do nervo óptico. Pacientes com epilepsia refratária tratados com vigabatrina podem desenvolver perda visual por efeito tóxico da medicação na retina.

Doença de Von-Hippel-Lindau

Trata-se de uma desordem caracterizada pela presença de cistos e tumores benignos e malignos em múltiplos órgãos. A herança é autossômica dominante e o gene responsável, VHL, é do grupo dos supressores tumorais.

Os achados mais marcantes dessa doença são hemangioblastomas do sistema nervoso central (especialmente cerebelo e medula espinhal cervical) e da retina, feocromocitomas, cistos pancreáticos e renais, com risco aumentado de progressão para carcinoma de células renais.

As lesões retinianas são tumores globulares vermelho-alaranjados, de limites bem definidos, observados na região justapapilar ou na retina periférica. Os hemangioblastomas usualmente são nutridos por um vaso fonte, que se torna progressivamente mais calibroso e tortuoso. A fundoscopia identifica a maior parte dos hemangioblastomas, mas aqueles com dimensões reduzidas são mais facilmente detectados por meio da angiografia com fluoresceína.

Alterações do sistema visual eferente

O sistema visual eferente ou oculomotor é responsável pelo controle dos movimentos oculares, e se distribui por extensas redes neurais, que vão do tronco cerebral ao neocórtex. A distribuição extensa torna o sistema visual eferente vulnerável às doenças neurogenéticas, que caracteristicamente envolvem múltiplas regiões do encéfalo. Como resultado, alterações da motricidade ocular são comumente encontradas em condições genéticas neurodegenerativas. Algumas dessas alterações refletem o acometimento de determinadas subpopulações de neurônios oculomotores, e podem sugerir um diagnóstico específico. A avaliação da motricidade ocular extrínseca fundamenta-se no exame clínico, e compreende a pesquisa de restrições à movimentação ocular, avaliação das sácades e da perseguição lenta, vergências e reflexo optocinético, observação de nistagmo e movimentos intrusivos, além das provas de função vestibular.

Síndrome de ataxia-tremor associada com X frágil

A síndrome de ataxia-tremor (FXTAS) associada ao X frágil foi descrita em homens com mais de 50 anos que eram avôs de pacientes com síndrome do X frágil. Esses indivíduos apresentavam tremor postural e cinético, dificuldades de marcha e declínio cognitivo de caráter progressivo. A doença é neurodegenerativa e resulta de expansão no número de repetições de trinucleotídeos CGG no gene *FMR1*, na faixa de 55 a 200, classificada como "pré-mutação". Quando o número de repetições de trinucleotídeos excede 200, ocorre a síndrome do X frágil, considerada uma desordem do neurodesenvolvimento. Os pacientes com FXTAS apresentam múltiplas anormalidades da movimentação ocular, incluindo perseguição sacádica, nistagmo evocado pelo olhar e *square-wave jerks*. Em alguns indivíduos estão presentes lentificação das sácades verticais e perda do reflexo optocinético vertical, e foi descrito um fenótipo semelhante à paralisia supranuclear progressiva, em que ocorre paralisia supranuclear dos movimentos verticais.

Doença de Huntington

A doença de Huntington possui herança autossômica dominante e resulta da expansão de trinucleotídeos CAG num dos alelos do gene *HTT*, que codifica a huntingtina. O resultado é o acúmulo de proteínas com alta carga de resíduos de poliglutamina em várias regiões do encéfalo, que progride para neurodegeneração. As manifestações mais comuns da doença de Huntington incluem coreia, parkinsonismo, declínio cognitivo e transtornos do humor, em especial a depressão. Os pacientes comumente apresentam aumento da latência, e redução da velocidade e da amplitude das sácades, que predominam nos movimentos verticais, mas também envolvem os movimentos horizontais. São descritas ainda anormalidades da perseguição lenta, fixação e da atividade antissacádica (dirigir o olhar em direção contrária a determinado estímulo). A doença é incurável, mas o uso de antidepressivos e de neurolépticos pode amenizar o impacto dos sintomas.

Doença de Niemman-Pick tipo C

A doença de Niemann-Pick tipo C (NP-C) é um distúrbio neurovisceral autossômico recessivo causado por mutações no gene *NPC1* ou *NPC2*. A incidência estimada dessa doença é de 1:120.000 nascidos vivos, mas pode ser maior, pois provavelmente é subdiagnosticada devido à sua apresentação heterogênea. O NP-C é caracterizado por manifestações viscerais, neurológicas e psiquiátricas que não são específicas da doença, e que muitas vezes são observadas em outras condições. Os indivíduos acometidos acumulam grandes quantidades de colesterol e outros lipídeos nos lisossomos devido a um defeito no tráfego de lipídeos intracelulares. O acúmulo de colesterol ocorre principalmente nos órgãos periféricos, enquanto os glicoesfingolípideos se depositam principalmente no sistema nervoso central. As anormalidades no armazenamento de lipídeos resultam em aumento no volume das vísceras e comprometimento das funções celulares, seguidos de morte celular.

A paresia de sácades verticais pode estar presente antes das manifestações viscerais, neurológicas ou psiquiátricas, e às vezes é o único sintoma de NP-C em adultos. Esse sinal semiológico representa uma "bandeira vermelha" que indica a necessidade de aprofundar a investigação em pacientes com alterações neurológicas ou psiquiátricas inexplicadas. Inicialmente são observadas sácades verticais lentas, especialmente para baixo, muitas vezes acompanhadas de oscilações horizontais (produto da ativação do sistema de sácades horizontais, que está preservado) e piscamento frequente. Outros sistemas da motricidade ocular também podem ser afetados em graus variados. O nistagmo optocinético vertical, obtido usando um tambor optocinético, está frequentemente ausente. Nos estágios iniciais, a perseguição lenta pode estar intacta. À medida que a doença progride, instala-se paralisia completa do olhar vertical com incapacidade de olhar para cima ou para baixo. O reflexo oculocefálico está muitas vezes preservado mesmo em fases tardias, indicando que a paralisia do olhar é verdadeiramente de natureza supranuclear. As anormalidades das sácades verticais, que constituem o primeiro indício de NP-C, podem ser ignoradas em um exame sumário devido à discrepância inicial entre a perseguição lenta e as sácades, o que demonstra o valor de um exame neuro-oftalmológico cuidadoso.

A identificação precoce de NP-C e a prescrição de terapias sintomáticas e específicas podem melhorar drasticamente a qualidade de vida dos pacientes. As manifestações neurológicas do NP-C incluem ataxia, distonia, mioclonias, outros tipos de crises epilépticas, disartria e disfagia. Declínio cognitivo é um dos achados neurológicos mais consistentes, relatado em 60-70% dos pacientes em todas as categorias de idade de início. Prejuízo cognitivo frequentemente se manifesta como mau desempenho escolar em crianças e adolescentes, que progride para demência em muitos casos. Em pacientes com início mais precoce, é mais provável que a doença resulte em atraso no desenvolvimento. A cataplexia gelástica – uma perda súbita de tônus muscular especialmente em situações emocionais, como rir ou chorar – é um sintoma patognomônico, que às vezes está presente em crianças.

Estabelecer o diagnóstico de NP-C em adultos pode ser difícil, pois pode haver apenas manifestações psiquiátricas, na forma de psicose do tipo esquizofrenia, depressão ou transtorno bipolar. O algoritmo de diagnóstico abrange o exame bioquímico da atividade da quitotriosidase plasmática e dos níveis de oxiesterol, bem como a coloração de Filipin de fibroblastos de pele do paciente, sequenciamento dos genes *NPC1* e *NPC2* e ultrassonografia abdominal.

Miglustate se mostrou capaz de estabilizar as manifestações neurológicas da doença e foi sugerido que a terapia precoce em crianças afetadas pode interromper ou retardar a progressão da doença neurológica.

Doença de Gaucher tipo 3

A doença de Gaucher (GD) é um distúrbio de armazenamento lisossômico autossômico recessivo causado pela ausência da enzima glucocerebrosidase, que leva ao acúmulo de glucocerebrosídeo em macrófagos teciduais. A GD pode ser subclassificada como

GD1 (não neuronopático), GD2 (neuronopático agudo) e GD3 (neuronopático crônico), dependendo da presença de deterioração neurológica, idade de início e padrão de progressão. A forma neuronopática crônica (GD3) pode ser dividida em três subtipos: o tipo 3a possui um curso neurológico fulminante complicado por epilepsia mioclônica e comprometimento visceral leve; o tipo 3b apresenta sintomas e sinais viscerais graves; e o tipo 3c caracteriza-se por envolvimento visceral leve, cifose leve e calcificação progressiva das valvas cardíacas.

GD3 está associado a uma desaceleração marcante das sácades horizontais, que evolui progressivamente para paralisia supranuclear horizontal com comprometimento de todos os movimentos oculares horizontais, incluindo perseguição lenta e reflexo oculocefálico. Para compensar os déficits das sácades horizontais, os pacientes realizam sácades torsionais como mecanismo de compensação proveniente do sistema de sácades verticais inicialmente intacto. Outro mecanismo compensatório é o reflexo oculocefálico: a cabeça é girada rapidamente para o lado contralateral ao objeto de interesse, trazendo os olhos para a posição desejada. Como resultado, observam-se movimentos rápidos e repetidos de rotação da cabeça. À medida que a doença progride, paralisia das sácades verticais também pode se desenvolver.

O teste de atividade enzimática em leucócitos, testes genéticos e ultrassonografia abdominal constituem a estratégia empregada habitualmente para estabelecer o diagnóstico de GD. A terapia de reposição enzimática específica da doença, com infusões intravenosas das enzima imiglucerase, taliglucerase ou velaglucerase alfa melhora os sintomas e desfecho clínico em pacientes com GD1. Dados sobre o tratamento do GD3 são escassos, principalmente porque essas grandes proteínas não atravessam a barreira hematoencefálica. O tratamento com a chaperona ambroxol também mostrou-se capaz de restaurar a atividade enzimática *in vivo*, trazendo alguma melhora clínica.

Doença de Tay-Sachs

A doença de Tay-Sachs (TS) é de herança autossômica recessiva, e afeta predominantemente a função cerebelar. Essa enfermidade resulta de uma deficiência de beta-hexosaminidase A, que leva ao acúmulo de gangliosídeos GM2 em múltiplos órgãos e sistemas, incluindo o sistema nervoso central. A doença manifesta-se na infância nos homozigotos com deficiência enzimática completa, mas os heterozigotos com atividade enzimática residual (Tay-Sachs de início tardio) apresentam os primeiros sintomas na adolescência ou idade adulta (idade média de 18,1 anos). Os pacientes exibem uma ampla variedade de sinais neurológicos: o comprometimento dos neurônios motores superiores resulta em espasticidade e liberação piramidal, e a perda de neurônios motores inferiores provoca fraqueza, amiotrofia e fasciculações. Além disso, os pacientes apresentam ataxia cerebelar e sinais extrapiramidais. Distúrbios psiquiátricos, incluindo episódios psicóticos, depressão e declínio cognitivo, podem ocorrer. Estudos anteriores de MRI mostraram atrofia cerebelar como correspondente das manifestações clínicas.

Os pacientes apresentam sácades hipométricas com uma anormalidade específica do movimento sacádico, que consiste em flutuações abruptas na velocidade com término prematuro. Em geral, as sácades param mais cedo e mais rápido nos pacientes com início tardio. Além disso, a velocidade na perseguição lenta pode diminuir e uma redução da fase lenta do nistagmo optocinético pode ser encontrada. Atualmente não existe uma terapia específica para a doença. O tratamento com pirimetamina, que pode aumentar a atividade da hexosaminidase A, induziu uma melhora discreta da disartria e frequência de quedas.

Ataxia-telangiectasia e ataxias com apraxia oculomotora
Ataxia-telangiectasia

A ataxia-telangiectasia se distingue de outras formas de ataxia recessiva pela presença de telangiectasias conjuntivais, na região malar e pavilhão auricular, associada com anormalidades características da movimentação ocular, especialmente apraxia oculomotora e dissociação oculocefálica. Na apraxia oculomotora, o paciente tem dificuldade ou é incapaz de movimentar os olhos de forma voluntária, mas a movimentação reflexa dos músculos oculares extrínsecos está preservada. A manobra oculocefálica, portanto, é normal. Frequentemente os pacientes têm de fechar os olhos para conseguir realizar uma sácade em uma dada direção. Achados sistêmicos são muito mais exuberantes na ataxia-telangiectasia que em outros tipos de ataxia com apraxia oculomotora e incluem baixa estatura, atraso da puberdade, escleroderma, e manchas café com leite. O médico assistente deve ficar atento ao risco aumentado de neoplasias linfoproliferativas e à alta suscetibilidade a infecções das vias aéreas. Foi demonstrado que muitos pacientes com ataxia-telangiectasia não apresentam telangiectasias, e parcela considerável não apresenta ataxia. Distonia, coreia e neuropatia periférica podem dominar a apresentação clínica nesses casos. O marcador bioquímico da ataxia-telangiectasia é a alfafetoproteína elevada.

Ataxia com apraxia oculomotora do tipo 1 (AOA1)

AOA1 é uma doença autossômica recessiva caracterizada pela presença de ataxia cerebelar, comprometimento cognitivo e polineuropatia sensitivo-motora axonal grave. Na maioria dos pacientes (86%) podem ser encontradas apraxia oculomotora, hipoalbuminemia e hipercolesterolemia. A doença se manifesta entre 2 e 18 anos (média idade no início de 6,8 anos). A latência para o início das sácades é prolongada e pode criar a impressão de sácades lentas. O que ocorre de fato são sácades hipométricas. Costuma ocorrer dissociação oculocefálica, com perda da inibição do reflexo oculocefálico durante a movimentação da cabeça. Esse achado fica evidente ao pedir que o paciente olhe em direções distintas alternadamente (a face do examinador e a parede, por exemplo), o que resulta em movimentos oculares contrários aos da cabeça em um paciente acordado.

Ataxia com apraxia oculomotora do tipo 2 (AOA2)

Trata-se de uma ataxia cerebelar recessiva com idade de início entre 3 e 30 anos, caracterizado polineuropatia sensitivo-motora axonal grave, apraxia oculomotora e altos níveis séricos de alfafetoproteína. As sácades são hipométricas e ocorrem tipicamente "em degraus" (uma série de sácades hipométricas para percorrer o trajeto desejado). Os pacientes podem usar a rotação rápida da cabeça para induzir o reflexo oculocefálico e assim compensar a hipometria das sácades. Por exemplo, um paciente que deseja olhar para a direita pode rotacionar a cabeça rapidamente para a esquerda algumas vezes, fazendo com que o reflexo oculocefálico posicione os olhos mais lateralmente, à direita.

Ataxia com apraxia oculomotora dos tipos 3 e 4

As ataxias com apraxia oculomotora dos tipos 3 e 4 foram descritas recentemente. Os achados fenotípicos são semelhantes aos dos tipos 1 e 2. O tipo 3 é muito raro, sendo conhecida apenas uma família árabe. O tipo 4 é frequente em portugueses e seus descendentes. Estimamos que deva ter elevada prevalência entre os pacientes brasileiros com ataxia com apraxia oculomotora, pois é o segundo tipo mais encontrado em nosso ambulatório.

Ataxias espinocerebelares

As ataxias espinocerebelares (SCA – *spinocerebellar ataxias*) são doenças autossômicas dominantes. SCA 1, 2, 3, 6, 7 e 17 e a atrofia dentato-rubro-pálido-luisiana (DRPLA) são causadas por uma expansão de trinca de nucleotídeos nos respectivos genes, que leva à codificação de proteínas anormais, com excesso de resíduos de poliglutamina. O exame dos movimentos oculares é insuficiente para distinguir entre os subtipos de ataxia espinocerebelar, mas pode ajudar a direcionar os testes genéticos. São conhecidos 46 subtipos de SCA atualmente. Os mais comuns no Brasil são os subtipos 3, 7, 2, 6 e 1. SCA2, SCA3, SCA6 e SCA7 apresentam achados mais específicos no exame da motricidade ocular.

Ataxia espinocerebelar do tipo 2 (SCA2)

SCA2 se manifesta com ataxia cerebelar progressiva, arreflexia e anormalidades da movimentação ocular, disfunção executiva e declínio cognitivo. Em alguns casos pode ocorrer parkinsonismo responsivo a levodopa e já foram relatados distonia, fenômenos mioclônicos e retinose pigmentar. Os pacientes com SCA2 apresentam aumento da latência e redução da velocidade das sácades horizontais, que progridem para oftalmoparesia horizontal e depois vertical. Os pacientes podem apresentar ainda paralisia supranuclear do olhar conjugado horizontal ou vertical. Foi demonstrado que a ausência de nistagmo evocado pelo olhar e de sácades hipermétricas tem elevado valor preditivo positivo para o diagnóstico de SCA2. A geração de sácades rápidas é necessária para produzir o nistagmo evocado pelo olhar, e para ajustar a posição dos globos oculares quando ocorre dismetria de sácades (hipometria e hipometria). Como as sácades são lentas e deficientes na SCA2, não costuma ocorrer nistagmo evocado pelo olhar ou hipermetria.

Ataxia espinocerebelar do tipo 3 (SCA3) ou doença de Machado-Joseph

SCA3 é a ataxia espinocerebelar mais comum no Brasil e em Portugal. É o subtipo mais pleomórfico e se apresenta com ataxia cerebelar progressiva e combinações variáveis de parkinsonismo, distonia, neuropatia periférica, amiotrofia distal, espasticidade e liberação piramidal. Mioquimias periorbitárias, periorais e da língua podem ser mais comuns na SCA3 (sinal de Paula Coutinho). As anormalidades da movimentação ocular incluem paralisia supranuclear do olhar conjugado vertical ou horizontal, nistagmo evocado pelo olhar vertical e horizontal, sinal de Collier (Figura 27.15) e oftalmoparesia internuclear. A presença de intrusões sacádicas, caracteristicamente espasmos de onda quadrática (*square-wave jerks*), podem ajudar a direcionar a testagem genética, pois são mais frequentes na SCA3.

Ataxia espinocerebelar do tipo 6 (SCA6)

No Brasil, a SCA6 é encontrada exclusivamente em descendentes de japoneses, particularmente nas famílias com origem na região norte do país. Nesse subtipo, a ataxia progride lentamente e não costuma se associar a outras manifestações neurológicas. Nistagmo com fase rápida para baixo (*downbeat nystagmus*), nistagmo vertical posicional, e nistagmo vertical resultante do balanço horizontal da cabeça (*head-shaking nystagmus*) são reportados como específicos da SCA6.

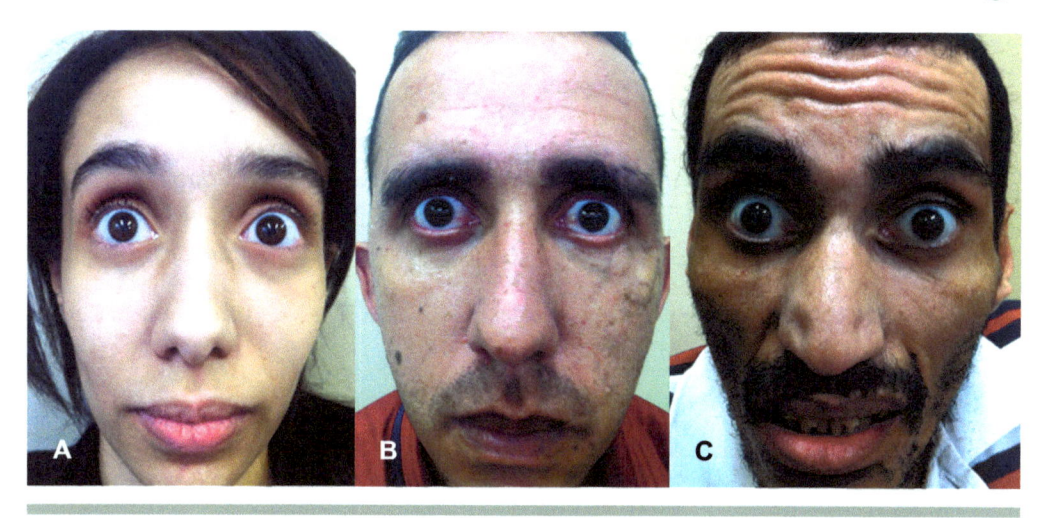

FIGURA 27.15. Sinal de Collier (*bulging eyes*) em pacientes com SCA1 (A), SCA2 (B) e SCA3 (C). Esse achado é mais comum na SCA3 e costuma estar associado com paralisia do olhar conjugado vertical e insuficiência de convergência. (Fonte: Propriedade do autor.)

Ataxia espinocerebelar do tipo 7 (SCA7)

SCA7 é caracterizada por acentuada atrofia cerebelar e distrofia retiniana com cegueira para amarelo e azul como manifestação inicial, que geralmente progride para retinose pigmentar franca e amaurose. O envolvimento neurológico é marcado por ataxia progressiva, liberação piramidal, distonia e neuropatia periférica. Anormalidades do sistema visual eferente na SCA7 incluem sácades lentas especialmente no plano horizontal, aumento do tempo de latência das sácades, nistagmo evocado pelo olhar e oftalmoparesia horizontal e vertical.

O tratamento das ataxias espinocerebelares é sintomático. Especial atenção deve ser dirigida aos distúrbios da deglutição, perda ponderal excessiva, sintomas depressivos e transtornos do sono. O acompanhamento deve ser multidisciplinar e envolver fisioterapeuta, nutricionista, fonoaudiólogo e terapeuta ocupacional. Diplopia pode ser remediada pelo menos parcialmente com o uso de prismas.

O médico assistente deve aconselhar a família sobre a possibilidade de diagnóstico pré-implantacional caso exista o desejo de ter filhos. Essa técnica implica em pré-seleção de embriões que não possuam a mutação.

Conclusão

Os achados oftalmológicos dos sistemas visuais aferente e eferente são de grande valor semiológico para o diagnóstico de doenças neurogenéticas. É importante que os pacientes com condições genéticas raras e complexas sejam atendidos por equipes multidisciplinares que disponham de neurologista e oftalmologista com experiência na área, pois as anormalidades presentes no exame de fundo de olho e da motricidade ocular são muitas vezes sutis. Nesse contexto, a OCT e outros exames complementares podem identificar alterações subclínicas de valor diagnóstico. A avaliação oftalmológica detalhada pode ajudar a caracterizar melhor um fenótipo quando diante de variantes de significado ou a indicar o teste genético mais apropriado.

BIBLIOGRAFIA RECOMENDADA

Aleman TS, et al. Spinocerebellar ataxia type 7 (SCA7) shows a cone–rod dystrophy phenotype. Exp Eye Res 2002; 74:737-45.

Alexander C, Votruba M, Pesch UE, et al. OPA1, encoding a dynamin-related GTPase, is mutated in autosomal dominant optic atrophy linked to chromosome 3q28. Nat Genet. 2000; 26(2):211-5.

Alvarez G, et al. Optical coherence tomography findings in spinocerebellar ataxia-3. Eye (Lond.). 2013; 27:1376-81.

Amati-Bonneau P, Guichet A, Olichon A, et al. OPA1 R445H mutation in optic atrophy associated with sensorineural deafness. Ann Neurol. 2005; 58(6):958-63.

Amati-Bonneau P, Valentino ML, Reynier P, et al. OPA1 mutations induce mitochondrial DNA instability and optic atrophy 'plus' phenotypes. Brain. 2008; 131(Pt 2):338-51.

Anderson TJ, MacAskill MR. Eye movements in patients with neurodegenerative disorders. Nat Rev Neurol. 2013; 9:74-85.

Assink JJ, Tijmes NT, ten Brink JB, et al. A gene for X-linked optic atrophy is closely linked to the Xp11.4-Xp11.2 region of the X chromosome. Am J Hum Genet. 1997; 61(4):934-9.

Ayrignac X, Liauzun C, Lenaers G, et al. OPA3-related autosomal dominant optic atrophy and cataract with ataxia and areflexia. Eur Neurol. 2012; 68(2):108-10.

Baets J, et al. Mutations in SACS cause atypical and late-onset forms of ARSACS. Neurology. 2010; 75:1181-8.

Barbet F, Gerber S, Hakiki S, et al. A first locus for isolated autosomal recessive optic atrophy (ROA1) maps to chromosome 8q. Eur J Hum Genet. 2003; 11(12):966-71.

Barboni P, et al. Retinal nerve fiber layer evaluation by optical coherence tomography in Leber's hereditary optic neuropathy. Ophthalmology. 2005; 112:120-6.

Barboni P, et al. Retinal nerve fiber layer thickness in dominant optic atrophy: Measurements by optical coherence tomography and correlation with age. Ophthalmology. 2011; 118:2076-80.

Benko W, Ries M, Wiggs EA, Brady RO, Schiffmann R, FitzGibbon EJ. The saccadic and neurological deficits in type 3 Gaucher disease. PLoS One. 2012; 6:e22410.

Berninger TA, Jaeger W, Krastel H. Electrophysiology and colour perimetry in dominant infantile optic atrophy. Br J Ophthalmol. 1991; 75(1):49-52.

Betten MG, Bilchik RC, Smith ME. Pigmentary retinopathy of myotonic dystrophy. Am J Ophthalmol. 1971; 72:720-3.

Bindoff LA, Desnuelle C, Birch-Machin MA, et al. Multiple defects of the mitochondrial respiratory chain in a mitochondrial encephalopathy (MERRF): a clinical, biochemical and molecular study. J Neurol Sci. 1991; 102(1):17-24.

Biousse V, Newman NJ. Hereditary optic neuropathies. Ophthalmol Clin North Am. 2001; 14(3):547-68.

Blakely EL, Trip SA, Swalwell H, et al. A new mitochondrial transfer RNAPro gene mutation associated with myoclonic epilepsy with ragged-red fibers and other neurological features. Arch Neurol. 2009; 66(3):399-402.

Bollinger KE, et al. Hypermetropia and esotropia in myotonic dystrophy. J AAPOS. 2008; 12:69-71.

Bouchard JP, et al. Autosomal recessive spastic ataxia of Charlevoix-Saguenay. Neuromuscul Disord. 1998; 8:474-9.

Brook JD, et al. Molecular basis of myotonic dystrophy: expansion of a trinucleotide (CTG) repeat at the 3' end of a transcript encoding a protein kinase family member. Cell. 1992; 69:385

Campuzano V, et al. Friedreich's ataxia: autosomal recessive disease caused by an intronic GAA triplet repeat expansion. Science. 1996; 271:1423-7.

Carelli V, et al. Retinal ganglion cell neurodegeneration in mitochondrial inherited disorders. Biochim Biophys Acta. 2009; 1787:518-28.

Carelli V, Ross-Cisneros FN, Sadun AA. Mitochondrial dysfunction as a cause of optic neuropathies. Prog Retin Eye Res. 2004; 23:53-89.

Chevrollier A, Guillet V, Loiseau D, et al. Hereditary optic neuropathies share a common mitochondrial coupling defect. Ann Neurol. 2008; 63(6):794-8.

Chinnery PF, Andrews RM, Turnbull DM, Howell NN. Leber hereditary optic neuropathy: does heteroplasmy influence the inheritance and expression of the G11778A mitochondrial DNA mutation? Am J Med Genet. 2001; 98(3):235-43.

Chung KW, et al. Early onset severe and lateonset mild Charcot–Marie–Tooth disease with mitofusin 2 (MFN2) mutations. Brain. 2006; 129:2103-18.

de Brouwer AP, Williams KL, Duley JA, et al. Arts syndrome is caused by loss-offunction mutations in PRPS1. Am J Hum Genet. 2007; 81(3):507-18.

Delettre C, Lenaers G, Griffoin JM, et al. Nuclear gene OPA1, encoding a mitochondrial dynamin-related protein, is mutated in dominant optic atrophy. Nat Genet. 2000; 26(2):207-10.

Desserre J, et al. Thickening of peripapillar retinal fibers for the diagnosis of autosomal recessive spastic ataxia of Charlevoix-Saguenay. Cerebellum 10, 758-762 (2011).

Doherty M, Winterton R, Griffiths PG. Eyelid surgery in ocular myopathies. Orbit. 2013; 32:12-5.

Dong J, Edelmann L, Bajwa AM, Kornreich R, Desnick RJ. Familial dysautonomia: detection of the IKBKAP IVS20(+6T –> C) and R696P mutations and frequencies among Ashkenazi Jews. Am J Med Genet. 2002; 110(3):253-7.

Duenas AM, Goold R, Giunti P. Molecular pathogenesis of spinocerebellar ataxias. Brain. 2006; 129: 1357-70.

Durr A. Autosomal dominant cerebellar ataxias: polyglutamine expansions and beyond. Lancet Neurol. 2010; 9:885-94.

Dusek P, Schneider SA. Neurodegeneration with brain iron accumulation. Curr Opin Neurol. 2012; 25:499-506.

Eiberg H, Hansen L, Kjer B, et al. Autosomal dominant optic atrophy associated with hearing impairment and impaired glucose regulation caused by a missense mutation in the WFS1 gene. J Med Genet. 2006; 43(5):435-40.

Eshaghian J, March WF, Goossens W, Rafferty NS. Ultrastructure of cataract in myotonic dystrophy. Invest Ophthalmol Vis Sci. 1978; 17:289-93.

Fahey MC, et al. Vestibular, saccadic and fixation abnormalities in genetically confirmed Friedreich ataxia. Brain. 2008; 131:1035-45.

Finsterer J. Central nervous system manifestations of mitochondrial disorders. Acta Neurol Scand. 2006; 114:217-38.

Fitzsimons RB, Gurwin EB, Bird AC. Retinal vascular abnormalities in facioscapulohumeral muscular dystrophy. A general association with genetic and therapeutic implications. Brain. 1987; 110:631-48.

Fitzsimons RB. Retinal vascular disease and the pathogenesis of facioscapulohumeral muscular dystrophy. A signalling message from Wnt? Neuromuscul Disord. 2011; 21:263-71.

Fortuna F, et al. Visual system involvement in patients with Friedreich's ataxia. Brain. 2009; 132:116-23.

Fraint A, Vittal P, Szewka A, et al. New observations in the fragile X-associated tremor/ataxia syndrome (FXTAS). Front Genet. 2014; 5:365.

Gamez J, Montane D, Martorell L, Minoves T, Cervera C. Bilateral optic nerve atrophy in myotonic dystrophy. Am J Ophthalmol. 2001; 131:398-400.

Garcia-Martin E, et al. Retinal segmentation as noninvasive technique to demonstrate hyperplasia in ataxia of Charlevoix-Saguenay. Invest Ophthalmol Vis Sci. 2013; 54:7137-42.

Geiner S, Horn AK, Wadia NH, Sakai H, Buttner-Ennever JA. The neuroanatomical basis of slow saccades in spinocerebellar ataxia type 2 (Wadia-subtype). Prog Brain Res. 2008; 171:575-81.

Gerwig M, et al. Characteristic MRI and funduscopic findings help diagnose ARSACS outside Quebec. Neurology. 2010; 75:2133.

Giordano C, Montopoli M, Perli E, et al. Oestrogens ameliorate mitochondrial dysfunction in Leber's hereditary optic neuropathy. Brain. 2011; 134(Pt 1):220-34.

Grabska N, Rudzinska M, Wojcik-Pedziwiatr M, et al. Saccadic eye movements in juvenile variant of Huntington disease. Neurol Neurochir Pol. 2014; 48:236-41.

Grainger BT, Papchenko TL, Danesh-Meyer HV. Optic nerve atrophy in adrenoleukodystrophy detectable by optic coherence tomography. J Clin Neurosci. 2010; 17:122-4.

Gregory A, Polster BJ, Hayflick SJ. Clinical and genetic delineation of neurodegeneration with brain iron accumulation. J Med Genet. 2009; 46(2):73-80.

Grosso S, Farnetani MA, Berardi R, Margollicci M, Galluzzi P, Vivarelli R, et al. GM2 gangliosidosis variant B1 neuroradiological findings. J Neurol. 2003; 250:17-21.

Gurwin EB, Fitzsimons RB, Sehmi KS, Bird AC. Retinal telangiectasis in facioscapulohumeral muscular dystrophy with deafness. Arch Ophthalmol. 1985; 103:1695-700.

Hanein S, Perrault I, Roche O, et al. TMEM126A, encoding a mitochondrial protein, is mutated in autosomal-recessive nonsyndromic optic atrophy. Am J Hum Genet. 2009; 84(4):493-8.

Harding AE. Clinical features and classification of inherited ataxias. Adv Neurol. 1993; 61:1-14.

Harley HG, et al. Size of the unstable CTG repeat sequence in relation to phenotype and parental transmission in myotonic dystrophy. Am J Hum Genet. 1993; 52:1164-74.

Hartig M, Prokisch H, Meitinger T, Klopstock T. Mitochondrial membrane proteinassociated neurodegeneration (MPAN). Int Rev Neurobiol. 2013; 110:73-84.

Hartig MB, et al. Absence of an orphan mitochondrial protein, c19orf12, causes a distinct clinical subtype of neurodegeneration with brain iron accumulation. Am J Hum Genet. 2011; 89:543-50.

Hartig MB, Iuso A, Haack T, et al. Absence of an orphan mitochondrial protein, c19orf12, causes a distinct clinical subtype of neurodegeneration with brain iron accumulation. Am J Hum Genet. 2011; 89(4):543-50.

Hartig MB, Prokisch H, Meitinger T, Klopstock T. Pantothenate kinase-associated neurodegeneration. Curr Drug Targets. 2012; 13:1182-9.

Hirano M, Pavlakis SG. Mitochondrial myopathy, encephalopathy, lactic acidosis, and stroke-like episodes (MELAS): current concepts. J Child Neurol. 1994; 9:4-13.

Hirbe AC, Gutmann DH. Neurofibromatosis type 1: a multidisciplinary approach to care. Lancet Neurol. 2014; 13(8):834-43.

Horton LC, et al. Spinocerebellar ataxia type 7: clinical course, phenotype–genotype correlations, and neuropathology. Cerebellum. 2013; 12:176-93.

Horvath R, Holinski-Feder E, Neeve VC, et al. A new phenotype of brain iron accumulation with dystonia, optic atrophy, and peripheral neuropathy. Mov Disord. 2012; 27(6):789-93.

Hoyt CS. Autosomal dominant optic atrophy. A spectrum of disability. Ophthalmology. 1980; 87(3):245-51.

Hudson G, Amati-Bonneau P, Blakely EL, et al. Mutation of OPA1 causes dominant optic atrophy with external ophthalmoplegia, ataxia, deafness and multiple mitochondrial DNA deletions: a novel disorder of mtDNA maintenance. Brain. 2008; 131(Pt 2):329-37.

Hudson G, Carelli V, Spruijt L, et al. Clinical expression of Leber hereditary optic neuropathy is affected by the mitochondrial DNA-haplogroup background. Am J Hum Genet. 2007; 81(2):228-33.

Huoponen K. Leber hereditary optic neuropathy: clinical and molecular genetic findings. Neurogenetics. 2001; 3:119-25.

Husain AM, Altuwaijri M, Aldosari M. Krabbe disease: neurophysiologic studies and MRI correlations. Neurology. 2004; 63(4):617-20

Kaplan PW, et al. Visual system abnormalities in adrenomyeloneuropathy. Ann Neurol. 1995; 37:550-2.

Kerrison JB, Arnould VJ, Ferraz Sallum JM, et al. Genetic heterogeneity of dominant optic atrophy, Kjer type: identification of a second locus on chromosome 18q12.2– 12.3. Arch Ophthalmol. 1999; 117(6): 805-10.

Kersten HM, et al. Epiretinal membrane: a treatable cause of visual disability in myotonic dystrophy type 1. J Neurol. 2014; 261:37-44.

Kim HJ, Sohn KM, Shy ME, et al. Mutations in PRPS1, which encodes the phosphoribosyl pyrophosphate synthetase enzyme critical for nucleotide biosynthesis, cause hereditary peripheral neuropathy with hearing loss and optic neuropathy (cmtx5). Am J Hum Genet. 2007; 81(3):552-8.

Kim JS, Kim JS, Youn J, Seo DW, Jeong Y, Kang JH, et al. Ocular motor characteristics of different subtypes of spinocerebellar ataxia: distinguishing features. Mov Disord. 2013; 28:1271-77.

Kjer B, Eiberg H, Kjer P, Rosenberg T. Dominant optic atrophy mapped to chromosome 3q region. II. Clinical and epidemiological aspects. Acta Ophthalmol Scand. 1996; 74(1):3-7.

Klebe S, et al. Spastic paraplegia gene 7 in patients with spasticity and/or optic neuropathy. Brain. 2012; 135:2980-93.

Klockgether T, Paulson H. Milestones in ataxia. Mov Disord. 2011; 26:1134-41.

Klopstock T, Yu-Wai-Man P, Dimitriadis K, et al. A randomized placebo-controlled trial of idebenone in Leber's hereditary optic neuropathy. Brain. 2011; 134(Pt 9):2677-86.

Koeppen AH. The hereditary ataxias. J Neuropathol Exp Neurol. 1998; 57(6):531-43.

Kousi M, Lehesjoki AE, Mole SE. Update of the mutation spectrum and clinical correlations of over 360 mutations in eight genes that underlie the neuronal ceroid lipofuscinoses. Hum Mutat. 2012; 33(1):42-63.

Le Ber I, Bouslam N, Rivaud-Pechoux S, Guimaraes J, Benomar A, Chamayou C, et al. Frequency and phenotypic spectrum of ataxia with oculomotor apraxia 2: a clinical and genetic study in 18 patients. Brain. 2004; 127:759-67.

Le Ber I, Moreira MC, Rivaud-Pechoux S, Chamayou C, Ochsner F, Kuntzer T, et al. Cerebellar ataxia with oculomotor apraxia type 1: clinical and genetic studies. Brain. 2003; 126:2761-72.

Leigh RJ, Zee D. The neurology of eye movements. Oxford: Oxford University Press; 2006.

Li J. Inherited neuropathies. Semin Neurol. 2012; 32:204-14.

Lonser RR, Glenn GM, Walther M, et al. von Hippel-Lindau disease. Lancet. 2003; 361(9374):2059-67.

Manto M-U. The wide spectrum of spinocerebellar ataxias (SCAs). Cerebellum. 2005; 4:2-6.

Meyer E, Michaelides M, Tee LJ, et al. Nonsense mutation in TMEM126A causing autosomal recessive optic atrophy and auditory neuropathy. Mol Vis. 2010; 16:650-64.

Mole SE, Cotman SL. Genetics of the Neuronal Ceroid Lipofuscinoses (Batten disease). Biochim Biophys Acta. 2015; 1852:2237-41. doi:10.1016/j.bbadis.2015.05.011.

Moraes CT, et al. Mitochondrial DNA deletions in progressive external ophthalmoplegia and Kearns–Sayre syndrome. N Engl J Med. 1989; 320:1293-9.

Morgan NV, Westaway SK, Morton JE, et al. PLA2G6, encoding a phospholipase A2, is mutated in neurodegenerative disorders with high brain iron. Nat Genet. 2006; 38(7):752-4.

Moser HW. Adrenoleukodystrophy: phenotype, genetics, pathogenesis and therapy. 1997; Brain. 120:1485-1508.

Neudorfer O, Pastores GM, Zeng BJ, Gianutsos J, Zaroff CM, Kolodny EH. Late-onset Tay-Sachs disease: phenotypic characterization and genotypic correlations in 21 affected patients. Genet Med. 2005; 7:119-23.

Newman NJ, Biousse V. Hereditary optic neuropathies. Eye (Lond.). 2004; 18(11):1144-60.

Newman NJ, Lott MT, Wallace DC. The clinical characteristics of pedigrees of Leber's hereditary optic neuropathy with the 11778 mutation. Am J Ophthalmol.1991; 111(6):750-62.

Nikoskelainen EK, Marttila RJ, Huoponen K, et al. Leber's "plus": neurological abnormalities in patients with Leber's hereditary optic neuropathy. J Neurol Neurosurg Psychiatr. 1995; 59(2):160-4.

Noval S, Contreras I, Sanz-Gallego I, Manrique RK, Arpa J. Ophthalmic features of Friedreich ataxia. Eye (Lond.). 2012; 26:315-20.

Olichon A, Guillou E, Delettre C, et al. Mitochondrial dynamics and disease, OPA1. Biochim Biophys Acta. 2006; 1763(5-6):500-9.

Online Mendelian Inheritance in Man, OMIM®. McKusick-Nathans Institute of Genetic Medicine, Johns Hopkins University (Baltimore, MD); 2018 mar 31. Disponível em: https://omim.org/

Palace J. Multiple sclerosis associated with Leber's hereditary optic neuropathy. J Neurol Sci. 2009; 286(1-2):24-7.

Panouilleres M, Frismand S, Sillan O, Urquizar C, Vighetto A, Pelisson D, et al. Saccades and eye-head coordination in ataxia with oculomotor apraxia type 2. Cerebellum. 2013; 12:557-67.

Patterson MC, Hendriksz CJ, Walterfang M, Sedel F, Vanier MT, Wijburg F. Recommendations for the diagnosis and management of Niemann-Pick disease type C: an update. Mol Genet Metab. 2012; 106:330-44.

Paulson HL. The spinocerebellar ataxias. J Neuroophthalmol. 2009; 29:227-37.

Percy AK, Brady RO. Metachromatic leukodystrophy: diagnosis with samples of venous blood. Science. 1968; 161(3841):594-5.

Perlman SJ, Mar S. Leukodystrophies. Adv Exp Med Biol. 2012; 724:154-71.

Pogacar S, Ambler M, Conklin WJ, O'Neil WA, Lee HY. Dominant spinopontine atrophy. Report of two additional members of family W. Arch Neurol. 1978; 35:156-62.

Puech B, et al. Kjellin syndrome: long-term neuro-ophthalmologic follow-up and novel mutations in the SPG11 gene. Ophthalmology. 2011; 118:564-73.

Pula JH, et al. Retinal nerve fibre layer and macular thinning in spinocerebellar ataxia and cerebellar multisystem atrophy. Neuroophthalmology. 2011; 35:108-14.

Pula JH, Gomez CM, Kattah JC. Ophthalmologic features of the common spinocerebellar ataxias. Curr Opin Ophthalmol. 2010; 21:447-53.

Quarrell O. Gillespie syndrome reported as bilateral congenital mydriasis. Br J Ophthalmol. 1993; 77(12):827-8.

Renaud DL. Lysosomal disorders associated with leukoencephalopathy. Semin Neurol. 2012; 32(1):51-4.

Rendtorff ND, Lodahl M, Boulahbel H, et al. Identification of p.A684V missense mutation in the WFS1 gene as a frequent cause of autosomal dominant optic atrophy and hearing impairment. Am J Med Genet A. 2011; 155A(6):1298-313.

Reynier P, Amati-Bonneau P, Verny C, et al. OPA3 gene mutations responsible for autosomal dominant optic atrophy and cataract. J Med Genet. 2004; 41(9):e110.

Rodriguez-Castro KI, Hevia-Urrutia FH, Giacomo CS. Wilson's Disease: A Review of What We Have Learned. World J Hepatol. 2015; 7(29):2859-70.

Rosa N, et al. Low intraocular pressure resulting from ciliary body detachment in patients with myotonic dystrophy. Ophthalmology. 2011; 118:260-4.

Rouzier C, Bannwarth S, Chaussenot A, et al. The MFN2 gene is responsible for mitochondrial DNA instability and optic atrophy 'plus' phenotype. Brain. 2012; 135(Pt 1):23-34.

Rowley SA, O'Callaghan FJ, Osborne JP. Ophthalmic manifestations of tuberous sclerosis: a population based study. Br J Ophthalmol. 2001; 85(4):420-3.

Roxburgh RH, et al. The p.Ala510Val mutation in the SPG7 (paraplegin) gene is the most common mutation causing adult onset neurogenetic disease in patients of British ancestry. J Neurol. 2013; 260:1286-94.

Rub U, Hentschel M, Stratmann K, et al. Huntington's disease (HD): degeneration of select nuclei, widespread occurrence of neuronal nuclear and axonal inclusions in the brainstem. Brain Pathol. 2014; 24:247-60.

Rubinow A, Cohen AS. Scalloped pupils in familial amyloid polyneuropathy. Arthritis Rheum. 1986; 29:445-7.

Ryu SW, Jeong HJ, Choi M, Karbowski M, Choi C. Optic atrophy 3 as a protein of the mitochondrial outer membrane induces mitochondrial fragmentation. Cell Mol Life Sci. 2010; 67(16):2839-50.

Sadun AA, Win PH, Ross-Cisneros FN, Walker SO, Carelli V. Leber's hereditary optic neuropathy differentially affects smaller axons in the optic nerve. Trans Am Ophthalmol Soc. 2000; 98:223-32.

Salsano E, Umeh C, Rufa A, Pareyson D, Zee DS. Vertical supranuclear gaze palsy in Niemann-Pick type C disease. Neurol Sci. 2012; 33:1225-32.

Sarks J, et al. Retinal changes in myotonic dystrophy: a clinicomorphological study. Aust N Z J Ophthalmol. 1985; 13:19-36.

Savini G, et al. Retinal nerve fiber layer evaluation by optical coherence tomography in unaffected carriers with Leber's hereditary optic neuropathy mutations. Ophthalmology. 2005; 112:127-31.

Schiffmann R, FitzGibbon EJ, Harris C, DeVile C, Davies EH, Abel L, et al. Randomized, controlled trial of miglustat in Gaucher's disease type 3. Ann Neurol. 2008; 64:514-22.

Schneider SA, Bhatia KP. Syndromes of neurodegeneration with brain iron accumulation. Semin Pediatr Neurol. 2012; 19(2):57-66.

Sevin M, Lesca G, Baumann N, Millat G, Lyon-Caen O, Vanier MT, et al. The adult form of Niemann-Pick disease type C. Brain. 2007; 130:120-33.

Shimazaki H, et al. A homozygous mutation of C12orf65 causes spastic paraplegia with optic atrophy and neuropathy (SPG55). J Med Genet. 2012; 49:777-84.

Shy ME, Garbern JY, Kamholz J. Hereditary motor and sensory neuropathies: a biological perspective. Lancet Neurol. 2002; 1:110-8.

Stricker S, et al. Temporal retinal nerve fiber loss in patients with spinocerebellar ataxia type 1. PLoS ONE. 2011; 6.

Takiyama Y. Autosomal recessive spastic ataxia of Charlevoix-Saguenay. Neuropathology. 2006; 26:368-75.

Tawil R, Figlewicz DA, Griggs RC, Weiffenbach B. Facioscapulohumeral dystrophy: a distinct regional myopathy with a novel molecular pathogenesis. FSH Consortium. Ann Neurol. 1998; 43:279-82.

Tawil R. Facioscapulohumeral muscular dystrophy. Neurotherapeutics. 2008; 5:601-6.

Vaclavik V, Borruat F-X, Ambresin A, Munier FL. Novel maculopathy in patients with spinocerebellar ataxia type 1 autofluorescence findings and functional characteristics. JAMA Ophthalmol. 2013; 131:536-8.

Voo I, Allf BE, Udar N, Silva-Garcia R, Vance J, Small KW. Hereditary motor and sensory neuropathy type VI with optic atrophy. Am J Ophthalmol. 2003; 136(4):670-7.

Votruba M, Aijaz S, Moore AT. A review of primary hereditary optic neuropathies. J Inherit Metab Dis. 2003; 26(2-3):209-27.

Weleber RG, Gregory-Evans K. Retinitis pigmentosa and allied disorders. Ryan SJ. Retina. 4 ed. Philadelphia: Elsevier/Mosby. 2006; Vol I:395-498.

Wiethoff S, Zhour A, Schöls L, Fischer MD. Retinal nerve fibre layer loss in hereditary spastic paraplegias is restricted to complex phenotypes. BMC Neurol. 2012; 12:143.

Wolkow N, et al. Aceruloplasminemia: retinal histopathologic manifestations and ironmediated melanosome degradation. Arch Ophthalmol. 2011; 129:1466-74.

Wong LM, Goodrich-Hunsaker NJ, McLennan Y, et al. Eye movements reveal impaired inhibitory control in adult male fragile X. Neuropsychology. 2014; 28:571-84.

Yu-Wai-Man P, et al. Multi-system neurological disease is common in patients with OPA1 mutations. Brain. 2010; 133:771-86.

Yu-Wai-Man P, Griffiths PG, Chinnery PF. Mitochondrial optic neuropathies—disease mechanisms and therapeutic strategies. Prog Retin Eye Res. 2011; 30:81-114.

Yu-Wai-Man P, Griffiths PG, Hudson G, Chinnery PF. Inherited mitochondrial optic neuropathies. J Med Genet. 2009; 46:145-58.

Zuchner S, et al. Axonal neuropathy with optic atrophy is caused by mutations in mitofusin 2. Ann Neurol. 2006; 59:276-81.

Zuchner S, et al. Mutations in the mitochondrial GTPase mitofusin 2 cause Charcot-Marie-Tooth neuropathy type 2A. Nat Genet. 2004; 36:449-51.

Zuchner S, Vance JM. Mechanisms of disease: a molecular genetic update on hereditary axonal neuropathies. Nat Clin Pract Neurol. 2006; 2:45-53.

SEÇÃO 11

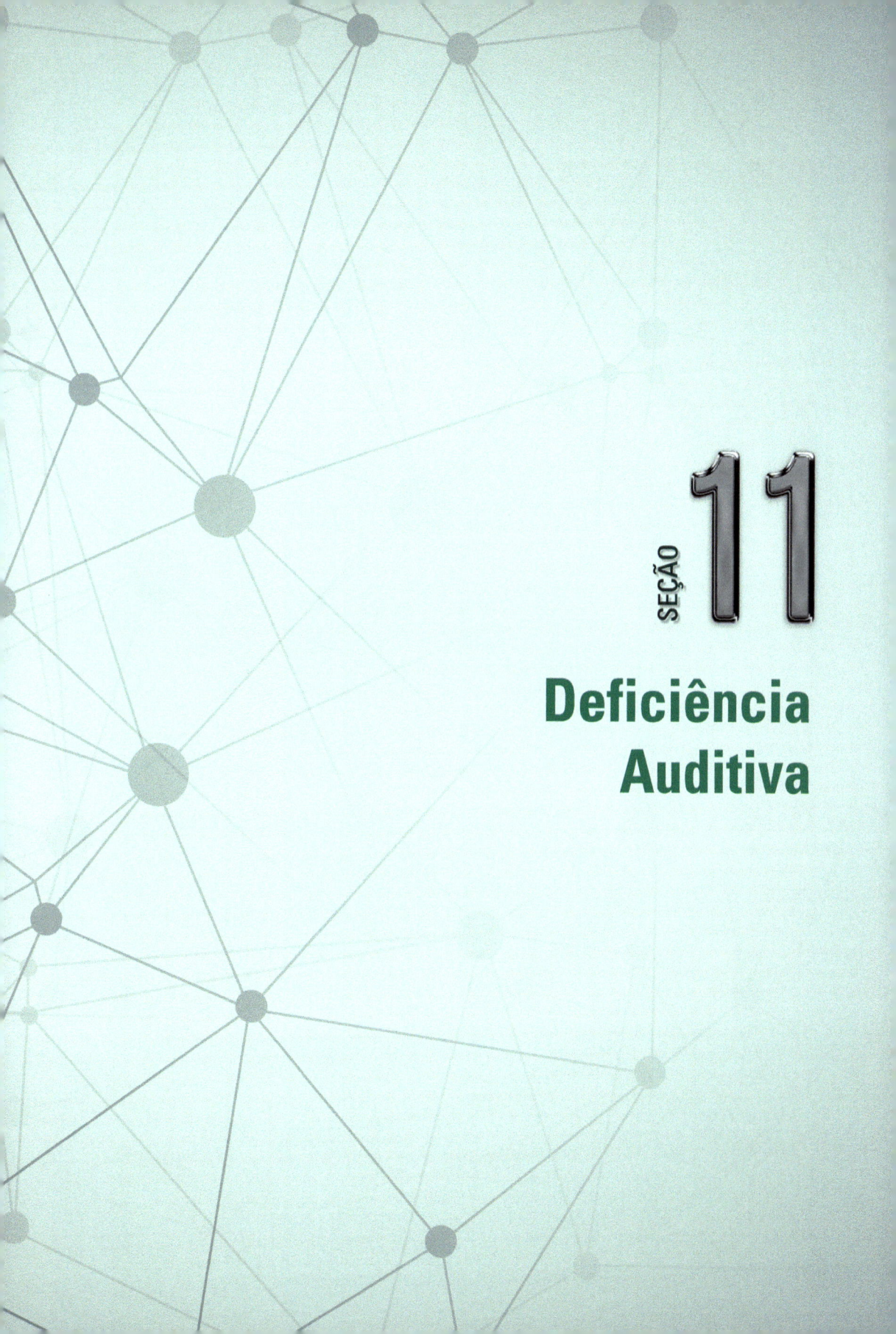

Deficiência Auditiva

Deficiência Auditiva 28

Regina Célia Mingroni Netto
Paulo Alberto Otto

Introdução

A deficiência (ou perda) auditiva é um defeito sensorial relativamente frequente na população; comumente, o termo surdez é empregado na literatura especializada para designar os casos graves e profundos do defeito, mas neste capítulo usaremos o termo indistintamente como sinônimo de deficiência auditiva, sem levar em conta o grau de afecção.

A surdez pode ser classificada conforme o grau do defeito (leve, moderada, grave ou profunda), de acordo com a idade de manifestação (pré ou pós-lingual), levando-se em conta o setor afetado (sensorioneural, condutiva ou mista) e conforme a sua evolução (progressiva ou não).

Caso se leve em conta a sua etiologia, pode ser classificada em ambiental, genética ou idiopática. O último termo é usado para designar casos de etiologia desconhecida. A distinção entre os casos possivelmente genéticos e os ambientais pode ser, na prática, um desafio, por causa de falta de informações sobre os antecedentes pré e perinatais e a dificuldade em se realizar certos exames no período adequado nos nossos sistemas públicos de saúde.

Os casos genéticos podem ser classificados em dois subtipos importantes: não sindrômica (quando o defeito ocorre de maneira isolada) ou sindrômica (quando a surdez faz parte de síndromes ou é acompanhada de outros defeitos, associados ou não ao aparelho auditivo). A deficiência auditiva pode ainda ser classificada, finalmente, como unilateral ou bilateral.

Aspectos populacionais

Nos países industrializados e nas regiões melhor desenvolvidas dos países subdesenvolvidos, a incidência do defeito é da ordem de 2 crianças a cada 1.000 nascimentos.[1-4] Na maioria dos países subdesenvolvidos, onde predominam os ambientes rurais sem estrutura médico-sanitária minimamente adequada, essas cifras podem dobrar, atingindo a taxa de 4 afetados por 1.000 nascimentos.[5]

Esse acréscimo é explicado perfeitamente pela ocorrência ainda significativa de causas ambientais causadoras do defeito, uma vez que os casos de origem genética devem ter frequência média de ordem de grandeza aproximadamente igual em todas as populações. Nos países mais industrializados, as estimativas das taxas de casos atribuíveis a causas genéticas, ambientais e desconhecidas são de ordem de grandeza de 50%, 30% e 20%, respectivamente. Assim sendo, na hipótese de que entre os casos sem diagnóstico etiológico as frequências de causas genéticas e ambientais estejam entre si como 50% está para 30%, estima-se que as taxas globais de casos genéticos e ambientais sejam da ordem de 60 e 40% nos países desenvolvidos. Para o Brasil, como um todo, onde predominam enormemente as áreas rurais subdesenvolvidas, as frequências de casos genéticos e ambientais de surdez, até o fim da década de 1990, eram da ordem de 20 e 80%, respectivamente.[5] Nos dias atuais, e de maneira especial nos grandes centros urbanos, o panorama tende a se assemelhar mais aos dos países desenvolvidos, principalmente graças a programas de vacinação em massa contra viroses, como a rubéola, e melhor atendimento nos períodos pré e perinatais.

Surdez de origem ambiental

São causas ambientais importantes de surdez as infecções congênitas (esse nome é aplicado a condições desenvolvidas pelos embriões e fetos durante a gravidez), transmitidas por vírus (da rubéola e da citomegalovirose), protozoários (como o vetor da toxoplasmose) e bactérias (como o treponema da sífilis). São listados ainda como fatores de risco, especialmente nos períodos neo e perinatal, a anóxia/hipóxia, a hiperbilirrubinemia, a prematuridade, as infecções hospitalares e o uso de antibióticos ototóxicos aminoglicosídeos. Outros fatores importantes são a assistência médico-sanitária precária durante o pré-natal, o parto e o puerpério, bem como a ocorrência de infecções da infância, como o sarampo, a caxumba (parotidite epidêmica) e as meningites bacterianas. Nos países mais desenvolvidos, essas causas todas, que possuem relevância especial na gênese da surdez infantil, já se encontram sob controle médico-sanitário adequado. Já nas regiões rurais e menos favorecidas economicamente dos países subdesenvolvidos, elas podem estar presentes em frequências elevadas.

É um desafio frente a um caso isolado de surdez excluir que ela tenha sido causada por um dos agentes infecciosos listados acima. Muitas famílias descartam documentos importantes relacionados à saúde materna e infantil, como cartões de berçário, vacinação e de acompanhamento pré-natal. Além disso, no nosso país, apesar da vacinação contra rubéola, sarampo e caxumba ter ampla abrangência, a constatação de que um caso possa ter sido causado por infecção pelo citomegalovírus é muito difícil. Na situação ideal, um recém-nascido identificado como apresentando perda de audição por meio de triagem neonatal deveria ter exames de sorologia para citomegalovírus imediatamente realizados. No entanto, a confirmação ou a identificação de um caso de perda auditiva pode ser tardia, e a coleta de tal exame 1 ou 2 anos após o nascimento impede que se correlacione com certeza o resultado positivo da sorologia com a ocorrência da infecção no período gestacional.

Além de todos esses fatores, citam-se também como causa ambientais, que podem afetar tanto o desenvolvimento como o funcionamento do aparelho auditivo, a exposição inadequada ou excessiva a drogas, remédios ou ruídos.

Surdez genética

O imenso grau de heterogeneidade etiológica dos casos de surdez ambiental torna-se pequeno quando comparado ao existente entre os casos genéticos do defeito. De fato, ao lado da deficiência intelectual, a surdez representa a condição mais geneticamente heterogênea que se conhece. Diferentes mutações ocorrendo em um mesmo gene podem ser responsáveis por quadros clínicos totalmente distintos, alguns sindrômicos e outros não, com padrões de herança diferentes. Contrariamente, perdas auditivas com características clínicas idênticas ou muito semelhantes podem ser causadas por mutações em dezenas de *loci* diferentes. Além disso, o defeito pode ser devido a qualquer tipo de mecanismo de herança (autossômico dominante ou recessivo, ligada ao cromossomo X dominante ou recessiva, ligada ao cromossomo Y e mitocondrial). A heterogeneidade do defeito ainda é ampliada de maneira significativa por fatores ainda não esclarecidos que modulam o modo de ação dos genes, como a penetrância incompleta, a expressividade variável e a manifestação tardia dos fenótipos. Todos esses fatores dificultam enormemente o aconselhamento genético adequado das famílias dos afetados.

Como já mencionado anteriormente, a surdez de origem genética é dividida em não sindrômica (na qual a perda auditiva é a única manifestação clínica da condição) e sindrômica (caracterizada por perda de audição em combinação com outras anormalidades ou fazendo parte de síndromes). Cerca de 60 a 70% dos casos de surdez genética são não sindrômicos. Existem cerca de 400 síndromes genéticas com surdez, estimando-se que mais de 500 genes sejam responsáveis por quadros de surdez sindrômica e não sindrômica, quando mutados.

Os *loci* de genes relacionados à surdez não sindrômica foram numerados em virtude da ordem cronológica de sua descoberta, com os diferentes *loci* ou regiões candidatas de um ou mais genes responsáveis por surdez sendo designados pela sigla DFN (*DeaFNess*), acrescida da letra B no caso de herança autossômica recessiva (DFNB), da letra A no caso de herança autossômica dominante (DFNA) ou da letra X no caso de herança ligada ao cromossomo X (DFNX).

O portal eletrônico disponibilizado por G. Van Camp e R. Smith (http://hereditaryhearingloss.org/), mantém informações atualizadas sobre todos os *loci* mapeados, genes identificados e mutações. Outro portal (http://deafnessvariationdatabase.org/), mantido pela Universidade de Yowa, nos Estados Unidos, contém um enorme catálogo de todos os genes relacionados à surdez até o momento, com listas de todas as variantes observadas nesses genes e o seu provável significado clínico.

Nos parágrafos a seguir, apresentamos uma descrição sumária das características principais de cada mecanismo de transmissão, correlacionando-os, sempre que possível, com os quadros clínicos correspondentes.

Surdez de herança autossômica recessiva

O mecanismo autossômico recessivo é responsável por cerca de 80% dos casos de surdez genética não sindrômica, que geralmente são sensorioneurais, estacionários, graves a profundos, pré-linguais e comprometendo todas as frequências. São conhecidos atualmente cerca de 100 *loci* mapeados de surdez autossômica recessiva, 60 dos quais já foram identificados definitivamente.

O lócus mais importante de surdez DNFB é o DFNB1, mapeado em 13q11-12. Além de ter sido o primeiro descrito, as centenas de mutações já descritas são responsáveis por mais de 50% de todos os casos de surdez autossômica recessiva. Os genes mais importantes dessa região são o *GJB2*, responsável pela codificação da proteína conexina 26 e o *GJB6*, cujo produto é a conexina 30. Apesar de possuir um tamanho pequeno com um único éxon codificador de aminoácidos, são conhecidas no gene *GJB2* (que codifica a conexina 26) centenas de mutações patogênicas, entre as quais a mais importante é a c.35delG, responsável pela maioria dos casos de surdez (principalmente em indivíduos de extração ou descendência europeia). A frequência de indivíduos ouvintes heterozigotos quanto a essa mutação (c.35delG) é muito alta (da ordem de 1%, como verificado, por exemplo, em uma amostra de recém-nascidos do estado de São Paulo, por Sartorato e colaboradores, 2000[6]), semelhante portanto à das mutações mais comuns (também em heterozigose) associadas à fibrose cística. As frequências de algumas das mutações do gene *GJB2* da conexina 26 diferem significativamente em certos grupos populacionais: enquanto a c.35delG é comum em europeus, a c.167delT é frequente em judeus asquenazes, a c.235delC em asiáticos e a p.R143W em africanos. Outro detalhe interessante sobre os alelos mutados desse gene é que algumas delas, apesar de se comportarem tipicamente como recessivas, parecem provocar deficiência auditiva aparentemente em heterozigose. De fato, de 10 a 40% dos indivíduos afetados portadores de mutação sabidamente recessiva no gene *GJB2* apresentam-na em heterozigose. Como essa frequência é muito superior à esperada, baseando-se somente na dos heterozigotos na população geral, suspeitou-se que a surdez neles resultasse da presença de outros tipos de mutações, diferentes das localizadas na região de código. Essa hipótese foi confirmada parcialmente pela descoberta, em famílias de afetados, de alguns tipos de deleções de segmentos de DNA (parte das quais incluíam parte do gene da conexina 30) em homozigose ou heterozigose composta, explicando, portanto, o quadro de surdez de pelo menos parte dos afetados heterozigotos quanto à mutação em *GJB2*. Em todos exemplos de deleção comentados acima, supõe-se que o segmento deletado inclua regiões regulatórias do gene *GJB2*, o que leva à falta de sua expressão. Para os casos restantes, nos quais apenas uma mutação recessiva foi encontrada, não existe ainda uma explicação convincente: ou a surdez resulta da combinação da mutação com outros eventos mutacionais não detectados pela varredura de rotina (por exemplo, alterações em regiões regulatórias) ou a surdez tem outra causa genética, ou ambiental, e a mutação em heterozigose é apenas uma coincidência.

Convém destacar que no gene *GJB2* ocorrem algumas mutações que reconhecidamente provocam deficiência auditiva em heterozigose e, portanto, são transmitidas como dominantes. Em alguns desses casos, por exemplo, as mutações transmitidas como dominantes resultam na síndrome KID (*keratitis-ichthyosis-deafness*), na qual estão associadas a surdez e displasias ectodérmicas.

Devido à alta prevalência de casos recessivos de surdez, recomenda-se que a investigação genética do defeito sempre se inicie por meio de testes moleculares de mutações no gene da conexina 26 (em especial da mutação c.35delG), seguida das demais mutações nesse gene e também das deleções próximas ao gene da conexina 30. O sequenciamento de Sanger do único éxon codificador do gene permite detectar todas as mutações na região de código do gene, mas a avaliação das deleções requer testes distintos. Em uma amostra de ambulatório da USP, em São Paulo, dedicado ao aconselhamento genético da surdez e que incluía vários casos isolados do defeito, descobriu-se que mutações no gene da conexina 26 e da conexina 30, em homozigose ou heterozigose composta, explicaram 11% dos casos de surdez.[7] O fato desses testes serem relativamente simples e baratos torna praticamente mandatória a sua aplicação na investigação inicial de casos de surdez, isolados ou familiares.

Também de grande relevância na origem da surdez recessiva é o lócus DFNB4, que contém o gene *SLC26A4*, que codifica a proteína pendrina. Mutações nesse gene podem acarretar tanto formas de surdez não sindrômica como também a síndrome de Pendred (descrita mais adiante, no item surdez sindrômica). O lócus DFNB4 foi descrito em várias populações como o segundo lócus mais importante de surdez recessiva, depois do lócus DFNB1 com os genes *GJB2* e *GJB6*.

Outro gene que pode ser importante na investigação de surdez recessiva é o *OTOF*, que codifica a proteína otoferlina das células ciliadas internas da cóclea, cuja função está relacionada à liberação de neurotransmissores entre as células da cóclea e os neurônios do nervo auditivo. As mutações desse gene frequentemente resultam em um quadro clinicamente compatível com neuropatia auditiva, um tipo especial de surdez com alterações de sincronia neural sem prejuízo da função normal das células ciliadas externas. Em caso de neuropatia auditiva, não associada a outros sinais clínicos e sem causa aparente, a hipótese de investigação molecular do gene *OTOF* pode ser considerada.

Surdez de herança autossômica dominante

Cerca de 15 a 20% dos casos de surdez genética não sindrômica têm transmissão autossômica dominantes, caracterizando-se em sua maioria por serem sensorioneurais e possuírem início pós-lingual (segunda a terceira décadas de vida) e evolução progressiva. Cerca de 70 *loci* DFNA foram mapeados até agora, com cerca de 30 genes identificados. Vários desses genes também foram identificados como apresentando variantes em homozigose ou heterozigose composta; portanto, também são relacionados à surdez autossômica recessiva, mas com espectro distinto de mutações nos dois casos. Nenhum dos *loci* de surdez não sindrômica autossômica dominante é predominante em frequência de casos, o que dificulta muito o seu estudo molecular. Não há uma estratégia de prioridades na triagem molecular e o aconselhamento genético dos afetados e suas famílias pode se tornar difícil. Outro fator complicante do aconselhamento genético dessas famílias é a ocorrência frequente de casos de penetrância incompleta, de início tardio e de expressividade variável do quadro clínico.

Surdez de herança ligada ao cromossomo X

A surdez não sindrômica ligada ao cromossomo X contribui com apenas 2 a 3% de todos os casos hereditários do defeito. Os *loci* DFNX mapeados somam atualmente seis, com cinco genes já claramente identificados. Existem mutações que têm transmissão recessiva (portanto, sem manifestações clínicas nas mulheres heterozigotas) e outras com transmissão dominante, neste caso acarretando manifestações clínicas nas mulheres heterozigotas. Como acontece em geral neste último tipo de herança, o quadro clínico de mulheres afetadas heterozigotas é de instalação geralmente mais tardia e com manifestações menos graves, quando comparado ao apresentado pelos homens afetados hemizigotos. Isso provavelmente se deve, nas mulheres, à presença do outro cromossomo X com o alelo normal. Entre as formas de surdez DFNX, merecem menção as causadas por mutações patogênicas no gene *POU3F4* do lócus DFNX2, que codifica um importante fator de transcrição. Nos homens hemizigotos afetados, a surdez (de natureza condutiva) é secundária à rigidez do músculo estapédio, que lesado limita significativamente as vibrações do estribo; e a cirurgia não costuma resolver o defeito por causa do vazamento da perilinfa, de modo que sempre deve ser discutida a sua pertinência.

Surdez de herança mitocondrial

Raramente (em cerca de de 2% dos casos) a deficiência auditiva é devida a mecanismo mitocondrial, tipicamente com idade de manifestação, gravidade e evolução muito variáveis de caso para caso, mesmo dentro de uma mesma família. São conhecidas formas de surdez tanto não sindrômicas como sindrômicas, resultantes de mutações mitocondriais. Uma complicação comum nesse tipo de herança é a heteroplasmia, definida como a coexistência, nas diferentes células e tecidos de um mesmo indivíduo, de diferentes sequências mutadas e não mutadas de DNA mitocondrial, caracterizando, portanto, uma espécie de mosaicismo somático. A variação da frequência desse mosaicismo nos diferentes tecidos deve ter papel importante na modulação da gravidade e da época de manifestação do defeito auditivo.

A surdez mitocondrial está, geralmente, associada a genes que codificam componentes (RNAs ribossômicos e transportadores) do aparato responsável pela síntese proteica da organela. Destacam-se os genes que codificam a subunidade 12S RNAr (*MT-RNR1*) e o RNAt[Ser(UCN)] (*MT-TS1*), os quais estão associados principalmente à surdez não sindrômica. Descobriu-se também que várias mutações no gene *MT-RNR1*, com destaque a m.1555A>G, estão associadas à suscetibilidade aumentada à ototoxicidade pelos antibióticos aminoglicosídeos, ou seja, determinam perda de audição decorrente do uso de antibióticos aminoglicosídeos.

A mutação mitocondrial mais frequente associada à surdez não sindrômica é a m.A1555G (m.1555A>G), no gene da subunidade 12S do RNAr e descrita pela primeira vez em uma numerosa família árabe-israelense em 1993 e, posteriormente, em outras populações, incluindo a brasileira. Juntamente com a mutação c.35delG do gene *GJB2*, a mutação m.1555A>G é uma das mutações mais comuns em casos de surdez não sindrômica, tendo sido detectada em 2% dos casos em que foi triada de rotina no serviço de aconselhamento genético da USP, em São Paulo.[8] Como está presente na maioria dos casos em homoplasmia, ela é detectada facilmente em testes específicos utilizando DNA obtido a partir de sangue periférico. Essa mutação é encontrada em famílias com surdez não sindrômica e em pacientes com perda auditiva imputada ao uso de antibióticos aminoglicosídeos. No caso dessa e das demais mutações do gene *MT-RNR1*, a suscetibilidade se explica pela provável alteração da estrutura secundária do 12S RNAr resultante das mutações, fazendo com que a estrutura da organela se assemelhe à do 16S RNAr bacteriano, alvo eletivo da ação dos antibióticos aminoglicosídeos. A detecção dessa mutação em afetados e seus parentes ouvintes é muito relevante, pois permite orientar pessoas portadoras para evitem tratamentos com esses antibióticos e outras drogas potencialmente ototóxicas, pois essas pessoas podem perder a audição mesmo após o tratamento com doses mínimas desses medicamentos.

Apesar de a mutação m.1555A>G normalmente causar surdez não sindrômica, outras manifestações (como cardiomiopatia e parkinsonismo) já foram descritas em alguns portadores.

O gene *MT-TS1* (correspondente ao RNAt[Ser(UCN)]), juntamente com o gene da subunidade 12S RNAr, *MT-RNR1*, também tem sido frequentemente encontrado associado à surdez (geralmente não sindrômica), como é o caso das mutações m.7445A>G, m.7510T>C e m.7511T>C. Finalmente, uma outra mutação (m.7472insC) resulta em surdez associada a ataxia, mioclonia e outros distúrbios neurológicos, em parte dos portadores.

Avaliação molecular da surdez genética

Apesar da enorme heterogeneidade genética da surdez se apresentar como desafio ao estudo molecular e possa indicar, à primeira vista, que os exames de sequenciamento massivo paralelo seriam os primeiros a serem indicados, há estratégias racionais e de baixo custo que podem ser muito eficazes na orientação genética fornecida aos familiares do paciente com surdez. Em virtude das informações apresentadas acima, conclui-se que a avaliação molecular dos casos de surdez não sindrômica pode começar com testes específicos para mutações nos genes da conexina 26 (com especial atenção à mutação c.35delG) ou então com o sequenciamento convencional de Sanger do único éxon codificador do gene *GJB2*, teste que pode ser inclusive coberto no âmbito do SUS. Esses testes podem ser acompanhados dos testes de detecção de algumas das deleções próximas ao gene da conexina 30, caso uma única mutação tenha sido detectada no gene da conexina 26. O teste da mutação mitocondrial m.1555A>G, a mais frequente entre as formas mitocondriais de deficiência auditiva, também tem se revelado eficaz em identificar a mutação em cerca de 1-2% dos casos averiguados em serviços dedicados ao estudo da surdez genética. Caso venha a se iniciar a triagem genética da surdez com esses testes, devido ao seu custo relativamente baixo e à sua confecção mais rápida, cerca de 10-12% dos pacientes com surdez terão a causa genética da surdez identificada molecularmente e poderão receber orientação adequada quanto aos riscos de recorrência do quadro. Caso essas mutações frequentes sejam excluídas, a avaliação genealógica em muitos casos indica o mecanismo de transmissão da surdez. Com base nessas informações, estima-se o risco de recorrência da surdez em função dos modelos genéticos mais prováveis. Muitas vezes, a simples análise do heredograma permite descobrir o mecanismo de transmissão da doença e estabelecer com segurança os riscos de repetição do defeito, mesmo na situação extrema de ausência de hipótese ou diagnóstico clínico para o quadro dos afetados. Em se tratando de casos isolados do defeito, o risco de repetição é estimado empiricamente. Todos esses tópicos serão analisados com mais detalhe na seção sobre aconselhamento genético.

Na experiência do nosso serviço, localizado no estado de São Paulo, cerca de 30% dos casos tiveram a causa genética da surdez elucidada por meio da combinação de poucos testes genéticos, como os comentados anteriormente, com a análise de genealogias.[7]

Quando os testes mais simples e a análise das genealogias não são suficientes para identificar se o quadro tem causa genética, poder-se-ia cogitar sugerir o rastreamento molecular de outros genes. No entanto, o custo de se rastrear individualmente um gene longo com muitos éxons pelo método convencional de sequenciamento de Sanger é elevado. Mais recentemente, a possibilidade de se realizar a técnica de sequenciamento massivo em paralelo ou "sequenciamento de nova geração" tornou viável a avaliação simultânea de praticamente todos os genes conhecidos relacionados à surdez hereditária. Isso pode ser feito por meio de um painel de captura de genes específicos relacionados à surdez ou então por meio do sequenciamento do exoma (WES – *whole exome sequencing*). Já existem vários laboratórios no país e no exterior que fornecem esses serviços. Esses exames ainda são caros, mas tendem a ter seu custo reduzido nos próximos anos. O custo do sequenciamento convencional de Sanger de alguns genes de surdez, atualmente, já ultrapassa o custo do sequenciamento de um painel de genes de surdez ou exoma, o que indica que, a cada dia, aumenta a viabilidade do emprego desses métodos com finalidade de realizar o diagnóstico e o aconselhamento genético da surdez.

Perda auditiva sindrômica

A deficiência auditiva faz parte de centenas de síndromes genéticas, recebendo nesses casos o nome de "surdez sindrômica". Alguns autores sugerem, adequadamente, que essa denominação deveria ser substituída por "síndromes com surdez", uma vez que praticamente nunca é a surdez propriamente dita que acarreta todos ou alguns dos demais sinais e sintomas dessas condições. Essas formas sindrômicas com surdez são mais de 400 e, apesar de individualmente raras, contribuem em seu total com uma parcela significativa de afetados no conjunto de deficientes auditivos. Por exemplo, a síndrome de Waardenburg, tida como rara (frequência na população geral da ordem de 1/40.000), está presente em cerca de 3% de todas as crianças portadoras de surdez.

Em muitas dessas condições, a surdez resulta de defeitos de condução associados ou não a problemas de transmissão sensorioneural comuns a várias síndromes malformativas das regiões cefálica e cervical e, em especial, do aparelho auditivo, como é o caso das síndromes de Klippel-Feil (KFS – OMIM 118100), Goldenhar ou microssomia hemifacial (HFM – OMIM 164210) e Treacher Collins (TCS – OMIM 154500). O tratado editado por Toriello Reardon e Gorlin, em 2004,[9] descreve em detalhe mais de 400 formas de surdez sindrômica e deve ser consultado para um aprofundamento no tema. Comentaremos apenas, nas linhas que se seguem, algumas das formas monogênicas de surdez sindrômica mais conhecidas, nas quais o defeito auditivo claramente não se encontra associado a malformações da face e pescoço.

Síndrome de Waardenburg, WS tipos I (WSI, OMIM 193500) e II (WSII, OMIM 193510)

Essas duas variantes genéticas mais importantes são transmitidas de modo autossômico dominante. O tipo I resulta principalmente de mutações patogênicas em heterozigose no gene *PAX3* (tipo I). Relatos recentes sugerem que o tipo I também possa ser causado por mutações em homozigose no gene *EDNRB*, com herança recessiva. O tipo II pode ser causado por mutações dominantes nos genes *MITF* e *SOX10*, as quais explicam cerca de 30% dos casos. Também foram descritas deleções em homozigose no gene *SNA12* e mutações em heterozigose no gene *EDNRB*, o que revela que o tipo II é mais complexo de se investigar molecularmente. O quadro clínico é variável e polimórfico, compreendendo, nos dois tipos, surdez sensorioneural e distúrbios pigmentares (manchas hipocrômicas na pele, albinismo parcial nos cabelos ou canície precoce, e heterocromia ou hipocromia/hipoplasia das íris). Na forma I, existem sinais claramente indicativos de defeito de fechamento da linha média da face, com telecanto (aumento da distância intercantal interna com preservação da externa), distopia do orifício lacrimal inferior e alteração conspícua da forma do nariz (hiperplasia da raiz nasal e hipoplasia das asas nasais). A surdez ocorre com frequências diferentes nas duas formas: 50% na forma I e 80% na forma II. Esse dado é útil no aconselhamento genético de afetados, uma vez que o problema mais sério que eles podem apresentar é a deficiência auditiva. Assim sendo, deve sempre ser explicado aos afetados adultos que o risco de um filho qualquer que venham a ter apresentar surdez é de no mínimo 25% no caso da variante I e de 40% na forma II. Ainda deve ser enfatizado que esse risco é fixo, independente, portanto, de o progenitor afetado pela síndrome ser deficiente auditivo ou não.

A prevalência populacional de afetados é da ordem de 1/40.000. Conforme mencionado anteriormente, a síndrome está presente em cerca de 3% das crianças com insuficiência auditiva. Conhecem-se outros tipos (bem mais raros que as formas I e II) de síndrome de Waardenburg, denominados síndrome de Klein-Waardenburg (também chamada tipo III, causada principalmente por mutações no gene *PAX3*) e Waardenburg-Shah (conhecida como tipo IV, decorrente de mutações nos genes *SOX10*, *EDNRB* e *EDN3*). Além dos sinais encontrados nas formas I e II, existem na primeira (tipo III) defeitos músculo-esqueléticos conspícuos dos membros superiores e na segunda (tipo IV) megacolo congênito (doença de Hirschsprung), associado eventualmente a achados neurológicos variáveis.

Já foram realizados em nosso meio alguns trabalhos importantes com a finalidade de identificar as mutações responsáveis pela síndrome de Waardenburg em afetados brasileiros. O mais recente deles é o de Bocangel e colaboradores, em 2018,[10] no qual foi utilizada uma grande amostra estudada no Laboratório de Genética Humana do IB-USP.

Síndrome de Pendred (PDS – OMIM 274600)

Trata-se de uma forma de surdez sindrômica relativamente frequente entre os deficientes auditivos, ocorrendo na população geral com uma frequência da ordem de 1/10.000. É determinada por mecanismo autossômico recessivo, sendo os afetados homozigotos ou heterozigotos compostos quanto a mutações no gene *SLC26A4* (gene da pendrina) em 7q22.3. O fenótipo típico caracteriza-se pela associação entre surdez sensorioneural (acompanhada de anomalias cocleares que podem incluir o alargamento do aqueduto vestibular) e aumento difuso da glândula tireoide (bócio), geralmente secundário a hipotireoidismo. A expressividade da condição é muito variável, pois em alguns afetados faltam os sinais clínicos relacionados ao mau funcionamento da tireoide e em outros estão ausentes as malformações cocleares. Considera-se que a síndrome de Pendred e a surdez não sindrômica de herança recessiva acompanhada ou não de aqueduto vestibular aumentado, resultantes de mutações no gene *SLC26A4* (DFNB4), fazem parte de um espectro variável de manifestações clínicas relacionadas ao lócus da pendrina.

Síndrome de Usher (US – OMIM 276900 e 276901)

A síndrome de Usher é um conjunto de doenças genéticas de herança autossômica recessiva caracterizadas pela presença de deficiência auditiva e retinite pigmentosa. A forma mais frequente é a chamada USH1, e é resultante da homozigose ou heterozigose composta de mutações recessivas no gene *MYO7A* localizado em 11q13.5, que corresponde a cerca de 3/4 dos casos da US. Os afetados apresentam surdez sensorioneural profunda (acompanhada frequentemente de disfunção vestibular) e retinite pigmentosa de instalação precoce (geralmente na primeira década). A heterogeneidade genética na síndrome de Usher é enorme, já tendo sido mapeados 15 *loci* gênicos relacionados à síndrome, com 11 genes identificados. Os sinais clínicos variam entre as formas tanto quanto à intensidade e progressão, e à idade de aparecimento dos primeiros sinais e sintomas. Muitos afetados (principalmente pelas formas mais graves) desenvolvem cataratas e cerca de 1/4 apresentam deficiência mental ou psicose. Curiosamente, alguns dos genes da US também foram descritos em formas de surdez aparentemente não sindrômica, como é o caso do gene *MY07A*. A frequência populacional global de todas as formas é muito baixa, da ordem 1/50.000 ou menos. Apesar do grau extenso de heterogeneidade genética e de manifestações clínicas, o aconselhamento genético da síndrome de Usher é relativamente simples, pois praticamente todos os tipos conhecidos têm herança autossômica recessiva.

Na Tabela 28.1 são apresentados todos os *loci* já mapeados e os genes já identificados.

Síndrome de Alport (AS – OMIM 301050, 203780 e 104200)

De herança ligada ao X dominante (cerca de 85% dos casos), autossômica recessiva (cerca de 15% dos casos) ou autossômica dominante (rara, menos de 1% de todos os casos), decorre principalmente de mutações patogênicas em heterozigose ou hemizigose no gene *COLA4A5* em Xq22.3 ou em homozigose ou heterozigose composta nos genes *COLA4A3* ou *COLA4A4* em 2q36.3. Na forma autossômica dominante resulta de mutações raras que se expressam em heterozigose no mesmo gene *COLA4A3* da forma autossômica recessiva. Caracteriza-se pela associação entre perda auditiva sensorioneural, glomerulonefropatia com hematúria, que geralmente evolui para a insuficiência renal, e defeitos oculares variáveis que incluem alterações da córnea e cristalino (catarata). Na forma comum (ligada ao X), as mutações patogênicas no gene *COLA4A5* em Xq22.3, responsável pela síntese da cadeia alfa-5 do colágeno tipo IV, determinam um defeito na

TABELA 28.1. Descrição dos tipos moleculares de síndrome de Usher, com os genes e proteínas já identificados até o momento

Tipo	Localização	Gene	Proteína
USH1B	11q13.5	*MYO7A*	Miosina VII A
USH1C	11p15.1	*USH1C*	Harmonina
USH1D	10q22.1	*CDH23*	Caderina 23
USH1E	21q21	–	–
USH1F	10q21.1	*PCDH15*	Protocaderina 15
USH1G	17q25.1	*USH1G*	SANS
USH1H	15q22-q23	–	–
USH1J	15q25.1	*CIB2*	CIB2
USH1K	10p11.21-q21.1	–	–
USH2A	1q41	*USH2A*	Usherina
USH2B	3p23-24.2	–	–
USH2C	5q14.3	*VLGR-1*	GPR98
USH2D	9q32	*WHRN*	Whirlina
USH3A	3q25.1	*CLRN1*	Clarina
USH3B	5q31.3	*HARS*	Histidil RNA sintetase

Fonte: Adaptada de Melo, 2013.[11]

membrana basal do epitélio que resulta em defeitos dos aparelhos renal, auditivo e ocular. Como costuma acontecer nas doenças e defeitos condicionados por alterações patogênicas em genes situados no cromossomo X, o quadro clínico é muito mais grave e menos variável em afetados do sexo masculino (hemizigotos) que em mulheres com a síndrome (heterozigotas), pois nestas ocorre sempre a inativação aleatória de um dos dois cromossomos X, sendo as mulheres portanto um mosaico de células, umas com o alelo patogênico funcionando no cromossomo X ativado e as demais com a mutação inativada completamente no cromossomo X condensado. Como as demais formas de surdez associadas a síndromes, a síndrome de Alport é rara na população, com uma prevalência global na população geral estimada da ordem de 1/50.000.

Doença ou síndrome de Refsum (OMIM 266500)

De herança autossômica recessiva, é classificada entre os erros inatos de metabolismo e decorre de mutações patogênicas no gene *PHYH* codificador da fitanoil-CoA hidroxilase em 10p13. O quadro clínico típico caracteriza-se por retinite pigmentosa com cegueira noturna, neuropatia periférica, ataxia de origem cerebelar e níveis aumentados de proteínas no líquor. Todos os afetados apresentam acúmulo intracelular (nos elementos figurados do sangue e nos tecidos sólidos) de um ácido graxo de cadeia ramificada (ácido fitânico). Com frequência variável, os afetados apresentam também perda auditiva progressiva sensorioneural, anosmia, ictiose e displasia epifisária múltipla. As manifestações clínicas são detectadas geralmente entre a primeira e a terceira décadas de vida. Sua prevalência populacional é estimada em 1/50.000 ou menos.

Síndrome de Alström (ALMS – OMIM 203800)

Trata-se de uma condição também muito rara (prevalência estimada em cerca de 1/100.000 na população geral), determinada por mecanismo autossômico recessivo devido a mutações patogênicas que ocorrem em homozigose ou heterozigose composta no gene *ALMS1* localizado em 2p13. O quadro clínico inclui surdez sensorioneural, retinopatia pigmentar progressiva com cegueira, obesidade troncular infantil associada a hiperinsulinemia e diabetes tipo 2. Frequentemente, os pacientes desenvolvem, com o aumento da idade, cardiomiopatia, disfunção renal, hepática e urológica, bem como fibrose sistêmica. A síndrome de Alström costuma ser confundida com a síndrome de Bardet-Biedl, mas é dela diferenciada facilmente pela não ocorrência de hipogonadismo, deficiência mental e polidactilia.

Aconselhamento genético de casos de deficiência auditiva não sindrômica

Trataremos, a seguir, do aconselhamento genético de famílias com casos isolados (um único afetado na família) e de repetição (casos familiais) do defeito, com ênfase especial no cálculo dos riscos de recorrência em parentes próximos de afetados (geralmente parentes biológicos em primeiro ou segundo grau, como filhos, irmãos e sobrinhos), nas situações 1 a 4 enumeradas a seguir.

Famílias de afetados que não foram analisados molecularmente ou de casos com resultados de exames moleculares negativos, mas com recorrência familial

Nos casos descritos a seguir em que os casos são necessariamente familiais, o padrão de segregação indica o mecanismo de herança em questão.

Surdez não sindrômica autossômica recessiva

Se a surdez decorreu de mecanismo autossômico recessivo (vários afetados de ambos os sexos ocorrendo em uma única irmandade, como mostra o heredograma do exemplo mostrado na Figura 28.1), o risco de repetição na irmandade é estimado em 1/4 ou 25%.

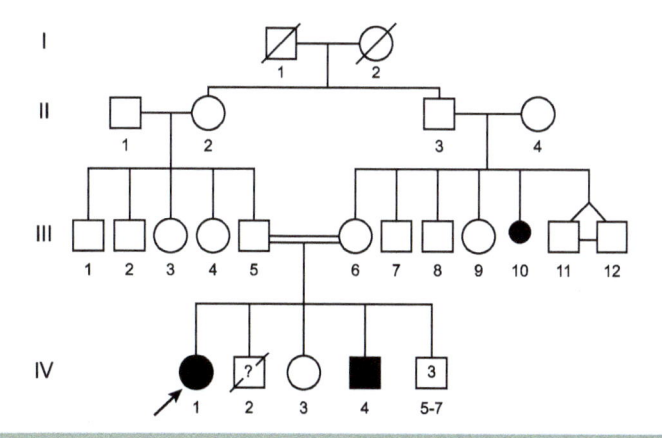

FIGURA 28.1. Heredograma típico de uma família com casos de surdez produzida por mecanismo autossômico recessivo. No exemplo, os afetados (representados por símbolos escuros) são os filhos de um casamento consanguíneo entre primos em primeiro grau.

Convém destacar que, ainda que houvesse nascido na genealogia citada antes (ou em qualquer outra com casamento consanguíneo), um único indivíduo afetado seria do mesmo modo inferido, pois a surdez tem herança autossômica recessiva e o risco de repetição na irmandade seria também estimado em 1/4.

O risco para a prole de um afetado por forma recessiva de surdez dependerá do(a) mesmo(a) vir a ter um filho com pessoa normal ou afetada, e se o cônjuge for aparentado ou não.

No caso de o cônjuge tratar-se de pessoa ouvinte e não aparentada, o risco é considerado desprezível, da ordem de 1/1.000 ou menos, pois só existirá risco significativo se o parceiro for heterozigoto quanto ao mesmo alelo que determinou (em homozigose) o defeito no afetado.

Se o cônjuge for afetado não aparentado, a probabilidade de prole afetada dependerá de o caso de surdez ser hereditário monogênico (chance essa que pode chegar a 50% nos centros mais desenvolvidos do país), autossômico recessivo (cerca de 80%) e coincidir quanto ao mesmo alelo (no máximo cerca de 25%, pois metade dos casos são devidos a mutações no gene da conexina 26), o que resulta em um risco geralmente não superior a 10%.

Se o cônjuge for normal e aparentado (por exemplo, primo em primeiro grau), a chance de criança afetada dependerá da probabilidade de o cônjuge ser heterozigoto quanto ao mesmo gene (1/4) e de transmitir o alelo defeituoso (1/2), o que resulta no risco de 1/8 ou 12,5%. Se o cônjuge for aparentado e afetado, é muito provável que a forma de surdez do casal seja a mesma e o risco de ocorrência de criança afetada em sua prole é praticamente de 100%. É importante salientar que um irmão normal de afetado tem uma chance de 2/3 de ser heterozigoto quanto ao alelo da surdez, de modo que os riscos de prole afetada nas situações vistas acima reduzem-se respectivamente a menos de 1/3.000 (no caso de cônjuge normal não aparentado), inferior a 2% (no caso de cônjuge afetado não aparentado), 1/24 ou cerca de 4% (no caso de cônjuge não afetado primo em primeiro grau) e cerca de 1/3 ou 30% (no caso de cônjuge afetado primo em primeiro grau).

Devido ao fato de já haverem ocorrido casos de surdez autossômica recessiva na família, seus membros ainda não casados devem evitar ter filhos com pessoas aparentadas.

Surdez não sindrômica autossômica dominante

Caso o defeito tenha sido devido a mecanismo autossômico dominante (ocorrência de afetados de ambos os sexos em diversas gerações de uma mesma família, como mostra o heredograma típico da Figura 28.2), o risco de repetição do defeito nas irmandades com afetados ou originadas de heterozigotos certos (geralmente afetados) é estimado em $K/2$, em que K é a taxa de penetrância do alelo patológico em heterozigose responsável pelo defeito.

No caso da deficiência auditiva, K é no mínimo da ordem de 80%. Assim sendo, o risco de ocorrência do defeito na prole de afetado (casado com pessoa normal não aparentada) e o risco de repetição na irmandade com afetados é estimado, nesse exemplo, em $K/2 = 40\%$. Como um filho de portador certo pode ser normal por não haver recebido o alelo deletério (probabilidade 1/2) ou por haver recebido o alelo deletério que ainda não se manifestou (a maior parte dos casos de não penetrância ocorrem por causa da idade do consulente [probabilidade composta $(1-K)/2$]), a chance de ser heterozigoto dado que é normal reduz-se à expressão $(1-K)/(2-K)$. Se casado com um cônjuge normal não aparentado, o risco para a sua prole fica sendo $K(1-K)/(4-2K) = 6,7\%$ se $K = 80\%$. Caso tanto o afetado como o seu irmão normal se casem com pessoa não aparentada (normal ou

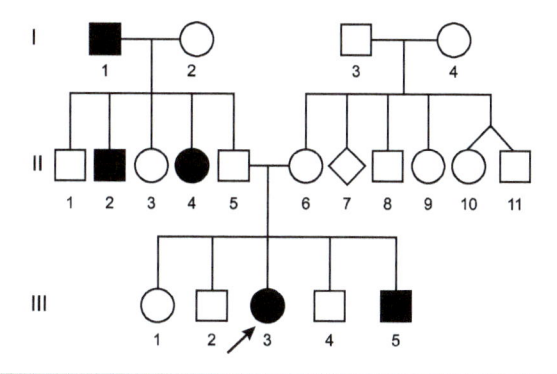

FIGURA 28.2. Heredograma típico de uma família com casos de surdez autossômica dominante. O homem II-5 é um portador normal do alelo patogênico, que penetrou em seu pai, em dois irmãos e em dois filhos que teve.

afetada) ou com aparentado ouvinte, os riscos para as suas proles vão estar apenas ligeiramente aumentados em relação a essas cifras.

Surdez não sindrômica ligada ao X recessivo

Se o mecanismo da surdez é ligado ao cromossomo X recessivo (vários afetados de sexo masculino, aparentados entre si por meio de elos femininos, como mostra o heredograma típico da Figura 28.3), o risco de repetição do defeito em qualquer criança irmã de afetado é estimado em 1/4 ou 25%.

O risco de prole afetada para os homens afetados e normais dessa família, caso se casem com mulheres não aparentadas, é considerado desprezível, não estando significativamente aumentado em relação ao risco da população geral. No entanto, todas as filhas de indivíduos afetados serão obrigatoriamente heterozigotas (com risco de 1/4 = 25% para a sua futura prole). O risco de prole afetada para as mulheres da família é alto: 25% para a prole das heterozigotas certas e 1/8 = 12,5% para a prole das mulheres normais irmãs de afetados, que têm uma chance de 50% de serem heterozigotas quanto ao alelo da surdez. Devem ser evitados casamentos de afetados por surdez com mulheres aparentadas.

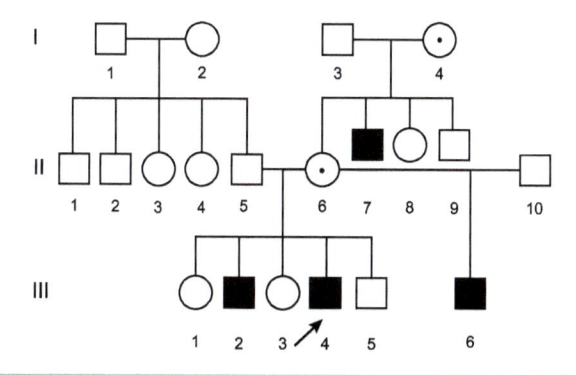

FIGURA 28.3. Heredograma típico de uma família com casos de surdez ligada ao X recessivo. Os símbolos que indicam mulheres heterozigotas certas apresentam em seu interior um ponto (I-4 e II-6). Nota-se que todos os afetados são de sexo masculino e aparentados entre si por meio das mulheres I-4 e II-6.

Surdez não sindrômica ligada ao X dominante

Se a surdez deveu-se a mecanismo dominante ligado ao cromossomo X (ocorrência de afetados hemizigotos de sexo masculino e de afetadas heterozigotas, como mostra por exemplo o heredograma da Figura 28.4), o risco de repetição do defeito em qualquer criança filha de afetado ou afetada é estimado em 1/2 ou 50%.

Como os homens hemizigotos afetados transmitem o alelo deletério dominante para todas as suas filhas, essas serão quase sempre afetadas (existem, no entanto, alguns poucos casos descritos de não penetrância do defeito em mulheres filhas de afetados de sexo masculino); já os filhos de afetados masculinos, como sempre recebem de seus pais afetados o cromossomo Y, serão todos normais. As mulheres afetadas (heterozigotas) transmitirão o alelo patológico a metade de seus filhos e filhas. Assim sendo, e independente do sexo do afetado, o risco para a sua prole é de 50%. A não ser que uma pessoa afetada se case com outro afetado pertencente à mesma família ou a outra família com casos do mesmo defeito genético, o risco de prole afetada nunca vai diferir significativamente de 50%.

Surdez não sindrômica decorrente de herança mitocondrial

Se o defeito é causado por uma mutação patogênica no DNA mitocondrial (transmissão exclusiva do defeito a todos os filhos e filhas por mulheres portadoras), como mostra por exemplo o heredograma da Figura 28.5, o risco de repetição do defeito em qualquer criança filha de afetada é, em teoria, 100%. Se, ao contrário, o afetado é de sexo masculino, não existe risco algum para a sua prole.

O risco para a prole de mulheres afetadas é muito alto, uma vez que o defeito mitocondrial, transmitido à progênie apenas por mulheres, comporta-se nos filhos e filhas de mulheres afetadas como uma mutação com transmissão autossômica e dominante de penetrância incompleta, porém muito alta (da ordem, geralmente, de 90%). Isso explica a ocorrência do menino normal III-10 da genealogia citada. Como a transmissão do defeito dá-se exclusivamente por via materna, o aconselhamento genético independe do tipo de cônjuge (normal ou afetado, aparentado ou não) da mulher afetada.

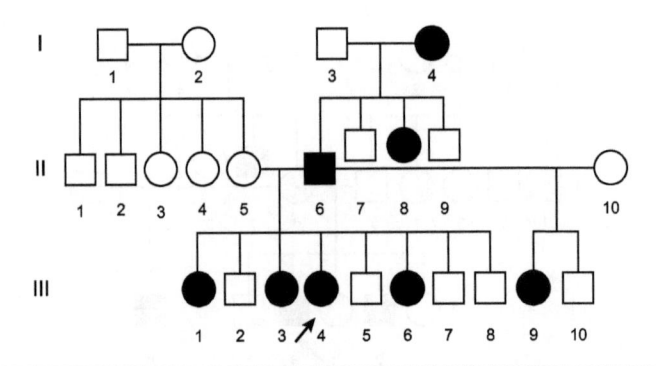

FIGURA 28.4. Heredograma típico de uma família com casos de surdez ligada ao X dominante. O padrão de transmissão distingue-se do autossômico dominante quanto à descendência de homens afetados: todas as filhas são afetadas, enquanto todos os filhos são normais. Quanto às mulheres afetadas, essas podem ter filhos e filhas afetados (com a mesma probabilidade).

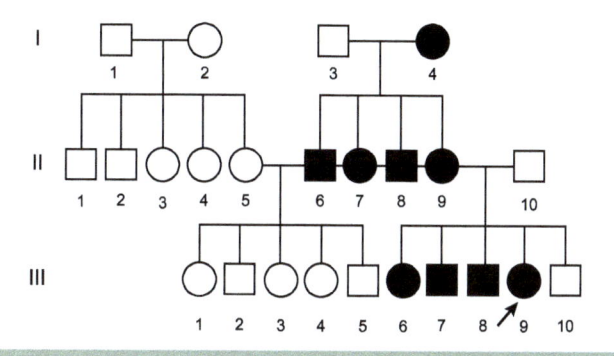

FIGURA 28.5. Heredograma de uma família com casos de surdez determinada por mecanismo mitocondrial. O padrão de transmissão é típico e facilmente reconhecível, pois enquanto a prole de mulheres afetadas é quase sempre toda afetada, a prole de homens afetados é sempre invariavelmente normal.

No caso de famílias com a mutação mitocondrial m.1555A>G, foi observada uma proporção maior de indivíduos portadores não manifestantes da deficiência auditiva. Isso é explicado por uma taxa de penetrância da mutação muito menor, da ordem de 50% mais ou menos, que deve ser levada em conta na orientação dada aos indivíduos identificados com a mutação.

Famílias nas quais ocorreu detecção molecular de alelo mutado (com mecanismo autossômico ou ligado ao X, recessivo ou dominante) ou de alteração mitocondrial, em casos familiais (com repetição) ou isolados de deficiência auditiva não sindrômica

Casos familiais (com repetição no heredograma)

Em casos familiais, são aplicáveis os mesmos riscos vistos no item anterior. Em se tratando de mecanismo autossômico recessivo, sugere-se a aplicação de testes moleculares nos irmãos e outros parentes próximos de afetados, para se verificar se eles são heterozigotos quanto ao alelo que em homozigose determinou o defeito na família. Os progenitores normais de afetados são necessariamente heterozigotos e não há indicação de serem eles submetidos a exame laboratorial; e o teste molecular neles teria a finalidade apenas de comprovar a presença, em ambos, do alelo patogênico detectado em homozigose em sua prole ou de verificar a existência de real elo biológico entre o par parental e a prole estudada. No caso de mecanismo autossômico dominante de penetrância incompleta ou dependente da idade, testes moleculares estão indicados nos irmãos e em outros parentes próximos de afetados, para se verificar se eles são portadores heterozigotos normais (não penetrantes) do alelo patogênico recessivo segregado em sua família. No caso de mecanismo ligado ao X recessivo, os testes estão indicados nas irmãs normais de afetados, descendentes de heterozigotas certas, com a finalidade de verificar-se se elas são heterozigotas ou não. No caso do mecanismo ligado ao X dominante, por causa de penetrância incompleta do defeito em mulheres, estaria indicado o estudo molecular em seus parentes femininos em primeiro grau. A aplicação de testes moleculares em parentes normais de afetados, nos casos acima indicados, dispensará (apenas), no cálculo dos riscos de repetição, o uso de riscos ponderados, os quais ficarão mais livres de incertezas com a determinação correta do genótipo das pessoas testadas.

Casos isolados (sem repetição no heredograma)

Em se tratando de caso isolado de afetado, no qual testes genéticos indicaram ser portador de alelos patogênicos autossômicos recessivos em homozigose ou heterozigose composta, o risco de repetição em um futuro irmão é estimado em 25% ou 1/4. Isso resulta do fato de que praticamente todos os afetados por doenças recessivas são, com probabilidade próxima a 100%, filhos de heterozigotos. O exame molecular dos genitores do afetado não é mandatório, sendo executado às vezes apenas para confirmar o achado no afetado isolado. O exame molecular de outros parentes próximos (como irmãos) está indicado principalmente em casos de uniões consanguíneas ou de uniões com indivíduos também com deficiência auditiva, mas é dispensável no caso de casamento com indivíduo ouvinte e não aparentado, dado que alelos recessivos que levam à surdez são raros. No entanto, as mutações no gene da conexina 26 são muito frequentes em heterozigose na população geral. No caso de casamento de um heterozigoto da família com mutação com indivíduo qualquer da população, o teste molecular do gene da conexina 26 pode ser recomendado para afastar a probabilidade do cônjuge ser também heterozigoto.

Em se tratando de caso isolado de afetado portador de alelo patogênico autossômico dominante em heterozigose, o risco de repetição em um futuro irmão é estimado em $K(1-K)/2$, em que K é a taxa de penetrância. Essa fórmula é deduzida levando-se em conta as possibilidades alternativas do alelo patogênico presente no afetado (1) estar também presente sem haver penetrado em um dos genitores do afetado ou (2) de haver resultado de mutação nova carreada por um dos gametas que o originaram. Detalhes mais rigorosos sobre essa dedução são encontrados em livros-texto (como o de Otto et al., 2013[12]) ou em capítulos especializados de obras e tratados gerais (por exemplo, em Otto, 2016[13]) ou em artigos científicos (como o de Otto e Maestrelli, 2000[14]). Como K varia entre 0 e 1, o valor máximo que a expressão $K(1-K)/2$ toma é 0,125 ou 12,5%. Para um valor de $K = 0,8$, como exemplo, valor minimamente encontrado em casos de surdez autossômica dominante, esse risco é da ordem de 0,08 ou 8%. Nesses casos, é importante investigar molecularmente os genitores do afetado isolado, com a finalidade de se verificar se o caso foi herdado (caso um dos genitores seja um portador não penetrante) ou se deveu a nova mutação. Na primeira eventualidade, o risco fica sendo $K/2 = 0,4$ ou 40% e, na segunda, zero. Nos casos em que ficar demonstrado que o gene foi herdado de um genitor não penetrante, está indicado o estudo molecular também dos irmãos normais do afetado, com a finalidade de serem aconselhados sem a necessidade de cálculos ponderados de risco.

Em se tratando de caso isolado de afetado hemizigoto portador de alelo patogênico recessivo ligado ao cromossomo X, o risco de repetição em um futuro irmão é estimado em $1/4 \times 2/3 = 1/6$. Essa cifra resulta do fato de que 2/3 dos casos isolados de doença recessiva ligada ao X são herdados de mães heterozigotas, enquanto os 1/3 restantes resultam de mutações novas ocorridas no único cromossomo X que receberam de suas mães. Detalhes sobre a dedução matemática desse valor podem ser encontrados nas mesmas referências citadas no parágrafo anterior. Daí o risco de repetição da ordem de 1/6 calculado mais acima. Como no caso autossômico dominante, o cálculo ponderado pode ser evitado mediante o teste molecular da mãe do afetado isolado. Se ficar demonstrado que ela é heterozigota, o risco para a sua prole passa a ser 1/4 ou 25%; caso contrário, o risco de nova criança afetada reduz-se a zero.

No caso de famílias com afetado isolado portador de alelo patogênico de herança ligada ao cromossomo X, é sempre conveniente testar pelo menos as mulheres assintomáticas, uma vez que genes defeituosos localizados no cromossomo X costumam se expressar com fenótipo menos conspícuo (mais brando e de instalação mais tardia) em heterozigotas, ou até mesmo não se manifestar do ponto de vista clínico.

Famílias com casos (geralmente isolados) de deficiência auditiva sem indicação clara da causa e do mecanismo do defeito

Essa constitui sem dúvida a situação mais frequente de demanda de aconselhamento genético na deficiência auditiva. Após a exclusão das mutações mais frequentes ou na impossibilidade de se aplicarem testes moleculares visando a identificação precisa do defeito, aplicam-se nesse caso (1) riscos empíricos, estimados diretamente das taxas observadas de repetição do defeito ou (2) riscos de recorrência estimados teoricamente incluindo-se a possibilidade de fatores ambientais e levando-se em conta as probabilidades relativas dos diversos mecanismos hereditários. A presença ou ausência de consanguinidade parental também é considerada, uma vez que aumenta consideravelmente a chance a favor de mecanismo autossômico recessivo em relação aos outros mecanismos possíveis.

A Tabela 28.2 mostra estimativas de riscos em algumas situações úteis, conforme método desenvolvido por Braga e colaboradores, em 2000,[15] o qual deve ser aplicado em

TABELA 28.2. Riscos de prole afetada por surdez em diversas situações

	Países subdesenvolvidos (proporção de casos ambientais de 80%)	Países desenvolvidos (proporção de casos ambientais de 40%)
	R = 0,17	R = 0,23-0,24
	R = 0,03	R = 0,13-0,14
	R = 0,26-0,27	
	R = 0,01	R = 0,05
	R = 0,09	R = 0,12
	R = 0,40	
	R = 0,46	
	R = 0,03	R = 0,10
	R = 0,06	R = 0,22
	R = 0,74	
	R = 0,52	

casos de deficiência auditiva sem indicações quanto à origem e mecanismo de herança do problema. Na primeira coluna são apresentados os riscos em situação de país subdesenvolvido, em que a proporção de casos ambientais é de cerca de 80%. A segunda coluna apresenta os riscos calculados partindo-se da suposição de que a proporção de casos ambientais é de 40%, como acontece nos países desenvolvidos. Um outro trabalho desenvolvido posteriormente pelos mesmos autores[16] refina os resultados mostrados na Tabela 28.3, permitindo a extrapolação dos riscos em função de taxas variáveis de casos ambientais e levando em conta também o número de parentes normais em primeiro grau dos afetados geralmente isolados.

REFERÊNCIAS BIBLIOGRÁFICAS

1. Morton CC, Nance WE. Newborn Hearing Screening – A Silent Revolution. N Engl J Med. 2006; 354: 2151-64.
2. American Academy of Pediatrics, Joint Committee on Infant Hearing. Year 2007 Position Statement: Principles and Guidelines for Early Hearing Detection and Intervention. Joint Committee on Infant Hearing. Pediatrics. 2007; 120:898-921.
3. Chapchap MJ, Segre CM. Universal newborn hearing screening and transient evoked otoacoustic emission: new concepts in Brazil. Scan Audiol Suppl. 2000; 53:33-6.
4. COMUSA – Comitê multiprofissional em saúde auditiva, Lewis DR, Marone SAM, Mendes BCA, Cruz OLM, de Nóbrega M. Braz J Otorhinolaryngol. 2010; 76(1):121-8.
5. Braga M, Otto P, Spinelli M. Recurrence Risks in cases of Nonsyndromic Deafness. Braz J Dys and Speech Ear Dis. 1999; 2:33-40.
6. Sartorato E, Gottardi E, de Oliveira C, Magna L, Annichino-Bizzacchi J, et al. Determination of the frequency of the 35delG allele in Brazilian neonates. Clin Genet. 2000; 58:339-40.
7. Batissoco A, Abreu-Silva R, Braga M, Lezirovitz K, Della-Rosa V, Alfredo T, et al. Prevalence of GJB2 (connexin-26) and GJB6 (connexin-30) mutations in a cohort of 300 Brazilian hearing-impaired individuals: implications for diagnosis and genetic counseling. Ear Hear. 2009; 30(1):1-7.
8. Abreu-Silva R, Lezirovitz K, Braga M, Spinelli M, Pirana S, Della-Rosa V, et al. Prevalence of the A1555G (12S rRNA) and tRNA Ser(UCN) mitochondrial mutations in hearing-impaired Brazilian patients. Braz J Med Biol Res. 2006; 39(2):219-26.
9. Toriello HG, Reardon W, Gorlin RJ. Hereditary hearing loss and its syndromes. 2 ed. New York: Oxford University Press; 2004.
10. Bocangel MAP, Alves LU, Lourenço N, Mello U, Marcolino H, Pardono E, et al. Waardenburg syndrome: novel mutations in a large Brazilian sample. Eur J Med Genet; 2018. doi:10.1016/j.ejmg.2018.01.012.
11. Melo US. Estudo epidemiológico e genético da surdez em dois municípios do estado da Paraíba, Brasil. Dissertação apresentada ao Instituto de Biociências da USP para obtenção do título de Mestre em Ciências, na área de Genética e Biologia Evolutiva; 2013.
12. Otto PA, Mingroni-Netto RC, Otto PG. Genética Médica. São Paulo: Editora Roca. 2013; 440 + viii pp.
13. Otto PA. Aconselhamento genético e cálculo de riscos. In: Lopes AC, Amato Neto V (eds.). Tratado de clínica médica. 3 ed. São Paulo: Editora Roca. 2016; 1:1274-84.
14. Otto PA, Maestrelli SRP. Heterozygosity probabilities for normal relatives of isolated cases affected by incompletely penetrant conditions and the calculation of recurrence risks for their offspring. I. Autosomal dominant genes. Am J Med Genet. 2000; 95:43-8.
15. Braga M, Otto PA, Frota-Pessoa O. Calculation of recurrence risks for heterogeneous genetic disorders. Am J Med Genet. 2000; 95:43-8.
16. Braga MCC, Otto PA. Recurrence risks for isolated cases of nonsyndromic deafness. Genet Mol Biol. 2004; 27:154-61.

SEÇÃO 12

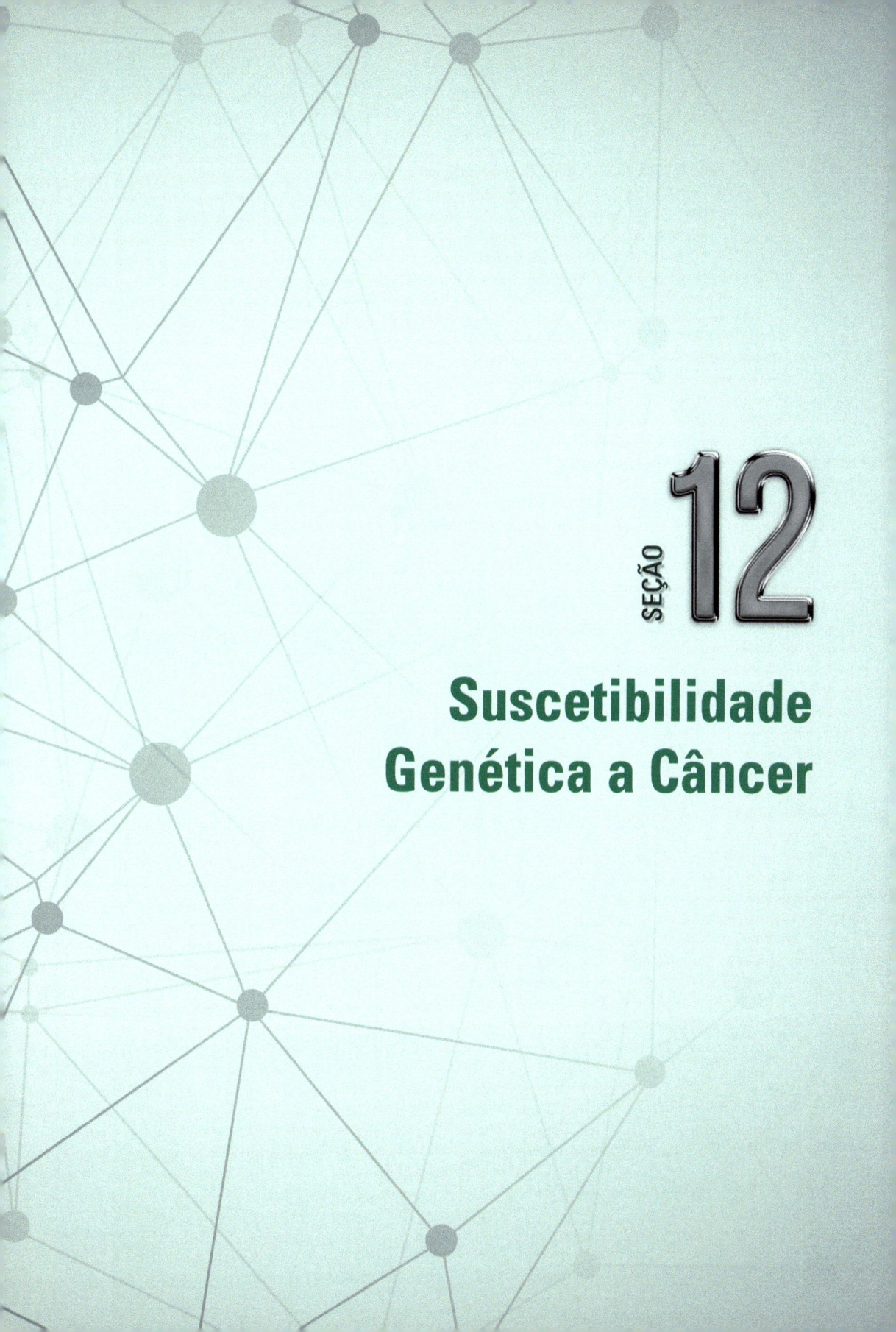

Suscetibilidade Genética a Câncer

Neurofibromatose e Esclerose Tuberosa 29

Fernanda Teresa de Lima

Suscetibilidade genética a câncer

A incidência dos tumores primários de sistema nervoso central aumenta com a idade, e esses tumores são os tumores sólidos mais comuns na infância. Predisposição hereditária a tumores primários de sistema nervoso central é rara e os riscos familiares variam com a histopatologia dos tumores. Entre familiares de pacientes com glioma, foi descrito um risco relativo aumentado de desenvolvimento de tumores de sistema nervoso central em até nove vezes.[1]

Determinados tumores de sistema nervoso central estão associados a síndromes de predisposição hereditária ao câncer, com risco concomitante de outros tumores. Entre essas síndromes, destacamos a síndrome de Li-Fraumeni, associada a um aumento de risco de desenvolvimento de sarcomas, carcinomas adrenocorticais, câncer de mama, entre outros. O carcinoma de plexo coroide é um desses tumores e, atualmente, a ocorrência de carcinoma de plexo coroide, independente da idade e do histórico familiar, é critério mandatório para investigação de mutações germinativas no gene *TP53*, gene associado à etiologia dessa síndrome, uma vez que a confirmação do diagnóstico sindrômico pode alterar o manejo desses pacientes.[2]

Doenças neurocutâneas

Dentre todas as síndromes de predisposição hereditária a tumores de sistema nervoso central, são as doenças neurocutâneas as que mais se destacam. A associação de anormalidades neurológicas variadas e alterações dermatológicas responde por uma parcela significativa das doenças neurogenéticas, cujos mecanismos patogênicos foram fundamentais para revelar importantes vias biológicas.[3]

Como a manifestação dessas doenças pode afetar vários tecidos e órgãos, seu reconhecimento é de fundamental importância para o diagnóstico e manejo adequado dos pacientes. Uma dessas síndromes, que enfatiza o impacto que seu diagnóstico tem no manejo do paciente é a síndrome de Gorlin, associada ao meduloblastoma e a carcinomas basocelulares. O meduloblastoma responde por cerca de 25% dos tumores de sistema nervoso central na infância. Na síndrome de Gorlin, seu tratamento deve procurar manter a exposição à radiação em um mínimo, dada a extrema radiossensibilidade que esses pacientes apresentam.[1,3]

Muitas doenças neurocutâneas são associadas a neoplasias, uma vez que os genes responsáveis pela doença também são genes supressores tumorais. Inicialmente, esse grupo de doenças era denominado "facomatose" e consistia de três entidades: neurofibromatose, esclerose tuberosa e doença de Von Hippel-Lindau.[3] Pela frequência e importância, este capítulo vai focar somente nas neurofibromatoses e na esclerose tuberosa.

Neurofibromatose tipo 1

As neurofibromatoses são doenças neurocutâneas frequentes, com características clínicas em comum que incluem manchas café com leite, tumores na pele e no sistema nervoso central e alterações oftalmológicas.[3]

A classificação mais usada classifica as neurofibromatoses em tipo 1, antigamente denominada doença de von Recklinghausen e tipo 2, conhecida como neurofibromatose central ou acústica bilateral. Outros tipos e subtipos podem existir, mas não são definidos o suficiente para participarem de uma classificação formal.[4]

Epidemiologia

A prevalência da neurofibromatose tipo 1 é de cerca de 1 a cada 3.000 indivíduos, um pouco maior nas crianças que nos adultos, com distribuição global. É uma doença com penetrância completa. A adaptabilidade reprodutiva da neurofibromatose é reduzida pela metade, o que faz com que cerca da metade dos casos sejam mutações novas.[5]

Critérios diagnósticos

Para o diagnóstico de neurofibromatose tipo 1, utiliza-se critérios diagnósticos, bastante sensíveis e específicos para adultos, apresentados na Tabela 29.1.[4] Metade das crianças com a doença e sem história familiar preenchem os critérios diagnósticos ao completar um ano de idade e quase todos os afetados preenchem aos 8 anos de idade, dado o caráter progressivo de sua manifestação.[6]

Manifestações cutâneas pigmentares

As primeiras manifestações da neurofibromatose tipo 1 são manifestações cutâneas pigmentares e se caracterizam por manchas café com leite, geralmente presentes ao

TABELA 29.1. Critérios diagnósticos da neurofibromatose tipo 1[4]

Presença de pelo menos dois dos seguintes critérios:
- Seis ou mais manchas café com leite > 5 mm no maior diâmetro em indivíduos pré-puberais ou > 15 mm após a puberdade
- Dois ou mais neurofibromas de qualquer tipo, ou um ou mais neurofibromas plexiformes
- Sardas nas regiões axilares ou inguinais (sinal de Crowe)
- Um tumor na via óptica
- Dois ou mais nódulos de Lisch (hamartomas da íris)
- Uma lesão óssea distinta, como displasia da asa do esfenoide ou espessamento do córtex de ossos longos com ou sem pseudoartrose

Um parente de primeiro grau com NF1 que preencha os critérios acima

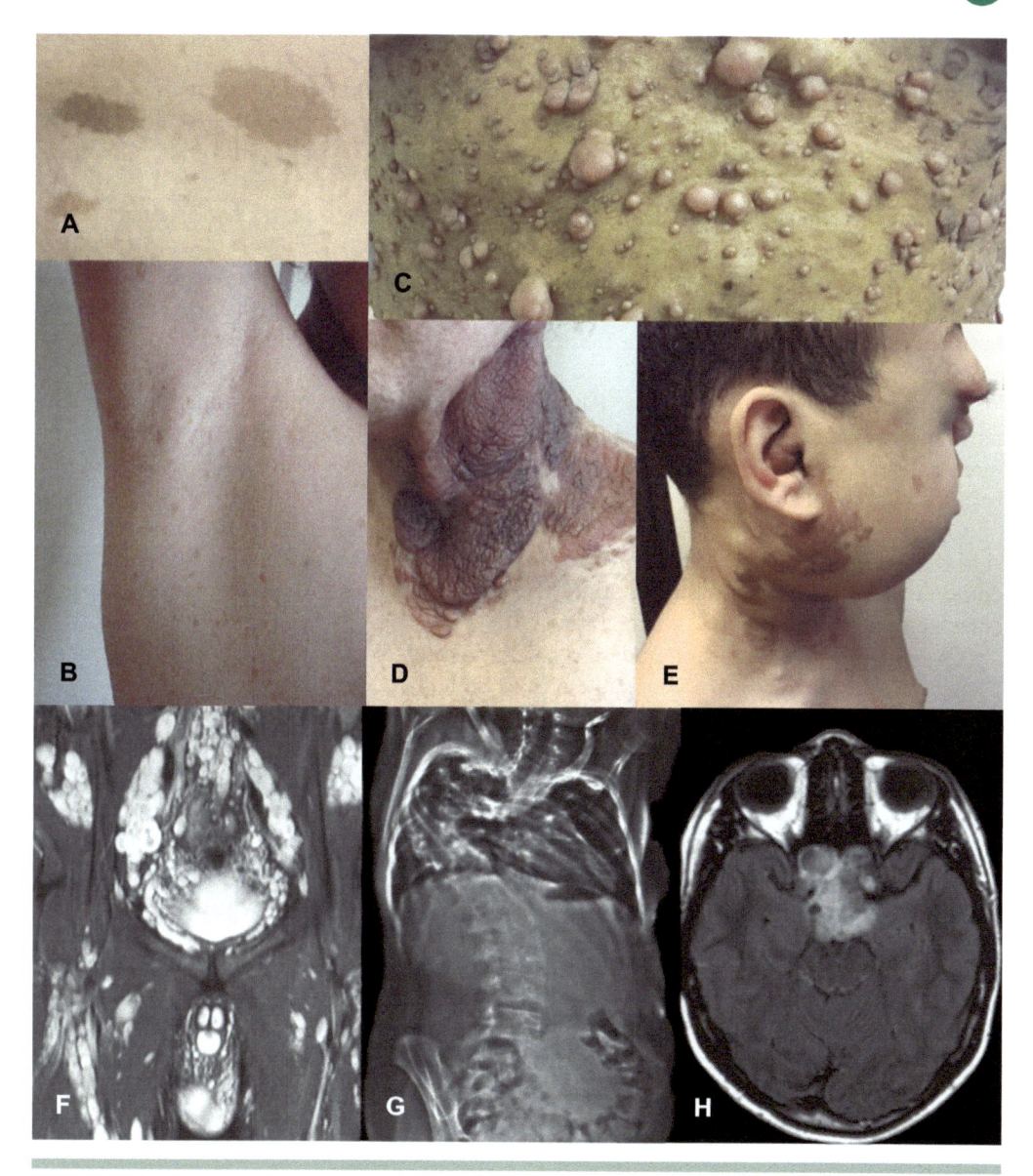

FIGURA 29.1. Manifestações clínicas da neurofibromatose tipo 1. **(A)** Manchas café com leite; **(B)** Sardas axilares; **(C)** Neurofibromas cutâneos e subcutâneos; Neurofibromas plexiformes: **(D)** Neurofibroma plexiforme cervical associado a hiperpigmentação; **(E)** Neurofibroma plexiforme em hemiface, associado a proptose ocular; **(F)** Múltiplos neurofibromas plexiformes em assoalho pélvico; **(G)** Escoliose displásica; **(H)** Glioma de nervo óptico.

nascimento ou na primeira infância. São manchas bem delimitadas, que se acentuam com exposição solar e ficam mais tênues com a idade, sem potencial de malignização[7] (Figura 29.1A).

As sardas axilares e inguinais geralmente aparecem entre 5 e 8 anos, podendo também ocorrer em regiões intertriginosas[7] (Figura 29.1B).

Neurofibromas

Os neurofibromas são tumores bastante característicos da neurofibromatose tipo 1 e são originados das células de Schwann, apresentando também fibroblastos, células perineurais e endoteliais, macrófagos e mastócitos, pericitos. Os neurofibromas podem ser cutâneos, subcutâneos, plexiformes e espinhais.[7,8]

Os neurofibromas cutâneos (Figura 29.1C) estão presentes em 99% dos pacientes no fim da adolescência e início da vida adulta e podem estar associados a prurido, pela presença de mastócitos em seu interior. Raramente malignizam. O tratamento de escolha é a remoção cirúrgica quando causam desconforto.[7,8] Podem surgir ou aumentar em tamanho também durante a gestação, mas a mesma reação não é vista com o uso de anticoncepcionais orais.[8]

Os neurofibromas subcutâneos (Figura 29.1C) são mais firmes e podem causar dor, parestesia e fraqueza. Devem ser diferenciados de schwannomas, por apresentarem diferentes evoluções. Os schwannomas são compostos somente por células de Schwann e raramente malignizam.[8]

Os neurofibromas espinhais aparecem das raízes nervosas e podem tanto causar dor, sintomas sensoriais, déficit motor, disfunção sexual ou incontinência urinária ou fecal, como também podem ser assintomáticos. O grau de compressão medular nem sempre se correlaciona com a sintomatologia clínica.[8]

Os neurofibromas internos podem ser intraneurais, expansões fusiformes dos nervos periféricos, ou plexiformes e ocorrem em mais de 60% dos pacientes.[9]

Os neurofibromas plexiformes (Figura 29.1D, E e F) ocorrem em até metade dos pacientes e geralmente aparecem ao nascimento, a partir de múltiplos fascículos nervosos e crescem de maneira mais proeminente na primeira década. Podem comprimir estruturas adjacentes, causar dor, sintomas neurológicos, neuropatia, fraqueza e crescimento ou destruição óssea e têm um risco substancial de malignização.[7,9] A ressonância magnética é útil para definir a localização e extensão, mas não serve como discriminante de malignização.[7] A tomografia computadorizada associada ao [18F]FDG-PET se mostrou um método útil na discriminação de lesões malignas e benignas, pelo SUV_{max}, mas não há um limiar discriminatório claro.[10] Deve-se supeitar de malignização se um neurofibroma plexiforme se torna doloroso ou endurecido, com crescimento rápido ou associado a déficits neurológicos. Geralmente a malignização ocorre após a segunda década de vida.[11] Uma vez malignizados, esses tumores se transformam em sarcoma agressivo de células fusiformes, com prognóstico reservado, com risco alto de metástases ósseas e pulmonares, além de recorrência local.[9]

Para tratar esses tumores malignos, a melhor abordagem terapêutica ainda é a remoção cirúrgica com margens amplas que, por vezes, não é tecnicamente possível e várias linhas de quimioterapia estão em estudo.[7,9] Um trabalho inicial de fase 1 mostrou benefício do selumitinibe no controle de neurofibromas plexiformes inoperáveis.[12]

Manifestações neurológicas

As manifestações neurológicas podem incluir disfunções cognitivas de graus variáveis, epilepsia, doença cerebrovascular, esclerose múltipla, malformação de Chiari, estenose do aqueduto, além de sequelas de tumores, deformidades ósseas, neuropatia periférica e epilepsia.[13] Lesões hiperintensas em T2, observadas em ressonâncias magnéticas são particularmente frequentes na infância, não associadas a sintomas ou efeitos de massa e podem desaparecer espontaneamente. As lesões talâmicas podem estar associadas a dificuldades cognitivas.[8]

Manifestações ósseas

Algumas manifestações ósseas também fazem parte dos critérios diagnósticos, com as displasias ósseas, em especial a displasia da asa do esfenoide, a displasia tibial, pseudoartrose e escoliose displásica; no entanto outras anomalias esqueléticas podem ocorrer.[7] A escoliose displásica (Figura 29.1G) tem seu pico de desenvolvimento entre 6 e 10 anos e envolve vários seguimentos vertebrais, podendo estar associada a um neurofibroma plexiforme e comprometimento cardiorrespiratório.[8]

Os pacientes podem ser mais baixos, apresentar osteopenia e aumento de risco de fraturas (três vezes maior na criança e cinco vezes maior no adulto).[7]

Tumores associados

Pacientes com neurofibromatose tipo 1 têm uma maior tendência ao desenvolvimento de tumores, cujo risco é sumarizado na Tabela 29.2.[7,9]

Além dos neurofibromas discutidos anteriormente, a neurofibromatose é associada a gliomas, especialmente gliomas do nervo ótico.

Os gliomas de via óptica (Figura 29.1H) são astrocitomas pilocíticos de baixo grau, assintomáticos e geralmente de crescimento lento. Lesões progressivas e sintomáticas devem ser tratadas.[11] O tratamento inicia-se com quimioterapia, geralmente combinação de carboplatina e vincristina. A cirurgia é indicada em pacientes com gliomas unilaterais com proptose ocular e a radioterapia não é indicada pelo risco de neoplasias secundárias.[9]

Adultos têm um risco 50 a 100 vezes maior de desenvolver gliomas sintomáticos ou fora do trato óptico, geralmente de alto grau, que apresentam um prognóstico desfavorável.[8,9]

Os nódulos de Lisch, critérios diagnósticos da doença, são hamartomas pigmentados da íris que não causam sintomas e são visualizados por exame com lâmpada de fenda.[8]

Existe um risco sete vezes maior de desenvolvimento de leucemia mieloide nas crianças com neurofibromatose tipo 1, bem como há um aumento de risco para leucemia mielomonocítica crônica juvenil, leucemia linfocítica aguda e linfoma não Hodgkin.[7]

TABELA 29.2. Riscos de tumores associados a neurofibromatose tipo 1[7,9]

Tumor	Risco
Neurofibroma cutâneo	40-60%
Neurofibromas internos	60%
Glioma de nervo óptico	15-20%
Outros gliomas de sistema nervoso central	> 5×
Tumores malignos da bainha de nervo periférico	8-13%
Tumores estromais gastrointestinais	4-30%
Câncer de mama	5×
Leucemias	7×
Leucemia mielomonocítica juvenil	200-500×
Feocromocitoma	0,1-13%
Carcinoides duodenais	1%
Rabdomiossarcoma	1,4-6%

Feocromocitomas também são tumores com grande associação com neurofibromatose tipo 1 e, embora mais frequentes, apresentam idade de início e clínica semelhantes às observadas na população em geral.[7]

Tumores estromais gastrointestinais se apresentam mais frequentemente como tumores múltiplos e em idade mais jovem, quando associados a neurofibromatose tipo 1, sendo frequentemente assintomáticos. Também não demonstram expressão aumentada de KIT e PDGFRA, o que limita o uso de imatinibe e faz com que a cirurgia seja a única opção de tratamento.[7]

Outros tumores que ocorrem em associação com neurofibromatose tipo 1 incluem carcinoides duodenais, em cerca de 1% dos pacientes, em idade mais jovem que o usual, rabdomiossarcomas em crianças com um risco 20 vezes maior e câncer de mama em mulheres com menos de 50 anos, com um risco 5 vezes maior.[7]

Outras manifestações

Outras alterações oftalmológicas, além das citadas em sessões anteriores, podem ocorrer na neurofibromatose tipo 1 e incluem anormalidades de coroide, glaucoma e ptose uni ou bilateral.[8]

Alterações cardiovasculares são comuns. Cerca de um terço dos pacientes tem alterações ecocardiográficas, sendo a mais frequente estenose da artéria pulmonar. Outras alterações incluem coarctação ou aneurismas da aorta. Vasculopatias arteriais são frequentes e podem estar associadas da doença cerebrovascular e hipertensão arterial sistêmica.[7,8]

A hipertensão arterial sistêmica pode ser idiopática, com tratamento igual ao da população em geral, ou ser associada a estenose da artéria renal ou feocromocitoma. A estenose da artéria renal ocorre em 2% dos pacientes e pode estar associada a displasia vascular fibromuscular e aneurismas.[8]

Avaliação e acompanhamento

As crianças com neurofibromatose tipo 1 devem ser acompanhadas anualmente por uma equipe multidisciplinar, com avaliação antropométrica, medida de pressão arterial e avaliação puberal. Deve-se rastrear também dificuldades de aprendizado, desordem de atenção e hiperatividade e transtornos de comportamento. Existe alguma controvérsia quanto à idade para rastreamento de gliomas ópticos: nos Estados Unidos, recomenda-se a avalição oftalmologista anualmente até 10 anos de idade e, após essa idade, os intervalos podem ser maiores; no Reino Unido, a avalição é realizada por um oftalmologista até os 8 anos, e por ortoptista até os 16 anos, anualmente e a cada dois anos após esta idade.[14]

O rastreamento rotineiro com neuroimagem em crianças não demonstrou que o diagnóstico precoce de tumores afeta sua história natural, assim a National Neurofibromatosis Foundation Optic Pathway Task Force não recomenda que seja realizado. Alguns centros o utilizam até 15 meses de idade.[14]

Adultos devem ser educados sobre potenciais complicações e avaliados em centros de excelência por profissionais com experiência com a doença.[7,8] O rastreamento deve incluir avaliação clínica de neurofibromas. Atualmente, a ressonância magnética de corpo total entre 16 e 18 anos está sendo recomendada, para verificar tamanho e extensão de neurofibromas. Recomenda-se também suplementação de vitamina D, medida da pressão arterial, avaliação oftalmológica e psicológica. Mulheres devem ser avaliadas rotineiramente com mamografia ou ressonância de mamas por aumento de risco de câncer de mama.[14]

Aspectos genéticos

O gene da neurofibromatose tipo 1 é um gene bastante grande, com 60 éxons, que codifica uma proteína denominada neurofibromina. Essa proteína é expressa em uma grande variedade de tipos celulares, com várias isoformas, sendo que a que tem uma forma alternativa do éxon 23 tem atividade diminuída.[15]

A neurofibromina é uma proteína ativadora de GTP-ase (GAP) que regula RAS, por meio da ligação de seu domínio relacionado a GAP (GRD) a RAS ligado a GTP. Essa ligação aumenta sua atividade GTPase intrínseca e funciona como regulador negativo de RAS. A perda da função da neurofibromina ativa a sinalização de RAS.[15]

Dada a complexidade de mutações, o tamanho grande desse gene, a falta de pontos quentes de mutação e diversidade de mutações patogênicas, é necessária uma abordagem molecular que inclua avaliação de DNA genômico e mRNA, bem como hibridação *in situ* por fluorescência para rastrear deleções a fim de se obter identificação de cerca de 95% das alterações. Em pacientes com neurofibromatose segmentar, muitas vezes é necessário a avaliação de tecidos afetados.[14]

Poucos dados de correlação genótipo-fenótipo foram obtidos. Uma deleção de mais de 1,4 Mb, que engloba todo o gene da neurofibromatose tipo 1, está relacionada com presença de dismorfias faciais, deficiência intelectual e aumento da incidência de câncer. Cerca de 1% dos pacientes tem alterações que afetam o códon 1809 e apresentam manchas café com leite, baixa estatura, estenose pulmonar e ausência de neurofibromas plexiformes ou cutâneos.[14] Upadhyaya e colaboradores, em 2007, encontraram uma deleção de três pares de base no gene *NF1*, que mantém a matriz de leitura e deleta um aminoácido da proteína neurofibromina (c.2970-2072delAAT – p.990delM) em 21 pacientes não relacionados, todos com ausência de neurofibromas cutâneos ou neurofibromas plexiformes.[16]

Aconselhamento genético

Essa é uma doença autossômica dominante com penetrância completa e afetados têm 50% de chance de transmitir a doença para seus descendentes.[7,8] Cerca da metade dos pacientes não referem histórico familiar positivo e representam mutações novas.[5]

O teste genético é recomendado em crianças com manchas café com leite, sem outras manifestações da doença e sem familiares de primeiro grau afetados; pacientes com fenótipos não usuais que se sobrepõem a neurofibromatose tipo 1 e famílias com manchas café com leite e sardas, para diagnóstico diferencial com síndrome de Legius e a ausência de mutações não afasta por completo o diagnóstico.[8]

Diagnóstico diferencial

A neurofibromatose tipo 1 deve ser diferenciada de outras síndromes com manchas café com leite.[7,8] Duas delas se detacam: a síndrome de Legius, causada por mutações no gene *SPRED1*, que apresenta manchas café com leite, sardas, dificuldades de aprendizado e macrocefalia, sem neurofibromas ou nódulos de Lisch;[14] e a deficiência constitucional bialélica de genes de reparo de emparelhamento errôneo, que causa uma doença autossômica recessiva com manchas café com leite e neoplasias hematológicas e de sistema nervoso central na infância.[1,14]

Outra síndrome que faz parte do diagnóstico diferencial é a neurofibromatose tipo 2, discutida a seguir.

Neurofibromatose tipo 2

A neurofibromatose tipo 2 é também conhecida como neurofibromatose central ou schwannomatose acústica bilateral, sendo definitivamente reconhecida como uma entidade distinta da neurofibromatose tipo 1 após a identificação de seus respectivos genes, embora apresentem manifestações em comuns.[8]

Epidemiologia

A neurofibromatose tipo 2 é uma doença com uma incidência ao nascimento de cerca de 1 a cada 33.000 nativivos e prevalência de 1 em 60.000 indivíduos, com penetrância completa aos 60 anos. Cerca de 50% dos pacientes representam mutações novas e cerca de 20% a 33% dos pacientes sem história familiar podem apresentar mutações em mosaico, com ou sem envolvimento das células germinativas.[8]

Critérios diagnósticos

Os critérios de Manchester modificaram os critérios iniciais do NIH e são apresentados na Tabela 29.3.[8]

Manifestações clínicas

As manifestações mais típicas da neurofibromatose tipo 2 são os schwannomas vestibulares bilaterais (Figura 29.2), que podem se apresentar com déficit auditivo, geralmente unilateral no início. Esses tumores também podem estar associados a fraqueza, zumbido, desequilíbrio, convulsão, alterações sensoriais.[18] Os schwannomas podem surgir em outras localizações do sistema nervoso central, bem como surgir em nervos periféricos. Meningiomas intracranianos e intramedulares e ependimomas também são característicos da síndrome e os neurofibromas são relativamente infrequentes.[8]

A pele é muito frequentemente afetada e cerca de 70% dos pacientes têm tumores cutâneos, geralmente com número inferior a 10. Manchas café com leite em número reduzido (< 6) também ocorrem.[8]

O envolvimento ocular pode preceder o aparecimento dos tumores.[18] As opacidades lenticulares subcapsulares posteriores podem aparecer precocemente e estão presentes em

TABELA 29.3. Critérios diagnósticos de NF2[8,17]

Schwannomas vestibulares bilaterais OU
HF familiar de NF2 (parente de primeiro grau) E Schwannoma vestibular unilateral OU Dois dos seguintes: meningioma, glioma, neurofibroma, schwannoma, opacidade lenticular subcapsular posterior juvenil OU
Schwannoma vestibular unilateral e pelo menos um dos seguintes: meningioma, glioma, schwannoma, neurofibroma, opacidade lenticular subcapsular posterior juvenil OU
Meningiomas múltiplos (dois ou mais) e schwannoma vestibular unilateral ou um dos seguintes: glioma, schwannoma, neurofibroma opacidade lenticular subcapsular posterior juvenil

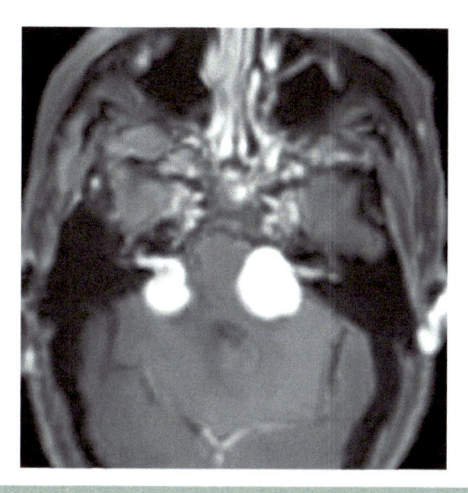

FIGURA 29.2. Schwannoma vestibular bilateral na neurofibromatose tipo 2.

até 80% dos pacientes.[8] Cerca de 1/3 das crianças tem déficit visual uni ou bilateral, hamartoma retiniano e/ou membrana epirretinal.[8,18]

Uma outra manifestação característica da doença é a neuropatia, que pode envolver também vários nervos. Tipicamente, a mononeuropatia inicia-se na infância e a mononeuropatia mais comum afeta o nervo facial e pode causar paralisia facial, ocorrendo também mononeuropatias afetando nervos das mãos ou dos pés. A polineuropatia geralmente ocorre nos adultos e é progressiva, e pode não ser associada a tumores.[8,18]

Avaliação, acompanhamento e conduta

O rastreamento de filhos de indivíduos afetados deve começar ao nascimento, rastreando cataratas até que seja possível confirmar molecularmente seu status de portador.[8]

O rastreamento de schwannomas vestibulares deve começar aos 10 anos, com ressonância magnética de neuroeixo bienal até os 20 anos e avaliação audiológica anual.[8]

Para os adultos sem tumores, a neuroimagem pode ser solicitada a cada 3 a 5 anos.[8]

Para os pacientes com tumores, a ressonância deve ser anual, a não ser que existam sintomas.[8]

A neurofibromatose tipo 2 é uma doença progressiva com grande morbimortalidade, cujo tratamento traz complexidades e desafios. A cirurgia dos schwannomas vestibulares visa diminuir o comprometimento neurológico, mas está associada a paralisia facial, dor e piora do comprometimento auditivo. A remoção de tumores assintomáticos só deve ser realizada na presença de crescimento rápido e perda funcional inevitável caso não seja realizada. O uso da radioterapia é controverso, utilizada mais em tumores agressivos. A preservação da audição deve iniciar precocemente, uma vez que a perda ocorre tanto pela progressão da doença quanto por efeitos da terapia.[8,18] Novas drogas têm sido testadas para controlar o crescimento tumoral.[8]

Aspectos genéticos

O gene associado a neurofibromatose tipo 2 é o gene *NF2*, que codifica uma proteína denominada schwannomina ou merlina, envolvida na interação entre a actina do citoesqueleto com a membrana celular e que suprime tumorigênese por meio de mediação pelo contato. A grande maioria das mutações levam a uma proteína truncada e também são descritas variações nos sítios de emenda.[8] Mutações que trocam aminoácidos são associadas a fenótipo mais brando, assim como os grandes rearranjos.[19] Grandes rearranjos gênicos podem estar presentes em até 15% dos pacientes, o que suscita a necessidade de completar o sequenciamento do gene com técnica que rastreie esses rearranjos, dada sua frequência.[8]

Aconselhamento genético

É uma doença autossômica dominante, progressiva. Frente a um paciente com neurofibromatose tipo 2, seus pais devem ser examinados sempre que possível e, caso haja alguma suspeita clínica, devem ser submetidos a neuroimagem, para confirmar o diagnóstico. Caso um dos pais seja afetado, o risco para a prole é de 50%. Na ausência de pais afetados, o risco para a irmandade é baixo, embora mosaicismo germinativo já tenha sido descrito.[8]

Os filhos dos pacientes têm 50% de chance de herdar a mutação.[8]

Diagnóstico diferencial

A neurofibromatose tipo 2 deve ser diferenciada da schwannomatose, caracterizada pela presença de múltiplos schwannomas e, menos frequentemente, meningiomas. É uma doença autossômica dominante, causada por mutações nos genes *SMARCBB1* e *LZTR1*. Os critérios diagnósticos incluem: presença de dois ou mais schwannomas não intradérmicos (pelo menos um com confirmação anatomopatológica) e sem evidência de schwannoma vestibular bilateral por RM de alta qualidade com estudo detalhado do canal auditivo interno (com e sem gadolínio e com cortes menores que 3 mm) ou um schwannoma confirmado patologicamente, schwannoma vestibular unilateral ou meningioma intracraniano e um parente de primeiro grau com schwannomatose confirmada.[20]

Esclerose tuberosa

A esclerose tuberosa é uma doença que envolve anormalidades em múltiplos órgãos e sistemas, incluindo pele, olhos, sistema nervoso central, rins, coração e pulmão.[21]

Epidemiologia

A esclerose tuberosa acomete um a cada 1 a 6.000 a 10.000 nativivos.[22]

Critérios diagnósticos

Existem critérios que permitem o diagnóstico clínico da esclerose tuberosa, apresentados na Tabela 29.4.

Manifestações cutâneas

As manifestações cutâneas estão presentes em quase todos os pacientes, sendo que a maioria apresentará máculas hipomelanocíticas (Figura 29.3A), desde o nascimento ou infância precoce. Angiofibromas faciais (Figura 29.3B) são muito comuns na pré-adolescência e são progressivos.[21,22]

Outras manifestações incluem as placas de Shagreen (Figura 29.3C) e placas fibrosas cefálicas, lesões em *confetti* (Figura 29.3D) e fibromas ungueais.[22,23]

TABELA 29.4. Critérios diagnósticos da esclerose tuberosa[23]
Para o diagnóstico
Dois critérios maiores ou 1 maior e 2 menores
Um critério maior e 1 critério menor
Um critério maior ou 2 ou mais critérios menores
Critérios maiores
• Angiofibromas faciais ou placa frontal • Fibromas ungueais ou periungueais não traumáticos • Quatro ou mais máculas hipomelanocíticas • Placa de Shagreen • Hamartomas nodulares retinianos múltiplos • Tubérculo cortical • Nódulo subependimário • Astrocitoma subependimário de células gigantes • Rabdomioma cardíaco • Linfangiomiomatose • Angiomiolipoma renal
Critérios menores
• Múltiplas fossetas no esmalte dentário • Pólipos retais hamartomatosos • Cistos ósseos • Linhas de migração da substância branca cerebral • Fibromas gengivais • Hamartomas não renais • Placa retiniana acrômica • Lesões de pele tipo confete • Múltiplos cistos renais

Manifestações neurológicas

Os astrocitomas subependimários de células gigantes (Figura 29.3E), e os nódulos subependimários (Figura 29.3F) são bastante frequentes na esclerose tuberosa; ambos podem sofrer calcificações. Os pacientes também podem apresentar displasias corticais que incluem os tubérculos corticais (Figura 29.3G), e as linhas de migração de substância branca cerebral ou heterotopias.[22,23]

Além das manifestações neuroanatômicas, os afetados podem apresentar epilepsia, déficit cognitivo, alterações neuropsiquiátricas e distúrbios do sono.[21,23] Entre essas manifestações, a epilepsia é uma das mais frequentes, ocorrendo em cerca de 90% dos pacientes, com início no primeiro ano, na maior parte deles.[21]

Outras manifestações

Por ser uma doença multissistêmica, várias são as manifestações que compõem o espectro clínico da esclerose tuberosa.

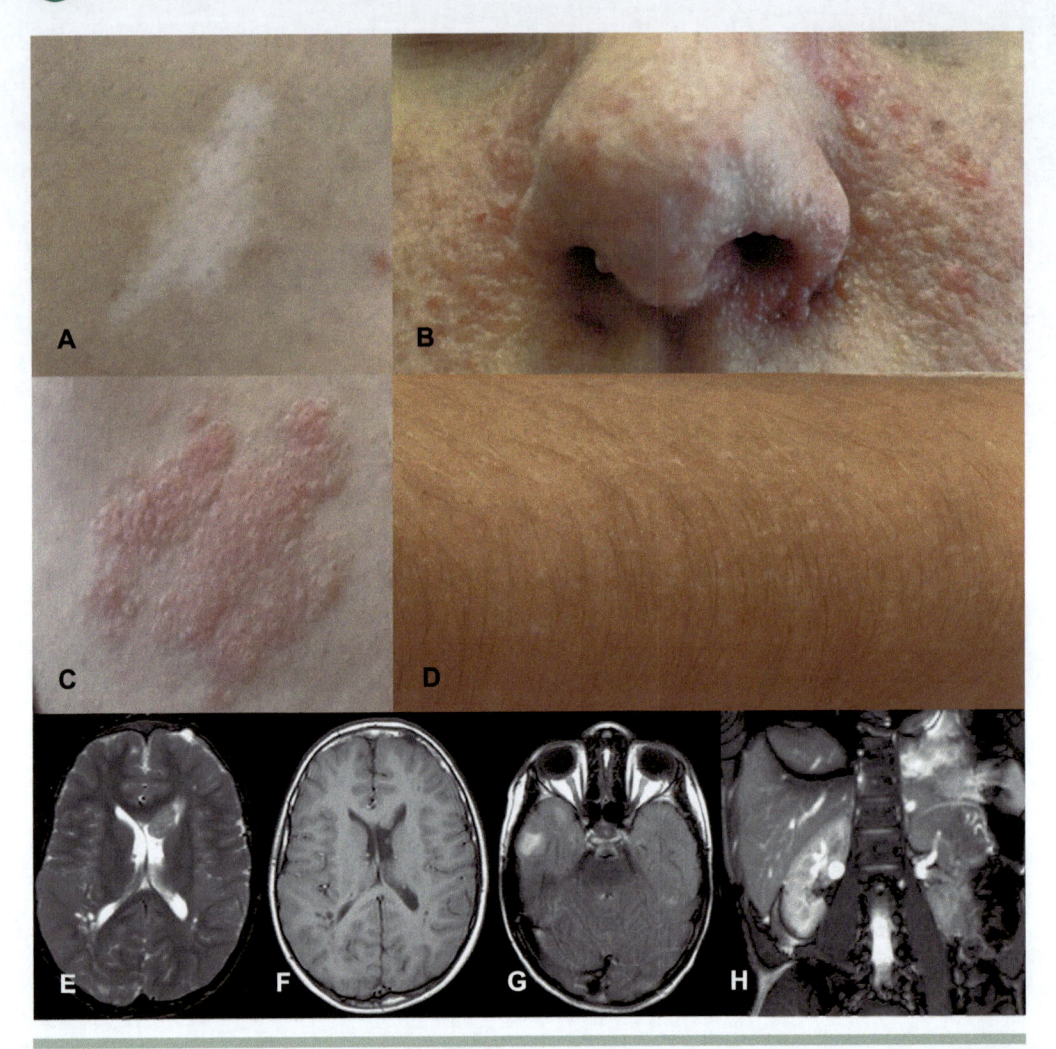

FIGURA 29.3. Manifestações clínicas da esclerose tuberosa. **(A)** Máculas hipomelanocíticas; **(B)** Angiofibromas faciais; **(C)** Placa de Shagreen; **(D)** Lesões tipo *confetti*; **(E)** Astrocitoma subependimário e nódulos subependimários; **(F)** Nódulos subependimários; **(G)** Tubérculos corticais; **(H)** Angiomiolipomas renais.

Hamartomas retinianos múltiplos podem ocorrer em até 50% dos pacientes. Outras manifestações oftalmológicas incluem alterações de pigmentação, placa retiniana acrômica, angiofibromas palpebrais, colobomas e depigmentação da íris.[22,23]

Os pacientes podem apresentar fossetas no esmalte dentário, na dentição decídua e fibromas intraorais.[22,23]

Pelo menos 50% dos recém-nascidos tem rabdomiomas cardíacos, que podem ser pré-natais. Essas lesões podem ou não causar sintomas, e a depender do tamanho, localização e número e podem regredir espontaneamente.[22] Mais raramente, podem se degenerar em rabdomiossarcomas cardíacos. Entre as manifestações cardíacas, também podem ocorrer arritmias cardíacas.[23]

A linfangioleiomiomatose pulmonar é tipicamente uma manifestação de mulheres adultas com esclerose tuberosa, manifestando-se por volta dos 40 anos. Cerca de 10%

dos homens também podem desenvolvê-la, geralmente de forma assintomática. Outras manifestações pulmonares incluem hiperplasia pneumocítica micronodular multifocal e tumores pulmonares de células claras.[22,23]

Os angiomiolipomas renais (Figura 29.3H) ocorrem em 80% dos afetados, e são frequentes cistos renais simples ou múltiplos.[23] Podem causar hemorragia e insuficiência crônica renal, levando à necessidade de diálise ou transplante ou mesmo ao óbito.[22] Os carcinomas de células renais ocorrem em menos de 2% dos pacientes, mas em idade bastante precoce, na segunda década. Foram descritos também oncocitomas associados a esclerose tuberosa.[21]

Cerca de 25% dos pacientes apresentam angiomiolipomas do trato gastrointestinal, incluindo pâncreas e fígado.[21] Também são comuns pólipos retais e hamartomas do trato gastrointestinal.[23]

Lesões ósseas escleróticas e cistos ósseos, geralmente assintomáticos, também foram descritos.[23]

Avaliação, acompanhamento e conduta

O manejo dos pacientes com esclerose tuberosa deve incluir uma avaliação inicial completa para identificar alterações existentes, seguido de um programa de acompanhamento para identificar precocemente novas alterações.[23]

Assim, a avaliação inicial deve incluir coleta da história familiar, avaliação clínica detalhada de pele, dentes e olhos; ressonância magnética de crânio com e sem contraste; eletroencefalograma; rastreamento de alterações neuropsiquiátricas; eletrocardiograma; ecocardiograma; medida da pressão arterial; avaliação da função renal; ultrassom de rim ou ressonância magnética de abdome; teste de função pulmonar e tomografia computadorizada de pulmão se mulheres acima de 18 anos ou sintomáticas.[22]

Após o diagnóstico, os pacientes devem ser submetidos a uma série de exames, descritos abaixo.[22]

Anualmente, devem ser submetidos a avaliações dermatológica, oftalmológica e neuropsiquiátrica; avaliação da função renal com taxa da filtração glomerular; medida da pressão arterial e teste de função pulmonar. A cada 2 anos, devem realizar avaliação odontológica. A cada 1 a 3 anos, a depender dos resultados, devem realizar ressonância magnética de crânio até os 25 anos; ecocardiograma até regressão dos rabdomiomas. A cada 3 a 5 anos devem realizar eletrocardiograma. A tomografia computadorizada de pulmão de alta resolução deve ser realizada a cada 5 a 10 anos ou a cada 2 a 3 anos se houver evidência de linfangioleiomiomatose. De acordo com sintomas pode ser necessário eletroencefalograma.[22]

Aspectos genéticos

A esclerose tuberosa é causada por mutações em dois genes supressores de tumor, os genes *TSC1* e *TSC2*, identificados em 1993 e 1997, respectivamente.[21]

O gene *TSC1* codifica a proteína hamartina e apresenta mutações em 50% dos casos familiares.[1] Está localizado em 9q34 e codifica uma proteína denominada hamartina.[22] O gene *TSC2* está localizado em 16p13 e codifica a proteína tuberina e apresenta mutações em 50% dos casos familiares e na maioria dos casos esporádicos.[1,22]

Ambas as proteínas têm expressão ampla em tecidos normais e fazem parte da via de sinalização mTOR (*mammalian target of rapamycin*), sendo responsáveis pela sua ativação.[22]

O gene *TSC2* parece estar associado a um fenótipo mais grave, com maior risco de deficiência intelectual e os indivíduos masculinos apresentam mais frequentemente alterações neurológicas, oftalmológicas, cistos renais e fibromas ungueais.[24]

A associação entre esclerose tuberosa e doença renal cística grave é causada por microdeleção que envolve dois genes sequenciais, *TSC2* e *APKD1*.[1]

A avaliação molecular deve incluir sequenciamento e pesquisa de rearranjos. A ausência de mutações germinativo pode ser associada a mosaicismo somático ou a mutações intrônicas.[25]

Aconselhamento genético

É uma doença autossômica dominante com penetrância quase completa, sendo que cerca de 30% dos casos são herdados e o restante é causado por mutações *de novo*, mais associadas a mutações no gene *TSC2*. Cerca de 10% a 25% dos pacientes apresentam testes moleculares inalterados, o que não exclui o diagnóstico da doença.[22]

Considerações finais

Pacientes com tumores de sistema nervoso central devem ser avaliados em relação à presença de outros familiares com qualquer tipo de tumor, para investigação de predisposição hereditária ao câncer e em relação a malformações, alterações metabólicas, disfunções imunológicas e alterações cutâneas, para diagnóstico diferencial de síndromes malformativas.

O conhecimento das características clínicas das doenças neurocutâneas deve garantir não somente a identificação desses pacientes, mas seu diagnóstico e acompanhamento adequados. A maior acessibilidade a testes moleculares não deve sobrepujar o diagnóstico clínico, uma vez que, em algumas dessas síndromes a ausência de detecção de mutações não afasta o diagnóstico.

Também deve-se enfatizar que doenças mais raras ocorrem, não discutidas neste capítulo, e que pacientes com associações não usuais de sinais e sintomas devem ser encaminhados para investigação sindrômica adequada.

REFERÊNCIAS BIBLIOGRÁFICAS

1. Hodgson SV, Foulkes WD, Eng C, Maher ER. A practical guide to human cancer genetics. 4 ed. Springer-Verlag. 2014; 434p.
2. Bougeard G, Renaux-Petel M, Flaman J-M, CharbonnIer C, Fermey P, Belotti M, et al. Revisiting L-Fraumeni Syndrome from TP53 mutation carriers. J Clin Oncol. 2015; 33:2345-52.
3. Ruggieri M, Pascual Castroviejo I, Di Rocco C. Neurocutaneos disorders – Phakomatoses and hamartoneoplastic syndromes. German. SpringerWien. 2008; 1406p.
4. Gutman DH, Aynsworth A, Carey JC, Korf B, Marks J, Pyeritz RE, et al. The di-agnostic evaluation and multidisciplinary management of neurofibromatosis 1 and neurofibromatosis 2. JAMA. 1997; 278:51-7.
5. Friedman JM. Epidemiology of neurofibromatosis type 1. Am J Med Genet. 1999;89:1
6. Friedman JM. Neurofibromatosis 1. In: Adam MP, Ardinger HH, Pagon RA, et al. (eds.). GeneReviews. Seattle, WA: University of Washington. Disponível em: https://www.ncbi.nlm.nih.gov/books/NBK1109/. Acessado em 2018.
7. Hirbe AC, Gutmann DH. Neurofibromatosis type 1: a multidisciplinary approach to care. Lancet Neurol. 2014; 13:834-43.
8. Ferner RE, Huson SM, Evans DGR. Neurofibromatoses in clinical practice. Springer. 2011; 162p.
9. Lin AL, Gutmann DH. Advances in the treatment of neurofibromatosis-associated tumour. Nat Rev Clin Oncol. 2013; 10:616-24.

10. Tovmassian D, Razak MA, London K. The role of [^{18}F]FDG-PET/CT in predicting malignant transformation of plexiforme neurofibromas in neurofibromatosis-1. Int J Sur Oncol. 2016; 2016:6162182.
11. Ferner RE, Gutmann D. International Consensus Group Statement of the management of malignant peripheral nerve sheath tumours in neurofibromatosis 1. Cancer Res. 2002; 62:1573-7.
12. Dombi E, Baldwin A, Marcus LJ, Fisher MJ, Weiss B, Kim AR, et al. Activity of Selumetinib in Neurofibromatosis Type 1–Related Plexiform Neurofibromas. N Engl J Med. 2016; 375:2550-60.
13. Ferner RE. Neurofibromatosis 1 and neurofibromatosis 2: a twenty first century perspective. Lancet Neurol. 2007; 6:340-51.
14. Gutmann DH, Ferner RE, Listernick RH, Korf BR, Wolters PL, Johnson KJ. Neurofibromatosis type 1. Nat Rev Primer. 2017; 3:17004.
15. Ratner N, Miller SJ. A RASopathy gene commonly mutated in cancer: the neurofibromatosis type 1 tumor suppressor. Nat Rev Ca. 2015; 15:290-301.
16. Upadhyaya M, Huson SM, Davies M, Thomas N, Chuzhanova N, Giovannini S, et al. An absence of cutaneous neurofibromas associated with a 3-bp inframe deletion in exon 17 of the NF1 gene (c.2970-2972 delAAT): evidence of a clinically significant NF1 genotype-phenotype correlation. Am J Hum Genet. 2007; 80:140-51.
17. Schneider KA. Counseling about cancer: strategies for genetic counseling. 3 ed. Willey-Blackwell. 2012; 480p.
18. Evans DG. Neurofibromatosis 2. In: Adam MP, Ardinger HH, Pagon RA, et al. (eds.). GeneReviews. Seattle, WA: University of Washington. Disponível em: https://www.ncbi.nlm.nih.gov/books/NBK1201/. Acessado em 2018.
19. Selvanathan SK, Shenton A, Ferner R, et al. Further genotype- phenotype correlations in neurofibromatosis type 2. Clin Genet. 2010; 77:163-70.
20. Kehrer-Sawatzki H, Farscgtschi S, Mautner VF, Cooper DN. The molecular pathogenesis of schwannomatosis, a paradigm for the co-involvement of multiple tumor suppressor genes in tumorigenesis. Huma Genet. 2017; 136:129-48.
21. Kwiatkowski DJ, Whittemore VH, Thiele EA. Tuberous sclerosis complex: genes, clinical features and therapeutics. Wiley-Blackwell. 2010; 433p.
22. Randle SC. Tuberous sclerosis complex: a review. Pediatr Ann. 2017; 46:e166-71.
23. Northrup H, Krueger DA, et al. Tuberous sclerosis complex diagnostic criteria update: recommendations of the 2012 international tuberous sclerosis complex consensus conference. Pediatr Neurol. 2013; 49:243-54.
24. Au KS, Williams AT, Roach ES, Batchelor L, Sparagana SP, Delgado MR, et al. Genotype/phenotype correlation in 325 individuals referred for a diagnosis of tuberous sclerosis complex in the United States. Genet Med. 2007; 9:88-100.
25. Tyburczy ME, Dies KA, Glass J, Camposano S, Chekaluk Y, Thorner AR, et al. Mosaic and intronica mutations in TSC1/TSC2 explain the majority of TSC patients with no mutation identified by conventional testing. PLoS Genet. 2015; 11:e1005637.

Deficiências em Reparo de DNA e Processos Neurodegenerativos

Giovana S. Leandro
Ligia Pereira Castro
Davi Mendes
Livia Luz
Carlos Frederico Martins Menck
Veridiana Munford

Resumo

A instabilidade genômica causada pelo acúmulo de lesões no DNA tem papel crucial nos processos de neurodegeneração, envelhecimento e carcinogênese. De fato, a manutenção da homeostase celular depende da remoção ou processamento dos danos causados ao material genético, entre eles, os mecanismos de reparo do DNA. Mutações em genes que causam deficiência nesses mecanismos podem resultar em diferentes síndromes genéticas, associadas a suscetibilidade a câncer, neurodegeneração e envelhecimento precoce. Entre essas doenças destacam-se xeroderma *pigmentosum*, assim como as síndromes de Cockayne e tricotiodistrofia, com deficiência em reparo por excisão de nucleotídeos. Apesar de haver uma forte correlação entre lesões no DNA, causadas por radicais livres subprodutos do próprio metabolismo celular, e processos de neurodegeneração, os mecanismos que levam à perda neuronal nessas doenças ainda não estão completamente elucidados. Além disso, outras doenças genéticas que também resultam em processos de neurodegeneração têm sido relatadas como devido a falhas em mecanismos de reparo de DNA lesado. Neste capítulo, discutiremos como as células lidam com as lesões no DNA e como deficiências nos mecanismos de reparo dessa molécula estão associadas ao processo de neurodegeneração.

Introdução

Nosso material genético está constantemente sujeito a danos promovidos por agentes do ambiente externo (como substâncias químicas genotóxicas ou radiação solar), mas também pode sofrer danos devido ao próprio metabolismo celular. Assim, espécies reativas de oxigênio (ROS – *reactive oxygen species*), formadas como produto da respiração celular, constituem em fonte de lesões endógenas na molécula de DNA, sobretudo em células com alta demanda de energia e oxigênio, como no caso das células do sistema nervoso central. As lesões no DNA comprometem o bom funcionamento dessa molécula, com efeitos claros no processo de replicação do genoma, e também na transcrição do RNA.

As células desenvolveram, durante o processo de evolução, mecanismos de reparo de DNA, que possibilitam a remoção dessas lesões, ou então simplesmente a sua tolerância, permitindo a sobrevivência das células danificadas. No entanto, lesões não reparadas podem ter consequências graves para as células, sendo as principais mutagênese e mesmo a morte celular. Para o organismo humano, as consequências podem ser câncer ou mesmo neurodegeneração e envelhecimento precoce.

Essas consequências de danos na molécula de DNA são dramaticamente ilustradas em pacientes com síndromes, portadores de deficiências genéticas que afetam os mecanismos de reparo ou respostas a esses danos. Os sintomas clínicos mais comuns na ausência desses processos de reparo são altos níveis de câncer; mas também há síndromes que apresentam graves problemas de desenvolvimento, e processos de neurodegeneração, podendo, em alguns casos, apresentar sintomas de progeria, ou seja, envelhecimento (completo ou segmentar) precoce. Vários são os mecanismos de reparo de DNA que estão implicados em processos de neurodegeneração e, com a facilidade de sequenciamento de genomas, cada vez mais identificamos doenças que apresentam problemas neurológicos devido à deficiência na capacidade de processar DNA lesado.

Neste capítulo vamos abordar principalmente como a deficiência em mecanismos de reparo de DNA pode resultar em neurodegeneração e outros sintomas de envelhecimento, tendo como foco principal o mecanismo de reparo por excisão de nucleotídeos (NER – *nucleotide excision repair*). Estudos com deficiência de NER e neurodegeneração já são feitos há mais de 40 anos e há uma clara correlação entre esses dois eventos, mas os mecanismos responsáveis ainda são desconhecidos. Ainda que para certas doenças neurodegenerativas a correlação entre deficiência de outros mecanismos de reparo de DNA não seja tão evidente, há hipóteses que recorrem a esse fato (deficiência no reparo de DNA) para explicar os sintomas clínicos (de neurodegeneração). Além disso, evidências têm apontado para o acúmulo de lesões no DNA durante a vida que comprometem principalmente a transcrição do RNA, e que essa seria a principal razão de doenças neurodegenerativas da idade avançada (como demência senil e doença de Alzheimer) e envelhecimento como um todo. A relação entre lesões no genoma não reparadas e suas relações com consequências nas células e nos organismos está ilustrada na Figura 30.1.

Lesões no DNA

Entre as lesões mais conhecidas causadas à molécula de DNA, temos aquelas provocadas pela luz ultravioleta (UV), componente da luz solar, que pode incidir sobre a pele, olhos e mucosa da boca. Quando a luz UV é absorvida pelo DNA, forma principalmente dois fotoprodutos, que são dímeros de pirimidina: os dímeros de pirimidina ciclobutanos (CPD – *cyclobutane pyrimidine dimers*) e o pirimidina-6,4-pirimidona (6,4PPs). Essas lesões constituem grandes distorções na dupla hélice do DNA, sendo os principais substratos para sua remoção por NER.[1]

Também ocorrem lesões que são causadas por reações espontâneas de hidrólise do DNA, como a formação de sítios abásicos ou apurínicos, ou a simples desaminação de citosina (C), a qual culmina em uma uracila. Estima-se que cerca de 10.000 bases são hidrolisadas por dia em uma única célula humana. Como já citado anteriormente, o DNA também está sujeito à ação de subprodutos do metabolismo celular, resultando em lesões endógenas. Entre esses subprodutos destacam-se as ROS, como superóxido, peróxido de hidrogênio, radical hidroxila e oxigênio singlete, que podem oxidar o DNA. Mais de 100 tipos diferentes de lesões são provocadas no DNA por ROS, entre elas a

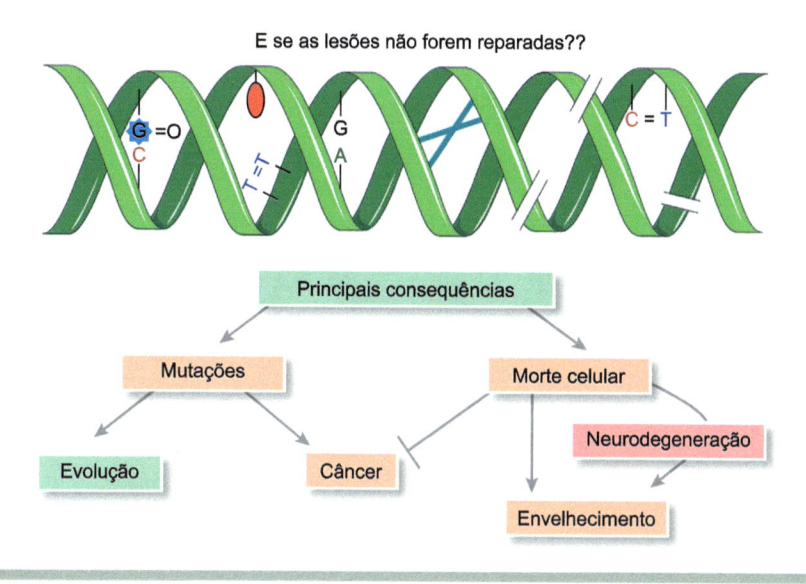

FIGURA 30.1. Esquema ilustrando lesões que podem ocorrer na molécula de DNA e as principais consequências que essas lesões e/ou o acúmulo das mesmas podem ocasionar nas células e no organismo humano. (Fonte: Imagem de autoria do autor.)

8-oxoguanina e a timina glicol. As ROS podem também reagir na membrana celular gerando lipoperóxidos, que, por sua vez, podem reagir com o DNA resultando em modificações na dupla hélice.

Outros tipos de radiação, como os raios X e a radiação gama, por exemplo, também podem gerar quebras no DNA, seja em apenas uma das fitas (SSB – *single strand break*) ou nas duas fitas (DSB – *double strand break*). Essas quebras podem ocorrer por ionização direta do DNA, ou por meio de formação de ROS, que podem promover a oxidação do DNA. Existem ainda diversos agentes químicos capazes de reagir com a molécula de DNA e induzir a formação de diferentes lesões. Entre eles destacamos a fumaça de cigarro, hidrocarbonetos aromáticos policíclicos e agentes antitumorais genotóxicos (empregados em processos de quimioterapia tumoral).

Reparo de lesões no DNA

A manutenção da integridade química do DNA e consequentemente da estabilidade genômica é de importância fundamental para a manutenção da vida. Dessa maneira, as células dispõem de uma série de mecanismos responsáveis por lidar com os danos causados às moléculas de DNA, conhecidos genericamente como respostas aos danos. Essas respostas estão intrinsicamente relacionadas ao tipo de dano causado ao DNA e podem desencadear inúmeros processos, entre eles: parada do ciclo celular, ativação da transcrição de alguns genes, identificação e remoção dos danos causados seguida pela restauração da molécula de DNA pelos mecanismos de reparo do DNA, senescência celular e podem até mesmo culminar na morte da célula.[2] Assim, os mecanismos celulares responsáveis por reparar e mesmo tolerar os danos causados à molécula de DNA são extremamente preservados ao longo do processo evolutivo. Assim, células que não são capazes de manter essa homeostase estão sujeitas aos efeitos deletérios da instabilidade genômica.[3]

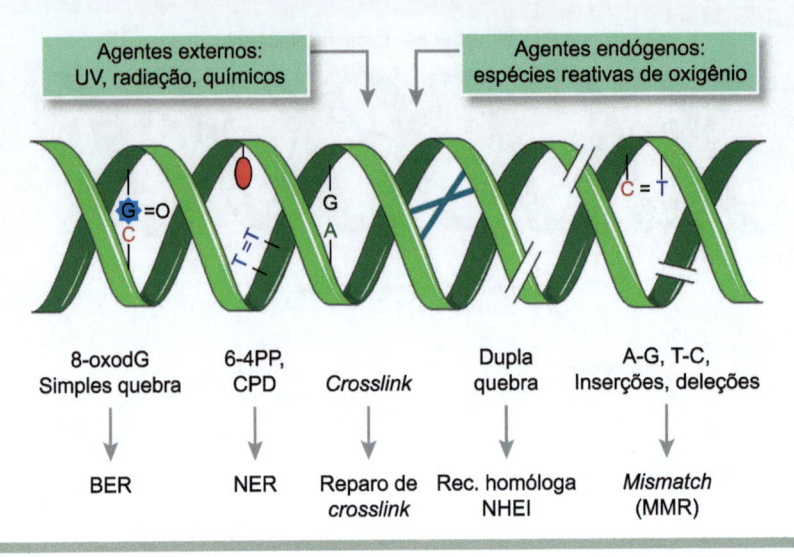

FIGURA 30.2. Esquema mostrando agentes causadores de danos na molécula de DNA, as principais lesões que esses agentes podem causar e ainda as principais vias responsáveis pelo reparo de cada tipo de lesão. (Fonte: Imagem de autoria do autor.)

As células dispõem de vários mecanismos capazes de reparar os diversos tipos de lesões no DNA, os quais muitas vezes têm sobreposição de funções. Entre as principais vias podemos citar: o reparo por recombinação homóloga (HRR – *homologous recombination repair*), o reparo por união de extremidades não homólogas (NHEJ – *non-homologous end joining*), o reparo de bases mal pareadas (MMR – *mismatch repair*), o reparo por excisão de bases (BER – *base excision repair*) e o reparo por excisão de nucleotídeos (NER – *nucleotide excision repair*)[2,4] (Figura 30.2).

Em geral, as lesões mais críticas para as células, que podem levar a rearranjos cromossômicos e morte celular, são as quebras na fita dupla. Estas são geralmente reparadas por duas vias principais, o HRR e o NHEJ. O HRR é um processo complexo que envolve a utilização da cromátide irmã como um molde para reconstruir a molécula danificada. Esse processo ocorre geralmente nas fases S e G2 do ciclo celular, quando há disponibilidade da cromátide irmã. Uma vez que o dano é reconhecido, a extremidades 5' da região da lesão sofre ressecção, gerando fitas simples de DNA nos dois lados da quebra. Essas fitas simples são hibridizadas com suas sequências complementares na cromátide irmã que servirá de molde. Assim, a região lesionada é então refeita de acordo com a sequência do cromossomo homólogo.[5] O NHEJ é um processo bem mais simples, no qual ocorre basicamente o religamento das extremidades por enzimas específicas. Esse processo, apesar de ser mais rápido e poder ocorrer em qualquer fase do ciclo celular, é mais propenso a erros como deleções.[6]

Quando ocorre o pareamento errôneo de bases durante o processo de replicação, é a via MMR que atua consertando a lesão. Basicamente, esse tipo de reparo consiste na identificação do dano, degradação da fita contendo as bases erradas seguida da ressíntese da fita e ligação da nova fita na molécula.[7]

As lesões que envolvem modificações simples nas bases nitrogenadas, (desaminação, alquilação, oxidação) são reparadas, de maneira geral, por BER. Nesse caso, uma DNA glicosilase é responsável por reconhecer e excisar a base modificada, gerando um sítio abásico. Em seguida, uma AP-endonuclease faz a incisão nesse sítio abásico, uma DNA polimerase atua refazendo o fragmento removido e uma DNA ligase sela as ligações entre a fita nascente e a nova fita, recuperando a estrutura.[8]

As lesões em que ocorrem ligações covalentes entre as fitas opostas do DNA, conhecidas como *crosslinks*, são também bastante citotóxicas. O reparo desse tipo de lesão pode envolver várias vias de reparo de DNA simultaneamente, sendo que os mecanismos envolvidos nesse tipo de reparo ainda não foram completamente esclarecidos. Sabe-se que mais de 30 enzimas estão envolvidas nesse tipo de reparo, das quais mais de 20 estão relacionadas à síndrome conhecida como anemia de Fanconi.[9]

A via NER é responsável pelo reparo de modificações que causam distorção na molécula de DNA e impedem a replicação e a transcrição do DNA. Exemplos desse tipo de lesão são aquelas causadas pela radiação UV, como CPDs e 6-4 PPs e até mesmo lesões induzidas por ROS. Neste capítulo, nosso enfoque será a via NER e como mutações em genes dessa via podem levar a patologias graves. Resumidamente, o processo de NER envolve uma sequência de eventos: (1) o reconhecimento do dano, (2) a incisão em ambos os lados da lesão e a remoção do fragmento danificado, (3) a ressíntese do fragmento removido e, por fim, (4) a ligação do fragmento reposto à molécula de DNA reparada.[10]

NER pode ser dividido em duas subvias, que diferem apenas na forma de reconhecimento do dano, o reparo global do genoma (GGR – *global genome repair*) e reparo acoplado a transcrição (TCR – *transcription coupled repair*). No GGR, o reconhecimento inicial da lesão é feito pelo complexo proteico XPC-RAD23B, o qual se liga à fita oposta ao dano. Já o TCR ocorre quando, durante o processo de transcrição, a RNA polimerase se depara com uma lesão na fita de DNA que está sendo transcrita, resultando na interrupção do processo e sinalização para que as proteínas CSA e CSB sejam recrutadas. Essas proteínas, CSA e CSB em TCR e XPC-RAD23B em GGR, sinalizam para o recrutamento do complexo TFIIH, o qual contém dez subunidades, incluindo as helicases XPB e XPD. Assim, por meio da atividade dessas duas helicases, o complexo TFIIH promove a abertura da dupla fita de DNA no local da lesão, criando uma "bolha" com espaço para o recrutamento de XPA e RPA e para a montagem do complexo pré-incisão, facilitando o recrutamento do complexo formado por XPF-ERCC1 e de XPG. As endonucleases XPF-ERCC1 e XPG são, então, responsáveis pela incisão do fragmento danificado nas regiões 5' e 3', respectivamente. Depois do evento de incisão e da remoção do fragmento danificado, as DNA polimerases δ ou ε, em cooperação com o fator de replicação C, RFC, e a proteína PCNA, são responsáveis pela reposição do fragmento excisado. Por fim, a ligação do fragmento novo à molécula de DNA é promovida pela XRCC1 associada à DNA ligase III (LIG3) ou a FEN1 associada à DNA ligase I (LIGI) (Figura 30.3).

A deficiência em vários dos genes envolvidos em NER pode resultar em várias síndromes humanas que apresentam sintomas clínicos relacionados a alta frequência de tumores, além de problemas no desenvolvimento, neurodegeneração e envelhecimento precoce[3,11] e serão discutidas abaixo.

Deficiência em NER pode resultar em processos neurodegenerativos

Xeroderma *pigmentosum*

Xeroderma *pigmentosum* (XP) é uma doença autossômica recessiva rara causada por mutações na via de NER, assim como por mutações na via de síntese translesão. Descrita pela primeira vez em 1874 pelos médicos dermatologistas Moritz Kaposi e Ferdinand

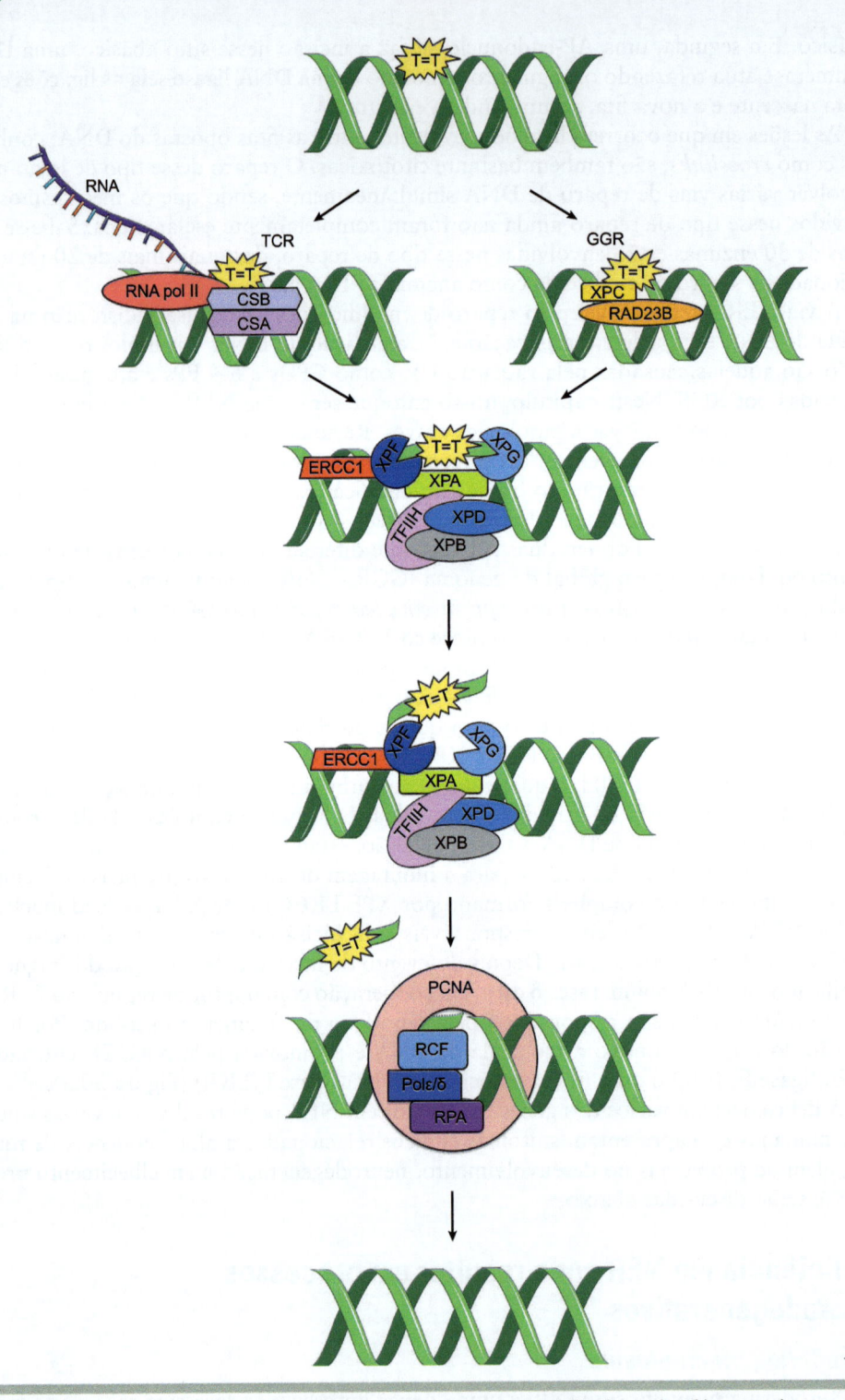

FIGURA 30.3. Esquema representando o processo de reparo por excisão de nucleotídeos, assim como as duas subvias de reparo acoplado a transcrição (TCR) e reparo do genoma global (GGR). (Fonte: Imagem de autoria do autor.)

Ritter von Hebra, foi identificada como uma doença herdada (o nome da doença origina-se desse período, das palavras gregas *xero* – seca; e *derma* – pele, com a palavra latina *pigmentosum* – pigmentado). Como outras doenças relacionadas a reparo de DNA, XP é uma síndrome rara, e a estimativa de incidência varia entre países; porém a média mundial é de aproximadamente um caso a cada 200 mil nascimentos.[12]

Entretanto, apenas em 1968, graças ao trabalho do pesquisador James Cleaver, essa doença foi associada com deficiência em reparar o DNA de lesões induzidas por luz UV.[13] Nesse contexto, XP é a primeira síndrome humana associada a deficiências no metabolismo de DNA.

Foram então identificados diferentes grupos que correspondem a mutações em diferentes genes da via de NER: XP-A a XP-G. Posteriormente, descobriu-se que alguns pacientes apresentavam capacidade normal de reparo de lesões UV, mas eram incapazes de proceder com a replicação de lesões (síntese translesão) induzidas por UV no genoma, tendo sido denominados XP variantes (XP-V).

A característica mais marcante dessa síndrome é hipersensibilidade à luz solar apresentada pelos pacientes. Como consequência, as áreas da pele expostas à luz solar apresentam hiperpigmentação, queratose actínica e alta suscetibilidade ao desenvolvimento de lesões pré-cancerosas. Assim, a exposição contínua à luz solar faz com que os pacientes desenvolvam câncer de pele em uma frequência extremamente elevada (cerca de 10.000 vezes maior para cânceres do tipo não melanoma e cerca de 2.000 vezes para cânceres do tipo melanoma).[14] Esses sintomas clínicos, incluindo a alta taxa de câncer de pele nesses pacientes, correspondem a alta sensibilidade das células à luz UV, assim como a alta mutagênese observada quando suas células são irradiadas (Figura 30.4).

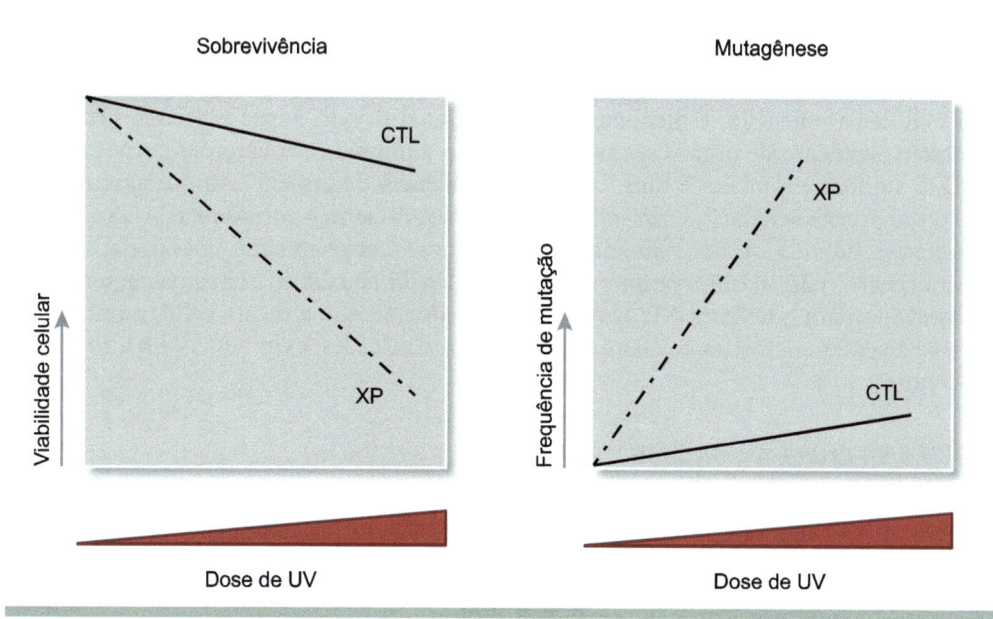

FIGURA 30.4. Esses gráficos ilustram a sensibilidade das células de indivíduos com a síndrome XP após irradiação com luz UV. (A) Viabilidade das células de indivíduos XP é comprometida em relação a células de indivíduos controle (CTL), após luz UV; (B) por outro lado, a frequência de mutações em células XP, induzidas por luz UV, é extremamente elevada em relação às células CTL. (Fonte: Imagem de autoria do autor.)

Curiosamente, 20 a 30% dos pacientes XP também desenvolvem problemas neurológicos, que podem aparecer como sintomas relacionados ao desenvolvimento quando criança, ou como neurodegeneração progressiva. Nesses casos, os sintomas parecem resultar em envelhecimento prematuro, com perda de audição, dificuldades de engolir e deficiência intelectual; mas também pode haver microcefalia e atraso no crescimento. Clinicamente, esses casos mais severos de XP são associados à síndrome de De Sanctis-Cachione e também à síndrome de Cockayne (CS), que serão discutidas a seguir.[3]

Síndrome de Cockayne

A CS é outra síndrome associada a defeitos em NER e foi descrita primeiramente por Edward Cockayne em 1936. Essa síndrome é causada por defeitos em genes que codificam as proteínas CSA e CSB. Consequentemente, o reparo de genes ativamente transcritos (TCR) é deficiente nas células desses pacientes. Uma vez que a transcrição é um processo vital para manutenção da célula, sua disfunção acarreta em morte celular aumentada, o que se acredita que contribua para um quadro de neurodegeneração e envelhecimento prematuro segmentado. Clinicamente, o paciente CS apresenta fotossensibilidade, assim como caquexia, perda de gordura subcutânea, osteoporose, olhos profundos, orelhas proeminentes e o formato da face bastante característico, conhecido como *bird-like*.

Ainda como consequência da intensa morte celular, os pacientes apresentam neurodegeneração, desmielinização e calcificação intensa no cérebro. Os sinais neuropatológicos são a atrofia de matéria branca, alargamento de ventrículo, gliose e aterosclerose. Dessa maneira, apresentam problemas neurológicos como microcefalia, perda progressiva de audição e visão, tremores, convulsões, ataxia progressiva e atraso no desenvolvimento psicomotor e intelectual.

Além disso, os pacientes apresentam baixa estatura, catarata, opacidade de córnea, retinopatia pigmentar, problemas musculares e cardiovasculares como hipertensão acelerada e cárie dentária. Podem também apresentar refluxo severo, motilidade gastrointestinal anormal, hepatomegalia, esplenomegalia, falha renal devido a aterosclerose, problemas de desenvolvimento de órgãos sexuais e produção diminuída de secreções corpóreas.[15]

Essa síndrome também é rara, com uma incidência de um em 250 mil nascimentos, sendo sua prevalência de 2,5 por milhão no mundo. Pacientes portadores de CS têm uma expectativa de vida de aproximadamente 12 anos. Curiosamente, apesar da deficiência em reparo, não se observa aumento da incidência de câncer nesses pacientes, como é observado para pacientes XP. Nesse caso, acredita-se que a morte celular aumentada nesses pacientes compensa os efeitos mutagênicos das lesões, evitando assim a formação de tumores.

XP/CS e síndrome de De Sanctis-Cachione

Como já mencionado, parte dos pacientes XP também apresentam sintomas associados a CS (também conhecidos como XP/CS), além dos problemas de pele característicos de XP. Logo, pacientes XP/CS apresentam hipersensibilidade à luz solar e hiperpigmentação, além de sintomas como imaturidade sexual, baixa estatura e degeneração de retina, característicos dos portadores de CS.

Esses pacientes, em geral, possuem mutações nas proteínas XPA, XPB, XPD ou XPG, estando associados à subvia acoplada à transcrição de NER (TCR), o que indica que esses sintomas podem se dever a dificuldades na transcrição do RNA em fitas de DNA molde contendo lesões.

Os indivíduos XP/CS podem apresentar atrofia do cerebelo e do telencéfalo, que resulta da morte neuronal sem inflamação. A degeneração desses tecidos pode acarretar em surdez progressiva, perda dos reflexos de tendões profundos, dificuldade em locomoção e dificuldade na deglutição. Quanto à maturação sexual, alguns pacientes apresentam desenvolvimento normal.

Outra síndrome neurodegenerativa causada por defeitos em NER é denominada síndrome de De Sanctis-Cacchione. Tal síndrome foi inicialmente descrita pelos médicos De Sanctis e Cacchione em 1932, que acompanharam três irmãos com XP que apresentavam deficiência intelectual, nanismo e displasia das gônadas. Em geral, os pacientes podem apresentar anormalidades que incluem, além dos sintomas XP, os fenótipos como degeneração cerebral e deficiência cognitiva, além de problemas no desenvolvimento como nanismo e hipogonadismo. Muitas vezes, esse fenótipo é associado ao acúmulo de lesões geradas pelo metabolismo celular, uma vez que se manifesta apenas em momentos mais tardios da infância. Essa síndrome ocorre mais frequentemente em pacientes XP-A, ou seja, portadores de mutações que inviabilizam por completo a via de NER.[16]

Síndrome cérebro-óculo-fácio-esquelética

A síndrome cérebro-óculo-fácio-esquelética (COFS) foi descrita em 1974 por Pena e Shokeir. Os portadores dessa síndrome apresentam microcefalia, anormalidades oculares como catarata, microftalmia, atrofia óptica, face dismórfica com orelhas proeminentes, lábio superior sobreposto, micrognatia e anormalidades musculoesqueléticas como artrogripose, escoliose, displasia de quadril, baixa estatura, osteoporose, disfunções renais e atraso no desenvolvimento motor e intelectual.

Os sinais neuropatológicos da doença se assemelham a CS, como problemas de neurodegeneração progressiva devido a elevada morte celular, além de gliose e perda de mielinização; no entanto, esses sintomas são mais precoces nesses indivíduos. Enquanto a expectativa de vida para um portador de CS é de 12 anos, um portador de COFS vive, em média, até 2 anos de idade. De fato, em COFS, o processo degenerativo começa durante o desenvolvimento intrauterino, sendo o recém-nascido afetado por artrogripose, face dismórfica e catarata congênita.

A causa da síndrome também está associada com mutações na via do NER, sendo que já foram identificadas mutações nos genes *CSB* (*ERCC6*), *XPD* (*ERCC2*), *XPG* (*ERCC5*), *ERCC1* e *XPF*. Apesar da sua similaridade com CS, essa doença é mais rara, com 50 casos notificados ao redor do mundo.

Tricotiodistrofia

Outra síndrome característica causada por mutações em genes envolvidos em NER é a tricotiodistrofia (TTD). Descrita primeiramente em 1968 por Pollitt,[17] tendo inclusive recebido o nome de síndrome de Pollitt. Vários casos foram reportados posteriormente com diferentes nomes, sendo que apenas em 1980 a pesquisadora Vera Price sugeriu o nome tricotiodistrofia. Até 2005, apenas 112 pacientes no mundo haviam sido reportados.

Os pacientes apresentam um cabelo frágil e problemas nas unhas, devido a deficiências em sulfetos, essenciais para síntese de alguns aminoácidos que constituem o cabelo. A característica mais marcante é que, ao ser olhado em um microscópio o cabelo apresenta um aspecto tigrado, como se fosse listrado.

Outros sintomas compreendem atraso no desenvolvimento, assim como deficiência cognitiva, infertilidade, baixa estatura e problemas oculares. Em alguns casos apresentam fotossensibilidade (porém sem desenvolver câncer de pele), ictioses, infertilidade, alta predisposição a doenças infecciosas, principalmente no trato gastrointestinal e respiratório. Esses pacientes apresentam ataxia, hipomielinização da matéria branca do cerebelo e alguns deles apresentam calcificação no gânglio basal. Apesar disso, o problema neurológico em TTD não ocorre de forma progressiva.[18]

Interessante destacar que apesar de ser causada por mutações em genes de reparo, não se observa um aumento na frequência de câncer nem hiperpigmentação da pele, característica de XP. Apesar da deficiência intelectual, pacientes portadores de TTD em geral são bem sociáveis e de personalidade amigável.

Outras neuropatias relacionadas com a instabilidade genética

Além das doenças relacionadas com mutações nos genes de NER, muitas outras patologias, envolvendo problemas neurológicos, têm sido relacionadas a deficiências em processos relacionados a reparo ou processamento de DNA lesado. Curiosamente, muitas das doenças monogênicas associadas a genes de reparo do DNA apresentam características de neurodegeneração e envelhecimento precoce, enfatizando a ideia de que a manutenção da estabilidade genômica está diretamente associada à longevidade do organismo. No entanto, uma boa parte dessas doenças apresenta um aumento na suscetibilidade a variados tipos de câncer, mostrando também que as consequências da instabilidade genética estão diretamente associadas a transformação maligna das células. Existem ainda patologias que apresentam ambos, envelhecimento precoce e alta suscetibilidade a câncer, evidenciando assim a importância dessas vias e do conhecimento sobre o seu funcionamento para a homeostase do organismo.[19]

As síndromes com herança monogênica relacionadas à via BER são poucas e especialmente raras. Isso provavelmente ocorre porque a deleção completa das enzimas essenciais para esse tipo de reparo não é compatível com a vida. Ainda assim, algumas síndromes como a ataxia com apraxia oculomotora 1 (AOA1) e a ataxia espinocerebelar com neuropatia axonal 1 (SCAN1) são síndromes associadas a neurodegeneração causadas por deficiência em BER que mostram a importância dessa via na manutenção neuronal. A AOA1 é um síndrome neurodegenerativa autossômica recessiva com progressiva atrofia cerebelar causada pela perda das células de Purkinje, neuropatia axonal periférica motora tardia, ataxia, apraxia oculomotora e aparecimento em idade variada. Os pacientes também apresentam deficiência cognitiva, hipoalbuminemia e hipercolesterolemia. Essa doença é associada a mutações no gene *APTX*, cujo produto está envolvido na resolução dos intermediários de ligação 5'-AMP, e parece ter relações tanto com resolução de SSB quanto de DSB, apesar de ainda não estar claro o papel específico dessas proteínas. A SCAN1 é caracterizada por atrofia cerebelar progressiva e neuropatia periférica. No entanto, os pacientes não apresentam deficiência cognitiva. Essa patologia ocorre devido a mutação no gene que codifica a proteína tirosil-DNA fosfodiesterase (*TDP1*). Esta é responsável por hidrolisar os complexos covalentes fosfotirosil proteína-DNA ligados à extremidade 3' do DNA em casos de SSB ou DSB. Essas ligações fosfotirosil resultam da atividade abortiva das topoisomerases 1 ou 2, as quais catalisam o relaxamento da estrutura helicoidal do DNA formada à frente das polimerases. Além disso, esses indivíduos têm deficiência em reparar lesões do tipo SSB causadas pelo tratamento com peróxido de hidrogênio e camptotecina.[20]

Ainda não está elucidado como as mutações apresentadas pelos pacientes de AOA1 e SCAN1 promovem os sintomas neurológicos. No entanto, ao contrário de mutações em outros genes de reparo do DNA, esses indivíduos não apresentam suscetibilidade a tumores. AOA também é associada à proteína PNPK (polinucleotídeo quinase 3'-fosfatase), a qual também está envolvida no reparo de simples quebras e bases lesadas por radicais de oxigênio. Recentemente, no Brasil, uma variante deletéria desse gene foi encontrada em um paciente com neuropatia sensitivo-motora axonal de início precoce (ou doença de Charcot-Marie-Tooth (CMT) axonal) seguida anos mais tarde por ataxia sem apraxia oculomotora.[21]

Podemos ainda destacar as síndromes causadas por mutações em genes que codificam as RECQ helicases. Essa família de helicases consiste em cinco proteínas, a RECQL1, RECQL2 (WRN), RECQL3 (BLM), RECQL4 e RECQL5. Todas essas proteínas têm papel fundamental na resposta a lesões no DNA, seja como sensor do dano, auxiliando no reparo da molécula ou mesmo reconhecendo e resolvendo certas estruturas no DNA, como G-quadruplex. Essas proteínas interagem principalmente com proteínas que reparam DSB e em alguns casos com proteínas de BER, NER e da via da anemia de Fanconi. Essas helicases são então fundamentais para a manutenção da estabilidade genômica e mutações em seus genes podem causar deficiência em vias de reparo do DNA, levando a patologias relacionadas ao envelhecimento precoce e alta suscetibilidade ao desenvolvimento de câncer. As principais patologias causadas por mutações nessas helicases são as síndromes de Werner, Bloom e Rothmund-Thompson.

Na síndrome de Werner, o gene mutado codifica a proteína RECQL3, também conhecida como WRN. A WRN, além de participar do reparo do DNA (NHEJ, HRR e BER), participa da replicação, transcrição, recombinação e tem papel importante na manutenção telomérica. Essa síndrome é caracterizada pelo aparecimento prematuro de doenças relacionados ao envelhecimento, tais como osteoporose, aterosclerose, catarata e diabetes *mellitus* tipo 2. Os pacientes também possuem a face característica de CS (*bird-like*), baixa estatura, aparecimento de cabelos brancos e problemas na pele como alteração na pigmentação e atrofia. Além disso, são acometidos por hipogonadismo, diminuição na fertilidade e alta suscetibilidade a câncer.[22]

A síndrome de Bloom é causada por mutações no gene que codifica a helicase RECQL2, também conhecida como BLM. Essa helicase tem papel importante na resolução das estruturas G-quadruplex, na manutenção dos telômeros, na segregação dos cromossomos durante a mitose e também interage com a proteína FANCM (relacionada à anemia de Fanconi). Os pacientes apresentam baixa estatura, membros longos, poiquilodermia e alta predisposição a cânceres. Além disso, esses pacientes apresentam características parecidas com CS e TTD, tais como o formato da face, pouca gordura subcutânea e fotossensibilidade.[23]

A síndrome de Rothmund-Thompson é uma doença autossômica recessiva causada por mutações no gene que codifica a helicase RECQL4, a qual tem papel importante no reparo de DSB, na manutenção dos telômeros, em BER, nas mitocôndrias, na replicação do DNA e pode até mesmo ter papel em NER, uma vez que interage com a proteína XPA. Os indivíduos com essa síndrome também apresentam sintomas relacionados a envelhecimento precoce. Podemos destacar poiquilodermia e malformação de tecidos relacionados à epiderme (como pele cabelos e unhas), baixa estatura devido a malformação esquelética, catarata e predisposição a cânceres. Curiosamente, as mutações em REQL4 também estão relacionadas a outras síndromes, como a síndrome de Baler-Gerold, na qual os indivíduos apresentam craniossinostose coronal, braquicefalia, poiquilodermia, hipoplasia radial e baixa estatura; e a síndrome de Rapaladino caracterizada por hipoplasia radial e da patela, baixa estatura, palato fendido ou arqueado, malformação dos membros e problemas na articulações, mas que não apresentam problemas cognitivos.[24]

A deficiência no reparo de lesões do tipo *crosslinks* (ligações covalentes cruzadas entre as duas fitas do DNA) está relacionada a síndrome denominada anemia de Fanconi (FA). Apesar da via de reparo de *crosslinks* ainda ser pouco elucidada, sabe-se que mais de 30 genes estão envolvidos nesse tipo de reparo. Assim, mutações em ao menos 21 desses genes já são relacionadas a FA, sendo eles denominados FANC. A FA tem sintomas principalmente no sistema hematopoiético, sendo a causa hereditária mais frequente de falência da medula óssea. Essa doença tem um padrão típico de falência progressiva da medula desde a infância que culmina em leucemia mieloide aguda geralmente no final da adolescência. Além disso, os pacientes podem apresentar problemas no desenvolvimento, incluindo baixa estatura, microcefalia, problemas no raio radial (ausência de dedos), microftalmia, defeitos no trato urinário, hiperpigmentação na pele (pintas café com leite), hipogonadismo, doenças cardíacas congênitas, perda auditiva, malformações gastrointestinais e suscetibilidade a agentes que causam lesões do tipo *crosslinks* no DNA, como a cisplatina.[9,25,26]

Ataxia-telangectasia não é causada diretamente por defeitos em uma via de reparo de DNA específica, mas por mutações no gene *ataxia telangectasia mutated* (ATM), o qual codifica uma quinase responsável pela transdução de sinais que regula a resposta ao dano no DNA, a proteína ATM. Assim, o papel de ATM no reparo do DNA envolve a fosforilação de fatores específicos em resposta a lesões do tipo DSB. Em resposta a lesões, ATM desencadeia uma cascata de sinalização que pode levar à indução de parada no ciclo celular, reparo do DNA e até mesmo desencadear o processo de morte celular por apoptose. As principais características clínicas dessa doença envolvem ataxia cerebelar, telangectasia oculocutânea e disfunção neurológica progressiva. Além disso, os indivíduos apresentam maior predisposição a cânceres, assim como anormalidades endócrinas, infertilidade, imunodeficiência e suscetibilidade a doenças broncopulmonares.[27]

Outra quinase, que atua na sinalização de resposta a danos no DNA e pertence à mesma família de ATM, é conhecida como ATR (*ATM and Rad3-related*). Mutações em ATR estão relacionadas à síndrome de Seckel. Diferentemente de ATM, que atua na sinalização de DSB, ATR atua na resposta à formação de regiões de DNA fita simples que ocorrem devido ao bloqueio da forquilha de replicação por lesões no DNA. Além disso, ao contrário de ATM, ATR tem função importante durante o desenvolvimento embrionário e a deleção completa dessa proteína é letal ao embrião. Dessa forma, os pacientes com síndrome de Seckel apresentam expressão reduzida de ATR ou mutações em genes que codificam outras proteínas mas que, de alguma maneira, afetam a via de sinalização de ATR. A síndrome de Seckel é então clínica e geneticamente heterogênea, com ao menos quatro *loci* de suscetibilidade. Essa síndrome é caracterizada por deficiência severa no crescimento, a qual ocorre desde o desenvolvimento uterino, culminando em nanismo, microcefalia, além de anormalidades esqueléticas e cerebrais. Esses indivíduos apresentam ainda alterações faciais apresentando a face característica de CS, *bird-like*, e são sensíveis a agentes que causam lesões no DNA que bloqueiam a forquilha de replicação.[28]

Outra proteína fundamental na resposta aos danos no DNA é a p53, que é um fator de transcrição codificado pelo gene *TP53* e é ativada em resposta a inúmeros tipos de lesões no DNA. p53 é responsável por coordenar a resposta a lesões no DNA de maneira a atuar de forma crucial como supressora de tumores. Assim, mutações no gene *TP53* são responsáveis por uma das síndromes de predisposição a câncer mais agressivas que existem, a síndrome de Li-Fraumeni. A característica principal dessa síndrome é o alto risco dos mais variados tipos de câncer, incluindo cânceres de cérebro, carcinoma adrenocortical, sarcomas, tumores ósseos, câncer de mama, entre outros. Ao contrário da maioria das síndromes relacionadas à deficiência de reparo do DNA, a síndrome de Li-Fraumeni é autossômica dominante, e é especialmente importante na população brasileira, onde há uma elevada incidência devido ao efeito fundador de uma mutação específica de *TP53* (c.1010G>A; p.R337H), presente em 0,3% dos indivíduos do Sul e Sudeste, sendo estimado que mais de 300.000 brasileiros apresentam a síndrome de Li-Fraumeni. Os indivíduos com essa mutação apresentam em geral sarcomas de tecidos moles (músculos e gorduras), câncer de mama precoce, cânceres do sistema nervoso central e carcinomas adrenocorticais durante a infância. Além disso, os portadores dessa mutação específica apresentam uma incidência mais elevada de cânceres de tireoide papilar, câncer renal e adenocarcinoma de pulmões que portadores de outras mutações em TP53.[29]

Outra patologia relacionada à instabilidade genômica, mas que não é diretamente relacionada a mutações em genes que participam diretamente de vias de reparo do DNA, é a síndrome denominada progeria de Hutchinson-Gilford. Essa síndrome também é rara e ocorre devido a mutações no gene *LMNA*, que codifica as proteínas laminas do tipo A, que fazem parte da membrana nuclear das células. Apesar de inúmeras mutações descritas para essa síndrome, a mutação mais comum (90% dos casos) leva à substituição de uma base nesse gene, a qual altera o processamento afetado do RNA mensageiro de *LMNA* e gera uma proteína modificada. Assim, essa proteína defeituosa acumula-se na membrana nuclear prejudicando a forma e a integridade do núcleo, afetando assim a organização nuclear, a dinâmica da cromatina e a expressão gênica. Tais alterações levam à instabilidade genômica e culminam na senescência prematura do organismo. As células dos organismos afetados por essa doença apresentam ainda acúmulo de danos no DNA, sobrevivência e proliferação reduzidas e atraso no recrutamento das proteínas responsáveis pelo reparo de DSB.[30]

Esses pacientes nascem com peso e aparência normais, no entanto por volta dos 12 meses começam a manifestar os primeiros sintomas clínicos, e a partir de então a progressão dos sintomas é contínua. Os sintomas apresentados estão associados ao processo acelerado de envelhecimento, tais como alopecia, veias superficiais proeminentes, afinamento progressivo da pele e patologias cardiovasculares. Em geral, os primeiros sintomas que aparecem nas crianças são cianose circumoral, além de uma veia saliente cruzando a ponte nasal. Observa-se, então, deficiência auditiva e endócrina, problemas cutâneos, distúrbios de crescimento, edemas na pele, lipodistrofia, osteólise, problemas para desenvolver características sexuais secundárias, entre outros. Apesar dos inúmeros problemas fisiológicos, esses pacientes apresentam desenvolvimento cognitivo e motor normais. Recentemente, foi identificado no Brasil um paciente com leucodistrofia autossômica dominante com início na idade adulta, com mutação dominante em outra proteína do núcleo, lamina B (gene *LMNB1*). Os pesquisadores detectaram ataxia envolvendo o cerebelo, e fibroblastos dos pacientes apresentaram instabilidade genética a alguns agentes que lesam o DNA.[31]

Diagnóstico molecular de doenças relacionadas com reparo de DNA

No que diz respeito às síndromes relacionadas a deficiências nas vias de reparo do DNA, o diagnóstico clínico realizado pelo médico é o primeiro passo para a identificação do gene afetado. Embora ainda não exista cura para essas doenças, muitas das suas manifestações podem ser evitadas ou minimizadas com um diagnóstico clínico precoce. Assim, o paciente pode ser devidamente orientado quanto ao prognóstico e, dessa forma, tomar as devidas providências e cuidados para evitar consequências mais graves da doença. Porém, a heterogeneidade das manifestações clínicas entre pacientes, como a presença ou ausência de neurodegeneração, dificultam o diagnóstico. Assim, além de acurácia nos exames clínicos abrangendo um detalhamento das manifestações e do histórico familiar de doenças genéticas, os ensaios moleculares são essenciais para um diagnóstico rápido e preciso dessas patologias.

Clinicamente, em várias dessas patologias alterações cutâneas são encontradas, seja por fotossensibilidade, como em pacientes XP, CS, TTD e síndrome de Bloom. No entanto, também podem estar espalhadas por todo corpo, como nádegas e palmas dos pés, e não estão relacionadas à sensibilidade ao sol, como, por exemplo, em pacientes com a síndrome de Rothmund-Thomson (OMIM # 268400), Kindler (OMIM # 173650) e a discromatose universal hereditária (OMIM #127500). Em geral, as anormalidades neurológicas são progressivas e podem piorar com a idade. O início dos sintomas pode ocorrer na infância, na segunda década de vida ou mesmo em indivíduos mais velhos

Assim, o diagnóstico laboratorial dessas síndromes tem como guia a hipótese de diagnóstico clínico e o histórico familiar. Essas informações são de grande importância para orientar os testes moleculares que abrangerão estudos funcionais e a identificação de variantes patogênicas envolvidas com síndromes relacionadas a mutações em vias de reparo do DNA. Para a identificação da via de reparo envolvida são realizados testes que visam a verificar a capacidade de resposta das células do paciente diante de um agente genotóxico, incluindo radiação UV. Para esses testes funcionais, no entanto, é necessário que se estabeleça a cultura de células do paciente. Por meio de uma biópsia, de região não exposta ao sol e sem lesões, é possível o isolamento de fibroblastos primários que serão utilizados nesses ensaios. Vários testes podem ser feitos, incluindo a simples sensibilidade, detecção de síntese de DNA por reparo (síntese de DNA não programada; UDS – *unschedule DNA synthesis*), capacidade de recuperação de síntese de RNA, teste cometa, fosforilação da histona H2AX (indicador de estresse genotóxicos) e instabilidade cromossômica.

Esses ensaios foram fundamentais em estudos de pesquisa para desvendar a genética e a patogênese dessas síndromes, mas não estão tão facilmente acessíveis clinicamente para testes de diagnóstico e requerem longo tempo de experimentação, que se inicia com a cultura celular. Entretanto, o desenvolvimento da tecnologia de sequenciamento de DNA permitiu que o diagnóstico molecular possa ser feito diretamente por meio de sequenciamento de nova geração (NGS – *next generation sequencing*). Esse sequenciamento pode ser feito com o DNA extraído de amostras de biópsias, sangue ou saliva dos pacientes. A tecnologia de NGS permite uma avaliação específica de um painel de genes otimizados para as vias de reparo, as quais serão estudadas diretamente com o sequenciamento dos éxons dos genes, o exoma ou diretamente pelo sequenciamento do genoma completo do paciente. Assim pode-se obter o material genético do paciente em protocolos pouco invasivos (sangue ou saliva, por exemplo) e, dessa forma, chegar à identificação de variantes gênicas que indicam qual o gene candidato responsável pela doença (Figura 30.5). Em alguns casos, se aquela mutação, ou aquele gene, já foi descrita em banco de dados públicos como associada à patologia, o diagnóstico molecular pode ser conclusivo. Caso contrário, a comprovação do efeito causador da mutação encontrada pode depender de avaliação familiar ou mesmo de alguns testes funcionais com experimentação em laboratório.

Conclusões e perspectivas

Desde o final da década de 1970 se identificou que doenças neurológicas (inicialmente observadas em conjunto com sintomas da doença XP) podem estar associadas à incapacidade no processamento de lesões no genoma. Rapidamente, além de XP, outras síndromes

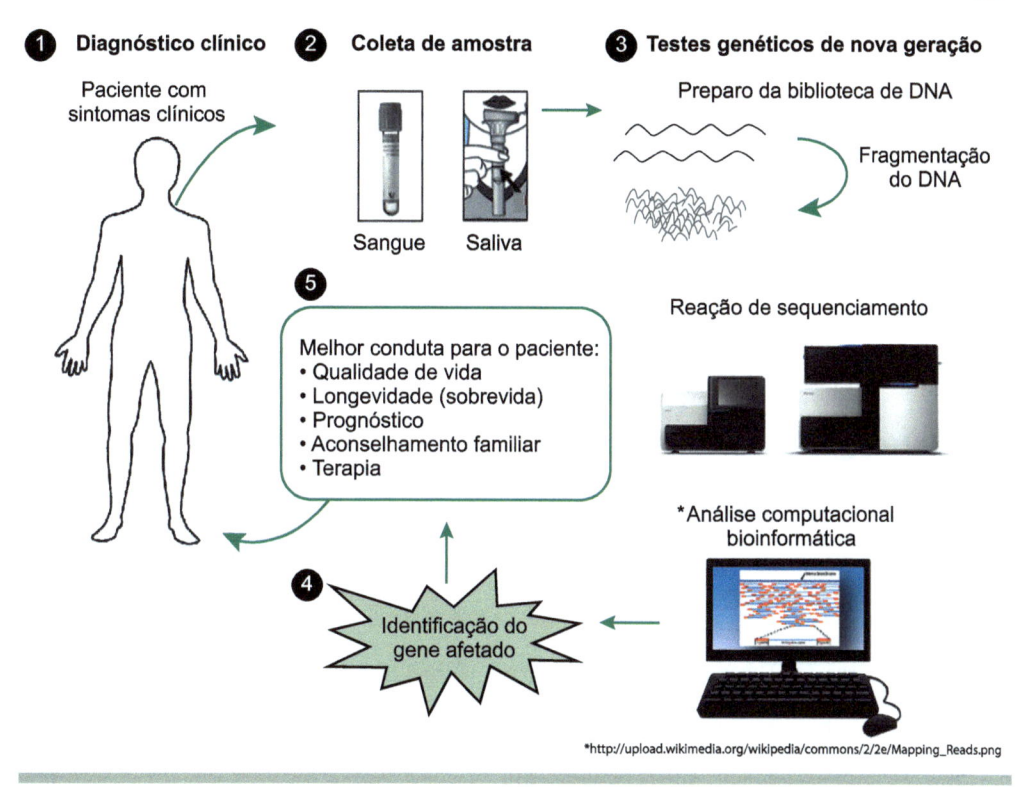

FIGURA 30.5. O diagnóstico molecular pode ser feito por meio de coleta de material diretamente do sangue e da saliva e posterior sequenciamento do DNA dos pacientes para identificar a provável mutação que causa a doença a ser diagnosticada. (Fonte: Figura de autoria do autor.)

com sintomas neurológicos foram também relacionadas a deficiências em reparo de DNA. NER foi a via de reparo mais estudada nesse sentido, mas certamente hoje já se associam várias outras vias que atuam na manutenção do genoma a doenças neurológicas. Clinicamente, observam-se em geral processos de neurodegeneração, porém também são relatadas síndromes com problemas de desenvolvimento na infância ou mesmo no feto, ou simplesmente associações com envelhecimento precoce. Na verdade, processos patológicos associados ao envelhecimento, como doenças de Alzheimer, Parkinson e Huntington também têm sido relacionados a deficiência nos mecanismos de reparo do DNA nuclear ou mesmo mitocondrial. Assim, de uma forma geral, os dados indicam que a ausência de reparo de lesões no genoma pode corresponder à principal causa molecular para as síndromes aqui relatadas e mesmo do processo de envelhecimento em si. Apesar de mais de quatro décadas de estudo, no entanto, pouco se sabe de fato sobre como o acúmulo de lesões no genoma pode resultar nesses fenótipos. Potencialmente lesões no DNA são causadas endogenamente, devido a processos metabólicos celulares (tais como estresse oxidativo), o que prejudica a transcrição do RNA, podendo provocar morte ou alterações metabólicas nas células. Pouco se sabe sobre como esses efeitos podem se traduzir nos sintomas clínicos de problemas de desenvolvimento, neurodegeneração e/ou envelhecimento; porém, há evidências de que células senescentes podem induzir respostas inflamatórias, prejudicando o funcionamento normal do organismo. Sem dúvida, um conhecimento melhor dos mecanismos moleculares e celulares pode ajudar no desenvolvimento de formas, ou mesmo produtos farmacêuticos, que possam ajudar a melhorar a qualidade de vida dos pacientes que sofrem dessas síndromes e suas famílias. Recentemente, têm sido desenvolvidos fármacos promissores que reduzem os efeitos celulares em camundongos que apresentam deficiências em reparo de DNA e fenótipos relacionados a neurodegeneração e envelhecimento precoce.[32,33] Esses estudos nos trazem esperança de que o esforço dessas últimas décadas para compreender esses processos que mantêm a estabilidade do genoma poderão resultar em aplicação na clínica com benefícios claros para a sociedade humana.

Agradecimentos

Apoio financeiro da FAPESP (São Paulo, SP), CNPq e CAPES (Brasília, DF).

REFERÊNCIAS BIBLIOGRÁFICAS

1. Costa RM, Chigançans V, Galhardo RS, Carvalho H, Menck CF. The eukaryotic nucleotide excision repair pathway. Biochimie. 2003; 85(11):1083-99.
2. Sancar A, Lindsey-Boltz LA, Unsal-Kacmaz K, Linn S. Molecular mechanisms of mammalian DNA repair and the DNA damage checkpoints. Ann Rev of Biochem. 2004; 73:39-85.
3. Menck CF, Munford V. DNA repair diseases: What do they tell us about cancer and aging? Genet Mol Biol. 2014. 37:220-33.
4. Bjelland S, Seeberg E. Mutagenicity, toxicity and repair of DNA base damage induced by oxidation. Mutat Res. 2003; 531(1-2):37-80.
5. San Filippo J, Sung P, Klein H. Mechanism of eukaryotic homologous recombination. Annu Rev Biochem. 2008; 77:229-57.
6. Chang HHY, Pannunzio NR, Adachi N, Lieber MR. Non-homologous DNA end joining and alternative pathways to double-strand break repair. Nat Rev Mol Cell Biol. 2017; 18(8):495-506.
7. Modrich P. Mechanisms in eukaryotic mismatch repair. J Biol Chem. 2006; 281(41):30305-9.
8. David SS, O'Shea VL, Kundu S. Base-excision repair of oxidative DNA damage. Nature. 2007; 447(7147):941-50.
9. Renaudin X, Koch Lerner L, Menck CF, Rosselli F. The ubiquitin family meets the Fanconi anemia proteins. Mutat Res Rev Mutat Res. 2016; 769:36-46.
10. Iyama T, Wilson DM. DNA repair mechanisms in dividing and non-dividing cells. DNA repair. 2013; 12(8):620-36.
11. Moraes MC, Andrade AQ, Carvalho H, Guecheva T, Agnoletto MH, Henriques JA, et al. Both XPA and DNA polymerase eta are necessary for the repair of doxorubicin-induced DNA lesions. Cancer Lett. 2012; 314(1):108-18.
12. DiGiovanna JJ, Kraemer KH. Shining a light on xeroderma pigmentosum. J Invest Dermatol. 2012; 132(3 Pt 2):785-96.
13. Cleaver JE. Defective repair replication of DNA in xeroderma pigmentosum. Nature. 1968; 218(5142):652-6.
14. Bradford PT, Goldstein AM, Tamura D, Khan SG, Ueda T, Boyle J, et al. Cancer and neurologic degeneration in xeroderma pigmentosum: long term follow-up characterises the role of DNA repair. J Med Genet. 2011; 48(3):168-76.
15. Karikkineth AC, Scheibye-Knudsen M, Fivenson E, Croteau DL, Bohr VA. Cockayne syndrome: Clinical features, model systems and pathways. Ageing Res Rev. 2017; 33:3-17.
16. Rahbar Z, Naraghi M. De Sanctis-Cacchione syndrome: A case report and literature review. Int J Womens Dermatol. 2015; 1(3):136-9.
17. Pollitt RJ, Jenner FA, Davies M. Sibs with mental and physical retardation and trichorrhexis nodosa with abnormal amino acid composition of the hair. Arch Dis Child. 1968; 43(228):211-6.
18. Stefanini M, Lagomarsini P, Arlett CF, Marinoni S, Borrone C, Crovato F, et al. Xeroderma pigmentosum (complementation group D) mutation is present in patients affected by trichothiodystrophy with photosensitivity. Hum Genet. 1986; 74(2):107-12.
19. Keijzers G, Bakula D, Scheibye-Knudsen M. Monogenic Diseases of DNA Repair. N Engl J Med. 2018; 378(5):491-2.

20. Leandro GS, Sykora P, Bohr VA. The impact of base excision DNA repair in age-related neurodegenerative diseases. Mutat Res. 2015; 776:31-9.
21. Pedroso JL, Rocha CR, Macedo-Souza LI, De Mario V, Marques W, Barsottini OG, et al. Mutation in PNKP presenting initially as axonal Charcot-Marie-Tooth disease. Neurol Genet. 2015; 1(4):e30.
22. Lebel M, Monnat RJ. Werner syndrome (WRN) gene variants and their association with altered function and age-associated diseases. Ageing Res Rev. 2018; 41:82-97.
23. Feltes BC, de Faria Poloni J, Miyamoto KN, Bonatto D, Kovalchuk O. Human Diseases Associated With Genome Instability. In: Genome Stability. Boston: Academic Press. 2016; 447-62.
24. Lu L, Jin W, Wang LL. Aging in Rothmund-Thomson syndrome and related RECQL4 genetic disorders. Ageing Res Rev. 2017; 33:30-5.
25. Grompe M, D'Andrea A. Fanconi anemia and DNA repair. Hum Mol Genet. 2001; 10(20):2253-9.
26. Gueiderikh A, Rosselli F, Neto JBC. A never-ending story: the steadily growing family of the FA and FA-like genes. Genet Mol Biol. 2017; 40(2):398-407.
27. Lavin MF. Ataxia-telangiectasia: from a rare disorder to a paradigm for cell signalling and cancer. Nat Rev Mol Cell Biol. 2008; 9(10):759-69.
28. Alderton GK, Joenje H, Varon R, Børglum AD, Jeggo PA, O'Driscoll M. Seckel syndrome exhibits cellular features demonstrating defects in the ATR-signalling pathway. Hum Mol Genet. 2004; 13(24):3127-38.
29. Kratz CP, Achatz MI, Brugières L, Frebourg T, Garber JE, Greer MC, et al. Cancer Screening Recommendations for Individuals with Li-Fraumeni Syndrome. Clin Cancer Res. 2017; 23(11):38-45.
30. Gonzalo S, Kreienkamp R. DNA repair defects and genome instability in Hutchinson-Gilford Progeria Syndrome. Curr Opin Cell Biol. 2015; 34:75-83.
31. Pedroso JL, Munford V, Bastos AU, Castro LP, Marussi VHR, Silva GS, et al. LMNB1 mutation causes cerebellar involvement and a genome instability defect. J Neurol Sci. 2017; 379:249-52.
32. Baar MP, Brandt RMC, Putavet DA, Klein JDD, Derks KWJ, Bourgeois BRM, et al. Targeted Apoptosis of Senescent Cells Restores Tissue Homeostasis in Response to Chemotoxicity and Aging. Cell. 2017; 169(1):132-47.
33. Hou Y, Lautrup S, Cordonnier S, Wang Y, Croteau DL, Zavala E, et al. NAD+ supplementation normalizes key Alzheimer's features and DNA damage responses in a new AD mouse model with introduced DNA repair deficiency. Proc Natl Acad Sci USA. 2018; 115(8):1876-85.

SEÇÃO 13

Doenças Neurogenéticas Passíveis de Tratamento

Doenças Neurogenéticas Passíveis de Tratamento

31

Charles Marques Lourenço
Roberto Giugliani
Carolina Fischinger Moura de Souza

Introdução

Sabe-se que, apesar da enorme evolução em relação às estratégias de investigação e diagnóstico das doenças neurogenéticas, ainda é pequeno o número de condições que apresenta alguma forma específica de tratamento que melhore, estabilize a doença ou mesmo retarde a sua progressão.

No entanto, ainda que não disponham de tratamento específico, a grande maioria das condições neurogenéticas são passíveis de medidas clínicas que reduzem as complicações associadas e incorporam a melhoria da qualidade de vida do indivíduo afetado, tais como: fisioterapia motora, terapia ocupacional, tratamento fonoaudiológico, psicoterapia, entre outras. O manejo multiprofissional é dirigido no sentido de providenciar assistência aos problemas de coordenação por meio de métodos de reabilitação, como uso de cadeiras de rodas adaptadas, órteses e outros aparelhos que auxiliam nas tarefas do dia a dia. A fonoaudiologia é importante para o tratamento de pacientes com grave disartria, bem como para a avaliação de problemas de deglutição, que podem se desenvolver no contexto da progressão dessas enfermidades, levando a inúmeras complicações clínicas que vão desde a desnutrição até complicações respiratórias decorrentes de microaspirações. O seguimento psicológico visa estabilizar emocionalmente o paciente, bem como seus familiares e cuidadores.

Algumas estratégias terapêuticas mais específicas que vêm sendo propostas para diversas doenças neurogenéticas serão destacadas neste capítulo, que será dividido em dois grandes grupos: doenças neurogenéticas tratáveis associadas a distúrbios de movimento e encefalopatias epilépticas.

Distúrbios de movimento

Ataxia por deficiência de coenzima Q10

A deficiência primária de coenzima Q10 (CoQ10) é usualmente associada a um envolvimento multissistêmico, incluindo manifestações neurológicas como encefalopatia e hipotonia neonatal fatal até formas tardias de encefalopatia lentamente progressiva com atrofia de múltiplos sistemas em combinação de sintomas parkinsonianos, distúrbios autonômicos, ataxia cerebelar, disfunção piramidal, distonia, convulsões e deficiência intelectual.[3,4] Há descrição, também, de fenótipos associados a síndrome nefrótica resistente a corticoides (SRNS), cardiomiopatia hipertrófica isolada, retinopatia ou atrofia de nervo óptico e surdez neurossensorial progressiva.

O diagnóstico dessa rara condição genética é estabelecido a partir da hipótese diagnóstica e a determinação de mutação genética bialélica em nove genes envolvidos na síntese de coenzima Q10: *COQ2, COQ4, COQ7, COQ7, COQ8A, COQ8B, COQ9, PDSS1, PDSS2* ou por meio da detecção da redução da quantidade de CoQ10 (ubiquinona) no tecido muscular esquelético e redução da atividade dos complexos da cadeia respiratória mitocondrial: I+III e II+III.[5]

Indivíduos com diagnóstico conclusivo de deficiência primária de CoQ10 devem ser tratados com suplementação de altas quantidades de CoQ10 via oral. A dose sugerida pela literatura varia de 5-50 mg/kg/dia. A introdução da suplementação o mais precocemente possível pode estabilizar a progressão da doença e reverter algumas manifestações neurológicas, tais como o distúrbio de movimento. Contudo, em pacientes com encefalopatias graves e/ou doença renal avançada, não há reversão do quadro de base.[6]

Ataxia por deficiência de vitamina E

Em geral, a ataxia por deficiência de vitamina E manifesta-se na infância tardia ou na adolescência (entre 5 e 15 anos). Os primeiros sintomas são ataxia progressiva, tremor de mãos, perda de propriocepção e arreflexia. Outros achados são disdiadococinesia, disartria, redução da acuidade visual, sinal de Babinski. O fenótipo e a evolução podem ser bastante diversos entre diferentes indivíduos afetados, mas tendem a ser semelhantes na mesma família.

A deficiência é primária quando causada por mutações bialélicas no gene *TTPA* ou quando há expressiva redução dos níveis de alfatocoferol em plasma. Contudo, a deficiência pode ser secundária a uma outra condição metabólica como a abetalipoproteinemia, caso no qual há também redução de todas as vitaminas lipossolúveis e perfil lipídico.

Na ataxia por deficiência de vitamina E (AVED), a reposição de vitamina E resulta em melhora significativa da ataxia (sendo curativa para muitos pacientes com AVED, quando utilizada precocemente);[7] no caso da abetalipoproteinemia, alterações dietéticas também são importantes, sendo introduzida uma dieta com redução de lipídeos e suplementação oral de vitamina E (1 g/dia para crianças e 5 g/dia para o adulto).[7] No caso da AVED, orienta-se iniciar a reposição de vitamina E em uma dose de 400 mg/dia e observar a resposta clínica da criança. Contudo, há pacientes que apresentam melhor resposta na dose de 800 mg/dia.

A reposição da vitamina E na AVED corrige o defeito metabólico e é essencial para deter o progresso da doença, embora nem sempre se possa ter um restabelecimento completo do paciente. Igualmente, a reposição da CoQ10 na forma atáxica da deficiência de coenzima Q10 pode deter a progressão da doença, embora não consiga corrigir a atrofia cerebelar já instalada.

Ataxia de Friedreich

Caracteriza-se por ser uma ataxia lentamente progressiva iniciada antes dos 25 anos de idade (em média, aos 10-15 anos). Tipicamente, os pacientes afetados apresentam disartria, perda de força muscular, espasticidade de membros inferiores, disfunção vesical, escoliose, arreflexia, perda de sensibilidade vibratória e posicional e sinal de Babinski positivo. Aproximadamente dois terços dos pacientes irão apresentar cardiomiopatia, e um terço diabete *mellitus*. Em 25% dos casos, a apresentação pode ser atípica com uma manifestação mais tardia e persistência de reflexos tendíneos.[1,2]

A ataxia de Friedreich é uma condição autossômica recessiva causada por expansões de trincas GAA em região intrônica (não codificante) no gene *FXN*. Na ataxia de Friedreich, o uso da CoQ10 e da vitamina E correlacionou-se com melhora ou estabilização da cardiomiopatia hipertrófica, embora não haja melhora significativa da ataxia. Alguns estudos[1-3] sugerem que a reposição com coenzima Q10, especialmente na forma de idebenona, quando iniciada mais precocemente, pode trazer melhora dos sintomas cerebelares na ataxia de Friedreich.[1,2]

Deve ser ressaltado que medicações como a idebenona, inibidores de histona deacetilase, EPI-743, agonistas PPAR gama, nicotinamida, resveratrol e tiamina ainda estão sendo alvo de estudos clínicos para determinar o seu real benefício nos pacientes afetados por essa enfermidade.

Xantomatose cerebrotendínea

A xantomatose cerebrotendínea (CTX) é uma doença autossômica recessiva causada por mutações no gene *CYP27A1*. Caracteriza-se por uma ataxia com sinais piramidais acompanhados de achados peculiares como xantomas no tendão de Aquiles, catarata e lesões em substância branca cerebelar. Nessa rara ataxia metabólica, o diagnóstico é feito pela presença de níveis aumentados do colestanol plasmático. O tratamento preconizado nesse caso é o uso do ácido quenodeoxicólico, na dose de 750 mg/dia (15 mg/kg/dia), dividido em três doses diárias.[6] Mais recentemente, uso do ácido cólico vem sendo postulado como uma alternativa mais segura para crianças com xantomatose por não exacerbar o quadro de diarreia já causado pela doença e por ser menos hepatotóxico que o ácido quenodeoxicólico.[6]

Entre as ataxias hereditárias de causa metabólica, duas enfermidades lisossômicas, a doença de Niemann-Pick tipo C e um subtipo de lipofuscinose ceroide neuronal (CLN2) são exemplos de ataxias neurodegenerativas para as quais existem terapias específicas aprovadas.

Doença de Niemann Pick tipo C

A doença de Niemann-Pick tipo C (NPC, que é distinta do ponto de vista genético, bioquímico e fisiopatogênico das doenças de Niemann-Pick A e B, causadas por deficiência da esfingomielinase ácida, por mutações no gene *SMPD1*), é causada por um distúrbio do trânsito intralisossomal de colesterol não esterificado a partir de mutações nos genes *NPC1* ou *NPC2*. Pacientes com essa doença apresentam sintomatologia diversificada que pode englobar desde fenótipos pré-natais (com hidropsia fetal não imune), perinatais, infantil precoce e infantil tardia e juvenil, até casos com apresentação dos primeiros sintomas na idade adulta (predominando sinais de demência e/ou distúrbio de movimento).[8]

No caso de NPC, uso de um aminoaçúcar conhecido como N-butil-desoxinojiromicina (miglustate) diminui o acúmulo secundário de gangliosídeos GM2 e GM3 no sistema nervoso central de pacientes com NPC. Embora não traga uma cura, trata-se de uma terapia modificadora da enfermidade que pode estabilizar e/ou retardar por anos a progressão da doença, mas que não prescinde das terapias de reabilitação, que seguem fundamentais no manejo do paciente.[8] Outra potencial terapia em estudo para essa enfermidade é o 2-hidroxipropil-ciclodextrina, administrado de forma intracerebroventricular, que vem sendo alvo estudo clínico conduzido pelo NIH, nos Estados Unidos.[9]

Lipofuscinose ceroide neuronal tipo 2 (CLN2)

Um dos grupos mais prevalentes de doenças neurológicas progressivas da infância, as lipofuscinoses ceroides (NCL), levam esse nome devido ao acúmulo progressivo de lipopigmentos lipofuscina e ceroide dentro dos neurônios, associados à perda neuronal predominante no córtex cerebral e cerebelar. Existem 14 subtipos descritos desse grupo de doenças até o momento, abrangendo desde formas neonatais até formas de início na idade adulta. Diz-se que a prevalência conjunta das NCL é de 1:25.000, podendo chegar até 1 em cada 8.000 nascimentos.[10]

A lipofuscinose ceroide neuronal tipo 2 é causada por mutações no gene *CLN2*, levando à deficiência da enzima tripeptidil peptidase 1 (TPP1), cuja função consiste em clivar tripeptídos do término-N de pequenas proteínas. Há evidências também de que a TPP1 seja importante para a degradação de neuropeptídios.

Recentemente, essa enfermidade rapidamente neurodegenerativa teve terapia de reposição enzimática intracerebroventricular, com a enzima TPP1 recombinante, aprovada pelo FDA. A partir de estudos em modelos animais de CLN2 que exibiam ataxia e mioclonias, observou-se resposta clínica positiva após administração precoce da medicação diretamente no SNC. A resposta nos estudos com modelos animais culminou com a realização do estudo clínico em crianças cujos resultados de fase 1/2 e posteriormente de fase 3 foram bastante encorajadores.[10,11]

Dado o curso devastador e a natureza progressiva da doença na sua forma típica, o tratamento com a enzima recombinante deve ser feito assim que o diagnóstico seja estabelecido, pois a evidência apontada pelos estudos clínicos é que, quanto mais precoce a intervenção terapêutica específica, mais se consegue prevenir, evitando a continuidade da progressiva deterioração motora e cognitiva.[12-14]

Doença de Wilson

A doença de Wilson, também chamada de degeneração hepatolenticular progressiva, é um erro inato do metabolismo do cobre, autossômico recessivo, causado por mutações no gene *ATP7B*. Pode manifestar-se como um distúrbio hepático, neurológico, psiquiátrico e hematológico, sendo, geralmente, uma combinação desses. Pode acometer indivíduos de 3 até acima de 50 anos de idade. Os sintomas variam mesmo dentro das mesmas famílias.[56]

O envolvimento hepático acontece mais precocemente na vida e pode manifestar-se como icterícia recorrente, hepatites repetidas ou doença hepática crônica.

Nas formas neurológicas, os pacientes usualmente apresentam manifestações neurológicas na segunda ou terceira década de vida. Tremor geralmente é o sintoma inicial, tendo características mistas (tremor de repouso e ação). A coreia não ocorre sozinha, e sim em combinação com distonia, rigidez, disfagia e disartria. Disartria comumente é um achado precoce. Achados cerebelares também são comuns nos casos juvenis.[57]

Cerca de 20% dos pacientes apresentam anormalidades psiquiátricas como manifestação inicial da doença. Os achados psiquiátricos relacionados incluem manifestações esquizofreniformes ou paranoides, distúrbios do humor, alucinações e ilusões, comportamento desinibido e perda do *insight*. Raramente, os pacientes com doença de Wilson apresentarão demência. Quando ocorre, a demência tem características predominantemente subcorticais e pode ser reversível.

A doença de Wilson é tratável e, embora possa ser potencialmente curada com transplante de fígado, os agentes quelantes que aumentam a excreção urinária do cobre são a primeira linha de tratamento. A D-penicilamina é ainda a primeira escolha e sua eficácia deve ser demonstrada, por meio do aumento da excreção do cobre, na urina de 24 horas (os valores devem ser de 5 a 10 vezes o valor normal). Valores baixos sugerem não aderência, ou que as reservas de cobre no organismo já foram adequadamente depletadas, ou que o diagnóstico é incorreto. Trientine pode ser utilizado nos indivíduos que não toleram D-penicilamina. O zinco interfere com absorção do cobre pelo trato gastrointestinal, mas seu uso parece ser mais efetivo após correção do excesso de cobre com uso de agentes quelantes. O transplante hepático é reservado para os indivíduos que falham em responder ao tratamento medicamentoso.[56,57]

Síndromes de Brown-Vialetto-Van Laere e de Fazio-Londe

As síndromes de Brown-Vialetto-Van Laere (BVVL) e de Fazio-Londe (FL) pertencem ao espectro do grupo de enfermidades causadas pela disfunção dos transportadores celulares de riboflavina, particularmente dos genes *SLC52A2* e *SLC52A3*.[16,17]

Ambas podem ser diferenciadas clinicamente pela presença de surdez neurossensorial associada à doença do neurônio motor de caráter progressivo em BVVL enquanto em FL não há surdez neurossensorial e os sintomas bulbares são mais proeminentes.[16,17] Na prática, contudo, há uma sobreposição clínica entre as duas síndromes; e a descoberta de mutações nos genes transportadores de riboflavina em ambas fez com que a diferenciação clínica entre as duas já não seja tão relevante.[17]

A apresentação clínica pode ocorrer desde a infância precoce até a idade adulta. Os sintomas podem ser bastante variáveis: envolvimento dos nervos cranianos (VIII, IX, X, XI, XII), doença do neurônio motor inferior e superior, fraqueza facial, ataxia sensitiva, atrofia óptica, disfunção respiratória (com acometimento da musculatura do diafragma).[18-20]

O tratamento com riboflavina (dose variando de 7 a 60 mg/kg/dia) pode normalizar as alterações metabólicas detectadas em BVVL, levando à estabilização clínica ou mesmo melhora de vários sintomas.[21,22] Não há, até o momento, nenhum marcador bioquímico capaz de avaliar a resposta à terapia. O tratamento deve ser realizado assim que o diagnóstico for feito, visto que alguns sintomas, como a paralisia diafragmática, podem ser irreversíveis.[23]

Epilepsias "metabólicas" tratáveis

Deficiência de antiquitina

Trata-se de uma epilepsia de causa autossômica recessiva (mutações no gene *ALDH7A1*) responsiva à piridoxina cuja prevalência pode girar em torno de 1:20.000 a 1:600.000; sua apresentação clássica compreende uma encefalopatia epiléptica com diferentes tipos de crises convulsivas de início neonatal ou nos primeiros meses de vida.[24] Mais recentemente, fenótipos mais atenuados com início mais tardio vêm sendo descritos (inclusive com início de crises convulsivas apenas aos 17 anos de idade).[24]

Outras manifestações clínicas dessa enfermidade podem envolver achados neurológicos (como movimentos fetais anormais, sinais de encefalopatia hipóxica isquêmica, distonia, crises mioclônicas audiogênicas, irritabilidade, deficiência intelectual) e não neurológicos (dificuldade respiratória, distensão abdominal, vômitos biliares, hepatomegalia, hipotermia, choque e acidose).[24]

Os padrões eletroencefalográficos dessa doença podem variar desde surto-supressão (padrão mais clássico) até mesmo hipsarritmia ou descargas epilépticas focais ou multifocais. Não é incomum que pacientes afetados por essa enfermidade também apresentem alterações em exame de ressonância magnética de encéfalo como atrofia ou hipoplasia hemisférica, atrofia cerebelar, hemorragia intracerebral, hiperintensidade periventricular, e até mesmo displasia cortical já foi descrita.[25]

Um teste terapêutico com piridoxina intravenosa (100 mg) e/ou oral/enteral (30 mg/kg/dia) é importante para o diagnóstico dessa doença.[24] A administração intravenosa de piridoxina pode levar à normalização dos achados eletroencefalográficos, embora nem sempre isso ocorra, ou seja, podemos ter pacientes afetados por essa enfermidade que ainda apresentam atividade epileptiforme mesmo após o teste terapêutico com piridoxina.[25]

Um aumento do semialdeído α-aminoadípico (α-AASA) na urina ou da razão plasmática do α-AASA/Δ1-1-piperideína-6-carboxilase, além do aumento plasmático do ácido pipecólico, podem ser biomarcadores úteis para *screening* de pacientes com vistas a sequenciamento do gene *ALDH7A1*.[24] Outros achados bioquímicos não específicos podem ser detectados na relação plasma/líquor cefalorraquidiano de alguns aminoácidos (com aumento da treonina, glicina, taurina, histidina, 3-metiltirosina, alanina e glutamina) e na alteração de neurotransmissores cerebrais (diminuição do ácido gama-aminobutírico e aumento do glutamato no líquor).[24]

A administração aguda de 100 mg de piridoxina deve ser seguida sempre por administração oral/enteral de longo prazo na dose de 15-30 mg/kg/dia em pacientes responsivos.[26] Dieta restrita em lisina pode representar uma ferramenta terapêutica útil.[26] O racional para essa dieta baseia-se no fato de que mesmo a reposição de piridoxina ao longo da vida pode não alterar outras manifestações neurológicas da doença como deficiência intelectual, que podem ser decorrentes do aumento de metabólitos neurotóxicos do catabolismo da lisina.

A suplementação com L-arginina também vem sendo proposta como uma alternativa à dieta restrita em lisina como forma de melhorar o desenvolvimento neurocognitivo dos pacientes (mesmo quando não apresentam crises convulsivas).[27] Nesse caso, o objetivo é realizar uma inibição competitiva do transporte da lisina cerebral com subsequente redução do acúmulo do α-AASA.[25] Mais recentemente, o uso de oligonucleotídeos *antisense ex vivo* para correção do *splicing* de RNA em linfoblasto de paciente com a mutaço c.75C>T no gene *ALDH7A1* foi realizado, abrindo novas perspectivas terapêuticas para essa doença no futuro.[28]

Deficiência de piridoxamina 5'-fosfato oxidase

A piridoxamina 5'-fosfato oxidase (PNPO) é um enzima essencial para a síntese de PLP (piridoxal fosfato) a partir da piridoxina oriunda da dieta e do fosfato de piridoxamina.[30] A deficiência de PNPO é causada por mutações no gene *PNPO*, possuindo uma herança autossômica recessiva.[31]

A deficiência de PNPO foi descrita inicialmente como encefalopatia neonatal devastadora apresentando-se como convulsões não responsivas à piridoxina nas primeiras horas após o nascimento, com padrão de surto-supressão no eletroencefalograma e desconforto respiratório precoce levando ao coma.[32]

As crises convulsivas nessa doença têm semiologia variável (predominando as do tipo tônico e mioclônico) e podem se iniciar desde o período pré-natal até o 5º mês de vida. Distonia, prematuridade, alterações bioquímicas (como acidose metabólica, hiperlacticemia, hipoglicemia), anemia e sintomas gastrointestinais (como distensão abdominal e hepatomegalia) também fazem parte dos sintomas clínicos dessa enfermidade.[33-35]

Pacientes com deficiência de PNPO, inicialmente considerados como responsivos tão somente ao PLP, podem apresentar resposta clínica ou eletroencefalográfica à piridoxina (alguns deles sofrendo, inclusive, com status *epilepticus* após troca de piridoxina para PLP).[36] Atualmente, postula-se que todas as crianças com deficiência de PNPO devem ser submetidas a teste terapêutico com piridoxina em caso de não apresentar resposta ao PLP.[37] Dessa forma, podemos considerar que a melhor sequência diagnóstica para deficiência de PNPO consiste no sequenciamento desse gene em um paciente que tenha apresentado resposta clínica à administração de piridoxina/PLP.

O PLP pode ser administrado de forma oral ou enteral na dose de 30-60 mg/kg/dia, embora alguns pacientes possam necessitar de doses mais altas (chegando até 100 mg/kg/dia). A piridoxina pode ser administrada na mesma dose utilizada para pacientes com deficiência de antiquitina.[37]

Recentemente, mutações no gene *PROSC* foram descritas como causa de uma nova encefalopatia epiléptica responsiva à administração de PLP e deve entrar no diagnóstico diferencial de pacientes com responsividade à piridoxina ou ao PLP nos quais mutações nos genes *ALDH7A1* e *PNPO* não foram detectadas.[39]

A hiperprolinemia tipo II pode ser incluída no grupo de enfermidades responsivas à piridoxina/PLP. Trata-se de uma rara enfermidade neurometabólica de caráter autossômico recessivo causada por mutações no gene ALDH4A1,[38] causando deficiência da desidrogenase da Δ-1-pirrolina-5-carboxilato, uma enzima localizada na membrana interna da mitocôndria responsável pela conversão da prolina em glutamato.

Esse defeito pode resultar em depleção de piridoxina com o surgimento de crises convulsivas. No geral, a hiperprolinemia tipo II é considerada uma entidade benigna, embora os pacientes possam ter alta predisposição a crises convulsivas recorrentes. Pacientes que apresentem responsividade ao teste terapêutico com piridoxina intravenosa, mas sem mutações nos genes *ALDH7A1* ou *PNPO* devem ser investigados para hiperprolinemia tipo II. Algumas alterações em biomarcadores úteis nessa doença incluem aumento sérico da prolina, aumento da Δ-1-pirrolina-5-carboxilato em urina e redução da atividade enzimática da desidrogenase da Δ-1-pirrolina-5-carboxilato em leucócitos e fibroblastos.[38]

Deficiência de folato cerebral

A deficiência de folato cerebral pode ser decorrente de diversas doenças neurometabólicas, desde doenças doenças mitocondriais (como a síndrome de Kearns-Sayres) até causas autoimunes (como a produção de autoanticorpos contra o receptor de folato cerebral FORL1).[40]

A epilepsia responsiva ao ácido folínico compreende, contudo, duas doenças genéticas diferentes: uma seria a própria epilepsia responsiva à piridoxina (quando se observou que havia um subgrupo de pacientes com esse tipo de epilepsia que apresentavam resposta ao uso de ácido folínico, ou seja, não era uma entidade à parte como se pensava previamente, mas sim uma das apresentações de pacientes com mutação no gene antiquitina)[29] e a outra a deficiência do receptor cerebral do folato, causada por mutações no gene *FORL1*.

A deficiência do receptor cerebral de folato FORL é uma doença autossômica recessiva em que o paciente pode exibir, inicialmente, um período de desenvolvimento neuropsicomotor dentro da normalidade, seguida por regressão neurológica, caracterizada por declínio cognitivo, ataxia, hipotonia, alteração comportamental (como comportamento "autista-*like*"), microcefalia pós-natal, discinesias, espasticidade e desenvolvimento de epilepsia de início precoce. As crises convulsivas são usualmente do tipo mioclônico e podem aparecer até o terceiro ano de vida (crises convulsivas do tipo tônico e astáticas também são descritas, assim cono crises do tipo espasmo infantil).[41]

O principal marcador bioquímico da doença é a confirmação de níveis extremamente baixos de 5-metiltetra-hidrofolato (5-MTHF) no líquido cefalorraquidiano (com níveis normais de folato sérico). Já que uma diminuição de 5-metiltetra-hidrofolato pode ser encontrada em algumas doenças neurometabólicas como um achado secundário, é importante realizar o sequenciamento do gene *FORL1* para confirmação do diagnóstico (caso não haja mutações nesse gene, deve ser feita a pesquisa de autoanticorpos séricos contra o receptor de folato cerebral, para excluir a possibilidade de se tratar de uma enfermidade não genética).[40,41]

As crises convulsivas na deficiência de FORL1 respondem à suplementação oral com ácido folínico (1-5 mg/kg/dia) com subsequente melhora clínica do neurodesenvolvimento do paciente. É importante frisar que o ácido fólico não deve ser usado em casos de suspeita de deficiência de folato cerebral, pois não apenas é ineficaz, como também pode piorar as crises convulsivas no paciente.[41,42] Curiosamente, há descrição de um paciente com mutações no gene *FORL1* que apresentou melhora das crises convulsivas com uso de piridoxal-fosfato (PLP) em combinação com o ácido folínico, embora ainda não haja explicação bioquímica para essa resposta das crises convulsivas quando o PLP foi adicionado ao tratamento clínico da sua encefalopatia epiléptica.

No caso de pacientes com autoanticorpos contra o receptor FORL1, observou-se também benefício terapêutico com uma dieta sem leite, visto que se observou correlação entre retirada do leite da dieta com *downregulation* da produção de autoanticorpos contra esse receptor.[43]

Vale salientar que outras enfermidades podem ter diminuição do 5-MTHF no líquor, como a síndrome de Kearns-Sayres, a deficiência de di-hidrofolato redutase (DHPR, distúrbio genético envolvendo as pterinas cerebrais), a deficiência da metilenotetrahidrofolato redutase (MTHFR), entre outras. Nessas doenças, a reposição de ácido folínico (e não ácido fólico) faz parte do tratamento medicamentoso e deve ser utilizado pelo médico tratante.

Recentemente, foi descrito um paciente com mutação no gene STXBP1 que apresentou aparente melhora das crises convulsivas quando tratado com ácido folínico, porém ainda é um relato isolado, já que outros pacientes com mutação nesse gene mostram resposta refratária a diversos anticonvulsivantes e cofatores vitamínicos.

A deficiência de transcobalamina II, a síndrome da má-absorção hereditária de folato, deficiência de glutamato-forminotransferase e as deficiências de metionina sintetase (deficiência de cobalamina G) e de metionina sintetase redutase (deficiência de cobalamina E) também podem cursar com deficiência de folato cerebral, porém usualmente cursam com deficiência de folato sérico, sendo indicada a reposição de ácido fólico nesses casos, bem como de ácido folínico.

Na deficiência do receptor FORL1, exames neurorradiológicos podem evidenciar atraso de mielinização, atrofia cerebelar, calcificações bilaterais em núcleos da base, além da diminuição dos picos de colina e inositol no exame de ressonância magnética com espectroscopia.[40,41]

Distúrbios congênitos do metabolismo da serina

Quatro distúrbios metabólicos distintos, com características clínicas semelhantes, herdados de maneira autossômica recessiva, envolvem o metabolismo da serina:

deficiência da 3-fosfoglicerato desidrogenase (3-PGDH), deficiência da fosfoserina aminotransferase (PSAT), deficiência da fosfoserina fosfatase (PSP) e deficiência do transportador da serina.[43,44]

A deficiência de 3-PGDH é o distúrbio do metabolismo da serina mais comum e pode ter apresentação infantil, juvenil e adulta. A apresentação infantil compreende microcefalia congênita, crises convulsivas intratáveis, retardo de crescimento intrauterino, grave atraso neuropsicomotor, catarata congênita, hipogonadismo, anemia megaloblástica e quadriplegia espástica.[43] As crises convulsivas nessa doença podem ser de tipos variados, já tendo sido descritos: espasmo infantil (cerca de 75% dos pacientes), tônico-clônicos, tônicas, atônicas, gelásticas, mioclônicas e de ausência.[43]

Na forma de apresentação tardia da deficiência de 3-PGDH, deficiência intelectual de leve à moderada, crises convulsivas tipo ausência e distúrbio de comportamento já foram descritos. Na forma de apresentação na vida adulta, podemos encontrar deficiência intelectual, neuropatia periférica, ataxia cerebelar e nistagmo.[43]

Pacientes com deficiência de PSAT usualmente apresentam microcefalia adquirida, dificuldades de alimentação e crises convulsivas intratáveis.[45] Hipomielinização cerebral, crises convulsivas, microcefalia progressiva e atraso de neurodesenvolvimento são sintomas descritos na deficiência do transportador da serina. A deficiência de PSP foi identificada até o momento em um único paciente que já possuía diagnóstico de síndrome de Williams, além de apresentar retardo de crescimento intrauterino, microcefalia congênita, atraso de desenvolvimento neuropsicomotor e dificuldade de alimentação.[46]

Os principais marcadores bioquímicos dos distúrbios do metabolismo da serina consistem na diminuição dos níveis de serina no líquido cefalorraquidiano e no plasma (amostra deve ser coletada sempre em jejum).[43,44] Níveis diminuídos de glicina também podem ser observados. A confirmação diagnóstica pode ser feita pela pesquisa da atividade enzimática em fibroblastos (no caso da deficiência de 3-PGDH e de PSP) e, preferencialmente, pelo estudo molecular dos genes envolvidos nos diferentes subtipos desse grupo de doenças.[43,44]

Atraso de mielinização e hipomielinização cerebral já foram observadas na deficiência de 3-PGDH, bem como atrofia cortical/subcortical com alteração difusa da substância branca cerebral na deficiência de PSAT.[44,45]

Na forma infantil da deficiência de 3-PGDH, suplementação oral de serina (200-700 mg/kg/dia) resultou em melhora das crises convulsivas, normalização dos níveis de serina no líquor e melhora do crescimento do perímetro cefálico. Suplementação adicional com glicina (200 mg/kg/dia) foi geralmente necessária para estabilização clínica do paciente. Doses menores de serina (100-150 mg/kg/dia) foram utilizadas em pacientes com a forma juvenil da deficiência de 3-PGDH com resultados satisfatórios.[43,44] No fenótipo de início adulto dessa doença, houve melhora clínica com dose de serina entre 80-120 mg/kg/dia.[43]

Prevenção completa dos sintomas neurológicos foi conseguida em um paciente cuja genitora foi tratada com suplementação oral de serina a partir da 27ª semana de gestação após diagnóstico pré-natal de deficiência de 3-PGDH. Outra paciente, com diagnóstico de deficiência de PSAT, tratada a partir do primeiro dia de vida, também mostrou evolução sem desenvolver sintomas neurológicos da doença.[43] Estudos clínicos ainda não foram realizados para o tratamento da deficiência do transportador da serina.[44]

Deficiência de biotinidase/deficiência de holocarboxilase sintetase

A deficiência de biotinidase é um erro inato do metabolismo de herança autossômica recessiva decorrente de defeito no processo de reciclagem da biotina levando à alteração de diversas carboxilases dependentes de biotina (por isso essa doença e a deficiência de holocarboxilase sintetase são conhecidas como "deficiência de carboxilases múltiplas").[47] Como consequência desse defeito metabólico envolvendo a biotina, vários metabólitos neurotóxicos e "epileptogênicos" se acumulam.[47]

Na forma clássica da doença, pacientes apresentam crises convulsivas, hipotonia, dificuldades respiratórias, *rash* cutâneo, alteração de substância branca cerebral e alopecia. A semiologia das crises convulsivas é variável bem como o padrão eletroencefalográfico, indo desde normalidade até hipsarritmia. Com a progressão da doença, atraso de neurodesenvolvimento, ataxia, neuropatia óptica e surdez neurossensorial são observados.[47,48]

Os achados de neuroimagem são variáveis, sendo descritas desde ressonância magnética de encéfalo dentro da normalidade até alterações estruturais como atrofia cortical/subcortical, diminuição da substância branca cerebral, aumento de ventrículos e anormalidade de sinal em núcleos da base (diminuição ou edema dos núcleos da base, hipointensidade dos núcleos caudado e lentiforme ou hiperintensidade do globo pálido).[48]

Os marcadores bioquímicos da deficiência de biotinidase incluem aumento de do ácido 3-OH-isovalérico na cromatografia dos ácidos orgânicos em urina, acidose láctica, moderada hiperamonemia.[48] O diagnóstico pode ser confirmado com o ensaio enzimático para biotinidase em papel-filtro ou em plasma, podendo ser complementado pelo teste genético molecular, especialmente nos casos em que se detecta deficiência parcial dessa enzima. O diagnóstico da deficiência de holocarboxilase sintetase usualmente requer teste enzimático em fibroblastos ou análise genético-molecular.[48]

As crises convulsivas respondem rapidamente à suplementação oral com biotina, sendo recomendado seu uso como teste terapêutico (5-10 mg/dia). Nesse sentido, teste terapêutico oral de biotina deve ser feito em toda criança com crises convulsivas refratárias de início precoce, especialmente se houver outros achados clínicos compatíveis.[47,48]

A administração oral de biotina em pacientes diagnosticados em fase pré-sintomática por meio dos programas de triagem neonatal podem prevenir todas as manifestações clínicas e bioquímicas da doença. Na deficiência de holocarboxilase sintetase, usualmente são utilizadas doses maiores de biotina (chegando até 30-50 mg/dia).[48]

Erros inatos do metabolismo da creatina

Os distúrbios metabólicos da creatina incluem três doenças raras nas quais o mecanismo energético intracelular está afetado, especialmente no músculo e no cérebro: deficiência de guanidinoacetato metiltransferase (GAMT), deficiência de amidinotransferase arginina-glicina (AGAT) e deficiência do transportador de creatina. As deficiências de GAMT e AGAT são de herança autossômica recessiva e a deficiência do transportador de creatina é de herança ligada ao X.[49]

Os sintomas nessas enfermidades são decorrentes não só da deficiência cerebral de creatina, mas também do acúmulo de metabólitos neurotóxicos (como o guanidinoacetato na deficiência de GAMT).[49]

Essas três doenças compartilham sintomas semelhantes: deficiência intelectual, atraso de linguagem, distúrbios comportamentais, crises convulsivas. Crises epilépticas (compreendendo diversos tipos como mioclônicas, mioclônico-astáticas, tônico-clônico generalizadas, ausências, *drop attacks*, parciais com generalização secundária) costumam ser os sintomas iniciais frequentes.

Usualmente, a deficiência de GAMT caracteriza-se por encefalopatia epiléptica de início precoce, atraso de neurodesenvolvimento ou regressão neurológica, deficiência intelectual, comportamento autista-*like* e distúrbio de movimento (como atetose, coreia, coreoatetose, balismo e distonia).[49]

Na deficiência de AGAT, crises convulsivas são incomuns (com exceção de crises convulsivas febris) e, na deficiência do transportador de creatina, a epilepsia é usualmente responsiva ao manejo farmacológico e menos grave que na deficiência de GAMT.[49]

Nenhum dos erros inatos do metabolismo da creatina possui padrões de EEG típicos, no entanto lesões bilaterais em globo pálido podem ser vistas na deficiência de GAMT e a ausência/diminuição do pico de creatina na espectroscopia é achado comum às três doenças, sendo usualmente o marcador diagnóstico mais consistente para essas enfermidades. É importante lembrar que as mulheres heterozigotas para a mutação causadora da forma ligada ao X de deficiência de creatina podem ter pico de creatina presente na ressonância (exibindo ou não sintomas clínicos), embora esse seja usualmente diminuído em relação ao pico controle normal desse metabólito.

Níveis elevados de guanidinoacetato em todos os líquidos corporais (especialmente líquor e sangue) são os biomarcadores principais da deficiência de GAMT. Na deficiência de AGAT, níveis baixos de guanidinoacetato em plasma, urina e líquor podem ser encontrados e, na deficiência do transportador da creatina, o aumento da razão creatina/creatinina em urina é o principal marcador bioquímico.[49]

Na deficiência de GAMT, suplementação oral com monoidrato de creatina (0,350-2 g/kg/dia) resulta em controle das crises convulsivas e melhora do distúrbio de movimento, regressão das lesões em globos pálidos e restauração da *pool* de creatina em músculo (aumento dos níveis plasmáticos de creatina) e no cérebro (com aparecimento do pico de creatina no exame de ressonância magnética com espectroscopia).[49] Adicionalmente, restrição dietética da arginina (15 mg/kg/dia) e suplementação com aspartato de ornitina (350-800 mg/kg/dia) trazem mais benefícios no seguimento de longo prazo desses pacientes. Infelizmente, esses tratamentos aparentam não trazer benefícios nos aspectos de neurodesenvolvimento (como cognição, comportamento e desenvolvimento neuromotor).[49]

Na deficiência de AGAT, a suplementação oral de creatina melhora o prognóstico neurológico dos pacientes, porém na deficiência do transportador da creatina cerebral, mesmo uma suplementação de creatina em altas doses não aparenta trazer benefícios para os pacientes.

Deficiência do cofator molibdênio (MoCo)

Deficiência do cofator molibdênio é uma enfermidade autossômica recessiva caracterizada por alteração das enzimas dependentes do molibdênio como a sulfito oxidase, a xantina oxidase, a nitrato redutase e as nitrogenases. Os sintomas da doença decorrem dos efeitos neurotóxicos do acúmulo dos sulfitos no sistema nervoso central, decorrentes da deficiência dessas enzimas.[50]

Diversas mutações já foram descritas nos genes envolvidos na codificação das enzimas responsáveis pela biossíntese do cofator molibdênio (MoCo). Dois terços dos pacientes com deficiência de MoCo podem ser classificados como possuidores da forma tipo A, causada pela deficiência da enzima monofosfato cíclico de piranopterina (cPMP), sendo essa a única forma passível de tratamento até o momento.[50,51]

Dois fenótipos da deficiência do cofator molibdênio são relatados na literatura: um com apresentação precoce e marcado por grave encefalopatia epiléptica (crises convulsivas neonatais intratáveis, alteração de tônus, anormalidades respiratórias, dificuldades de alimentação) e uma forma de início mais tardio em que o paciente apresenta atraso global de neurodesenvolvimento.[50,51]

De modo geral, envolvimento visual, motor e de linguagem (com níveis diferentes de gravidade) são observados em todos os pacientes. Achados dismórficos (como bochechas proeminentes e dorso nasal curto com filtro nasolabial longo) podem ser observados em alguns pacientes com a forma de apresentação precoce da doença.[50,51]

Padrão de surto-supressão é frequentemente encontrado no EEG.[50] Achados da ressonância magnética de encéfalo podem envolver lesões em globos pálidos e subtalâmicos bilaterais, áreas de infarto cerebral, lesões multicísticas subcorticais, atrofia cerebral cortical e subcortical progressiva, além de alterações difusas da substância branca cerebral. A investigação laboratorial pode evidenciar diminuição do ácido úrico sérico e urinário, além de teste para sulfito positivo na urina, bem como aumento de xantina, hipoxantina e S-sulfocisteína em urina.[50,51]

Uma paciente com a forma de deficiência do cofator molibdênio do tipo A foi tratada com dose intravenosa de cPMP na dose de 80-160 µg/kg/dia.[50,51] O tratamento resultou em significativa melhora clínica e eletroencefalográfica (incluindo melhora do controle das crises convulsivas e do estado de alerta do paciente e redução das descargas epileptiformes), bem como normalização dos marcadores bioquímicos da doença.[50,51]

Outro paciente, diagnosticado de forma pré-natal com esse mesmo subtipo, foi tratado com dose de cPMP 80 µg/kg nas primeiras 4 h após o nascimento (com aumento posterior para 240 µg/kg) e também não apresentou crises convulsivas nos primeiros dias de vida, e os marcadores urinários xantina, ácido úrico, hipoxantina e S-sulfocisteína normalizaram em um espaço de 1-2 semanas.[51] Aos 21 meses de vida, contudo, o paciente ainda apresentava leve atraso cognitivo, porém com normalidade de marcos motores. Outros efeitos clínicos comparáveis foram observados em 8 de 11 pacientes tratados com o subtipo A que ficaram livres de crises convulsivas e tiveram os biomarcadores urinários normalizados após 5 anos de tratamento com o cPMP intravenoso.[51]

Deficiência de GLUT1

A deficiência do transportador da glicose do tipo 1 (GLUT1) consiste em uma doença neurometabólica de herança autossômica dominante, na maioria dos casos causada por mutações *de novo* no gene *SCL2A1* (há também casos descritos de microarranjos genômicos envolvendo esse gene e outros tanto por microdeleção cromossômica/genômica, quanto por microduplicação). Trata-se de um transportador de glicose com grande expressão no cérebro, placenta e eritrócitos.[53]

A principal alteração metabólica na doença é a hipoglicorraquia, porém a razão da glicose no líquido cefalorraquidiano/plasma também é importante para o diagnóstico dessa enfermidade (em geral, razão de glicorraquia/glicemia menor que 0,35 é fortemente sugestiva de deficiência de GLUT1, mas há casos com fenótipo bioquímico mais atenuado, podendo apresentar valores mais altos que 0,59).[53] É importante lembrar que hipoglicorraquia pode ocorrer no contexto de outras doenças como meningite, paciente em status *epilepticus*, enfermidades mitocondriais, estados de hipoglicemia acentuada, hemorragia subaracnóidea e carcinomatose meníngea.

A deficiência de GLUT1 envolve desde fenótipos clássicos (como encefalopatia epiléptica de início precoce, com microcefalia pós-natal, atraso neuropsicomotor e hipotonia, evoluindo para espasticidade, distúrbios de movimento como distonia e ataxia) até fenótipos não clássicos mais recentemente descritos (como ausências de início precoce, distonia paroxística induzida por atividade física com ou sem crises convulsivas, coreoatetose, hemiplegia alternante, ataxia intermitente, atraso de linguagem com diferentes graus de deficiência intelectual ou dificuldade de aprendizado, além de migrâneas recorrentes).[53]

A dieta cetogência é o padrão-ouro para tratamento essa doença e oferece uma fonte alternativa de energia para o cérebro no período de jejum. Consiste em uma dieta com alto aporte de lipídeos e restrição de carboidratos, mimetizando o estado metabólico do jejum para aumento de produção de corpos cetônicos.[54]

Alternativa terapêuticas promissoras para o futuro incluem o uso do ácido alfalipoico (que funciona como antioxidante e aumenta a captação celular de glicose e seu transporte) e o ácido tri-heptanoico (triglicerídeo que funciona como fonte energética, mais facilmente absorvido e metabolizado que os próprios corpos cetônicos).[54]

Considerações finais

Este capítulo focaliza as principais condições neurogenéticas, especialmente as relacionadas a distúrbios de movimento e encefalopatias epiléticas que podem ser alvo de medidas terapêuticas específicas. Para que possam receber esses tratamentos, os pacientes devem ser diagnosticados corretamente, o que em muitos casos exige testes bioquímicos sofisticados, disponíveis apenas em poucos centros. O sequenciamento de nova geração, especialmente por meio de painéis orientados por fenótipo, tem se constituído em uma ferramenta muito útil, acelerando o processo diagnóstico e contribuindo para um melhor entendimento do espectro fenotípico de cada situação. A disponibilidade de terapias específicas combinada com um diagnóstico cada vez mais precoce deverá levar a um melhor prognóstico para os pacientes afetados.

REFERÊNCIAS BIBLIOGRÁFICAS

1. Pineda M, Arpa J, Montero R, Aracil A, Domínguez F, Galván M, et al. Idebenone treatment in paediatric and adult patients with Friedreich ataxia: long-term follow-up. Eur J Paediatr Neurol. 2008; 12(6):470-5.
2. Myers L, Farmer JM, Wilson RB, Friedman L, Tsou A, Perlman SL, et al. Antioxidant use in Friedreich ataxia. J Neurol Sci. 2008; 267(1-2):174-6.
3. Lamperti C, Naini A, Hirano M, De Vivo DC, Bertini E, Servidei S, et al. Cerebellar ataxia and coenzyme Q10 deficiency. Neurology. 2003; 60(7):1206-8.
4. Quinzii CM, Hirano M, Naini A. Cerebellar Ataxia and CoQ10 Deficiency. J Neurol Disord Stroke. 2013; 1(1):1004.
5. Musumeci O, Naini A, Slonim AE, Skavin N, Hadjigeorgiou GL, Krawiecki N, et al. Familial cerebellar ataxia with muscle coenzyme Q10 deficiency. Neurology. 2001; 56(7):849-55.
6. Artuch R, Brea-Calvo G, Briones P, Aracil A, Galvan M, Espinos C, et al. Cerebellar ataxia with coenzyme Q(10) deficiency: diagnosis and follow-up after coenzyme Q(10) supplementation. J Neurol Sci. 2006; 246(1-2):153-8.
7. Pierre G, Setchell K, Blyth J, Preece MA, Chakrapani A, McKiernan P. Prospective treatment of cerebrotendinous xanthomatosis with cholic acid therapy. Inherit Metab Dis. 2008 dez; 31(Suppl 2):S241-5. doi:10.1007/s10545-008-0815-z.
8. Coutinho MF, Santos JI, Alves S. Less Is More: Substrate Reduction Therapy for Lysosomal Storage Disorders. Int J Mol Sci. 2016 jul 4; 17(7).
9. Coisne C, Tilloy S, Monflier E, Wils D, Fenart L, Gosselet F. Cyclodextrins as Emerging Therapeutic Tools in the Treatment of Cholesterol-Associated Vascular and Neurodegenerative Diseases. Molecules. 2016 dez 20; 21(12).
10. Tracy CJ, Whiting RE, Pearce JW, Williamson BG, Vansteenkiste DP, Gillespie LE, et al. Intravitreal implantation of TPP1-transduced stem cells delays retinal degeneration in canine CLN2 neuronal ceroid lipofuscinosis. Exp Eye Res. 2016 nov; 152:77-87.
11. Katz ML, Johnson GC, Leach SB, Williamson BG, Coates JR, Whiting REH, et al. Extraneuronal pathology in a canine model of CLN2 neuronal ceroid lipofuscinosis after intracerebroventricular gene therapy that delays neurological disease progression. Gene Ther. 2017 abr; 24(4):215-23.
12. Schulz A, Specchio N, Gissen P, et al. Intracerebroventricular cerliponase alfa (BMN 190) in children with CLN2 disease: Results from a Phase 1/2, open-label, dose-escalation study. Presented at the 15th International Conference on Neuronal Ceroid Lipofuscinosis (Batten Disease). Boston, MA; 2016 out 5-8. Abstract O48.

13. Williams RE, Adams HR, Blohm M, Cohen-Pfeffer JL, de Los Reyes E, Denecke J, et al. Management Strategies for CLN2 Disease. Pediatr Neurol. 2017 abr; 69:102-12.
14. Fietz M, AlSayed M, Burke D, Cohen-Pfeffer J, Cooper JD, Dvoáková L, et al. Diagnosis of neuronal ceroid lipofuscinosis type 2 (CLN2 disease): Expert recommendations for early detection and laboratory diagnosis. Mol Genet Metab. 2016 set; 119(1-2):160-7.
15. Wisniewski KE. Neuronal Ceroid-Lipofuscinoses. In: GeneReviews at GeneTests: Medical Genetics Information Resource (database online). Copyright, University of Washington, Seattle; 1997-2009.
16. Sathasivam S. Brown-vialetto-van laere syndrome. Orphanet J Rare Dis. 2008; 3:9.
17. Green P, Wiseman M, Crow YJ, et al. Brown-Vialetto-Van Laere syndrome, a ponto-bulbar palsy with deafness, is caused by mutations in c20orf54. Am J Hum Genet. 2010; 86:485-9.
18. Johnson JO, Gibbs JR, Megarbane A, et al. Exome sequencing reveals riboflavin transporter mutations as a cause of motor neurone disease. Brain. 2012; 135(Pt 9):2875-82.
19. Foley AR, Menezes MP, Pandraud A, et al. Treatable childhood neuronopathy caused by mutations in riboflavin transporter RFVT2. Brain. 2014; 137(Pt 1):44-56.
20. Ho G, Yonezawa A, Masuda S, et al. Maternal riboflavin deficiency, resulting in transient neonatal-onset glutaric aciduria Type 2, is caused by a microdeletion in the riboflavin transporter gene GPR172B. Hum Mutat. 2011; 32:E1976-84.
21. Bosch AM, Abeling NG, Ijlst L, et al. Brown-Vialetto-Van Laere and Fazio Londe syndrome is associated with a riboflavin transporter defect mimicking mild MADD: a new inborn error of metabolism with potential treatment. J Inherit Metab Dis. 2011; 34:159-64.
22. Cosgrove J, Datta S, Busby M. Adult onset Brown-Vialetto-Van Laere syndrome with opsoclonus and a novel heterozygous mutation: a case report. Clin Neurol Neurosurg. 2015; 128:1-3.
23. Anand G, Hasan N, Jayapal S, et al. Early use of high-dose riboflavin in a case of Brown-Vialetto-Van Laere syndrome. Dev Med Child Neurol. 2012; 54:187-9.
24. Mills PB, Footitt EJ, Mills KA, Tuschl K, Aylett S, Varadkar S, et al. Genotypic and phenotypic spectrum of pyridoxine-dependent epilepsy (ALDH7A1 deficiency) Brain. 2010; 133:2148-59.
25. Bok LA, Maurits NM, Willemsen MA, Jakobs C, Teune LK, Poll-The BT, et al. The EEG response to pyridoxine-IV neither identifies nor excludes pyridoxine-dependent epilepsy. Epilepsia. 2010; 51:1.
26. van Karnebeek CD, Stockler-Ipsiroglu S, Jaggumantri S, Assmann B, Baxter P, Buhas D, et al. Lysine-restricted diet as adjunct therapy for pyridoxine-dependent epilepsy: The PDE Consortium Consensus Recommendations. JIMD Rep. 2014; 15:1-11.
27. Pérez B, Gutiérrez-Solana LG, Verdú A, Merinero B, Yuste-Checa P, RuizSala P, et al. Clinical, biochemical, and molecular studies in pyridoxine-dependent epilepsy. Antisense therapy as possible new therapeutic option. Epilepsia. 2013; 54:239-48.
28. Mercimek-Mahmutoglu S, Cordeiro D, Cruz V, Hyland K, Struys EA, Kyriakopoulou L, et al. Novel therapy for pyridoxine dependent epilepsy due to *ALDH7A1* genetic defect: L-arginine supplementation alternative to lysine-restricted diet. Eur J Paediatr Neurol. 2014; 18:741-6.
29. Gallagher RC, Van Hove JL, Scharer G, Hyland K, Plecko B, Waters PJ, et al. Folinic acid-responsive seizures are identical to pyridoxine-dependent epilepsy. Ann Neurol. 2009; 65:550-6.
30. Mills PB, Camuzeaux SS, Footitt EJ, Mills KA, Gissen P, Fisher L, et al. Epilepsy due to PNPO mutations: Genotype, environment and treatment affect presentation and outcome. Brain. 2014; 137:1350-60.
31. Mills PB, Surtees RA, Champion MP, Beesley CE, Dalton N, Scambler PJ, et al. Neonatal epileptic encephalopathy caused by mutations in the PNPO gene encoding pyridox(am)ine 5-primephosphate oxidase. Hum Mol Genet. 2005; 14:1.
32. Plecko B, Paul K, Mills P, Clayton P, Paschke E, Maier O, et al. Pyridoxine responsiveness in novel mutations of the PNPO gene. Neurology. 2014; 22:1425-33.
33. Guerin A, Aziz AS, Mutch C, Lewis J, Go CY, Mercimek-Mahmutoglu S. Pyridox(am)ine-5-phosphate oxidase deficiency treatable cause of neonatal epileptic encephalopathy with burst suppression: Case report and review of the literature. J Child Neurol. 2015; 30:1218-25.
34. Pearl PL, Gospe SM Jr. Pyridoxine or pyridoxal-5′-phosphate for neonatal epilepsy: The distinction just got murkier. Neurology. 2014; 82:1392-4.
35. Sudarsanam A, Singh H, Wilcken B, Stormon M, Arbuckle S, Schmitt B, et al. Cirrhosis associated with pyridoxal 5′-phosphate treatment of pyridoxamine 5′-phosphate oxidase deficiency. JIMD Rep. 2014; 17:67-70.
36. Pearl PL, Hyland K, Chiles J, McGavin CL, Yu Y, Taylor D. Partial pyridoxine responsiveness in PNPO deficiency. JIMD Rep. 2013; 9:139-42.
37. Jaeger B, Abeling NG, Salomons GS, Struys EA, Simas-Mendes M, Geukers VG, et al. Pyridoxine responsive epilepsy caused by a novel homozygous PNPO mutation. Mol Genet Metab Rep. 2016; 6:60-3.

38. Mitsubuchi H, Nakamura K, Matsumoto S, Endo F. Biochemical and clinical features of hereditary hyperprolinemia. Pediatr Int. 2014; 56:492-6.
39. Darin N, Reid E, Prunetti L, Samuelsson L, Husain RA, Wilson M, et al. Mutations in *PROSC* Disrupt Cellular Pyridoxal Phosphate Homeostasis and Cause Vitamin-B_6-Dependent Epilepsy. Am J Hum Genet. 2016 dez 1; 99(6):1325-37.
40. Grapp M, Just IA, Linnankivi T, Wolf P, Lücke T, Häusler M, et al. Molecular characterization of folate receptor 1 mutations delineates cerebral folate transport deficiency. Brain. 2012; 133:2022-31.
41. Steele SU, Cheah SM, Veerapandiyan A, Gallentine W, Smith EC, Mikati MA. Electroencephalographic and seizure manifestations in two patients with folate receptor autoimmune antibody-mediated primary cerebral folate deficiency. Epilepsy Behav. 2012; 24:507-12.
42. Ramaekers VT, Sequeira JM, Blau N, Quadros EV. A milk-free diet downregulates folate receptor autoimmunity in cerebral folate deficiency syndrome. Dev Med Child Neurol. 2008; 50:346-52.
43. van der Crabben SN, Verhoeven-Duif NM, Brilstra EH, Van Maldergem L, Coskun T, Rubio-Gozalbo E. An update on serine deficiency disorders. J Inherit Metab Dis. 2013; 36:613-9.
44. Damseh N, Simonin A, Jalas C, Picoraro JA, Shaag A, Cho MT, et al. Mutations in SLC1A4, encoding the brain serine transporter, are associated with developmental delay, microcephaly and hypomyelination. J Med Genet. 2015; 52:541-7.
45. Hart CE, Race V, Achouri Y, Wiame E, Sharrard M, Olpin SE, et al. Phosphoserine aminotransferase deficiency: A novel disorder of the serine biosynthesis pathway. Am J Hum Genet. 2007; 80:931-7.
46. Jaeken J, Detheux M, Fryns JP, Collet JF, Alliet P, Van Schaftingen E. Phosphoserine phosphatase deficiency in a patient with Williams syndrome. J Med Genet. 1997; 34:594-6.
47. Wolf B. The neurology of biotinidase deficiency. Mol Genet Metab. 2011; 104:27-34.
48. Wolf B. Clinical issues and frequent questions about biotinidase deficiency. Mol Genet Metab. 2010; 100:6-13.
49. Leuzzi V, Mastrangelo M, Battini R, Cioni G. Inborn errors of creatine metabolism and epilepsy. Epilepsia. 2013; 54:217-27.
50. Atwal PS, Scaglia F. Molybdenum cofactor deficiency. Mol Genet Metab. 2016; 117:1-4.
51. Bayram E, Topcu Y, Karakaya P, Yis U, Cakmakci H, Ichida K, et al. Molybdenum cofactor deficiency: Review of 12 cases (MoCD and review). Eur J Paediatr Neurol. 2013; 171:1-6.
52. Veldman A, Santamaria-Araujo JA, Sollazzo S, Pitt J, Gianello R, Yaplito-Lee J, et al. Successful treatment of molybdenum cofactor deficiency type A with cPMP. Pediatrics. 2010; 125:e1249-54.
53. De Giorgis V, Veggiotti P. GLUT1 deficiency syndrome 2013: Current state of the art. Seizure. 2013; 22:803-11.
54. Kossoff EH, Zupec-Kania BA, Amark PE, Ballaban-Gil KR, Christina Bergqvist AG, Blackford R, et al. Practice Committee of the Child Neurology Society; International Ketogenic Diet Study Group. Optimal clinical management of children receiving the ketogenic diet: Recommendations of the International Ketogenic Diet Study Group. Epilepsia. 2009; 50:304-17.
55. Mastrangelo M. Novel genes of early-onset epileptic encephalopathies: From genotype to phenotypes. Pediatr Neurol. 2015; 53:119-29.
56. Ala A, Walker AP, Ashkan K, et al. Wilson's disease. Lancet. 2007; 369:397-408.
57. Dusek P, Litwin T, Członkowska A. Wilson disease and other neurodegenerations with metal accumulations. Neurol Clin. 2015; 33:175-204.

SEÇÃO 14

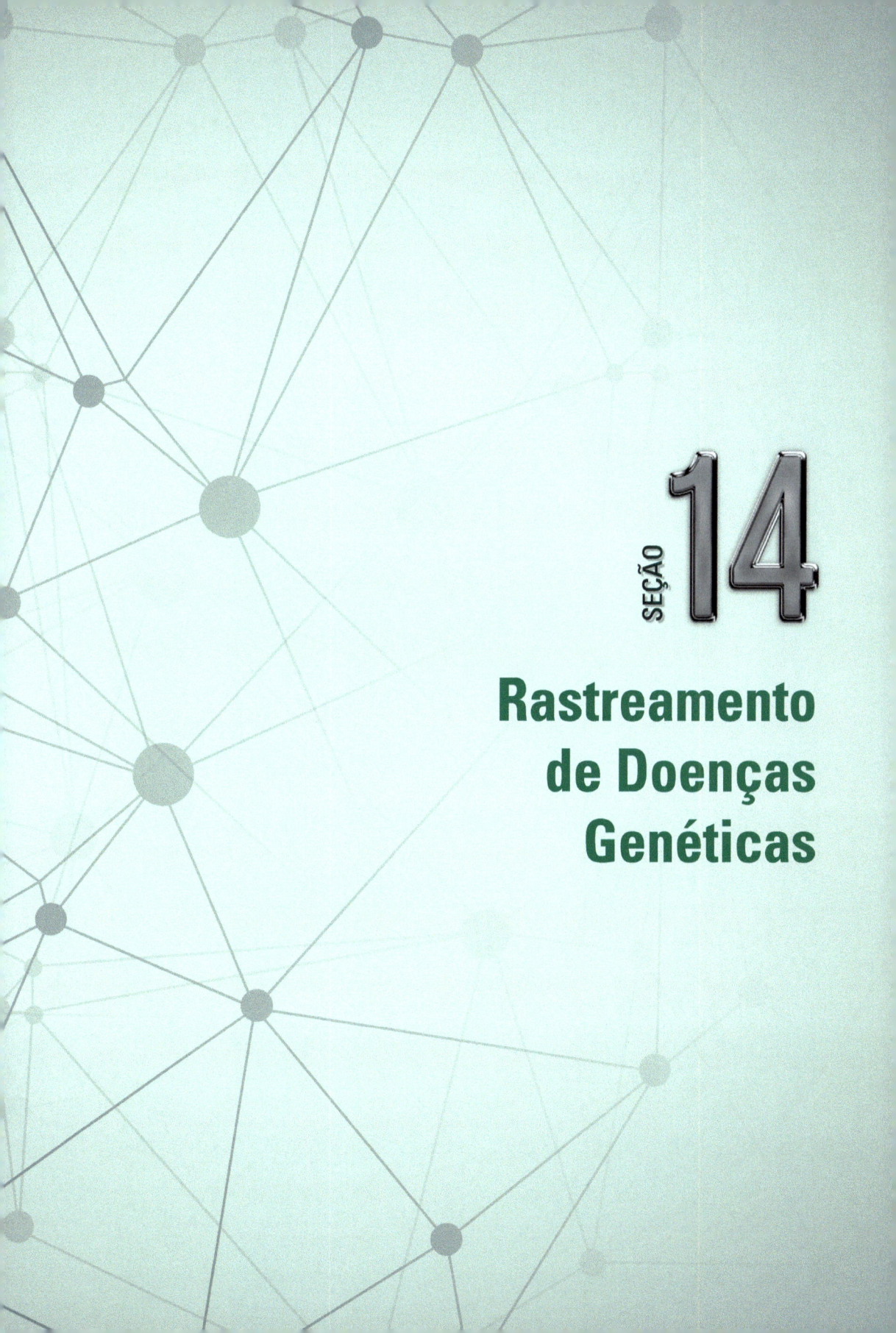

Rastreamento de Doenças Genéticas

Triagem Neonatal 32

Flavia Balbo Piazzon
Denise Maria Christofolini

Introdução

Nos últimos 8 anos, o Ministério da Saúde (MS) vem incorporando procedimentos à Triagem Neonatal, que agora consiste em: teste da orelhinha (triagem neonatal auditiva para a detecção de surdez congênita), teste do coraçãozinho (oximetria de pulso entre 24 e 48 horas de vida do bebê para o diagnóstico das cardiopatias congênitas graves), teste do olhinho (reflexo vermelho ocular para avaliar doenças oftalmológicas congênitas como catarata, glaucoma e retinoblastoma) e o teste do pezinho (triagem neonatal biológica).

O foco deste capítulo é a triagem neonatal biológica, grupo de exames de triagem bioquímicos que detectam doenças infecciosas, endócrinas, hematológicas e metabólicas que afetam o bebê precocemente, com a possibilidade de sintomas graves (por vezes letais, se não tratados) de difícil reconhecimento pelos pediatras, e em sua maioria, essas doenças são potencialmente tratáveis.

Histórico

Em 1958, o médico e pesquisador americano Robert Guthrie desenvolveu um método laboratorial para o diagnóstico da doença metabólica fenilcetonúria em amostras de sangue seco coletado em papel filtro. A partir da década de 1970, a triagem neonatal foi introduzida em praticamente todos os países desenvolvidos.

No Brasil, a triagem neonatal teve início em 1976, quando o Prof. Benjamin Schmidt (SP) criou o projeto pioneiro de triagem neonatal para fenilcetonúria na Associação de Pais e Amigos dos Excepcionais de São Paulo (APAE de São Paulo). Dez anos mais tarde, a mesma instituição dava início à triagem neonatal para o hipotireoidismo congênito.

Desde então, um número cada vez maior de doenças tem sido diagnosticadas pelo teste.[1] Também tem crescido bastante o número de países que submetem seus recém-nascidos à triagem neonatal, sendo que alguns, como o Brasil, possuem leis governamentais que regulamentam sua realização em nível nacional. A Lei Estadual nº 3.914/1983 tornou obrigatória a realização do exame em todo recém-nascido do estado de São Paulo e, a partir da década de 80, esta previa o diagnóstico precoce da fenilcetonúria e do hipotireoidismo congênito.

A triagem neonatal foi incorporada ao Sistema Único de Saúde (SUS) por meio da Portaria GM/MS nº 22, em 15 de janeiro de 1992, que determinou a obrigatoriedade do teste em todos os recém-nascidos vivos do país.[2] A Portaria nº 822, de 6 de Junho de 2001, criou o Programa Nacional de Triagem Neonatal, o qual estabeleceu o cronograma de implantação da triagem neonatal nos estados em fases, considerando a pesquisa de hemoglobinopatias na fase II, a fibrose cística na fase III e a hiperplasia adrenal congênita e deficiência de biotinidase na fase IV em 2013 (disponível na internet em http://portalms.saude.gov.br/acoes-e-programas/programa-nacional-da-triagem-neonatal/dados-sobre-o--programa-nacional-de-triagem-neonatal).

Além das doenças detectadas pelo teste do pezinho básico, é possível detectar outras doenças por meio da triagem neonatal ampliada, que pode chegar a 48 doenças. São exemplos a deficiência de G-6-PD, galactosemia, leucinose, toxoplasmose congênita, outras aminoacidopatias e defeitos do ciclo de ureia, distúrbios de ácidos orgânicos e defeitos da oxidação de ácidos graxos (Tabela 32.1).

No Brasil, a triagem neonatal com o uso da espectrometria de massas em tandem ainda não está inserida no SUS, fazendo parte somente da medicina privada e/ou saúde complementar. No entanto, a APAE de São Paulo colabora para a investigação de pacientes sintomáticos com possíveis erros inatos do metabolismo de maneira filantrópica e privada por meio da ficha clínica para erros inatos do metabolismo (disponível na internet em http://www.apaesp.org.br/pt-br/teste-do-pezinho/profissionais-de-saude/Paginas/perfil-tandem.aspx).

Epidemiologia

A incidência dos EIM é rara e variável se avaliados individualmente (por exemplo, a fenilcetonúria ocorre a cada 1:12.000 recém-nascidos e a deficiência da desidrogenase de acil-CoA de cadeia média (MCAD) a cada 1:10.000 neonatos em média no mundo), no entanto a incidência cumulativa dos EIM pode chegar a 1:1.000 recém-nascidos vivos, quando se consideram todos os EIM (doenças do metabolismo intermediário, foco principal da espectrometria de massas em tandem contida no teste do pezinho ampliado – teste super da APAE de São Paulo, doenças de depósito lisossômico, doenças mitocondriais e outros – não contempladas pela triagem neonatal neste momento no Brasil) segundo dados de Champion e colaboradores, em 2010.

No Brasil, não há dados epidemiológicos recentes para a maioria dos erros inatos do metabolismo; segundo Carvalho e colaboradores, no levantamento epidemiológico da Sociedade Brasileira de Triagem Neonatal (SBTN), a prevalência da fenilcetonúria foi de 1 a cada 24.780 recém-nascidos vivos no ano de 2002.

Genética

A maior parte dos EIM é causada por alterações no DNA nuclear. Geralmente, possuem herança autossômica recessiva, ou seja, decorrente de um evento/mutação que afeta as duas cópias de um único gene.

Uma minoria dessas doenças apresenta herança ligada ao cromossomo X, como no caso da deficiência de ornitina transcarbamilase (OTC), um defeito do ciclo da ureia detectado na versão mais ampliada da triagem neonatal. Nessa situação, as mulheres

TABELA 32.1. Doenças e condições benignas detectadas na triagem neonatal (diferentes metodologias)

Metodologia tradicional*

- Anemia falciforme
- Deficiência de biotinidase
- Deficiência de G6PD
- Fibrose cística
- Galactosemia (GAOS e GALT)
- Hiperplasia adrenal congênita
- Hipotireoidismo congênito (NTSH e NT4)
- Toxoplasmose congênita

Teste ampliado – metodologia da espectrometria de massas em tandem – aminoacidopatias e distúrbios do ciclo da ureia

- Argininemia
- Hiperargininemia transitória**
- Acidúria argininosuccínica (ASA)
- Deficiência da desidrogenase quinase dos aminoácidos aromáticos (BCKDKD)
- Citrulinemia
- Deficiência de serina
- Deficiência de citrina (citrulinemia tipo 2)
- Deficiência de piruvato carboxilase (DPC)
- Fenilcetonúria (PKU)*
- Hiperfenilalaninemia (HPHE) e deficiência de tetra-hidrobiopterina (BH4)*
- Homocistinúria (HCU)
- Síndrome de hiperornitinemia-hiperamonemia-homocitrulinúria (HHH)
- Hipermetioninemia**
- Deficiência de ornitina transcarbamilase (OTC)
- Leucinose ou doença da urina do xarope de bordo (MSUD)
- Encefalopatia por glicina
- Tirosinemia transitória**
- Tirosinemia tipo 1 (TYR-1)
- Tirosinemia tipo 2 (TYR-2)
- Tirosinemia tipo 3 (TYR-3)

Distúrbios dos ácidos orgânicos

- Deficiência de 3-metilcrotonil-CoA carboxilase (3MCC)**
- Acidemia glutárica tipo I (AG-1)
- Acidemia isovalérica (AIV)
- Acidemia malônica (AM)
- Acidemia metilmalônica (AMM)
- Acidemia propiônica (AP)
- Deficiência múltipla – CoA carboxilase (DMC)
- Deficiência de acetoacetil-CoA tiolase mitocondrial (B-KT)

Distúrbios dos ácidos graxos

- Deficiência da desidrogenase de múltiplas acil-CoA (MADD) ou acidemia glutárica tipo 2 (AG-2)
- Deficiência da carnitina palmitoil transferase tipo 1 (CPT-1)
- Deficiência de carnitina palmitoil transferase tipo 2 (CPT-2)
- Deficiência primária de carnitina (CTD/CUD)
- Acidúria hidroximetilglutárica ou deficiência 3-metilglutaconil-CoA hidratase ou deficiência 3-hidroxi 3-metilglutaril-CoA-liase (HMG CoA liase)
- Deficiência da desidrogenase de 3-hidroxiacil-CoA de cadeia longa (LCHAD)
- Deficiência da desidrogenase de acil-CoA de cadeia média (MCAD)
- Deficiência da desidrogenase da acil-CoA de cadeia muito longa (VLCAD)
- Deficiência da proteína trifuncional
- Deficiência de carnitina-acilcarnitina translocase

*Doenças também detectadas pela metodologia tradicional.
**Condições benignas detectadas na triagem neonatal (diferentes metodologias) do Laboratório do Serviço de Referência em Triagem Neonatal da APAE de São Paulo.

portadoras da alteração genética podem ou não manifestar formas brandas da doença (algumas portadoras têm aumentos leves de amônia, no entanto há meninas com alterações psiquiátricas e flutuações da consciência devido a níveis mais altos de amônia), mas seus filhos homens que receberam o cromossomo X com o gene mutado manifestam a doença de maneira mais grave.

Raros EIM tem herança autossômica dominante (um exemplo é a acidúria D-2-hidroxiglutárica, doença neurometabólica que não é detectada pela triagem neonatal), na qual a presença do evento/mutação em apenas uma das cópias do gene é suficiente para determinar o aparecimento da doença em alguns casos. Outro mecanismo, mais incomum, é a alteração no DNA mitocondrial, que é transmitida da mãe para a prole em sua maioria com diferentes graus de heteroplasmia.[3]

Manifestações clínicas

Como o enfoque deste capítulo é a triagem neonatal, espera-se que os recém-nascidos não apresentem sintomas até o resultado do exame, uma vez que o objetivo da triagem neonatal é o diagnóstico pré-sintomático. No entanto, alguns EIM podem apresentar formas precoces, que geralmente são graves, e por vezes com apresentação letal, caso da deficiência de OTC que acomete meninos já no terceiro dia de vida.

Para facilitar a suspeita clínica de EIM, ressaltam-se os 12 sinais de alerta de erros inatos do metabolismo de apresentação precoce na Figura 32.1.

Diagnóstico e exames confirmatórios

A espectrometria de massas em tandem é um exame que permite a identificação de compostos orgânicos puros e de misturas orgânicas por meio de uma avançada tecnologia que possibilita a quebra de moléculas quando submetidas a um feixe de energia de alta intensidade. Esse conceito possibilitou introduzir a metodologia da espectrometria de

1. Coma ou alteração da consciência

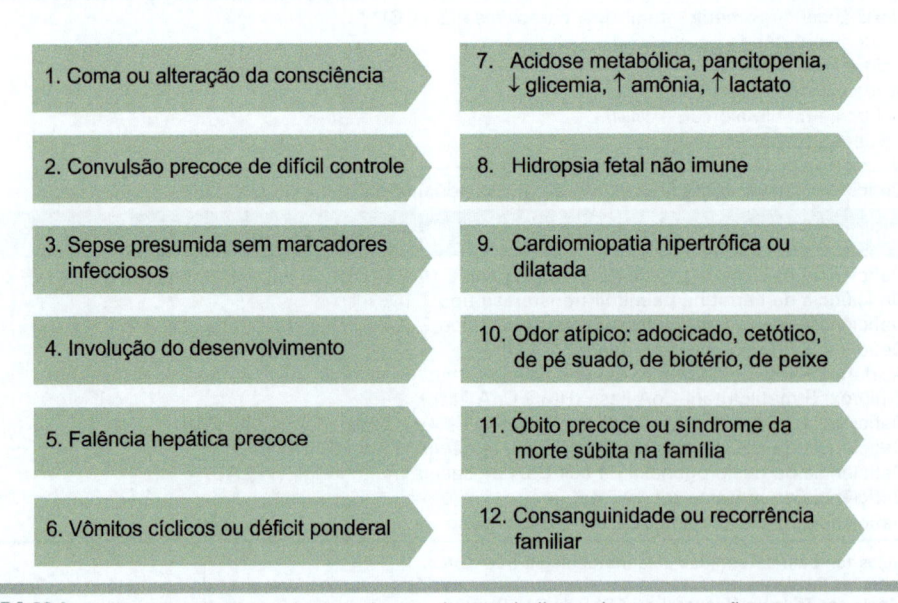

2. Convulsão precoce de difícil controle

3. Sepse presumida sem marcadores infecciosos

4. Involução do desenvolvimento

5. Falência hepática precoce

6. Vômitos cíclicos ou déficit ponderal

7. Acidose metabólica, pancitopenia, ↓ glicemia, ↑ amônia, ↑ lactato

8. Hidropsia fetal não imune

9. Cardiomiopatia hipertrófica ou dilatada

10. Odor atípico: adocicado, cetótico, de pé suado, de biotério, de peixe

11. Óbito precoce ou síndrome da morte súbita na família

12. Consanguinidade ou recorrência familiar

FIGURA 32.1. Doze sinais de alerta de erros inatos do metabolismo de apresentação precoce.

massas em tandem no universo da triagem neonatal. Essa metodologia é capaz de quantificar, em apenas um exame, os aminoácidos e as acilcarnitinas presentes em uma amostra de sangue impregnada em papel-filtro.[4,5]

Análise do resultado da espectrometria de massas em tandem e seus interferentes

São necessárias condições ideais para a coleta da amostra de sangue em papel de filtro para garantir sua qualidade pré-analítica e auxiliar na obtenção de um resultado fidedigno. No caso da triagem neonatal, preconiza-se que a coleta seja feita com 48 horas de vida, pois em recém-nascidos sem intercorrências, acredita-se que, ao completar o segundo dia de vida, já tenha recebido um aporte proteico satisfatório, uma vez que o teste envolve a dosagem de aminoácidos. Para os recém-nascidos prematuros ou gravemente enfermos, achamos prudente a coleta em regime de nutrição parenteral (NPP) com mínimo de 2 g/kg/dia de proteína, sendo importante desligar a NPP por 2 horas no mínimo, pois a presença da NPP pode originar diversos aminoácidos levemente aumentados no tandem, o chamado arraste de aminoácidos.

No caso da espectrometria de massas em tandem, a análise dos resultados e gráficos é feita por um software, que gera a informação sobre os metabólitos alterados. A partir de então, a equipe de bioquímicos checa esses resultados e os discute com os médicos consultores de erros inatos do metabolismo.

A carnitina livre (C0) é um analito que costuma estar alterado no período neonatal, geralmente com valores baixos, devido ao aleitamento materno insuficiente nas primeiras semanas de vida e uso de medicamentos como antibióticos e/ou anticonvulsivantes pela mãe ou bebê (Figura 32.2).

A propionilcarnitina (C3) é um analito que isoladamente pode estar presente com muita frequência em exames nas primeiras semanas de vida sem ser sinônimo de doença metabólica e sim de icterícia própria do neonato. No entanto, quando associado ao aumento de C4DC e acompanhado de alteração em razões como C3/C2, C3/C4, C3/Met e C3/C16, sugere o diagnóstico da acidemia metilmalônica ou propiônica (Figura 32.2).

Metabólitos

Interferentes	C0	C3	C5	Cn	Tyr	Met	Vários
	Alimentação insuficiente paciente grave e crônico	Icterícia	ATB	RN grave	NPP Alimentação artificial Alteração hepática	Alteração hepática	RN grave
	Medicamentos (anticonvulsivantes)						
	Doenças maternas (diabetes)						

FIGURA 32.2. Analitos que se alteram no perfil tandem devido a interferentes. (Fonte: Imagem de autoria do autor.)

Um perfil muito semelhante ao da acidemia isovalérica (aumento de C5 – isovalerilcarnitina) pode estar relacionado à antibioticoterapia, artefato derivado do ácido piválico, presente na grande maioria dos antibióticos (Figura 32.2).

Dessa forma, concluímos que nos bebês sintomáticos, uma anamnese bem feita pode facilitar o diagnóstico precoce e a correlação com o perfil bioquímico obtido. A interpretação dos resultados deve ser feita por uma equipe especializada e, sempre que considerarem necessário, o teste deve ser repetido com uma nova amostra nas condições ideais. Caso persista a alteração, outros exames complementares devem ser feitos para confirmar a doença metabólica.

Exames confirmatórios para a triagem neonatal

Ainda hoje os exames considerados padrão-ouro para a confirmação das doenças da triagem neonatal são os testes bioquímicos como dosagem de TSH e T4 livre no soro, teste de cloro no suor, dosagem da atividade de biotinidase no plasma. No entanto, quando se fala em teste ampliado de triagem neonatal (que envolve o diagnóstico de aminoacidopatias, acidemias orgânicas e defeitos da oxidação de ácidos graxos, além das imunodeficiências primárias), os testes moleculares têm exercido um papel de destaque no auxílio diagnóstico de muitas dessas doenças, ainda com a identificação do genótipo, que em muitos EIM pode trazer uma ideia de gravidade, para aquelas condições que possuem boa correlação genótipo-fenótipo. São exemplos: sequenciamento do gene *BTD* na deficiência de biotinidase; painel NGS de erros inatos tratáveis nas doenças do perfil tandem.[6]

Conclusões

A triagem metabólica neonatal ampliada se mostra uma ferramenta útil e prática no diagnóstico dos erros inatos tratáveis e vem sendo aplicada com cobertura universal para a população de países como Alemanha, Japão e Austrália há mais de uma década.[5] É um método de triagem eficiente se aplicado em condições ideais. Os resultados devem ser analisados por equipe treinada, envolvendo programas nacionais que contemplem os exames confirmatórios e garantam o tratamento especializado das doenças detectadas.

REFERÊNCIAS BIBLIOGRÁFICAS

1. Clague A, Thomas A. Neonatal biochemical screening for disease. Clin Chim Acta. 2002; 315(1-2):99-110.
2. Sociedade Brasileira de Triagem Neonatal; 2011 ago 9. Disponível em: http://www.sbteim.org.br/historico-historico.htm.
3. Zschocke J, Hoffmann G. Vademecum Metabolicum. Diagnosis and Treatment of Inborn Errors of Metabolism. 3 ed. Germany: Milupa Metabolics GmbH & Co. 2011; 174p.
4. Zytkovicz TH, Fitzgerald EF, Marsden D, Larson CA, Shih VE, Johnson DM, et al. Tandem mass spectrometric analysis for amino, organic, and fatty acid disorders in newborn dried blood spots: A two-year summary from the New England newborn screening program. Clinical Chemistry. 2001; 47(11):1945-55.
5. Schulze A, Lindner M, Kohlmuller D, Olgemoller K, Mayatepek E, Hoffmann GF. Expanded newborn screening for inborn errors of metabolism by electrospray ionization-tandem mass spectrometry: results, outcome, and implications. Pediatrics. 2003; 111(6):1399-406.
6. Ghosh A, Schlecht H, Heptinstall LE, Bassett JK, Cartwright E, Bhaskar SS, et al. Diagnosing childhood-onset inborn errors of metabolism by next-generation sequencing. Arch Dis Child. 2017; 102(11):1019-29.

33 Rastreamento de Heterozigotos em Populações de Risco

Flavia Balbo Piazzon
Denise Maria Christofolini

As doenças genéticas podem ser classificadas basicamente como cromossômicas, monogênicas e poligênicas/multifatoriais. Há mais de 1.300 condições monogênicas recessivas descritas que variam quanto a idade de acometimento e gravidade. Individualmente são raras em sua apresentação, porém coletivamente são responsáveis por aproximadamente 20% da mortalidade infantil e 10% das hospitalizações infantis.[1]

A identificação precisa da causa genética de uma condição permite estabelecer precisamente o padrão de herança e o risco de recorrência familiar. Permite também que os cuidados clínicos apropriados sejam tomados e que seja oferecida terapia, quando existente. Também pode ter utilidade para o prognóstico, permitindo o planejamento familiar.[2]

Como exemplo, em condições causadas por mutações em genes localizados nos cromossomos autossomos, que têm comportamento recessivo, em condições ligadas ao cromossomo X, ou ainda em condições em que se observa penetrância incompleta das mutações, é possível que haja portadores assintomáticos; são os chamados heterozigotos, que apresentam apenas uma cópia da mutação, mas apresentando risco de transmitir a condição para a prole. O rastreamento genético em membros da família de um indivíduo afetado – pais, irmãos, e demais indivíduos em idade reprodutiva – pode auxiliar na prevenção da continuidade de transmissão da condição.

O método diagnóstico escolhido para rastreamento de uma doença genética é uma etapa importante para o sucesso do diagnóstico. Com o aumento da qualidade e decréscimo do custo dos exames de avaliação genética é possível realizar a investigação da causa genética de diversas condições. Os testes de genética molecular disponíveis atualmente envolvem teste de mutações específicas, sequenciamento de gene único e sequenciamento de nova geração (NGS) baseado em testes de genes-alvo, sequenciamento do exoma completo e investigação do genoma completo.[3] A escolha do teste depende do conhecimento da(s) causa(s) da doença pelo médico. Para auxiliá-lo na escolha do método diagnóstico, há recomendações gerais e consensos para a investigação de diversas condições:
- O teste de um único gene é frequentemente mais apropriado para condições com características clínicas distintas e heterogeneidade mínima do lócus (p. ex., agenesia de deferente e sequenciamento do gene *CFTR*).

- Os painéis genéticos baseados em NGS, que podem ser complementados com hibridação genômica comparativa e outros métodos auxiliares, fornecem abordagem abrangente e viável para doenças com causas heterogêneas (p. ex., epilepsia e painel de genes de epilepsia).
- O sequenciamento do exoma e o sequenciamento do genoma têm a vantagem de serem imparciais em relação ao conjunto de genes analisados, permitindo a investigação ao mesmo tempo de todos os genes no genoma humano. No entanto, as atuais limitações da tecnologia de NGS e nossas capacidades de interpretação de variantes nos alertam contra a oferta de sequenciamento de exoma ou sequenciamento de genoma como abordagens de diagnóstico autônomas ou de primeira escolha.[4]

Para a identificação de heterozigose em pais ou familiares de um paciente com uma mutação genética já identificada, o teste de mutação específica deve ser recomendado. É o chamado *targeted screening* ou genotipagem. Também pode ser aplicado a populações de etnias específicas com alto risco para doenças genéticas e com chances de efeito fundador em que a mesma variante patogênica se repete nos indivíduos. Neste caso, o teste também pode ser chamado de *ethnicity-based carrier screening*.[5]

Estudos sobre consanguinidade indicam que aproximadamente 10,4% da população mundial tem um relacionamento com um parente biológico ou é filho de uma união consanguínea.[6] Nesse sentido, é importante considerar o risco para condições autossômicas recessivas. Os primos em primeiro grau compartilham 1/8 dos genes dos ancestrais em comum. Dessa forma, teriam a possibilidade de homozigose para 1/16 de todos os lócus gênicos (Tabela 33.1).[7] Observa-se associação positiva significante entre consanguinidade, mortalidade e a presença de defeitos congênitos de etiologia complexa, que parecem ser mais prevalentes em famílias derivadas de relacionamentos consanguíneos e também parecem apresentar maior risco de recorrência.[8]

Para o rastreamento de heterozigose em indivíduos sem doença genética conhecida na família, por exemplo no casamento entre primos, os testes devem ser mais abrangentes (*expanded carrier screening* – ECS). Testes disponíveis comercialmente conhecidos como

TABELA 33.1. Tabela de riscos em porcentagens em função da relação intrafamiliar, de acordo com o tipo de relacionamento. Considera-se que a frequência de todos os genes recessivos é constante e igual a 0,01

Relacionamentos	Proporção de genes em comum	Risco de condição genética recessiva (R1)	Risco de qualquer condição genética (R2)	Risco total incluindo deficiência intelectual
Pai-filha, mãe-filho, irmãos	1/4	25,8	27,8	40,8
Meios-irmãos, primos duplos em 1º grau, tio-sobrinha, tia-sobrinho	1/8	13,4	15,4	22,4
Primos em 1º grau, tio-meia-sobrinha, tia-meio-sobrinho	1/16	7,2	9,2	13,2
Primos em 2º grau	1/32	4,1	6,1	8,6
Primos em 3º grau	1/64	2,5	4,5	6,3
Primos em 4º grau	1/128	1,8	3,8	6,2
Não consanguíneos	0	1,0	3,0	4,0

Adaptada de: Genética Humana e Clínica. 2010. Otto, Paulo Roberto; Frota-Pessoa. Ed Roca.

carrier maps ou *carrier screening tests* avaliam quantidades e qualidades de genes diferentes. Os painéis podem variar desde o rastreamento de quatro genes associados a doenças comuns na população mundial (*FMR1* – síndrome do X frágil, *CFTR* – fibrose cística, *HBB* – anemia falciforme e beta-talassemia, *HEXA* – doença de Tay-Sachs), até painéis contendo mais de 500 genes. Os painéis têm foco em doenças graves de início precoce. Há painéis que identificam variantes patogênicas conhecidas e mais frequentes em algumas populações e outros que sequenciam genes inteiros.

Estudos com populações de judeus asquenazes observaram 90% de queda de incidência na doença de Tay-Sachs devido ao aumento da taxa de rastreamento de mutações ao longo de décadas.[9] O rastreamento para talassemia no Mediterrâneo e em populações chinesas resultaram em declínio semelhante,[10-12] demonstrando a efetividade da realização dos programas de rastreamento pré-implantacionais e pré-natais em populações de risco.

Um estudo realizado nos Estados Unidos com 7.498 casais sem história de doenças genéticas ou infertilidade, utilizando um painel de sequenciamento com 253 genes, observou que 335 (4,5%) tinham risco de gestar uma criança afetada por uma condição monogênica,[13] demonstrando também a aplicação do rastreamento na população geral.

No mesmo estudo, os autores levantam ressalvas quanto ao potencial de detecção de mutações em painéis baseados em NGS. A expansão do gene *FMR1* e regiões de alta homologia como as sequências dos genes *SMN1* e *SMN2* associados a atrofia muscular espinhal podem ter difícil identificação por NGS e devem ter abordagem específica para o diagnóstico de portadores.[13]

Uma vez que a mutação é identificada em um indivíduo ou família, é possível oferecer a esse casal opções reprodutivas permitidas no Brasil, como:

- Rastreamento de mutações em biópsia de embriões gerados a partir de fertilização *in vitro*, antes da transferência para o útero, também chamado de *preimplantation genetic diagnosis* (PGD) ou, atualmente, PGT-M.
- Utilização de gametas doados (óvulos/oócitos ou sêmen).
- Adoção de embriões.

A primeira aplicação clínica da análise genética embrionária para condições monogênicas foi realizada em 1990 em alguns casais com risco de doenças ligadas ao cromossomo X. Nesse primeiro procedimento foram amplificadas sequências do cromossomo Y a partir do DNA extraído de células biopsiadas de embriões em 3º dia de desenvolvimento (d3), para evitar a transferência de embriões do sexo masculino.[14] Poucos anos depois, testes específicos para mutações no gene *CFTR* já estavam sendo realizadas em embriões gerados de indivíduos heterozigotos para a condição, permitindo a identificação de embriões sem a mutação.[15] Atualmente, milhares de ciclos já foram realizados em todo o mundo, possibilitando o nascimento de crianças livres de diversas condições monogênicas.

Se o casal optar pela utilização de gametas ou embriões doados, deve procurar uma clínica de reprodução assistida que tenha um banco próprio de gametas e/ou embriões ou ainda pode utilizar gametas provenientes de bancos de sêmen privados. Vale ressaltar que no Brasil a doação de gametas e embriões é anônima e não pode haver troca financeira entre doador-receptor. As clínicas mantêm registros de dados clínicos e material celular do doador, além de registrar o número e local de nascimento dos embriões gerados. O registro dos nascimentos deve evitar que um(a) doador(a) tenha produzido mais de duas gestações de crianças de sexos diferentes em uma área de um milhão de habitantes. Um(a) mesmo(a) doador(a) poderá contribuir com quantas gestações forem desejadas, desde que em uma mesma família receptora.[16]

Ainda, se o casal estiver ciente do risco de recorrência, pode tomar outras decisões como adotar uma criança, ou ainda optar por não ter filhos. Em condições *de novo,* em que não foram encontradas mutações no casal, o risco de recorrência é geralmente baixo e o casal pode optar por ter filhos naturalmente.

Um estudo realizado por Ghiossi e colaboradores, em 2018,[17] com 45 casais que tiveram resultados alterados no teste de rastreamento expandido em fase pré-concepcional (ECS), observou que 62% deles optariam por fertilização *in vitro* com PGD ou realização de diagnóstico pré-natal, 29% não mudariam sua opção reprodutiva e 9% tinham dúvidas sobre a conduta a ser tomada. A gravidade do quadro fenotípico foi o fator mais importante na tomada de decisão.

Outro estudo, realizado por Mathijssen e colaboradores, em 2017,[18] conclui que a detecção de portador para múltiplas doenças em uma população fundadora holandesa foi positiva e os indivíduos que participaram ficaram satisfeitos. Embora esse estudo tenha sido conduzido em um vilarejo de alto risco genético e os resultados não sejam representativos de outras populações/países, reconhecem que a experiência pode ser útil para outros isolados genéticos e até mesmo para a população geral. Afirmam que nesse contexto não foi encontrada evidência de que o *screening* para múltiplas doenças possa causar maiores efeitos psicológicos adversos. No entanto, ressaltam que as reanálises e interpretação desses painéis de heterozigotos podem ficar cada vez mais desafiadores, o que requer conhecimento na área e suporte do aconselhamento genético.

REFERÊNCIAS BIBLIOGRÁFICAS

1. Sankaranarayanan K. Ionizing radiation and genetic risks IX. Estimates of the frequencies of mendelian diseases and spontaneous mutation rates in human populations: a 1998 perspective. Mutat Res. 1998 set; 411(2):129-78.
2. Ravenscroft G, Davis MR, Lamont P, Forrest A, Laing NG. New era in genetics of early-onset muscle disease: Breakthroughs and challenges. Semin Cell Dev Biol. 2017 abr; 64:160-70. doi:10.1016/j.semcdb.2016.08.002.
3. Ankala A, Hegde MR. Gamut of genetic testing for neonatal care. Clin Perinatol. 2015 jun; 42(2):217-26, vii. doi:10.1016/j.clp.2015.02.001.
4. Xue Y, Ankala A, Wilcox WR, Hegde MR. Solving the molecular diagnostic testing conundrum for Mendelian disorders in the era of next-generation sequencing: single-gene, gene panel, or exome/genome sequencing. Genet Med. 2015 jun; 17(6):444-51. doi:10.1038/gim.2014.122.
5. The American College of Obstetricians and Gynecologists (ACOG). Committee Opinion No. 690. Obstet Gynecol. 2017; 129(3). Disponível em: www.acog.org. Acessado em 10 jul 2018.
6. Bittles AH, Black ML. The impact of consanguinity on neonatal and infant health. Early Hum Dev. 2010 nov; 86(11):737-41. doi:10.1016/j.earlhumdev.2010.08.003.
7. Bittles AH, Speicher M, Antonarakis SE, Motulsky AG. Consanguinity, genetic drift and genetic diseases in populations with reduced numbers of founders. Human genetics – principles and approaches. 4 ed. Heidelberg: Springer. 2009; 507-28.
8. Bittles AH, Black ML. Consanguinity, human evolution and complex diseases. Proc Natl Acad Sci USA. 2010; 107:1779-86.
9. Kaback MM. Population-based genetic screening for reproductive counseling: The Tay-Sachs disease model. Eur J Pediatr. 2000; 159(S3). doi:10.1007/pl00014401.
10. Cao A, Rosatelli MC, Monni G, Galanello R. (2002). Screening for thalassemia. Obstet Gynecol Clin North Am. 2002; 29(2):305-28.
11. Kaback MM. Population-based genetic screening for reproductive counseling: The Tay-Sachs disease model. Eur J Pediatr. 2000; 159(S3). https://doi.org/10.1007/pl00014401.
12. Liao C, Mo Q, Li J, Li L, Huang Y, Hua L, et al. Carrier screening for alpha- and beta-thalassemia in pregnancy: The results of an 11-year prospective program in Guangzhou Maternal and Neonatal hospital. Prenat Diagn. 2005; 25(2):163-71. https://doi. org/10.1002/pd.1079.

13. Hogan GJ, Vysotskaia VS, Beauchamp KA, Seisenberger S, Grauman PV, Haas KR, et al. Validation of an Expanded Carrier Screen that Optimizes Sensitivity via Full-Exon Sequencing and Panel-wide Copy Number Variant Identification. Clin Chem. 2018 jul; 64(7):1063-73. doi:10.1373/clinchem.2018.286823.
14. Handyside AH, Kontogianni EH, Hardy K, Winston RM. Pregnancies from biopsied human preimplantation embryos sexed by Y-specific DNA amplification. Nature. 1990; 344:768-70. doi:10.1038/344768a0.
15. Handyside AH, Lesko JG, Tarín JJ, Winston RML, Hughes MR. Birth of a normal girl after in vitro fertilization and preimplantation diagnostic testing for cystic fibrosis. N Engl J Med. 1992; 327:905-9. doi: 10.1056/NEJM199209243271301.
16. Resolução CFM 2168/2017. https://sistemas.cfm.org.br/normas/visualizar/resolucoes/BR/2017/2168.
17. Ghiossi CE, Goldberg JD, Haque IS, Lazarin GA, Wong KK. Clinical Utility of Expanded Carrier Screening: Reproductive Behaviors of At-Risk Couples. J Genet Couns. 2018 jun; 27(3):616-25. doi:10.1007/s10897-017-0160-1.
18. Mathijssen IB, Holtkamp KCA, Ottenheim CPE, van Eeten-Nijman JMC, Lakeman P, Meijers-Heijboer H, et al. Preconception carrier screening for multiple disorders: evaluation of a screening offer in a Dutch founder population. Eur J Hum Genet. 2018; 26(2):166-75.

SEÇÃO 15

Novos Tratamentos em Neurogenética – Nucleotídeos Sintéticos, Terapia Gênica e Edição Genômica

Novos Tratamentos em Neurogenética – Nucleotídeos Sintéticos, Terapia Gênica e Edição Genômica

34

Alberto Rolim Muro Martinez
Elmano Henrique Torres de Carvalho
Marcondes Cavalcante França Junior

Introdução

Ao longo das últimas décadas, acumulamos bastante conhecimento acerca das bases biológicas e da história natural de diversas enfermidades neurogenéticas (ENG). Paralelamente, houve avanços tecnológicos que permitiram a confecção de fármacos efetivos e seguros com atuação em diferentes etapas do processo de expressão gênica.[1] O progresso nessas duas frentes de pesquisa permitiu o desenho e a execução de ensaios clínicos terapêuticos para várias ENG. A partir daí, vêm sendo identificadas, pela primeira vez, intervenções capazes de modificar o curso evolutivo de algumas dessas doenças. Embora muito recentes ainda, alguns resultados são surpreendentes e ensejaram aprovação de agências reguladoras, como o FDA.[2] Desse modo, um grande impacto sobre o modo como lidamos com pacientes portadores de ENG vem sendo notado. Por exemplo, será necessário discutir os protocolos de triagem neonatal de modo a incluir as novas enfermidades "tratáveis".[3]

Nesse cenário de profundas mudanças, é fundamental que os profissionais da área de neurologia e genética médica conheçam essas novas terapias. Portanto, o foco deste capítulo será a discussão das três principais estratégias utilizadas – o uso de pequenos nucleotídeos sintéticos, a terapia gênica e a edição genômica. Daremos ênfase aos mecanismos de ação e aos resultados clínicos já obtidos em ENG.

Conceitos gerais

As ENG podem apresentar diversos tipos de herança genética, tanto mendeliana quanto mitocondrial. Entre as formas com herança mendeliana, pode-se observar padrões autossômicos dominantes (AD), autossômicos recessivos (AR) ou ligados ao X. De modo geral, as ENG com herança AD são causadas por um ganho de função "tóxica" da proteína envolvida. Variantes patogênicas do tipo *missense* levam à produção de uma proteína que se enovela de forma aberrante, culminando com a formação de agregados tóxicos. Em contraste, as ENG AR ou ligadas ao X estão relacionadas com a redução da expressão proteica. Normalmente, esses pacientes têm variantes patogênicas do tipo *nonsense*

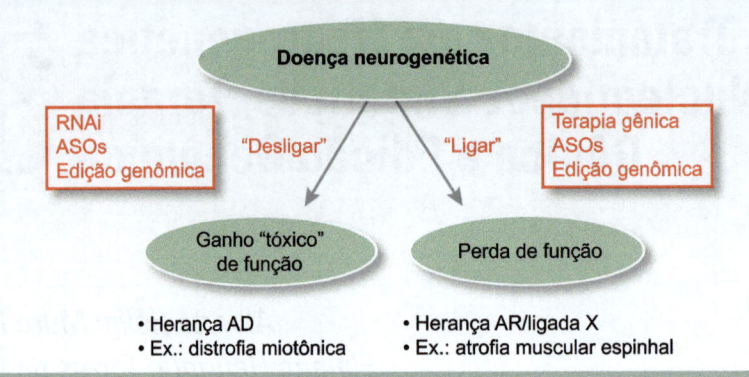

FIGURA 34.1. Classificação funcional das doenças neurogenéticas e tipos de terapias genéticas. (Fonte: Propriedade do autor.)

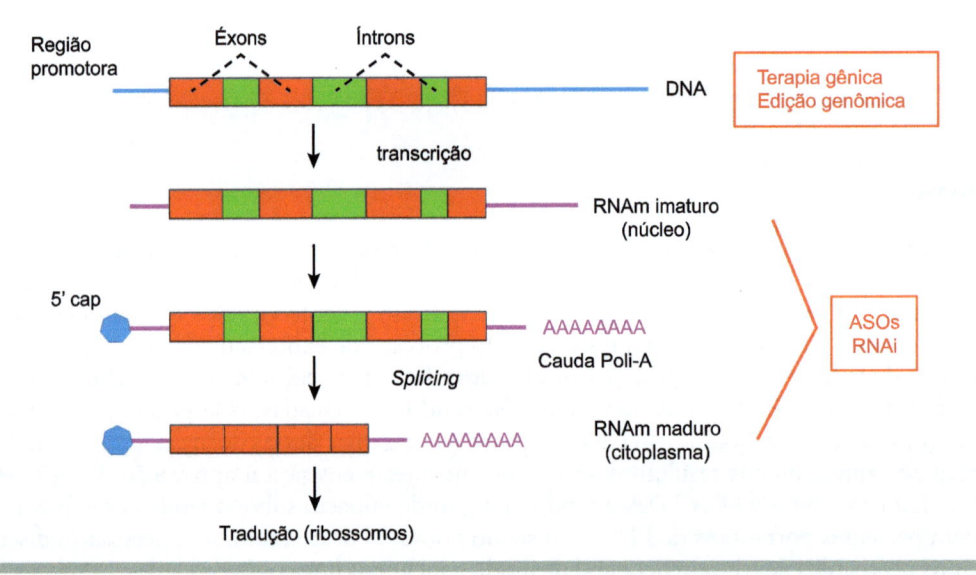

FIGURA 34.2. Dogma central da biologia: esquema mostrando todas as etapas envolvidas até a síntese proteica a partir do DNA. Do lado direito, estão listados os pontos onde cada tipo de terapia genética atua. (Fonte: Propriedade do autor.)

ou *frameshift* presentes em cada um dos alelos do gene envolvido que impedem a síntese proteica a partir do gene em questão. Assim, do ponto de vista terapêutico, a abordagem é diferente para esses dois grupos de ENG (Figura 34.1). Para as doenças AD – com ganho tóxico de função – o objetivo é "desligar" o alelo mutante, visando com isso a redução da produção da proteína defeituosa. Para as doenças AR ou ligadas ao X, a meta é substituir ou "ativar" o gene mutado, permitindo que a proteína volte a ser sintetizada.

Diferentes estratégias podem ser então utilizadas para cada um desses objetivos (Figura 34.2). Elas podem ser divididas em dois grandes grupos: aquelas que atuam ao nível do RNA mensageiro e aquelas que atuam ao nível do DNA.[4] No primeiro grupo estão os pequenos nucleotídeos sintéticos – os oligonucleotídeos antissenso (OSA) e os RNAs de interferência (RNAi). Cada uma dessas moléculas tem um mecanismo específico de ação (que será detalhado a seguir), mas o efeito final é promover a degradação do RNA

Mecanismo de silenciamento do RNAi

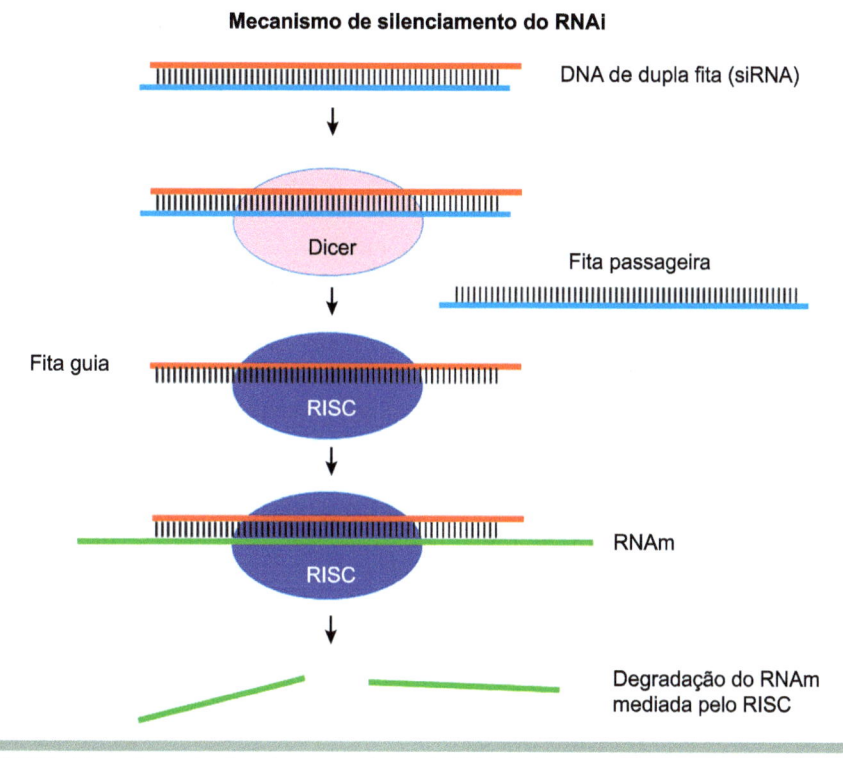

FIGURA 34.3. Mecanismo de silenciamento gênico do RNA de interferência. RISC: *RNA-induced silencing complex*. (Fonte: Propriedade do autor.)

mensageiro, impedindo assim que a proteína seja sintetizada (Figuras 34.4 e 34.5). Portanto, são estratégias de silenciamento gênico pós-transcricional (ou seja, após a formação do RNAm). Como tal, o efeito que produzem é temporário (até que haja nova síntese de RNAm) e, clinicamente, se faz necessária a infusão periódica do medicamento para manter o benefício clínico. A terapia gênica e as técnicas de edição do DNA se encaixam no 2º grupo. Aqui a proposta envolve a substituição (terapia gênica) ou o reparo (edição gênica) da região mutada do DNA. Assim, existe em tese a perspectiva de um efeito terapêutico duradouro e a necessidade de uma aplicação única.

Nucleotídeos sintéticos

RNA de interferência (RNAi)

O fenômeno de RNAi é um processo biológico presente em eucariotos que atua na regulação da expressão gênica pós-transcricional e na defesa do patrimônio genético contra agentes invasores (como vírus).[5] A capacidade de regular de forma específica a expressão gênica levantou a possibilidade do uso terapêutico do RNAi em doenças humanas.[5] Para tanto, são utilizadas pequenas moléculas de RNA não codificante de dupla fita com 21 a 23 nucleotídeos chamadas de *small interfering RNAs* (siRNAs) (Figura 34.3). O siRNA é sintetizado de forma tal que sua sequência seja exatamente complementar à sequência do RNAm de interesse. Uma vez no citoplasma da célula de interesse, o siRNA é processado por uma enzima chamada Dicer. A seguir, ele interage e ativa um complexo enzimático chamado de *RNA-induced silencing complex* (RISC). Dentro desse complexo, existe uma endonuclease – Argonauta 2 – que cliva umas das fitas do siRNA, deixando apenas uma fita simples (fita guia). O complexo RISC-siRNA-fita guia então é capaz de se ligar de forma específica ao RNAm de interesse, levando à sua clivagem.

Os siRNAs são potenciais fármacos para diversas ENG, sobretudo aquelas relacionadas com ganho de função tóxica de proteínas. Entretanto, existem limitações importantes para seu uso – como a instabilidade em fluidos biológicos e a dificuldade de "entregar" esse tipo de molécula aos tecidos de interesse. No caso de doenças neurológicas, existe outro agravante, pois neurônios maduros são células habitualmente pouco sensíveis a RNAi.[6]

Recentemente, o primeiro medicamento baseado em siRNA foi aprovado pelo FDA para o tratamento de uma ENG – a polineuropatia amiloidótica familiar relacionada à transtirretina.[7] O patisiran é uma molécula de siRNA de dupla-fita encapsulada por uma nanopartícula lipídica que tem como alvo uma porção altamente conservada na região 3'-UTR do gene *TTR*. Ela é infundida a cada 3 semanas na dose 0,3 mg/kg por via endovenosa. Em pacientes com a doença, a droga produz silenciamento potente (80%) da produção hepática tanto do alelo mutante quanto do alelo normal. No ensaio clínico de fase 3, observou-se melhora nos pacientes tratados em comparação aos não tratados em relação aos sinais/sintomas relacionados com a neuropatia, na capacidade de marcha e no estado nutricional.[7] O perfil de segurança foi favorável com reações adversas leves a moderadas, especialmente ligadas à infusão EV.

Oligonucleotídeos antissensos (ASOs)

As moléculas de ácidos nucleicos são formadas por 3 componentes: os anéis de açúcar (ribose ou deoxiribose), um eixo de fosfato e as bases nitrogenadas. Os ASOs são sequências sintéticas de ácido nucleico de fita simples contendo entre 8 e 20 nucleotídeos, que podem se ligar a sequências específicas de RNA (por meio do pareamento clássico de Watson e Crick) e assim regular a expressão de genes.[8] Eles resultam da modificação química dos ácidos nucleicos originais, em especial do eixo de fosfato e/ou dos anéis de açúcar. Essas modificações são realizadas com o intuito de aprimorar o potencial farmacológico dos ASOs por tornar a molécula mais resistente à degradação por nucleases, aumentar a complementaridade ao RNA-alvo e manter níveis séricos mais estáveis.[9]

Os ASOs podem interferir de diversas formas na expressão gênica (Figura 34.4). O primeiro mecanismo envolve a degradação do RNAm pela ativação da enzima RNAse H. Esta é uma endonuclease que reconhece e cliva complexos heteroduplex de DNA-RNA. No contexto terapêutico, a molécula específica de ASO (contendo DNA de fita simples) chega ao núcleo celular e se liga ao RNAm de interesse, ocasionando então a degradação mediada pela RNAse H e o bloqueio da tradução proteica. Esta via de ação é útil para as ENG nas quais há ganho de função tóxica e, portanto, necessidade de silenciar o gene/alelo mutante.[9] O segundo mecanismo de ação também envolve o silenciamento gênico, mas sem o recrutamento da RNAse H. Algumas moléculas de ASO não recrutam essa endonuclease, mas ainda assim podem restringir a tradução proteica ao bloquear a ligação do RNAm-alvo aos ribossomos.[4] O último mecanismo de ação dos ASOs envolve a modificação do processo de *splicing* do RNA. A transcrição a partir do DNA envolve a formação inicialmente de um pre-RNAm complementar que contém tanto os éxons quantos os íntrons do gene em questão. O *splicing* é um fenômeno que ocorre posteriormente e consiste na eliminação das sequências intrônicas (Figura 34.1B), produzindo então a molécula madura do RNAm que vai ao citoplasma. Todo o processo se inicia a partir de sequências

1. Degradação do RNAm mediada por RNAse H

RNAm

RNAse H

ASO

RNAm

Ribossomo

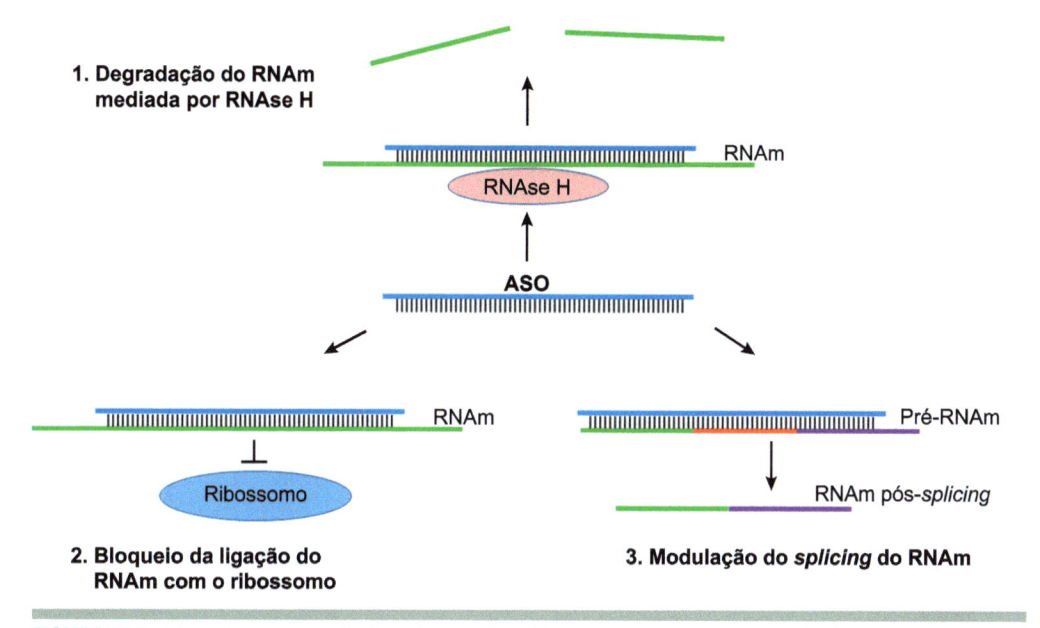

2. Bloqueio da ligação do RNAm com o ribossomo

Pré-RNAm

RNAm pós-*splicing*

3. Modulação do *splicing* do RNAm

FIGURA 34.4. Mecanismos de ação dos oligonucleotídeos antissenso na modulação da expressão gênica. (Fonte: Propriedade do autor.)

nucleotídicas localizadas nas transições íntron-éxon que recrutam fatores de splicing. Os ASOs podem se ligar a essas regiões específicas de transição e assim alterar o *splicing* do pré-RNAm. O efeito final pode levar a produção de uma isoforma menos tóxica de uma proteína, restaurar a expressão de um gene ou restabelecer o *frame* de leitura de um gene.[9] Tanto ENG relacionadas a um ganho de função quanto aquelas causadas por produção deficiente podem se beneficiar deste último mecanismo de ação dos ASOs.

Até o momento, três drogas baseadas em ASOs foram aprovadas pelo FDA para tratamento de ENG. A primeira delas é a nusinersena – droga voltada para o tratamento da atrofia muscular espinhal ligada ao gene *SMN1* que é discutida em mais detalhes no Capítulo 16 (Doenças do Neurônio Motor).[10,11] A segunda é o eteplirsen (Exondys 51) – aprovado para um subgrupo de pacientes com distrofia muscular de Duchenne que apresenta deleções em torno do éxon 51 e cujo salto deste éxon restaura o frame de leitura do gene DMD (p. ex., deleção dos éxons 49 e 50) (Figura 34.5). A razão é que essa medicação interfere com o *splicing* e promove exatamente o salto do éxon 51 (ou seja, ela elimina esse éxon do transcrito final). A aprovação condicional pelo FDA foi motivada por resultados de um ensaio pequeno de fase 1-2 que mostrou aumento discreto, porém significativo da expressão muscular da distrofina em casos tratados.[12] Os ganhos em termos de função, entretanto, ainda não estão totalmente definidos.

A terceira medicação aprovada é o inotersen cujo alvo é o tratamento da polineuropatia amiloidótica familiar relacionada à transtirretina. Esse ASO foi testado em ensaio de fase 3, tendo demonstrando melhora da função neurológica e da qualidade de vida nos pacientes tratados.[13] A dose recomendada é de 300 mg/semana aplicada por via subcutânea. A despeito do resultado positivo, dois eventos adversos sérios ligados à droga foram identificados ao longo do estudo: trombocitopenia e glomerulonefrite. Diante disso, há necessidade de seguimento laboratorial rigoroso e eventual ajuste de dose para os pacientes tratados.

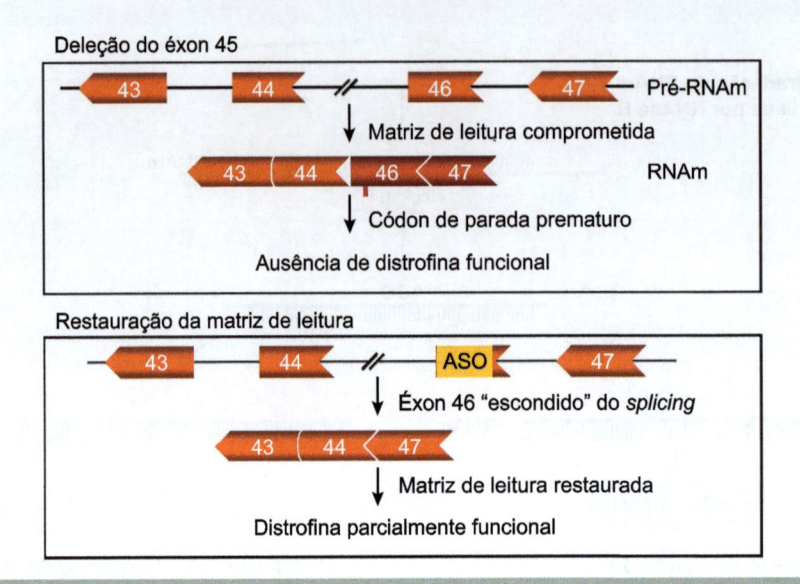

FIGURA 34.5. Salto de éxon em paciente com deleção do éxon 45 do gene *DMD* usando oligonucleotídeos antisenso (ASO). (Fonte: Propriedade do autor.)

O uso terapêutico de ASOs vem sendo explorado em diversas outras ENG, como a doença de Huntington, formas familiares de ELA (*SOD1/C9orf72*) e a distrofia miotônica tipo I. Para algumas dessas, os resultados preliminares já disponíveis são bastante promissores.[8]

Terapia gênica

A terapia gênica consiste na inserção de genes em células ou tecidos de um indivíduo com o intuito de tratar ou prevenir uma doença hereditária. A intenção básica é que o gene inserido (transgene) "substitua" o gene defeituoso e permita que a proteína de interesse volte a ser sintetizada.[14] O ponto forte dessa estratégia é a necessidade de uma aplicação única em detrimento das aplicações repetidas requeridas pelas drogas baseadas em nucleotídeos sintéticos. Os primeiros testes clínicos utilizando essa técnica ocorreram no começo dos anos 90, mas alguns pacientes evoluíram a óbito por complicações do procedimento como reação imune ou desenvolvimento de neoplasias.[14] Por isso, houve certo desinteresse e redução do volume de pesquisa na área nos anos subsequentes. A partir dos anos 2000, foi retomado o interesse por essa técnica, com numerosos estudos que culminaram nas primeiras aprovações para uso clínico nos últimos 5 anos.[15]

A terapia gênica demanda um vetor para "entrega" do DNA ao(s) tecido(s)-alvo e a confecção do transgene (Figura 34.6).

Os vetores podem ser virais ou não virais. Estes últimos têm a vantagem de menor imunogenicidade, mas produzem níveis menores de transfecção e, portanto, de expressão da proteína de interesse. Por essa razão, tem-se usado principalmente os vetores virais, que podem ser de dois tipos: aqueles que se integram e aqueles que não se integram ao DNA do paciente (Figura 34.6). No primeiro grupo estão os vetores baseados em retrovírus e lentivírus. Embora tenham pouca imunogenicidade e transfecção robusta, existe um potencial oncogênico (pela incorporação ao DNA humano) e, por essa

Estrutura básica do transgene

ITR — Região promotora — Íntron — DNA codificante — Poli A — ITR

Vetor viral

AAV: DNA epissomal

Retrovírus: incorporação ao DNA celular

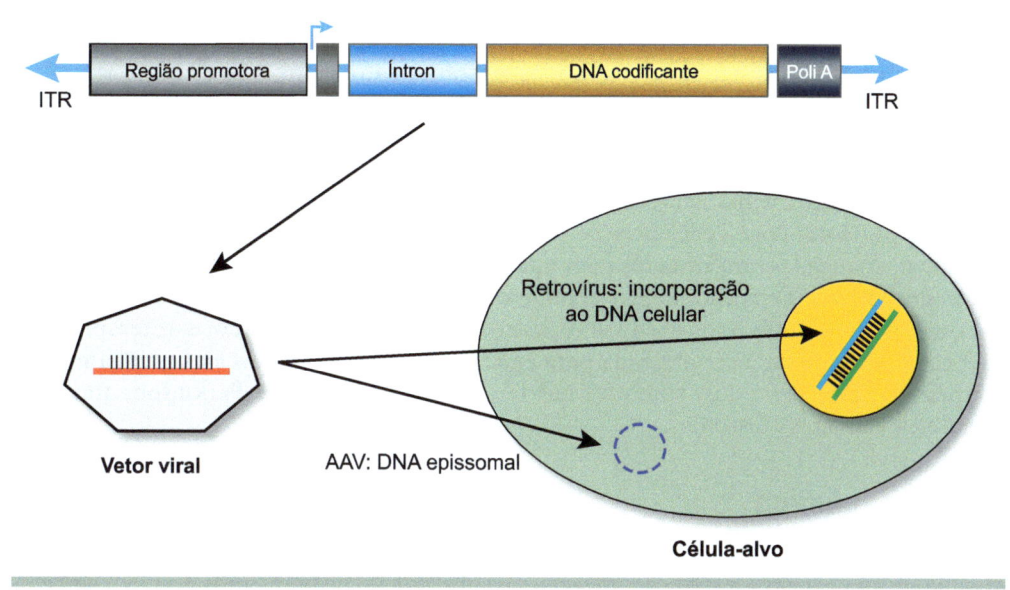

Célula-alvo

FIGURA 34.6. Terapia gênica. O esquema mostra a estrutura básica do transgene e os diferentes tipos de vetores virais que podem ser usados nesse tipo de terapia. (Fonte: Propriedade do autor.)

razão, têm sido pouco explorados. Na prática, os vetores virais que não se incorporam ao DNA humano têm sido os mais usados pois não há esse risco. Nesse caso, os transgenes permanecem como moléculas isoladas de DNA que se localizam no citoplasma, chamadas de DNA epissomal. Os primeiros vírus utilizados foram os adenovírus, que produzem alta taxa de transfecção em diversos tipos celulares. Entretanto, seu capsídeo viral é altamente imunogênico, produzindo reações graves que levaram alguns pacientes a óbito. Atualmente, os vírus associados aos adenovírus (*adeno-associated virus* – AAV) têm sido os preferidos para a terapia gênica. Eles têm mínimo efeito imunogênico, são pouco virulentos e produzem potente efeito de transfecção. Os subtipos AAV-8 e 9 vêm sendo os mais usados. Sua principal limitação é a capacidade de "carga" relativamente pequena – os AAV conseguem transportar genes de até 5 Kb, o que pode ser um problema para o tratamento de algumas doenças cujos genes são muito grandes (como a distrofina que tem 14 Kb).

Para uso em AAV, o transgene deve ser confeccionado contendo cinco divisões (Figura 34.5). Nos extremos da molécula há as sequências ITR (*inverted terminal repeats*), importantes para a replicação eficiente do DNA viral. Logo após, fica a região promotora do gene, que pode ser tecido-específica (isso é importante para garantir que o gene só vai ser ativado nas células de interesse). Em seguida, há uma pequena região intrônica que separa o promotor da sequência do DNA codificante de interesse. Ao final, localiza-se a sequência do sinal de poliadenilação (poliA), que indica a região de término da transcrição.

Em dezembro de 2017, o primeiro medicamento para uma doença genética baseado em terapia gênica foi aprovado pelo FDA.[15] A droga Voretigene Neparvovec (luxturna) é voltada para o tratamento da amaurose congênita de Leber causada por mutações no gene *RPE65*. No estudo clínico de fase 3, foram randomizados 31 indivíduos para tratamento *versus* placebo (2:1). Foram aplicados via sub-retiniana em cada um dos olhos $1,5 \times 10^{11}$ vírions (em um volume de 0,3 mL). O grupo tratado teve melhora na percepção de luz e funcionalidade da visão ao final de 1 ano em comparação ao grupo placebo. Não houve efeitos adversos significativos ligados ao tratamento.

Até o final de 2018, não temos ainda nenhuma terapia gênica aprovada para ENG especificamente. Entretanto, resultados promissores foram publicados com o uso da terapia gênica para bebês portadores de atrofia muscular espinhal tipo 1.[16] Entre as afecções primariamente do sistema nervoso central, efeitos positivos foram recentemente publicados para pacientes com deficiência de descarboxilase de L-aminoácidos.[17] Neste último estudo, as crianças foram tratadas com aplicações intraputaminais (guiadas por estereotaxia) dos vírions. Essa abordagem permite o emprego de uma carga viral muito menor, restringindo efeitos adversos e reduzindo custos. Para o futuro próximo, essa terapia gênica localizada pode vir a ser utilizada para enfermidades mais comuns e que tenham alvos terapêuticos bem definidos, como formas familiares da doença de Parkinson, ataxia de Friedreich e algumas distonias.

Edição genômica

A edição genômica consiste na modificação permanente do genoma de um organismo vivo. Pode ser realizada a inserção, deleção ou substituição de segmentos do DNA de células específicas. Essa técnica pode ser empregada com fins terapêuticos, visto que permite, em tese, a correção permanente de uma mutação levando a uma eventual cura para diversas enfermidades monogênicas.[18,19]

Para tanto, são necessárias enzimas, chamadas de nucleases, capazes de "cortar" as moléculas de DNA de dupla hélice em pontos específicos de interesse (Figura 34.7). Nos pontos de quebra do DNA, o reparo pode ser feito de duas formas: *non-homologous end joining* (NHEJ) e *homologous recombination* (HR). No NHEJ, os pontos de quebra

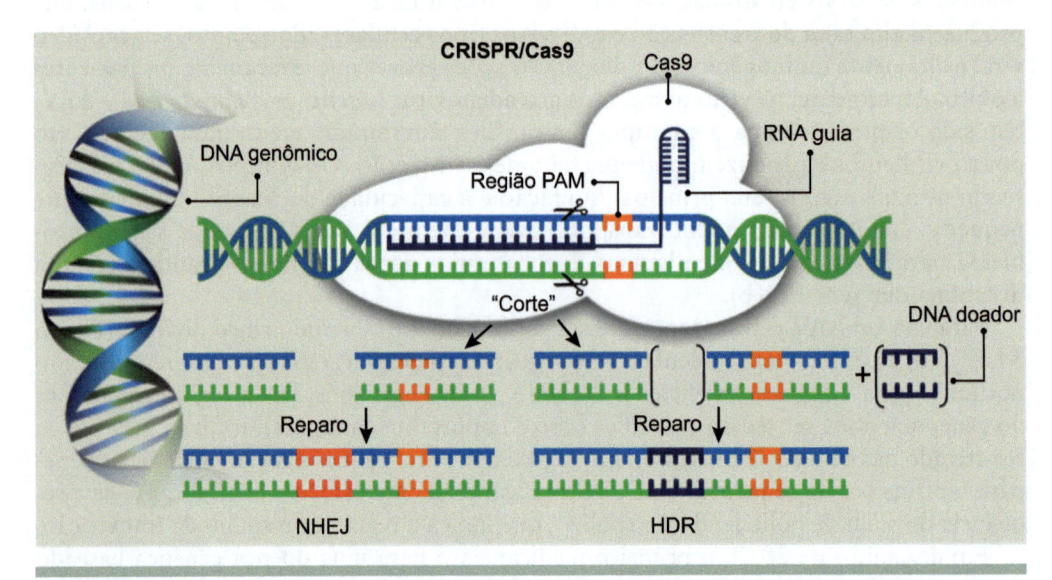

FIGURA 34.7. Edição genômica pela técnica CRISPR-Cas 9 (Adaptada do site http://www.genedit.com). PAM: *protospacer adaptor motif*. NHEJ: *non-homologous end-joining*. HDR: *homology-directed repair*. (Fonte: Propriedade do autor.)

são simplesmente ligados um ao outro, enquanto no HR é inserido um fragmento de DNA para fazer a ponte de ligação entre as duas extremidades. Para fins terapêuticos, o reparo via HR seria o ideal, pois podemos inserir o fragmento com o DNA de interesse. Entretanto, esse mecanismo não funciona em células maduras pós-mitóticas (*i.e.*, aquelas que não se dividem mais) como a grande maioria dos neurônios. Assim, correções feitas no embrião, mas não em indivíduos adultos, podem se utilizar do HR e reverter o fenótipo.

As nucleases de primeira geração foram descobertas ao longo dos anos de 1980 e 1990. Embora efetivas, essas enzimas eram moléculas complexas (proteína-DNA), cuja confecção é demorada e cara. Além disso, apresentavam toxicidade relacionada com a edição do DNA fora do alvo (*off-target*). O grande marco na área de edição gênica veio com a descoberta do sistema de nucleases de nova geração: CRISPR-Cas9 (*clustered regularly interspaced short palindromic repeats*). Essa foi considerada a descoberta científica do ano de 2015 pela revista Science.[20]

Descoberto em bactérias, CRISPR-Cas9 é um sistema de defesa capaz de identificar e remover fragmentos de DNA estranho inseridos por vírus bacteriófagos. Ele é composto por uma nuclease – Cas9 – que se liga a uma molécula de RNA de fita simples (chamada de RNA guia) capaz de reconhecer segmentos específicos do DNA. Esse reconhecimento é feito pela complementariedade precisa entre a sequência do RNA guia e do gene de interesse. Esse sistema é bastante preciso; além disso a síntese do complexo RNA guia-Cas9 é rápida e de baixo custo. O sistema CRISPR-Cas9, portanto, reúne diversas qualidades para seu emprego como ferramenta terapêutica. Existem limitações que devem ainda ser contornadas, como, por exemplo, a especificidade dos pontos de corte no DNA (garantindo ausência de efeitos *off target*), os meios de entrega do complexo aos tecidos de interesse (como o sistema nervoso central) e a redução da imunogenicidade.

Até o momento, nenhum tratamento baseado em edição gênica via CRISPR-Cas9 foi aprovado para uso humano. O primeiro ensaio clínico em humanos, entretanto, já foi iniciado em agosto de 2018 com uma droga desenhada para o tratamento da betatalassemia.[21] No tocante às ENG, dispomos de uma série de estudos pré-clínicos feitos em modelos animais de doenças como a distrofia muscular de Duchenne e doença de Huntington com resultados animadores.[22,23]

Conclusões

As perspectivas terapêuticas para diversas ENG têm melhorado com essas novas tecnologias. Para algumas doenças, já dispomos de drogas validadas em ensaios clínicos e com aprovação por agências reguladoras. Condições como a atrofia muscular espinhal e polineuropatia amiloidótica familiar, consideradas até muito recentemente incuráveis, apresentam hoje perspectiva muito mais favorável com ganho de tempo e qualidade de vida. Tamanha mudança, entretanto, vem acompanhada de outras preocupações importantes do ponto de vista da prática médica. A primeira delas se refere à questão do acesso, pois são drogas de custo extremamente elevado, chegando a valores como 1 milhão de dólares por paciente. Naturalmente, isso implica em uma ampla discussão sobre como deve ser feito o custeio desse tipo de tratamento, especialmente por se tratar de doenças raras.[24] A outra preocupação está ligada às questões éticas, tendo em vista que alguns desses tratamentos envolvem manipulação do genoma humano. Especialmente em embriões humanos, esse tipo de edição do DNA pode ocasionar repercussões fenotípicas cujo impacto ainda não conseguimos compreender por completo.

REFERÊNCIAS BIBLIOGRÁFICAS

1. Khorkova O, Wahlestedt C. Oligonucleotide therapies for disorders of the nervous system. Nat Biotechnol. 2017; 35:249-63.
2. Stein CA, Castanotto D. FDA-Approved Oligonucleotide Therapies in 2017. Mol Ther. 2017; 25:1069-75.
3. Chien YH, Chiang SC, Weng WC, et al. Presymptomatic Diagnosis of Spinal Muscular Atrophy Through Newborn Screening. J Pediatr. 2017; 190:124-129.e1.
4. Rossor AM, Reilly MM, Sleigh JN. Antisense oligonucleotides and other genetic therapies made simple. Pract Neurol. 2018; 18:126-31.
5. Lam JK, Chow MY, Zhang Y, Leung SW. siRNA Versus miRNA as Therapeutics for Gene Silencing. Mol Ther Nucleic Acids. 2015; 4:e252.
6. Krichevsky AM, Kosik KS. RNAi functions in cultured mammalian neurons. Proc Natl Acad Sci U S A. 2002; 99:11926-9.
7. Adams D, Gonzalez-Duarte A, O'Riordan WD, et al. Patisiran, an RNAi Therapeutic, for Hereditary Transthyretin Amyloidosis. N Engl J Med. 2018; 379:11-21.
8. Wurster CD, Ludolph AC. Antisense oligonucleotides in neurological disorders. Ther Adv Neurol Disord. 2018; 11:1756286418776932.
9. Goyal N, Narayanaswami P. Making sense of antisense oligonucleotides: A narrative review. Muscle Nerve. 2018; 57:356-70.
10. Finkel RS, Mercuri E, Darras BT, et al. Nusinersen versus Sham Control in Infantile-Onset Spinal Muscular Atrophy. N Engl J Med. 2017; 377:1723-32.
11. Mercuri E, Darras BT, Chiriboga CA, et al. Nusinersen versus Sham Control in Later-Onset Spinal Muscular Atrophy. N Engl J Med. 2018; 378:625-35.
12. Mendell JR, Goemans N, Lowes LP, et al. Longitudinal effect of eteplirsen versus historical control on ambulation in Duchenne muscular dystrophy. Ann Neurol. 2016; 79:257-71.
13. Benson MD, Waddington-Cruz M, Berk JL, et al. Inotersen Treatment for Patients with Hereditary Transthyretin Amyloidosis. N Engl J Med. 2018; 379:22-31.
14. Kay MA. State-of-the-art gene-based therapies: the road ahead. Nat Rev Genet. 2011; 12:316-28.
15. Russell S, Bennett J, Wellman JA, et al. Efficacy and safety of voretigene neparvovec (AAV2-hRPE65v2) in patients with RPE65-mediated inherited retinal dystrophy: a randomised, controlled, open-label, phase 3 trial. Lancet. 2017; 390:849-60.
16. Mendell JR, Al-Zaidy S, Shell R, et al. Single-Dose Gene-Replacement Therapy for Spinal Muscular Atrophy. N Engl J Med. 2017; 377:1713-22.
17. Chien YH, Lee NC, Tseng SH, et al. Efficacy and safety of AAV2 gene therapy in children with aromatic L-amino acid decarboxylase deficiency: an open-label, phase 1/2 trial. Lancet Child Adolesc Health. 2017; 1:265-73.
18. Singh AM, Adjan Steffey VV, Yeshi T, Allison DW. Gene Editing in Human Pluripotent Stem Cells: Choosing the Correct Path. J Stem Cell Regen Biol. 2015; 1(1).
19. Nelson CE, Robinson-Hamm JN, Gersbach CA. Genome engineering: a new approach to gene therapy for neuromuscular disorders. Nat Rev Neurol. 2017; 13:647-61.
20. Doudna JA, Charpentier E. Genome editing. The new frontier of genome engineering with CRISPR-Cas9. Science. 2014; 346:1258096.
21. www.clinicaltrials.gov/ct2/show/NCT03655678. Consultado em 31/12/2018.
22. Bengtsson NE, Hall JK, Odom GL, et al. Muscle-specific CRISPR/Cas9 dystrophin gene editing ameliorates pathophysiology in a mouse model for Duchenne muscular dystrophy. Nat Commun. 2017; 8:14454.
23. Yang S, Chang R, Yang H, et al. CRISPR/Cas9-mediated gene editing ameliorates neurotoxicity in mouse model of Huntington's disease. J Clin Invest. 2017; 127:2719-24.
24. Burgart AM, Magnus D, Tabor HK, et al. Ethical Challenges Confronted When Providing Nusinersen Treatment for Spinal Muscular Atrophy. JAMA Pediatr. 2018; 172:188-92.

SEÇÃO 16

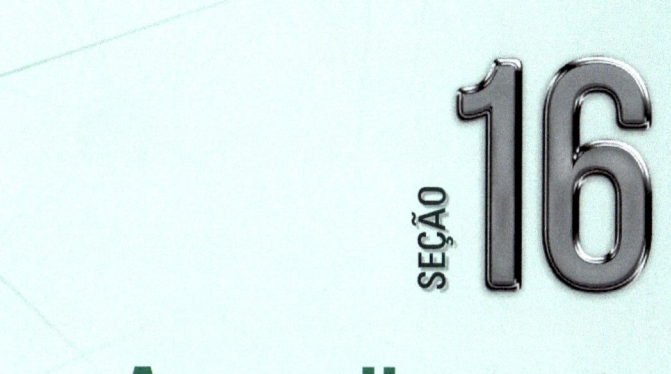

Aconselhamento Genético em Neurogenética

Aconselhamento Genético em Neurogenética 35

Renata Barreto Tenório
Ana Karolina Maia de Andrade
Fabiano de Oliveira Poswar
Laura Bannach Jardim

Introdução

Os processos de comunicação e de tomada de decisão em medicina sempre suscitam considerações éticas, que se tornam peculiarmente agudas quando o campo é o da neurogenética. Há muitos motivos. A maioria das condições neurogenéticas é herdada e por isso um diagnóstico neurogenético tem implicações sérias para a saúde e o direito à informação não só do paciente sob os nosso cuidados, mas de familiares muitas vezes distantes e desconhecedores das circunstâncias clínicas do caso em atendimento. Uma doença genética nunca atinge uma pessoa apenas – ela afeta uma família inteira. Um complicador eventual é o do declínio cognitivo que pode ocorrer em algumas doenças neurogenéticas, interferindo na capacidade do sujeito de compreender as consequências de um exame genético, fornecer um consentimento bem informado e entender o resultado de um teste. Finalmente, o diagnóstico do status genético de sujeitos livres de sintomas mas em risco de vir a manifestar uma doença neurogenética, conhecido como teste preditivo ou pré-sintomático, é uma oportunidade cada vez mais frequente e acessível. Por isso, o processo de comunicação conhecido como aconselhamento genético (AG) se reveste de grande importância para a neurogenética. Os médicos que lidam com doenças neurogenéticas precisam ter um bom conhecimento do AG para garantir que um diagnóstico em neurogenética seja benéfico ou para que pelo menos não cause malefício para o afetado e para seus familiares em risco. Para introduzir o tema aos leitores é que o presente capítulo foi construído.

A história da genética clínica é cheia de matizes controvertidos. Ela começa mal, mas termina bem (por ora). Um dos primeiros serviços a atender pessoas com suspeita de doenças genéticas e a estimar e informar riscos foi o Eugenics Records Office de Nova York, criado em 1910 por Charles Davenport no Cold Spring Harbor Laboratory.[1] O predomínio das ideias e das políticas eugenistas era marcante e se estendeu por muitos anos, desde o início do século XX, tomando feições dramáticas não somente na Alemanha nazista como também nos estados-nações ocidentais como os Estados Unidos, a Inglaterra, a França e os países escandinavos. A eugenia contaminou a genética clínica e, durante décadas, o senso comum confundiu a genética com a ideologia racial e até com os crimes de humanidade praticados em seu nome – o exemplo do Comitê Alemão para o Tratamento Científico das Doenças Graves de Causa Genética, criado em 1939 e responsável pelo extermínio de 5.000 crianças alemãs doentes, não pode ser esquecido.[2] Os anos após 1945, no final da Segunda Guerra Mundial, viram não somente o julgamento desses crimes, mas também o aparecimento de clínicas genéticas exemplares como a da Universidade do Minnesota e a do Great Ormond Street Children's Hospital, de Londres, onde o conceito de AG pela primeira vez aparece.

Desde então, a genética clínica e a neurogenética apresentaram um desenvolvimento considerável e que acompanhou três grandes correntes do conhecimento contemporâneo:
- A bioética, um ramo da ética desenvolvido na década de 1970, amparado em quatro imperativos: beneficência, não maleficência, autonomia e justiça;
- A aplicação da psicologia psicodinâmica no entendimento das motivações e das necessidades dos doentes, dos cuidadores e dos familiares em risco – filhos, irmãos, pais e cônjuges unidos em uma "trama intergeracional" de explicações irracionais envolvendo ressentimento e culpa, com os consequentes mecanismos de defesa a dificultar o entendimento das informações do AG;
- A biologia molecular, que teve início em 1950 com a descoberta da estrutura da molécula do DNA por Watson, Crick e Rosalind Franklin, que se expandiu com as tecnologias que propiciaram a leitura do código genético e a disponibilidade de quantidades substanciais de DNA para estudo e que chegou hoje às novas técnicas de sequenciamento, capazes de gerar milhões de pequenas leituras de DNA em uma única corrida ou experimento – as chamadas técnicas de sequenciamento de nova geração ou NGS (*next generation sequencing*).[3]

Foi à luz desses paradigmas gerais que a neurogenética e o AG cresceram até hoje. Inevitável, portanto, que contenham aspectos por um lado muito humanistas, como a busca do bem-estar e da redução do sofrimento humano e, por outro lado, vinculados à descoberta de um número ainda incalculável de mutações causadoras de condições neurogenéticas. Este capítulo tentará sintetizar os princípios do AG iluminados justamente por esses três grandes movimentos da nossa época.

Antes de começarmos, precisamos enfatizar que o presente capítulo fará um resumo sobre um assunto muito extenso e relevante, e que poderá falhar no intento. Outros autores já o conseguiram antes de nós; entre eles, cabe sugerir a leitura do Review of Ethical Issues in Medical Genetics, publicado pela OMS,[4] um texto magistral sobre AG.

Conceitos

O aconselhamento genético é o processo pelo qual pacientes e indivíduos em risco de uma determinada doença genética são informados das consequências da condição, da probabilidade dela se desenvolver ou de se transmitir em outros familiares e dos meios existentes para preveni-la, evitá-la ou tratá-la.[1]

O sucesso do AG repousa sobre a informação e depende de que a equipe envolvida no processo tenha as seguintes competências:
- Tenha capacidade diagnóstica, sem a qual qualquer informação dada torna-se insegura e perigosa;
- Saiba estimar os riscos genéticos para outros familiares;
- Possa representar de fato um papel de suporte, garantindo que os envolvidos realmente irão se beneficiar do AG e das várias medidas de manejo e de prevenção disponíveis – ou seja, que possua a capacidade de escutar o outro (ou o que o outro deseja ou necessita).

Da mesma forma, é preciso tentar garantir que quem receba a informação:
- Compreenda os fatos médicos, o que inclui o diagnóstico, o curso provável da doença e o manejo existente;
- Consiga escolher, com autonomia, o curso de ação mais apropriado aos seus objetivos e ao seu modo de ver o mundo.

Todo o processo de um AG é norteado pelos princípios éticos de que o cuidado clínico venha a alcançar a beneficência dos sujeitos envolvidos, sem causar nenhuma maleficência; de que as comunicações devam ser completas para garantir que as decisões dos sujeitos sejam tomadas com autonomia; e que o cuidado seja oferecido de maneira igualitária, sem beneficiar apenas alguns, respeitando a justiça distributiva.

O processo do AG – identificando o *setting* do paciente

Embora o AG tenha como finalidade comunicar resultados e, portanto, ser um processo distal ao diagnóstico, todas as fases do atendimento de um paciente repercutem nesse processo de comunicação, desde a primeira entrevista.

Quando o caso índice é sintomático

Entrevista

O primeiro contato com um agente de saúde em geral combina em si diferentes graus de ao menos duas ansiedades: o paciente traz um problema íntimo que precisa ser resolvido; e precisa apresentar essa intimidade para alguém que ele ainda não conhece. A primeira entrevista é portanto bastante delicada. Ademais, ela permitirá o acesso aos dados relevantes tanto para a elaboração de hipóteses e do diagnóstico, mas também para o reconhecimento dos afetos relacionados ao quadro clínico e das motivações dos envolvidos. Afetos e motivações guiarão, no futuro, a discussão dos riscos e dos melhores modos de ação para aquele paciente e sua família.

A construção da árvore genealógica é uma das mais eficientes técnicas para a obtenção de dados genéticos relevantes. Os termos probando, propósito ou caso índice indicam o primeiro indivíduo de uma família que veio procurar a atenção médica. A recorrência – ou seja, a ocorrência de mais de um afetado por uma mesma condição na família – idealmente deve ser documentada por meio da investigação diagnóstica. No entanto, outros afetados podem ter vivido há muito tempo, de forma que sua condição de doentes pode ter sido esquecida ou, ao contrário, que seus problemas possam ser agora confundidos com o quadro do probando. Entre familiares mais contemporâneos, esquecimentos e confusões são particularmente comuns quando a doença provocou e provoca conflito e dor psicológica nos envolvidos. A identificação desses sentimentos preparará melhor a comunicação dos resultados no AG.

O entrevistador deve inquirir, de forma paciente e respeitosa, a respeito de casamentos múltiplos e consanguinidades complexas, mortes, natimortos e abortos. Essas informações são importantes e podem ser omitidas caso não sejam ativamente buscadas. Segredos ou tabus relativos podem ser desvelados – sejam eles do conhecimento ou não do probando. Adoções e ilegitimidades podem acontecer e vão impactar nos riscos no AG; no entanto, a sua revelação deve ser dosada pela avaliação de seus riscos e benefícios. Se a descoberta de uma ilegitimidade antes desconhecida tiver a potencialidade de prejudicar as relações intrafamiliares, o correto será evitar sua revelação. A empatia para com as manifestações do paciente é bem-vinda, mas mais relevante ainda será evitar a expressão de julgamentos e de juízos de valor. Em neurogenética, o médico se relacionará com mais de um sujeito por diagnóstico e é preciso acolher diferentes pontos de vista. Por exemplo, as pessoas discordam sobre a aceitabilidade dos testes pré-sintomáticos e cada indivíduo deve ser respeitado em suas escolhas nesse tema. Levantamentos realizados sucessivamente demonstraram que não mais que 10% das pessoas em 50% de risco para a doença de Machado-Joseph, também chamada de ataxia espinocerebelar tipo 3 (SCA3/MJD), buscam o AG e os testes pré-sintomáticos, no sul do Brasil.[5-6] Uma atitude aberta mas não diretamente aderente às opiniões do caso índice será portanto mais adequada para acolher outras posições, de outros familiares.

Exame físico em neurogenética

A semiologia neurológica é soberana ao definir a síndrome predominante: quadro clínico, história da doença atual e heredograma determinarão as hipóteses; e estas, o plano de investigação. O presente livro, assim como outras obras de referência, foi estruturado com base nas síndromes neurogenéticas: isso demonstra a importância ímpar do exame neurológico na condução do diagnóstico e, portanto, do AG. Para uma discussão mais aprofundada, remetemos o leitor para o Capítulo 7 (Raciocínio Diagnóstico em Neurogenética).

Como "garantir, no AG, que a informação diagnóstica seja tão extensa e acurada quanto deve ser?". Peter Harper enfatiza que:[1]

- Devemos tentar examinar pessoalmente os envolvidos, mesmo que já tenham sido extensamente investigados;
- Pode ser importante examinar também indivíduos assintomáticos, em risco e que nos busquem, para se identificar um quadro leve ou inicial (isso valendo tanto para pais como para filhos de indivíduos reconhecidamente afetados).

Finalmente, importa dizer que o exame físico tem um papel fundamental no estabelecimento da relação médico-paciente e da confiança deste no AG. Os pacientes saem bastante frustrados de consultas médicas em que eles não são examinados: o contato físico confirma o interesse do médico nos desconfortos sofridos pelos consulentes.

Hipóteses diagnósticas iniciais

Muito frequentemente, a história familiar e o heredograma permitem definir o tipo de herança do quadro clínico em questão. Mesmo na ausência de um diagnóstico definitivo, será legítimo apresentar os riscos de recorrência mendelianos, especialmente se houver a chance de se perder a oportunidade de se transmitir essa informação. Como em todas as outras comunicações associadas ao primeiro contato, a apresentação dos riscos mendelianos deverá ser feita com cautela e não deverá produzir a sensação de que os retornos às próximas consultas de AG serão desnecessários.

Às vezes, o neurogeneticista pode levantar uma hipótese específica muito forte, baseada no heredograma, na história da doença e no exame neurológico, como poderia acontecer perante um caso muito sugestivo de doença de Huntington (DH), por exemplo. No entanto, hoje se reconhece a existência de fenocópias da DH devidas a mutações em outros genes, como é o caso da HDL2 e da neuroferritinopatia, entre outras condições dominantes caracterizadas por coreia e deterioração cognitiva na vida adulta. Por isso, recomendamos não ventilar uma hipótese muito específica já na primeira consulta, e sim aguardar a confirmação obtida por meio de exames padrão-ouro.

O conhecimento da cobertura, da indicação e da interpretação dos exames moleculares à disposição do neurogeneticista. O advento do NGS

Fluxogramas que otimizem a investigação diagnóstica são uma grande ferramenta para o plano de investigação, indo do mais para o menos provável, do mais abrangente para o mais específico e dos testes mais baratos para os de custo mais elevado. Impactam nesses fluxogramas – ou seja, na decisão de qual teste molecular ou qual exame complementar pedir antes e em cada passo do processo – o conhecimento sobre a epidemiologia e as causas das doenças em questão. Além disso, é preciso algum conhecimento da cobertura e das limitações de cada técnica. Por exemplo, se o neurogeneticista atende um caso de ataxia de início na vida adulta e com herança dominante, ele deve ter presente que as ataxias espinocerebelares (SCAs) devidas às poliglutaminopatias são as causas mais comuns. Além disso, ele deve saber que um painel que busque especificamente as mesmas por eletroforese será o primeiro exame complementar a ser solicitado por ser o mais efetivo e o com maior chance de identificar a causa da doença – e não um exame de sequenciamento do DNA.

Como o neurogeneticista vai quase certamente pedir algum exame de NGS em sua prática, é importante recordar seu conceito, suas aplicações e seus limites.

Para o aparecimento do NGS, vinte anos atrás, duas possibilidades técnicas confluíram: a de se sequenciar fragmentos aleatórios de um genoma inteiro e a de se utilizarem computadores na reconstrução desse genoma completo, a partir daqueles fragmentos de DNA cortados aleatoriamente, por conta das sobreposições parciais entre esses fragmentos. Esse conceito geral, surgido a partir do projeto Genoma Humano, foi adaptado para novos marcadores e reagentes capazes de gerarem milhões de pequenos fragmentos lidos do DNA (*short reads*) em um único experimento (*single run*), tal que hoje um genoma completo pode ser sequenciado em paralelo – portanto em um curto intervalo de tempo – e depois ser reconstruído *in silico* (no computador).[7]

As tecnologias do NGS entraram no mercado e passaram a ser utilizadas no diagnóstico (e não apenas na investigação) a partir de 2004.[8] Resultaram em um aumento dramático do número de genes associados a doenças. Apesar de suas vantagens, o NGS apresenta imperfeições e não cobre completamente a sequência de DNA, podendo deixar de fora justamente os segmentos envolvidos em um determinado doente. Nem todas as regiões do genoma são lidas com a mesma "cobertura" (precisão), por exemplo as sequências ricas em GC, que podem ser refratárias à amplificação da reação em cadeia da polimerase (PCR). Nem todas as regiões sequenciadas podem ser mapeadas com precisão: por exemplo, sequências repetitivas são difíceis de alinhar com o genoma de referência porque o comprimento máximo de leitura das plataformas mais comuns do NGS é menor do que as unidades de DNA repetidas. Por último, a análise e interpretação dos dados costuma ser a tarefa técnica mais complexa do NGS, e é necessário que o próprio médico que solicitou o exame participe dessa interpretação. Quando o genoma de qualquer indivíduo é sequenciado, é habitual se encontrarem de 150 a 500 variações na sequência de DNA ainda não vistas na população controle – ou seja, variações privadas e que podem ser não sinônimas, *nonsense* ou afetar sítio de *splicing* do RNA.[9] Embora possam envolver a função da proteína, não se conhecem ainda correlações dessas variantes com fenótipos clínicos, e por isso elas recebem a denominação temporária de "variantes de significado incerto" (ou VUS – *variant of unknown significance*). Claro que o número de VUS obtido de sequenciamentos menores, feitos em alvos de interesse (painéis de genes) e portanto não do genoma completo, será também menor. Em todo o caso, a grande ocorrência de VUS nos genomas e nos painéis obtidos a partir dos NGS complica bastante a identificação das reais mutações patogênicas. Propor que uma variante seja uma boa hipótese exige a reflexão sobre sua plausibilidade frente ao fenótipo. Além disso, necessita muitas vezes de um estudo tradicional de ligação no qual parentes afetados e não afetados também precisam ser genotipados[10-11] – denotando novamente o caráter familial da abordagem do AG.

Se o neurogeneticista pede um exame de NGS para buscar identificar um diagnóstico, deve ponderar tanto as vantagens como os limites de cobertura e a complexidade da interpretação dos resultados com o caso índice ou com seus responsáveis. É preciso esclarecer ao paciente que o exame de NGS dificilmente diagnosticará 100% dos casos do quadro em questão, e que outros exames podem ser necessários antes ou depois do mesmo. Uma expectativa realista da chance de sucesso e do que um determinado exame complementar pode procurar ou resolver tem de ser uma das garantias que as entrevistas de um processo de AG devem oferecer aos pacientes.

Consentimento na investigação

Os potenciais riscos, os benefícios e as limitações dos testes genéticos tornam os mesmos um procedimento muito sensível e que impactará de forma indelével na vida do sujeito e de sua família. Uma investigação genética precisa ser bem compreendida e precisa ser consentida pelo indivíduo em questão, no clássico processo do consentimento livre e informado. Dado que as informações estejam todas acessíveis, cada pessoa avaliará as vantagens e as desvantagens de uma genotipagem de maneira peculiar e dependente do seu contexto cultural, de suas relações interpessoais e de suas crenças: consentirá ou não em realizar um teste genético, e precisa ser respeitada em sua decisão. Nunca é demais insistir que para consentir de forma realmente autônoma, precisamos estar completa e corretamente informados. Por isso, todos os potenciais desdobramentos de um exame genético precisam ser previstos e ventilados nas consultas que o antecedem.

A American Society of Human Genetics (ASHG) discute desde 1996 quais são as características necessárias para uma pessoa tomar uma decisão genuinamente autônoma.[12-13] A capacidade de decisão seria o reflexo de quatro habilidades: compreensão, apreciação, raciocínio e escolha. Por compreensão, entendemos a capacidade de compreender o significado da informação e os fatos relevantes sobre um teste genético. Apreciação é a capacidade de reconhecer como a informação (por exemplo, riscos e benefícios de testes) aplica-se à própria pessoa. Por raciocínio, referimo-nos à capacidade de comparar opções e inferir as consequências das escolhas de maneira lógica e consistente, enquanto finalmente por escolha entendemos a capacidade de se tomar clara e explicitamente uma decisão. Se o clínico conferir passo a passo com seu paciente se ele compreendeu os fatos, se ele reconheceu como esses fatos se aplicariam a si mesmo e se ele comparou as consequências das diferentes escolhas possíveis, ele pode finalmente perguntar ao sujeito: o que você decide?

Quais são os riscos que um exame molecular contém em si, para recomendarmos tanto cuidado? O primeiro dos riscos é que ele pode descobrir informações indesejáveis. Vamos dar dois exemplos. Um exame molecular focado em uma única ou em poucas hipóteses sobre onde estejam as mutações que causam a doença pode inadvertidamente descobrir a ausência de relações familiais entre pessoas que se consideravam relacionadas (falsa paternidade). Se o exame molecular foi um exoma completo por NGS, para além do risco anterior, ele pode ainda descobrir a presença de fatores de risco não previstos e não escolhidos para serem testados pelo sujeito em questão – por exemplo, um exoma de um paciente com uma paraparesia espástica em investigação e que revela risco para câncer devido à presença de mutações deletérias encontradas ao acaso. A possibilidade de achados incidentais como esses deve ser antecipada na consulta de AG pré-teste, para se evitar conflitos relativos à autonomia e a malefício dos sujeitos envolvidos.

Quando o sujeito não tem sintomas mas está sob risco – os testes pré-sintomáticos

Quando testes genéticos são realizados em pessoas sadias com o intuito de definir seu risco para uma determinada doença, eles se constituem nos assim chamados testes preditivos (TPs). TPs são realizados dentro de programas de atendimento multidisciplinar e incluem testes complementares (em geral moleculares; por ora vamos denominá-los testes genéticos) divididos em duas grandes categorias: os que buscam confirmar ou descartar se indivíduos herdaram uma doença monogênica (dominante, recessiva ou ligada ao X); e os que buscam identificar a presença de suscetibilidade aumentada a algumas condições mais ou menos comuns da meia-idade. Os primeiros são os TPs pré-sintomáticos, e os segundos os TPs de suscetibilidade.[4-5]

Os TPs pré-sintomáticos definem previsões para uma condição muito rara na população, mas muito recorrente na família do indivíduo em questão. São propostos depois que o diagnóstico ficou claramente estabelecido em um parente afetado. O risco estimado depende da penetrância da mutação. Bons exemplos são quase todas as condições determinadas por poliglutaminopatias – como as ataxias espinocerebelares tipos 1, 2, 3 (ou doença de Machado-Joseph), 6, 7 e 17 (SCA1, SCA2, SCA3/MJD, SCA6, SCA7), entre outras –, e o estado de homozigose para expansões da sequência GAA no gene que determina a ataxia de Friedreich: todas têm penetrância de 100%. Se um pessoa ainda assintomática solicita o TP para uma dessas doenças e o seu resultado confirma que ela é portadora da(s) mutação(ões), pode-se afirmar a ela que em algum momento do futuro, os sintomas se manifestarão.[5] Em outras doenças neurogenéticas dominantes, a penetrância é menor que 100% e os TPs precisam levar isso em consideração. Os heterozigotos ainda assintomáticos da ataxia espinocerebelar tipo 10 (SCA10) e das faixas de expansões menores, de 36 a 39 repetições CAG no gene *HTT*, causador da doença de Huntington (DH), têm um risco grande – mas não de 100%, como as condições anteriores – de desenvolverem os sintomas: no entanto, podem jamais apresentá-los.

Apesar das exceções associadas às penetrâncias incompletas que mencionamos, os resultados dos TPs para a maior parte das doenças neurogenéticas monogênicas contém um caráter irrevogável, de definição do que irá acontecer no futuro do indivíduo em relação à doença em questão. Os TPs de condições com penetrância de 100% são muito precisos. Em contraste, na grande maioria das vezes não há manejo a ser indicado.[4] Até o momento da publicação deste capítulo, as exceções mais importantes nas quais o TP pré-sintomático ajuda a reconhecer quem deve ser (os portadores) e quem não precisa ser acompanhado (os não portadores) para receber tratamento precoce e eficaz são a polineuropatia amiloidótica familiar (PAF) causada pelas mutações da transtirretina e a adrenoleucodistrofia ligada ao X (X-ALD).[5] O TP pré-sintomático ajuda a identificar quem deverá ser acompanhado para no futuro receber tratamento medicamentoso e por transplante hepático na PAF, e transplante de células-tronco hematopoiéticas, na X-ALD.

Os TPs de predisposição para o desenvolvimento de determinadas doenças complexas – poligênicas ou multifatoriais – têm por base evidências mais frágeis, baseadas em estudos caso/controle e de associação, sem determinação causal totalmente definida. Nesses TPs de predisposição, a presença de uma mutação determina um risco aumentado em relação à população geral. Mas a presença dessas variantes do DNA não necessariamente implicará no desenvolvimento da doença no futuro.[4] Alguns TPs de predisposição podem resultar em manejos preventivos, como é o caso dos TPs de predisposição ao câncer. Um dos TPs de predisposição bem conhecido se refere às genotipagens do APOE para estimar risco de doença de Alzheimer (DA). Recentemente, variantes no *PILRA* também foram associadas a risco significativo e um estudo de NGS propôs um algoritmo para definir risco de DA.[14] Estudos de associação também já têm proposto um número de genes para estimar risco de doença de Parkinson (DP).[15] Porém, os riscos estimados ainda são imprecisos: portadores de alelos de risco podem jamais desenvolver DA ou DP, enquanto não portadores podem vir a apresentá-las no futuro. Além disso, esses eventuais TPs de predisposição a condições neurogenéticas comuns não trazem vantagens de manejo, pois não se acompanham de medidas de prevenção. Como os riscos estimados dos testes de predisposição não parecem trazer benefícios maiores do que a dúvida *a priori* dos consulentes – não mudam muito a dúvida, nem se associam a manejos –, esta seção vai se concentrar nos TPs pré-sintomáticos.

Todos os princípios discutidos no item para consulentes sintomáticos ("Quando o caso-índice é sintomático", descrito antes) valem para o dos consulentes saudáveis e em risco: a coleta da história clínica familiar, eventual exame físico, conhecimento das bases científicas e técnicas que sustentam o exame a ser solicitado e como garantir que o sujeito dê o seu consentimento bem informado. Mas há inúmeras especificidades adicionais e que precisam ser revistas.

Testes preditivos em condições monogênicas (TPs pré-sintomáticos) – recomendações

Há uma série de recomendações para os TPs pré-sintomáticos no mundo e no Brasil,[4,16] e apresentá-las em uma árvore de decisão ajuda a garantir uma boa abordagem do AG. Sugerimos que o médico ou aconselhador que atende pessoas que busquem o TP siga os quatro passos ou perguntas apresentados na Tabela 35.1, para garantir que o mesmo siga as recomendações internacionais.

A pargunta básica sobre se já há diagnóstico molecular definido em algum afetado da família do candidato ao TP pré-sintomático é fundamental. Equívocos graves podem acontecer na ausência desse quesito. Para ilustrar esse ponto, eis uma vinheta potencial: uma mulher de 30 anos e sadia pede TP para a ataxia autossômica dominante que parece atingir sua família. Sua motivação é o planejamento familiar. Não há doentes acessíveis, pois eles moram longe. O médico pede o painel para as SCAs mais comuns (SCA1, SCA2, SCA3/MJD, SCA6 e SCA7). Todos os resultados são normais: ele entrega o resultado como negativo e a mulher entende que é não portadora da mutação que afeta sua família e que portanto não tem risco. Aos 40 anos, depois de ter tido filhos, manifestações atáxicas aparecem e ela vem a descobrir que é portadora de uma outra SCA, que não foi incluída entre as testadas dez anos atrás.

A segunda pergunta é sobre a possibilidade de um manejo eficaz após o TP. Se ele existe, o TP passa a ser diretivo e pode incluir crianças. Se não existe possibilidade de manejo, o TP deve ser não diretivo e só pode incluir sujeitos com livre-arbítrio, autônomos na sua decisão e, portanto, não pode envolver crianças. Uma decisão autônoma exige reflexão, inclusive para responder ao interessado se o TP trará benefícios e se o TP poderá causar malefícios aos envolvidos, terceira e quarta perguntas da Tabela 35.1. Essa é uma das grandes razões pelas quais os TPs devem ser realizados não apenas por um profissional, mas por uma equipe multidisciplinar que inclua agentes capacitados em aconselhamento e em psicologia. Avaliações psicológicas pré e pós-teste garantem o apoio às decisões tomadas e o apoio ao processo de comunicação e de aceitação à nova realidade após a entrega dos resultados.

TABELA 35.1. Recomendações práticas sobre como referir um sujeito a um programa de testes pré-sintomáticos (TP)

1) Já há diagnóstico molecular definido em algum afetado da família do candidato ao TP pré-sintomático?	Não é recomendado se fazer o TP pré-sintomático em uma pessoa cuja doença que recorre em sua família não foi identificada molecularmente.
2) A descoberta do status de portador da mutação possibilitará um manejo eficaz?	**Sim**: nesse caso, a busca ativa de todos os potenciais familiares em risco está recomendada. A equipe clínica deve tentar entrar em contato com familiares e propor o AG para todas as pessoas em risco e que possam se beneficiar do tratamento. Uma ressalva importante: o TP pré-sintomático estará indicado para crianças apenas se o tratamento puder ser indicado também para essa faixa etária (menores de idade).
	Não: nesse caso, o TP deve ser encarado como uma decisão individual, de foro íntimo. A equipe clínica não deve insistir com familiares para que venham ao AG, pois não há benefício médico a se oferecer em troca. As decisões individuais devem ser respeitadas: tanto o desejo de realizar um TP como o desejo de não realizar merecem a mesma consideração da sociedade, dos parentes e principalmente da equipe de saúde que realiza o AG. A revelação do status genético deve ser uma decisão individual.
	Esse *setting* é o mais comum e levanta uma das principais questões do TP e do AG: garantir a autonomia do sujeito quanto à decisão de se realizar ou não um teste. Para tanto, a equipe médica deve ter em mente o seguinte:
	• Um sujeito somente é autônomo na sua decisão se ele for capaz de compreender os fatos, apreciar os fatos perante a sua própria pessoa, raciocinar sobre as consequências e alternativas do teste e escolher (ver item "Consentimento na investigação" do texto). Crianças não desenvolveram ainda todo o arcabouço a que chamamos de juízo para poderem decidir por elas mesmas. Nessa situação, TPs não devem ser disponibilizados para menores de idade. Para defender a autonomia de decisão de uma pessoa, deve-se explicar aos responsáveis que é necessário postergar a possibilidade de um TP até que essa pessoa atinja a vida adulta. Aí ela poderá decidir por si mesma.
	• Um sujeito somente é autônomo na sua decisão se ele for completamente informado. Nada pode ser omitido sobre os fatos associados à doença em questão.
	• O AG não pode ser diretivo – ou seja, a equipe de saúde não deve impor sua visão sobre o TP. Médicos e aconselhadores não devem buscar ativamente os familiares em risco, mas apenas se colocarem à disposição para atendê-los individualmente. Pode-se elaborar folhetos explicativos e sugerir que os sujeitos em atendimento os levem às suas famílias, sem identificação de destinatários específicos.
	• A decisão é autônoma. Muitas pessoas inseguras costumam se encorajar com a adesão de outros à sua determinada escolha. Para garantir que terceiros não influenciem contra os reais interesses do probando, recomenda-se que as consultas de AG sejam individuais.

Continua

TABELA 35.1. Recomendações práticas sobre como referir um sujeito a um programa de testes pré-sintomáticos (TP) (continuação)

	• Uma decisão autônoma exige tempo de reflexão. Para apreciar como os fatos ligados à doença irão repercutir para a própria pessoa e para raciocinar sobre as consequências e alternativas do teste (ver item "Consentimento na investigação" do texto), qualquer indivíduo precisa de tempo para pensar. A recomendação de que algumas consultas sejam realizadas entre a busca do TP e a coleta definitiva do DNA serve para esse objetivo. Naquelas semanas, a pessoa interessada terá tempo para pensar sobre como um TP irá impactar em sua vida. Consultas intermediárias visam ajudar os sujeitos a pensar em todos os possíveis futuros cenários. • Uma decisão autônoma só pode ser tomada se as faculdades mentais não estiverem obscurecidas. Recomenda-se não realizar TP em pessoas com doenças mentais.
3) O TP pode trazer outros benefícios aos envolvidos?	Quem sabe ou quem pode descobrir a resposta para essa pergunta é a própria pessoa em questão. Para ajudá-la, é interessante revisar se o planejamento da vida do sujeito poderá ser modificado – escolhas profissionais, investimentos, planejamento familiar e outras alternativas. Mesmo se o interessado não identificar uma vantagem clara para os seus planos pessoais, ainda assim ele/ela pode desejar apenas saber do seu status genético. É seu direito e ele deve ser respeitado.
4) O TP pode causar prejuízos aos envolvidos?	Os TPs pré-sintomáticos trazem embutidos muitos riscos, muitas vezes não antecipados pela pessoa que o buscou. Faz parte do AG comentar com o consulente sobre os riscos associados. Depressão, violação de dados confidenciais, disrupções dos laços familiares, perda de emprego, perda de seguro de vida e estigmatização social ameaçam aqueles sujeitos que realizam TP e cujos resultados são desfavoráveis. A equipe clínica deve também antecipar que depressão e "culpa do sobrevivente" podem afligir as pessoas que recebem resultados favoráveis (normais) de um TP. Por isso, um TP deve seguir as seguintes diretrizes: • Os resultados devem ser confidenciais. Não devem ficar acessíveis nos prontuários médicos, uma vez que sequer resultam em manejo. Resultados de TP não devem ficar disponíveis para empregadores, seguradoras, escolas e instâncias governamentais. Os registros de laboratórios que realizam TP devem ser regidos por altos padrões de confidencialidade. • O sujeito envolvido deve compreender a importância da confidencialidade para si mesmo. Na sociedade brasileira, a preocupação com esse tópico ainda é pequena. Por isso é bom ilustrar com reflexões sobre o que aconteceria se um empregador ou uma seguradora viessem a saber do resultado do TP de um indivíduo. • Avaliações psicológicas são bem-vindas por antecipar e prevenir reações depressivas. As consequências intrafamiliais da revelação de um risco devem ser abordadas, pois ajudam na tomada de decisão. Deve-se estimular que os cônjuges sejam informados do processo de TP, em especial se futuros filhos estiverem nos planos. • Seguimento pós-teste deve ser oferecido perante qualquer resultado.

Todos os passos de um programa de TP devem ser informados ao interessado logo na primeira consulta.[5,6] O indivíduo que busca um TP precisa ter uma relação de confiança com a equipe. Ao compreender a não diretividade, por exemplo, ele/ela saberá por qual razão telefonemas insistindo em retornar às consultas não serão feitos. Ao compreender que se respeita a sua autonomia, ele/ela saberá que poderá desistir do teste a qualquer momento e que a equipe o acompanhará em seu desejo de não saber – ao garantir que tampouco a equipe clínica saberá do seu resultado genético, guardado de forma sigilosa até seu eventual retorno voluntário às consultas.

Situações especiais

Testes genéticos em crianças

TPs que não tragam manejo médico são contraindicados para crianças. Primeiro, eles ferem sua autonomia. Segundo, podem trazer danos psicológicos que repercutirão em uma fase crítica do desenvolvimento do ego e da personalidade – como estados de ansiedade, redução da autoestima, estigmatização, sentimentos irracionais de culpa ou de vergonha. Efeitos negativos na dinâmica familiar podem ser os vetores desses danos, se os relacionamentos intrafamiliares se deterioram e se se modifica a expectativa dos pais em relação à criança. A revelação das características genéticas de uma criança pode levar à discriminação da mesma, seja por seus pares, seja por aqueles adultos que devem lhe dar acesso à educação e à seguridade social.[17,18]

Mesmo assim, quando uma família é acometida por uma doença neurogenética, é comum o desejo de testar crianças e adolescentes que estejam em risco e sejam assintomáticos. Muitos pais acreditam ser seu direito obter o conhecimento quanto ao *status* genético dos seus filhos. Aqui, é necessária uma diferenciação entre cenários.

Há situações em que o conhecimento do diagnóstico traz benefício médico à criança. Um exemplo, já citado anteriormente, é o da X-ALD, condição que pode ser eficazmente tratada com transplante de células-tronco hematopoiéticas. Nesses casos, o TP deve ser realizado não só independentemente da idade, mas o mais cedo possível.

Outra situação completamente diferente é o TP em uma criança que esteja em risco de uma doença com início dos sintomas na vida adulta, sem intervenções médicas eficazes a serem implementadas na infância. É importante, então, que o aconselhador explique com paciência como é necessário se respeitar a autonomia de uma pessoa enquanto ainda é criança, deixando para ela tomar a decisão quanto a um TP dessa natureza ao se tornar adulta.[19,20]

Há diversos consensos que tratam do assunto. O Colégio Americano de Genômica e Genética Molecular (American College of Medical Genetics, ACMG), a Academia Americana de Pediatria (American Academy of Pediatrics, AAP), a ASHG, a Sociedade de Genética Clínica Britânica (Clinical Genetic Society, CGS), e a Associação Brasileira de Medicina (AMB) são exemplos de organizações que orientam a postergação do TP para a vida adulta.[16,21-23]

Quando o caso índice tem problemas psiquiátricos

Muitos pacientes com doenças neurogenéticas apresentam alguma manifestação psiquiátrica como comorbidade ou mesmo como fenótipo principal. O princípio ético da não maleficência é uma consideração importante ao se testar pacientes com problemas psiquiátricos. É importante determinar se o paciente será capaz de lidar psicologicamente com um resultado de teste positivo. Dependendo do estado psicológico do paciente, o melhor momento a se realizar o TP – com a possibilidade de se adiar o teste – deve ser cuidadosamente considerado. Além disso, uma minoria de pacientes sem problemas psiquiátricos anteriores experimentará um evento psicológico adverso após ou dentro de alguns meses da divulgação dos resultados.[24-26] Portanto, é de fundamental importância garantir uma rede de suporte com profissionais de saúde mental para esses pacientes.

Quando o caso índice tem déficit cognitivo

Como já dissemos, o processo de decisão depende de quatro habilidades: compreensão, apreciação, raciocínio e escolha. O indivíduo com déficit cognitivo pode ter prejuízo nessas habilidades e seu "consentimento" em realizar algum teste ser equívoco ou não genuíno. Por isso, a realização de testes genéticos e mesmo do AG em indivíduos com declínio cognitivo levanta problemas éticos e práticos.

É fundamental averiguar se o indivíduo é capaz de consentir de maneira informada – ou seja, é necessário verificar a capacidade de decisão não apenas por questões médicas, mas também por questões legais. Para tanto, pode-se lançar mão de instrumentos como o *San Diego brief assessment of capacity to consent*.[27]

Quando o declínio cognitivo é verificado, deve-se encontrar meios de tornar a comunicação mais simples e de fácil compreensão – por exemplo, apresentar a informação em diversos formatos.[20]

Em situações nas quais o indivíduo é claramente incapaz de tomar decisões mas legalmente ainda detém esse poder, pode-se ter um raro atrito entre as obrigações legais e éticas do médico assistente. A responsabilidade legal de manter o sigilo médico a um paciente poderá estar em contradição com a possibilidade desse paciente, por ser incapacitado, ser colocado em uma situação de risco. Nesse caso, o médico deve ativamente orientar a transferência de procuração pública a um familiar ou ente querido ao paciente, antes da continuação do AG, garantindo a melhor concessão de informações, a manutenção do sigilo e a mais adequada tomada de decisões.[20]

Quando um resultado pode revelar o indesejado

A entrega de um TP deve ser sempre colocada no contexto individual do paciente testado. No entanto, os resultados de um teste genético podem revelar fatos que não só não foram solicitados, mas que são decididamente indesejáveis para os envolvidos.

O TP realizado em uma criança pode revelar que a doença, em geral ligada ao X, foi herdada de sua mãe sem sintomas e sem conhecimento de seu risco. Em muitas sociedades, a mulher pode ser culpabilizada pela doença da criança. O recomendado é que essa possibilidade seja abordada no aconselhamento genético pré-teste, e que esse comentário seja feito oportunamente somente com a mãe.[4] Assim, será dada a ela a oportunidade de se evitar essa inferência, seja no relatório dos testes genéticos, seja na sua interpretação.

Eventualmente, um TP também pode revelar ilegitimidade e novamente será a mãe do sujeito a pessoa mais atingida por um assunto que não é médico nem deveria estar entre as conclusões dos estudos genéticos. Por exemplo, um rapaz busca o TP porque seu pai é portador sintomático de SCA3/MJD com alelos com 25/70 repetições CAG. Como a mãe e o pai são primos, a mãe também se sentiu em risco e fez o TP: seu genótipo resultou em 18/35 repetições CAG. Finalmente, o rapaz atravessou todas as entrevistas pré-teste, decidiu-se a fazer o TP e seu genótipo resultou ser 18/30. O alelo com 18 repetições claramente foi herdado da mãe; já o alelo com 30 repetições é muito diferente dos alelos de seu pai e não deve ser originário dos mesmos. Frente a esse caso, novamente o médico deve buscar a melhor maneira de explicar o resultado sem revelar seu vínculo com a determinação da paternidade, se isso for desnecessário.

No entanto, os maiores dilemas éticos associados a certas testagens dizem respeito à revelação do status genético de um parente, genitor ou irmão, que não desejou nem deu seu consentimento para o mesmo. Há duas situações que entram nesse dilema: a testagem de um sujeito que é neto de um afetado, em risco de 25%, cujo genitor transmissor ainda não foi testado; e a testagem de um sujeito que tem um gêmeo monozigótico. Imaginemos as seguintes situações:

Um jovem cujo avô materno tem DH e cuja mãe é jovem e assintomática solicita TP para DH. Um resultado positivo indicaria dois afetados: o jovem (probando) e sua mãe, que não participou do processo decisório e tampouco consentiu. Essa situação é eticamente conflitante, e pode surgir por três principais motivos: o probando não compreendeu que seu TP positivo indicaria obrigatoriamente que o genitor (aqui, a mãe) é afetada; o probando não quer discutir a realização do TP com seus pais; o probando já sabe que o genitor em risco (a mãe) não deseja saber seu status para a doença. O médico assistente deve buscar solucionar o conflito e ter muita cautela.[20,25,26] Se as diferenças de opinião não forem dirimidas, o médico pode se guiar pelas recomendações gerais. Em 1994, o grupo de pesquisa envolvendo a Associação Internacional de Huntington e a Federação Mundial de Neurologia colocou-se favorável a priorizar o direito do jovem sobre o direito do genitor.[28]

Um sujeito saudável deseja realizar o TP para DH, pois seu pai é afetado, mas seu gêmeo monozigótico não quer conhecer seu status genético. Por serem geneticamente idênticos, o resultado de um forçosamente indicará o resultado do outro. A situação é em tudo semelhante à descrita acima. Novamente, o médico assistente deve buscar ativamente solucionar o conflito, para que ambos cheguem a um consenso. Caso isso não ocorra, o paciente que deseja realizar o TP deve ter o direito de fazê-lo, segundo as mesmas recomendações, desde que todos os riscos e benefícios tenham sido compreendidos.[4,28]

Diagnóstico pré-natal em neurogenética

O diagnóstico pré-natal (DPN) de doenças genéticas – majoritariamente aneuploidias – é uma realidade há quase cinco décadas, mas o contexto e as implicações desses testes mudaram drasticamente com o advento no conhecimento das bases genéticas de certas doenças e nas tecnologias utilizadas para a realização desses testes. Na década de 1970, uma mulher heterozigota para variante patogênica no gene *DMD* – que causa distrofinopatia – poderia, por meio de um procedimento invasivo, fazer um cariótipo fetal para determinação do gênero. Caso o feto fosse do sexo masculino, em muitos países a mulher poderia optar por interromper a gestação, por haver um risco de 50% de ser afetado. Cabe ressaltar, ainda, que a determinação de heterozigose na mulher se fazia por elevação das concentrações séricas da creatinoquinase (CK) e pela história familiar.

Atualmente, os diagnósticos materno e fetal são moleculares, com alto nível de precisão; são mais baratos e mais acessíveis. Métodos invasivos ainda são utilizados (especialmente a amniocentese) para extração de DNA fetal e posterior testagem, mas é provável que métodos menos invasivos e mais precoces venham a substituir os atuais.[20,29]

O DPN para condições neurogenéticas da vida adulta é uma realidade em inúmeros países avançados, ainda que seja pouco solicitado.[24,30,31] Um de seus desdobramentos é que a possibilidade da escolha pode resultar em mais gestações por parte de um casal em risco que teria optado por não ter filhos, se não tivesse essa alternativa.

O diagnóstico pré-implantacional (PGD – *pre-implantation genetic diagnosis*) constituiria uma saída possível e legal para o planejamento dos filhos, no nosso país. No entanto, o PGD não é disponibilizado pelo Sistema Único de Saúde (SUS) e ainda é muito pouco acessível aos casais em risco, no Brasil, devido ao seu alto custo.

Em várias partes do mundo, a recomendação geral é a de que a busca por um DPN para uma doença de início tardio deve ser contraindicada quando a mãe manifesta que o resultado do DPN não vai levar a mudanças no manejo da gestação – ou seja, caso o DPN não seja parte do processo decisório quanto a eventual aborto eletivo. Exemplificamos novamente com DH: o diagnóstico pré-natal seria inadequado a um casal em risco que solicitasse o mesmo, mas que afirmasse sua decisão de não interromper a gestação em caso de teste positivo. Se a gestação prossegue após a revelação de que o feto é heterozigoto para DH (porta uma expansão), ter feito o teste pré natal seria equivalente a testar uma criança, privando-lhe o direito de decisão e expondo-a a todas as consequências potenciais de discriminação discutidas anteriormente.[32]

O Código Penal Brasileiro, redigido em 1940 e em vigência até hoje, considera o ato de provocar um aborto como crime em seus artigos 124, 125, 126 e 127. Há três situações em que ele é permitido: quando não há outro meio para salvar a vida da gestante, ou quando é resultado de estupro (http://www.planalto.gov.br/ccivil_03/decreto-lei/Del2848.htm), ou, mais recentemente, nos casos em que se detecta anencefalia, por uma equivalência concedida pelo Supremo Tribunal Federal com os casos de morte cerebral (Lei 9.434/97; Arguição de Descumprimento de Preceito Federal – ADPF nº 54 de 2012).

A ilegalidade para as demais situações não impede que a prática seja realizada, especialmente por mulheres com recursos financeiros.[33] No entanto, o desamparo legal para o DPN deve ser abordado com o casal que deseje realizar esse diagnóstico no Brasil.

O processo do AG – um exame genético será solicitado

O médico ou o aconselhador passaram por todas as etapas anteriores e o seu paciente ou cliente deseja realizar o teste. Ele agora precisa entender os riscos genéticos que serão revelados esse teste genético.

Estimativa dos riscos genéticos

Antes da coleta de um exame e sem dúvida antes da entrega dos resultados, é importante informar ao consultando sobre o riscos de que a condição que está sendo investigada possa ocorrer ou recorrer na família. A comunicação do risco é um processo complexo, que necessita estar adaptada à realidade cultural do consultando. Enquanto alguns indivíduos podem não estar familiarizados com os conceitos mais básicos da estatística, outros podem ter interesse em informações mais precisas. É responsabilidade do profissional envolvido ser capaz de fornecer uma estimativa o mais acurada possível. O risco pode ser estimado a partir das seguintes abordagens.[34]

Risco empírico

É o risco com base em dados de estudos populacionais e não em predições teóricas. Riscos empíricos são particularmente úteis para condições multifatoriais, em que uma única causa genética não foi identificada mesmo após realização de uma investigação etiológica extensa, ou ainda em situações em que tal investigação não é disponível. Para que o risco seja aplicável ao probando, é importante que sua origem populacional seja semelhante à da origem dos dados. Por exemplo, um estudo realizado nos Estados Unidos, Canadá e Alemanha com dados de 1.694 indivíduos de doença de Alzheimer (DA) encontrou um risco de 39,0% aos 96 anos para o desenvolvimento da doença em parentes de primeiro grau.[35] Tal informação pode ser útil como ponto de partida para um consultando de origem caucasiana que tenha um pai ou uma mãe com DA, embora o risco real do consultando possa ser maior ou menor a depender de informações clínicas e genéticas adicionais. Dados de diversos estudos populacionais úteis para aconselhamento genético empírico foram compilados em outras publicações.[1]

Risco mendeliano

É o risco estimado para uma condição de herança monogênica. Nesses casos, a estimativa de risco só é possível quando os genótipos são conhecidos ou podem ser inferidos (p. ex., em condições em que o diagnóstico pode ser estabelecido por critérios clínicos). O conhecimento da localização dos genes envolvidos – se em autossomos, cromossomos sexuais ou DNA mitocondrial – e a genética molecular da condição é de suma importância para o cálculo do risco nesses casos, uma vez que os riscos dependem do padrão de herança da condição, que pode ser:

- Autossômica dominante: a condição é relacionada a um gene localizado em um autossomo, em que a presença de um único alelo mutado é suficiente para causar o fenótipo. Um indivíduo heterozigoto tem risco de 50% de transmitir a condição aos seus descendentes. A DH é um bom exemplo;
- Autossômica recessiva: a condição é relacionada a um gene localizado em um autossomo, mas é necessária a presença de mutação nos dois alelos (mutações bialélicas, em homozigose ou heterozigose composta) para causar o fenótipo. Assim, um casal que tenha um filho afetado terá 25% de probabilidade de ter um outro filho afetado pela mesma condição. Um bom exemplo é o da ataxia de Friedreich;
- Ligada ao X: a condição é relacionada a um gene localizado no cromossomo X. Nesse caso, mulheres heterozigotas têm um risco de 50% de transmitirem o alelo com a mutação para seus filhos homens, que serão assim hemizigotos, ou para suas filhas, que serão heterozigotas. Os homens hemizigotos, por sua vez, transmitem o cromossomo X com a mutação para todas as filhas e para nenhum de seus filhos homens. Em alguns casos, apenas os homens hemizigotos expressam o fenótipo, e as mulheres heterozigotas são quase sempre assintomáticas (herança ligada ao X recessiva); a doença de Pelizaeus-Merzbacher é um exemplo.[36] Em outros casos, tanto homens hemizigotos como mulheres heterozigotas expressam a condição, embora os homens sejam mais gravemente afetados (herança ligada ao X dominante): esse fenômeno acontece na X-ALD,[37] na doença de Charcot-Marie Tooth ligada ao X tipo 1[38] e na síndrome de Rett.[39] Finalmente, há outros casos em que os homens são assintomáticos e a condição afeta apenas o sexo feminino, como na epilepsia relacionada ao gene *PCDH19*;[40]
- Materna: a condição é relacionada a um gene de localização no DNA mitocondrial. O DNA mitocondrial, ao contrário do DNA nuclear, apresenta múltiplas cópias dentro de uma única célula e é herdado apenas do óvulo – e não do espermatozoide. Uma condição relacionada ao DNA mitocondrial não é transmitida para a descendência de homens afetados; a transmissão é exclusivamente materna e dependente da proporção de DNA mitocondrial da genitora que porta a mutação. Caso todas as cópias de seu DNA mitocondrial tenham a mutação (homoplasmia), todos os descendentes de uma mulher afetada serão afetados. Por outro lado, quando apenas algumas cópias do DNA mitocondrial apresentam a mutação (heteroplasmia), a proporção de DNA mitocondrial com a mutação em seus ovócitos será também variável, podendo a condição ser expressa ou não em seus descendentes caso essa proporção seja superior ou inferior a um determinado limiar. A encefalopatia mitocondrial com acidose láctica e episódios tipo AVC (MELAS – *mitochondrial encephalopathy, lactic acidosis, and stroke-like episodes*) é um bom exemplo.[41]

Riscos modificados

São riscos estimados pela combinação de uma probabilidade *a priori*, baseado habitualmente em uma herança mendeliana, e uma informação adicional (probabilidade condicionada), que modifica o risco inicialmente calculado. Esse método também é conhecido como análise bayesiana e é aplicado quando os genótipos de indivíduos relevantes da família não são definitivamente conhecidos. Como exemplo, o risco *a priori* de uma mulher que tenha tido dois irmãos com distrofia muscular de Duchenne de ser heterozigota para uma mutação no gene DMD é de 50%. Porém, ao se considerar a informação adicional de que essa mulher tem três filhos homens adultos assintomáticos (o que ocorreria apenas em um oitavo dos casos caso ela fosse heterozigota e em quase 100% dos casos caso ela não fosse), o risco *a posteriori* é reduzido para 1/9 ou cerca de 11%. Outros cenários em que a probabilidade condicionada pode ser aplicada incluem os distúrbios de penetrância incompleta e com penetrância dependente da idade. O método de análise bayesiana aplicado ao aconselhamento genético foi explicado de forma sucinta por Ogino e Wilson, em 2004.[42]

O processo do AG – chegaram os resultados

O médico e seu paciente passaram por todas as etapas anteriores. Um ou mais exames genéticos foram realizados. Eles agora precisam ser entregues ao paciente e interpretados pelo médico.

O médico pode ter solicitado um exame que analisou biomarcadores escolhidos *a priori*, baseados primeiro nas hipóteses clínicas e depois no conhecimento da fisiopatologia subjacente àquelas hipóteses. Esse é o clássico entorno de um exame complementar em medicina, como são os exames de bioquímica, de hematologia, de infectologia e mesmo os exames moleculares focados em um ou mais genes de interesse ou suspeição.

Com o advento da NGS, muitos exames como o sequenciamento do exoma ou do genoma completo trazem como sua marca geral o fato de serem *unbiased* – ou seja, buscam alterações sem que haja genes suspeitos *a priori*. No entanto, a variabilidade interindividual no sequenciamento dos sujeitos de qualquer espécie é enorme e é ainda muito maior do que o nosso conhecimento sobre o impacto dessa variabilidade. Ou seja: o NGS permite-nos sequenciar, mas muitas vezes ainda não somos capazes de distinguir o que está ou não associado à doença. No item "O conhecimento da cobertura, da indicação e da interpretação dos exames moleculares à disposição do neurogeneticista. O advento do NGS", descrito antes, antecipamos que o grande número de VUS nos painéis obtidos a partir dos NGS complica bastante a identificação das reais mutações patogênicas. Propor que uma variante seja uma boa hipótese exige a reflexão sobre sua plausibilidade frente ao fenótipo – tarefa que é do médico que solicitou o exame. Comumente, laudos de NGS podem explicitamente demandar a interpretação do médico assistente, que deve estar preparado para tal, nesse momento da entrega do resultado a seu paciente. Muitas vezes, embora não se possa definir que uma VUS seja a responsável pelo quadro clínico, ela pode ter o valor de estar ligada (em *linkage*) a esse quadro e assim prever quem terá ou não risco para a doença, na família. Estudos que genotipam também parentes afetados e não afetados podem "ligar" a variante genética ao fenótipo, tornando o resultado uma informação crucial para a família – ainda que possa apenas ser uma VUS.

Assim, o médico deve estar preparado para trabalhar bastante, depois de pedir um exame molecular que se utilize de NGS. A diferença entre os graus de dificuldade na análise dos exames voltados a biomarcadores escolhidos *a priori* – como os da bioquímica ou o sequenciamento Sanger – e na análise dos exames de NGS é no entanto ilusória. A aparente facilidade na interpretação dos resultados do primeiro grupo, dos exames tradicionais, decorre do fato de que toda a dificuldade no estabelecimento de sua validação já aconteceu, no passado, na história do conhecimento da doença. Afinal, entre o pedido de uma mensuração da atividade da enzima arilsulfatase A (ARSA) em leucócitos, feita hoje em 2018, para definir possibilidade de leucodistrofia metacromática (LDM) em um doente, e o acúmulo de evidências e descobertas relacionando a ARSA à LDM, passaram-se 54 anos. A grande dificuldade da análise do NGS é justamente que o processo de associação entre o quadro clínico e a variante molecular muitas vezes é realizado todo, inteiramente ou *de novo*, na análise do caso índice em atendimento por NGS.

Comunicação ao doente e à família
Aspectos compreensivos

As relações humanas em geral e o AG em particular sempre envolvem aspectos psicológicos multidimensionais. Até aqui, quem comunicava algo era o paciente ou o sujeito em risco; quem recebia a informação era a equipe clínica. No momento da entrega, a direção se inverte e agora é do médico para o paciente. É preciso garantir que a melhor comunicação seja feita. Na sua capacitação, a equipe clínica – médico e aconselhadores de outras profissões – deve ser treinada em detectar seus próprios conflitos internos (se não forem totalmente inconscientes) e em delimitá-los, para impedir que os mesmos interfiram com os interesses do paciente. É bom lembrar que embora todos nós, tanto médicos como pacientes, tenhamos motivações inconscientes, a consulta é feita para atender às questões do(s) paciente(s), e não às nossas.

Os genes são os determinantes da vida. Eles, em grande medida, determinam nossas características físicas e intelectuais e, para muitos, podem ser tomados como o lugar onde reside a "essência do eu". Ao se descobrir portador de um gene deletério, presente em si desde a concepção, uma pessoa pode ter muita dificuldade em "separar" as partes de si que são doentes daquelas que ela considera "sadias", e assim prosseguir no enfrentamento do dia a dia após o diagnóstico. Como já dissemos em outro lugar, "'Eu sou esse, e se deixasse de portar a mutação para, digamos, acondroplasia, já não seria mais esse. Seria outro.' Por isso, todo AG traz uma situação de ameaça ao ego, pois nos expõe ao risco de descobrir defeitos, imperfeições e falhas inerentes à nossa identidade".[3]

Perante essa possibilidade de desestruturação do ego – presente nos planos e conceitos da própria pessoa –, mecanismos de defesa sempre são chamados a agir. Projeção, negação, regressão, deslocamento e outras estratégias são comuns e precisam ser discutidos com o sujeito, com empatia e paciência, para que ele tome pé de si mesmo. Reações de confusão, tristeza, raiva e desesperança serão superadas quando o sujeito encontrar um estado de equilíbrio para enfrentar e transpor as questões levantadas pelo diagnóstico. Os sentimentos despertados diante de um diagnóstico genético podem ser muito intensos, pois em geral surgem diante de uma negativa da natureza: a impossibilidade de gratificar o desejo de gerar filhos saudáveis é uma das mais pesadas entre essas negativas.[3,4] O paciente neurogenético depara-se, junto com seu médico e seus familiares, com a necessidade de se enlutar pela perda de expectativas, perda de familiares, perda da própria identidade idealizada, em troca da instauração de renúncias e aceitação de dificuldades que a doença traz consigo. Se o uso dos mecanismos de defesa se perpetua, o entendimento maduro sobre o diagnóstico e o prognóstico – a meta do AG – fica prejudicado, sem que o sofrimento psíquico relativo à condição genética seja evitado. Ademais, a possibilidade do indivíduo tomar decisões erradas para si, para seus parentes e para a sua prole será alta, caso suas necessidades defensivas predominem sobre o entendimento realístico de sua situação.

Por tudo isso, convém que o momento da entrega do resultado tenha sido precedido de todo o preparo descrito até aqui, e que seja sucedido de entrevistas ulteriores, voltadas para o AG – ou seja, para revisar o que o sujeito compreendeu de seu diagnóstico, do prognóstico de sua condição, dos manejos possíveis e dos riscos de recorrência. Consultas de reforço do AG são importantes, pois medem afinal o que o sujeito reteve daquilo que foi comunicado e podem corrigir distorções de entendimento.

Compartilhar a informação sobre risco genético com seus parentes de sangue é uma obrigação moral de qualquer pessoa e isso deve ser abordado no AG e repetido após a comunicação do resultado. Em contrapartida, é obrigação moral do médico recordar ao seu probando dessa regra geral.[4] Os parentes de um indivíduo afetado têm o direito de conhecer seus riscos. No entanto, pode ser muito difícil não só falar para irmãos, primos e filhos sobre os riscos que eles têm de virem a apresentar a nossa doença neurogenética, mas também ouvir isso com racionalidade. A "trama intergeracional" é um bom termo para expressar os papéis entre "vítimas" e "culpados" em famílias com recorrência de doenças neurogenéticas.[34] O diagnóstico pode às vezes reparar os danos dessa trama, ao tornar a doença neurológica um fenômeno natural e independente de culpas e acusações interpessoais, em famílias com ou sem conflito evidente. Temos frequentemente visto que dar uma explicação material sobre as manifestações da doença tem este efeito terapêutico e de reparação sobre os preconceitos sociais e sobre os conflitos intrafamiliais. E isso pode e deve ser ventilado na consulta de AG com o nosso paciente.

Além das dificuldades psicológicas individuais e de questões de dinâmica familiar, também crenças pessoais, valores e preceitos morais são fatores que podem dificultar o processo de comunicação. Discutimos abaixo algumas situações em que o processo de AG pode apresentar maiores dificuldades.

E se o indivíduo se nega a receber o resultado?

Essa situação é particularmente sensível se o indivíduo é uma pessoa saudável em risco de uma condição genética, que se inscreveu em um programa de TP, colheu seu exame genético, mas depois não veio ou se negou a vir buscar seu resultado. O sujeito pode mudar de ideia no meio do processo do TP e pode decidir não mais saber ou adiar o recebimento de seu TP. Nesses casos e independente do resultado do TP, a obrigação do médico é respeitar esse comportamento e portanto, nem conhecer o resultado. Para que o desejo do indivíduo seja respeitado, nessas circunstâncias, sugerimos que o resultado do teste fique guardado em envelope lacrado e em arquivo bem guardado até o momento em que ele ou ela compareça de fato a uma entrevista de entrega do teste. A descrição desse procedimento (o que a equipe fará no caso de haver o desejo aparente ou expresso do indivíduo de não receber o resultado) deve ser dada desde as consultas pré-teste, para que o indivíduo se sinta seguro quanto ao respeito às suas decisões.[20]

E se o indivíduo se nega a informar familiares de seu risco?

A informação genética do indivíduo que realizou um diagnóstico quase sempre identifica familiares em risco e o probando tem uma obrigação moral de informar esse risco a seus parentes. Dado o caráter hereditário dessas doenças, a informação pertence à família e não apenas ao indivíduo. Durante o processo de aconselhamento e após o recebimento de um eventual diagnóstico, o médico deve lembrar seu paciente de sua obrigação moral em informar os familiares em risco e auxiliá-lo no processo de comunicação. Caso o probando deseje, o médico assistente pode ser a pessoa que irá informar os familiares. De maneira similar, quando familiares em risco moram longe, o médico pode indicar algum profissional qualificado para dar aos mesmos ciência dos seus riscos.[4,20]

Se o probando afirma não desejar revelar a informação genética aos familiares, cria-se um dilema ético para o profissional de saúde: o paciente tem direito à confidencialidade, mas seus familiares podem ser potencialmente prejudicados caso sejam privados dessa informação. O debate sobre esse dilema já existe há algum tempo e já existe o consenso de que o dever de informar terceiros em risco precede o direito alegado de um indivíduo qualquer manter um risco em segredo.[4] Uma solução para evitar que esse conflito ocorra é não prometer confidencialidade absoluta no início do atendimento e do AG. Também a Organização Mundial da Saúde recomenda que os seguintes critérios sejam preenchidos antes que uma quebra de confidencialidade aconteça:[4]

- Falha de todos os esforços para persuadir o indivíduo a informar os familiares voluntariamente;
- Há alta probabilidade de causar dano aos familiares (incluindo futuros filhos) se a informação não for revelada; e há evidências de que a informação pode prevenir dano;
- O dano evitado é significativo;
- Apenas a informação genética diretamente relevante ao status médico do familiar em risco seria revelada. Informações relevantes ao probando devem se manter confidenciais.

Se a quebra de sigilo tiver de acontecer, ela deve ser feita sem identificar diretamente o probando, exceto com autorização do mesmo. Quebras de sigilo envolvendo doenças com herança autossômica recessiva somente são aceitáveis se houver alta probabilidade de se evitar dano; devem ser excluídas se a probabilidade de recorrência for pequena: por exemplo, o familiar teria que ser heterozigoto para a variante patogênica e seu parceiro também, para que ambos tivessem risco de gerar filhos afetados.

Finalmente, vale mencionar que há diretrizes mais rigorosas, como aquela da sociedade japonesa de genética humana que orienta a consulta a um comitê de ética para decisão quanto à quebra de confidencialidade.[43]

Resultados incidentais devem ser informados?

Achados secundários ou incidentais são resultados não relacionados ao motivo pelo qual o exame que os descobriu foi solicitado inicialmente.

Achados incidentais não são recentes e não são exclusivos dos testes genéticos. Já aconteciam no âmbito dos exames complementares comuns em medicina. Um exemplo seria o achado incidental de desmielinização dos polos temporais ou das cápsulas externas, silenciosas, a partir de uma ressonância nuclear magnética de encéfalo realizada após um trauma acidental em uma pessoa em risco para CADASIL, fora do âmbito e sem o preparo de um programa de TP.[44]

No entanto, achados incidentais tornaram-se muito frequentes com o advento da tecnologia da NGS. Como já discutido anteriormente, exames de NGS permitem avaliar inúmeros genes de uma única vez e de uma forma mais barata e mais rápida que as análises gene a gene (ou éxons a éxons) realizadas pela tecnologia Sanger, se somadas, ao final de um processo de investigação. Por essa razão, tornaram-se uma ferramenta diagnóstica cada vez mais utilizada. Além disso, os exames por NGS serão muito usados também na investigação de condições de herança complexa ou poligênica, causadas pela interação de um certo número de genes.[45] Durante a consulta para solicitação de um exame genético, o AG pré-teste deve incluir a informação não somente sobre os possíveis resultados e limitações técnicas do exame a ser solicitado, mas também sobre a possibilidade de haver achados incidentais. O médico pode questionar se o paciente gostaria de receber informações sobre os achados incidentais, mas é muito difícil se prever todos os diferentes cenários.

Por isso, uma boa prática é a de se decidir primeiro qual estratégia de NGS está mais indicada para cada situação. Duas opções estão à disposição: os painéis de genes e o sequenciamento do exoma (WES – *whole exome sequencing*).

O NGS voltado a genes selecionados – somado em geral ao sequenciamento por Sanger de regiões do genoma refratárias ao NGS – diminui em muito o número de achados incidentais ou o número de variantes de significado incerto, de difícil interpretação. No entanto, os painéis têm como limitação o fato do viés da escolha de um determinado número de genes suspeitos a serem investigados.

Em contraste, o médico pode solicitar o WES, por este cobrir praticamente todos os genes sem haver o viés da eleição dos suspeitos. Essa vantagem deve ser matizada pela presença de ao menos três problemas. Primeiro, a cobertura completa de todos os éxons não acontece, limitando-se em média a 85% dos genes associados a doenças. Segundo, é quase regra que um WES encontre um ou mais achados incidentais. E terceiro, é bem possível que os resultados de um WES sejam melhor interpretados se WES de pais ou irmãos sejam feitos em simultâneo (análise de trios), para determinar ligação e fase das variantes genéticas encontradas – o que potencializa a ocorrência de achados incidentais, ao aumentar o número de sujeitos estudados. Portanto, o médico que pede um WES e o indivíduo para quem ele será proposto devem estar preparados para lidar com os mesmos, na comunicação dos resultados.

Afinal, quais achados incidentais devem ser relatados claramente ao indivíduo? Esse tópico vem sendo discutido ativamente por laboratórios, pesquisadores, clínicos e comitês de bioética, e as diretrizes ainda estão sendo desenvolvidas e continuarão evoluindo. Por exemplo, o American College of Medical Genetics and Genomics (ACMG) publicou em 2015 recomendações para como realizar o relato desses achados: houve consenso que achados incidentais relacionados a síndromes de predisposição ao câncer e condições cardiológicas associadas a morte súbita devam ser sempre relatados ao indivíduo. O Conselho Regional de Medicina do Estado de São Paulo (CREMESP)[46] recomendou a divulgação dos achados incidentais quando há de fato uma utilidade clínica, risco bem definido para o paciente e são passíveis de tratamento ou prevenção e recomendou prudência em divulgar certos achados quando seus significados não são claramente compreendidos ou quando são menos relevantes. A European Society of Human Genetics (ESHG) recomendou os testes de NGS focados em painéis, para minimizar a chance de se encontrar achados incidentais;[47] além disso, para a ESHG a responsabilidade pela revelação dos resultados incidentais é do médico que pediu o exame e não do laboratório que o realizou.

Achados incidentais envolvendo condições neurogenéticas com penetrância reduzida e/ou expressividade variável são assunto muito controvertido, ainda em debate na literatura e praticamente sem consensos definitivos. As controvérsias éticas são inúmeras. Por exemplo, será que o achado incidental para uma condição que resulta em comprometimento cognitivo e neurológico para o qual não há tratamento efetivo deve ser divulgado? O que fazer com resultados incidentais observados em pacientes menores de idade? Se esses resultados incidentais devem ser revelados, qual o melhor momento para informar esses achados?[20]

Enquanto esses dilemas éticos permanecem em aberto e não encontram soluções de consenso, podemos resumir nossas recomendações a seguir. Primeiro, a equipe médica deve sempre ponderar entre riscos e benefícios em revelar achados incidentais, com significado tanto definitivo como potencial para o paciente ou para sua família, comprometendo-se com o máximo de benefícios e o mínimo de danos e riscos. Segundo, antes de solicitar uma investigação por NGS, o médico deve se familiarizar com os mesmos.

Seguimento

Retornos a consultas cíclicas ou planejadas são sempre benéficos, em qualquer área da medicina e também no AG, pois permitem que todos os itens de um bom atendimento sejam conferidos e fortalecidos. A coleta da história se beneficia, pois o paciente retornará com novas informações. Eventualmente novos membros familiares aparecem ou precisam ser incluídos no AG. A fenomenologia da saúde e da doença se transforma ao longo do tempo, e há muitos diagnósticos que dependem de uma observação longitudinal seja do exame físico, seja de resultados laboratoriais. O manejo e o cuidado, que afinal são a finalidade do atendimento médico, só podem se dar porque há retorno e reavaliação. Finalmente, no âmbito do AG, o processo de comunicação – seja do significado do diagnóstico, seja dos manejos disponíveis, seja principalmente dos riscos – pode ser conferido e corrigido, se houver novos encontros com os probandos. Por isso, recomendamos que consultas de reforço de AG, voltadas especificamente à entrega das informações, sejam sempre planejadas.

Conclusões

Os objetivos de um AG pertencem aos indivíduos e suas famílias. Por isso, forçosamente irão variar de acordo com os desejos e atitudes dessas pessoas, bem como de acordo com a cultura na qual o AG acontece.

O sucesso ou o fracasso de um AG só pode ser medido pelo auxílio que ele prestou em relação àquele indivíduo ou família, e nunca em relação a mudanças na frequência de uma doença genética ou a um desfecho preconcebido pela equipe clínica. Se os AGs de fato seguirem os diferentes objetivos das pessoas envolvidas, a variedade individual das mesmas vai se repetir nas consequências globais da disponibilidade de serviços genéticos, em uma certa comunidade ou país. Não é de se esperar, então, que a prática clínica do AG venha a ter consequências populacionais, a não ser que ele não seja acessível a todos.

Em contraste, sabemos que o problema do acesso e o reduzido número de serviços adequados é a mais grave questão social e ética da genética clínica, hoje em dia. Se o acesso é melhor para os mais educados e para os que vivem em grandes centros urbanos, os efeitos da prevenção e do cuidado aumentarão as diferenças entre as classes sociais, ao invés de reduzi-las. Recorrências maiores nas classes mais pobres resultam em um fardo que só tende a empobrecê-las ainda mais. O princípio ético da justiça distributiva determina que possamos prover o acesso daqueles em maior risco genético aos cuidados. Isso somente poderá ser alcançado em uma sociedade solidária, onde todos pagam para que os que precisam possam ter acesso ao serviço médico. "De cada um conforme seus meios, a cada um conforme suas necessidades" (Louis Blanc). Afinal, qualquer um de nós pode vir a precisar de um cuidado muito específico e sofisticado – como pode ser um AG.

Todos os serviços relativos ao AG, exceto aqueles associados à triagem neonatal para doenças tratáveis, devem ser individualizados e baseados na busca voluntária, a partir do envolvido. Esse princípio rege a não diretividade do AG – ou seja, que as escolhas relativas ao planejamento de sua vida sejam tomadas pelos indivíduos e não pelas instituições ou pela equipe de saúde.

Por isso, voltamos ao raciocínio de que o AG talvez não impacte em frequências populacionais. Por duas razões, pode-se dizer que essa é uma boa conclusão. Por um lado, não estaremos repetindo a atitude eugenista que nos antecedeu, 100 anos atrás. Por outro, o respeito ao outro só pode conduzir a uma maior responsabilidade individual de cada um de nós e à melhor convivência com a diversidade. Portanto, terminamos com uma pergunta e uma esperança: por que não esperar que a tolerância para com as diferenças venha a ser o melhor resultado do conhecimento e do aconselhamento genético?

REFERÊNCIAS BIBLIOGRÁFICAS

1. Harper PS. Practical Genetic Counselling. 7 ed. London: Hodder Arnold; 2010.
2. Shevell M. Racial hygiene, active euthanasia, and Julius Hallervorden. Neurology. 1992; 42:2214-9.
3. Jardim LB. O aconselhamento genético. Revista HCPA. 2001; 3:411-26.
4. Wertz DC, Fletcher JC, Berg K. Review of Ethical Issues in Medical Genetics. WHO; 2003. Disponível em: http://www.who.int/genomics/publications/en/ethical_issuesin_medgenetics%20report.pdf. Acessado em 13 set 2018.
5. Rodrigues CS, de Oliveira VZ, Camargo G, Osório CM, de Castilhos RM, Saraiva-Pereira ML, et al. Presymptomatic testing for neurogenetic diseases in Brazil: assessing who seeks and who follows through with testing. J Genet Couns. 2012 fev; 21(1):101-12.
6. Schuler-Faccini L, Osorio CM, Romariz F, Paneque M, Sequeiros J, Jardim LB. Genetic counseling and presymptomatic testing programs for Machado-Joseph Disease: lessons from Brazil and Portugal. Genet Mol Biol. 2014 mar; 37(1 Supl):263-70.
7. Metzker ML. Sequencing technologies: the next generation. Nat Rev Genet. 2010; 11(1):31-46.
8. Van Dijk EL, Auger H, Jaszczyszyn Y, Thermes C. Ten years of next-generation sequencing technology. Trends Genet. 2014; 30(9):418-26. doi:10.1016/j.tig.2014.07.001.
9. Gilissen C, Hoischen A, Brunner HG, Veltman JA. Disease gene identification strategies for exome sequencing. Eur J Hum Genet. 2012; 20(5):490-7.
10. Adzhubei IA, Schmidt S, Peshkin L, et al. A method and server for predicting damaging missense mutations. Nat Methods. 2010; 7(4):248-9.
11. Xue Y, Chen Y, Ayub Q, et al; 1000 Genomes Project Consortium. Deleterious and disease-allele prevalence in healthy individuals: insights from current predictions, mutation databases, and population-scale resequencing. Am J Hum Genet. 2012; 91(6):1022-32.
12. American Society of Human Genetics. Statement on informed consent for genetic research. Am J Hum Genet. 1996; 59:471-4.
13. Grisso T, Appelbaum PS. Assessing competence to consent to treatment: A guide for physicians and other health professionals. New York: Oxford University Press; 1998.
14. Patel T, Brookes KJ, Turton J, Chaudhury S, Guetta-Baranes T, Guerreiro R, et al. Whole-exome sequencing of the BDR cohort: evidence to support the role of the PILRA gene in Alzheimer's disease. Neuropathol Appl Neurobiol; 2017 nov 27. doi:10.1111/nan.12452.
15. Nalls MA, Keller MF, Hernandez DG, Chen L, Stone DJ, Singleton AB; Parkinson's Progression Marker Initiative (PPMI) investigators. Baseline genetic associations in the Parkinson's Progression Markers Initiative (PPMI). Mov Disord. 2016 jan; 31(1):79-85.
16. Lopes-Cendes I, Rocha JCC, Jardim LB. Testes Preditivos. Projeto Diretrizes. Associação Médica Brasileira e Conselho Federal de Medicina; 2007. Disponível em: https://diretrizes.amb.org.br/_BibliotecaAntiga/testes-preditivos.pdf. Acessado em 13 set 2018.
17. Wertz DC. Genetic Testing for Children and Adolescents. JAMA. 1994; 272(11):875. doi:10.1001/jama.1994.03520110055029.
18. Mand C, Gillam L, Delatycki MB, Duncan RE. Predictive genetic testing in minors for late-onset conditions: a chronological and analytical review of the ethical arguments: Figure 1. J Med Ethics. 2012; 38(9):519-24. doi:10.1136/medethics-2011-100055.

19. Shkedi-Rafid S, Fenwick A, Dheensa S, Lucassen AM. Genetic testing of children for adult-onset conditions: opinions of the British adult population and implications for clinical practice. Eur J Hum Genet. 2015; 23(10):1281-5. doi:10.1038/ejhg.2014.221.
20. Uhlmann WR, Roberts JS. Ethical issues in neurogenetics. Handb Clin Neurol. 2018; 147:23-36. doi:10.1016/B978-0-444-63233-3.00003-8.
21. Ross LF, Saal HM, David KL, et al. Technical report: Ethical and policy issues in genetic testing and screening of children. Genet Med. 2013; 15:234-45.
22. Clarke A. The genetic testing of children. Working Party of the Clinical Genetics Society (UK). J Med Genet. 1994; 31(10):785-97.
23. Borry P, Stultiens L, Nys H, Cassiman J-J, Dierickx K. Presymptomatic and predictive genetic testing in minors: a systematic review of guidelines and position papers. Clin Genet. 2006; 70(5):374-81. doi:10.1111/j.1399-0004.2006.00692.x
24. Creighton S, Almqvist EW, MacGregor D, Fernandez B, Hogg H, Beis J, et al. Predictive, pre-natal and diagnostic genetic testing for Huntington's disease: the experience in Canada from 1987 to 2000. Clin Genet. 2003 jun; 63(6):462-75.
25. MacLeod R, Tibben A, Frontali M, Evers-Kiebooms G, Jones A, Martinez-Descales A, et al; Editorial Committee and Working Group 'Genetic Testing Counselling' of the European Huntington Disease Network. Recommendations for the predictive genetic test in Huntington's disease. Clin Genet. 2013; 83(3):221-31. doi:10.1111/j.1399-0004.2012.01900.x.
26. Bonnard A, Herson A, Gargiulo M, Durr A. Reverse pre-symptomatic testing for Huntington disease: double disclosure when 25% at-risk children reveal the genetic status to their parent. Eur J Hum Genet; 2018 set 11. doi:10.1038/s41431-018-0255-7. [Epub ahead of print].
27. Jeste DV, Palmer BW, Appelbaum PS, et al. A New Brief Instrument for Assessing Decisional Capacity for Clinical Research. Arch Gen Psychiatry. 2007; 64(8):966-74. doi:10.1001/archpsyc.64.8.966.
28. International Huntington Association (IHA) and the World Federation of Neurology (WFN) Research Group on Huntington's Chorea. Guidelines for the molecular genetics predictive test in Huntington's disease. Neurology. 1994a; 44:1533-6.
29. Raymond FL, Whittaker J, Jenkins L, Lench N, Chitty LS. Molecular prenatal diagnosis: the impact of modern technologies. Prenat Diagn. 2010; 30:674-81
30. Sequeiros J, Maciel P, Taborda F, Lêdo S, Rocha JC, Lopes A, et al. Prenatal diagnosis of Machado-Joseph disease by direct mutation analysis. Prenat Diagn. 1998 jun; 18(6):611-7.
31. Tassicker RJ, Marshall PK, Liebeck TA, Keville MA, Singaram BM, Richards FH. Predictive and pre-natal testing for Huntington Disease in Australia: results and challenges encountered during a 10-year period (1994-2003). Clin Genet. 2006 dez; 70(6):480-9.
32. Hercher L, Uhlmann WR, Hoffman EP, Gustafson S, Chen KM. Prenatal Testing for Adult-Onset Conditions: the Position of the National Society of Genetic Counselors. Journal of Genetic Counseling. 2016; 25(6):1139-45. doi:10.1007/s10897-016-9992-3.
33. Diniz D, Medeiros M. Abortion in Brazil: a household survey using the ballot box technique. Ciência Saúde Coletiva. 2010; 15(Supl 1):959-66. doi:10.1590/S1413-81232010000700002.
34. Jardim LB, Wainer A, Osório CMS. Doenças Genéticas. In: Fráguas R, Figueiró JAB (eds.). Depressões em Medicina Interna e Outras Condições Médicas. São Paulo: Atheneu. 2000; 427p.
35. Lautenschlager NT, Cupples LA, Rao VS, et al. Risk of dementia among relatives of Alzheimer's disease patients in the MIRAGE study: What is in store for the oldest old? Neurology. 1996; 46(3):641-50.
36. Hurst S, Garbern J, Trepanier A, Gow A. Quantifying the carrier female phenotype in Pelizaeus-Merzbacher disease. Genet Med. 2006; 8(6):371-8.
37. Habekost CT, Schestatsky P, Torres VF, de Coelho DM, Vargas CR, Torrez V, et al. Neurological impairment among heterozygote women for X-linked Adrenoleukodystrophy: a case control study on a clinical, neurophysiological and biochemical characteristics. Orphanet J Rare Dis. 2014 jan 13; 9:6.
38. Abrams CK, Freidin M. GJB1-associated X-linked Charcot-Marie-Tooth disease, a disorder affecting the central and peripheral nervous systems. Cell Tissue Res. 2015; 360(3):659-73.
39. Villard L. MECP2 mutations in males. J Med Genet. 2007; 44(7):417-23.
40. Lyons S, Marnane M, Reavey E, Williams N, Costello D. PCDH19-related epilepsy: a rare but recognisable clinical syndrome in females. Pract Neurol. 2017; 17(4):314-7.
41. Prasad M, Narayan B, Prasad AN, et al. MELAS: A Multigenerational Impact of the MTTL1 A3243G MELAS Mutation. Can J Neurol Sci. 2014; 41(2):210-9.
42. Ogino S, Wilson RB. Bayesian analysis and risk assessment in genetic counseling and testing. J Mol Diagn. 2004; 6(1):1-9.

43. Matsuda I, Niikawa N, Sato K, Suzumori K, Fukushima Y, Fujiki N, et al; Japan Society of Human genetics, Council Committee of Ethics. Guidelines for genetic testing. J Hum Genet. 2001; 46(3):163-5. doi:10.1007/s100380170107.
44. Pescini F, Nannucci S, Bertaccini B, Salvadori E, Bianchi S, Ragno M, et al. The Cerebral Autosomal-Dominant Arteriopathy With Subcortical Infarcts and Leukoencephalopathy (CADASIL) Scale: a screening tool to select patients for NOTCH3 gene analysis. Stroke. 2012 nov; 43(11):2871-6.
45. Di Resta C, Galbiati S, Carrera P, Ferrari M. Next-generation sequencing approach for the diagnosis of human diseases: open challenges and new opportunities. EJIFCC. 2018 abr 30; 29(1):4-14.
46. Conselho Regional de Medicina do Estado de São Paulo (CREMESP). Parecer Consulta nº 3681/2016 – Avanço em Biologia molecular e uso de tecnologia de sequenciamento gênico de nova geração. Disponível em: http://www.cremesp.org.br/?siteAcao=Pareceres&dif=a&ficha=1&id=13827&tipo=PARECER&orgao=Conselho%20Regional%20de%20Medicina%20do%20Estado%20de%20S%E3o%20Paulo&numero=3681&situacao=&data=19-04-2016. Acessado em 20 set 2018.
47. Claustres M, Kožich V, Dequeker E, Fowler B, HehirKwa JY, Miller K, et al. Recommendations for reporting results of diagnostic genetic testing (biochemical, cytogenetic and molecular genetic). Eur J Hum Genet. 2014; 22:160-70. doi:10.1038/ejhg.2013.125.

Índice Remissivo

A

Abetalipoproteinemia, 121, 126, 470
Aceruloplasminemia, 154, 475
Acidemia propiônica, 385
Acidente vascular encefálico, 421
Acidúria L-2-hidroxiglutárica, 384, 417
Acometimento
   cerebelar, 420
   de medula espinhal, 420
   de tronco encefálico, 420
Aconselhamento genético, 525, 615, 616
Adrenoleucodistrofia, 472, 494
   ligada ao X, 50, 51, 359, 416, 423
   neonatal, 50, 373
Adrenomieloneuropatia, 416
Agenesia cerebelar, 130
Aldolase, 232
Alfatalassemia, 286
Alterações
   cromossômicas
      estruturais, 14
      numéricas, 14
   cutâneas, 421
   do sistema visual
      aferente, 467
      eferente, 502
   endocrinológicas, 421
   oftalmológicas associadas a doenças
      neurogenéticas, 489
   ósseas, 421
   viscerais, 421
   visuais, 421
Análise
   cromossômica, 5
      por *array*, 21
   de ácidos orgânicos na urina, 46
   do cariótipo, 12

Ancoramento heurístico, 71
Anéis de Kayser-Fleischer, 468
Anemia falciforme, 335
Aneuploidias associadas a deficiência
   intelectual, 280
Aneurismas, 344
Angiomiolipomas renais, 547
Angiopatia amiloide cerebral, 330
Array genômico, 21, 24
Arteriopatia
   autossômica recessiva com infartos subcorticais e
      leucoencefalopatia (CARASIL), 325, 417, 434
   cerebral autossômica dominante com infartos
      subcorticais e leucoencefalopatia (CADASIL),
      323, 416, 434
   relacionada a catepsina-A com infartos e
      leucoencefalopatia (CARASAL), 327, 417
Artrite
   idiopática juvenil, 89
   reumatoide, 89
   juvenil, 89
Ataxia, 52, 115
   autossômicas recessivas, 117, 126
   cerebelar(es)
      hereditárias, 489
      recessiva associada a hipogonadismo
         hipogonadotrófico, 126
   com apraxia oculomotora, 123
   tipo 1, 120, 471, 505
   tipo 2, 120, 471, 505
   tipo 3, 120, 471, 505
   tipo 4, 120, 471, 505
   congênitas, 129
      ligadas ao X, 131, 132
   de Cayman, 121, 126
   de Friedreich, 119, 120, 144, 489, 572
   e epilepsia mioclônica progressiva, 166
   episódica, 128

tipo 1, 129
tipo 2, 129
espástica(s), 127
   de Charlevoix-Saguenay, 120, 470, 490
      autossômica recessiva, 124
espinocerebelar(es), 491, 506
   autossômicas dominantes, 116
   tipo 1, 472, 506
   tipo 2, 472
   tipo 3, 144, 472, 506
   tipo 6, 506
   tipo 7, 472, 482, 507
mitocondriais, 128
por deficiência
   de coenzima Q10, 571
   de vitamina E, 122, 470, 572
recessiva
   com fenótipo semelhante ao da ataxia de Friedreich, 489
   relacionada ao gene *SYNE1*, 120, 124
Ataxia-telangiectasia, 120, 123, 471, 505, 562
Ataxia-tremor associados a síndrome do X frágil, 481
ATP13A2 (PARK9), 106
Atraso global do desenvolvimento, 277
Atrofia, 138
   dentato-rubro-pálido-luisiana, 83, 166, 193
   musculares espinhais, 210
      AME-5q, 210
   óptica
      autossômica dominante, 484
      primárias, 484
      relacionada à TMEM126A, 486
      relacionada à WFS1 e síndrome de Wolfram, 487
      relacionada ao OPA3, 486
      tipo 3, 486
      tipo 7, 486
Autismo, 297
   aconselhamento genético, 303
   aspectos clínicos e epidemiológicos, 297
   características clínicas, 303
   genes associados relacionados com outras doenças de neurodesenvolvimento, 302
   perfil genético, 298
   testes genéticos, 303
   tratamento, 305

B

Banda G, 4, 5
   de alta resolução, 4

Bioética, 616
Biologia molecular, 616
Bioquímica genética, 43
Brivaracetam, 196

C

CADASIL (arteriopatia cerebral autossômica dominante com infartos subcorticais e leucoencefalopatia), 323, 416, 434
Cadeia B2 da laminina, 260
Calcificações, 420
Canal de sódio voltagem-dependente, 269
CARASAL (arteriopatia relacionada a catepsina-A com infartos e leucoencefalopatia), 327, 417
CARASIL (arteriopatia autossômica recessiva com infartos subcorticais e leucoencefalopatia), 325, 417, 434
Cariótipo
   análise do, 12
   com bandas G, 288
   de indivíduos com alterações cromossômicas, 12
   exame do, 11
   métodos de obtenção do, 11
Catarata congênita, 377
Cistos/cavitações, 420
Clonazepam, 195
CNVs (*copy number variation*), 19
Cobre, 156
Coleta da história familiar, 60
Comunicação ao doente e à família, 631
Consentimento na investigação, 620
Coreias, 77, 89
   avaliação das, 79
   causas de, 78
      hereditárias, 78
      não hereditárias, 78
   da doença de Huntington, 77
   genéticas, 79
   hereditária(s)
      benigna, 83
      epidemiologia, 77
   quadro clínico, 80
   relacionada ao gene *ADCY5*, 84
Coreocantocitose, 84
Creatinofosfoquinase, 232
Cromatografia
   de aminoácidos, 45
   de glicídios, 45
   de oligossacarídeos e de sialo-oligossacarídeos, 45
   de Saicar, 45
Cultura de linfócitos do sangue periférico, 11

D

Defeito do AChR com alteração da cinética do canal, 262
Deficiência
  auditiva, 515
    K, 526
  da vitamina E, 120
  de acetilcolinesterase na placa motora, 260
  de adenosina desaminase, 332
  de ALG2 e ALG14, 267
  de antiquitina, 575
  de biotinidase, 579
  de holocarboxilase sintetase, 579
  de DPAGT1, 267
  de enzima específica da betaoxidação de ácidos graxos peroxissomal, 51
  de folato cerebral, 577
  de fosfoglicerato desidrogenase, 378
  de GFPT1, 267
  de GLuT1, 582
  de GMPPB, 268
  de hexosaminidase A, 417
  de merosina, 241
  de metilenotetra-hidrofolato redutase, 334
  de pantotenato-quinase, 475
  de piridoxamina 5'-fosfato oxidase, 576
  de plectina, 269
  de sulfito oxidase, 381
  do AChR sem alteração da cinética do canal, 261
  do ativador da hexosaminidase, 476
  do cofator de molibdênio, 381
  do cofator molibdênio, 581
  do colágeno VI, 241
  em NER, 555
  intelectual, 275
    aneuploidias associadas a, 280
    anomalias cromossômicas detectáveis ao cariótipo, 279
    aspectos etiológicos, 279
    avaliação do indivíduo com, 287
    classificação, 277
    definições e diagnóstico da, 276
    grave, 278
    investigação laboratorial, 288
    leve, 277
    ligada ao X, 286
    moderada, 278
    nomenclatura, 277
    prevalência, 278
    profunda, 278
  primária coenzima q10, 470

Déficit cognitivo, 626
Degeneração
  hepatolenticular progressiva, 574
  lobar frontotemporal, 311
Deleção, 15
  1p36, 282
  22q11.2, 282
  7q11, 282
  materna 15q11.2-q13, 282
  paterna 15q11.2-q13, 282
Demência(s), 307
  com corpúsculos de Lewy, 310
  familiais, 316
  frontotemporal, 310
  priônica, 166
Desproporção congênita de fibras, 246
Diagnóstico
  bioquímico, 44
  molecular de doenças relacionadas a reparo de DNA, 563
  pré-natal em neurogenética, 627
Disautonomia, 421
  familiar, 499
Discinesias paroxísticas, 94
  cinesiogênicas, 94
  induzidas por esforço, 98
  não cinesiogênicas, 94
Disfunção da fosforilação oxidativa (OXPHOS), 447
Displasia
  cerebelo-trigêmino-dérmica, 131
  fibromuscular, 336
  óculo-dento-digital, 377
  uniparental, 21
Distonia(s), 87
  epidemiologia das, 92
  mioclônica, 166
Distrofia(s)
  fácio-escápulo-umeral, 238
  miotônica, 239
    tipo 1, 474, 496
  muscular(es), 233, 496
    congênitas, 240
    de cinturas, 235
    de Emery-Dreifuss, 236
    fácioescápulo-umeral, 474, 497
  neuroaxonal infantil, 497
  oculofaríngea, 239
Distrofinopatias, 233
Distúrbio(s)
  congênitos do metabolismo da serina, 578

da biogênese dos peroxissomos, 51
de armazenamento de ácido siálico, 51
de movimento, 50, 571
neuromusculares, 51
óculovestibular, 90
DJ-1 (PARK7), 105
DNAJC6, 106
Doença(s)
  cerebral de pequenos vasos, 323
  cerebrovasculares, 323
    de pequenos e grandes vasos, 333
  da OXPHOS, 448, 449
  da substância branca evanescente, 417
  da urina em xarope do bordo, 382
  de Alexander, 360, 417, 424
  de Alzheimer, 308
  de armazenamento de ácido siálico, 376
  de Batten, 478
  de Canavan, 48, 51, 361, 473
  de Charcot-MarieTooth, 473
    tipo 5, 498
    tipo 6, 498
  de Creutzfeldt-Jakob, 314
  genética, 314
  de depósito
    do ácido siálico, 476
    lisossomal, 494
  de Fabry, 333, 380, 417, 434, 477, 494
  de Gaucher, 477
    tipo 3, 166, 193, 503
  de Hallervorden-Spatz, 497
  de Hartnup, 129
  de Hirschsprung, 378
  de Huntington, 79, 166, 481, 502
  de Kennedy, 212
  de Krabbe, 50, 51, 363, 416, 426, 473, 493
  de Kuffs, 478
  de Lafora, 166, 189
  de Machado-Joseph, 144, 506
  de McArdle, 248
  de Menkes, 382
  de Meretoja, 477
  de Moyamoya, 338
  de Nasu-Hakola, 314, 417
  de Niemann-Pick tipo C, 121, 126, 475, 502, 573
  de Parkinson, 101
    formas genéticas
      autossômicas
        dominantes, 102
        recessivas, 104
      associadas predominantemente com DP "atípica", 106
    genes predisponentes, 107
    testes genéticos, 110
  de Pelizaeus-Merzbacher, 374, 417, 472, 493
  de PHYH, 470
  de Pompe, 249
  de Refsum, 121, 126, 524
    infantil, 50
  de Rendu-Osler-Weber, 345
  de Sandhoff, 476, 494
  de Tay-Sachs, 194, 475, 494, 504
    do adulto, 417
    variante
      AB, 476
      B1, 476
  de Unverricht-Lundborg, 166, 188
  de Van der Knaap, 472
  de von-Hippel Lindau, 481, 501
  de Wilson, 155, 156, 166, 468, 481, 574
    aspectos etiopatogênicos, 157
    diagnóstico, 159
    quadro clínico, 159
    tratamento clássico, 162
  do neurônio motor, 203
    inferior, 53
  dos canais iônicos, 246
  genéticas
    diagnóstico nas, 5
    que apresentam sobreposição com PEH, 143
  genômica, conceito de, 4
  mitocondriais, 51, 417, 447, 499
    análise de DNA, 458
    avaliação
      clínica, 455
      diagnóstica, 454
      enzimática, 456
    epidemiologia, 450
    etiopatogenia, 447
    exames subsidiários, 455
    prevenção, 461
    quadro clínico, 450
    tratamento, 459
      específico, 460
      sintomático, 459
  monogênicas, 281, 283
    versus multifatoriais, 56
  neurocutâneas, 535
  neurogenéticas, 57
  peroxissomais, 50
  PLAN, 475
  por corpos de poliglicosanos do adulto, 417, 438
  priônicas, 314

relacionadas a PLP1, 430
relacionadas ao colágeno tipo IV, 434
semelhantes a DH (Huntington-*like*), 81
spG7, 492
SPOAN, 475
Doenças neurogenéticas, classificação das, 56
Dosagem
    da alfa-L-iduronidase, 45
    de ácido
        fitânico, 46
        orótico, 46
        pristânico, 46
        siálico, 46
    de colestanol, 46
    de glicosaminoglicanos, 46
    de guanidinoacetato e creatina, 46
    de PBG e δ-ALA, 46
    de porfirinas, 46
    quantitativa de aminoácidos, 46
    sérica de enzimas musculares, 232
Duplicação, 15

E

Edição genômica, 610
Encefalomiopatia mitocondrial com acidose láctica e episódios de AVC, 252, 453
Encefalopatia(s)
    epilépticas, 173
        com espícula-onda contínua durante o sono, 183
        com início na infância e adolescência, 176
        com início no período neonatal, 175
        com ponta-onda contínua durante o sono, 174, 177
        do lactente, 175
    mioclônica precoce, 174, 175, 179
    neonatal grave, 286
    neurogastrointestinal mitocondrial, 453
Enxaqueca, 421
Enzimas cujas atividades podem ser medidas com fins diagnósticos, 48
Epilepsia(s), 90
    do lactente com crises focais migratórias, 174, 175, 180
    "metabólicas" tratáveis, 575
    mioclônica
        com fibras vermelhas rasgadas, 166, 193, 252, 453
        progressiva, 187, 194
            do Mar do Norte, 195
            ligada ao gene *PRICKLE1*, 195
            tipo 4, 166

Erros inatos do metabolismo, 43, 283
    análises quantitativas, 44, 46
    da creatina, 580
    de moléculas
        grandes, 44
        pequenas, 44
    testes qualitativos, 44, 45
Esclerose lateral amiotrófica, 204
    forma familiar (ELAf), 205
        relacionada ao gene
            C9ORF72, 205
            FuS, 208
            SOD1, 207
            TARDBP, 207
            VAPB, 208
            VCP, 208
    testagem genética, 209
Esclerose tuberosa, 480, 500, 544
    acompanhamento, 547
    aconselhamento genético, 548
    aspectos genéticos, 547
    avaliação, 547
    conduta, 547
    critérios diagnósticos, 544
    epidemiologia, 544
    manifestações
        cutâneas, 544
        neurológicas, 545
Espasticidade, 138
Espectro
    ataxia-neuropatia, 451
    de Zellweger, 373
Espectrometria de massas em tandem, 593
Estados de hipercoagulabilidade, 344
Estimativa dos riscos genéticos, 628
Estudo
    de metilação, 20
    molecular para a síndrome do X frágil, 291
Exame
    bioquímicos na investigação de fenótipos neurológicos, 47
    do cariótipo, 11
    físico em neurogenética, 618
    moleculares personalizados, 29
Exoma, 36, 38
Expressão gênica, 20

F

Facomatoses, 500
FBXO7 (PARK15), 107
Feocromocitomas, 540

ÍNDICE REMISSIVO

Fibras de Rosenthal, 360
Fibrodisplasia, 336
Fístula arteriovenosa em junção craniocervical, 90
Fucosidose, 51, 377

G

Galactosemia, 378
Gangliosidose(s)
  GM1, 476
  GM2, 166, 194, 417
    de início tardio, 121
Gene(s)
  AGRN, 265
  COL13A1, 265
  COL4A1, 327
  COL4A2, 327
  da a-sinucleína (SNCA), 102
  da parkina (PARK2), 104
  da proteína PINK1 (PARK6), 104
  DOK7, 264
  FOXC1, 330
  GBA, 108
  LRP4, 265
  LRRK2/PARK8, 102
  MUSK, 265
  MYO9A, 266
  OPA1, 485
  PITX2, 330
  RAPSN, 264
  relacionados a distonias isoladas e combinadas, 92
Glicogenoses, 248
GWAS (Genome-Wide Association Studies Catalogue), 3

H

Hamartomas retinianos múltiplos, 546
Herança
  autossômica recessiva, 286
  ligada ao X, 286
Heterocromia de íris, 468
Heterogeneidade, 3
Heurística representativa, 71
Hibridização *in situ* por fluorescência (FISH), 5, 16, 20, 30
Hiper-homocisteinemia, 334
Hipercolesterolemia familiar, 341
Hipoacusia, 421
Hipomielinização, 377
  central, 378
  com atrofia dos núcleos da base e cerebelo, 376

Hipopalestesia, 138
Hipoplasia
  cerebelar, 130
  de íris, 468
Hipóteses diagnósticas, 61
Homocistinúria, 334

I

Impacto de diagnósticos recentes, 71
Impregnação pelo contraste, 420
Imprinting genômico, 287
Indels, 37
Indicações para o exame do cariótipo, 16
Insônia familiar fatal, 314
Interpretação
  das variantes, 39
  dos resultados de exames genéticos, 68
Investigação metabólica, 291
Isoeletrofocalização da transferrina, 45
Isquemias cerebrais por déficit energético, 342

L

Lesões no DNA, 552
Leucodistrofia(s), 47, 493
  autossômica dominante desmielinizante do adulto, 417
  clássicas
    desmielinizantes, 359
    hipomielinizantes, 374
  com padrão desmielinizante, 355
  de células globoides, 363, 426
  desmielinizante autossômica dominante de início no adulto (com disautonomia), 437
  genéticas, 422
    autossômicas
      dominantes ligadas ao X, 422
      recessivas, 422
    clássicas, 423
    da criança, 353
    de início no adulto, 415, 432
  hipomielinizantes, 430
    com atrofia de gânglios da base e cerebelo (H-ABC), 417
  metacromática, 47, 50, 51, 362, 416, 425, 472, 493
  que apresentam alterações
    cardíacas, 358
    dermatológicas, 356
    dismorfismos significativos, 356
    endócrinas, 358
    gastrointestinais, 357

hepáticas, 357
oftalmológicas, 356
ósseas, 358
psíquicas, 358
renais ou urinárias, 358
vasculares, 358
Leucoencefalopatia(s)
  com envolvimento do tronco encefálico e da medula espinhal, 429
  e elevação do lactato cerebral, 368
  com esferoides axonais e glia pigmentada de início no adulto, 417, 435
  com substância branca evanescente, 364, 428, 472
  genéticas, 378, 422
    autossômicas
      dominantes ligadas ao X, 422
      recessivas, 422
    clássicas, 423
    de início no adulto, 432
    de origem
      mitocondrial, 434
      vascular, 432
  megalencefálica com cistos subcorticais, 365, 417, 429
  no contexto de distrofia muscular congênita com deficiência de laminina-a2, 386
  progressiva com falência ovariana relacionada a AARS2, 417
  relacionada a AARS2, 438
Linfangioleiomiomatose pulmonar, 546
Lipidoses, 250
Lipofuscinoses ceroides neuronais, 190, 495
  tipo 1, 478
  tipo 2, 478, 574
  tipo 3, 166, 478, 482
  tipo 4, 478
  tipo 5, 478
  tipo 6, 479
  tipo 7, 479
  tipo 8, 479
  tipo 10, 479
  tipo 11, 479
  tipo 12, 479
  tipo 13, 479
  tipo 14, 480
Livedo racemoso, 332

M

Maculopatia, 482
Malformação(ões)
  de Arnold-Chiari, 90
  de Dandy-Walker, 130
  arteriovenosas, 345
  cavernomatosas cerebrais familiares, 345
  cerebelares, 129
  cerebrais cavernosas, 345
  cerebrovasculares, 344
Massa em região nucal/lesão ligamentar, 89
Matrizes de MLPA, 4
McKusick, Victor, 3
Medida da atividade enzimática, 45
Metabolismo normal do cobre, 156
Metacondromatose, 39
Método(s)
  de detecção das CNVs, 20
  de obtenção do cariótipo, 11
  de Sanger, 29
  multiplex ligation-dependent probe amplification (MLPA), 32
Microarray cromossômico, 16, 19, 290
Mioclonia(s), 52, 89, 167
  cortical familiar, 166
  epiléptica, 165, 166
  essencial, 165, 166
  fisiológica, 165
  psicogênica, 165
  sintomática, 165, 166
Miopatia(s), 53, 89, 231
  biópsia muscular, 232
  central core, 245
  centronuclear, 246
  congênitas estruturais, 244
  diagnóstico laboratorial das, 232
  distais, 240
  eletroneuromiografia, 232
  metabólicas, 248
  mini *core*, 246
  miofibrilares, 240
  miotubular, 246
  mitocondriais, 251
  nemalínica, 245
  ressonância magnética, 232
  teste molecular, 232
  ultrassom muscular, 232
Miotonias congênitas, 246
  de Thomsen, 246
Missense, 37
MLPA (*multiplex ligation-dependent probe amplification*), 5, 20
Monossomia
  4p, 282
  5p, 282

Mosaicismo cromossômico, 14
Movimentos
    distônicos, 87
    irregulares (*jerky*) e similares ao tremor
        (*tremorlike*), 87
Mucolipidose tipo I, 191
Mutações
    heterozigotas no gene *HTRA1*, 326
    no gene *ADCK3*, 126
    no gene do canal de sódio, 247

N

Neuroacantocitose, 84
Neurodegeneração
    associada à pantotenato quinase, 497
    associada à proteína da membrana mitocondrial, 497
    associada com a fosfolipase A2, 152
    associada com a hidroxilase de ácidos graxos, 153
    associada com a pantotenato quinase, 150
    associada com a proteína beta-*propeller*, 152
    associada com a proteína da membrana mitocondrial (NAPMM), 152
    associada com a proteína sintase da coenzima A, 153
    associada com proteína da membrana mitocondrial, 475
    com acúmulo cerebral de ferro, 149
    com depósito cerebral de ferro, 497
    por acúmulo de ferro 2A e 2B, 121
Neuroferritinopatia, 85, 153
Neurofibromas, 538
    cutâneos, 538
    espinhais, 538
    internos, 538
    plexiformes, 538
    subcutâneos, 538
Neurofibromatose
    tipo 1, 340, 480, 500, 536
        acompanhamento, 540
        aconselhamento genético, 541
        aspectos genéticos, 541
        avaliação, 540
        critérios diagnósticos, 536
        diagnóstico diferencial, 541
        epidemiologia, 536
        manifestações
            cutâneas pigmentares, 536
            neurológicas, 538
            ósseas, 539
    tipo 2, 542
        acompanhamento, 543
        aconselhamento genético, 544
        aspectos genéticos, 543
        avaliação, 543
        conduta, 543
        critérios diagnósticos, 542
        diagnóstico diferencial, 544
        epidemiologia, 542
        manifestações clínicas, 542
Neurogenética clínica, 55, 58
Neuromiotonia, 89
Neuropatia(s), 215
    autonômica e sensitiva hereditária tipo 3, 499
    classificação, 217
    diagnóstico molecular, 224
    epidemiologia, 223
        genética, 223
    motora e sensitiva hereditária VI, 498
    óptica, 484
        hereditária de Leber, 453, 486
    periférica, 53, 378, 421
    quadro clínico, 220
    relacionadas a instabilidade genética, 560
    sensitiva e autonômica hereditária do tipo 3, 473
    tratamento, 226
Nódulos de Lisch, 500, 539
Nomenclatura citogenética, 13
Nucleotídeos sintéticos, 605

O

Obediência cega, 71
Oftalmologia, 467
Oftalmoplegia externa progressiva, 252
    crônica, 452
Oligonucleotídeos antissensos, 606
OMIM (Mendelian Inheritance in Man), 3
Ordenamento das informações, 71

P

Padrão de herança, 447
    da condição, 629
        autossômica
            dominante, 629
            recessiva, 629
        ligada ao X, 629
        materna, 629
Painéis genômicos, 37
Paralisia(s)
    do reto lateral/torcicolo vestibular, 90
    do troclear, 90
    periódicas, 247

Paramiloidose, 477
Paraparesia(s) espástica(s), 53
   hereditárias, 135, 492
      autossômica
         dominante, 139
         recessiva, 141
      características clínicas, 136
      diagnóstico, 138
         causas adquiridas, 138
         subtipos genéticos, 139
      escala de avaliação, 137
      exame neurológico, 138
      recessiva ligada ao X, 143
      tipo 11, 474
      tipo 15, 474
      tipo 7, 474
      tratamento, 145
Pedúnculos cerebelares médios, 420
Penetrância incompleta, 3
Perampanel, 196
Perda auditiva sindrômica, 521
Perfil de acilcarnitinas, 46
Piracetam, 195
PLA2G6 (PARK14), 107
Polineuropatia amiloidótica familiar, 477
Polineuropatias hereditárias, 498
Postura distônica, 87
Predomínio
   frontal, 420
   parieto-occipital, 420
Problemas psiquiátricos, 625
Progeria de Hutchinson-Gilford, 563
Projeto ENCODE, 4
Próxima geração de sequenciamento, 4
Pseudoxantoma elástico, 341
Psicologia psicodinâmica, 616
PTEN-*induced putative kinase*, 104

R

Raciocínio diagnóstico em neurologia, 58
Rastreamento de heterozigotos em populações de risco, 595
Reação em cadeia da polimerase (PCR), 5
Rearranjos submicroscópicos, 20
Regiões de homozigosidade, 21
Reparo de lesões no DNA, 553
Resultados incidentais, 633
Retinopatia, 469
   vascular, 329
Retinose pigmentar, 469

Risco
   empírico, 628
   mendeliano, 629
RNA de interferência, 605
Romboencefalosinapse, 131

S

Sanger, Frederick, 35
Segmento
   anterior, 467
   posterior, 469
Seguimento clínico nos casos sem diagnóstico definitivo, 72
Sequenciamento
   completo
      do exoma, 291
      do genoma, 293
   de nova geração, 6, 35
      limitações do, 40
      perspectivas futuras, 41
Sialidose, 166, 476
   tipo 1, 191
Sinal de Romberg, 138
Síndrome(s)
   18q-, 375
   4H, 375, 432
   CAPOS, 129
   cérebro-óculo-fácio-esquelética, 559
   da pessoa rígida, 89
   da tortuosidade arterial, 339
   de Aicardi-Goutières, 368
   de Allan-Herndon-Dudley, 379
   de Alpers-Huttenlocher, 451
   de Alport, 523
   de Alström, 525
   de Angelman, 20, 282
   de ataxia-tremor associada com X frágil, 502
   de Bannayan-RileyRuvalcaba, 285
   de Bloom, 561
   de Brown-Vialetto-Van Laere, 575
   de Boucher-Neuhauser, 121, 470
   de Canavan, 50
   de Cockayne, 379, 558
   de Coffin-Lowry, 286
   de Coffin-Siris, 285
   de Cohen, 285
   de Cornelia de Lange, 285
   de Cri-du-Chat, 282
   de Dandy-Walker, 129, 130
   de De Sanctis-Cachione, 558
   de Doose, 174, 176, 181

de Dravet, 166, 174, 176, 182
de Ehlers-Danlos, 336
de Escobar, 269
de falência renal com mioclonias de ação, 195
de Fazio-Londe, 575
de Gerstmann-Sträussler-Scheiker, 314
de Gillespie, 121, 468, 481
de Gomez-Lopez-Hernandez, 131
de Gordon Holmes, 121, 126
de Grisel, 90
de Isaacs, 89
de Joubert, 130
de Kabuk, 285
de Kearns-Sayre, 252, 473
de Kjellin, 493
de Kufor-Rakeb, 154, 479
de Landau-Kleffner, 174, 177, 183
de Leigh, 451, 473
de Lennox-Gastaut, 174, 176, 181
de Li-Fraumeni, 562, 563
de Lowe, 386
de Marfan, 337
de Marinesco-Sjögren, 126, 470
de McLeod, 84, 85
de Meyer-Schwickerath, 377
de microdeleção/microduplicação, 281
de mioclonias com mancha vermelho-cereja, 191
de Ohtahara, 174, 175, 179
de Pearson, 452
de Pendred, 523
de Prader-Willi, 20, 282
de Rett, 286
de Rothmund-Thompson, 561
de RubinsteinTaybi, 285
de Sandifer, 89
de Seckel, 562
de Sjögren-Larsson, 51, 370
de Smith-LemliOpitz, 286
de Sotos, 285
de Tay, 387
de Usher, 523
de Waardenburg, 378, 468, 481, 522
de Werner, 561
de West, 174, 175, 180
de Williams, 282
de Wolf-Hirschorn, 282
de Wolfram, 487
de Woodhouse-Sakati, 154
de Zellweger, 50, 373
do X frágil, 281
do X frágil estudo molecular para a, 291

MASA, 143
miastênicas congênitas, 255, 269
  associada
    com deficiência do CHT1, 259
    com deficiência do VAChT, 259
    com disfunção mitocondrial, 269
    com sintomas do SNC, 259
  com episódios de apneia, 256
  por defeitos na via da glicosilação, 266
  pós-sináptica por defeito
    na formação e manutenção da junção neuromuscular, 263
    no receptor de acetilcolina, 261
  pré-sináptica, 256
  semelhante à síndrome miastênica de Lambert-Eaton, 258
  sináptica, 259
  NARP, 454
  PREPL, 269
  velocardiofacial/de DiGeorge, 20, 282
Siringomielia, 90
Solicitação de exames confirmatórios, 61
Stop codon, 37
Subluxação atlantoaxial, 89
Surdez
  de herança
    autossômica
      dominante, 519
      recessiva, 517
    ligada ao cromossomo X, 519
    mitocondrial, 519
  de origem ambiental, 516
  genética, 516
    avaliação molecular da, 520
  não sindrômica
    autossômica
      dominante, 526
      recessiva, 525
    decorrente de herança mitocondrial, 528
    ligada ao X
      dominante, 528
      recessivo, 527

T

Técnicas
  citogenômicas, 4
  sem faixas, 4
Tecnologia(s)
  do *array*, 21
  do NGS, 619
Telangiectasia hemorrágica hereditária, 345
Terapia gênica, 608

Teste(s)
  da dinitrofenil-hidrazina, 45
  da p-nitroanilina, 45
  de Benedict, 45
  de cloreto férrico, 45
  de Millon, 45
  de Watson-Schwartz, 45
  do azul de toluidina, 45
  do brometo de CTMA, 45
  do cianeto-nitroprussiato, 45
  do nitroprussiato de prata, 45
  do sulfito, 45
  genéticos,
    doença de Parkinson, 110
    em crianças, 625
  pré-sintomáticos, 621
  preditivos em condições monogênicas, 622
Tiques, 89, 163
Torcicolo muscular congênito, 89
Translocação(ões)
  recíproca, 15
  robertsonianas, 15
Transtorno do espectro do autismo, 297
Tratamentos em neurogenética, 603
Tratos corticoespinhais, 420
Tremor, 52, 89
  distônico, 90
  palatal, 421
Triagem
  genômica por *array*, 20
  neonatal, 589, 594
    diagnóstico, 592
    epidemiologia, 590
    exames confirmatórios, 592
    genética, 590
    histórico, 589
    manifestações clínicas, 592
Tricotiodistrofia, 559
Trissomia
  do 13, 280
  do 18, 280
  do 21, 280
  do 8 em mosaico, 280
Trombofilias hereditárias, 344
Tumor(es)
  de fossa posterior, 90
  associados, 539
  estromais gastrointestinais, 540
  intramedulares, 90

V

Variantes genômicas, 19
Vasculopatia retiniana com leucodistrofia cerebral, 328, 434
VLCFA, 46
VPS35 (*vacuolar protein sorting 35*), 103

X

Xantomatose cerebrotendínea, 120, 124, 125, 370, 417, 429, 471, 573
Xeroderma pigmentosum, 555

Z

Zonisamida, 197